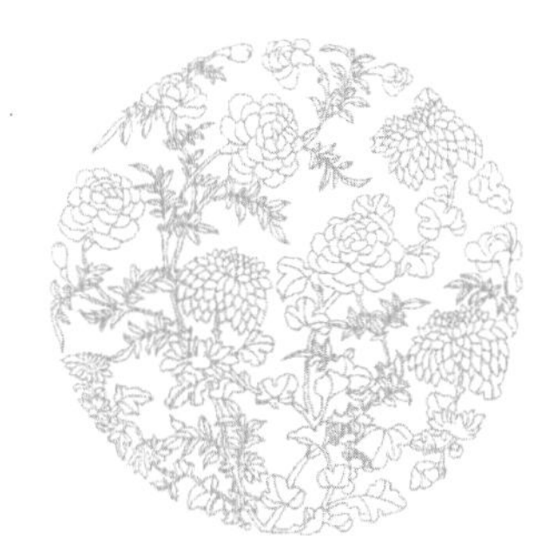

# 李士懋田淑霄

## 医学全集

（上卷）

李士懋　田淑霄　著

中国中医药出版社

·北　京·

**图书在版编目（CIP）数据**

李士懋田淑霄医学全集．上卷／李士懋，田淑霄著．—北京：中国中医药出版社，2015.7（2021.5 重印）

ISBN 978-7-5132-2491-8

Ⅰ．①李…　Ⅱ．①李…　②田…　Ⅲ．①中医学—临床医学—经验—中国—现代　Ⅳ．① R249.7

中国版本图书馆 CIP 数据核字（2015）第 102631 号

中国中医药出版社出版

北京经济技术开发区科创十三街31号院二区8号楼

邮政编码　100176

传真　010 64405721

三河市同力彩印有限公司印刷

各地新华书店经销

*

开本 787×1092　1/16　印张 52　彩插 0.5　字数 1118 千字

2015 年 7 月第 1 版　2021 年 5 月第 3 次印刷

书号　ISBN 978-7-5132-2491-8

*

定价　188.00 元

网址　www.cptcm.com

如有印装质量问题请与本社出版部调换（010 64405510）

版权专有　侵权必究

**社长热线**　010 64405720

**购书热线**　010 64065415　010 64065413

**微信服务号**　zgzyycbs

**书店网址**　csln.net/qksd/

**官方微博**　http：//e.weibo.com/cptcm

**淘宝天猫网址**　http：//zgzyycbs.tmall.com

# 作者简介

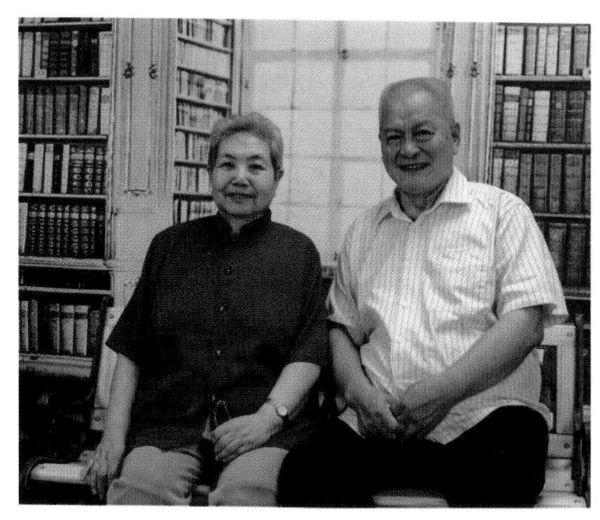

李士懋，男，1936年生于山东省黄县，1956年毕业于北京101中学，1962年毕业于北京中医学院（现北京中医药大学）。现任河北中医学院教授、主任医师、博士生导师，为第二、三、四、五批全国老中医药专家学术经验继承工作指导老师。2008年获河北“十二大名医”称号。2014年获“国医大师”称号，终身成就奖。

田淑霄，女，1936年生于河北蠡县，1956年毕业于北京实验中学，1962年毕业于北京中医学院。现任河北中医学院教授、主任医师、硕士生导师、中医临床博士生导师。享受国务院政府特殊津贴。为第三、四、五批全国老中医药专家学术经验工作指导老师。2008年获河北“十二大名医”称号。

夫妻相濡以沫，从医50余年来，二人合著以“溯本求源、平脉辨证”为主线的十几本专著，纂为《李士懋田淑霄医学全集》。

# 内容提要

Abstract

《李士懋田淑霄医学全集》是河北中医学院李士懋（国医大师）、田淑霄教授夫妻合著的医集，是两位中医教授从医50余年来的中医求索之成果。全集始终有一主线贯穿其间，即“溯本求源，平脉辨证”。

全集分为上中下三卷，上卷主要论述仲景学说。包括《平脉辨证仲景脉学》《伤寒论冠名法求索》《平脉辨证经方时方案解》《平脉辨证脉学心得》《李士懋教授论阴阳脉诊》。

# 前　言

Preface

我们从医50余年来，曾东一耙子西一扫帚地写了十几本专著，皆有感而发。今应中国中医药出版社之邀，经修改、增删、重新编排，纂为《李士懋田淑霄医学全集》。抚思所著，始终有一主线贯穿其间，即"溯本求源，平脉辨证"。

当前，由于国家的重视、支持，中医呈现空前的大好机遇，然亦面临生死存亡的挑战，此非耸人听闻，而是现实的危险。其原因固多，而中医队伍学术思想混乱乃一死穴。学术思想的混乱，集中表现于辨证论治这一核心特色上，众说纷纭，莫衷一是，令人迷茫。难怪一些中医老前辈振臂高呼"中医要姓中"，几千年的中医学如今连姓什么都不知道了，岂不哀哉！

怎么办？我们在半个多世纪领悟经典、临床磨砺、苦苦求索的基础上，提出"溯本求源，平脉辨证"。辨证论治是中医的核心特色，我们更提出"平脉辨证"是辨证论治体系的精髓、灵魂。贯穿全部拙著的主线为"溯本求源，平脉辨证"；指导我们临床诊治的亦此主线；自古以来，中医著作汗牛充栋，衡量其是非优劣的标准亦此主线；判断当今诸多学说、著作、论文、科研成果是非高下的标准仍为此主线。只有高举"溯本求源，平脉辨证"这面大旗，才能使中医的传承发扬走上康庄大道。吾等已垂垂老矣，尚奋力鼓呼，缘于对中医学的难解情缘。

李士懋、田淑霄的全部医学著作，此前只是陆续出版"单行本"。应广大读者要求并在出版社支持下，特别推出《李士懋田淑霄医学全集》上、中、下三卷：

**上卷主要论述仲景学说。**

第一部分为溯本求源，包括《平脉辨证仲景脉学》(含此前已经发表过的《溯本求源，平脉辨证》理论部分及新撰写的《仲景脉学求索》)、《伤寒论冠名法求索》、《平脉辨证经方时方案解》，主要谈仲景是如何创立并应用辨证论治体系的。

第二部分为脉学研究，主要为《平脉辨证脉学心得》（含以前已经发表过的《脉学心悟》《濒湖脉学解索》及《溯本求源，平脉辨证》脉案部分）。主要谈我们在脉学方面的一些见解。需要说明的是:《李士懋教授论阴阳脉诊》虽由学生们总结撰写，但亦真实反映了李士懋阴阳脉诊的见解，并经李士懋审阅，故收入《李士懋田淑霄医学全书》。

**中卷主要讲述温病与治则。**

第一部分为平脉辨证对温病研究，主要为《平脉辨证温病求索》（包括以前发表过的《温病求索》和新撰写的《叶天士温热论求索》《薛生白湿热论求索》）。

第二部分为平脉辨证治疗大法求索，包括《论汗法》（含此前已经发表过的《汗法临证发微》）、《火郁发之》。

第三部分为《田淑霄中医妇科五十六年求索录》。

**下卷主要讲述专病治疗以及医案、医论。**

第一部分为平脉辨证这一体系的实例印证，包括《平脉辨证治专病》（含此前已经发表过的《冠心病中医辨治求真》《中医临证一得集》的专病部分）、《平脉辨证传承实录百例》。

第二部分为医案选编，主要为《平脉辨证相濡医案》（含此前已经发表过的《相濡医集》的医案部分）。

第三部分为论文选编，主要为《平脉辨证相濡医论》（含此前已经发表过的《相濡医集》的医论部分）。

编纂《李士懋田淑霄医学全集》之际，对已刊出拙著全部进行修改、删增、重新编排，又增部分新撰写的论述，目的在于竖起“平脉辨证”这一旗帜，引领中医走上振兴之康庄大道。

李士懋

2015 年 5 月 31 日

书于相濡斋

# 目　录

Contents

## 平脉辨证仲景脉学

## 伤寒论冠名法求索



## 平脉辨证经方时方案解

## 平脉辨证脉学心得

## 李士懋教授论阴阳脉诊

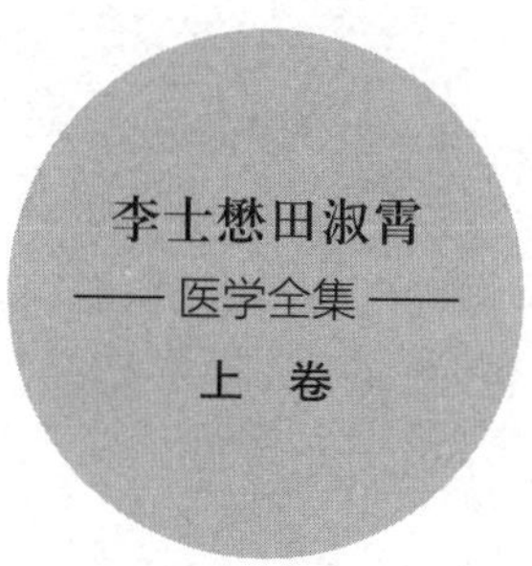


# 平脉辨证仲景脉学

李士懋　田淑霄　著

# 第一章　溯本求源，平脉辨证

## 前　言

皆云中医的核心特色、精髓是辨证论治，它融理论与实践为一炉，是中医之本。但如何理解和应用辨证论治，却见解不一，虽见仁见智，但亦不乏模糊甚至混淆之谈，势必影响临床疗效及中医学的继承与发扬，故有深入探讨以求正本澄源之必要。本篇中，吾将阐明以下几点：①何谓辨证论治；②对辨证论治一些提法的商榷；③我对辨证论治的理解与运用；④临床运用实例举隅。

我毕生追求辨证论治水平的提高，在半个多世纪的学习与临床实践中，形成了以脉诊为中心的辨证论治方法。这一辨证论治方法可概括为以下六点：①以中医理论为指导；②胸有全局；③以脉诊为中心；④首分虚实；⑤动态辨证；⑥崇尚经方。

这六点本是一个中医大夫应有的素养，并非什么特色，更谈不上什么创见或学术思想。但在学术异化的今天，反倒成了我本非特色的特色，故有书之的必要。

再者，我本临床出身，半路转为教师，然临证未辍。承蒙学生抬爱，每于出诊时，随诊的人很多，有本科生、研究生、留学生、教师，又有高徒、国家及省内中医优秀人才，还间有外省来学的同行。大家都带着很高的期望而来，这给我很大压力与鞭策，每看一个病人，都是在众目睽睽之下的一次考试。这种考试，真真切切，无法作弊，来不得半点虚假。看病时总要讲讲我为什么这样看，讲得可能振振有词，复诊时病人反映不好，再讲的勇气就挫了很多。这迫使我努力学习，认真总结，不断提高自己的辨证论治水平，企盼不辜负病家及诸学人的期望。

我身为教师，当授人以渔。中医之渔何在？关键是临床思辨方法，亦即辨证论治体系。在与诸学人共同学习、实践的过程中，曾断续讲述自己的思辨方法，但不系统、完整。为使各位便于掌握，亦有整理成册之必要，并求正于同道。倘能对提高中医思辨能力或有小补，则余心幸甚。

李士懋　田淑霄

2009 年 8 月 14 日

书于相濡斋

## 第一节 何谓辨证论治

辨证论治是中医的核心特色、精髓，这早已是中医界的共识。几千年来，所有的中医人皓首穷经，呕心沥血，其实都在干着同一件事，就是钻研辨证论治的真谛，一个中医大夫水平高低全在于此。正确掌握辨证论治体系，首先要方法对头，再加上长期的苦读、实践磨炼，方可最终达到一个较高境界；若方法不对头，恐事倍功半，甚至走上歧路。吾亦毕生追求辨证论治水平的提高，但如何理解和运用辨证论治，大家见解却不尽相同，方法各异，视角、层次相殊。这不仅直接影响着临床疗效，亦关系着中医的继承发扬与未来，故有深入探讨之必要。

辨证论治的理论之源来自《内经》，其本则肇端于《伤寒论》《金匮要略》。所以，正本澄源，就是要努力继承《内经》的理论和仲景的辨证论治体系和思辨方法。

辨证论治，包括辨证与论治两大部分。辨证，就是在中医理论指导下，对四诊所采集的有关疾病的信息资料进行分析综合，最终确定其证的思辨过程，即为辨证。论治，就是依据辨证结果，以确定治则、治法、方药及将息法的思辨过程。两部分相合，即为辨证论治。

### 一、何谓辨

所谓辨，就是对四诊所采集的临床资料，在中医理论指导下，按由表及里、由此及彼、去粗取精、去伪存真的方法，进行分析综合的思辨过程。这个思辨过程的最终目的，在于确定证。

仲景《伤寒论》六经病每篇标题的第一个字就是辨，如“辨太阳病脉证并治”。仲景将辨字置于病脉证治之上，这就突显“辨”的显赫地位与价值。辨，是中医的灵魂。

既然要辨，就要明确四个问题：即为什么辨，怎么辨，辨的依据是什么，辨的目的是什么。

1. 为什么辨

中医看病为什么需要辨，而且必须辨呢？这是由中医形成的历史条件和理论体系特点所决定的。中医是实践医学，是在千万年的劳动实践中形成的。远古人们为求得生存，在寻找食物与对抗自然环境侵害的过程中，逐渐发现了有医疗作用的药物与针砭等，这些医疗经验经几千几万年的积累，日渐丰富。面对大量的医疗经验，必须加以整理、归纳、升华，以便驾驭，于是借助当时的哲学、天文、地理等各学科的成就，相互渗透、交融，形成了以阴阳五行学说为核心的理论体系。

这一理论体系，是建立在朴素的辩证唯物主义基础上的科学。它是在宏观层面，整体地把握人体的生理、病理及治疗规律，自有别于西医的以分析还原理论为基础的理论体系。它具有强大的生命力，而且具有稳定性、开放性和前瞻性。在以《内经》为标志的这一理论体系形成之后，不断地吸收周围民族、中亚、海外的医学知识丰富自己，而且经过历代医家的不断发展、创新，使这一理论体系更臻丰富、完善。时至今日，诸多先进理论思想，仍引领着未来医学发展的方向。君不见世界卫生组织发布的《迎接21世纪的挑战》报告，提出21世纪人类医学发展的方向是："从疾病医学向健康医学发展，从重治疗向重预防发展，从对病灶的改善向重视生态环境的改善发展，从群体治疗向个体治疗发展，从生物治疗向新生综合治疗发展，从强调医生的作用向重视病人的自我保健作用发展，从以疾病为中心向以病人为中心发展。"中医的养生、治未病、整体观、辨证论治的个体化治疗，以人为本、重视调整人体正气，医学与人文科学的紧密结合，强调情志作用及生态环境等，这些理念，与未来医学发展的方向十分吻合，代表了医学发展的趋势、方向，大可不必妄自菲薄。当然，中医由于历史原因，微观发展上确实不足，这是中医的极大缺憾，故又不可夜郎自大。

毋庸讳言，由于历史原因，在当时历史背景下形成的中医理论体系的特点，中医还不可能有理化检查手段，不可能对微观有深入的了解，所以只能极大地发挥医者的直观感觉，通过望、闻、问、切去获取疾病的信息资料。四诊所采集的临床资料，都是疾病个别的表面的现象，反映不了疾病的本质，只能通过外在的表现去推断疾病在里之变化。而且，每一个症又都有很多不同原因所引发，仅凭症，难断其病的性质。再者，中医的症有真假，包括阴阳、表里、寒热、虚实的真假，有兼夹，包括寒热错杂、虚实相兼、表里同病、数邪杂合等，夙病新病，标本缓急，有转化，如阴阳、寒热、虚实、表里的转化，有体质的差异，有时空之别，有同病异治、异病同治之分，还有病人的表述或简或繁、或真或假、或夸大或忽略等，这些现象，都必须在中医理论指导下，司外揣内，进行分析、综合，推断其在里的生理、病理变化，才能求得其性质、病位、程度、病势，此即证。然后再据证以立法、处方，予以恰当施治。所以，中医必须辨，辨是中医的灵魂，此亦仲景于《伤寒论》每篇标题第一字为辨的意义所在。

2. 怎么辨

辨的方法，就是由表及里、由此及彼、去伪存真、去粗取精的思辨过程。

所谓"由表及里"，是指通过表面现象，推断在里的本质。因为"有诸内，必形诸外。"在里的生理病理变化，必然有其外在的反映，我们就可通过"司外揣内"的方法，在中医理论指导下，进行分析综合，推断其在里之变化。有人把中医的这一特点称为黑箱理论，黑箱中的变化不能直接观察，然而通过外在的现象，即可在中医理论指导下，推断其在里的变化，从而求得本质。

"由表及里"，亦可指病位之表里。有病在里而现表证者，有病在表而现里证者，则须依据四诊，分辨其在表、在里。如寒邪在表的麻黄汤证，有寒热、头身痛、无汗、脉紧表证的同时，可兼在里的喘而胸满、呕逆等。内伤劳倦的补中益气汤证，是"气高而喘，身热而烦，其脉洪大而头痛，或渴不止，皮肤不任风寒而生寒热。"本是脾气虚之里证，但症似外感。究竟是表证还是里证，还是表里相兼证，皆须辨。故李东垣有《内外伤辨惑论》之辨。

所谓“由此及彼”，是由于中医整体观这一特点所决定的。整体观体现在两点：一是天人相应，人与自然、社会是一整体；二是人本身是一整体，人身的各脏腑、组织、器官紧密相连，生理上相生相克，病理上相互影响、传变，是一个有机整体，而不是相互分割、孤立、静止的。但如何相互联系、传变，如何运动变化，孰为主次、孰为真假，皆须从整体出发，进行思辨。

恩格斯说：“人是自然的产物。”在生命的诞生和不断进化的漫长过程中，都是自然界运动变化的结果。自然界有昼夜晨昏、月之盈亏、一年的寒暑更迭、六十年一甲子的运动变化周期；还有地域不同，生活习性各异，也深刻地影响着人体的运动变化。所以，人与自然、社会息息相关，是一有机整体，在临床辨证论治中，都必须充分考虑自然、社会对每个人的影响。所以世界卫生组织提出：“从对病源的对抗治疗向整体治疗发展，从对病灶的改善向重视生态环境的改善发展。”这一整体观念和生态环境理念，与中医的天人相应、整体观念相符。

“去伪存真”：因病有真假，阴阳、表里、寒热、虚实皆有真假；尚有病家有意无意叙述的假象，皆须去伪存真，以防误判误治。临床上，典型的病证较易辨；但不典型者，复杂多变者就难辨。早在《内经》中就提出“勿实实，勿虚虚”，后世医家据此而引申为“大实有羸状，误补益疾；至虚有盛候，反泻含冤。”强调了虚实补泻的鉴别。仲景在《伤寒论》第 11 条中提出寒热真假的鉴别，曰：“病人身大热，反欲得衣者，热在皮肤，寒在骨髓也；身大寒，反不欲近衣者，寒在皮肤，热在骨髓也。”第 7 条提出病发于阴或发于阳的鉴别：“病有发热恶寒者，发于阳也；无热恶寒者，发于阴也。”临床上，何者为真，何者为伪，须仔细辨识，否则差之毫厘，失之千里。辨其真伪，吾主要凭脉而断。

“去粗取精”：因在四诊所采集的有关疾病的临床资料中，除有真伪详略之分以外，尚有参考价值的权重大小之别。精者，自然是指那些权重大者，能反映疾病本质的症状；而那些权重小、价值不大的症状，就可忽略不计。这些，都是要善于思辨筛选，择其要者以求其真谛。中医的每个证都有它的诊断要点和标准，掌握这些诊断要点是至关重要的。但是，在诸多症状中，如何能准确区分权重大小，抓住权重大的主症，却非易事，要勤求古训，博采众长，不断实践，善于思辨，才能日臻提高，不可能一蹴而就。

3. 辨的依据

思辨过程，不是随心所欲地瞎辨，要有三个依据：一是理论依据，二是辨证的标准依据，三是辨的临床信息依据。

辨的理论依据：辨，必须在中医理论体系指导下，才能正确辨证。脱离或偏离了这个理论体系的指导，或自创一些标新立异与中医理论体系不搭界的新理论，就不可能正确辨证，只能是瞎辨、乱辨、胡辨。这一理论体系，是由《内经》《难经》《伤寒论》《金匮要略》所确立的，温病次之。后世医家的理论发展，若符合中医理论体系，久经实践考验，且被医界公认并传承者，亦属其中。

“大道至简。”中医理论深奥，却并不玄虚，很多理论只要悟懂了，其实是很简单的，就可执简驭繁，抓住要领，灵活运用。如疼痛，包括所有的疼痛，都是因气血不通所致，古代医家概括为“通则不痛，不通则痛”。气血不通的原因，无非虚实两大类，实者邪阻气血不通，其邪，包括六淫、七情及内生五邪；虚者，包括阴阳气血的虚衰，正虚无力相继而不通。治疗大法当实者泻之，虚者补之。又如，所有的汗证，都依“阳加于阴谓之汗”来领悟，或邪阻阴阳不调而汗泄；或阴阳的偏盛偏衰，使阴阳不调而汗泄。吴鞠通于《汗论》中将其概括为：“汗之为物，以阳气为运用，以阴精为材料。”又如脉诊，似乎非常繁杂，难于掌握，实则只是气血的运动变化而已。脉乃血脉，血以充盈，气以鼓荡。明确了气血对脉的影响，就可明其理而不拘于迹，反过来，即可据脉的变化推断人身气血阴阳的变化。所以，“大道至简”，知其要者，一言而终；不知其要，流散无穷。我们临证，正是根据这些经典理论，去分析归纳疾病的临床表现。

辨的标准依据：中医有大量且独具特色的标准，包括诊断标准、疗效标准、最佳药效标准、合病并病标准、方证标准、汗吐下诸法的适宜及禁忌标准、吉凶顺逆标准等等。这些标准或隐或显，亟须我们去努力发掘、研究、整理。如：

《伤寒论》第 1 条，即是太阳病标准。

《伤寒论》第 2 条，即是太阳中风的标准。

《伤寒论》第 3 条，即是太阳伤寒的标准。

《伤寒论》第 4、第 5 条，即是疾病传变与不传变标准。

《伤寒论》第 6 条，即是温病及其传变标准。

《伤寒论》第 7 条，即是病发于阳或发于阴的鉴别标准。

《伤寒论》第 11 条，是寒热真假的鉴别标准。

《伤寒论》第 12 条，即是桂枝汤证标准。其将息法中，孜孜以求者汗，此乃正汗。正汗出，即太阳中风痊愈标准；正汗也是服桂枝汤的最佳药效标准。

这些标准非常多，从一定意义上来说，《伤寒论》《金匮要略》谈的全部是标准，其意义重大且应用广泛。说中医缺乏标准，那是对中医缺乏深入的了解，无规矩不成方圆，中医若无标准，将依何而辨？岂不成了瞎辨、乱辨？

辨的临床信息依据：中医的辨证，是用司外揣内的方法，依据病人的临床症状和体征来辨，同时要结合自然、社会、个人史、发病史、家族史来辨。但这些自然、社会、体质、个人史、家族史等影响疾病的诸因素，最终还是要反映在病者的症状和体征上。如风寒暑湿燥火，由于正气虚而侵犯机体发病，则称六淫；正气强，邪不可犯，则称六气。所以，自然、社会等诸多影响因素，还要具体落实到病者身上，反映出相应的临床症状和体征，中医正是根据这些症状和体征，来辨明其证。

面对千变万化、纷纭繁杂的临床表现，如何能理出一个规律性的东西，以便执简驭繁、纲举目张地驾驭和应用？历代医家做出了艰苦卓绝的贡献，从不同角度、不同疾病类别，进行了分析、综合、归纳，创立了八纲辨证、六经辨证、脏腑辨证、经络辨证、病因辨证、气血辨证、卫气营血辨证、三焦辨证、正局与变局辨证等。这些辨证方法，都概要地提出了各自的辨证标准，使复杂多变的病证表现，形成了规律、纲领，使临床诊治有规律、标准可循。可提纲挈领、高屋建瓴地把握全局，意义重大。这些不同的辨证诊治方法，其价值权重、应用范围各不相同，又相互交叉补充，相互为用。

这些辨证方法，都是高度概括的标准，都有很大的细化及探索的空间。如六经辨证中的太阳病，包括伤寒、中风、温病三纲鼎立。除此以外，仲景在痉湿暍篇中还论及湿邪与暑邪，也可以说太阳病应风、寒、温热、湿、暑五纲鼎立。太阳病又有经、表、腑证，腑证又有蓄水、蓄血之异。太阳病尚有合病、并病、兼证、传变、坏证等等。仲景论太阳病，虽占了《伤寒论》的近半篇幅，详且尽矣，但也是仅择其要者论之，并非太阳病之全部。重要的是通过《伤寒论》的学习，掌握思辨方法，掌握辨证论治体系，学习中医的三个层次：思辨方法、学术思想、临床经验，有上、中、下之分，只着眼于经验，乃逐其末者，下之。仲景提出了辨证论治的总原则为："观其脉证，知犯何逆，随证治之。"对太阳病仲景已论者及未论及者，此原则尽皆适用。对其他所有的疾病，此原则亦尽皆适用。

再如，八纲辨证的里证，里证包括范围、类型太多了，阴阳、虚实、寒热，各脏腑尽皆有之，简直可分出无限多的类型，怎么可能把这繁杂的各种证型一一列出标准，像西医那样每种病都列出清晰的标准呢？所以说，各个辨证论治体系都是高度概括，又非常笼统，有很大的细化和求索的空间。

历代医家都在细化辨证论治体系上下了很大工夫，提出了许多证的标准，尤其近代很多学者，在这方面做了大量工作，如脾虚证，为建立其依据、标准，将历代文献记载的脾虚证的症状、体征都广泛搜罗，依其不同症状和体征出现的概率，来确定其权重，建立其标准。这样浩繁的工作得出的标准，是否准确，是否能得到公认，是否能指导临床实践，仍然是个大问号。例如脾虚证，几乎所有的外感内伤皆有此证型，表现的症状和体征又非常纷繁，再加上每个中医大夫对辨证论治体系的认识和方法差异，能取得共识是很难的。

对这些素材进行辨证，是一个非常复杂的过程，要进行大量的排除，最后确定证。有些病人症状很简单，可能就只有一个症，如膝痛，其他无异常；也有的病人可叙述很多症状，半个小时都说不完，使辨证无从着手。尤其近代，很多疾病，病人无所苦，如糖尿病、高脂血症等，甚至有的癌症、房颤都没有症状，而现代检查却有异常，这些情况都使辨证无从着手，此时辨证的依据主要靠脉诊。

另外，中医的证，往往不是单一的，可二三个病机同在。如三阳合病，就要辨清孰为太阳病、孰为少阳病、孰为阳明病；杂病中邪正相兼者，就要辨清孰为正虚，孰为邪实；而且要辨清正气何者虚，虚在何处，虚的程度；邪气实者，亦要辨清何邪实，邪在何处，邪实程度等等。

再者，中医的恒动观，"动而不已则变作矣。"疾病也是在不停地运动变化的，它的病机、治则、治法、方药也要随其证而不断地变化。所以要谨守病机，及时把握证的变化，随证治之。

在这些纷纭繁杂的变化中，最重要的是掌握脉的变化，脉变则证变治亦变。《伤寒论》每篇标题皆云“脉证并治”，第16条中指出“观其脉证，知犯何逆，随证治之”，这是仲景提出的辨证论治总纲，无论外感内伤，尽皆适用。仲景为什么提出观其脉证，以脉为主来定证，而不言色证、舌证、神证、声证、形证、味证等，而独曰脉证？因脉诊在诊断中居非常重要的地位，脉可定性、定位、定量、定势。故仲景独重于脉，以脉定证，即平脉辨证，这恰恰道出了仲景辨证论治体系的精髓所在，即以脉为中心的辨证论治体系。

4. 辨的目的

仲景于《伤寒论》每篇标题中已明确指出“辨某病脉证并治”，辨的目的就是明确病与证，为什么要辨病呢？中医对病的命名，很不规范、统一。这里所说的病，是指独立的疾病，具有相同的临床表现及演变规律。一说病名，人们就可对该病有个大致的了解。但每个病，都有若干个证，仅知病名，仍然无法施治，所以还要进一步辨其证，只有证明确了，才能定法、处方，予以治疗，所以尤以辨证为重。而明确病与证的最终目的，在于治，通过恰当的治疗、调养，使病人恢复健康。

## 二、何谓证

证是疾病发展过程中某一阶段的病理总和。证，包含四个要素，即定性、定位、定量、定势，合称“四定”。

1. 定性

即疾病的性质。对成千上万种病，纷纭繁杂的临床表现、变化，如何驾驭，如何能执简驭繁，提纲挈领地加以掌握？古人对此做了卓绝的研究，创立了八纲辨证、六经辨证等多种辨证方法，使复杂多变的病证，形成了规律、纲领，使临床诊治有规律可循，可提纲挈领、高屋建瓴地把握全局。

这些辨证体系，都是对纷纭繁杂的临床病证做了概括归纳，制定了相应的标准，临床就可依据这些标准，将纷纭繁杂的临床表现进行归纳以确定证的性质。如脉浮、头项强痛而恶寒就符合太阳病；发热汗出，恶风脉缓者，就属太阳病表虚证；或已发热，或未发热，必恶寒，体痛呕逆，脉阴阳俱紧者，为太阳表实证。当然，中医的这些标准，或易或难，或隐或显，或交叉出现，并不像西医的诊断标准那样清晰、客观、规范，还须每位中医大夫认真思辨，方能求得真谛——证。

2. 定位

即确定疾病的位置，又称病所。疾病的位置，有表里内外，上下左右之不同。在外，有皮毛、肌肉、腠理、经络、脉、筋骨之别；在内，有脏腑、经络之分；上下有三焦之异，尚有病在下而症在上、病在上而症在下、病在里而症在外、病在外而症在里者。所以，病位亦须辨，不能简单地头痛治头，脚痛治脚。

一个完整的证，仅明确性质是不够的，还必须明确病位。如病人因热而喘，大法当清热。是肺热、胃热、肝热、心热，还是实热、虚热、大肠热、小肠热、表热？必须据其病位而清之。犹如痒，大法应挠，若脸上痒，你去搔大腿，未挠到痒处，把大腿挠破了脸还是痒，所以必须明确病所。尤其症在上而病在下、症在下而病在上者，更须仔细辨别。

病位的确定，主要依据脏腑辨证，经络辨证，也要结合八纲辨证、六经辨证、卫气营血辨证、三焦辨证、正局与变局辨证等。如上焦有热，若见咳喘，则热在肺；若见心烦、心悸、不寐、心痛，则热在心。经络辨证，依据经气变化及所连属之脏腑及循行部位的症状来辨，如头痛一症，痛在前额，多与阳明经有关；痛在两侧者多与少阳经有关；痛在后头者，多与太阳经有关；痛在颠顶者，多与厥阴经有关。

3. 定量

即判明邪正、寒热、虚实的程度。这个量的轻重，是个既明确又模糊的概念。说它模糊，是指难以量化；说它必须非常明确，因直接关系到治疗的选方用药。如肺热咳喘用石膏时，是用10g，还是30g、50g、100g？热重药轻，则杯水车薪；热轻药重，则伤阳寒化。所以，药物的选择、药量的选择、药物的配伍等，都有很大讲究，都需要认真地辨。

疾病程度虽难以量化，医者在诊断时，往往用一些带有程度、等级性的形容词来描述。如肺热而喘，轻者可称肺热，重者可称热灼于肺，或肺热盛等。

4. 定势

即疾病发展变化的趋势。这种趋势，无非3种情况，一是邪退正复，疾病逐渐好转乃至痊愈；二是邪正相持，病久不愈，或终生不愈，成慢性病或后遗症；三是邪进正衰，病情逐渐加重、恶化，乃至死亡。医者必须对病势有个清楚的判断，方能驾驭疾病的全过程，采取恰当措施，防止疾病的深传、恶化，见微知著，防患于未然，此亦中医“治未病”的原则。如《伤寒论》第4条：“伤寒一日，太阳受之，脉若静者，为不传；颇欲吐，若躁烦，脉数急者，为传也。”《伤寒论》第5条：“伤寒二三日，阳明少阳证不见者，为不传也。”这就是从脉、证来判断病的传变与否，此即病势。

中医经典中有大量判断病情吉凶顺逆的标准，都是对病势的判断。这些标准，是中医学的宝贵财富，是宝贵经验的总结，应很好地研究、继承、发展。这些标准也要活看，不能当成僵死的条条框框。尤其科学发展至今天，结合西医知识来分析研究这些标准，将对我们加深理解、正确判断大有裨益。余曾见一老医治一肺癌病人，已然呼吸衰竭，尚在吹大话，并亲自煎药以救倒悬，结果药未就而人已亡，白遭尴尬，真是“不知死，焉知生耶”。倘结合点现代医学知识，也不致如此难堪。

一个完整的证，也就是辨证结果的最终诊断，都应包括定性、定位、定量、定势这四个要素。这个诊断虽然完整，但未必是一个正确诊断，诊断的正确与否，还要经过实践的检验。假如病人服药后，病情减轻、好转，说明医生的主观判断与病人的客观病情基本相符，辨证基本正确；假如病情加重、恶化，若排除选方用药不当以及病人将养失宜等因素以外，说明辨证有误。所以，辨证的正确与否，尚须经实践检验。

临床情况是复杂的，有的病人服药后有效，往往效不更方。若病已变，仍守原方，可能功亏一篑；有的药后未效，动辄更方，再不效再更方，心无准的，转去转远，心中茫然不知所措。秦伯未老师曾云要守得住，变得活。守得住，就是一时未效，只要病机未变，就要仍守原法；变得活，就是虽已取效，但病机已变，就要随机变法更方。能守得住、变得活，须医者有深厚功底，才能谨守病机。

## 三、何谓论治

论治，就是在证确定之后，据证以确定治则、治法、方药、将息法的思辨过程。

1. 论治则

治则即治疗疾病的原则，是指导治疗的大法，对确立治法、处方、用药，具有普遍的指导意义。治则，主要有以下几项：

治病必求其本：这是治则之中总的原则。疾病有现象与本质之分，每一个具体的症状、体征，只是个现象；其本质，还须在中医理论指导下，透过现象去分析，这个过程就是辨证。如病人头痛，属外感还是内伤，属阴证还是阳证，属虚证还是实证，属热证还是寒证，都要通过辨证才能最终确立。病之本确立后，就找出了主要矛盾，针对其主要矛盾而治，次要矛盾则迎刃而解。

治本，有正治法与反治法。正治法，包括虚者补之，实者泻之，热者寒之，寒者热之。正治法，适用本质与现象一致者。反治法，是顺从疾病假象而治的一种方法，又称从治。包括热因热用，寒因寒用，通因通用，塞因塞用。不论正治与反治，归根结底都是治本。

治本法，还有治标与治本之分，或标本兼治之别。在复杂多变的病证中，常有标本缓急、主次之分。原则为急则治其标，缓则治其本，标本并重者则标本兼治。

从经典到历代，到现代每个中医大夫，都讲“治病必求其本”。但真正做起来却非易事。我从医半个多世纪以来，孜孜以求者本也，但直到古稀之年，仍有不少疾病不知其本何在，或纵使理论上知道，依然心里没底，不敢或不会用。如大陷胸汤、抵当汤、瓜蒂散可治冠心病，但不敢用。如重用生白术可治便秘，但不会用。如用汗法治高血压、冠心病，也是近几年才开点窍。至于有些病人，从理论上也搞不清其本为何，更不用说应用了。尤其近代，有些人把必求其本的中医之本，偷换成了西医之本。如见癌症就抗癌；见病毒感染发热，就大量清热解毒、抗病毒；见冠心病就活血化瘀，中医之本已荡然无存。可见，治病求本亦非易事。

扶正与祛邪：疾病从邪正关系来说，是正气与邪气相互斗争的过程。邪正斗争的胜负，决定着疾病的转归，邪胜正却则病进，正胜邪退则病渐愈。所有疾病，无非分虚实两大类，治疗原则为“虚者补之”“实者泻之”；虚实相兼者，则扶正祛邪两相兼顾。虚实相兼者，尚有虚实之多少，标本之缓急，尚有扶正与祛邪的权重不同，先后之异。中医治病，以人为本。扶正，可以增强正气以祛邪；祛邪，可以存正，二者相辅为用，都以顾护正气为着眼点。

人体正气，有阴阳、气血、津液之分；正虚的部位，可有表里上下及脏腑之异。扶正，不是简单地虚什么补什么，哪虚补哪，虚多少补多少，还要考虑阴阳互根互化，气血相依相长，脏腑之间相生相用的关系。正确地应用补法，亦须仔细斟酌，详加论证。

邪，泛指各种危害人体的因素，皆称为邪。包括内因、外因、不内外因。祛邪也非常复杂，也必须详论，仔细斟酌，才能正确地祛邪。如祛邪的汗、吐、下三大法，如今应用者日稀，范围日窄，未能很好地继承下来。

调整阴阳：所有疾病，从阴阳角度来分，都是阴阳不调。阴阳不调，无非是偏盛、偏衰两大类。总的原则是损其偏盛，补其偏衰，亦即虚者补之，实者泻之。所有治疗的最终目的，都是阴阳平和。此即《素问·至真要大论》所云："谨察阴阳所在而调之，以平为期。"

调整脏腑：五脏之间、脏腑之间有着广泛联系，生理上有相生相克关系，病理上有相乘相侮关系。临床上要依据脏腑的寒热虚实及相互之间的生克乘侮关系而调之，使其功能正常、协调。

调整气血：气血各有其功能，又相依相用，当气血失调时，应调整气血，大法亦为虚者补之，实者泻之，使气血关系恢复协调。

2. 论治法

治法，是依据治则而确立的，是治则的具体化，它指导着选方用药及将息法。

治法，要依据辨证结果，在治则的指导下，制定出针对性极强、统筹兼顾、非常具体的治疗方法。辨证论治的最高境界是方无定方，法无定法，圆机活法。因为辨证论治的核心精神是治疗的个体化，每个人的病情各不相同，因而治法与方药亦各不相同，非常灵活，没有固定的模式、套路，一切都要随证而变。

治法，虽无固定套路、模式，但每项具体的治法，又必须包括四项要素：

一是针对病证性质的治法。如实者泻之，虚者补之，寒者热之，热者寒之。例如实证，则要分清何邪，邪的病位、程度及其兼证和病势。假如属虚证，尚要进一步分清阴阳气血孰虚，以及脏腑之间相互关系，采取有针对性的补法。如，脾气虚者，当健脾益气，再依据五脏相生的理论，佐以补火生土；或据脾以升为健的理论，健脾益气之时，佐以升清。有些病证的病机较为复杂，如虚实相兼、寒热错杂、阴阳两虚等，治法之中必须兼顾，或有主有次。当出现假象时，又须反治。当标本缓急时，又要权衡孰急孰缓，采用急则治标、缓则治本或标本兼顾。为防其格拒，尚须采用反佐法。

二是针对病位而治。如肺热，则清肺热。若病涉多个脏腑者，则多个脏腑同治，如小青龙汤治外寒内饮，大青龙汤治外寒里热，皆须内外同治。中医的治疗，大致有两次大的飞跃，由单味药到复方，是一次大的飞跃；由奇方到偶方，是又一次大的飞跃。奇方尚易掌握，而偶方则理解、运用皆难。仲景诸方，以偶方居多，须反复思悟、揣摩，如乌梅丸之寒热并用，就颇多费解。

三是针对病证程度而治。病证的程度，虽难以量化，却又必须明确的一个要素，因为它直接指导着选方、用药及药量轻重、药物配制、煎服方法等。

四是针对病势而治。成熟的医生应该有把握病证全局的能力，判断疾病的发展趋势，截断病势，扭转病情，防其传变、恶化。如“知肝传脾，当先实脾”；“先安未受邪之地，防其传入易易耳”，都是截断、扭转病势的经典语录。在制定具体治法时，亦应体现这一精神。

3. 论方

中医治病，为什么要选方？自己临证组方不就可以了吗，何必选方？中医的很多古方，大多是每位医家的毕生经验结晶，又经过千百年无数医家反复临床验证，疗效确切而公认。每方皆深含理论，配伍精妙，药量轻重有度，非临时组方者可比。如阳和汤，麻黄与熟地同用；麻黄附子细辛汤，辛散之麻黄与温阳之附子同用；薏苡附子败酱散，温热的附子与清热解毒败酱草用同；玉女煎中熟地与石膏知母同用，皆妙。尤其仲景的许多经方，对证应用，确有卓效，且给人无限启迪。我们借鉴古人的宝贵经验，当然要首选这些经方、名方，吾临证就崇尚经方。再者，中医古方逾十万首，其中良莠不分、鱼龙混杂、重复立方者，亦不乏其例，临证之时，必须仔细筛选，选出与证相合的方子，或据具体情况稍事加减。作为医生，应熟背一些汤头，以备临证之需。

有些方子，在理解其理论、方义、适用范围以后，可灵活运用，拓展其治疗范围，最终可以达到守绳墨而废绳墨、出神入化的境地，取得突兀之疗效，有无穷之妙趣。此中的欢娱，非外人可以知晓。

4. 论药

用药如用兵，在辨证、立法、选方都正确的前提下，用药仍是一重要环节。对每一种药都能全面而深入地了解、把握、恰当应用，亦绝非易事，须深入学习，反复验证，善于思悟，才能一点一点地品味清楚。如常用药麻黄，自我行医以来就几乎天天用，长期以来只知其发汗、宣肺、利尿，而对其解寒凝、散结、发越阳气等功能，很多年后才明白，才会用。

中医关于药量的问题，历来很不统一，有的主张药量应重，理由是药专力宏，直捣病所。如附子回阳，有的用几克，有的用几十克、几百克，还有的成斤用。有的主张药量小，理由是因势利导，四两拨千斤。如李东垣的补中益气汤，黄芪仅一钱、甘草五分，其他诸药皆二三分，成千古名方。吾师赵绍琴乃一代名医，方药轻灵，疗效称颂。师云，用药如武功，会打的打其意，不会打的打其力。不会打的，如对方猛力挥拳相击，你也拼全力迎之，结果两拳相碰，两败俱伤。会打者因势而击之，力若千斤你乘势一拽则对方仆倒，此乃因势利导，四两拨千斤。一般认为伤寒服药量大，谓药专力宏，其实也不尽然，如五苓散，仅服方寸匕；温病学派药量少，用药轻灵，但亦有用石膏数百克者。药量的多少，取决于病机、程度以及医者的经验及用药习惯，还难于一概而论。衡量优劣的标准，只能以疗效为准绳，疗效是硬道理。

5. 论将息法

将息法中，涵盖药物的煎煮法、服法、最佳药效标准、调养法等，也是论治中不可忽视的一部分重要内容。

煎药法：有先煎者，如麻黄先煎去上沫，以防烦；有后下者，如桂枝人参汤，桂枝后入；有微沸而服者，如承气汤中之芒硝；有以麻沸汤渍之者，如大黄黄连泻心汤；有以散服者，如五苓散、十枣汤；有煎后去滓再煎者，如半夏泻心汤、小柴胡汤；有烊化而服者，如猪苓汤之阿胶等。

煎药的溶剂，以水居多，亦有用水酒共煎者，如当归四逆加吴茱萸生姜汤；有以酒煎者，如瓜蒌薤白白酒汤；有加蜜煎者，如大乌头煎；有以蜜煎者，如乌头桂枝汤；有以苦酒煎者，如苦酒汤；有以猪膏煎者，如猪膏发煎；有以泽漆汁煎药者，如泽漆汤等。

《伤寒论》中煎药多为一次，分三服。现一般煎二次或三次。据研究，二煎仍可煎出有效成分30%~40%，两煎是可取的。

服药法：现一般服法是两次，早晚各一次。仲景诸方服法有多种，如桂枝汤服后，须臾啜热稀粥一升余，以助药力，温覆令一时许。未汗者，可半日许令三服尽，当为二小时服一次。余将啜粥、温覆、连续服药，称为辅汗三法，凡欲令病者汗解时，皆用辅汗三法。否则，虽用解表发汗之剂，亦未必能汗，加此辅法三法则可汗。亦有约半小时服一次者，如大黄附子汤“如人行四五里进一服”。泽漆汤，“煮取五升，温服五合，至夜尽”，约一日服十次。亦有一日只服一次者，如大乌头煎，不差，明日更服，不可一日再服。调胃承气汤“温顿服之”。苦酒汤“少少含咽之”。

最佳药效标准：对药效的判断，仲景设了很多标准，值得深入研究。如桂枝汤的最佳标准是“遍身漐漐微似有汗者益佳。”麻黄汤、葛根汤等很多解表剂，都采取此标准，曰“将息如桂枝汤法”。理中丸的标准为腹中热，若腹中未热者，继服之。茵陈蒿汤的最佳标准是“小便当利，尿如皂荚汁状。”桂枝去桂加茯苓白术汤的最佳标准为“小便利则愈”。栀子豉汤为“得吐者止后服”。抵当丸“当下血”。桃核承气汤“当微利”。大陷胸丸“取下为效”。下瘀血汤“新血下如豚肝”。乌头桂枝汤“其知者，如醉状，得吐者为中病”。大承气汤“得下，余勿服”。通脉四逆汤“其脉即出者愈”。

调养法：俗云：三分治病七分养，可见调养的重要性。至如饮食禁忌、自我调养，即中医之养生，内容颇丰，且独具特色。病后的饮食调养，中医着眼于胃气，是否能受纳、腐熟、运化，而不是机械地增加营养。如桂枝汤证，“禁生冷、黏滑、肉面、五辛、酒酪、臭恶等物”。凡外感诸证，皆应“将息如桂枝汤法”。《伤寒论》第57条：“发汗后，饮水多必喘”，此汗后多饮之禁。服十枣汤，“得快下利后，糜粥自养”。乌梅丸“禁生冷滑臭等物”。此皆饮食调养之例。他如静心寡欲、谨避风寒、怡悦情志、调养正气、劳逸有度等，皆属调养法的重要内容。

## 第二节　对辨证论治一些提法的商榷

辨证论治是中医的灵魂、核心特色，已是业界之共识，但人们对其理解和运用却有很大差异，提出了很多不同的见解，这直接关系到中医的核心理念——辨证论治，关系着中医的继承发扬与未来，所以有讨论之必要。

### 一、关于中西医结合的反思

新中国成立60余年来，党和政府对中医事业给予极大关注，在宪法中对中医地位予以肯定，确定了中西医并重，制定了《中医药条例》，投入大量物力、人力、财力，建立了许多中医院校、研究院所、中医院，培养了数以万计的中医大学生、硕士、博士乃至院士，不可谓不重视。但现实情况是中医严重西化，后继乏术，医治范围逐渐缩小，中医界思想迷茫，专业思想动摇，心头有种挥之不去的危机感，甚至呼吁“中医要姓中”，几千年的中医如今竟不知自己姓什么，岂不哀哉，难怪一些老前辈发出了拯救中医的呐喊。

我是北京中医学院（现北京中医药大学）的首届毕业生，是中医事业50多年的亲历者。我毕生献身中医事业，深深地热爱中医事业，也由衷地关心中医的现状与未来。半个多世纪的耳闻目睹及亲历，使我忧心忡忡，不得不继前辈之后，也为中医呐喊。

在高度重视下，反差如此之大，原因何在？关键在于思想认识片面，工作导向偏差。该是认真反思、总结、正本澄源的时候了。

#### （一）对中医的定位——实践医学

任继学先生说：“不到六十不懂中医。”此话颇有道理。初饮酒者只道辣，初品茶者唯知苦，反复品尝，弥久方知其甘醇沁芳。中医大半也是如此，浅尝辄止者，焉能体味其奥妙无穷、博大精深。恰有一些未能深入了解中医的人士，纷纷对中医进行评价，曰不科学，曰经验医学、前科学、古代医学、替补医学、循证医学、状态医学等，描来描去，使世人竟不知中医为何物。

实践是检验真理的唯一标准，此乃至理名言。中医能治病、养生，大概没人能否认这一基本事实。中医经历了几千年的实践检验，至今仍保其旺盛生命力，证明中医确是真理。若说经得起实践检验、符合真理的中医不科学，岂不荒谬绝伦。

曰中医为经验医学，是否认中医理论。事实上，我们临床中有好多病是初次接触，尤其非典、甲流流行，乃世人初见，何谈经验之有，但依中医理论进行辨证论治，照样取得肯定效果。能指导实践、认识和改造客观世界的理论岂容否定。

曰前科学。所谓前科学，大概是现代科学以前的东西，不言而喻，尚未成为科学，或曰潜科学，亦难掩其贬低中医是科学的用意。

曰古代医学。若言其历史悠久，倒也无可厚非。若言其不是近代科学，更不是现代医学，只能进博物馆了，则非也。中医蕴涵着许多超前的科学内涵，至今仍保其青春，日益受世界人民青睐。

曰循证医学。新兴的循证医学，是以临床流行病学为基础，寻找疾病主要证据，用以指导临床。中医之证，是疾病的本质，是辨证的结果，二者虽有相似之处，却难以等同。

曰状态医学。中医不限于状态的描述，更重要的是辨证，是通过病人的整体状态求其本。相同状态可有不同病机，此即同病异治。

曰替补医学。若云替，中医替不了西医，西医也替代不了中医，两个医学体系谁也替不了谁。若云补，是中医补充西医，还是西医补充中医？中西医各有短长，我看是互补、并存、并重，由强调中西医结合，到中西医并重，是理论上的一大进步。

曰西医是实验医学，仿佛中医无实验。诚然，中医少有动物、尸体、离体的实验，但中医是中华民族长期与疾病抗争的产物，从一定意义上讲，中医是以人为实验对象，而且是以整体的、有生命的、运动着的人体为对象，不断实践，不断总结升华，又不断经实践的检验、修正而产生的。这种实验，从古到今从未间断。当然，这种实验，是从治病救人的目的出发，疾病信息远较动物实验、尸体解剖来得真实、准确、可靠。这种实验是整体样本的实验，是最终实验，最权威的实验。这些实验，虽无现代科学意义上的严格科研设计，缘于科学体系不同，研究方法不同所决定的。中医是以整体样本、纳入全部影响因素、综合观察人体生命运动的变化规律，不仅观察人体的即刻具体指标，更着重观察生命运动的重大事件及终极指标。由此而形成的这一科学体系，更客观、更符合真理。

其他还有很多描述中医的说法，如黑箱白箱论、老三论、新三论、耗散结构论、模糊数学论、复杂科学论等，五花八门，不一而足。

吾曰中医是实践医学。自有人类以来，为了生存就必须劳动，劳动中就开始了医疗实践。神农尝百草，就是这种实践的生动写照。劳动创造世界，劳动创造文明，中医亦然。经历千万年、亿万人的不断实践，积累了大量医疗经验、知识，从中发现许多规律性的东西，吸纳了当时的哲学、天文、地理等知识，相互融合、升华，形成了中医理论体系。这一理论体系，复经两三千年的不断实践、完善、发展，就形成了现代的中医学。中医理论形成的漫长过程，并不是什么“顿悟”、“内证”，而是与当时各学科相互渗透、融合的过程。二者一旦结合，就赋予了哲学丰富的医学内涵，它就不再是单纯的哲学、人文科学，而是中医理论的灵魂、脊梁。

为什么会产生对中医难于定位的困惑呢？关键在于不承认科学的多元性。宇宙是无限的，大千世界是极端复杂的，人们认识世界的方法、层次、视角是多元的，形成的科学体系也是多元的。真理无终极，不同的科学体系，只能从某一侧面、某一层次去认识客观世界的真理。以还原分析的方法从微观角度去认识世界的是科学；以综合演绎的方法从宏观角度去认识世界的，同样是科学。中国古代哲学以求同一性为其指导原则，就是对自己感官所接受的各种信息条理化，对各种现象给出统一的解释，并进而从逻辑上把握世界的本质规律，此即“道”。它超越有限的经验，凌驾万物之上。这种建立在古代哲学基础上的中医理论体系起点非常高，是建立在富有辩证唯物主义内涵的哲学高度的理论体系，所以它相当稳定，难以取代，至今已两三千年，仍有效地指导着中医临床实践，保持着旺盛的生命力。但由于近代以来，西方还原分析的科学体系取得巨大成就，以至于形成了唯西方科学为科学的思想，惯于以西方科学为尺度来衡量诠释一切学术，于是，对中医这一独特的科学体系感到不理解、难于定位。你说它不科学吧，可是又经历了数千年的实践检验，确实能治病；你说它科学吧，但又与当前流行的西方科学标准不一样，不像科学。于是都想来给它起个名，下个定义，产生了五花八门的名字，甚至有人说中医是人文科学、哲学，“中医不叫科学又如何”等。皆缘于对中医认识的模糊、混乱，根子在于科学一元化的思想作怪。

科学一元化的产生，有着深刻的历史和社会根源。近百年的中华屈辱史，激发爱国的仁人志士奋起拯救中华之危亡，在学夷之长的浪潮下，出现了洋务运动、革新派，“五四”新文化运动中，打倒孔家店，与旧文化决裂，中医也在劫难逃。学习崇尚西方科学形成了时代潮流，西方科学是唯一科学，深深植根于人们的思想中。言艺术史，也必西方中心主义；甚至对中国古代有无哲学也产生了怀疑，对中华民族优秀文化的淡漠和荒疏，是民族自信心的衰落。

有人提出中医科学性论断，不要总拿“实践是检验真理的唯一标准”来搪塞。须知在改革开放的初期，思想认识领域的一场大争论，首先明确了真理标准，才排除了形形色色的干扰，统一了思想，取得了中华民族的振兴。这一标准放之四海而皆准，中医亦然。当然，如若我们能拿出一个针对中医严格的科学定义固然好，可惜尚未产生，但绝不能因此而否定中医科学性，甚至否认真理标准的论断。就是西方科学其定义也并未统一，尤其近代科学的发展，对原有的科学定义不断提出挑战，何必总以人家的尺子来衡量自己？相信有朝一日，总会产生针对中医的严格而公认的科学定义，拿出我们自己的标准来。

由于这一思想认识的片面，不可避免地出现工作导向的偏差，以致在高度重视下，出现了很大负面效应，这是颇值得深思警惕的一个问题。政策的保护、支持固然重要，任何一门学科的传承、发展，最终要取决于学科自身的发展，要有传承发扬的千万人才。恰恰在这一点上，成为中医的软肋。

**（二）对中西医结合的反思**

中西医结合提倡了几十年。在初期提出这一口号，是可以理解的，因为中西医都是保卫人民健康的，所治疗、预防的对象都是人，中西医携手并肩，各扬其所长，岂不更好。但随着中西医结合的践行、深化，许多深层次的问题暴露了出来。中西医是不同科学体系的医学，在技术层面可有一定的借鉴，但在理论层面，就目前科学水平而言，尚难以结合。

基于科学一元论这一指导思想，相继提出了中医系统化、规范化、客观化、微观化、标准化、现代化、国际化等。可能因中医科学化的口号大有否定中医科学性之嫌，近年总算不大提了，但其根子并未铲除。这么多的化，实质是以西医为尺度来衡量、诠释、改造中医。似乎经过一番改造后的中医，也就实现了系统化、标准化、微观化、现代化，可以用现代语言来描述中医，于是外国人可以听得懂，相互可以沟通，与国际接轨了，中医也就走出了国门，走向世界了。例如呼声颇高的中医现代化问题，其标准是什么？是用现代科学的语言来阐述中医。西医是现代科学体系，是开放体系，凡是科学的新成果，都会很快被吸纳。中医的现代化，实质是用西医语言来诠释中医，仍未跳出科学一元化的窠臼。中西医结合的60年，大致就是这样走过来的。这些“化”的结果如何呢？不可否认，也取得了很多成果，但大都是技术层面的，最终结论也都是证明了中医理论的正确性，鲜有重大突破。其负面效应却突现，使中医严重西化。为什么会出现这种状态呢？正如刘长林先生所说：“科学一元论的紧箍至今仍然束缚着一些人的头脑，这是中医面临种种困惑的根源。”由于东西方历史、文化的不同，形成了中西医不同的科学体系。中医固有其不足，但它有很多超前的科学内涵，远非现代西医甚至现代科学体系所能涵盖得了的。例如：

1. 整体观：中医是研究人体与天地万物、精神意识相互关联、不断运动变化的科学。人是自然产物，人与天地相应；人本身是一活的形与神俱的有机整体，这是整体观的两个要点。

2. 辨证观：是在中医理论指导下，根据具体形象，研究活的机体状态、信息、精神意识变化的规律。辨证论治的本质是因人、因时、因地制宜，是纳入全部信息基础上的治疗个体化。

3. 恒动观：天地万物在不断的运动变化，人的生理、病理不断地运动变化，疾病的证也不断运动变化，治疗措施也就随之而变，才能谨守病机。

4. 以人为本的指导思想：中医治病是治人的病，始终以维护、调节人体正气为目的，因势利导，无论寒热补泻、标本先后，莫不如此。

5. 多系统多靶点的综合治疗：中药由单味药到复方，是一次大的飞跃；由奇方到偶方又是一次大的飞跃。按君臣佐使相互配伍的复方是综合调理，这与西医追求的单一成分大相径庭。

6. 中医独特的诊疗方法：从脉、舌、神、色等对生命丰富信息的获取，对病势的判断，吉凶顺逆的转归等，具有极高的科学内涵和优势。

7. 同病异治，异病同治：看似风马牛不相及的病证，如中医认为属同一病机，则采取相同的治疗措施；相同的病证，若病机不同，则采用不同治疗方法。这风马牛之间，必有相互关联的内因，大有可探讨的空间。

8. 养生、针灸、气功、预防、疾病调养等，皆富哲理和科学内涵。

9. 中医大量丰富的医疗经验，许多尚是目前科学无法解释的。

10. 科学发展所追求的更高境界是自然科学和人文科学的融通，而中医恰是这一境界的典范。

很多超前的中医理论和大量的临床经验，远不是现代医学甚至现代科学所能解释、涵盖的。片面地强调以西医或现代科学来研究、改造中医，是难以取得重大成效的。中西医毕竟是不同的科学体系，不存在通约性，60年的历史就是明鉴。

客观规律是不以人的意志为转移的，中西医结合的60年，不是中医理论被“现代化”了，而是中医理论体系被淡化了。相反是由于西医的进步，很多西医理论趋同于中医。例如：

1. 医学模式：中医从来都讲人与天地相应，形与神俱。西医的医学模式由生物医学改为社会－心理－生物医学模式，趋同于中医。李恩教授进而提出“自然－社会－心理－生物－个体化”的医学模式，我认为是更高层次的医学模式，符合中医理论体系，也符合未来医学发展方向。

2. 恒动观：人体的生理病理随天地阴阳节律的变化而不停地运动变化，如昼夜晨昏、月之盈亏、寒暑更迭、60年一甲子等，西医近代兴起的时间医学，趋于中医。

3. 全息论：中医从来都认为局部可反映整体，整体病变可反映于局部，如望舌可洞观五脏六腑，切脉可判断邪之进退、正气盛衰。近代西医兴起的全息论，趋向于中医。基因学为此提供了依据。

4. 循证医学：中医看病，从来都从病人所苦所欲入手，辨证中强调抓主症。近年西医兴起的循证医学，也重视起疾病的主要证据，这与中医趋同。

5. 个体化医疗：中医辨证论治是因人、因时、因地制宜的，实质是个体化医疗。西医近年也提倡治疗的个体化，这与中医趋同。尤其人类基因图的完成，证实每个人的基因都各不相同，这为个体化提供了微观证据。

6. 多系统、多因素、多靶器官的综合调理：中医组方，从来都讲君臣佐使，相互配伍，形成有制之师，综合调理。近年出现的鸡尾酒疗法，这与中医趋同。基因学研究发现，很多疾病都是多个基因的变异，这为中医综合调理的治疗思想提供了基因学的依据。

7. 整体观：中医理论体系的主要特色之一是整体观，着重研究庞大复杂的系统功能变化，而西医刻意追求的是物质的理化、线性变化。西医近年提倡系统整合，这与中医趋同。

8. 形神观：中医从来都把人看成是形、气、神统一体，人有情感、精神、意识、思维，有别于其他生物。近代发展起来的精神学、心理学、神经学等其理论内涵与中医趋同。

9. 回归自然：鉴于环境污染、化学药品的负面影响，人们普遍追求天人和谐，回归自然。这种理念的渴求，与中医趋同。

以上乃举例而言。西医观点向中医理论趋同，尽管其深度、广度及视角尚难与中医相比，但毕竟是巨大进步，这些进步是跳出分析还原的框框而取得的。不管是有意还是无意汲取和借鉴中医理论，但有一点是肯定的，从相互趋同中依稀可见一线新医学的曙光。随着现代医学的进步，向中医趋同是不可避免的趋势。西学东渐、东学西渐，东方文化将日益显现其无穷的价值，中医学也必然如此。季羡林先生说：“文化一旦产生，其交流是必然的。没有文化交流，也就没有文化发展。交流是不可避免的，无论谁都挡不住”。（季羡林：东学西渐与“东化”）。中西文化要交流，中西医也必然交流。中西医结合毕竟已60年了，其中的经验与教训也应该认真梳理一下，以期探索更加完善的道路和方法。

以下范畴是不成功的：

①以西医理论来揭示中医藏象、经络、气血等的实质，是不成功的。因中医的藏象与西医的脏器根本不搭界。

②用西医分析、还原的理论，以造模方法来探索中医疾病机制，使之微观化、客观化等是不成功的。因中医的核心是证，与西医的疾病相去甚远，且证的模型必须四诊合参，老鼠、兔子是无法进行四诊合参的，也就难有真正的中医的证。以这种方法获得的数据成果难说有多大价值。

③以DME的临床设计方法进行的临床研究，是不成功的。因中医是个体化治疗，是整体观、辨证观、恒动观，以DME方法产生的临床研究结果，阉割了中医的灵魂，对提高、发展中医没多大帮助。

以下范畴是可取的：

①借助现代化手段的检查，是中医四诊的延伸，有助于中医对疾病的认识。但这种认识，尚不能作为临床应用中药的依据。

②中西医有机结合的治疗，彼此扬长避短，相互补充，而不是相互混合，更不是中西医相互干扰，有助临床疗效的提高及急救。

③关于药物、方剂成分的分析，加工方法的检测及药理、药效、毒理的实验研究，有助于中医对药物及方剂的认识。

④关于阴阳节律的研究：不同时间机体的诸多变化，为阴阳学说提供了客观依据。

⑤证的研究：以中医证为切入点，进行中西医结合研究，为证的客观化、微观化提供了依据。

⑥关于体质学说的研究，为中医体质学说提供了客观依据。

⑦利用气象、天文等学科知识，研究运气学说，为中医运气学说提供了现代科学依据。

以上分析肯定不全面，我的中心意思是东西方文化肯定要交流，中西医也肯定要交流、融合。我们已经大力提倡，搞了六十多年，其中有成功的，有失败的，有值得商榷的，有的有可喜苗头，应认真分析总结。不能因中西医科学体系不同而拒绝交流；不能以西方科学为唯一科学而扭曲、阉割中医。不同科学体系的两种医学的结合，要探索其恰当道路、方法，找寻切入点，不能不加分析地全面照搬。有些研究成果还仅是量变，还未产生质的飞跃。随着科学的前进，中西医将在更高的层次、更新的视角产生融合。这种融合，必然是一长期过程，是瓜熟蒂落，而不是强扭的瓜。把长远目标当成现实要求，是学术领域的浮躁，揠苗助长。

### （三）中医的出路何在

1. 正本澄源

通过大讨论、大总结，正本澄源，纠正工作导向的偏差。欲纠其偏，不是卫生部门一家的事，涉及科技、教育、医药、人事等诸多部门。首先要对中医再认识、再评价、摆脱科学一元论和唯西方科学的偏见，真正承认中医这一独特的科学体系，深刻认识中医理论体系蕴涵的诸多超前的科学内涵，方能健康地继承发展。

无独有偶，不仅医学界存在科学一元化的偏见，数学界也存在同样偏见。中国科学院资深数学家吴文俊院士于《东方数学使命》一文曰："一提到科学和数学，脑子想的以欧美为代表的西方科学和数学。我要讲的是，除了以西方为代表的科学和数学之外，事实上还有跟它完全不同的所谓东方科学和数学。"关于东西方数学的异同，曰："现代数学，主要内容是证明定理，而中国的古代数学根本不考虑定理不定理，没有这个概念，它的主要内容是解方程……我们最古老的数学，也是计算机时代最适合、最现代化的数学。"古老的中国数学竟成了最现代化的数学，尤应注意这一"最"字。吴老又说："怎样进行工作，才能对得起古代的前辈，建立起我们新时代的新数学，并在不远的将来，使东方的数学超过西方的数学……我想，这是值得我们大家思考和需要努力的方面。"这是何等气魄！这气魄来源于严肃的老数学家对中国数学的深刻了解。吴老还说："我想特别提到一点，就是我们经常跟着外国人脚步走，我们往往花了很大的力气……还是低人一等……我们应该出题目给人家做，这个性质完全不一样。"读此文，令我震惊、汗颜，我滥竽中国知识分子之间，竟对此国宝一无所知，闻所未闻，这与中医境况何其相似乃尔。北京数朝古都，宝物遍地，大搞西方式现代城市，旧城拆的差不多了，如今知道是宝，又收集古砖古瓦，恢复一小段城墙。中国数学已蹈此覆辙，若中医也如法炮制，未了再去收集砖瓦，可就上对不起祖宗，下对不起后人了。我们确实需要点民族精神，挺起民族的脊梁。在学习西方先进科技知识的时候，不要忘了中国的月亮也是圆的。季羡林等 76 位权威人士发表的《中华文化复兴宣言》宣告：21 世纪是东方文化的世纪，东方文化将取代西方文化，在世界上占统治地位。西方的形而上学已快走到尽头，而东方文化寻求综合的思维方式必将取而代之。

2. 中医要走自己的路

按中医固有理论体系能否继续发展？历史上中医的三次大发展，已是凿凿事实。近代是否停滞了呢？非也。王清任的血瘀论及气虚中风论；晚清民初三张气血上菀的中风论，凡脱皆脱在肝及大气下陷论等，都丰富了中医理论宝库，并得到普遍公认和广泛应用。《内经》是中医理论渊源，真正悟透了《内经》的某一观点，就可能创立一个伟大的医药学派，补土派、温病派等，莫不如此。倘后人能努力钻研，勤于实践，博采众长，亦大有可为。遗憾的是，目前中医队伍的中医根底太差了，造成这种状况的因素是多方面的。我虽是"文革"前的中医大学生，但由于历史的原因，无法专心钻研学问。拨乱反正后，又重拾几年外语，带研究生，搞课题，学起科研方法和西医基础，弹指间已逾七旬。60 年来，真正在中医上下了多大工夫？现在我教的学生，相当一部分是带着对中医的迷茫、无奈在学，四年授课，中西各半，实习时遇到的是严重西化的中医院，还要跑工作、准备考研，能安心实习的又有几何？即使考上了硕、博，由于形势所需，也主要学西医课、搞实验。知识面是拓宽了，科研能力提高了，但相当一部分高层次中医人才的中医功底却令人不敢恭维。

肯定会有人诘问，按中医固有理论体系发展的新成果，符合现代科学吗，能量化吗，等等。殊不知，中医与西医是两个不同的科学体系，不存在通约性，不同的科学体系，有不同的评价标准，如中医判断外感高热的疗效标准是正汗，而不是体温、血象；判断正气强弱的标准是神、脉、胃气；判断吉凶顺逆的重要标准是脉象。为什么中医的成就一定要拿西方科学的尺子来量呢。当然，中医的标准或隐或显，还较散乱，须整理研究，建立中医完善的标准体系。

或问，这样的中医成果人家能承认吗？我想，关键是中医要拿出令人信服的卓越疗效。老百姓最讲实际，他们关心的是健康，谁能治好病，谁能令其健康，他就相信谁。外国人不仅会找你中医看病，而且会学你中医的技术，学你中医的理论。石国璧等所著之《中医在美国》就是极好例证，即使中医未经现代科学语言的诠释，人家也会原原本本地学。要想拿出中医疗效，不提高中医素质，岂不是空想，中医要走自己的路，不下大气力，亦难矣哉。

3. 要制定配套的相关政策、方法

可能领导者已感到中西医结合60年的负面影响，因而再三强调继承中医传统，发扬中医特色，实行名医带高徒，选拔培养名医，三次推行读书运动，强调温习中医经典，这是很正确的。现在的症结在于，原则上高喊继承发展中医特色，但实际干起来，仍是以西医标准来衡量中医、改造中医的那一套。喊的与干的两张皮，岂不哀哉。如临床研究，中医临床是以辨证论治为核心的个体化治疗，是天人合一的整体治疗，是以人为本的阴阳平衡调节，是强调正气、因势利导的治疗，是方药随着病情不断变化而变化才能谨守病机的恒动观。可是现代的临床研究，要按DME标准设计，要随机、对照、重复，要双重诊断，施加因素要恒定，要统计处理等等，而谨守病机、随症加减出来的成果，难以得到承认。这样研究出来的成果，根本看不到中医特色，更甭说能对中医的发扬有多大裨益了。至于动物实验，必须造病理模型，中医治疗是以证为核心，证的判断须望闻问切，一个老鼠满脸毛，如何望？小爪子就那么一点，如何切？吱吱乱叫，如何问？脱离了四诊，哪来的证？只能造西医的病理模型。西医的病与中医的证并无通约性，且动物与人相距甚远，造出的模型也就难体现中医特色，更别说个体化、运动观、整体观等。若不按这个模式去做，莫说学位、职称、获奖等，恐怕连个论文也发表不了。这好比旧社会妇女裹足，脚大了丑煞人，连个婆家也找不上，只能把好端端的脚裹成残废。又如八股取士，虽知八股不能安邦定国，但不学它，莫论进士、举人，连个秀才也当不成，终生布衣。中医的现代化也大致如此，只能削足适履，削来削去，履虽已适，然足已非足。中医在这众多“化”的指引下，许多人努力去化，化成硕士、博士、专家、教授，甚至声名赫赫，桂冠满头，却不会按中医理论去看病。照这样化下去，迟早把中医化得变了味，化没了。

我决不反对中医的一系列化，而是举双手赞成，中医亦应与时俱进，关键是怎么去化。若能遵循中医理论的特点、规律去化，化的越多越好，越快越好；若削足适履地化，只怕适得其反，化没了。当然具体的方法、政策、衡量标准等也须逐步摸索、总结，有些尚待科学水平的进一步提高，从更高层次、更新的视角去融合。对中医这样独特、复杂、庞大的体系，绝非现有的西医方法搬来硬套所能解决的问题。

实际上，我国是中医发祥地，最有资格、最具权威制定中医科研成果、临床标准的。拿出我们的尺子来，让国际接我们的轨，而不是本末倒置、削足适履地接人家的轨。针灸学制定的许多标准，实质是中医针灸标准，已成为世界标准，全世界都须接这个轨，这是一个成功的典范，应推而广之。

另一点，这种唯西方科学的导向，带来了极大的负面影响。改造、诠释中医的吃香，可桂冠满头，名利双收；按中医固有规律继承发展中医学的遭冷遇，一文不名。长此以往，谁还去学经典，谁还去继承中医学？这就导致了中医学术萎缩，改造中医之风盛行，势将湮没、摧毁中医。取缔中医行不通，但改造中医却着实令人可怕，堡垒是最容易从内部攻破的。尤其将来这一高学历中医群体当政后，中医又将怎样？

4. 多元化发展

科学是多元化的，毫无疑问，发展道路也应是多元的。西医可按照自己的规律去发展，中医当然也应该按照自己的规律去发展，问题在于中西医间应如何结合。英国李约瑟在《中国科学技术·第一卷·总论》中曰：“中医和西医在技术上结合比较容易，但要使两种医学哲学取得统一，恐怕是极为困难的。”此言确有道理，60年的结合史，证实了这一论断。

在理论体系方面，不同科学体系不存在通约性，以西医的线性关系、分析还原方法来诠释中医是行不通的，但随着现代科学的发展，跳出还原分析的体系后，亦可与中医理论趋同，例如前之所述医学模式的改变等。

在技术层面上的结合，存在着广阔的空间，如药物的化学成分、理化检测的方法，病理机制、治疗手段的互补。这些成果，只是相互借鉴、并存，还远非相互融合。不可否认，西医在这方面占有优势地位。

中西医结合，可从临床疗效入手，先选择一些西医难治而中医又有明显优势的病种，共同诊断，共同观察疾病的动态变化，由确有临床功底的名中医，按中医传统的辨证论治方法去治，以证为核心，处方可以变化，可以加减，从多中心、大样本、大事件和终极结果，分析总结其规律、建立符合中医理论的判断标准。由疗效出发，进而探讨其机制。这里关键是中医要拿出疗效来。一定要选确有中医功底的中医，不要那些名声赫赫徒有虚名者。

中医学有其长也有其短，其短处之一是理论体系相当特殊，属于象科学体系，难与现代科学体系衔接，难以吸纳现代科学的成就，致使中医发展缓慢、滞后。

短处之二是不能从微观层次阐明生理、病理及其治疗机制，这是由于科学体系的不同，不是用还原分析、线性关系来研究人体，不可能阐明其微观的机制。

短处之三是太不系统、规范。中医是个体脑力劳动，长期家传师授，因历史原因又缺乏沟通交流，因而派别林立，门户各异。我夫妻二人是同一老师教的，同一校门出来的，长期在同一诊室对面桌看病，一辈子都在一起切磋，按理应该是比较一致的。但事实上，对很多病人的诊断治疗有分歧，有时看法迥异。若使整个中医界学术标准化、规范化，亦非易事。

由于中医本身存在诸多弊端和不足，当然须要提高，须与时俱进，倘能借助西医知识丰富自己，将大有裨益。但这种汲取、提高，须遵从中医固有规律，以我为主，为我所用。随着学术的发展，将水到渠成，而不揠苗助长，更不能削足适履去扭曲。

**（四）对中医教育的思考**

回顾中医教育近60年，毕业学生数以万计，培养了大批中医人才，其功卓著。这大批毕业生中，固然有佼佼者，而且知识面有很大拓宽，但就中医学术本身，存在着严重萎缩的倾向，功底远不如老先生，更不要说谁是当今的仲景、叶桂，就是张锡纯，也未必能有人超越。中医教育未能培养出一批公认名医，颇值得反思。概因中医教育是比照西医教育模式，未能充分考虑中医学术特点，因而也存在一些弊端、遗憾。

1. 首先应树立坚定的专业信心

教师应从科学学角度讲清科学的多元化，讲清中医理论的特点、价值及别于西方的科学方法，使学生对中医有一个正确的认识，这样才能给学生树立坚定的专业信心。

2. 加强基础教育

重点是四大经典。这是中医之本，是取之不尽的源泉。历代名家，鲜有不熟读经典者。悟透《内经》的一个观点，就可能创立一个伟大学派。金元四大医家、温病学派等，莫不如此。秦伯未老师提出："余之数人也，先之以《内》《难》《本经》，使知本也；次之以《伤寒》《金匮》，使知变也；次之以诸家之说，与以博也；终之以诸家医案，与以巧也。"知本达变，既博且巧，这是培养中医人才的途径。有人曰哪儿有一本书作为一门学科的。此乃浅薄之见，中医就可以，中医也必须如此。

3. 中医教材问题

中医至今未离《内经》理论框架，四大经典之外也没出新经，不如在七个版本教材中，挑一个较好的为蓝本，固定一套教材，不必规定几年编一套新版教材。有些教材越编越糟，因为中医理论体系相对稳定，鲜有新的突破，其教材也不会有多大发展。硬要与现代科学课程一样，不断知识更新，不断编新教材，确实难为诸位主编先生，只好把原来的一章分成两章，原来在各论中的挪到绪论中去，或者附会些西医的观点，把肺主气搞成肺循环，把气帅血行搞成血红蛋白，把经络说成血管，把膀胱藏津液改成藏尿液，如此等等，仿佛古已有之，恰似清末之洋派，穿着西服，留着长辫，不伦不类。应增设医案课，作为理论与实践的桥梁。

除传统课程之外，可增加几门选修课，介绍近代中医研究成果。这种选修教材，因发展很快，倒应不断更新。

4. 加强临床实践

中医的生命在于临床，中医临床经验占很大比重，光课堂教学不行，应汲取古代师徒相授的优点。临床教学中突出的问题：一是临床基地严重不足；二是很多中医院西医治疗比重太大，挂羊头卖狗肉。当然，羊头和狗肉毕竟都是肉，皆可果腹，但对中医发展不利；三是很多临床大夫西化，中医的本领不硬，越是不会，越不敢用。长此以往，真成了“九斤老太”，一代不如一代。

5. 加强师资队伍建设

中医教师应该既有临床功底，又有中医理论素养。因中医教育是比拟西医教育模式，也分什么临床、基础两大块。于是讲基础的不上临床，讲得很熟，自己不会看病。自己昏昏，使学生昭昭，怎么可能。其实中医哪有什么纯基础，《内经》虽是纯理论，也是指导临床的理论，精辟深邃，没有实践的品味、思悟，怎能讲清《内经》的理论。只能是纸上谈兵，衍文敷义，谬误百出，如阴盛格阳之阴盛，讲成寒实；温病的汗之可也讲成发汗法，岂不知温病忌汗。更有甚者，个别老师竟在课堂贬中医，真是咄咄怪事。

临床带教老师严格筛选，应既有辨证论治的功底，又有相应的理论素养，还要懂得带教方法。这个阶段对学生影响最大，不可疏忽。

中医学术的萎缩、异化，是非常令人担忧的。不努力继承，何言发扬？如何搞好继承发展，不仅是教师、学生的问题，而是涉及多层次、多方面的系统工程。首先是政府的工作导向问题。从学位评定、职称评审、科研立项、成果评奖、荣誉称号、论文著作发表等，都应该强调中医规律、特色，拿出一套评价中医人才、学位、职称、评奖、论文的办法来，给予支持鼓励，甚至政策上予以倾斜，定会在很大程度上扭转目前状况。没有多层次、多方面的互相配套，再强调继承也不行，到头来，削足适履去搞化者，桂冠满头；踏踏实实钻研中医学术者，终生布衣。依目前所实行的方方面面的办法、标准，只能促使人们努力去化，造成一批裹小脚、读八股的中医来，而不能造就真正的名医，只能使中医学术萎缩。

随着时代的前进，社会对中医人才的要求也在变，政治思想、中医、西医、外语、计算机、科研方法等都要学，势必压缩中医学习的时间。我想中医教育应有不同的侧重，培养不同类型人才，不要几十所中医院校一个模子，这样更能适应社会对不同类型中医人才的需求。我是中医事业半个多世纪的亲历者，乃有感而发。我毕生献身中医事业，也深深地热爱中医事业，更殷切期望中医事业能发扬光大。

## 二、辨病与辨证相结合

辨病与辨证相结合，这一提法屡见书刊、报端，俨然已成定论，仔细想来，却有疑窦。

作为病名，有西医病名和中医病名之分。倡导辨病与辨证相结合者，多是在辨哪家病的问题上含糊其辞。

### （一）辨西医的病名

若辨西医的病，尽人皆知，西医的病是查出来的，而不是辨出来的。西医的病一般都有严格的诊断标准，而且在这些诊断标准中，多数都有明确的客观指征或金指标。这些指标是通过客观检查得来的，而不是辨出来的。所以，辨病与辨证相结合的提法，首先要明确所辨的病，是西医的病，还是中医的病。若所辨的病是西医的病，这有其积极的一面，也有消极的负面影响。

积极的一面：有助于中医加深对疾病的理解、认识，有助于中医对疾病转归、预后、疗效标准的判断，有助于中医疗效得到国内外医界的承认，有助于中医客观化、微观化、标准化、国际化的发展。这些，都是应该充分肯定并身体力行的。

消极的一面：辨病辨证论治，因病是西医的病，是西医理论体系的产物，与中医的辨证论治体系难以挂钩。所以中医的临床还必须按中医的理论体系去辨证论治。倘若把西医的病名也纳入中医的辨证论治体中，就容易导致按西医的病名去对号入座，产生中医学术的异化。我曾见一位退休的中西医结合大夫，出门诊时揣一叠卡片，抄录了许多西医病名的中医报道，如胆囊炎，可能有10篇报道，选择其中疗效高的抄一张方子给病人，这种看病方法，我戏称为卡片大夫，用不着辨，也能碰好几个。若如此看病，岂不买点卡片就行了，何必还上学、读书。此类大夫大有人在，如一见感染发热，即大剂清热解毒、消炎退热；一见糖尿病即养阴生津；一见高血压即平肝潜阳；一见冠心病就活血化瘀；一见癌症就堆砌半枝莲、白花舌蛇草等具抗癌作用的药物。这种看病方法是根据西医的理化检查、诊断、药理来用中药，是把中药当成西药来用，中医理论还要它何用，无疑将重蹈废医存药的覆辙。其实何止废医，连药亦统统废掉。所谓中药，是指在中医理论指导下使用的动植物、矿物等，脱离了中医理论指导，充其量称其为天然药物，而不是中药。中医之消亡，将不是外部的压力，而是学术的异化，非常可怕。

### （二）辨中医的病名

这个问题就比较复杂，有的需要辨，有些就不需要辨。因为中医对病的命名很不统一、规范，大致可分四种类型。

第一种类型，是以独立疾病出现的病名，如伤寒六经病、温病、胸痹、中风、结胸、疟、痢、痹、疸等。这些病都有相同的发病原因、临床变化，有共同的病机及辨证施治规律可循。明确了病名，就抓住了要害、关键，就可纲举目张，因而临证之时必须认真辨病。如伤寒的三阳合病，孰为太阳，孰为少阳，孰为阳明，就必须分辨清楚，方能正确论治。

第二种类型是以病因、病机命名的，如湿阻、痰饮、肝郁、脾虚等等，这些病既有证的含义，又作为病名使用，临证时当然要辨。但这种辨，究竟是辨病名，还是辨证，界限就不那么分明，其实辨清病，证也就明确了；辨清证，病也就明确了，辨病与辨证是一码事，也就无所谓辨病与辨证相结合了。

第三种类型是以症状作为病名，如头痛、腹痛、咳嗽、下利、不寐等，病人的主诉已直接告诉医生所患之病，这些病是不需辨的。医生所需辨者乃其证，如头痛病，属何证，是外感还是内伤，属寒还是热等。

《伤寒论》每篇的题目首字是辨，而《金匮要略》的每篇标题并无辨字，何也？因《伤寒论》六经病，是独立的病名，故需辨；而《金匮要略》的很多病，有一部分属独立的病，而有许多病是以病因、病机或症状命名。如痉、湿、暍篇，如痉，就是抽搐，医者一见就知，此病不须辨，所需辨者乃致痉的原因、病机；湿与暍乃病因，病因辨清了，病名也就明确了，属辨病与辨证不分的；又如心痛、短气、咳嗽、吐、衄、下血等，都是以症状命名的，这些病是无需辨的，根病人主诉可知。由于《金匮要略》的病名各种情况都有，故各篇题目都未加辨字。

第四种情况，有些病，病名难以辨清。在不知何病的情况下，中医可据证论治。证是辨的核心，证明确了，立法处方就可相继而生，可不必强求病名，也不影响治疗。

据此可知，辨病与辨证相结合的提法，不是一个普遍规律，不能取代辨证论治这一核心特色。其可怕之处，是不明确指出中医的病还是西医的病，大有模糊概念、暗度陈仓的味道，导致中医学术异化。

既然中医的核心特色是辨证论治，为什么《伤寒论》还把辨病与辨证并提呢？对那些具有独立病名的病，虽一病中可分若干个证，但病名毕竟能概括该病的病因、病机、临床特征、传变规律、论治规律，而且一说病名，就可以基本知道该病是怎么回事，言简意赅，所以要辨。对有些没恰当中医病名的病，也可以借用西医的病名，如癌症、高脂血症、乙肝、糖尿病等。虽以西医病名相称，但论治时，一定不能受西医病名的干扰，坚持中医的辨证论治体系。

**（三）双重诊断**

现在不论临床、科研、新药开发，都要求双重诊断，我赞成这一提法。有了西医病名，就可对该病有了大体的了解。至于辨证论治部分，还要按中医理论体系去充分辨证论治，切忌对号入座。

中医应如何发扬？王永炎院士提出的“熟读经典勤临证，发皇古义创新说”，我认为这是一个正确的主张，指明了中医的发展方向。中医的发展，必须在遵循中医理论的前提下去发展、创新，才能对中医有所裨益，如金元四大家、温病学派等等，皆是“发皇古义创新说”的楷模。若脱离了中医理论体系去发扬，天晓得发扬出来的是什么东西。如曾有人提出中医的三因学说，都什么时代了，卫星都上天了，还在那里讲三因学说，太陈旧了，应改成物理因素、化学因素、生物因素的新三因学说。哇，这多么先进，可是中医如何治化学病，哪些药能治物理病？老中医都得傻眼，不知所措。这样的发扬，能提高中医吗？现在的很多科研，并不遵循中医固有的理论体系，岂不与新三因学说一样吗！我赞成王永炎院士的提法，“发皇古义创新说”，中医的科研、发扬，必须遵从中医固有理论体系。

## 三、以理论推断代替具体的辨证

常见书刊甚至教材中论述老年病时，谓“本虚标实”。依据是《素问·上古天真论》关于人体生长盛衰的论述，人体正气在五十前后开始衰竭，所以推断老年病皆本虚。此话仅是对人体盛衰一般规律的论断，而不能代替临床的具体辨证。老年病甚多且复杂，虚实寒热皆有，岂能未见病人，未经辨证，先已认定是本虚当补。这种以理论推断代替具体的辨证的现象相当普遍，是不可取的。

其他如久病多虚、久病入络、产后多虚等，亦是就一般规律而言，不能以理论推断代替具体的临床辨证论治。

## 四、关于体质学说

中医自古就讲体质，《灵枢》之本脏、五变、阴阳二十五人等篇，《素问》经脉别论、风论篇等，都讲体质问题。近年王琦教授研究体质问题，制定了《中医体质分类与判定》标准，这对指导中医治未病有重要参考价值。我认为只有参考价值，而无决定意义。因为落实到具体的人，如何预防，如何治疗，还要通过具体的辨证论治来实现。皆知肥人多痰、瘦人多火，作为中医大夫，总不能一见胖人就化痰、一见瘦人就滋阴降火，还要具体去辨证论治。

至于治未病，亦不应太宽泛，若脉象和缓调匀，自己又无不适，注意养生即可，不必滥服补药。若自己尚无不适，而脉象已变者，则据脉辨证，以纠其偏。如《金匮要略》:“夫男子平人，脉大为劳，脉极虚亦为劳。”所谓平人，乃尚无不适感，若脉已虚则虚劳已起，当调其阴阳，以纠其偏。体质学说可作为参考，尚不能代替具体的辨证论治；更不能说抓住了体质就抓住了根本。证，才是根本。

## 五、关于五运六气及三宜学说

五运六气，是以天干地支相配，六十年一甲子，揭示自然界气候变化的周期规律及对人体的影响，作为临床指导。三宜，是指因时、因地、因人制宜，用以指导临床辨证及用药指导。

运气及三宜，确对人的体质、发病有直接影响，但具体到每个病人时，运气及三宜，只能作为临床辨证论治的参考，还不能代替临床的具体辨证论治。如，按运气推算，今年湿气当令，理应湿重者多，但总不能来个病人就化湿，还应依具体辨证结果来论治。三宜亦是如此，虽东南与西北，自然环境不同，人的习性有别，人的体质有强悍与柔弱之分，但落实到具体病人，还是要辨证论治。总不能南人皆补、北人皆泻。时间不同，寒暑之异，当用热远热，用寒远寒，但冬用寒者有之，夏用热者亦不乏其例。吾出门诊，可能情况有点特殊，虽于盛夏，一次门诊下来，用附子者约占70%，并未因时令而畏之，皆依辨证而施治。证，才是根本。

## 六、关于偏方、秘方、祖传方、经验方

这类偏方、秘方、祖传方、经验方，在民间广为流传。从古到今，收集这类方子的专书甚多，也很吸引眼球。偏方治大病，在民间广为流传。我在临床早期，也特别热衷于收集这类方子，听说某人有个秘方，心里痒痒地，总想弄到手。

这类来自民间的偏方、验方，是很可贵的，是人们日常生活实践中医疗经验的积累。中医的起源、发展，也是远古时代人们劳动、生活中发现一些有医疗价值的药物、针灸，世代相传，经验积累多了，与古代其他学科相互渗透、融和，才形成了中医理论体系。人民的创造力是无限的，至今仍在延续。如《本草备要》记载一贫病交加的老妇，欲投河自尽，爬到河边已无力再爬，就搿了些草借以充饥，吃后吐出很多痰，竟周身轻松，回家了，不想再死，继之传与他人，亦有吐痰的疗效，此草为黎芦，遂知黎芦吐痰。似此类记载，不乏其例。

若此类偏方、验方，能升华至理论层面，就可丰富中医辨证论治体系。吾毕业实习在北京同仁医院，时任我实习老师的孔嗣伯大夫是北京四大名医孔伯华之子，曾讲述孔伯华先生的一个病例，对我很有启发。北京一药店老板患鼻衄百日，已奄奄不起，历经名医数人，犀角、羚羊、三七等名贵药所服甚多却罔效，孔先生诊后开桑白皮一味浓煎频服，老板以药贱，不以为然，勉服之，竟霍然而起。盖鼻为肺窍，肺气逆，帅血而逆致鼻衄，桑白皮泻肺气，气降则血降，气降则火消。吾临床以来屡用，疗效确切。假如桑白皮治鼻衄升华至理论层面，不仅可正确使用桑白皮，也丰富了中医辨证论治体系。

偏方、验方之类，大量存在，良莠不分，鱼龙混杂，须沙里淘金，或可获佳方一二。作为高水平的中医，还要在辨证论治上下工夫，不能局限于搜罗偏方、验方，守株待兔的水平。不识字的老妪，也知几个偏方，但毕竟不能称其为医生，更谈不上高水平的医生。

## 七、关于辨证论治的套路

常见书刊、报端刊载对某病治疗的三法、五法、八法，使活泼的辨证论治形成了僵死的套路，还美其名曰是对某病辨证论治规律的总结。

辨证论治的核心是个体化的治疗，因人而异，不是三法、五法所能涵盖。辨证论治的最高境界是方无定方，法无定法，观其脉证，知犯何逆，随证治之。如此说来，岂不是中医临床就无规律可循？不可否认，任何事物都应有它的客观规律，都有规律可循。中医的规律就是辨证论治，就是中医的思辨方法，而不是几个死套子。人的所有疾病，统而言之，无非是阴阳失去平衡，可是“阴阳者，数之可十，推之可百；数之可千，推之可万，万之大，不可胜数，然其要一也”。阴阳变化不可胜数，人的疾病变化亦不可胜数，这无穷的变化，岂是几个僵死的套路所能概括的。中医大夫要掌握中医的辨证论治思维方法，而不应囿于几个死套子。中医的继承，有三个层次：上者

是思辨方法，中者是学术观点，下者是具体经验。三者皆应全面继承，而以思辨方法尤重。

真正掌握辨证论治方法，不是一蹴而就的，须熟读经典及名家著述，尤其仲景之书，要勤临证，要善悟，日积月累，逐渐地提高，方能登堂入室，达于较高境界，守绳墨而废绳墨，出神入化，获得突兀之疗效。

## 八、关于方证相应

还有一种流行的说法，叫做方证相应。有是证，用是方。但仔细想来，有两个问题需要探讨。一是在我学习方证相应的著述时，发现“症”与“证”是互用的，有时称方症相应，有时称方证相应，究竟与孰相应？二是方证相应的方，是指什么方？是否所有的方都适用？若用已有之方去应无穷之证，显然是对号入座的办法，有很大局限性。若云方证相应是指经具体的辨证之后所拟的方，此方须与证相应，那当然是正确的。

### 1. 方症相应

症，是疾病的个别表面现象，它不能反映疾病的本质。方症相应，只能称对症治疗，属治标之法，而不是治本。若所云之症，是一组具特异性的症状，如太阳中风的四症：发热汗出、恶风脉缓者，桂枝汤主之；太阳伤寒的八症：头痛发热、身疼腰痛、骨节疼痛、恶风无汗而喘者，麻黄汤主之，这是典型的桂枝汤证和麻黄汤证，而不是症。临床上典型的症状并不多，而不典型的多。遇到不典型的，就很麻烦了，就难以对症。如小柴胡汤的但见一症便是，不必悉具，这一症是指什么？从《伤寒论》问世后争论到现在，并无定论。胡希恕老师提出但见一症指口苦，可是口苦的原因亦颇多，并非小柴胡证独有。又如白虎汤的典型为“四大”，但是不典型的白虎汤证，何者可无，何者不可无？吴鞠通曾提出白虎四禁，张锡纯先生就不同意，此时方与症如何相应？如脾虚证，可见胃脘痞满不欲食、可吐利、可水肿、可气短心悸、可倦怠无力、可不寐、可嗜睡、可肥胖、可消瘦、可崩漏、可发热等等，补中益气汤与孰相应？尤其现代，中西医并存，很多西医诊断的病，如高血脂、高血糖、乙肝病毒携带者等，很多并无症状，如何方症相应？所以，我认为“方症相应”的提法是不够准确、严密的，不能成为临床辨证论治的一项规律、原则。

### 2. 方证相应

证，是疾病某一阶段的病理总和。它包含病性、病位、程度、病势四个要素。是一个抽象的、概括的概念。证有无限多，如何以有限之方对应无限的证？辨证论治的最高境界应是方无定方，法无定法。因为所有的病证，无非是阴阳失调。阴阳有无穷的变化，就有无穷的证产生，并不像有些人概括的某病三法、五法那么简单。固然，有些证型是基本的、常见的、较为公认的，如脾虚、肺失宣降、肝郁等等，还较易方证相应。但中医辨证论治的核心思想是个体化治疗，每个人的病都不同；再者，中医是恒动观，疾病也是不断变化的，因而，不同时间、空间，其治疗亦应随之而变。疾病没绝对相同的、静止的，用已有的方去应无穷的证，恐有按图索骥、刻舟求剑之嫌。所以，方证相应，亦不能作为辨证论治具有普遍意义的指导原则。

3. 方为何方

据统计，中医的方子逾十万，其中有经方、时方、历代名方，还有好多经验方、偏方、秘方、祖传方、自创方等。好的固然不少，但有些是良莠不分、鱼龙混杂、相互重复，还有些方子我们不理解、不会用，显然不是所有方子都可以方证相应的。能方证相应的方子，也就限于经方、历史名方及我们熟悉的名方。其实一个较成熟的中医大夫，能掌握的方子也就是二百至五百首，所以有是证用是方，难免局限，也失去了辨证论治的活泼，难以作为普遍规律。

## 九、关于抓主症

辨证论治方法，有人提倡抓主症。这个抓主症，究竟指的是“症”还是“证”？我理解应指“症”。所谓抓主症，是指抓疾病的主要证据，或特征。抓住了主要证据，就可明确诊断。证，是个抽象的概念，是分析、综合疾病的所有证据后所得出的结论，它不是一个具体的证据，所以抓主症，只能指症而言。

每个疾病都有相应的症状和体征，以及个人史、家族史、发病史、治疗经过等内容，纷纭繁杂，能抓住主症并非易事。况且病有真假、兼夹，不断地运动变化，抓主症更难。有的症状很简单，就是头痛，如何抓？有的疾病无症状，又如何抓？又有同病异治、异病同治，如脾虚者，可气短无力、可白带多、可水肿、可肥胖、可下利、可不孕等，抓哪个症？又如《金匮要略》曰：“夫短气有微饮，当从小便去之，苓桂术甘汤主之，肾气丸亦主之”“小便不利，蒲灰散主之，滑石白鱼散、茯苓戎盐汤并主之。”同一组症状，病机、方药皆不同，此种主症如何抓？吴鞠通论痉篇曰：“只治致痉之因而痉自止，不必沾沾但于痉中求之。若执痉以求痉，吾不知痉为何物。”只抓住了痉这一主症，仍不知痉之因何而发，何以处措？

若云辨证的方法是抓主症，貌似有理而实则非。辨，是思辨过程，或曰辨证的方法、手段；而证，是思辨的结果，二者是辨证的不同阶段，其概念也不相同。把思辨过程与结果混为一谈，则似是而非。

总之，辨证论治是中医的灵魂，是中医的核心特色。抓主证或抓主症，多有似是而非之处，难以成为辨证论治的普遍规律。

## 十、据舌以辨证

舌诊是中医辨证的重要依据，望舌可“洞观五脏六腑”。舌诊直观，较易掌握，所以我初临证的十几年，亦以舌诊为辨证的重要依据。可是临证既久，发现许多舌证不符的现象，才渐渐动摇了我以舌诊为重的看法。

舌诊，在《伤寒论》中虽偶提及，但仅区区数条，随温病学兴起，舌诊方逐渐完善，日被重视、普及。

舌诊在温病中应用较广，价值相应较大。在内伤杂病中，其应用价值明显降低，据我临床粗估，舌证相符者仅40%左右。如阳虚阴盛而舌反绛或暗红者，若凭舌而断，当属热入营血，因脉为阴脉，故此等舌，吾以脉解舌。阴寒凝泣，血行不畅而舌绛、暗红；阳虚津液不能上承，舌可光绛无苔。这种舌，不仅不是热入营血，反为阳虚阴寒之舌。此等舌证不符者，屡见不鲜。

这种舌证不符之舌，并非假舌，正像脉无假一样。因为任何舌质、舌苔、舌体、舌态的出现，都有其必然的生理、病理基础，故舌无假，只存在一个如何认识的问题。吾以脉解舌，以脉解症，以脉定证。证确定后，再依此病机来解释舌象所出现的变化。不明病机，舌诊的意义无从谈起。

如此说来，好像有点因果倒置。因为病机的确立，是在望、闻、问的基础上辨出来的。望舌是其中一项直观且重要的内容，应望舌后才确定病机，而吾是在切脉后定病机，以证解舌，所以有些像本末倒置。因望、闻、问，虽可采集一些疾病的症状和体征，但不能确定疾病的性质。证的确定，还是主要依据于脉。待据脉确定证之后，再回过头来，依此病机解症、解舌，若症与舌能依此病机得到符合中医理论的解释，我就认为该病我看懂了、看透了，治疗起来心中也多了几分把握，因脉可定证，此即平脉辨证。

## 十一、据切腹辨证

有的以腹诊，即切腹进行辨证。腹诊，能获哪些疾病信息呢？

一是疼痛程度、性状有不同。程度有痛与不痛之别。痛者，有轻中重之分，重者，痛不可触近；中者，腹痛不喜按；轻者，隐约作痛。性状有拒按，按之痛或喜按，有刺痛、绞痛、切痛，痛处不移或窜痛、寒痛、热痛、胀痛、硬痛等。

二是疼痛部位，有上腹、小腹、少腹、胁下，或全腹痛。因部位不同，所涉脏腑不同，可据以推断其病位；因痛有轻中重、喜按拒按、喜暖喜凉之分，可推断疾病的性质。

三是疼痛时间，疼痛病程有持久长短之别，痛有发作时间或昼夜、晨昏之异。

四是胀满程度，有轻中重之别，重者不硬，中者胀满，轻者隐约作胀。亦有部位、时间之异。

腹诊还有叩之实或如鼓，有无移动浊音，有无癥瘕、有无肠鸣、肠型，腹之厚薄、寒热、皮肤色泽、松紧等。

可据上述腹诊信息，以推断疾病的性质、病位、程度。日本汉皇医学较重腹诊，可参。亦应结合西医腹诊知识，增加中医对疾病的认识和判断。

切腹，即腹诊，虽为辨证的重要参考，但范围还相对局限，因尚有很多疾病是并无腹征的。而且仅据腹诊，亦难断其证。

### 十二、其他辨证方法

有夹脊诊者，即察夹脊腧穴有无条索硬结状物，触之的感觉，或痛或酸，或敏感或迟钝，以及局部肤色、温度变化，以推断脏腑病变。

此外，还有问诊以辨证、状态辨证、目诊、掌纹诊、指纹诊、指甲诊等都有程度不等的诊断价值和应用范围，又有较大局限性，公认性亦差，皆不足以作为辨证论治的主要依据。

关于如何辨证论治，提法很多，致使人莫衷一是。怎么办？应溯本求源。是仲景创立了中医辨证论治体系，欲溯本求源，就要深刻领悟仲景是如何辨证论治的，这才是正途，方不致为众多似是而非的“创新学说”所惑。

## 第三节　临床辨证论治的方法

我临床辨证论治方法，概括起来有六点：

一是以脉诊为中心的辨证论治方法，以脉定症，以脉解症，以脉解舌；

二是胸有全局；

三是严格遵从中医理论体系指导；

四是首分虚实；

五是动态地辨证论治，谨守病机，方无定方，法无定法；

六是崇尚经方、博采众长。

### 一、以中医理论为指导

仲景的不朽功绩之一，是创立了中医辨证论治理论体系。这一理论体系是中医的核心特色、精髓，博大精深，融理论与实践为一炉，理法方药一以相贯，近两千年来，一直卓有成效地指导着中医临床。欲求正确理解和运用这一辨证论治体系，正本澄源，就必须深入领悟仲景是如何辨证论治的。

仲景的辨证论治体系，涵盖了外感内伤所有疾病，他以阴阳进退、转化为纲，尤其重视人身阳气的盛衰、转化，将全部疾病分为六大类别，创立了六经辨证论治体系，总领十二经及其所属脏腑的生理功能、病理变化。三阳为阳病，太阳为阳盛，阳明为阳极，少阳为阳中之阴；三阴为阴病，太阴为至阴，少阴为阴中之阴，厥阴为阴中之阳。六经病皆有其典型证、非典型证、类证、兼证、传变、转化、顺逆等。仲景通过398条，展现了各病纷纭繁杂的变化规律。在六经辨证论治体系中，涵盖了八纲辨证、脏腑辨证、病因辨证、经络辨证，相互交叉，相互为用。

这一辨证体系的核心是证。证是如何确立的呢？仲景提出辨证论治总的指导原则是“观其脉证，知犯何逆，随证治之”。仲景辨证，虽也四诊合参，但起决定作用的指征是脉。统观《伤寒论》全书，处处都体现了这一精神，这就是以脉为中心的凭脉辨证法。

在论治中，法据证出，方依法立。证，是非常灵活而多变的，没有固定、僵死的模式，因而治亦灵活多变，目标没有固定、僵死的套路。辨证论治的最高境界应是方无定方，法无定法，一切都要依据临床的具体症状和体征来辨，具体问题具体分析。辨，是灵魂；证，是核心；治，是目的。

在论治的113方中，涵盖了汗、吐、下、温、清、补、和、消八法，且八法往往又相兼而用，故仲景之方虽药精味少，却多为偶方之剂，寒热并用、补泻同施，法度严谨、精练、深邃，堪为万世之法，医方之祖，深刻地影响着后世。陈修园深有感触地说："经方愈读愈有味，愈用愈觉神奇"，诚如所言。

欲提高辨证论治水平，就必须深入领悟仲景思辨方法及其辨证论治体系，在继承的基础上，才能发皇古义出新说，才能发扬光大中医学。

## 二、以脉诊为中心的辨证论治方法

### （一）经典中脉诊的价值

《伤寒论·序》引述文献中有《素问》《九卷》《八十一难》《阴阳大论》《胎胪药录》并《平脉辨证》。《内》《难》尚存，其他已亡轶。

《内经》诊脉法并不统一，有遍诊法、三部九候法、人迎寸口诊法、尺寸诊法、尺脉诊法、色脉诊法、色脉尺肤诊法等。诊法何以不统一？缘于《内经》成书之前，显然已有众多论脉的医家及著作，《内经》集其大成，广予搜罗，兼收并蓄，所以众多学说、方法并列，因而方法多歧，并不统一。

《内经》关于脉诊的内容非常丰富，论脉者计七十余篇，论脉专章亦有十余篇。《内经》脉诊的内容，余虽理解、体会得尚很肤浅，但就有所体悟的星星点点，感到《内经》脉学真真切切，在临床上可反复得到印证。如论躁脉曰："汗出而脉尚躁盛者死。"《伤寒论》曰："脉数急者为传也。" 数急即躁数之脉。吾根据对躁脉的理解及临床的反复体悟，提出躁脉为火郁证的典型脉象，也是诊断火郁证的最重要依据。火郁证包括温病卫气营血的全过程，《伤寒论》的大部分，以及内外儿妇各科之火郁证，因而，躁脉对决定临床辨证有广泛而重要价值。由此，我深深感到《内经》之脉学确有深厚的临床功底，是真真切切的，不愧为中医千古辉煌的一经典。所以《内经》强调"微妙在脉，不可不察""气口成寸，以决死生"。

《难经》论脉，占全书四分之一的篇幅，对脉学理论、诊脉法、脉象等都做了精辟的阐述，创立了寸口诊法，使《内经》脉学由博而约，得以系统、规范，不愧为脉诊的奠基之作。

仲景吸收了前人对脉学的成就，尤其撰用《平脉辨证》一书，对仲景《伤寒杂病论十六卷》的形成，有深远影响。

由《平脉辨证》一书的书名可知，此书必是据脉以辨证之书，是以脉来定证。观此书名，令人倍感惊叹，遥远的古代已有如此卓越的脉学成就，怎不令人高山仰止。

那时成书尚须雕竹简，刻个字不易，何况雕一本书。那时没有晋职、晋级或什么荣誉称号，没有必要造假，完全是济世活人的良心之作。

仲景博采古代典籍精髓，经长期临床实践的体悟，创立了不朽的辨证论治体系。在这一体系中，仲景尤重视脉。开首即设“辨脉法”与“平脉法”两篇，把脉学放在了突出、显要的位置，可见仲景对脉诊的重视。

《伤寒论》每篇的题目皆为“辨某病脉证并治”。这个题目的设立，蕴含着深刻的内涵。辨证论治的目的是明确“证”，进而依证立法、处方。而证的确立，是依脉而定，所以仲景题“脉证并治”，脉在证之上，就是平脉辨证。

仲景还提出辨证论治之总纲，即“观其脉证，知犯何逆，随证治之”。仲景未说观其色证、观其舌证、观其形证等等，而独曰观其脉证，是以脉辨证、定证。这充分说明，仲景所创立的辨证论治体系，是以脉诊为中心，是凭脉辨证。这是仲景辨证论治体系的精髓，可能很多同仁忽略了这一关键之处，因而导致临床辨证茫然不知所措，从而提出了许多辨证方法，如运气辨证、五行辨证、望舌辨证、问诊辨证、状态辨证、体质辨证、抓主症、辨病与辨证相结合等，众说纷纭，不仅失去了仲景辨证论治方法的精髓，亦造成临床辨证论治的混乱，直接影响着中医的疗效。虽曰四诊合参，但四诊之中起决定作用是脉诊，这在经典、名著及历代名家医案中，都可得到充分印证。

关于仲景在《伤寒杂病论》中，以脉定证的条文，比比皆是。例《伤寒论》第140条：“太阳病，下之其脉促，不结胸者，此为欲解也；脉浮者，必结胸；脉紧者，必咽痛；脉弦者，必两胁拘急；脉细数者，头痛未止；脉沉紧者，必欲呕；脉沉滑者，协热利；脉浮滑者，必下血。”此皆以脉定性、定证者。

我在反复学习和应用《伤寒论》中，有个明显的感觉，倘若我理解了某一方证的脉象，也就悟透了该方证的病机，运用起来就比较有把握，比较灵活，也能够适当化裁、融会贯通，并推广其应用范围。假如对方证的脉理解不透，用起来也就生涩死板，心中没底。我深感脉诊的重要，经长期摸索，逐渐形成了以脉诊为中心的辨证论治方法。

自我形成这一辨证论治方法之后，亦曾不断反思，我是否钻进了牛角尖？这要造成系统性误差，对病人将造成系统性危害；以之教人，亦贻误学生。几度反思，几度再深入学习，观古代名家医论、医案，无不重于脉诊。而且，经我本人在临证中多年的反复摸索印证，疗效尚可，故坚定了我以脉诊为中心的这一思辨方法，老而弥坚，不再犹豫彷徨。

### （二）我对脉诊的一些见解

通过反复学习中医典籍，逐渐意识到脉诊的重要性之后，我学习了大部分历代论脉的专著，并经长期临床实践的摸索、体验、品悟，几经犹豫、反思后，于近二十年才逐渐坚定了以脉诊为中心的辨证论治方法。在不断学习与实践中，渐渐对脉学萌生了一些自己的见解。于1994年与老伴田淑霄教授合作写过两本脉学的小册子——《脉学心悟》与《濒湖脉学解索》。于2009年两书合并再版时，编辑更名为《李士懋田淑霄脉学心得》。我们对脉诊提出了如下管见：

1. *以脉诊为中心的辨证论治方法形成过程*

古云："中医难，难在识证。"而识证的关键在于脉诊，脉诊可以定性、定位、定量、定势。笔者学习中医半个多世纪以来，在漫长的学习、实践过程中逐渐形成了以脉诊为中心的辨证论治方法。

临床中，常碰到一些疗效差，甚至久治不愈的病人，心中茫然不知所措，甚感愧疚，所以努力学习经典及名著，又难于一蹴而就，心中仍难了了，苦闷之情常萦绕心头。

如何提高辨证论治水平？临床前十几年，主要倚重舌诊。因舌诊比较直观，易于观察，且望舌能洞观五脏六腑，所以辨证中以舌诊为重。然临证既久，发现一些舌证不符的现象，如再障患者舌淡胖大，怎么补也不好，改予凉血散血方愈；有的冠心病患者舌暗红或光绛，滋阴清热活血无效，改予温阳通脉而瘥；有的舌绛而裂，养阴反剧，温阳舌反渐红活苔布；有的苔黄厚，清热化湿不愈，温阳化湿而瘳。舌证不符的医案，动摇了笔者以舌诊为中心的辨证论治方法，转而渐渐倚重脉诊。

临床辨证，虽曰四诊合参，但四诊的权重不同。自古皆云："望而知之谓之神"，望什么呢？望神、望色、望形态。笔者现在接诊的患者，急性病及危重病较少，而慢性病及疑难病较多，病人的形、色、神常无显著变化，望舌又常出现舌症不符的现象，难以将望诊作为辨证的主要依据。闻而知之谓之圣，闻诊无非闻声、味，一些慢性病人亦很难出现声、味的显著变化，所以闻诊亦难作为辨证论证的主要手段。问诊，那是必须问的，要知道病人之所苦所欲。但是有的病人症状很少，如就是个头痛，没有其他症状，无法仅据问诊辨其寒热虚实；有的病人主诉一大堆，能说上半个钟头，甚至有些怪异的症状，如有一病人从腰至下肢有流沙或流粉条之感，从上到下无处不难受，使辨证茫然不知所措。且仅据症状，也很难判定其病机，所以问诊也有相当大的局限。常遇有人请笔者开个方子，治疗某病，或说的是一些症状，或说的是西医诊断，很是无奈，未诊脉，寒热虚实不明，确难拟方。

笔者倚重脉诊，一是受大学恩师的影响，很多老师都强调脉诊。陈慎吾老师讲，一摸脉就可知道病的性质。当时虽无体会，但印象颇深。二是经典的启悟。从《内经》到《伤寒论》《金匮要略》都非常重视脉诊。三是临证反复体验。

由于几十年专注于脉诊，窃有所悟，逐渐形成了在望、闻、问的基础上，以脉诊为中心的辨证论治方法。反复验证于临床，按这种方法辨证论治，多能取得预期效果。尤其对一些疑难久治不愈的病人，常有一些新的见解，另辟蹊径，取得突兀疗效。因而更坚定了我们以脉诊为中心的辨证论治方法，且老而弥坚。

我们重视脉诊，但不赞成两种倾向。

一是夸大脉诊作用。病家不需开口，一摸便知病情根由。一诊脉，便滔滔不绝地叙述病人的症状，随即处方用药，常使病人连连点头，佩服得不得了。而笔者看病时，也常遇到有些病人，不叙述症状，上来就让你摸脉，让你讲病情。需要费半天唇舌给病人解释，有的病人拂袖而去。有时硬着头皮来讲他的病情，常不够确切。对一诊脉便述病情的大夫，我非常羡慕，曾扮作患者去偷艺，所见多是说了许多症状，其中有一二症状包含其中，病人连连点头称是，也难于直指病人疾苦。一个症可见于多种脉象，一种脉象又可见多个症状，难于单凭诊脉就准确描述病人症状。《脉学辑要》说得好："安可以万变之症，预隶于脉乎。"不可否认，根据脉诊，确可描述一部分症状，随医生经验多寡而异。但作为一个普遍规律，以脉定症是不可取的。更有甚者，一诊脉便说出西医诊断，如肝炎、肾炎、冠心病等。还有的一诊脉就诊断肿瘤，并振振有词地描述有几个肿瘤，有多大，在什么部位。我自愧不如，也不信，疑其哗众取宠而已。真理跨越一步就变成谬误。夸大脉诊的作用，不是弘扬中医，大有糟蹋中医之嫌。

脉诊的运用，只在望、闻、问的基础上，获得对该病的初步印象，再进而诊脉，判断疾病的性质、病位、病势及程度。正如《脉学辑要》所说："已有此证，当诊其脉，以察其阴阳表里、虚实寒热，而为之处措。"若舍望、闻、问三诊，硬要凭脉说症，按图索骥，无异盲人瞎马。

二是否定脉诊的作用，认为脉诊就是摸个心率、心律、强弱大小，对诊治没多大作用。更有甚者说，摸脉就是装装样子，争取点时间，想想该开个什么方，诊脉形同虚设。这主要是对脉诊缺乏深入了解，也不会用，反云葡萄酸，贬低脉诊。掌握脉诊困难，多因其难而弃之，以致对脉诊更荒疏。

现在中医看病，大致有 4 种类型：

一是据西医诊断用中药，如病毒感染发热，则用药多是清热解毒之类，意在消炎、抑菌、抗病毒。一诊为癌症，就把中医具有抗癌作用的半枝莲、白花舌蛇草等大量堆积。当然，也能碰好几个。这样看病，还要什么辨证论治，两元钱买一摞卡片岂不人皆可为医。

二是搜罗几个偏方、秘方来治病，无异守株待兔，碰上了或许有效，这在中国很普遍，不识字的老妪也常知几个偏方，有的也有效，但毕竟不能称为医生。

三是看病形成固定而僵死的套路，一见胃病就用大量健脾行气之品，名之曰对某病的治疗规律，虽有一定疗效，但难于灵活辨证，囿于一隅之见。

四是力主辨证论治，但辨证方法有别，有的侧重望诊，有的侧重舌诊，有的侧重问诊，有的侧重腹诊，还有的侧重目诊、手诊、夹脊诊等，见仁见智。而笔者在四诊基础上，侧重脉诊，形成以脉诊为中心的辨证论治方法，这是半个多世纪以来不断学习、实践，逐渐总结出来的一套方法，我觉得行之有效，故深信不疑，老而弥坚。

当前讨论纯中医、铁杆中医问题，笔者自诩为铁杆中医。所谓纯中医，并不是拒绝现代科学的诊查手段，这可看成中医四诊的延伸，西医可用，中医也可用，我从不拒绝，只是因学得不够而遗憾。西医的检查、诊断，对我们了解病情、判断疗效、预后非常有益。但笔者辨证用药时绝不用西医理论掺和，严格按中医理论体系辨证论治，这就是纯之所在。

所谓以脉诊为中心，即依脉为主来判断疾病的性质、病位、程度、病势，且以脉解症，以脉解舌及神色。具体运用，详见拙著《相濡医集》《冠心病中医辨治求真》《中医临证一得集》等书所载之医案。

2. 脉诊的意义

脉诊，首先用于疾病的诊断。脉诊乃四诊之一，是诊断疾病和判断疾病转归、预后的重要依据，历来为医家所重视。

脉诊，在疾病的诊断中起着决定性的作用。若用数字来估量，占 50%～90%。

或问，自古以来，四诊依其诊断价值来排列，当依次为望、闻、问、切，而本书认为脉诊起着决定性作用，岂不有违古训？不可否认，确与传统观点有差别。笔者认为，望、闻、问、切是四诊在诊断过程中运用的顺序，而不是重要性的先后排列。医者看病，总是先望病人之神色形态，闻其气息音声，问其所苦所欲，再诊其脉，以明确诊断，这就是四诊应用的次序。若论四诊的重要性，当以切诊为重。因为切诊对一个完整诊断的四个要素的判断，都起着重要作用。

中医的一个完整诊断，要有四个要素：一是病性，二是病位，三是程度，四是病势。这四个要素可概括为“四定”，即定性、定位、定量、定势。如患者喘，性质为热，病位在肺，热势较重，诊断就是“肺热壅盛”。而病势如何体现呢？热盛可伤津耗气，热盛可内传心包，可下传阳明，可烁液成痰等，要据脉明其病势，截断扭转，先安未受邪之地，防其传变。具备这四个要素，才算是个完整的诊断，但还未必是个正确诊断。因诊断正确与否，还要经过临床实践来检验，主观与客观相符，取得了预期疗效，才能说这个诊断是正确或基本正确的。若越治越坏，主客观不符，虽然诊断是完整的，但却不是正确的。在明确诊断的这四个要素中，脉诊一般都起着重要的、甚至是决定性的作用。

（1）关于疾病性质的判断，主要依据脉来判断，这在我国古代经典医籍中有很多记载，如《金匮要略》肺痿篇曰：“脉数虚者为肺痿，数实者为肺痈。”《金匮要略》疟篇曰：“疟脉自弦，弦数者多热，弦迟者多寒。”《伤寒论》第 27 条曰：“太阳病，发热恶寒，热多寒少，脉微弱者，此无阳也，不可发汗。”《金匮要略》脏腑经络篇曰：“病人脉浮在前，其病在表；浮者在后，其病在里。”类似的记载在经典医籍及历代文献中比比皆是，不胜枚举。据笔者五十余年临床实践，对此有深切的体会，而且对脉诊也愈来愈倚重。

疾病的性质无非是寒热虚实，都可以在脉象上得到反映。反过来，就可根据脉象以推断疾病的寒热虚实。就一般规律而言，证实脉实，证虚脉虚，热则脉数，寒则脉迟，这就是对疾病性质的判断。尤其对一些危重、复杂的病人，或症状很少，缺少辨证的足够依据的病人，或症状特多，令人无从着手的病人，这时更要依据脉诊来判断。

（2）关于病位的判断，也主要依据脉象，并结合经络脏腑的症状来判断。如寸部脉象有改变，又出现心经的症状，则可判断病位在心；若出现肺经的症状，则可判断病位在肺，余皆仿此类推。但有些病人，症状在上而病位在下，或症状在下而病位在上，这就更需依赖脉诊进行判断。如一人头痛 4 日，别无他症，随诊的实习学生以为外感，予辛凉解表剂。余诊其脉尺浮，此为相火旺，淫于膀胱，沿经上灼而后头痛，改用知柏地黄丸而愈。

（3）关于疾病轻重程度，这是个既模糊又确切的概念。说它模糊，是因为难以量化；说它确切，是指医者必须明确病情的轻重，以指导用药治疗。如肺热用石膏，究竟是用 50g 还是 10g？不明确病情的轻重，就无法确定适当药物及用量，病重药轻不成，病轻药重也不成。疾病的轻重程度也可以从脉上来判断。如脉数有热，越数实有力，热就越重，数轻则热轻。

（4）关于病势的判断，主要依据脉诊判断。所谓病势，即疾病发展变化的趋势，这种趋势无非是三种情况：一是逐渐好转；二是邪正相持；三是恶化，病情加重、传变，直至死亡。

关于病势的判断，亦即疾病的转归与预后的判断。疾病不是静止的，有着性质、病位、程度的不断变化。这些变化，决定着疾病的转归和预后。

首先，在疾病过程中，病因是不断变化的。例如外感病中，开始因感受寒邪，寒邪蕴久化热，热邪又可伤阴化燥。由寒到热、到燥的改变，是由于病因的改变，病的性质亦随之而变。这些改变主要依据脉象的变化来判断。脉紧为寒；待寒邪化热，脉转浮洪数；待伤阴化燥，脉又转为细数。

病性的改变：疾病可由阳证转为阴证，由实证转为虚证，由热证转为寒证等。这种改变，亦主要依据脉象来判断。如原为实脉，逐渐出现按之无力的表现，标志着正气已衰，病性由实转虚。

病位的改变：根据脉象的相应变化，可以判断病位的改变。如《伤寒论》第 4 条曰："脉若静者为不传，脉数急者为传也。"标志病位将由浅入深，由表入里，病势加重。又如温病热入营分，热邪内陷营阴，脉沉细数急。当治疗后，脉由沉位而外达于中位、浮位，脉细数逐渐变为洪数，则标志营热已透转气分，病位由深转浅，由里透外。

疾病轻重程度的改变，亦主要据脉以判断。如上例《伤寒论》第 4 条太阳病脉由数急到静，病情减轻；数急加重，则病情加剧。

对疾病预后的判断也倚重于脉，历代文献有很多关于脉的吉凶顺逆、真脏脉、怪脉，有无胃气、神、根等论述，对疾病预后有重要价值。

3. 脉的从舍

历来都认为脉有假脉，所以出现"舍脉从证"与"舍证从脉"的问题。笔者认为脉无假，关键在于是否识脉。任何一种脉象的出现，都有其必然的生理、病理基础，都反映了一定的生理病理改变。草率地归之于假脉，舍而不论，是不科学的。

所谓假脉，无非脉证不一，阳证见阴脉，阴证见阳脉；表证见里脉，里证见表脉；寒证见热脉，热证见寒脉；虚证见实脉，实证见虚脉。这些与证不一的脉不仅不假，恰恰反映了疾病的本质。

阳证见阴脉者，阳极似阴也。例如阳热亢极，反见沉、迟、涩、小、细等似阴之脉，此为火热闭伏气机，气血不得畅达而出现的脉象，此正说明火热郁伏之甚，并非假脉。阴证见阳脉，阴极似阳也，如阴寒内盛格阳于外，脉反见浮大洪数似阳之脉，此正说明阴盛之极也，何假之有？

表证见里脉者，伤寒初起，寒邪外束，气血凝泣，出现沉紧之里脉，乃理势然也。温病初起，温邪上受，首先犯肺，肺气怫郁，气机不畅，气血不能外达以鼓荡血脉，反见沉数之里脉，恰恰反映了温病的本质是郁热。里证而见表脉者，可因里热外淫，或里虚真气浮越于外而脉浮或浮大。

热证见寒脉者，热闭气机，气血不得畅达，脉反见沉、迟、小、涩乃至厥。寒证见热脉者，因寒邪搏击气血，脉紧而数；或阴寒内盛，格阳于外而脉浮大洪数。

实证见虚脉者，乃邪阻气机，血脉不畅，脉见细、迟、短、涩。虚证见实脉者，乃真气外泄，胃气衰竭，经脉失柔，反见强劲搏指之实脉。

此类脉象，何假之有。张景岳说得好："虽曰脉有真假，而实由人见之不真耳，脉亦何从假哉。"《医论三十篇》亦云："舍脉，乃脉伏从证，不得不舍，非脉有象而舍之旃。"这段话是很明确的，所谓舍脉，只有脉因邪阻而闭厥，无脉可据时，此时不得不舍脉从证。除此而外，只要可摸到脉象，就不存在舍弃的问题。所以该书又说："如停食、气滞、经脉不行，或塞闭气机，脉伏不见，惟据证以为治。"脉断然无假，根本不存在什么舍证从脉、舍脉从证的问题。

4. 脉诊纲要

脉象确有很多不同的变化，医家将其分为24种脉、27种脉、34种脉等，另外还有怪脉、真脏脉。而且两手脉象各不相同，寸关尺三部亦可各异。除单脉外，又有很多兼脉，纷纭繁杂，的确难于掌握。如何执简驭繁、纲举目张呢？历代医家都做过许多有意义的尝试，将脉分为阴阳，以浮沉迟数为纲，或浮沉迟数虚实为纲，亦有将浮沉迟数虚实滑涩合为八纲者。仲景提出脉诊纲要，曰："脉当取太过与不及。"太过者实，不及者虚，此即以虚实为纲。景岳独具慧眼，提出以虚实为纲。曰："千病万病不外虚实，治病之法无逾攻补。欲察虚实，无逾脉息。"又曰："虚实之要，莫逃乎脉。"脉虚证虚，脉实证实。景岳这一见解，与《内经》《难经》一脉相承。《素问·调经论》曰："百病之生，皆有虚实。"《灵枢·经脉》曰："其虚实也，以气口知之。"《灵枢·逆顺》曰："脉之盛衰者，所以候血气之虚实有余不足。"《难经·六十一难》曰："诊其寸口，视其虚实。"

脉的虚实，当以沉候有力无力为辨。因沉候为本，沉候为根，沉候的有力无力，才真正反映脉的虚实。对此，《内经》及后世医家都有明确的论述。《素问·至真要大论》曰："帝曰，脉从而病反者，其诊何为？岐伯曰：脉至而从，按之不鼓，诸阳皆然。帝曰：诸阳之反，其脉何为？曰：脉至而从，按之鼓甚而盛也。"对这段经文，景岳阐述得很清楚。他说："脉至而从者，为阳证见阳脉、阴证见阴脉，则皆谓之从也。若阳证见阳脉，但按之不鼓，指下无力，则脉虽浮大，便非真阳之候，不可误为阳证，凡诸脉之似阳非阳者皆然也。或阴证虽见阴脉，但按之鼓甚而盛者，亦不得认为阴证。"这就明确指出，即使临床表现为一派阳证，浮取脉亦为洪数的阳脉，但只要按之不鼓，指下无力，就是阴证、虚证。即使临床表现为一派阴证，脉见沉迟细涩等阴脉，但只要按之鼓甚，便是阳证、实证。《医宗金鉴》更明确指出："三因百病之脉，不论阴阳浮沉迟数滑涩大小，凡有力皆为实，无力皆为虚。"《脉学辑要》亦云："以脉来有力为阳证，脉来无力为阴证。"《医家四要》云："浮沉迟数各有虚实。无力为虚，有力为实。"但必须指出，若脉过于强劲搏指，不得作实脉看，恰为胃气衰败、真气外泄之脉。

沉取有力无力，此即诊脉之关键。不论脉分27种还是34种，皆当以虚实为纲。

5. 脉诊原理

脉虽纷纭多变，但只要理解脉象形成的原理及影响脉象的因素，对诸脉也就能了然胸臆，不为所惑了。

脉的形成原理，一言以蔽之，乃气与血耳。脉乃血脉，赖血以充盈，靠气以鼓荡。正如《医学入门》所云："脉乃气血之体，气血乃脉之用也。"所有脉象的诸多变化，也都是气血变化的反映。气为阳，血为阴，气血的变化，也就是阴阳的变化。诚如《素问·脉要精微论》所云："微妙在脉，不可不察。察之有纪，从阴阳始。"气血，是打开脉学迷宫的钥匙。倘能悟彻此理，则千变万化的各种脉象可一理相贯，触类旁通，而不必囿于众多脉象之分，画地为牢，死于句下。恰如《脉学指南》云："上古诊脉，如浮、沉、迟、数等，名目不多，而病情无遁。后胪列愈伙、指下愈乱，似精反粗，欲明反晦。盖求迹而不明理之过也。"《诊家枢要》亦云："得其理，则象可得而推矣，是脉也，求之阴阳对待统系之间，则启源而达流，由此而识彼，无遗策矣。"

（1）气的变化对脉象的影响

①气盛：气有余，则鼓荡血脉之力亢盛，气血必动数而外涌。气血外涌，则脉见浮、洪、实、大、长、缓纵而大等象。气血动数，则脉见数、疾、躁、促等象。

②气郁：气为邪阻，气机不畅；或情志拂逆，气机郁滞，则气不能畅达以鼓荡血脉，脉见沉、伏、牢、涩、迟、细、短、结乃至厥。气机不畅，阳气不得敷布，经脉失却阳气之温养，致收引拘急，脉见弦、紧、细、涩等象。此等脉象，貌似不足，实则乃邪气亢盛所致。其与虚脉的鉴别在于按之中有一种奔冲激荡、不肯宁静之象，与虚脉之按之无力者异。这就是以沉取有力无力分虚实。

至于病机相同，同为气郁，为何脉象有沉、伏、涩、迟等不同？这是由于气机滞塞的程度、部位不同，引起气机滞塞的原因不同，因而同一病机，产生不同的脉象。脉虽各异，而理却相通。

③气虚：气虚无力鼓荡血脉，则出现脉来无力的缓、迟、微、弱、濡、代、小、短、涩等脉象。气虚不能固于其位，气浮于外而脉浮，可见浮、虚、散、芤、微、濡、革等脉。气虚，则虚以自救，奋力鼓搏，脉可数，然按之无力，愈虚愈数，愈数愈虚。若气虚极，脉失柔和之象，亦可见强劲坚搏之脉，此乃真气外泄，大虚之脉，不可误认作实脉。

（2）血的变化对脉象的影响

①血盛：血为邪迫，则奔涌激荡，血流薄疾，则脉见滑、数、疾、促等象。血流奔涌于外，则见脉浮、洪、实、长等象。

②血瘀：由于邪阻、气滞，血行瘀滞，脉道不利，则见沉、伏、牢、涩、细、小、短、促、结等。

③血虚：血虚不能充盈血脉，则脉细、小、濡、短、涩等。血行不继，则脉歇止而见促、结、代等。血虚不能内守，气失依恋而外越，则脉见浮、虚、微、芤、革、散、动等。血虚经脉失于濡养，则脉拘急而弦。

为了论述清晰，故将气与血分别论述。气与血的病理变化，虽有所侧重，但往往相互影响，密不可分。气血是脉象产生和变化的基础。明白了这个道理，就可以“知其要者，一言而终”。

6. 脉象的动态变化

古人对各种脉象做了很多规定、描述，而且列举了很多形象的比喻，使后人能对各种脉象有个清晰的概念，可谓用心良苦。我们学习脉诊不仅要了解各种脉象的界定标准，准确地认脉，而且要掌握脉理及其所主的病证。能正确地识脉，还要以辨证的观点动态地辨脉。各脉不是孤立的、静止的，而是互相联系，有着不断的动态变化。掌握了这种动态变化的规律，就可活泼地看待各种脉象，守绳墨而废绳墨，驾驭整个疾病进程及脉象的各种变化，随心所欲不逾矩，达到出神入化的境地。

例如风温初起，脉可沉而数，可用升降散、银翘散之类。随着热势的亢盛，热郁极而伸，淫热于外，则脉由沉数变成浮数。热邪进一步亢盛，激迫气血外涌，脉由浮数变为洪数，可用白虎汤治之。热邪亢盛而伤津耗气，则脉由洪数变为芤数，可用人参白虎汤。若气被壮火严重耗伤，则脉由芤而转虚大乃至散，可用生脉散。若正气浮越而脱，则可由阳证转为阴证，脉转为沉微欲绝，可用参附汤、四逆汤回阳救逆。若热邪由卫分逆传心包，脉见沉数而躁急。若热传营血，阴亦耗伤，则脉见沉细数而躁急。温病后期，邪退正衰，肝肾阴伤，脉转为细数无力。若阴竭阳越，脉又可变为浮大而虚。阳越而脱，转为阴阳双亡时，脉又可沉细微弱。

再如气机郁滞，气血不能畅达以鼓荡血脉，随郁滞的程度不同，脉可逐渐转沉，进而出现沉、弦、涩、细、短、结、伏乃至脉厥。这些虽是各不相同的脉象，但由于病机相同，可知上述诸脉是有机联系的，是一种病机动态发展的不同阶段、不同程度所出现的不同变化。这样就可以将诸脉以一理而融会贯通，就可由守绳墨而废绳墨，辩证地、灵活地看待各种脉象，而不必机械、刻板地死于句下。

欲达到守绳墨而废绳墨的境地，就必须了解脉理。理明自可判断各种脉象的意义，进而判断病证的性质、病位、程度、病势。掌握脉理的关键，在于气血的相互关系及变化规律。

7. 脏腑分布

一种说法是，浮取以候心肺，中以候脾胃，沉以候肝肾。这种说法，临床不适用，难道心肺的病变都在浮候而不见于中候、沉候吗？肝肾的病变都在沉候而不见于浮候、中候吗？如病人喘而寸脉沉数，当知肺中蕴热，迫肺上逆而作喘。此证非于脉之浮候察得，而是于沉候诊知，何以言心肺之疾独于浮候诊之？

还有一种说法，以寸尺内外分候脏腑。寸口乃区区之地，细如麦秆，再过细地分为内外上下，难于掌握，且近于玄虚，临床也不这样用。

比较一致的意见是以左右脉按寸关尺分布。左脉寸关尺分别为心、肝、肾；右脉寸关尺分别为肺、脾、命。心包在左寸。两尺有的认为都属肾。

关于腑的分配，胆在左关，胃在右关，膀胱在尺，诸家意见比较一致。大小肠的分布分歧就比较大，约有三种意见：一种是以表里经络关系来分，心与小肠相表里，且有经络相通，故小肠居左寸。肺与大肠相表里，且有经络相通，大肠居右寸。第二种意见是以气化功能分，大小肠都传化水谷，属胃气所辖，故大小肠居右关。第三种以脏器实体部位来分，大小肠皆属下焦，所以分配于尺部。三焦的分布，有的主张上中下三焦分居寸关尺；有的认为三焦气化取决于肾，应居尺；有的认为三焦与心包相表里，且有经络相通，应居左寸。各执己见，令学者莫衷一是。脏腑的分部，不宜过于机械刻板，不仅玄虚，也不适用。笔者判断脏腑病位，根据寸候上焦病变，包括心、肺、心包及胸、颈、头部；关候中焦病变，包括脾、胃、肝、胆、上腹；尺以候下焦病变，包括肾、膀胱、大小肠、女子胞，及下腹、腰、膝、足等。至于判断属何脏何腑的病变，要结合该脏腑及其经络所表现的症状，综合分析判断。如寸数为上焦有热。上焦之热究竟在心、在肺、在胸、在头，尚不能单凭脉以断。察知病人咳嗽，咳嗽乃肺的症状，结合寸数，可断为肺热。若同为寸数，出现心烦不寐的症状，则可断为心经有热。考之于《脉经》，即以寸关尺分主三焦，而没有机械地将寸关尺与脏腑硬行搭配。《脉经》分别三关境界脉候所主曰："寸主射上焦，出须及皮毛竟手。关主射中焦，腹及胃。尺主射下焦，少腹至足。"这种定位的方法，简单、实用、确切，没有故弄玄虚或呆板、繁琐的弊端。

8. 脉象的删繁就简

《脉经》以前，虽提出了很多种脉，但缺乏脉象准确、严格的描述，而且名称也不统一，随意性很大。《脉经》始对脉学做了专门、系统的整理阐述。提出 24 种脉，并对脉象做了较严格的界定，对后世影响深远。后世医家在《脉经》24 脉的基础上，又增加了许多种脉，分别提出 27 种脉和 34 种脉等。仔细研究分析，有些脉象是重复的，彼此之间特征难以区分，而且其病理意义是相同的。所以，后世有些医家做了有意义的删减，如景岳提出正脉 16 部，有浮、沉、迟、数、洪、微、滑、涩、弦、芤、紧、缓、结、伏、虚、实，而将《濒湖脉学》中的长、短、濡、促、代、散、牢、革、细、弱、动 11 部脉删去。这种删繁就简的思路是好的，但具体何脉当删，何脉当留，尚可商榷。

就后世多遵从的《濒湖脉学》中的 27 部脉而言，可删濡、伏、牢、革、长、短。

（1）濡脉当改称软脉。濡本软，其特征为脉体柔软。后世将濡脉的特征描述为浮而柔细。若果以浮而柔细为濡脉，则与浮细无力之微脉难以区分，而且濡与微所代表的病理意义也是相同的，故以浮而柔细为特征的濡脉当删。濡脉当改成软脉，软脉的唯一特征是脉体柔软，没有浮而柔细的限定。

（2）伏脉可删。伏与沉，都是重按方见，只是伏比沉更深一些，这与沉脉只是程度上的差异，病理意义上没有多大区别，故伏脉可删。

（3）牢脉可删。牢脉特征是沉而弦长实大，与沉实的脉象和病理意义是一致的，故牢脉可删。

（4）长脉可删。太过之长脉，与实脉、弦大有力之脉的脉象特征、病理意义是相同的，故长脉可删。

（5）短脉可删。无力而短之脉，与微、弱脉的病理意义相同。有力而短的脉，与涩而有力的脉相同，故短脉可删。

（6）革脉可删。革脉的特征是浮大有力，按之空豁，与芤脉相近，而且病理意义相同，故革脉可删。

《濒湖脉学》较《脉经》增加了长、短、牢三部脉。增加的意义不大，可删。笔者又在《脉经》基础上，提出去掉伏、革，并将濡恢复软的名称，共22种脉。这里仅提出供商榷的意见，在下篇对各脉的讨论中，仍保留了《濒湖脉学》中的27部脉。

9. 脉象要素分解

脉象，是由脉位、脉体、脉力、脉率、脉律、脉幅、脉形七个基本要素所组成。由于这七个要素的变动，因而演变出纷纭繁杂的诸多脉象。若每种脉象都能从七要素入手加以分解，并弄清影响这些要素变化的原因、机理，则有助于对各种脉象的掌握、理解和融会贯通，不致有如坠五里云雾之感。

（1）脉位。脉位可分浮中沉三候。

脉何以浮？无非是气血搏击于外致脉浮。

气血何以搏击于外？常脉之浮，可因季节影响，阳气升发而脉浮。病脉之浮，可因邪气的推荡，使气血鼓搏于外而脉浮。如热盛所迫，或邪客于表而脉浮。若正气虚弱，气血外越，亦可因虚而浮。同为浮脉，一虚一实，以按之有力无力分之。

何以脉沉？常脉之沉，因于季节变化，阳气敛藏而脉沉。病脉之沉，一可因气血虚衰，无力鼓荡而脉沉；一可因气血为邪所缚，不能畅达鼓荡而脉沉。同为沉脉，一虚一实，以按之有力无力区别之。

（2）脉体。脉体有长短、阔窄之分。

脉长而阔者，健壮之人，气血旺盛，或在夏季阳气隆盛，脉可阔长。病脉之阔而长，可因邪气鼓荡气血，使气血激扬，搏击于脉乃阔而长。正虚者，气血浮动，脉亦可阔长。二者一虚一实，当以沉取有力无力别之。

脉体短而窄者，一因邪遏，气血不能畅达鼓击于脉，致脉体短窄。或因正气虚衰，无力鼓搏，亦可脉体短窄。二者一虚一实，当以沉取有力无力别之。

（3）脉力。脉力分有力无力，当以沉候为准。无论浮取脉力如何，只要沉取无力即为虚，沉取有力即为实。

沉而无力者，阳气、阴血虚衰也，无力鼓击于脉，致脉按之无力。沉取有力者，因邪扰气血不宁，搏击血脉而脉力强。若亢极不柔者，乃胃气败也。

（4）脉率。脉率有徐疾之别。疾者，儿童为吉。病脉之疾，可因邪迫，气血奔涌而脉疾；亦可因正气虚衰，气血张皇，奋力鼓搏以自救，致脉亦疾。二者一虚一实，当以沉取有力无力分之。

脉徐者，可因气血为邪气缚，不得畅达而行徐；亦可因气血虚衰，无力畅达而行徐。二者一虚一实，当以沉取有力无力分之。

（5）脉律。脉律有整齐与歇止之分。气血循行，周而复始，如环无端，脉律当整。若有歇止，则或为邪阻，气血不畅而止；或为气血虚，无力相继乃见止。二者一虚一实，当以沉取有力无力分之。

（6）脉幅。脉来去（即脉之起落）之振幅有大小之别。常脉振幅大者，气血盛。病脉之振幅大，或因邪迫，气血激扬而大；或因里虚不固，气血浮越而脉幅大。二者一虚一实，当以沉取有力无力别之。

脉幅小者，可因邪遏或正虚，致脉来去之幅度小，二者一虚一实，当以沉取有力无力区分之。

（7）脉形。气血调匀，脉当和缓。因时令之异，阴阳升降敛藏不同，脉有弦钩毛石之别，此皆常也。若因邪扰或正虚，气血循行失常，脉形可有弦、紧、滑、代之殊。弦紧皆血脉拘急之象，或因邪阻，或因正虚，经脉温煦濡养不及而拘急。滑乃气血动之盛也，或因气血旺，脉动盛而滑，如胎孕之脉；或邪扰，激荡气血，涌起波澜而脉滑；或正气虚衰，气血张皇而脉滑。二者一虚一实，当以沉取有力无力区分之。

脉之变化多端。无非是构成脉象的七要素之变动。七要素的变动，无非是气血的变动。气血之所以变动，无非邪扰和正虚两类。故气血为脉理之源，虚实为诊脉之大纲。倘能知此，则诸脉了然胸臆，不为变幻莫测之表象所惑。

10. 脉诊中的注意事项

关于脉诊中的注意事项，各脉书中都有很多论述，此处只谈一下未曾提及或有不同见解的几个问题。

（1）西药对中医诊脉辨证的影响。很多西药，尤其是中枢神系统药物、循环系统药物、内分泌药物、液体疗法等，都可显著地影响脉象，干扰中医辨证。因而，在诊脉时，要充分考虑这些影响因素，尽量避免错误的判断。笔者曾会诊一格林巴利综合征患者，呼吸已停，心跳尚在。因用激素、兴奋剂、加压输氧、输液及血管活性药物，呈现脉洪大、面赤、舌红而干。据此，诊为阳明热盛，予人参白虎汤。10日后死亡。事后想来，呼吸已停，当属中医脱证范畴，应用参附益气回阳。面赤脉洪，当为西药的影响，予人参白虎汤恐为误治。中西结合共同治疗很多，当如何排除干扰，正确辨证论治，有待进一步研究探讨。

（2）下指法。历来强调诊脉当用指目。但对脉体稍阔者，指目难以诊得脉之全貌，莫如用指肚为好。所以我主张以指肚诊脉。

（3）双脉问题。有些病一侧并列两根动脉，一根于寸口处浮弦细而劲，另一根略沉较粗且和缓，周学海称“二线脉”。两脉之取舍，当以稍粗大者为凭。

（4）指力。三指切脉，指力必须一样，亦即压强须一样，否则辨不出三部脉之独弱独强、独大独小的变化。

（5）素体脉。人有男女老幼、强弱肥瘦之分，素体脉亦不同，诊病脉，必须考虑其素体的差异。

对各脉，依《濒湖脉学》的27种脉，对脉象、相类脉、脉理与主病，都提出了我们的意见。见拙著《脉学心悟》，此不复赘。我们依脉解症，依脉解舌，形成了以脉诊为中心的辨证论治方法。

## 三、胸有全局

### （一）一堂影响我终生的课

秦伯未是我敬仰的老师，他讲便秘的一课给我印象至深，影响我一生。秦老师把粪便在肠道的运行排泄，比喻为河里行舟。船要运行，必须有两个条件，一是河里有水；一是有力的推动，这个力，包括风或篙、橹、发动机的推动。

人体的水是什么？就是津、液、血、精。水能润，犹河中有水，船方能行。人体的力是什么？是阳和气，犹推动船行的风。

人体的阳气与阴精是如何产生的？乃根源于肾，化生于脾胃，宣发于肺，疏泄于肝，经三焦、膀胱、腠理，达于周身脏腑、经络、器官孔窍直至毫毛。任何一环节的障碍，都可引发便秘。

引起各环节障碍的原因，无非虚实两类。虚者正虚，包括阴阳气血的虚衰，无力濡润、推荡，致便秘；实者，包括六淫、七情、气血痰食的阻遏，影响脏腑功能而便秘。辨证时，就要全面分析，根据不同病因、不同脏腑病机而辨，不能片面地只知便秘为肠道蠕动障碍而下之。治疗时，据辨证结果而立法、选方、遣药。如桂枝汤、小柴胡汤、承气汤皆治便秘，脾约丸、桃核承气汤、增液汤、增液承气汤等亦治便秘，半硫丸、济川煎、生白术、半夏、芦荟等亦治便秘。治便秘之方众多，择其方证相应者予之，皆可获效。虽有些方子并不治便秘，但只要切合病机，亦可随手拈来，常获突兀之疗效。理明自然一通百通，全局在胸，全盘皆活，左右逢源。

秦老师讲课颇有风度，深入浅出，既生动又清晰；既授人以鱼，又授人以渔；不仅使学生掌握了便秘一证的辨证论治，也学到了中医的思辨方法和讲课的艺术。我在辨证论治中强调胸有全局，就是受秦老师的影响。只有胸有全局，才不致临证时只见一斑，不见全豹，犯片面、狭隘的错误。

### （二）胸有全局的思辨方法

所谓心有全局，就是要对每一病证的病因、病机、临床表现、判断要点、治则、治法、方药等，有个全面了解，临证时方能把握全局，全面分析，不致犯片面性的错误。

要能够胸有全局，亦非易事，必须要有一定的理论根基方能知道每一病证的各种不同病因、病机、全面分析。而且要有实践的功底，真正会应用这些理论去施治。若仅只空头理论，纸上谈兵，没有理论与实践的结合，即使理论上知道，也未必会用、敢用。而且脱离了实践，理论上也未必能有正确而深刻的体悟。如理论上知道桂枝汤可治便秘，若未经过实践应用的品悟，即使心里明白也不敢用，心里没底，谁知用了能不能有效。所以，理论固然重要，实践更重要，要通过实践，把理论知识转化为自己实践的能力，方能不断提高辨证论治水平。

以下，我通过具体实例，说明胸有全局思辨方法的运用。

例 1：病人主诉头痛。为什么会痛？中医认为气血应环周不休，若气血不通，则“不通则痛”。气血不通的原因，从性质来讲，大致可分为三类，即邪实、正虚与虚实相兼者。

邪实者，当包括六淫、七情、内生之五邪。邪客于头，阻滞经脉则气血不通而痛；或其他脏腑经脉的邪气上干于头，亦可引起头痛。

正虚者，包括阴阳气血之虚。头失正气之充养，经脉无力通达，头亦痛。正虚的病位，五脏皆有阴阳气血之虚，故皆可引发头痛。

虚实相兼者，既有正虚，又有邪实，但权重可不等，或正虚为主，或邪实为主。其病位，亦有脏腑经脉之别。

头痛，可以作为一个独立的病证出现，亦可作为其他疾病的一个主症或兼症出现。故而，头痛一证纷纭繁杂，头绪多端，设仅见一斑，则难窥全豹，必然产生片面性的错误。所以，必须胸有全局，全面分析，逐一而迅速地排除，最终确定其癥结所在，即辨明其证，据证而施治。

例 2：痉证。痉是以项背强直、四肢抽搐，甚则口噤、角弓反张为特征的一类病证。吴鞠通于《温病条辨·解儿难》论痉中说：“痉者，筋病也。知痉之为筋病，思过半矣”，真是一语破的。抓住痉为筋之病这一本质，就掌握了理解痉证的关键。痉证无论虚实寒热、轻重缓急，各种不同原因所诱发，皆因筋脉拘挛、收引所致。没有筋的收引拘挛，就不能成痉。

筋脉何以会拘挛？在探讨这个问题之前，首先要明确筋脉能够柔顺条达的生理条件。一是阳气的温煦，一是阴血的濡润，二者缺一不可。造成阳气不能温煦、阴血不能濡润的因素不外两种。一是邪气壅塞经脉，气血不能畅达，筋脉失却阳气的温煦和阴血的濡润，使筋脉拘急而为痉，此为实痉。能够起到阻隔作用的邪气，包括六淫、七情、气血痰食等，此即《灵枢·刺节真邪》篇云：“虚邪之中人也……搏于筋，则为筋挛。”二是阳气虚衰，或阴血不足，无力温煦濡养，致筋脉拘急而为痉，此属虚痉。虚实之痉，皆有寒热之分，故吴氏谓“痉有寒热虚实四大纲”。

就痉证病位而言，邪阻者，有表里之分、六经之别、气血之异；正虚者，有五脏、经脉之殊。

由于痉证原因至繁，所以必须胸有全局，全面分析，以求其本。所以吴鞠通提出：“只治致痉之因而痉自止，不必沾沾但于痉中求之。若执痉以求痉，吾不知痉为何物。”强调了“审因论治”“治病必求其本”的精神。

## 四、首分虚实

疾病有成千上万，临床表现纷纭繁杂，治疗方药亦数以万计，难以驾驭。如何能找出疾病的规律，纲举目张，乃是为医者的迫切愿望。历代医家都进行了艰辛的探索，总结归纳、概括提炼出许多辨证规律，这些规律的提出，使中医学得到了极大提高、升华，创立了辨证论治体系。这个辨证理论体系，包括了八纲辨证、六经辨证、脏腑辨证、病因辨证、经络辨证、卫气营血辨证、三焦辨证、正局与变局辨证、津液气血辨证等。这诸多辨证方法中，应用范围不同，价值权重有别，但又互相补充，往往几种辨证方法共同应用，以完成辨证论治的思辨过程。诸辨证方法中，八纲辨证为纲中之纲，任何辨证方法，都要结合八纲辨证。

### （一）诸辨证方法分析

1. 八纲辨证

八纲辨证，包括阴阳、表里、寒热、虚实，此为辨证之八纲。

八纲辨证的主要价值，在于辨明疾病的阴阳、寒热、虚实的性质，表里在于分辨疾病的病位。

阴阳：阴阳乃八纲辨证总纲。根据阴阳的特性，将表证、热证、实证属阳；里证、寒证、虚证属阴。

内经最早的辨证方法是分阴阳两纲。阴阳辨证虽能高度概括，但又嫌过于笼统，尚须进一步细化，于是衍生出八纲。

表里：这是一个病位概念，用以分辨病在表还是在里。在表，主要指邪在皮毛、肌肤、经络、腠理、筋、脉、骨等，也有层次深浅的不同。在里，则指病在脏腑。还有半表半里的部位概念，主要指两种情况，一是少阳证的半表半里，此乃半阴半阳，半虚半实证，出则为阳，入则为阴，界于阴阳之间，故少阳为阴阳出入之枢；还有一种是指邪踞表里之间的募原证，外近肌肉，内近胃腑，在脏腑与肌肉之间。表里的病位确定之后，还要进一步分清虚实。

寒热：指疾病的寒热属性而言。寒热，主要反映疾病的阴阳盛衰关系。分清寒热之盛衰之后，尚须进一步分清虚实、真假及病位。

虚实：指疾病性质而言，反映疾病的邪正盛衰关系，任何疾病的全过程，本质上都是邪正胜负、进退的过程。在分清虚实的大框架之下，还要进一步分清邪指何种邪气，其程度、病位要明确；正虚，是何种正气虚，其程度、病位亦须清楚。

2. 脏腑辨证

脏腑辨证的价值主要在于确定病位，还须结合八纲辨证，以确定疾病的性质。如寸脉盛，示上焦有热，但上焦有心肺胸膈，究竟热在肺还是热在心、在胸膈？就须结合脏腑辨证以确定病位。如病人咳喘，则热在肺；若病者心悸、心烦，则热在心。

3. 经络辨证

经络辨证的价值，亦在于确定病位。经络都有其络属的脏腑、组织器官，有其循行路线、部位。临床依据不同经络所络属的脏腑、器官、循行路线来确定是何经病变，但经络病变的性质，还要结合八纲辨证来判断。

4. 六经辨证

六经辨证，是糅合了八纲辨证、经络辨证、病因辨证、脏腑辨证的一种辨证体系，它揭示了外感病的传变规律及辨证方法，也涵盖了内伤杂病的传变规律及辨证方法。仲景的伟大贡献之一，是创立了中医辨证论治体系。

5. 病因辨证

中医的病因，不着重发病的直接原因，而是审证求因，是根据临床的表现，通过辨证来确定其病因。

凡病皆有因。中医的病因有两大部分，一是指邪气而言，包括内因、外因、不内外因；一部分是指病机而言，如脾虚下利，则下利的原因是脾虚，脾虚本指病机，此时解释下利，则脾虚就是下利的病因。

病因又是不断转化的，如寒可化热，热可伤阴，阴伤化燥，热又可耗气、伤阳，转为寒证。寒邪究竟是热化还是寒化，随人的体质而异。

6. 卫气营血辨证

卫气营血辨证，由叶天士所创，主要适用于温热类温病。叶氏将温热类温病的传变概括为卫气营血四个阶段，根据不同传变阶段的临床特点、病机，提出了辨证规律及治则、治法、方药，形成了完整的卫气营血辨证论治体系。实则卫属气，营属血，温热治病的辨证体系，只有气与血耳。

7. 正局与变局

湿热类温病的辨证论治体系，是薛生白所创，薛氏将其概括为正局与变局。

正局：湿热证以脾胃为中心，外兼二经之表。二经之表：太阴之表四肢也；阳明之表肌肉也，胸中也。

变局：湿热证已然化热，少火皆成壮火，充斥上下表里内外，外兼少阳三焦，内兼厥阴风木，易见耳聋、干呕、发痉、发厥。

薛氏对湿热证，从病因与发病、临床表现与诊断、传变及治疗规律，提出了完整而系统的辨证论治体系，堪与叶氏的卫气营血辨证体系相媲美。

温病，分温热与湿热两类，叶氏创立了温热类温病的辨证论治体系，薛氏创立了湿热类温病的辨证论治体系。薛叶二人，共同构建了温病理论体系，创立了温病学，其功彪炳。至于三焦辨证，还形不成一个独立完整的辨证论治体系，理由详见拙著《平脉辨证温病求索》。

### （二）虚实为纲

吾在临床辨证中，以虚实为纲，首分虚实。

1. 为什么以虚实为纲

阴阳为万物之纲，在辨证论治中，阴阳亦为纲中之纲。然阴阳辨证，虽高度概括，但也过于笼统。临床上辨明是阴证或阳证之后，还须进一步辨明其表里、寒热、虚实的属性，故不以其为纲。

寒热亦为八纲辨证之一纲，但寒热辨证，只适用有寒热之病证，若无寒热则不适用，应用面较局限，因而吾不以寒热为纲。

表里亦为八纲之一，主要作用是辨别病位，病在表还是在里。欲确定表证和里证的性质，还要结合虚实、寒热辨证。因其应用范围较局限，故不为纲。

八纲为一完整辨证体系，相互为用，相互补充，不可分割。但依其普适性、实用性，吾以虚实为纲，无论何病、何证，皆首分虚实。

人体的所有病证，无非是邪正的相互斗争，在不断的斗争中，产生邪正的进退、转化，从而决定病证的性质是虚、是实，还是虚实相兼。

《素问·调经论》曰："百病之生，皆有虚实。"景岳独具慧眼，提出以虚实为纲。曰："千病万病不外虚实，治病之法无逾攻补。"分清虚实，就把握准了大方向，不会实其实、虚其虚。大方向对了，还要进一步细化，分清实者何者实，虚者何者虚，其病位、程度、兼证等，要一一辨明，才能丝丝入扣。

如发热，首先要分清是实热或虚热，然后再分实者何者实，虚者何者虚，以及病位、程度、兼夹。又如痛证，首先分辨实痛还是虚痛，然后再分孰实孰虚，以及病位、程度、兼夹。凡病，皆如此辨证，首分虚实。

2. 如何分虚实

病有虚证、实证，虚实可相兼，可转化，且虚实有真假，所以，临床上能正确区分虚实，绝非易事。为能正确辨识虚实，历代医家都进行了大量探讨，提出了许多判断虚实的指征或标准，我遵而行之，但还是难于把握，常犯虚虚实实之误。

如何分虚实?《灵枢·经脉》曰："其虚实也，以气口知之。"《灵枢·逆顺》云："脉之盛衰者，所以候气血之有余不足。"《难经·六十一难》谓："诊其寸口，视其虚实。"仲景提出诊脉之纲要，曰："脉当取太过与不及。"太过者实，不及者虚，脉实证实，脉虚证虚。景岳更明确提出："欲察虚实，无逾脉息。"

在长年临床的磕磕绊绊中，我逐渐体会到，虚实之辨首重于脉。脉诊判断虚实的关键，在于沉取之有力无力。沉取有力为实，沉取无力为虚。如《医宗金鉴》曰："三因百病之脉，不论阴阳浮沉迟数滑涩大小，凡有力皆为实，无力皆为虚。"《医家四要》云："浮沉迟数各有虚实，无力为虚，有力为实。"《脉学辑要》载："以脉来有力为阳证，脉来无力为阴证。"诸家虽明确指出，虚实之分在于脉的有力无力，但是未进一步明确脉之有力无力是浮取、中取，还是沉取。我强调的是沉取有力无力以分虚实，因沉为根，沉为本，故有力无力以沉候为准。

一般较典型的沉取有力无力尚好分，但有两种脉象却颇费踌躇，极易混淆。一种弦长实大搏指，已无和缓之象者极易误为实脉而泻之，实则为胃气败。真气外泄的大虚证，如真脏脉之如循刀刃、如弹石、如循薏苡子，皆为胃气败，真气外泄之脉象，法当急予扶正，潜敛浮越之真气。一种是邪气闭郁殊甚，脉沉、细、小、涩、迟，极似阴脉，然按之必有一种躁动不宁之象，此非虚脉，乃大实之脉，法当泻之。

## 五、动态地辨证论治

中医理论体系的特点之一是恒动观。宇宙间一切事物的发生、发展和变化，都是阴阳对立统一、运动变化的结果，“动而不已则变作矣。”人体的生理、病理，也是阴阳对立统一、运动变化的结果。在临床上，恒动观指导着辨证论治之始终。

疾病的性质、病位、程度、病势是不断变化的，这其中，有量变、也有质变。我们如何把握疾病的不断变化，《内经》提出的原则是：“谨守病机。”而病机的把握关键在脉，以脉定性、定位、定量、定势，这四定，归结起来就是证。临床依证来定治则治法，再依治则治法定方药。仲景提出辨证论治大法为“观其脉证，知犯何逆，随证治之”。疾病的不断运动变化，如何把握呢，当然要辨其证，证明确了，方能立法、处方。可是证如何确立呢？当然要四诊合参，在中医理论指导下进行分析归纳，最终确定证。虽云四诊合参，但仲景着重点出的是观其脉证，把脉放在证的上面，这就突出了脉的重要性，是以脉定证，亦即“平脉辨证”，这与贯穿《伤寒论》全书的精神是一致的。

各脉不是孤立的、静止的，而是相互联系的，有着不断地运动、转化。脉的运动变化，反映了疾病的运动变化。有时脉象不一定能准确描述为何脉，但只要明于理而不拘于迹，就可活泼地看待诸脉，守绳墨而废绳墨，驾驭整个疾病进程及脉象的各种变化，随心所欲而不逾矩，达到出神入化的境地。

例如风温初起，脉可沉而数，可用升降散、银翘散之类。邪热进一步亢盛，激迫气血外涌，则脉由浮数变为洪数，可用白虎汤治之。若邪热亢盛而耗津伤气，则脉由洪数变为芤数，可用人参白虎汤。若津气被壮火严重耗伤，则脉由芤而转为虚大乃至散，可用生脉散。若正气浮越而脱，由阳证转为阴证，脉转为沉微欲绝，可用参附汤、四逆汤回阳救逆。若邪热由卫分逆传心包，脉见沉、数、细而躁急，当用清宫汤、安宫牛黄丸之类。若温病后期，邪退正衰，肝肾阴伤，脉转细数无力，可用加减复脉汤。若阴竭阳越，脉当浮大而虚，可用三甲复脉汤主之。

再如，邪气阻遏，气机郁滞，气血不能畅达以鼓荡血脉，随郁滞程度不同，脉可逐渐转沉、弦、迟、涩、细、短、结、伏乃至脉厥。这些脉象虽各不相同，但由于病机相同，可知上述诸脉是有机联系的，是一种病机动态发展的不同阶段、不同程度所出现的不同变化。这样，就可以将诸脉以一理而融会贯通，就可以守绳墨而废绳墨，辩证地、灵活地看待各种脉象，而不必机械地、刻板地死于句下。

秦伯未老师讲课时曾云，一个医生能守善变，是炉火纯青的境界。守得住，就是治病时一时未效，只要病机未变，就要守原法原方，不可见一时不效，就变法更方，转去转远。心无准的，导致茫然不知所措。善变，就是脉变、病机变了，就要据其所变，变法更方，不能囿于效不更方，而仍予前法前方治之，否则将功亏一篑。变与不变，皆依病机为转归，此即“谨守病机”之谓。

## 六、崇尚经方

经方，主要指《伤寒论》《金匮要略》之方，仲景以后的历代名家之方可称名方，而不属经方。

经方严谨而精炼，理奥而效奇，历经近两千年的临床实践检验，何止百亿、千亿、万亿次的应用，深得历代医家的称颂、推崇，至今仍光芒四射，被医界奉为圭臬魂宝，给人以无穷的启迪。

经方的掌握，自有一个完整的辨证论治体系，必须通晓这一体系，才能把握经方的应用。掌握经方，首先要钻研仲景的思辨方法。他以六经辨证为纲，糅合了八纲辨证、脏腑辨证、病因辨证、经络辨证，以脉诊为辨证之纲，平脉辨证。方依法立，法据证出，证由辨生。经方，是这一完整辨证论治体系的一个组成部分，而且位居其末。

如何掌握经方，这非一朝一夕之功，总的途径是熟读经典勤临床。伤寒论是在《内经》理论体系的基础上发展而来的，所以研读伤寒，要有《内经》《难经》的理论基础。对《伤寒论》《金匮要略》的钻研，以读原文为主，先是逐条读，搞懂每条的含义，再条文间前后联系，互相对比，搞清本证与变证及演变规律。继之，折开读，以病为纲，以条为目，弄清诸病的病机、演变规律、临床表现、诊断要点、治病大法及主方和变方。以证为纲，看每一种病的传变过程都出现哪些证，每一证的病性、病位、程度、病势特点及其治法、主方。以症为纲，看同一症都由哪些病机而引起，其治法与方药。以类方为纲，归纳类方的病机、应用之异同。以脉为纲，归纳各方证的脉象特点。以药为纲，归纳各药的配伍、用法、用量、服法。以诸可与不可为纲，从诸法与方的宜忌正反两方面总结其应用规律。以法为纲，统辖诸方，再以八纲归纳397法，使之纲举目张。拆分归纳，纵横捭阖，从不同角度，反复学习领悟，形成自己的见解，然后再参诸医家的观点。因经过了几年的刻苦学习，已形成了自己的主见，再参阅诸家注释时，就有了一定的分析批判能力，可择其善者而吸纳之。再进一步学习历代名家应用经方治疗的医案。医案融理论与实践为一炉，可从中学习名家如何辨证，如何运用经方，从中得到很多启悟。“与君一席谈，胜读十年书”。拜读名家注释与医案，就是聆听诸家教诲，岂不快哉。

有了刻苦钻研领悟，依然是纸上的东西，尚不能转化为自己的实践能力，所以必须在对经方的学习中，勤临证，在不断实践的磨砺中，善于总结正反两方面的经验，结合原文的学习，使临床中的成功与失败，升华到理论高度。从理论——实践——理论，不断往复，相互印证，认真思索、联想、总结、升华，达到纵横捭阖，融会贯通，就可以发皇古义，创立新说。这是继承发扬中医学的正确途径。同时，还应尽量借鉴现代医学的知识，以深化我们对中医经典的认识和鉴别能力。但在学习西医知识的过程中，切忌冲淡中医的思辨能力。张锡纯提出的衷中参西的指导思想，并不过时。当然，现代的衷中参西，已远不是张锡纯时的水平了，而是上升到了一个更高层次。

下面吾以寒凝所引起的冠心病心绞痛为例，谈经方的融会贯通。

冠心病心绞痛，主要临床表现为胸痛、憋气，可引发心梗、心衰、休克、肾衰、心律失常、室壁瘤、猝死等。急性心梗、心衰、休克、猝死等，在中医门诊很难遇见，主要是心绞痛、心律失常、陈旧心梗、慢性心衰、肾衰及心脏介入疗法后的再梗等。据其临床主要表现，归属中医胸痹或真心痛范畴。吾临床主要依据胸痛、憋气、心悸等症进行辨证。辨证时，参考西医的检查、诊断。

中医认为冠心病心绞痛病因甚多，可分邪犯或正虚两大类。从病位来分，可由心本身的邪犯、正虚而引发；亦可由其他脏腑的邪实或正虚，上干于心而引发。所以冠心病心绞痛病因甚多，涉及表里内外、五脏六腑，虚实寒热。

在引发冠心病心绞痛的诸多原因中，寒，是一重要且常见的因素。寒分虚实及虚实夹杂三大类，更有寒兼水饮、痰湿、瘀血、气滞、火热、肝风、阳越、阴亏、气虚、表证等。从病位来分，有寒犯于心者，有五脏之寒上扰于心者，纷纭繁杂。欲驾驭这纷乱多端的变化，必须在中医理论指导下，以脉为中心进行辨证论治。

桂枝汤为群方之首，亦为治冠心病的群方之首。心主血脉，营行脉中，卫行脉外。心主血脉不畅，必然影响心之功能，而呈现胸痛、胸闷、憋气、心悸等症。桂枝汤，由桂枝、芍药、甘草、生姜、大枣五药组成。桂枝、甘草，辛甘化阳；芍药、甘草、酸甘化阴；生姜、甘草、大枣益胃气，共成调和营卫、燮理阴阳之方。从阴阳角度来讲，所有病证，皆为阴阳不调，或为太过，或为不及。而桂枝汤调和阴阳，或侧重扶阳，或侧重益阴，或阴阳双补，因而演变出众多调理阴阳之方。《伤寒论》的 113 方，从一定意义上来说，都是桂枝汤法的衍生方，故桂枝汤为群方之首。

疾病初起的太阳表证阶段，大法是表实者麻黄汤，表虚者桂枝汤。而温病初起即但热不寒，已属阳明气分，不属太阳表证，故陆九芝称阳明为成温之渊薮，非清即下，非下即清。

桂枝汤证，乃太阳中风之主方。《伤寒论》第 12 条云："太阳中风，阳浮而阴弱。"脉位之阴阳有二说：一为浮为阳，沉为阴；一为寸为阳，尺为阴。此之阴阳，当指浮沉而言，轻取则浮，沉取则弱。脉以沉候为准，沉取有力为实，沉取无力为虚。据此脉，当知太阳中风，乃正虚而感受风邪之表证。《伤寒论》第 42 条云："太阳病，外证未解，脉浮弱者，当以汗解，宜桂枝汤。"脉浮弱，更明确指出桂枝汤证是正虚受风，即俗云之虚人外感。治当扶正祛邪，故方以桂枝、芍药、甘草轻补阴阳；以甘草、生姜、大枣益胃气，助正气以祛邪；更益以啜热稀粥、温覆、连续服药之辅汗三法，共奏扶正祛邪之功。

桂枝汤不仅用于表证之正虚外感，即使里证之阴阳虚者，桂枝汤亦广泛应用。《金匮要略》虚劳中共八方，其中四首皆为桂枝汤的衍生方，可见其应用之广。

桂枝汤虽调和营卫、燮理阴阳，可是与冠心病心绞痛又有何关联呢？桂枝、甘草振奋心阳，芍药、甘草补益心阴，故冠心病中亦广泛应用。如《伤寒论》第 15 条云："太阳病，下之后，其气上冲者，可予桂枝汤。"其气上冲，可有二解：一是虽经误下，正气未虚，正气仍可外出与邪相争；二是下后正虚，厥气上冲，桂枝汤可扶正降冲。厥气上冲凌于心，则可见胸痛、憋气、心悸等冠心病心绞痛的症状。若冲气进一步加重者，如《伤寒论》第117条云："必发奔豚，气从少腹上冲心者"，与桂枝加桂汤，以伐冲气。

英语中有词根，加上前置后缀，就衍生出丰富的词汇。桂枝汤中的桂枝甘草与芍药甘草可看成是两个方根。桂枝甘草汤加味，就衍生出许多温阳的方子；芍药甘草汤加味，就衍生出许多益阴的方子。

麻黄汤，是由桂枝甘草加麻黄杏仁组成。《伤寒论》第36条云："喘而胸满者，不可下，麻黄汤主之。"喘而胸满，寒束于肺者可见，寒袭心痹者亦可见。若冠心病是喘而胸满，属寒邪痹阻心脉者，即可用麻黄汤发汗散寒而治之。汗法乃治冠心病的一大法门。他如麻黄汤的衍生方，如小青龙汤及小青龙的五个加减方、射干麻黄汤、厚朴麻黄汤、麻黄半夏丸等，皆可酌而用之。

葛根汤，由桂枝汤加葛根、麻黄组成，治"气上冲胸"。气上冲胸，则胸痛、胸闷等症即见。所以冠心病寒痹心脉兼项背经输不利而见背寒、痛、沉、强几几者，葛根汤即可用之。若津少营卫之行不利者，则予瓜蒌桂枝汤，益津调营卫而通心脉。

心阳虚之轻者，予桂枝甘草汤。《伤寒论》第64条云："发汗过多，其人叉手自冒心，心下悸，欲得按者，桂枝甘草汤主之。"此与冠心病的临床表现颇符，桂枝、甘草振奋心阳、温通心脉，故治之。当心阳不振心神不宁而烦躁者，予桂枝甘草加龙骨牡蛎汤主之。

桂枝去芍药汤，主"太阳病，下之后，脉促胸满者"。太阳病误下，正虚邪陷，而现脉促胸满之症。脉促有二解：一为脉急促、薄急之意，即"脉数急为传也"；一为心阳不振，脉行无力而数中一止者。脉有歇止，见于心律不齐；胸满者，乃胸中满闷憋气，冠心病者多有之。桂枝去芍药，即桂枝汤去其阴柔酸敛性寒的一面，增其温振心阳的作用，此与桂枝甘草汤相仿。若阳虚再重一些，除脉促胸满之外，更增微恶寒者，则取桂枝去芍药加附子汤，以增温复心阳之力。若阴阳皆虚、精气不固者，予桂枝加龙骨牡蛎汤主之。此方治虚劳失精亡血，虽未描述类于冠心病的症状表现，但虚劳至极，已然失精亡血，焉能心完好无损？故此方于冠心病阴阳两虚者亦用之。若阳虚偏重且内生痰饮，见悸狂、卧起不安者，则取桂枝去芍药加蜀漆龙骨牡蛎汤主之。若"太阳病发汗，遂漏不止，其人恶风，小便难，四肢微急，难以屈伸者，桂枝加附子汤主之"。此过汗伤阳，筋脉失于温煦而拘急，致四肢难以屈伸。肢体之筋脉伤阳可拘，心之脉伤阳当亦可拘。心脉拘，则冠心病的胸痛、憋气、心悸诸症皆可见。

三附子汤，主症皆为寒湿痹阻肢体而痛烦。痹于肢体者，固可身体痛烦；若痹于心脉者，亦可胸闷胸痛，出现冠心病之表现，故三附子汤皆可酌而用于冠心病。

寒痹心脉痛剧者，"心痛彻背，背痛彻心，乌头赤石脂丸主之"。乌头赤石脂丸可治冠心病心绞痛之剧者，其他乌头剂可否用于心绞痛？当亦可。抵当乌头桂枝汤，乃桂枝汤加乌头，桂枝汤即可温通心脉，更加乌头之散寒止痛，故冠心病心绞痛之属寒者，此方照样可用。大乌头煎治"寒疝绕脐痛"，若寒在心而心疝胸痛者，当亦可用。赤丸主"寒气厥逆"，若寒气逆于心而胸痛者，赤丸亦可用之。乌头汤主"病历节不可屈伸，疼痛”，用之于冠心病心绞痛，其理同桂枝加附子汤、三附子汤。据此，仲景之五乌头剂，皆可酌而用之于冠心病心绞痛。

其他脏腑阳虚阴寒盛，上干于心则胸痹而痛。人参汤治“胸痹，心中痞气，气结在胸，胸满胁下逆抢心。”大建中汤治中寒，阴寒上逆而“心胸中大寒痛”。桂枝人参汤治脾阳虚而兼表之“心下痞硬”，无表亦可用。桂枝新加汤、黄芪桂枝五物汤、桂枝加黄芪汤等，皆桂枝汤之衍生方，故皆可酌而用之于冠心病心绞痛。

心脾阳虚不能制下，水饮上泛干于心而冠心病心绞痛者，苓桂术甘汤剂皆可酌而用之。肾阳虚，阴寒夹饮上凌于心者真武汤主之，他如干姜附子汤、四逆汤、附子汤、通脉四逆汤、茯苓四逆汤、薏苡附子散、附子粳米汤、四逆加人参汤、白通汤、血通加猪胆汁汤等方，皆可酌而用之。李可之破格救心汤，即由四逆汤衍化而来。

阳虚而兼寒者：麻黄附子细辛汤，治太少两感。阳虚而寒袭太阳者可用；阳虚而寒邪直入少阴，症见胸痛胸闷者，此方亦可用。若无客寒外袭，纯为少阴阳虚而阴寒凝痹心脉者，麻黄附子细辛汤亦可用。此时之麻黄不在于发汗，而在于振奋、鼓荡阳气；细辛启肾阳；合附子温阳，共奏温阳解寒凝之功。阳虚阴盛重者，可予桂甘姜枣麻辛附汤，旋转一身之大气。此大气，乃人身之阳，犹天上之一轮红日，离照当空，阴霾自散。桂甘姜枣麻辛附汤，实由麻黄附子细辛汤与桂枝去芍药汤组成，用于阳衰阴霾痹塞之证，故冠心病心绞痛可用，即使心衰者亦可用。

阳虚阴盛之冠心病心绞痛，尚可见诸多兼证。阳虚血弱者，可予当归四逆汤、当归四逆加吴茱萸生姜汤。阴阳两虚者，予芍药甘草附子汤。营卫两虚而阴虚重者，予桂枝加芍药汤，或小建中汤主之。营卫两虚而偏气虚者，予黄芪桂枝五物汤、桂枝加黄芪汤主之。气阴两虚者，炙甘草汤主之。

若阴虚者，当用芍药甘草汤。芍药甘草汤治脚挛急。足之挛，必筋拘而挛急。筋之柔，必气以煦之，血以濡之。今阴血虚，筋失柔而拘，致脚挛急。脚挛急，仅举例而已，阴血虚者，表里上下、内外脏腑之筋脉皆可拘，而表现为痉、为拘挛转筋、瘛疭搐搦等。若心脉拘，则表现为胸痛、心悸，此方即可用。阴虚兼气虚者，炙甘草汤主之。后世之生脉饮、加减复脉汤、三甲复脉汤诸方，皆由炙甘草汤化裁而来，皆可用之于冠心病。

以上所例举诸方亦未必全面，仅限于寒痹心脉引发冠心病心绞痛者。当然，寒，包括客寒及阳虚阴盛的虚实两类。上述诸方证或有与冠心病心绞痛相关的症状，或无与其相关的症状，但病机相通，可推而知之。读经典，当有处求之，无处求之，不可呆读、死读，囿于句下。领会了仲景的辨证思维方法，诸方自可融会贯通，守绳墨而废绳墨，用于治疗冠心病，可随手拈来，随心所欲不逾矩，达到出神入化的境地。

辨证论治的全部思辨过程，都是在中医理论指导下进行的，脱离了中医理论体系，辨证论治就无从谈起。对西医的诊治，应积极参考，但切忌以西医理论来取代中医的辨证论治，那样只能走向学术异化的歧途。

以上几点，乃吾辨证论治的方法。或有偏颇谬误，以俟明者。

# 第二章　仲景脉学求索

## 前　言

仲景之前的医学状态，据《汉书·艺文志》载：医经7家，216卷；经方11家，274卷。医经构建了中医理论体系，基本形式是论文汇编。经方收集了秦汉以前的大量方剂，基本停留在经验方水平。医经与经方处于理论与实践分离状态。这些几千年积累下来的宝贵理论和实践经验，亟须创建一使理论与实践融为一体的新理论体系。仲景以超人的勇气和智慧，完成了这一历史重任，创立了六经辨证论治体系，使理论与实践紧密融为一体，这是彪炳千秋万代的伟业。

所谓“溯本求源”，本在何处，源在何方？

其本源就是仲景的辨证论治体系。

仲景把外感内伤糅在一起，从中提炼出它们的共同规律，名之曰《伤寒杂病论》。外感内伤，病有千万，纷纭繁杂，恰似一大堆乱麻，欲从中提炼出一个规律性东西，以驾驭这万千疾病，真比登天还难。

仲景是如何创立这一辨证论治体系的？必然有一个全局的设计与布局。

首先，仲景详加分类。一级分类：把所有疾病分为阴阳两类。二级分类：阴阳各有多寡进退，故又把阴阳各分为三，形成三阳三阴病。三级分类：三阴三阳之中，又有表里、寒热虚实之变，如太阳病又有中风、伤寒、温病之三纲鼎立。四级分类，各病又有兼证、传变、类证等无穷变化，因而又有诸多证的分级。如桂枝汤证、桂枝去芍药汤证、桂枝加附子汤证等。分到何时为止呢？直到分清每个病人的证为止。这种根据不同质进行分类，就便于提纲挈领，驾驭全部疾病。仲景的这种分类方法，体现在《伤寒论》的篇目划分、每条的命名及排列次序上，故对仲景分类法应很好加以研究。

分类的主要依据是什么？是脉。仲景把脉学引入辨证论治体系，就给这一体系注入了灵魂，使这一体系有别于其他各种只罗列一些症状、呆板的、没有灵气的其他辨治体系。所以，对仲景脉学的求索，就是打开仲景神圣殿堂的钥匙，这正是溯本求源登堂入室的钥匙。

## 第一节 《辨脉法》求索

本篇阐述了辨别脉象之大法，脉分阴阳，以为诸脉之纲。继列浮沉促结等各脉之脉象与主病，并以寸口与趺阳相互对比，体现了“握手必及足的诊脉方法”。

**一、[原文]** 脉有阴阳者，何谓也？答曰：凡脉大浮数动滑，此名阳也；脉沉涩弱弦微，此名阴也。

**【按】** 首先仲景将外感内伤百病揉在了一起，以《内经》阴阳理论统之，将所有病分阴阳两类，曰阴病、阳病。如《金匮要略》有阳病十八，阴病十八，五脏各有十八，合为九十病，此即以阴阳统辖诸病。

病之阴阳，以脉别之，故脉亦分阴阳，以阴阳为纲，统辖诸脉，故开篇即言脉之阴阳，将阴阳之脉分为十纲。

自古关于脉纲的分法并不统一。《内经》曰：“善诊者，察色按脉，先别阴阳。”此言脉以阴阳为纲，又曰：“脉有阴阳，去者为阴，至者为阳；静者为阴，动者为阳；迟者为阴，数者为阳。”此以来去、动静、迟数分阴阳。《脉经》以大、浮、数、动、长、滑为阳脉，以沉、涩、弱、短、弦、微为阴脉。后世以浮沉、迟数为纲，或以浮沉迟数、虚实滑数为纲。独仲景提出“脉当取太过与不及”。这是诊脉之纲领。太过者实也，不及者虚也，此即以虚实为脉纲。景岳遵仲景之旨，亦以虚实为纲，曰：“千病万病不外虚实，治病之法无逾攻补；欲察虚实，无逾脉息。诸脉中亦皆有虚实之变耳。”

吾临证，即以虚实为纲。凡沉取有力者为实，沉取无力者为虚，各脉皆有虚实之分。

以虚实为纲，来分析本条所列的十纲脉，就难以区别其阴阳属性。如数脉，就具有阴阳两重属性，数而有力者，主热盛，属阳，当予凉泻；数而无力者，主虚、主寒，当予温补，属阴，其他十纲脉亦皆如此。所以十纲脉的阴阳属性划分，是不够准确的。

**二、[原文]** 凡阴病见阳脉者生，阳病见阴脉者死。

**【按】** ①所谓阳病，是指表、实、热之病；所谓阴病，是指里、虚、寒之病。所谓阳脉是指大、浮、数、动、滑；所谓阴脉，是指沉、涩、弱、弦、微。

②“凡阴病见阳脉者生，阳病见阴脉者死”，此言失之笼统，尚须仔细分辨。里虚寒者，病情渐见好转，脉由阴脉渐见浮、大、动、数、滑，是阳气来复之象，主生。若里虚寒证并无好转，而脉见浮、大、动、数、滑，是虚阳浮越，真气将脱之候，主逆，主凶，甚至死亡。若能采取正确、积极的治疗措施，多可挽救，非必定死。死生的判断有两条标准：一是病情的好转；二是脉渐由阴转阳，此乃转吉之象，主生。

表实热者，往往因邪气阻遏，反见沉、迟、细、涩、厥之阴脉，却未必死。如《伤寒论》208条曰：“阳明病脉迟……大承气汤主之。”《温病条辨·卷二》六条云：“阳明温病……脉沉伏，或并脉亦厥……大承气汤主之。”此虽阳证，见迟、厥等阴脉，却非死证，仍以大承气汤攻之。凡阳证由阴脉渐转阳者，亦邪遏渐减，邪退正复之兆，主生。

**三、[原文]** 问曰：脉有阳结、阴结者，何以别之？答曰：其脉浮而数，能食，不大便者，此为实，名曰阳结也，期十七日当剧。其脉沉而迟，不能食，身体重，大便反硬，名曰阴结也，期十四日当剧。

**【按】**何谓结？结有郁结、坚固之意。

结有3种解读，一是指脉而言，浮数为阳结脉，沉迟为阴结脉。二是指症状，指便结而言。便结有阴阳之分，阳结者，热与糟粕、与水、与血相结而能食、不大便；阴结者，当分虚实两类，客寒凝结于里，脉沉迟有力；阳虚阴盛，阴寒凝结者，脉当沉迟无力；阴盛阳气不运而不能食、身体重、大便反硬。从文义来看，大便反硬之后，应有“此为虚”三字。故阴结者，当为阳虚阴盛而结。三是脉症合看，阳结者既有脉浮数，又有能食、不大便，属实证；阴结者，既有脉沉迟，又有不能食、身体重、大便反硬。何者当是？当以脉症合看为是。何以见得？从仲景《伤寒论》《金匮要略》诸条所述可知。

（一）浮数脉，见于下列诸条：

《伤寒论》第49条云：“脉浮数者，法当汗出而愈。”

《伤寒论》第52条云：“脉浮而数者，可发汗，宜麻黄汤。”

《伤寒论》第57条云：“伤寒发汗已解，半日许复烦，脉浮数者，可更发汗，宜桂枝汤。”

以上三条之浮数，皆指表热而言。

《伤寒论》第257条云：“病人无表里证，发热七八日，虽脉浮数者，可下之。假令已下，脉数不解，合热则消谷善饥，至六七日，不大便者，有瘀血，宜抵当汤。”此太阳热邪入腑，与血相结者。

《伤寒论》第363条云：“下利，寸脉反浮数，尺中自涩者，必清脓血。”此热盛伤阴，腐败气血，而便脓血者。

《金匮要略》第十八云：“诸浮数脉，应当发热，而反洒淅恶寒，若有痛处，当发其痈。”此热盛为痈者。

从上述所引诸条来看，浮数之脉都主热盛，或为表热，或热与水相结，或热与血相结，或热邪腐败气血而下利脓血，或为痈，这些都应属阳结的范畴。而本条所指的阳结，是脉浮数，且见能食、不大便者，当属表热未解，而热入里；或表热已解，热已入里，或里热外淫，亦可热盛则消谷善饥，热与糟粕相结而不大便，表热未解而脉浮数。

（二）《伤寒论》《金匮要略》言脉沉迟者，见于下述诸条：

《伤寒论》第62条云：“发汗后，身疼痛，脉沉迟者，桂枝新加汤主之。”此下后表未解而正已虚。

《伤寒论》第357条云："伤寒七日，大下后，寸脉沉而迟，手足厥逆，下部脉不至，喉咽不利，唾脓血，泄利不止者，为难治，麻黄升麻汤主之。"此太阳误下后，阴阳两虚且表不解，热陷于内，症情复杂。此沉迟，乃阳郁所致。

《伤寒论》第366条云："下利脉沉而迟，其人面少赤，身有微热，下利清谷者，必郁冒，汗出而解，病人必微厥。所以然者，其面戴阳，下虚故也。"此阳衰之戴阳证，脉当沉迟无力，寸浮虚。

《金匮要略》第二云："太阳病，其症备，身体强几几，然脉反沉迟，此为痉，瓜蒌桂枝汤主之。"此风淫于外，而津伤于内。

《金匮要略》第六云："脉沉小迟，名脱气，其人疾行则喘喝，手足逆寒，腹满，甚则溏泄，食不消化也。"此阴盛阳衰之脉。

《金匮要略》第十四云："正水其脉沉迟，外证自喘。石水其脉自沉，外证腹满不喘。黄汗其脉沉迟，身发热，胸满，四肢头面肿。"师曰："寸口脉沉而迟，沉则为水，迟则为寒。"此皆寒水在里而脉沉迟，此沉迟，沉取有力者为邪遏，沉取无力者为正虚。

由上述沉迟诸条可见，沉迟脉，若沉取无力者为正虚；若沉取有力者为邪遏。其邪，可为寒、水湿痰饮、瘀血、气结，亦可为火热内郁，当结合其他三诊，全面分析。

至于本条所言之"其脉沉而迟，不能食，身体重，大便反硬，名曰阴结者"，亦有虚实寒热及气血痰瘀之别，重在沉取之有力无力，以分虚实。

**四、[原文]问曰：病有洒淅恶寒而发热者何？答曰：阴脉不足，阳往从之；阳脉不足，阴往乘之。曰：何谓阳不足？答曰：假令寸口脉微，名曰阳不足，阴气上入阳中，则洒淅恶寒也。曰：何谓阴不足？答曰：尺脉弱，名曰阴不足，阳气下陷入阴中，则发热也。**

**【按】**这条解释是错误的。

"洒淅恶寒而发热"，是指恶寒发热并见，这是太阳表证的特点。太阳表证分两大类，一是太阳伤寒表实的麻黄汤证，一是太阳中风表虚的桂枝汤证，二者一虚一实。

麻黄汤证之恶寒发热，是由于寒客于表而恶寒，卫阳被郁而发热，致寒热并作。

桂枝汤证的本质是虚人外感，营卫俱虚而感风邪，而不是什么卫强营弱。果为卫强，何以还用桂枝、甘草？辛甘化阳以助阳，岂不犯实实之戒乎？营卫弱而受风邪，风为阳邪，而发热，腠理不固而自汗恶风。

太阳表证的寒热并作，不能以阳弱阴乘、阴弱阳陷来解释。阴乘阳陷是来解释杂病中之恶寒或发热者。

脉之阴阳有二解，一是浮为阳，沉为阴；一是寸为阳，尺为阴。本条之阴阳，明确指寸尺而言，寸为阳，尺为阴。杂病中阳虚阴乘者，即阳虚阴盛，乃少阴、太阴证，阳虚阴盛故恶寒。

若尺弱而发热者，可见两种情况：一是阳虚，虚阳浮越而热，此即真寒假热。一是阴虚而热，然阴虚而热者，又分两种：一是阴虚热陷营血，呈温病之营分证、血分证；一是阴虚不能制阳，阳浮而热。

所以，此条以阳陷阴乘来解释太阳表证之寒热并见是欠妥的。

**五、[原文]阳脉浮（一作微），阴脉弱者，则血虚，血虚则筋急也。其脉沉者，荣气微也。其脉浮而汗出如流珠者，卫气衰也。荣气微者，加烧针，则血留不行，更发热而躁烦也。**

**【按】**①血虚而脉见阳浮阴弱，桂枝汤证即阳浮而阴弱。此处之阴阳，当为浮为阳，沉为阴，即举之有余、按之不足之象，主营卫两虚而外受风邪，而非寸为阳尺为阴。若内伤杂病而见阳浮阴弱者，乃血虚气浮，故阳脉浮而非微。血主濡之，血虚筋失柔而筋急。

②“其脉沉者，荣气微也”。脉沉，原因甚多，可分虚实两大类：邪阻，气血不得外达而脉沉，当沉而有力，属实；正虚，气血无力外达而脉沉，则沉而无力，属虚。正虚而脉沉者，又有阴阳气血虚实之别。至于荣气微者，脉当沉细或沉细涩。

③“脉浮而汗出如流珠者，卫气衰也”。卫属阳，阳衰，虚阳外越而脉浮，其脉当浮大而虚。阳虚不固，汗泄如珠，此脱汗也。

④“荣气微者加烧针”，此火逆。荣虚不守而阳浮，烧针更耗阴血，血枯，留而不行；动其浮阳，则阳越而更发热；荣血耗，神不守，致躁烦也。

**六、[原文]脉蔼蔼如车盖者，名曰阳结也。（一云秋脉）**

**【按】**蔼蔼，盛大貌。如华盖阳盛也。阳盛浮大而蔼蔼，乃阳盛未结。若阳结，闭郁于内，脉当沉、细、涩、迟、厥而躁动不宁。此非秋脉，乃夏脉。

**七、[原文]脉累累循长竿者，名阴结也。（一云夏脉）**

**【按】**累累，强直而连连不断。如循长竿，乃肝木亢盛之脉，可见肝亢，本虚标实，肝气结，肝气逆等。

前有“脉沉而迟，不能食，身体重，大便反硬，名曰阴结也”，此为阳虚而结。而本条之阴结，若指大便者，乃肝郁不疏、腑气不通所致。如循长竿乃肝脉，主春，而非夏脉。

**八、[原文]脉瞥瞥如羹上肥者，阳气微也。**

**【按】**瞥瞥乃虚浮貌，此散脉，阳浮散也。

**九、[原文]脉萦萦如蜘蛛丝者，阳气衰也。（一云阴气）**

**【按】**萦萦，纤细貌。当脉细而无力：浮者微脉，阳浮；沉者弱脉，阳微。细而有力者，为邪郁或阴血虚，非阳衰。

**十、［原文］脉绵绵如泻漆之绝者，亡其血也。**

**【按】**绝，落也。泻漆之绝，如屋漏，正气衰。

解为漆滴，前大后小，没这种脉，脉每次搏动，如何能诊得前大后小？

**十一、［原文］脉来缓，时一止复来者，名曰结。脉来数，时一止复来者，名曰促。阳盛则促，阴盛则结，此皆病脉。**

**【按】**数而有力时一止，阳盛；

数而无力时一止，阳气衰；

缓而一止有力，邪阻；

缓而无力一止，正衰。

促结，或邪阻，或正衰，以沉取有力无力分之。

**十二、［原文］阴阳相搏名曰动，阳动则汗出，阴动则发热。形冷恶寒者，此三焦伤也。若数脉见于关上，上下无头尾，如豆大，厥厥动摇者，名曰动也。**

**【按】**此言动脉之形、机理、主症。

①何谓动脉，曰："数脉见于关上，上下无头尾，如豆大，厥厥动摇者，名曰动也。"

动脉的形状，就是"上下无头尾，如豆大，厥厥动摇者"。其至数未必数；其部位，不仅见于关上，寸尺皆可见，甚至寸动较关动更多见。

②动脉之脉理：动脉是阳搏于阴而形成的。阳盛搏阴而脉动，此为实，当按之有力。阴虚阳亢，阳搏于阴而脉动，此为虚，当沉取无力。

有没有阴搏于阳而成动脉者？无。首先须明确，这里所指的阴，是指邪气而言。若指正气，则谬，正气愈充盛愈好，何来阴精搏阳而脉动！所以，此处所言之阴，乃指邪气无疑。

所谓阴邪当指寒与湿。阴邪搏阳，可闭阻阳气而脉拘紧；阴邪伤阳可见阳虚寒束之脉，弦紧而减，不会出现动脉。阴阳者，动者为阳，静者为阴。动脉乃阳脉，是由于阳盛或阴虚阳盛而成。所以，不存在阴盛搏阳而脉动者。

③动脉之病：动脉因阳邪亢盛者，可迫津外泄而为汗；阴虚阳盛者，而为阴虚之虚热。

除汗热外，动可主痛，痛乃不通，邪阻经脉，气血奋与搏击，激起波澜而脉动。动亦主惊，惊则气乱，气血妄动，脉亦动。

《内经》曰："阴虚阳搏谓之崩"，此阴虚阳亢而搏阴，女子血海不宁而为崩，男子精室不藏而亡精。

④"形冷恶寒者，此三焦伤也"。

形冷恶寒，乃阳失温煦所致。阳失温煦，不外两类原因：一是阳气并不虚，但阳气敷布的道路被阻塞，因而失却阳之温煦，此为实。阻塞阳气敷布的邪气，包括六淫、七情、气血痰食等。二是阳气虚馁，无力温煦。

阳气的产生，根于先天，生成于后天，五脏六腑皆参与。阳气的敷布，赖三焦的通调。“三焦者，原气之别使也，主通行三气”。三焦伤，阳不得升降出入，亦可形成“形冷恶寒者”。

阳郁而见形冷恶寒者，其脉当弦紧，阳郁于内而兼数，成弦紧而数之脉，鲜有动者。

若阳虚而见形冷恶寒者，脉当微细无力。若阴盛格阳，虚阳上浮者，可见寸动，然按之必虚，当引火归原。

**十三、[原文] 阳脉浮大而濡，阴脉浮大而濡，阴脉与阳脉同等者，名曰缓也。**

**【按】**缓脉之象，当不浮不沉，不大不小，不疾不徐，不亢不弱，三部等同，往来均匀，悠悠扬扬，如轻风拂柳，轻舒摇曳。

缓脉非浮大，虽有柔软之象，亦非水中浮绵之细小而软。后世医家皆以“四至为缓”。余以为不尽然。缓脉重在脉象，而不重在至数，即使稍快或稍慢，其象轻舒和缓，即为缓脉。若失从容之象，纵然四至，亦非缓脉。

**十四、[原文] 脉浮而紧者，名曰弦也。弦者，状如弓弦，按之不移也。脉紧者，如转索无常也。**

**【按】**弦脉之象，状如弓弦，诚是，非必浮，浮、中、沉皆可见。紧如转索，诚是。紧可兼弦象，但弦无转索之状。

**十五、[原文] 脉弦而大，弦则为减，大则为芤，减则为寒，芤则为虚，虚寒相搏，此名为革，妇人则半产漏下，男子则亡血失精。**

**【按】**此条见于《金匮要略·血痹虚劳病脉证并治》篇。本条所言之革脉脉形与主病，与仲景及后世医家所言一致。

革脉乃弦芤相合之脉，中空外急，浮取弦大有力，如按鼓皮，沉取则豁然中空。

革脉何以中空？乃阴血不足，血脉失充，脉中无物，故而按之空。

革脉何以外急？乃血虚不能内守，阳气奔越于外，搏击血脉，脉乃浮大而绷急。气越的原因，包括血虚、气虚、阳虚、阴虚四类。

血虚，气无所恋而浮越，搏击于外而为革。气虚，不能固于其位，浮越于外而为革。阳虚，阴寒内盛，格阳于外，搏击血脉而为革。阴虚不能内守，阳浮于外脉亦革。

造成革脉的这四类原因，其实仲景早已阐明。《金匮要略·惊悸吐衄下血胸满瘀血病脉证治》篇曰：“虚寒相搏，此名为革，妇人则半产漏下，男子则亡血失精。”虚寒，即指阳虚而生内寒；亡血，即阴血亡矣，皆可致革。《诊家枢要》云：“革，气血虚空。”

《脉确》曰："主阴虚失血。"

**十六、[原文]** 问曰：病有战而汗出因得解者，何也？答曰，脉浮而紧。按之反芤，此为本虚，故当战而汗出也。其人本虚，是以发战，以脉浮，故当汗出而解。

**【按】**①此言战汗。

何谓战汗？先战而后汗者，称之为战汗。

战汗有虚实之别。实者，邪气阻隔，正气不得外达以驱邪外出，待溃其邪气，表里通达，正气奋与邪争而为战汗。如达原饮证，溃其募原之伏邪，表里之气通达，则奋与邪争而战汗。又如阳明腑实，正气闭郁，待通下腑实，正气得以通达，奋与邪争，亦可战汗，通腑亦益胃气。

正虚而邪稽留不解者，待正气蓄而强，则正气奋与邪争，亦可战汗而解。扶正之法，或滋阴，或温阳，或糜粥益胃气，皆可使正强而与邪争。小柴胡汤证之蒸蒸而振，即扶正祛邪之战汗轻者。重者可寒战、肢厥、脉伏，战后汗出乃解。凡扶正或祛邪，战汗乃解者，皆为战汗。

②本条所言之战汗，属本虚而战者。脉浮而紧，乃寒袭肌表；按之反芤者，乃正虚。法当扶正，或静养，待正蓄而强，奋与邪争，战汗乃解。

③"以脉浮，故当汗出而解"。战汗有虚实之分，非必脉浮。浮脉主表，亦主内伤，又非皆宜汗解。

**十七、[原文]** 若脉浮而数，按之不芤，此人本不虚，若欲自解，但汗出耳，不发战也。

**【按】**战汗是汗解的一种特殊形式，战与不战，取决于正邪相争程度，轻者汗解，剧者战汗。正气虚，蓄而强者，可奋与邪争而战；正本不虚，邪正剧争者亦可战，故有"温病解之以战"。

**十八、[原文]** 问曰，病有不战而汗出解者，何也？答曰：脉大而浮数，故知不战汗出而解也。

**【按】**脉大而浮数，乃邪在表，且有外达之势，因势利导，汗出驱之，故不战而解。若邪气闭痼难驱，则须邪正剧争，故为战汗。

汗解，非必发汗剂，广义汗法，是指用汗、吐、下、温、清、补、和、消八法，令阴阳调和，皆可使正汗出。

**十九、[原文]** 问曰：病有不战、不汗出而解者，何也？答曰：其脉自微，此以曾发汗，若吐、若下、若亡血，以内无津液。此阴阳自和，必自愈，故不战、不汗出而解也。

**【按】**本条与《伤寒论》第58条类似，曰："凡病若发汗、若吐、若下、或亡血、亡津液，阴阳自和者，必自愈。”仲景这段经文，示诸病痊愈的机理，即阴阳自和。凡病皆阴阳不和，凡愈皆阴阳调和。欲使阴阳调和，或治疗，或静心自养，非必战汗而解。

汗乃八法之一，战汗又为汗法的一种特殊形式，只有邪正剧争时方可战。此邪，当指外感六淫之邪。伤寒邪在表者可汗，寒客于里者亦可汗，此汗，乃狭义汗法；温病忌汗，又最喜汗解，此乃广义汗法。汗法，其意深矣。

**二十、[原文]问曰：伤寒三日，脉浮数而微，病人身凉和者，何也？答曰：此为欲解也，解以夜半。脉浮而解者，濈然汗出也。脉数而解者，必能食也。脉微而解者，必大汗出也。**

**【按】**①伤寒三日，三阳尽，三阴当受邪。若身凉且脉微，乃邪退正尚未复，故为欲解。虽脉尚浮数，然已微，示正虚未复，此数乃因虚而数，此浮亦因虚而浮。解以夜半者，乃阳升之时，得时令之助而正强，濈然汗出，邪随汗解。

②“脉微而解者，必大汗出也”。非也。仲景于桂枝汤将息法中明确指出：“遍身漐漐微似有汗者益佳，不可令如水流漓，病必不除。”仲景所言者，即正汗的标准。

脉微，乃阳气虚，当温阳益气，阳复而愈，非必汗出。若以汗法强发其汗，必大汗出而亡阳，岂能解乎？

③“脉数而解者，必能食也”。乃邪去胃气复。然初愈，不可过食，防食复，宜糜粥将养，“禁生冷黏滑肉面五辛酒酪臭恶等物”。

**二十一、[原文]问曰：脉病欲知愈未愈者，何以别之？答曰：寸口、关上、尺中三处，大小浮沉迟数同等，虽有寒热不解者，此阴阳为和平，虽剧当愈。**

**【按】**此以脉诊判断病势。病欲愈还是未愈，何以别之？只要寸关尺三处，大小浮沉迟数等同，即为阴阳和，病当愈，否则病当剧。《脉经》亦有此语，曰：“寸关尺，大小迟疾浮沉同等，虽有寒热不解者，此脉阴阳为平复，当自愈。”

此言不确。脉阴阳俱紧者，皆当愈乎？脉阴阳俱浮者，皆当愈乎？三部俱大、俱微细欲绝者，皆当愈乎？

以脉判断病势者，《伤寒论》《金匮要略》比比皆是，但根本的脉为静。“脉若静者，为不传；若数急者，为传也”。静，即和缓之象，缓即有胃气，邪退正复之征，故脉贵和缓。

**二十二、[原文]师曰：立夏得洪（一作浮）大脉是其本位，其人病身体若疼重者，须发其汗。若明日身不疼不重者，不须发汗。若汗濈濈自出者，明日便解矣。何以言之？立夏脉洪大，是其时脉，故使然也。四时仿此。**

**【按】**①人与四时相应，四时之变动，春夏秋冬，寒暑之更迭，阴阳有进退盛衰之变动，故人身之阴阳气血应四时，脉有春弦、夏钩、秋毛、冬石之别。立夏阳盛，故脉洪大，钩即洪也。

②其人立夏之后，身体若疼重，其脉洪大者，乃暑湿伤于肌表，故须发汗。可参薛生白《湿热病篇》之湿热在表之证治。若得濈濈汗出，则表邪当解，身疼重除矣。

**二十三、[原文]** 问曰：凡病欲知何时得，何时愈。答曰：假令夜半得病者，明日日中愈；日中得病者，夜半愈。何以言之？日中得病，夜半愈者，以阳得阴则解也；夜半得病，明日日中愈者，以阴得阳则解也。

**【按】** 此言得病与病愈之时，与昼夜阴阳进退盛衰的关系。此条可参，不可刻板，夜半病者，未必日中而愈，仍当以观其脉证，随证治之。

**二十四、[原文]** 寸口脉浮为在表，沉为在里，数为在腑，迟为在脏，假令脉迟，此为在脏也。

**【按】** 此言不可作为定论，浮主表，亦主里；沉主里，亦主表；数在腑，亦在脏；迟在脏，亦在腑。具体病，还得具体分析，四诊合参，以脉为重。

**二十五、[原文]** 趺阳脉浮而涩，少阴脉如经者，其病在脾，法当下利，何以知之？若脉浮大者，气实血虚也。今趺阳脉浮而涩，故知脾气不足，胃气虚也。以少阴脉弦，而沉才见，此为调脉，故称如经也。若反滑而数者，故知当屎脓也。(《玉函》作溺)。

**【按】** ①趺阳为胃脉，太溪为少阴脉。胃脉，涵盖脾胃之功能，为后天之本。趺阳脉浮而涩，知为脾气不足，胃气虚也，故尔下利。

②少阴脉沉而弦，少阴水脏，封藏之本，故其常脉当沉弦。弦则为减、为寒，若作浮弦，则非。经者，常也。“才见”此句当断为“少阴脉弦，而沉才见，此为调脉。”当指少阴脉于沉候才见，以肾之常脉为石也，故此为调脉。

若沉弦之脉，转为滑数，乃下焦热盛，腐败气血，故当屎脓。

**二十六、[原文]** 寸口脉浮而紧，浮则为风，紧则为寒。风则伤卫，寒则伤营，荣卫俱病，骨节烦痛，当发其汗也。

**【按】** ①寸口、掌后之脉，有左寸为人迎、右寸为气口之分。此之寸口，乃指掌后双手动脉，包括寸关尺三部。

②脉何以浮？邪客于表则脉浮；此以风为阳邪，其性轻扬而脉浮。窃以为以邪客肌表解脉浮，更为贴切。《伤寒论》第1条即“太阳之为病，脉浮”。太阳病所受，有六淫之别，若客于太阳，则皆可浮，非必风邪独浮。

③“风伤卫，寒伤营”。风为阳邪，独伤卫而不伤营乎？寒为阴邪，独伤营而不伤卫乎？事实上，风与寒，既可伤卫，亦可伤营。临床上，究竟伤卫还是伤营，还是营卫俱伤，要具体辨证方可。

④“营卫俱病，骨节烦痛，当发其汗也”。骨节烦痛，原因甚多，若脉浮紧且骨节烦痛者，方可发汗。

**二十七、[原文]** 趺阳脉迟而缓，胃气如经也。趺阳脉浮而数，浮则伤胃，数则动脾，此非本病，医特下之所为也。荣卫内陷，其数先微，脉反但浮，其人必大便硬，气噫而除。何以言之？本以数脉动脾，其数先微，故知脾气不治，大便硬，气噫而除。今脉反浮，其数改微，邪气独留，心中则饥，邪热不杀谷，潮热发渴，数脉当迟缓，脉因前后度数如法，病者则饥，数脉不时，则生恶疮也。

**【按】** 趺阳——胃脉、候胃气。

少阴——太溪，候肾气。

趺阳脉，我偶用，只摸个有力无力，或有无脉搏，以断胃气存亡，其他无经验。少阴脉未曾诊过。

脉诊的发展历程是由博到约，《内经》诊脉，就方法多种，如遍诊法、三部九候法、寸口诊法、寸尺诊法、尺肤诊、色脉诊等。至《难经》始倡寸口诊法，后世遵之。然仲景尚存三部九候之遗迹，吾已罕用，故无经验。

**二十八、[原文]** 师曰：病人脉微而涩者，此为医所病也。大发其汗，又数大下之，其人亡血，病当恶寒，后乃发热，无休止时，夏月热盛，欲著复衣；冬月盛寒，欲裸其身。所以然者，阳微则恶寒，阴弱则发热。此医发其汗，使阳气微，又大下之，令阴气弱。五月之时，阳气在表，胃中虚冷，以阳气内微，不能胜冷，故欲著复衣。十一月之时，阳气在里，胃中烦热，以阴气内弱，不能胜热，故欲裸其身，又阴脉迟涩，故知亡血也。

**【按】** 本条言大汗伤阳，大下伤阴，因虚而见寒热之脉证。阳伤脉微，阴伤脉涩。阴虚生内热，故欲裸；阳虚生外寒，故欲着衣。

寒热真假的分辨，当以辨证为据，而不以冬夏为凭。

虚寒者，见畏寒，肢厥，蜷卧，委靡，脉微细；或局部之寒象，如下冷、腹冷、背冷、手足冷等，乃阳虚无力温煦所致。

虚热者，可因阴阳气血之虚衰，虚阳浮动而引发。其见证，可为全身躁热，欲裸其衣，欲卧泥地，欲入井中。其体温，可高，可不高，高者可达40℃±；或局部发热，如头热、口鼻如火、心中热、二阴热等。

阳虚者，阴寒内盛，格阳于外，而见虚热。阴虚者，阴不制阳，虚阳浮越而为虚热。气虚者，不能制阴火，致阴火上冲，而为虚热。血虚者，气无所倚，气浮荡而为虚热。阳虚者，当引火归原；阴虚者，当滋阴潜阳；血虚者，当益气补血；气虚者，当培土升阳，土厚阴火自伏。

**二十九、[原文]** 脉浮而大，心下反硬，有热，属脏者，攻之，不令发汗；属腑者，不令溲数，溲数则大便硬，汗多则热愈，汗少则便难，脉迟而未可攻。

【按】本条论下法之可与不可。

①脉浮而大，即使有心下反硬、有热，属脏，亦不可攻，攻之为逆。何也？大为热盛，浮则示热有外达之势，治当因势利导，清热透邪，使热透达于外而解。下之为逆，反使邪热内陷，当予白虎汤类辛甘寒之剂，达热出表。《温病条辨·卷二》云："阳明温病，脉浮洪躁甚者，白虎汤主之；脉沉数有力，甚则脉体反小而实者，大承气汤主之。"必脉沉实者，方可下之。

《伤寒论》第132条云："结胸证，其脉浮大者，不可下，下之则死。"第134条云："心下因硬，则为结胸。"本条亦心下硬，然脉浮大，即不可下。本条以浮大之脉而下，欠妥。

②"脉迟未可攻"，亦值得商榷。

《伤寒论》第208条云："阳明病，脉迟……大承气汤主之。"

《金匮要略·呕吐哕下利病脉证治》云："下利脉迟而滑者，实也，利未欲止，急下之，宜大承气汤。"

邪气闭阻，血脉滞泣，脉可沉、细、小、迟、涩乃至厥，沉取必有一种躁动不宁之感，若腹征、舌征与阳阳腑实相符，脉虽迟亦可下之。

**三十、[原文]** 脉浮而洪，身汗如油，喘而不休，水浆不下，形体不仁，乍静乍乱，此为命绝也。又未知何脏先受其灾，若汗出发润，喘不休者，此为肺先绝也；阳反独留，形体如烟熏，直视摇头者，此为心绝也；唇吻反青，四肢漐习者，此为肝绝也；环口黧黑，柔汗发黄者，此为脾绝也。溲便遗失、狂言、目反直视者，此为肾绝也。又未知何脏阴阳前绝。若阳气前绝，阴气后竭者，其人死，身色必青。阴气前绝，阳气后竭者，其人死，身色必赤，腋下温，心下热也。

**【按】**①"脉浮而洪"，必按之虚，此阳越于外，"身汗如油"，绝汗，亡阳也。"喘而不休"，气欲脱也。"水浆不下，形体不仁"，肾气败也。

②脉乍静乍乱，此代脉。

a. 何谓代脉？皆云动而中止，止有定数，非也。代，乃更代之义，是指不同的脉象相互代替、更换，交错出现，其脉象为乍疏乍数，乍强乍弱，乍动乍止。正如《脉诀条辨》曰："若脉平匀，而忽强忽弱者，乃形体之代。"又曰："脉无定候，更变不常，均为之代。"景岳云："凡见忽大忽小，乍迟乍数，倏而变更不常者，均为之代。"

b. 代脉的脉理与主病

代脉可分生理之代、病理之代与正气衰败之死代三种。

生理之代：《素问·宣明五气篇》曰："五脏应时……脾脉代。"谓脏气随时而更复，脉亦随时而更代。春弦、夏钩、秋毛、冬石，此四时之代也。

孕三月而代，亦为生理之代。孕三月，因胎儿发育，气血相对出现不足，故而脉代。当化生之力增强，代脉自除。

病理之代：一般指暴病而言，气血乍损，一时不能相继而出现代脉，此非脏气衰败之死代。滑伯仁曰："有病而气血乍损，视为病脉。"如霍乱吐泻而脉代，《四言举要》云："霍乱之候，脉代无讶。"

脏衰死代：脏气衰败的死代，多见于久病之人，元气衰败者。《素问·平人气象论》曰："但代无胃，曰死。"此为死代。《濒湖脉学》曰："五十不止身无病，四十一止一脏绝，四年之后名亡命。两动一止三四日。"这不仅是以至数歇止定代脉，而且以动止之数来定死期，失之胶柱。《脉诀汇辨》云："夫人岂有一脏既绝，尚活四年！"诚然。以代脉而判断生死之期，当结合气色形症，综合分析，不能仅据动止之数，此当活看。

**三十一、[原文]** 寸口脉浮大，而医反下之，此为大逆。浮则无血，大则为寒，寒气相搏，则为肠鸣。医乃不知，而反饮冷水，令汗大出，水得寒气，冷必相搏，其人即饐。

**【按】** 饐，音噎。

"大则为寒"，此阳越，阴盛格阳，必大虚。

反饮冷水，重伤胃阳而饐。

"浮则无血"，血不内守，阳气浮越，其脉浮大，按之必虚或芤。阳虚而寒，而为饐、为肠鸣。

**三十二、[原文]** 趺阳脉浮，浮则为虚，浮虚相搏，故令气饐，言胃气虚竭也。脉滑则为哕，此为医咎，责虚取实，守空迫血，脉浮，鼻中燥者，必衄也。

**【按】** 哕：呃逆。

①趺阳为胃脉。浮则为虚者，必正虚而阳气外越而脉浮，其浮，必按之无力。

②胃气虚，升降失司而饐；滑脉为阳，邪实阻胃升降而哕。

③"责虚取实，守空迫血"：本胃之虚竭，误以实治，虚其虚也；脉滑实也，误以虚治，则实其实也，虚虚实实，医之咎也。血亏阳浮，上损阳络而为衄，上灼清窍而鼻干。

**三十三、[原文]** 诸脉浮数，当发热，而洒淅恶寒。若有痛处，饮食如常者，蓄积有脓也。

**【按】** 脉浮数且寒热，若身痛不欲食，乃邪客于表。此亦脉浮数寒热，然痛偏着一处，且无碍饮食，知病不在里，而在表，故为邪遏气血，蓄积成脓，其痛处当有红肿热痛之状。

**三十四、[原文]** 脉浮而迟，面热赤而战惕者，六七日当汗出而解，反发热者，差迟。迟为无阳，不能作汗，其身必痒也。

**【按】**"差迟"，方言也。较差者曰差迟。

此论阳衰之戴阳证。脉浮而面热者，似表热上熏，六七日，传经尽，当汗出而解。若发其汗，汗不出，反发热，且身痒，乃治欠妥，故曰差迟。何也？其脉迟且战惕，迟为无阳，神无所倚，战栗怵惕，如人将捕之状，知为里虚阳衰。其脉浮、面赤热，乃戴阳也，误似表实而汗之，虚阳浮越而反热，营卫虚而痒。此证脉浮迟，必按之无力。

**三十五、[原文]** 寸口脉阴阳俱紧者，法当清邪中于上焦，浊邪中于下焦。清邪中于上，名曰洁也；浊邪中于下，名曰浑也。阴中于邪，必内栗也。表气微虚，里气不守，故使邪中于阴也。阳中于邪，必发热头痛，项强颈挛，腰痛胫酸，所谓阳中雾露之气，故曰清邪中上，浊邪中下，阴气为栗，足膝逆冷；便溺妄出。表气微虚，里气微急，三焦相溷，内外不通，上焦怫郁，脏气相熏，口烂食龂也。中焦不治，胃气上冲，脾气不转，胃中为浊。荣卫不通，血凝不流。若卫气前通者，小便赤黄，与热相搏，因热作使游于经络，出入脏腑，热气所过，则为痈脓。若阴气前通者，阳气厥微，阴无所使，客气内入，嚏而出之，声嗢咽塞，寒厥相追，为热所拥，血凝自下，状如豚肝。阴阳俱厥，脾气孤弱，五液泣下。下焦不盍，清便下重，令便数难，齐筑湫痛，命将难全。

**【按】**溷，音混。混乱也。

食龂：蚀龈。

嗢：音 wà，出声不利。

清便：即圊便。

前：剪也，断也。

寸口脉阴阳俱紧者，寒也。《伤寒论》第 3 条曰："脉阴阳俱紧者，名为伤寒。"症见"阳中于邪，必发热、头痛、项强、颈挛、腰痛、胫酸"。这明显是寒束肌表之象，本条谓之"阳中雾露之气，故曰清邪中上，曰洁"。

浊邪中下，"阴气为栗，乃阴寒盛而寒栗，足膝逆冷，便溺妄出"。浊邪者，概指湿浊之气。

寒湿外束，阳气内郁而化热，致脏气熏蒸，口烂食龂，小便赤黄，游于经络，出入脏腑，诸症蜂起，其命难全。

**三十六、[原文]** 脉阴阳俱紧者，口中气出，口唇干燥，蜷卧足冷，鼻中涕出，舌上胎滑，勿妄治也。到七日以来，其人微发热，手足温者，此为欲解，或到八日以上，反大发热者，此为难治。设使恶寒者，必欲呕也；腹内痛者，必欲利也。

**【按】**阴阳俱紧，表里俱寒。口中气出乃息高，口唇干燥乃气不化津，蜷卧足冷乃阳衰，涕出阳不摄津，微热手足温者，阳复为欲愈。

大热，实者清而解之；格阳而热者，白通汤主之。内寒则腹痛吐利。

阳虚阴盛脉紧者，必按之无力，苔滑阳虚也。

**三十七、[原文]** 脉阴阳俱紧，至于吐利。其脉独不解，紧去人安，此为欲解。若脉迟，至六七日不欲食，此为晚发，水停故也，为未解；食自可者，为欲解。病六七日，手足三部脉皆至，大烦而口噤不能言，其人躁扰者，必欲解也。若脉和，其人大烦，目重睑，内际黄者，此欲解也。

**【按】** 表里俱寒而吐利，紧去寒退则人安。脉迟，寒也，水饮内停。能食，胃气复，欲解。三部脉至，阳气复，虽烦，口噤不能言，躁扰者，必欲解。

脉和、烦、重睑、内际黄，阳复，欲解。

**三十八、[原文]** 脉浮而数。浮为风，数为虚，风为热，虚为寒，风虚相抟，则洒淅恶寒也。

**【按】** 浮而数，有力为实，无力为虚。浮数无力，为风虚相搏，属虚人受风，卫阳不固，方致洒淅恶寒。

**三十九、[原文]** 脉浮而滑，浮为阳，滑为实，阳实相搏，其脉数疾，卫气失度。浮滑之脉数疾，发热汗出者，此为不治。

**【按】** 阳实相搏，热盛，迫卫而失常度，浮滑数疾，即躁脉。热不为汗衰，阴阳交也，交者死。

**四十、[原文]** 伤寒咳逆上气，其脉散者死，谓其形损故也。

**【按】** 脉散，正气耗散；咳逆上气，气上脱也，故死。

## 第二节 《平脉法》求索

本篇论述了平脉及多种病脉。辨脉篇以阴阳为辨脉之纲，本篇用五行生克理论分析诸病的纵横顺逆及生死预后之法。两篇当合观。

平，本义有分义，即分辨。《周易大传今注〈观〉第二十》曰："观其生，志未平也。"高亨注："平借为辨，谓辨明也。二字古通用。"蔡注:《尚书》曰："辨与平，古字通。""平"，虽无通"凭"之书证，然而平有分辨之意，则《平脉法》，就是分辨脉象之法。"平脉辨证"，当直解为"分辨脉象以辨证"之意，这就是据脉以辨证，或引申为"凭脉辨证。"

**一、[原文]** 问曰：脉有三部，阴阳相乘，荣卫血气，在人体躬。呼吸出入，上下于中，因息游布，津液流通。随时动作，效象形容，春弦秋浮，冬沉夏洪。察色观脉，大小不同，一时之间，变无经常。尺寸参差，或短或长，上下乖错，或存或亡，病辄改易，进退低昂，心迷意惑，动失纪纲。愿为具陈，令得分明。师曰：子之所问，道之根源。脉有三部，尺寸及关，荣卫流行，不失衡铨。肾沉心洪，肺浮肝弦，此自经常，不失铢分。出入升降，漏刻周旋，水下百刻，一周循环，当复寸口，虚实见焉。变化相乘，阴阳相干，风则浮虚，寒则牢坚，沉潜水蓄，支饮急弦。动则为痛，数则热烦，设有不应，知变所缘。三部不同，病各异端，太过可怪，不及亦然。邪不空见，终必有奸，审查表里，三焦别焉。知其所合，消息诊看，料度腑脏，独见若神。为子条记，传与贤人。

**【按】**此条平脉法之纲领，脉应四时，及五脏平脉与病脉，知常达变。

此段文字与《脉经·卷五·张仲景论脉第一》同。文体采用古韵体，与仲景之体异，当非仲景所撰。

**二、[原文]**师曰：呼吸者，脉之头也，初持脉，来疾去迟，此出疾入迟，名曰内虚外实也。初持脉，来迟去疾，此出迟入疾，名曰内实外虚也。

**【按】**此言脉来者为阳，去者为阴，出以候外，入以候内，故可据脉来去之疾迟，以测内外虚实之病变。然临床诊脉，难以区分其来去疾迟。如心搏的舒张期、脉搏的回落，本文称之为去，诊脉时就很难体会脉搏之回落是疾还是迟，所以亦难据此判断表里之虚实。《难经·四十八难》云："脉之虚实者，濡者为虚，牢者为实。病之虚实者，出者为虚，入者为实；言者为虚，不言者为实……"并未以脉之来去疾迟，作为判断疾病内外虚实之依据。

**三、[原文]**问曰：上工望而知之，中工问而知之，下工脉而知之，愿闻其说。师曰：病家人请，云病家若发热，身体疼，病人自卧。师到，诊其脉，沉而迟者，知其差也，何以知之？若表有病者，脉当浮大，今脉反沉迟，故知愈也。假令病人云腹内卒痛，病人自坐。师到脉之，浮而大者，知其差也。何以知之？若里有病者，脉当沉而细，今脉浮大，故知愈也。

**【按】**①医者上中下之分，依次为望、闻、问、切，故有神、圣、工、巧之别，切居其末。吾主张切居首，是在望、闻、问的基础上，进而诊脉，以定性、定位、定量、定势。望闻问切是四诊应用之先后次序，非医者高下之分。

②"发热，身体痛，自卧，脉沉而迟，知其自差"，乃脉静也，故差。

③"腹痛、自坐，脉浮而大，知其差也"。腹为阴，阴盛腹痛，脉当沉细无力，今脉浮大，阳复，故差。其实阳复脉见滑，脉起，未必浮大，若仅为浮大，或阳复太过，或虚阳外浮，并非愈脉。

**四、[原文]**师曰：病家来请，云病人发热烦极。明日师到，病人向壁卧，此热已去也，设食脉不和，处言已愈。设令向壁卧，闻师到，不惊起而盼视，若三言三止，脉之，咽唾者，此诈病也。设令脉自和，处言此病大重，当须服吐下药，针灸数十百处，乃愈。

**【按】**处：断，决也。处言：断言。盼视：恨视也。

①发热烦极，本当躁扰不宁，而向壁卧，其人静，知热已去，即使脉尚不和，断言已愈，此为望诊。然热令神昏，热盛嗜睡，或湿热交蒸而嗜睡，亦可向壁卧，且脉不和，不可仅据向壁卧而断言愈也。

②诈病，不能仅据向壁卧、言止、咽唾断之，且以恶治法吓病人，亦非正法。

**五、[原文]** 师持脉，病人欠者，无病也；脉之呻者，病也；言迟者，风也；摇头言者，里痛也；行迟者，表强也；坐而伏者，短气也；坐而下一脚者，腰痛也；里实护腹，如怀卵物者，心痛也。

**【按】**此言望诊。医者总当四诊合参，仅据其一现象而诊断，失之偏颇，乃市医之为，不足取法，尤不能作为经典垂训后人。

**六、[原文]** 师曰：伏气之病，以意候之，今月之内，欲有伏气，假令旧有伏气，当须脉之。若脉微弱者，当喉中痛似伤，非喉痹也。病人云，实喉中痛。虽尔，今欲复下利。

**【按】**脉微弱，少阴脉，可喉痛，下利，非必强牵伏气说。《伤寒论》第283条曰："病人脉阴阳俱紧，反汗出者亡阳也，此属少阴，法当咽痛而复吐利。"

**七、[原文]** 问曰：人恐怖者，其脉何状？脉形如循丝累累然，其面白脱色也。

**【按】**脉如丝，血气不足，而神气弱也，故恐怖，面白脱色也。

**八、[原文]** 问曰：人不饮，其脉何类？师曰：脉自涩，唇口干燥也。

**【按】**人不饮，其因甚多。脉涩而不饮者，或血少精伤阴不足，或瘀血阻滞。《金匮要略》温经汤条曰："瘀血在少腹不去，何以知之，其证，唇口干燥，故知之。"涩缘血少或伤精，阴不足也，故涩当以有力无力别之，或邪阻，或正虚。

**九、[原文]** 问曰：人愧者，其脉何类？师曰：脉浮而面色乍白乍赤。

**【按】**浮，当属正气浮越，里之正虚而神弱，胆虚而愧。

**十、[原文]** 问曰：经说脉有三菽、六菽重者，何谓也？师曰：脉，人以指按之，如三菽之重者，肺气也；如六菽之重者，心气也；如九菽之重者，脾气也；如十菽之重者，肝气也；按之至骨者，肾气也。假令下利，寸口、关上、尺中悉不见脉，然尺中时一小见，脉再举头者，肾气也；若见损脉来至，为难治。

**【按】**言脉之浮中沉。

菽：小豆也。

①以几菽重配五脏，不足凭。如肺气虚者，岂仅以三菽重取之？肝热盛，岂皆十二菽取之？

②下利，寸关无脉，仅尺时一小见，脉已损败，难治。

**十一、**［**原文**］脉有相乘，有纵有横，有逆有顺，何谓也？师曰：水行乘火，金行乘木，名曰纵；火行乘水，木行乘金，名曰横；水行乘金，火行乘木，名曰逆；金行乘水，木行乘火，名曰顺也。

【**按**】相克为纵，相侮曰横，子病及母曰逆，母病及子曰顺，此五行生克乘侮之传变。

乘：凌也。

**十二、**［**原文**］脉有残贼，何谓也？师曰：脉有弦、紧、浮、滑、沉、涩，此六脉名曰残贼，能为诸脉作病也。

【**按**】残：伤也。

贼：害也。

此为邪气所伤之脉，能诸脉相合而为病。

**十三、**［**原文**］问曰：脉有灾怪，何谓也？师曰：假令人病，脉得太阳，与形证相应，因为作汤，比还送汤，如食顷，病人乃大吐，若下利，腹中痛。师曰：我前来不见此证，今乃变异，是名灾怪。又问曰：何缘作此吐利？答曰：或有旧时服药，今乃发作，故为灾怪耳。

【**按**】脉证与方药相应，服而产生变异，故云灾怪，竟为出于预料。岂有服吐泻药日久方作者，此医者诿过之言，何足取。

**十四、**［**原文**］问曰，东方肝脉，其形何似？师曰：肝者，木也，名厥阴，其脉微弦濡弱而长，是肝脉也。肝病自得濡弱者，愈也。假令得纯弦脉者，死。何以知之？以其脉如弦直，此是肝脏伤，故知死也。

【**按**】此言肝脉。

弦而迢迢悠扬，常脉，非濡弱。

弦如循竹竿，病脉。

弦劲不柔，如循刀刃，真脏脉，死。

**十五、**［**原文**］南方心脉，其形何似？师曰：心者，火也，名少阴，其脉洪大而长，是心脉也。心病自得洪大者，愈也。假令脉来微去大，故名反，病在里也。脉来头小本大，故名覆，病在表也。上微头小者，则汗出。下微本大者，则为关格不通，不得尿。头无汗者可治，有汗者死。

【**按**】①夏阳盛，脉洪大。心气通于夏，心脉洪，常脉，微大而已。

②心病，见洪脉，愈。

③“来微去大”“头小本大”“下微本大”不好体会。

④“下微本大，则为关格不通，不得尿”此关格脉，当阳大于阴三四倍。“头有汗则死”，阳脱；“头无汗可治”，阳未脱。

**十六、[原文]** 西方肺脉，其形何似？师曰：肺者，金也，名太阴，其脉毛浮也。肺病自得此脉，若得缓迟者，皆愈。若得数者剧。何以知之？数者，南方火，火克西方金，法当痈肿，为难治也。

**【按】**①肺应秋，脉毛，常也。

②肺病见数，火克金。火热盛，腐败气血，可发痈肿。

**十七、[原文]** 问曰：二月得毛浮脉，何以处言至秋当死？师曰：二月之时，脉当濡弱，反得毛浮者，故知至秋死。二月肝用事，肝属木，脉应濡弱，反得毛浮脉者，是肺脉也。肺属金，金来克木，故知至秋死。他皆仿此。

**【按】**此以五行生克乘侮之理推断疾病预后之顺逆，《素问·脉要精微论》云：“微妙在脉，不可不察，察之有纪，从阴阳始。始之有经，从五行生。”

**十八、[原文]** 脉肥人责浮，瘦人责沉。肥人当沉，今反浮；瘦人当浮，今反沉，故责之。

**【按】**责：求也。

脉当结合病人体质禀赋之素体脉以求之。

**十九、[原文]** 师曰：寸脉下不至关，为阳绝；尺脉上不至关，为阴绝，此皆不治，决死也。若计其余命生死之期，期以月节克之也。

**【按】**“阳绝”“阴绝”，乃阴阳离决。

“月节克之”，五行相克之月节。

**二十、[原文]** 脉病人不病，名曰行尸，以无王气，卒眩仆不识人者，短命则死。人病脉不病，名曰内虚，以无谷神，虽困无苦。

**【按】**“人不病”，即人尚无不适之感，然已见病脉，此种状况并不罕见。因脉诊灵敏，可先于症状而出现。尤其随着西医的发展，出现很多无症状的疾病，如糖尿病、高脂血症等，此时当依脉调理，亦属治未病。称为“行尸”，其言过矣。“人病脉不病者”，临床亦可见，非必内虚，正气尚强，虽困无害。

**二十一、[原文]** 翕奄沉，名曰滑，何谓也？师曰：沉为纯阴，翕为正阳，阴阳和合，故令脉滑，关尺自平。阴阳脉微沉，食饮自可，少阴脉微滑，滑者，紧之浮名也，此为阴实，其人必股内汗出，阴下湿也。

【按】①"翕奄沉"，脉来大而盛，聚而沉，如转珠之状，往来流利却还前，故曰滑，为阴阳合和之象。

②"关尺自平，阳明脉微沉，食饮自可"。此指阳明脉滑而微沉，滑为阳，乃胃气旺，故食饮自可。

③"少阴脉微滑，滑者紧之浮名也，此为阴实，其人必股内汗出，阴下湿也。"此阴部见阳脉，阳凑于阴，故曰阴实。阳蒸迫津液而阴汗。"紧之浮名者"，不知作何解。

**二十二、[原文]** 问曰：曾为人所难，紧脉从何而来？师曰：假令出汗，若吐，以肺里寒，故令脉紧也。假令咳者，坐饮冷水，故令脉紧也。假令下利，以胃虚冷，故令脉紧也。

**【按】**①坐：因也。

②饮冷、汗、吐、利，伤阳，致令脉紧，阴寒盛也。紧而有力者为寒实，紧而无力者为虚寒。

**二十三、[原文]** 寸口卫气盛，名曰高（高者，暴狂而肥）。荣气盛，名曰章，（章者，暴泽而光）。高章相搏，名曰纲（纲者，身筋急，脉强直故也）。卫气弱，名曰惵（惵者，心中气动迫怯）。荣气弱，名曰卑（卑者，心中常自羞愧）。惵卑相搏，名曰损（损者，五脏六腑俱乏，气虚惙故也）。卫气和，名曰缓（缓者，四肢不能自收）。荣气和，名曰迟（迟者，身体俱重，但欲眠也）。缓迟相搏，名曰沉（沉者，腰中直，腹内急痛，但欲卧，不欲行）。

**【按】**此论营卫强弱而出现高、章、惵、卑等脉象，《内经》《难经》《伤寒论》未载。

**二十四、[原文]** 寸口脉缓而迟，缓则阳气长，其色鲜，其颜光，其声商，毛发长。迟则阴气盛，骨髓生，血满，肌肉紧薄硬，阴阳相抱，荣卫俱行，刚柔相得，名曰强也。

**【按】**言荣卫强，正气充。但缓而强者，有胃气。迟，今主寒，却不主荣盛，古今脉有别乎。

**二十五、[原文]** 趺阳脉滑而紧，滑者胃气实，紧者脾气强，持实击强，痛还自伤，以手把刃，坐作疮也。

**【按】**坐：因也。

疮：创也

"胃气实""脾气强"，言邪盛，非正强。脾胃邪气相搏，致腹痛，譬若以手把刃，自贻其害。

**二十六、[原文]** 寸口脉浮而大，浮则为虚，大则为实，在尺为关，在寸为格。关则不得小便，格则吐逆。

趺阳脉浮而涩，伏则吐逆，水谷不化，涩则食不得入，名曰关格。

**【按】**①此论关格。“格”是格拒，“关”是关闭。上见吐逆曰“格”，下见二便不通曰“关”。《内经》曰：“人迎与太阴脉口俱盛四倍以上，名曰关格。”

②浮大脉，阳盛可见，真气外浮亦可见。

③趺阳脉伏而涩者，有力为实，邪阻而脉伏涩；无力为虚，正虚无力鼓荡、充盈于脉而伏涩无力。邪盛可关格，正衰亦可关格。

**二十七、[原文]** 脉浮而大，浮为风虚，大为气强，风气相搏，必成瘾诊，身体为痒。痒者，名泄风，久久为痂癞（眉少发稀，身有干疮而腥臭也）。

**【按】**“风虚”，即虚风，指八方不正之气。“气强”，谓邪气强。

**二十八、[原文]** 寸口脉弱而迟，弱者卫气微，迟者荣中寒，荣为血，血寒则发热。卫为气，气微者心内饥，饥而虚满，不能食也。

**【按】**①荣卫即气血。

②“血寒”，当为血虚气浮而热。

**二十九、[原文]** 趺阳脉大而紧者，当即下利，为难治。

**【按】**趺阳脉大而紧，寒盛下利。大者，邪气盛，故为难治。

**三十、[原文]** 寸口脉弱而缓，弱者阳气不足，缓者胃气有余，噫而吞酸，食卒不下，气填于膈上也（一作下）。

**【按】**寸口脉弱而缓，弱者阳气不足。缓与弱并见，只能是胃气虚，何言胃气有余。胃气弱，食不下；胃气弱，升降失司，气逆而噫，气填于膈。至于填于膈上还是膈下，无关宏旨。胃气弱而食不化，酿而吞酸。

**三十一、[原文]** 趺阳脉浮而紧，浮为气，紧为寒；浮为腹满，紧为绞痛；浮紧相搏，肠鸣而转，转即气动，膈气乃下。少阴脉不出，其阴肿大而虚也。

**【按】**①趺阳者，胃脉也。

“浮为气”，为何气？乃胃虚寒，阳气不能固于其位而浮动，故脉浮，此浮，当按之无力、虚也。

“紧为实”，此言当为阳气虚之虚寒，此紧当按之无力。

胃气虚寒则气不运而腹满，寒则脉蜷缩而绞痛。虚寒相搏，则肠鸣而转。“气动”者，厥气逆而动也，可为奔豚。

②趺阳脉紧而浮，又见少阴脉不出，乃中土虚寒，下及肾阳，阳衰无力鼓荡而脉

不出，故阴肿大而虚也。

③诸脉皆当分其虚实，如本条之浮紧，若重按有力者为寒实，重按无力者为虚寒，虚实乃脉纲。惜医家多不注重脉之沉取有力无力，本条即是。

**三十二、[原文]** 寸口脉微而涩，微者卫气不行，涩者荣气不逮，荣卫不能相将，三焦无所仰，身体痹不仁。荣气不足，则烦疼，口难言。卫气虚者，则恶寒数欠，三焦不归其部。上焦不归者，噫而酢吞；中焦不归者，不能消谷引食；下焦不归者，则遗溲。

**【按】** 逮：作足，犹不及，不足。

相将：相协调。

酢：醋。

①寸口脉微而涩，乃荣卫两虚，三焦无所仰，身体痹不仁，此即《金匮要略》所言之“血痹”。荣不足则烦疼，口难言；卫不足则恶寒数欠，引伸阳气。

②上焦不归：心主噫，阳不用则厥气逆上，寒则吞酸。中焦不归：不能消谷引食，脾胃阳虚，荣血不足。下焦不归：肾虚不摄，则遗溲。

**三十三、[原文]** 趺阳脉沉而数，沉为实，数消谷，紧者病难治。

**【按】** 沉数有力，胃热，消谷。

沉紧有力，胃寒；沉紧无力为虚寒。

**三十四、[原文]** 寸口脉微而涩，微者卫气衰，涩者荣气不足。卫气衰，面色黄；荣气不足，面色青。荣为根，卫为叶，荣卫俱微，则根叶枯槁而寒栗、咳逆、唾腥、吐涎沫也。

**【按】** ①卫为阳，荣为阴。脉微而涩，不仅荣卫不足，阳气、精血俱衰。

②“荣为根，卫为叶”，乃肾藏精而起亟。阴在内，阳之守也；阳在外，阴之使也，故云“荣为根，卫为叶”。

③脉微而涩者，以阳衰为主。阳衰而寒栗，肺寒而咳逆，肺痿而吐涎沫、唾腥。

**三十五、[原文]** 趺阳脉浮而芤，浮者胃气虚，芤者荣气伤。其身体瘦，肌肉甲错。浮芤相搏，宗气微衰，四属断绝（四属者谓皮、肉、脂、髓俱竭，宗气则衰矣）。

**【按】** 趺阳胃脉，胃气虚，生化竭，荣卫枯，身失所养而瘦，肌肤失荣而甲错。脾胃无气上贮于胸中，则宗气衰微，四属断绝。

**三十六、[原文]** 寸口脉微而缓，微者卫气疏，疏则其肤空；缓者胃气实，实则谷消而水化也。谷入于胃，脉道乃行；水入于经，其血乃成。荣盛则其肤必疏，三焦绝经，名曰血崩。

【按】①寸脉微而缓，此乃虚脉，生化无源，荣卫气衰。卫虚不能温分肉、充皮肤、肥腠理，故肌肤空疏。

②微与缓并见，乃胃气虚，何言胃气实。

③“荣盛则其肤必疏”。“荣”，指人体正气而言，正气越充盛越好，何言肤必疏。盛者，特指邪气而言，“邪气盛则实”。此条之“荣气盛”，当为“荣气虚”，致皮肤疏、绝经、血崩，皆因脾胃虚，生化不足，脾虚不固使然。

**三十七、[原文]** 趺阳脉微而紧，紧则为寒，微则为虚，微紧相搏，则为短气。

【按】紧微，脾胃虚寒，故短气。

**三十八、[原文]** 少阴脉弱而涩，弱者微烦，涩者厥逆。

【按】少阴主肾，精血、阳气皆弱，故微烦厥逆。烦从火，皆以火扰于心解释烦，然正虚神无所依者，亦烦，《伤寒论》即多处提到阳虚而烦者。涩者，气血不畅而厥逆。

**三十九、[原文]** 趺阳脉不出，脾不上下，身冷肤硬。

【按】脾虚，升降失司，阳不煦而身冷，肤不温而硬。

**四十、[原文]** 少阴脉不至，肾气微，少精血，奔气促迫，上入胸膈，宗气反聚，血结心下，阳气退下，热归阴股，与阴相动，令身不仁，此为尸厥，当刺期门、巨阙（宗气者，三焦归气也，有名无形，气之神使也。下荣玉茎，故宗筋聚缩之也）。

【按】①少阴脉不至，肾气微，少精血，厥气上逆而奔气促迫，如奔豚状，上入胸膈，宗气聚而不行。宗气者，积于胸中，走息道，司呼吸，贯心脉，助心行血。宗气不行，则呼吸、循环功能皆衰，胸中窒闷而喘促，血不行，则血结心下。

②“阳气退下，热归阴股”，阳退当寒，何以热归阴股？此肾阳虚而龙雷火动，下窜至阴股而阴股热。

③阳虚则阴盛，故身体不仁，身寒厥逆，状若尸厥。当刺期门、巨阙。

**四十一、[原文]** 寸口脉微，尺脉紧，其人虚损多汗，知阴常在，绝不见阳也。

【按】寸为阳，寸口脉微，阳衰；尺为阴，尺脉紧为寒，此阳虚阴盛之脉。阳虚不固而多汗，或为脱汗。

“知阴常在，绝不见阳也”。阳已绝，独阴无阳，人亦亡。

**四十二、[原文]** 寸口诸微亡阳，诸濡亡血，诸弱发热，诸紧为寒。诸乘寒者，则为厥，郁冒不仁，以胃无谷气，脾涩不通，口急不能言，战而栗也。

【按】①“寸口诸微亡阳”。

寸口，有三说，一是颈之动脉为人迎，掌后动脉为寸口，包括寸关尺之三部；二是左寸为人迎，右寸为寸口；三是掌后动脉，分寸关尺三部。两手的寸脉，统称为寸口。本条所言之寸口，乃指两手动脉之寸部，此寸尺诊法。如上条之“寸口脉微，尺脉紧”，即指掌后动脉之寸部与尺部，这里的寸口显然指左右两手动脉之寸部。

“诸微”：微当浮细无力，弱当沉细无力，而本条之“微”，乃泛指极细无力欲绝之脉。包括微脉与弱脉，非必浮位见，如少阴脉之微细欲绝，即非指浮位而言。

“诸微”，当指微、弱、细、濡、涩且无力之脉，非专指浮细欲绝之微脉。

“亡阳”：人身阳之根在于肾，凡亡阳者，皆肾阳衰亡，若肾阳不亡，仅其他脏腑之阳衰，尚称不上亡阳。人身之阳，犹一参天大树，肾为根，其他脏腑之阳皆树之枝杈，根之阳未亡，仅某一枝杈阳虚或阳衰，尚称不上亡阳。

“寸口诸微亡阳”。寸为阳位，寸口见微细无力之脉有两类，一是阳气虚，无力上达，寸脉可微弱，此属虚证；一是阳本不衰，而因邪阻阳不上达，亦可见寸微，此属实。不可一见寸弱，即为亡阳。

②寸口“诸濡亡血”：濡即软也。濡主湿、主亡阳阴虚、主脾虚、阳气衰。并非一见寸濡即云亡血，尚须四诊合参。

③“诸弱发热”：弱乃沉细无力欲绝。主阳虚、气虚。阳虚而热者，即阴盛格阳、戴阳。格阳者，脉当浮大而虚，戴阳者，脉当尺微细欲绝而寸脉浮大而虚。若气虚者，气虚不能固于其位，气浮动而热；或脾虚不能制阴火，阴火上冲而热，状若白虎证，然其脉洪大而虚。

若邪阻而热，清阳不升而寸弱，此热非虚热，乃邪气阻遏使然，属实。

④“诸紧为寒”：紧当以沉取有力无力以分虚实，有力者为实，乃寒邪所客，当汗而解之。紧而无力者，乃阳虚阴盛，阴寒收引凝泣而脉紧，法当温阳。厥者，乃阳虚所致。“胃无谷气”，亦阳衰火不生土，见不食吐利；脾阳衰则生化竭，运化失司涩而不通，机窍不灵而口不能言，寒而战栗。

**四十三、[原文] 濡弱何以反适十一头？师曰：五脏六腑相乘，故令十一。**

**【按】**“濡弱”：即阴阳两衰之脉，正气虚也。

“乘”：凌也，欺凌，克伐之意。

“十一头”：即 11 种，指五脏六腑相乘，共有 11 种。

相乘，即相克。如生理情况下，木克土，即木能疏，以制土壅。病理情况下，则木乘土，亦即木克土。木克土，可见两种类型，一是木亢乘土，一是土虚木乘。若某脏腑之脉濡弱，正气衰，即可招致相克之脏的欺凌。此即相乘，如土虚木克。

**四十四、[原文] 问曰：何以知乘腑，何以知乘脏？师曰：诸阳浮数为乘腑，诸阴迟涩为乘脏也。**

**【按】**腑为阳，脏为阴。脉之阴阳内应脏腑。若发生五行相乘，相乘时见阳脉，则为腑相乘；相乘时见阴脉，则为脏相乘。

［结语］

辨脉法与平脉法，脉理与文风与《伤寒论》有较大差别，且多有可商之处，恐非仲景所著，难列经典之中，只是可参而已。

## 第三节　仲景脉学求索

仲景创立了辨证论治体系，该体系的灵魂就是平脉辨证。仲景虽将脉诊贯穿于《伤寒杂病论》之始终，但却非脉学专著，欲求仲景脉学之真谛，就须将全书前后联系，逐条求索，结合实践，刻苦钻研，方渐能登堂入室。

为能更好体悟仲景脉学思想，将按以下思路来写：各脉皆分单脉与兼脉，先见者先录，后见者略之，以免重复。如浮数，乃浮与数相兼之脉，因浮先见，故此脉录入浮之兼脉中，则数之兼脉不再复录，以免重复。每脉之后写一小结，探求其机理及意义。

### 一、浮脉

#### （一）浮之单脉

1. 浮主表

（1）《伤寒论》第1条曰："太阳之为病，脉浮，头项强痛，而恶寒。"

**【按】**①太阳主一身之表，为诸经之藩篱，外邪袭表，正邪相争于肌表，故出现脉浮、头项强痛而恶寒。仲景将此作为外感表证的共同特征，也是外感表证的诊断标准。

②外邪袭表，脉皆浮吗？非也。六淫之邪，可分阴阳两类，寒、湿属阴邪，风、暑、燥、火属阳邪。阴邪沉降、收引、凝敛，其脉不浮，反可见沉。温邪属阳，阳主动，主升浮，脉本当浮，然而征之于临床，竟多不浮。何也？温邪上受，首先犯肺，肺气怫郁，热郁于内，气机不畅，脉可不浮，反见沉数之脉。那么，表证何时脉才浮？当阳郁而伸之时，脉方见浮。所以，脉沉与否，不是太阳病的必有特征，也不是表证的共有特征。表证的主要特征是恶风寒，且寒热并见，持续不断，此即有一分恶寒，有一分表证。

③伤寒，是广义伤寒，正如《素问·热论》所云："今夫热病者，皆伤寒之类也"；《难经·五十八难》亦曰："伤寒有五，有中风，有伤寒，有湿温，有热病，有温病。"

太阳病，三纲鼎立，包括中风、伤寒、温病（涵盖热病、温病、湿温）。三纲之中，病邪性质不同，脉亦各不同，中风脉浮缓，伤寒脉浮紧，温病脉浮数，何以仲景仅言脉浮？这里的浮，是指脉位而言，并非浮脉之本脉，故无论伤寒、中风、温病，脉皆可见于浮位。

（2）《伤寒论》第6条曰："太阳病，发热而渴，不恶寒者，为温病。若发汗已，身灼热者，名风温。风温为病，脉阴阳俱浮，自汗，身重，多眠睡，鼻息必鼾，语言难出。”

**【按】**①本条为太阳温病的脉证提纲，及误治引起的变证。

②本条冠名“太阳病”，就应具备太阳病提纲证的特点。但本条明确指出不恶寒，并不具备太阳病的主要特征，何以仍以太阳病称之？因为温病的卫分证，亦有恶风寒一症，仍具太阳证的特点，如《温病条辨·卷一》第三、四条皆云温病“初起恶风寒”，故以太阳病冠名。因温病的卫分证很短暂，迅即传入气分，而呈但热不寒。仲景所言者，乃温病卫分证已罢，已转气分，故曰“发热而渴，不恶寒者为温病”。

世称仲景详于寒而略于温，非也。仲景论温病，虽六经各篇散见，但集中在阳明篇论之。《伤寒论》第182条云：“阳明病外证云何？答曰：身热汗自出，不恶寒反恶热也。”但热不寒，就是阳明病的主要特征。本条既然符合阳明病的特征，故温病主要在阳明篇中论之。恰如陆九芝云：“阳明为成温之渊薮”。“治温扼守阳明”“温病治法无多，非清即下，非下即清”，切中肯綮。由兹观之，言仲景详于寒而略于温，是曲解仲景。《伤寒论》开篇，即首列太阳病之中风、伤寒、温病，三纲鼎立，赫然在目，何言仲景略于温？何言三纲为麻、桂、青龙？何言古方今病不相能也？陆九芝曰：“温病热自内燔，其发重者，只有阳明经腑两证。经证用白虎，腑证用承气，有此两法，无不可治之温病矣。”有些医家未深悟仲景之旨，非要用麻桂剂去治温病，当然不行，反诬“古方今病不相能”，令仲景蒙冤，至今仍堂而皇之写入大学教材中，谬误流传，岂非咄咄怪事。

③风温问题：仲景所言之风温，有别于温病学家所言之风温。后世所言之风温，乃外感风邪；仲景所言之风温乃指肝风，症见自汗出、身重、多眠睡、鼻息必鼾、语言难出，甚至直视失溲，如惊痫时瘛疭等，涵盖了温病卫气营血各个阶段。

本条之脉阴阳俱浮，可见于温病卫分证与气分证两个阶段。卫分证时，邪尚在表，脉可浮数；气分证时，热淫于外，脉可浮数而大。

（3）《伤寒论》第45条曰：“太阳病，先发汗不解，而复下之，脉浮者不愈。浮为在外，而反下之，故令不愈。今脉浮，故在外，当须解外则愈，宜桂枝汤。”

**【按】**①“浮为在外”，何物在外？乃指邪气与气血在外。

气血为何在外？可见于三类：一是邪客肌表，正气外出，与邪相争于肌表，脉可浮。此浮，虽举之有余，按之不足，然必不虚。二是里热外淫，脉可浮。其浮，必兼数大按之有力。三是正气虚，阳气浮荡于外，脉可浮。其浮，必按之虚。

②本条之浮，是太阳病脉。既然以“太阳病”冠名，就必然有太阳表证的表现，故此脉浮，属邪客肌表，气血外出与邪相争的表现。

太阳病何以汗出不愈？原因甚多，或方证不应，或将养失宜，皆可不愈。复下之，属误治。迭经汗下仍不愈者，究竟是邪仍在表，还是已传他经？下一步当如何处措？仲景明确指出，脉浮，仍属表未解，邪在外，故须解外则愈。这就是仲景以脉定证，体现了六经标题中“脉证并治”，及‘观其脉证，知犯何逆，随证治之”的平脉辨证的思想。

③既然邪在外，仍须汗解，何以不予麻黄汤，而用桂枝汤呢？因迭经汗下，正气已伤，此时虽表未解，当扶正祛邪，故予桂枝汤，而不用发汗峻剂之麻黄汤。

（4）《伤寒论》第37条曰："太阳病，脉但浮者，与麻黄汤。"

**【按】**"太阳病，脉但浮者，与麻黄汤"，此与第51条、第232条意同。此为省略之笔，既用麻黄汤，当具麻黄证之特点；其脉浮，当浮紧，或浮弦而拘，否则，不可贸然施以麻黄汤。

（5）《伤寒论》第51条曰："脉浮者，病在表，可发汗，宜麻黄汤。"

**【按】**①"脉浮者"，此指脉位而言，为轻取而得者。

仅仅一个脉位浮，就可断定是表证吗？仅仅一个脉浮，就可断定是麻黄汤证，而予麻黄汤发汗吗？显然不能。既然不能，为何仲景还要列出此条，仅依脉浮就断定是"病在表，可发汗，宜麻黄汤"呢？

正确解读此条，涉及一个重要的方法问题，即读《伤寒论》，要前后联系，作为一个整体来读，来理解，有者求之，无者求之，不能仅据某条条文，孤立地来解读。

关于太阳伤寒证的诊断标准，于《伤寒论》第3、第35条等已明确，既已言之于前，此条即省略之笔，仅以脉浮为指征。此浮，必当兼紧；其症，必有恶寒、无汗、头身痛等。

前已明确了伤寒麻黄汤证的诊断标准，为什么仲景还要在此处写这么不明不白的第51条？其意何在？揣度仲景之意，在于强调浮脉主表。因第50条云"尺中迟者不可发汗"，第49条曰"尺中脉微不可发汗"，所以紧接着第51条论脉浮者可发汗，这充分体现了仲景脉证并治、平脉辨证的学术思想。

②值得商榷的三个问题：

a. 汗法非必脉浮吗？

汗法，可分广义汗法与狭义汗法两类，详见拙著《汗法临证发微》，此从略。

寒邪在表而脉浮者，固可汗之。但寒邪在里而脉沉者，亦当汗之，不可囿于"在表者汗之"。寒邪犯肺而咳喘，寒邪犯心而胸痹，寒犯筋骨而疼痹，寒犯胃肠而吐利、脘腹痛，寒犯于肝而胸胁痛，寒犯于肾而水肿、小便不利等，只要脉沉而拘紧者，皆可汗而解之，驱邪外出。汗法之用广矣。

b. 寒邪袭表而用麻黄汤，非必脉浮吗？未必！

寒为阴邪，收引、凝泣、敛降。寒客肌表，营卫皆收引、凝泣、敛降，卫阳被束，不得温煦肌肉皮毛则恶寒无汗，卫阳郁而化热则身热，营卫不通则头身痛。气血收引、凝泣、沉降，脉不仅不浮，反以沉者为多。正如《四诊抉微》所云："表寒重者，阳气不得外达，脉必先见沉紧。"又云："岂有寒闭腠理，营卫两郁，脉有不见沉者乎。"景岳亦云："然有邪寒初感之甚者，拘束卫气，脉不能达，则必沉而兼紧。"

c. 表证何时脉浮？

一是感寒较轻，可初起脉浮；一是感寒重，待阳郁而伸时，脉方浮。浮主表，沉亦主表，视其感邪之轻重，以及阳郁的程度而不同。

（6）《伤寒论》第71条曰：“太阳病，发汗后，大汗出，胃中干，烦躁不得眠，欲得饮水者，少少与饮之，令胃气和则愈。若脉浮，小便不利，微热消渴者，五苓散主之。”

**【按】**太阳病，汗后当解，反不解，若大汗津伤而烦躁不得眠者，少少与饮之，津复而愈；若仍脉浮微热，且消渴，小便不利，乃热与水结，故汗后不解。此脉浮，示表未解。湿热互结者，如油入面，难解难分。水湿同类，水热互结者，亦当如油入面，难解难分。

五苓散，通阳利水解表，使湿不与热合，其热自孤而易解。此意，叶天士于《温热论》中揭示其奥义，曰：“或透风于热外，或渗湿于热下，不与热相搏，势必孤矣。”五苓散既通阳利水，又能辛散解表，水热分消，亦寓分消走泄之意。

（7）《伤寒论》第112条曰：“伤寒脉浮，医以火迫劫之，亡阳，必惊狂，卧起不安者，桂枝去芍药加蜀漆牡蛎龙骨救逆汤主之。”

**【按】**①以“伤寒”冠名，可有两解：一是广义伤寒，一是狭义伤寒。观其治法，以火迫劫之，虽属火逆误治，意在迫汗，以求汗解，所以此“伤寒”，必是太阳伤寒。再者，误治后，仍以桂枝汤加减治之，必是太阳表证未解。所以，此以“伤寒”冠名，当指太阳伤寒而言。

②“脉浮”：既为太阳伤寒，则此脉浮，亦因太阳表证而脉浮，此浮主表，正如太阳病提纲证所云：“太阳之为病，脉浮。”

（8）《伤寒论》第116条曰：“脉浮，宜以汗解，用火灸之……名火逆也。欲自解者，必当先烦，烦乃有汗而解，何以知之，脉浮，故知汗出解。”

**【按】**“脉浮，宜以汗解”，此以脉定证，邪在表，故以汗解。

“脉浮，故知汗出解”，此以脉推断病势。

“欲自解者”，这是靠自我正气驱邪外出，而不是靠发汗药而汗出乃解者，这是人体自我修复的一种功能。

如何凭脉而推断当“汗出而解”呢？因脉浮，此正气外出而与邪争的表现，表邪当从汗解，故知“欲自解”。

此汗，乃不汗而汗者，本未予发汗药，依然可以汗出而解，这是人体阴阳调和的结果，属广义汗法。经云：“阳加于阴谓之汗”“精气胜乃为汗”，必阴阳调和而后汗。正如张锡纯所云：“天地阴阳和而后雨，人身阴阳和而后汗。”八法皆可令阴阳调和而后汗，非独发汗法。

（9）《伤寒论》第140条曰：“太阳病，下之，其脉促，不结胸者，此为欲解也。脉浮者，必结胸。”

**【按】**①本条以脉定证，充分体现了仲景平脉辨证的辨证论治体系。

②太阳病，脉浮，误下，必结胸，此误下表热内陷，与水相结而为结胸。此浮，主表。若虽误下，表邪未陷，未成结胸，邪仍在表，未成坏病，则汗之可也，故欲愈。

（10）《伤寒论》第223条、《金匮要略》第13条云："若脉浮发热，渴欲饮水，小便不利者，猪苓汤主之。"

【按】①此条无冠名，从语气看，以"若"开头，当承接上文，第221、第222、第223应是一条，后人将其分成3条。第221条已明示是阳明病，不恶寒反恶热。则此"脉浮发热"，不伴恶寒，知非太阳表证，乃热与水结而阴伤，表热不解，此浮主表。

②"渴欲饮水，小便不利"，乃水阻三焦所致，故予猪苓汤利水，通利三焦。水去，热无依附，其势必孤，则热易除。所以，虽有表热，不用汗法，而用渗利之品，意在分消水与热。

（11）《伤寒论》第231条曰："阳明中风，脉弦浮大……外不解，病过十日，脉续浮者，与小柴胡汤。"

【按】以"阳明中风"冠名。"中风"，是指邪气的性质，乃阳明病又受阳邪，形成三阳并病，脉大，为阳明热盛，弦为少阳，浮为太阳。虽病程已过十日，然脉已由弦浮大转为脉浮，此浮主表，故云表未解，予小柴胡和解表里。

（12）《伤寒论》第232条曰："脉但浮，无余证者，与麻黄汤。"

【按】①"脉但浮"，此接上条，仅为脉浮，而不兼弦、大等脉，此浮当主表，与麻黄汤，此为省略之笔。仅脉浮，尚不可贸然与麻黄汤。尚须浮而兼紧，症见寒热、无汗、头身痛等，方可与之。

②"无余证者"，不是没有其他症状，麻黄汤证就应有寒热、无汗、头身痛等。古症、证不分，"脉但浮，无余证"，是指仅有太阳伤寒一证，而没有其他的合并证。此处之"证"，是指证，而非症。无余证，不等于无余症，既用麻黄汤，就应有麻黄汤的症状和体征。

（13）《伤寒论》第235条曰："阳明病，脉浮，无汗而喘者，发汗则愈，宜麻黄汤。"

【按】①"脉浮，无汗而喘者，发汗则愈，宜麻黄汤。"据此描述，当为寒束于表，故无汗脉浮；肺失宣降而喘，故予麻黄汤，汗出而愈。此浮主表。

②何以冠名为阳明病，而不以太阳病相称？当伴有阳明胃家实的见证，否则何以冠之阳明病。阳明证何来？肺气不降，则胃气逆。肺气不降，则手阳明大肠之腑气不通，致有阳明见证，而以阳明病冠之。何以不予双解法如防风通圣散，而仅予麻黄汤？因脉浮，并无里实的脉沉实，料其阳明腑证亦由肺气不宣所致，故抓其主要矛盾，径予麻黄汤治之而愈。

（14）《伤寒论》第276条曰："太阴病，脉浮者，可发汗，宜桂枝汤。"

【按】"脉浮者，可发汗，宜桂枝汤"，显系太阳表证，为何以"太阴病"为名冠之？此必有太阴之见证，又有太阳之表证。桂枝汤本为补中益胃、阴阳双补之轻剂，用之于正虚外感者，扶正祛邪，故用于太太合病或并病者，甚宜。

（15）《伤寒论》第394条曰："伤寒差以后，更发热，小柴胡汤主之。脉浮者，以汗解之；脉沉实者，以下解之。”

【按】差后发热，当下还是当汗，以何为据？仲景以脉为据，脉浮在表，以汗解之；脉沉实在里，以下解之，此即平脉辨证，具有普遍的指导意义。

（16）《金匮要略·脏腑经络先后病脉证》曰：“病人脉浮者在前，其病在表；浮在后，其病在里，腰痛背强不能行，必短气而极也。”

【按】此以脉定证。在疾病发生、发展、变化的过程中，始病即见浮脉，昭示此病在表，以浮主表也。

若久病见脉浮，此浮主里，可分虚实两类：一是里热外淫，脉见浮；一是里虚，阳气浮越于外而脉浮。虚实之要，以脉之沉取有力无力别之。

（17）《金匮要略·脏腑经络先后病脉证》曰：“风令脉浮。”

【按】风为阳邪而善行，主升浮、主动，风鼓荡气血，气血外达而脉浮。

“风”在中医典籍中，含义甚广，约而言之，自然界有正风、邪风；在人体，有外风与内风之分；内风有实风、虚风之分。风令脉浮者，外风内风、虚风实风皆可脉浮。所以，临床见脉浮，还要四诊合参，确定其证。

（18）《金匮要略·痉湿暍病脉证》曰：“风湿脉浮身重，汗出恶风者，防己黄芪汤主之。”

【按】风性轻扬主升浮而脉浮，腠理开疏而汗出恶风，湿性重浊而身重。然以方测证，黄芪、白术、甘草健脾化湿复卫阳，防己利小便除湿，此证当为风湿蕴阻且气虚表疏，卫阳不固。其脉浮，必按之虚。

（19）《金匮要略·肺痿肺痈咳嗽上气病脉证治》曰：“咳而脉浮者，厚朴麻黄汤主之。”

【按】此以脉定证。咳因甚多，外感内伤，虚实寒热，五脏六腑皆能令人咳，非独肺也，此咳究为何因而咳？仲景并未描述他症，突出以脉定证。

以方测证，厚朴麻黄汤与小青龙加石膏汤似，宣肺化饮，佐以清热，故此脉浮当浮弦略数。

（20）《金匮要略·五脏风寒积聚病脉证并治》曰：“心中寒者，其人苦病，心如啖蒜状，剧者心痛彻背，背痛彻心，譬如虫蛀。其脉浮者，自吐乃愈。”

【按】此乃中于寒而胸痹，轻者如啖蒜状，懊侬无奈；重者胸背相引而痛。其脉浮，邪尚浅，且有外出之机。自吐者，正气强，驱邪外出而愈。吐犹汗，引而越之。

（21）《金匮要略·消渴小便利淋病脉证并治》曰：“脉浮，小便不利，微热消渴者，宜利小便发汗，五苓散主之。”

【按】消渴、小便不利，乃水阻三焦；热而脉浮，乃表邪未解，浮主表。水热互结，治当分消，故利小便发汗，予五苓散。

（22）《金匮要略·水气病脉证并治》曰：“风水，其脉自浮，外证骨节疼痛，恶风。皮水，其脉亦浮。”

【按】风水者，水为风激，水扬溢于外而脉浮；皮水者，水行皮中而脉浮。水在表者，当以汗解。

（23）《金匮要略·水气病脉证并治》曰："风水，恶风，一身悉肿，脉浮不渴，续自汗出，无大热，越婢汤主之。"

【按】此风水相激，溢于肌表，当开鬼门以散肿。用石膏，因内有热。本当脉浮而渴，反不渴者，水蓄也。

（24）《金匮要略·水气病脉证并治》曰："水之为病，其脉沉小属少阴；浮者为风，无水虚胀者为气，水发其汗即已。"

【按】水在表而脉浮，乃风水相激，故以汗解，开达玄府。

（25）《金匮要略·黄疸病脉证并治》曰："酒黄疸者，或无热，清言了了，腹满，欲吐鼻燥，其脉浮者，先吐之。"

【按】酒疸乃湿热蕴蒸所致。湿热上蒸而欲吐鼻燥，欲吐且脉浮乃邪搏于上，当引而越之，因势利导，故先吐之。

（26）《金匮要略·黄疸病脉证并治》曰："诸病黄家，但利其小便，假令脉浮，当以汗解之，宜桂枝加黄芪汤主之。"

【按】湿热为黄，脉浮者，邪在表，宜从汗解，加黄芪以助正祛邪，汗而不伤卫。

2. 热盛于外而脉浮

（1）《伤寒论》第115条曰："脉浮热甚，而反灸之，此为实。"

【按】热甚逼迫气血于外而脉浮，反予灸之，实其实，故误。此浮，乃指脉位而言，必因热盛而浮，此浮，当兼数大。

（2）《伤寒论》第154条曰："心下痞，按之濡，其脉关上浮者，大黄黄连泻心汤主之。"

【按】热壅中焦故关上浮，此浮当按之有力，可兼滑数大。

（3）《伤寒论》第201条曰："阳明病，脉浮而紧者，必潮热，发作有时。但浮者，必盗汗出。"

【按】阳明病，有太阳阳明，太阳未罢，而脉浮紧，热入阳明而潮热。此浮紧，必按之沉实，与单纯太阳伤寒有别。

"但浮者，必盗汗出"。阳明病但浮无紧，乃热已传里而表证除，此浮乃里热外淫。卫气日行于阳，夜行于阴，热入阳明，里热已盛，入夜卫阳又入，里热更盛，故蒸迫津液而盗汗。此浮，仅指脉位而言，并非浮脉，其浮，必兼数大且沉实之象，主热盛也。

（4）《伤寒论》第227条曰："脉浮发热，口干鼻燥，能食者则衄。"

【按】发热、口干鼻燥、衄，皆热盛所致；脉浮者，亦阳盛而浮。其浮，当兼数大有力。

3. 正虚脉浮

（1）《伤寒论》第29条曰："伤寒脉浮，自汗出，小便数，心烦，微恶寒，脚挛急，反与桂枝欲攻其表，此误也，得之便厥，咽中干，烦躁吐逆者，作甘草干姜汤与之，以复其阳。”

**【按】**“作甘草干姜汤与之，以复其阳”，必属阳虚无疑。阳虚而脉浮，乃虚阳浮动，阳虚而恶寒，肌表不固而汗出，筋失温煦而脚挛急，上虚不能制下而便数，心无所倚而烦。此浮，必按之虚。以脉浮、恶寒、自汗而误以为太阳表虚，予桂枝汤发其汗则逆。

（2）《伤寒论》第113条曰：“形作伤寒，其脉不弦紧而弱，弱者必渴，被火必谵语。弱者发热，脉浮，解之当汗出而愈。”

**【按】**①“形作伤寒”，必见伤寒表证，然非伤寒。何以知之？伤寒脉当弦紧，此不见弦紧，反见弱脉，虽有伤寒之症，亦非伤寒，故曰“形作伤寒”。

脉弱，乃阳气虚也。正气虚者，亦可出现恶寒、发热、头身痛等症，颇似外感，实为内伤，故李东垣有《内外伤辨》。

阳气虚者，何以出现类似外感表证？阳虚不能温煦而恶寒；阳气虚，气化不利，津液不得上承而渴；阳气虚，气浮或阳浮而发热脉浮。

若阳气虚而感寒者，可在阳气虚馁的基础上，出现外感表证，但其脉当浮弦紧，沉而无力，太少两感者即是，太阴伤寒、中风者亦是。伤寒无汗，若阳气虚而阳浮动，或气虚而浮时，则可汗出、恶寒、发热、汗出、身痛、脉浮。此时当扶正以祛邪，或扶正佐以辛散祛邪，视其正虚与客邪之轻重而权衡，如第276条所云：“太阴病，脉浮者，可发汗，宜桂枝汤。”若仅是脉弱，并无浮弦紧，则纯为正虚，而无外邪，温阳益气可也。

②“解之当汗出愈”，为什么汗出则愈？出的是什么汗？

汗分正汗与邪汗两类（详见拙著《汗法临证发微》）。邪汗是邪迫或正虚不固而汗；正汗是阴阳调和而汗。

只有正汗出，才可据正汗而推断阴阳已和，故病愈，此即测汗法。若为邪汗出，则可推知阴阳未和，病未愈。

汗之出，有两种：一是用发汗法，令其汗出；一是调其阴阳，不汗而汗。即发汗原无定法，八法皆可令其汗出。

（3）《金匮要略·中风历节病脉证并治》曰：“治病如狂状，妄行独语不休，无寒热，其脉浮。”

**【按】**此脉浮，乃阴虚而阳浮，依方测证可知之。方用防己、甘草、桂枝酒浸取汁，合仅八分，轻清以散邪；而生地黄重用至二斤，养阴除热。

（4）《金匮要略·血痹虚劳病脉证并治》曰：“男子面色薄，主渴及亡血，卒喘悸，脉浮者，里虚也。”

**【按】**此亡血而脉浮，必浮而虚。

（5）《金匮要略·消渴小便利淋病脉证并治》曰：“寸口脉浮而迟，浮即为虚，迟即为劳，虚则卫气不足，劳则荣气竭。趺阳脉浮而数，浮即为气，数即消谷而大坚，气盛则溲数，溲数则坚，坚数相搏，即为消渴。”

【按】本条两度言浮脉，一为“浮即为虚”，一为“浮即为气”。

“浮即为虚”：虚乃正气虚，阴虚不能制阳而阳浮，血虚不能守气而气荡，阴盛格阳而阳越，气虚不能固于其位而气散，皆可脉浮，当依其兼脉及其他三诊而权衡之。

“浮即为气”：气属阳，此指阳盛，鼓荡气血外达而脉浮，此为实，故消谷、大坚、溲数、消渴。

（6）《金匮要略·黄疸病脉证并治》曰：“尺脉浮为伤肾。”

【按】肾主蛰，封藏之本，脉应沉，其浮者，乃阳浮。阳何以浮？阴虚不能制阳而阳浮，阴盛格阳而脉浮，土虚不能制阴火而脉浮，湿热下流而脉浮，凡此，皆伤肾，究竟为何伤肾，尚须仔细分辨。

（7）《金匮要略·惊悸吐衄下血胸满瘀血病脉证治》曰：“尺脉浮，目睛晕黄，衄未止。”

【按】热伤阳络血上溢为衄，热熏于上而目晕黄。此热，或为实热，或为虚热，以沉取有力无力别之。

4. 寒格脉浮

（1）《伤寒论》第166条曰：“病如桂枝证，头不痛，项不强，寸脉微浮，胸中痞硬，气上冲喉咽不得息者，此为胸中有寒也，当吐之，宜瓜蒂散。”

【按】①“寸微浮”，微乃略浮或稍浮之意。寸何以浮？因胸中有寒，寒格阳浮而寸浮。《灵枢·决气》云：“上焦开发，宣五谷味，熏肤、充身、泽毛”，寒踞胸中，上焦不得开发，营卫不和，故见寒热、自汗等症，类似桂枝汤证，然头不痛，项不强，又非桂枝汤证。此脉虽浮，然按之必弦紧有力，有别桂枝汤之阳浮而阴弱，故非桂枝汤之脉。且寒踞胸中，必有胸部的见症，故胸中痞硬、气上冲喉不得息等，此断非桂枝汤证。

②寒踞胸中而寸浮，那么，寒踞中焦，关脉浮否？寒踞下焦，尺脉浮否？可！但此浮，仅指脉位而言，且必兼沉弦紧实之脉。

③寒踞格阳而脉浮，那么，其他邪气盘踞于里能否出现脉浮？可！

脉乃血脉，血以充盈，气以鼓荡。血属阴，气属阳，气血亦即阴阳也。阳主动，主升浮；阴在内，主静，阳之守也。阳动于外则脉浮。

倘邪气盘踞，阻隔阴阳气血的循行，则阴阳不相顺接，阳拒于外，则脉皆可浮。此邪，当包括六淫、七情、气血、痰食。

④邪阻，本应气机郁遏不畅，脉当沉，何以脉浮？当气机郁滞时，脉则沉；当邪阻而阴阳升降出入乖戾，阴阳不能顺接，不能相交时，亦可出现脉浮。此浮，必有兼脉，寒者兼紧，热者兼数，痰者兼滑，湿者兼濡等。

若同为寒客肌表，可沉紧，亦可浮紧，二者有何不同？沉紧者，寒痹重；浮紧者，寒痹轻，阳气尚可外达。病机一也，轻重有别。

（2）《金匮要略·五脏风寒积聚病脉证并治》曰：“心中寒者，其人苦病心如啖蒜状，剧者心痛彻背，背痛彻心，譬如虫注，其脉浮者，自吐乃愈。”

【按】心中如啖蒜状者，寒束于外，火郁于内，懊侬无奈，心背彻痛。脉浮者，邪有外达之势，正气驱邪外出而自吐之，宣达上焦，驱邪外出。

5. 阳复脉浮

《伤寒论》第327条曰："厥阴中风，脉微浮为欲愈，不浮为未欲。"

【按】厥阴乃阴尽阳生之脏，因而有阴阳交争、寒热错杂之证，其转化有阴阳胜负两途。厥阴阳复则脉亦浮，临床可据脉浮起程度来推断证已由阴转阳，以及阳复程度，这就是依脉来判断病势。此浮，当渐浮；若暴浮者，乃阳脱，为阴阳离决，为逆。

**（二）浮之兼脉**

1. 阳浮而阴弱

《伤寒论》第12条曰："太阳中风，阳浮而阴弱，阳浮者，热自发，阴弱者，汗自出，啬啬恶寒，淅淅恶风，翕翕发热，鼻鸣干呕者，桂枝汤主之。"

【按】"阳浮阴弱"之阴阳，乃指脉位而言。有二解：一是浮为阳，沉为阴；一是寸为阳，尺为阴，本脉当作何解？

若以寸尺解，则此脉乃肾寒而阳浮于上，而非太阳中风之桂枝汤脉。若肾阴虚者，当滋阴潜阳；若肾阳虚者，当引火归原；若肾之阴阳两虚者，当阴阳双补，佐以潜敛。

若以浮沉解此脉，即《脉经》所云："举之有余，按之不足。"此即浮脉，主太阳表虚之桂枝汤脉。阳浮为风邪犯表，阴弱乃里之正虚。这种病人，临床多见，平素阳或气略不足，又有外邪客于肌表，遂成阳浮阴弱之脉。治当扶正祛邪，桂枝汤益中气、调营卫而解肌，属扶正祛邪之祖方。

2. 浮弱

（1）《伤寒论》第42条曰："太阳病，外证未解，脉浮弱者，当以汗解，宜桂枝汤。"

【按】脉浮，当然是轻取之脉象；弱肯定是沉取或中取之脉象，此即"举有之余，按之不足"之浮脉脉象，此与第12条之阳浮而阴弱之象意同。弱，即里之正气不足；浮主表，此属虚人外感之证。

（2）《金匮要略·黄疸病脉证并治》曰："酒疸下之，久久为黑疸，目青面黑，心中如啖蒜状，大便正黑，皮肤爪之不仁，其脉浮弱，虽黑微黄，故知之。"

【按】此条医家所云不一，或云误下伤脾湿热蕴蒸，或误下伤肾血内蓄。究为何证？脉浮弱，知正气已虚。正如《金匮要略》所云："黑疸，其腹胀如水状，大便必黑，时溏，此女劳之病。"女劳伤肾，正虚可知，治当扶正为主。至于或湿热未尽，或瘀血不行，亦在扶正基础上兼之可也。

（3）《金匮要略·惊悸吐衄下血胸满瘀血病脉证治》曰："病人面无色，无寒热，脉沉弦者衄。脉浮弱手按之绝者，下血。烦渴者必吐血。"

【按】脉浮弱按之绝，且面色败，乃正气脱也。其衄血、下血、吐血，皆因正衰不摄而血妄行。

（4）《金匮要略·血痹虚劳病脉证并治》曰："男子脉浮弱而涩，为无子，精气清冷。"

【按】浮为脉位，轻取可得，乃阳气浮动。按之则弱且涩，弱乃沉细无力，为阳气衰；涩乃脉来细迟短且往来难，主精血亏，弱涩并见，为阴阳双亏，故精冷无子。除此而外，尚可见腰酸膝软、头眩肢冷等诸多虚衰之象。

3. 浮虚

（1）《伤寒论》第240条曰："脉浮虚者，宜发汗。发汗宜桂枝汤。"

【按】此浮虚，与第42条之浮弱意同。弱乃沉细无力，阳气虚；虚乃浮大无力，阳气虚而虚阳浮动。二者虽皆为阳气虚，然有虚阳浮与未浮之别。阳气虚者，宜温阳益气；阳气浮者宜加潜敛之品，以防阳脱。

（2）《金匮要略·痉湿暍病脉证》曰："伤寒八九日，风湿相搏，身体疼烦，不能自转侧，不呕不渴，脉浮虚而涩者，桂枝附子汤主之。"

【按】身疼烦，脉浮虚而涩，此疼，必正虚而风湿侵袭经络。不呕、不渴者，无少阳阳明见证。以桂枝附子汤温阳通经。

（3）《金匮要略·五脏风寒积聚病脉证并治》曰："肺死脏，浮之虚，按之弱如葱叶，下无根者死。"

【按】肺真脏脉，《素问·平人气象论》云："死肺脉来，如物之浮，如风吹毛，曰肺死"；《素问·玉机真脏论》曰："真肺脉至，大而虚，如以毛羽中人肤。"本条称之为"浮之虚，按之弱如葱叶，下无根者死"，而根本已竭，真气浮散于外也。

4. 浮大

（1）《伤寒论》第30条曰："寸口脉浮而大，浮为风，大为虚，风则生微热，虚则两胫挛，病形象桂枝，因加附子参其间，增桂令汗出，附子温经，亡阳故也。"

【按】①"病形象桂枝，因加附子参其间"，此即桂枝加附子汤意。其脉浮虚而涩与本条脉同。

②脉何以浮而大？亡阳故也。阳衰故虚，阳浮则大，其浮大，必按之虚。桂枝汤加附子以回阳，增桂枝以通经。

（2）《伤寒论》第132条曰："结胸证，其脉浮大者，不可下，下之则死。"

【按】结胸证，乃热入与水相结，见膈内拒痛，按之石硬，短气躁烦，心中懊侬。结胸证，本当脉沉实有力，而脉浮大，乃表邪未解，里未成实，邪尚有外达之机，故禁下，误下里虚邪陷，故死。

（3）《伤寒论》第268条曰："三阳合病，脉浮大，上关上，但欲眠睡，目合则汗。"

【按】脉浮大，大为阳明热盛，浮为太阳热盛；上关上，乃热盛于上，自关至寸皆浮大而长；脉长直浮大乃少阳热盛。热盛扰心而欲眠睡，目合则阳入里蒸阴而汗。

（4）《金匮要略·疟病脉证并治》曰："疟脉……浮大者可吐之。"

【按】尤在泾云："浮大，知邪在高分，高者引而越之，故可吐。"

（5）《金匮要略·血痹虚劳病脉证并治》曰："劳之为病，其脉浮大，手足烦，春夏剧，秋冬差，阴寒精自出，酸削不能行。"

【按】劳病脉浮大，阳气浮也，必按之虚。阳浮于手足而手足烦，阳不固而精自出，骨失养而酸削不能行。

（6）《金匮要略·肺痿肺痈咳嗽上气病脉证治》曰："上气面浮肿，肩息，其脉浮大不治，又加利尤甚。"

【按】上气者，气奔于上，有升无降，脉浮大，必按之虚，气脱矣，故不治。又加利者，下竭也，故尤甚。

（7）《金匮要略·腹满寒疝宿食病脉证》曰："人病有宿食，何以别之。师曰：寸口脉浮而大，按之反涩，尺中亦微而涩，故知有宿食，大承气汤主之。"

【按】脉浮大者，阳气盛也；按之反涩者，乃土燥水竭，以大承气汤急下存阴。按之虽涩，亦必有力。

5. 浮洪

《金匮要略·水气病脉证并治》曰："脉浮而洪，浮则为风，洪则为气，风气相搏，风强则为瘾疹，身体为痒，痒者为泄风，久为痂癞。气强则为水，难以俯仰，风气相击，身体洪肿，汗出乃愈，恶风则虚，此为风水。不恶风者，小便通利，上焦有寒，其口多涎，此为黄汗。"

【按】本条提出瘾疹、风水、黄汗的鉴别。

①瘾疹：风性轻扬，风胜则脉浮大，风淫肌肤而瘾疹。

②风水：风荡而水扬，水溢肌肤而洪肿，其脉浮洪，此为风水。恶风则虚，乃表气虚。

③黄汗：虽状如风水，然脉沉，知非风水。

6. 浮细

《伤寒论》第36条曰："太阳病，十日去，脉浮细而嗜卧者，外已解也。"

【按】太阳病，外已解，脉浮细，乃邪退正未复，故尔脉浮细、嗜卧。见此，可静养，或饮食调补，亦可稍用复元之品，视其具体情况而斟酌之。

7. 浮而细滑

《金匮要略·痰饮咳嗽病脉证并治》曰："脉浮而细滑，伤饮。"

【按】浮细而滑者，浮细正气不足，滑乃饮之征，故曰伤饮。

8. 浮紧

（1）《伤寒论》第38条曰："太阳中风，脉浮紧，发热恶寒，身疼痛，不汗出而烦躁者，大青龙汤主之。"

【按】①太阳中风，本当脉浮缓，何以脉浮紧？据寒热、身痛、无汗、脉浮紧，是典型的太阳伤寒证，何以不称太阳伤寒而曰太阳中风？

医家多以风与寒可互用解，而风为阳邪，寒为阴邪，性质迥异，焉能互用？盖此条本为伤寒，又感阳邪，故尔烦躁。此处之中风，是指邪的性质而言，即兼热邪也。

②浮紧，乃寒束肌表使然。

（2）《伤寒论》第46条曰："太阳病，脉浮紧，无汗发热、身疼痛，八九日不解，表证仍在，此当发其汗……麻黄汤主之。”

**【按】**本太阳病，已八九日，虽已过经，然脉仍浮紧，且无汗发热、身痛，知表证犹在，仍当以汗解，予麻黄汤。此浮紧乃表寒之脉。

（3）《伤寒论》第47条曰：“太阳病，脉浮紧，发热，身无汗，自衄者愈。”

**【按】**脉浮紧，表寒也。表闭，阳郁上灼，伤其阳络而为衄。衄，乃红汗出，使邪有出路之谓，故衄者愈。

（4）《伤寒论》第50条曰：“脉浮紧者，法当身疼痛，宜以汗解之。”

**【按】**脉浮紧，乃寒邪束表，营卫不通而身痛，故当汗解。

（5）《伤寒论》第55条曰：“伤寒脉浮紧，不发汗，因致衄者，麻黄汤主之。”

**【按】**伤寒脉浮紧，乃寒束于表，卫阳被郁，本当汗解。然未汗，郁热不得外达而上灼，故衄。得衄后，有的因衄而解，如第47条；有的虽衄表未解，仍当汗解，予麻黄汤主之。

（6）《伤寒论》第108条曰：“伤寒，腹满谵语，寸口脉浮而紧，此肝乘脾也，名曰纵，刺期门。”

**【按】**①五行相乘，乘其所胜者曰纵；乘其所不胜者曰横。此肝乘脾，乃肝乘其所胜，故曰纵。肝乘脾，可因木亢而乘土，亦可因土虚而木乘，二者一虚一实。

②期门乃肝之募穴，刺之以泻肝，此必肝亢而乘脾，所以刺期门以泻肝。

③何以“寸口脉浮而紧”？浮而紧，乃脉痉也。《金匮要略》曰：“夫痉脉按之紧如弦，直上下行。”《脉法》云：“脉浮而紧者，名曰弦也。”弦为肝之脉，木亢克土也。

（7）《伤寒论》第151条曰：“脉浮而紧，而复下之，紧反入里，则作痞，按之自濡，但气痞耳。”

**【按】**浮紧表寒。下后胃虚，紧反入里，乃寒陷于里，气机痞塞，升降失司，故为痞。

（8）《伤寒论》第189条曰：“阳明中风，口苦咽干，腹满微喘，发热恶寒，脉浮而紧。若下之，则腹满小便难也。”

**【按】**此三阳合病，口苦咽干，少阳也；腹满微喘，阳明也；发热恶寒，脉浮紧，太阳也。

虽三阳合病，然脉浮紧，示表寒重。治当先表后里，或表里双解，反予下之，里虚寒陷，气化失司，故腹满小便难。

既为三阳合病，何曰阳明中风？此病虽有阳明证之表现，然非纯为阳明证，乃太阳为重，亦须鉴别耳。

（9）《伤寒论》第201条曰：“阳明病，脉浮而紧者，必潮热发作有时；但浮者，必盗汗出。”

**【按】**①既以“阳明病”冠之，必有阳明胃家实的特征。潮热，乃阳明病之热型，示已然胃家实。其他特征未详述，乃省略之笔。

②既为阳明病，何以脉浮紧？浮主表，乃里热外淫。紧本主寒，此仅其一也，紧

亦主郁。

致郁之因，邪阻正虚皆可致郁。然实证之郁，皆为邪阻使然。此邪，包括六淫七情及气血痰食等内生之邪。邪阻气机郁遏不畅或不通，经脉失却阳之温煦、阴血之濡养，致经脉拘急而为紧。邪阻者，紧而有力；正虚者，紧而无力。由此可知，紧非皆寒，寒仅是致脉紧的诸多原因之一，并非全部。

本条为阳明腑实而阻闭气机，随邪阻程度不同，脉可见弦、紧、沉、细、涩、小、迟乃至厥。气机不通，而见肢厥，通体皆厥，其状如尸。此紧，按之必有一种躁动不肯宁静之感，因阳热内郁，阳主动，故尔躁。浮而紧者，乃邪郁轻者。

临床见浮紧之脉，究竟诊为寒证还是阳明腑实证？除紧之兼脉有别外，亦应四诊合参。若确有表寒证者，此浮紧主表寒；确有阳明腑实证者，此浮紧主胃家实。

③“但浮者，必盗汗”。但浮，指浮而不紧。阳明胃家实见但浮之脉，乃里热外达，里本有热，夜则阳入于阴，里热益甚，故蒸迫津液外泄，而为盗汗。此浮，亦必见阳明热证。

（10）《伤寒论》第221条曰：“阳明病，脉浮而紧，咽燥口苦，腹满而喘，发热汗出，不恶寒反恶热，身重。若发汗则躁，心愦愦反谵语；若加温针，必怵惕烦躁不得眠；若下之，则胃中空虚，客气动膈，心中懊憹，舌上胎者，栀子豉汤主之。”

**【按】**①此以“阳明病”为名冠之，且见咽燥口苦、腹满而喘、发热汗出、但热不寒、身重等症，证属阳明无疑。但阳明证，有阳明腑实者，有阳明经热者，有阳明热郁者。本条方用栀子豉汤，乃辛开苦降之剂，清透胸膈郁热之方。热郁胸膈，胃中无燥屎，故云胃中空虚。

既为胸膈郁热，则汗之助热伤津，温针火逆，下之伤胃，皆非所宜，故用栀子豉汤清透郁热。

②舌上胎者，可理解为有舌苔。是什么样的苔？仲景未详述。舌诊昌于温病，《伤寒论》言舌者仅寥寥数条。可见，仲景辨证论治，并不以舌诊为重，而是以脉诊为重。舌诊于《温病学》中论之详尽，且在温病的诊治中占有重要价值。近有以舌诊为辨证论治的主要凭据来治疗杂病，则欠妥当。杂证中舌证不符合者逾半，故以舌诊为诊治的主要依据者，必产生系统性误差。

③阳明病，何以脉浮紧？此紧乃邪阻气郁使然；其浮，乃所郁未甚，热有外达之机，故脉浮紧。然此浮紧，按之必有躁数之感，且有阳明证之见症，不可误为表寒证。

（11）《金匮要略·中风历节病脉证并治》曰：“寸口脉浮而紧，紧则为寒，浮则为虚。寒虚相搏，邪在皮肤。浮者血虚，脉络空虚，贼邪不泻，或左或右，邪气反缓，正气即急，正气引邪，㖞僻不遂。邪在于络，肌肤不仁；邪在于经，即重不胜；邪入于腑，即不识人；邪入于脏，舌即难言，口吐涎。”

**【按】**此言中风之邪中经络脏腑者，何以邪中脏腑经络？乃正虚所致。经络正虚，则邪中经络；脏腑正虚，则邪中脏腑，此即“邪之所凑，其气必虚”，哪儿正虚，邪就中于哪儿。

何以脉浮紧？此浮，必按之无力，乃正虚阳气外浮；此紧，乃经脉失于阳之温煦、阴血之濡养，必紧而按之无力。因虚而浮紧，自别于寒束肌表之浮紧有力。

（12）《金匮要略·水气病脉证并治》曰："太阳病，脉浮而紧，法当骨节疼痛，反不疼，身体反重而酸，其人不渴，汗出即愈，此为风水，恶寒者，此为极虚，发汗得之。"

【按】①风水者，水在肌肤，位居太阳，故以太阳病冠之。此处之"太阳"，是指病位而言，非太阳证。

②脉浮而紧，本为太阳伤寒之脉，然无寒热、头身疼、无汗等症，知非太阳伤寒。水湿阻遏，阳气不运而身酸重。脉失阳之温煦而紧，邪在表而脉浮，然此浮紧，必按之无力，以其极虚也。

③"汗出即愈"，此汗出，是狭义汗法，还是广义汗法？狭义汗法是指用发汗剂而汗出者；广义汗法，是调其阴阳，不汗而汗者。此汗，当指广义汗法，而非狭义汗法。正汗出，知阴阳已和，故愈。

本条以"极虚"而水蓄，故欲汗出，必温阳益气而后汗，非狭义发汗法所宜。

9. 浮缓

（1）《伤寒论》第39条曰："伤寒，脉浮缓，身不疼，但重，乍有轻时，无少阴证者，大青龙汤发之。"

【按】①本条以"伤寒"为名冠之，乃指广义伤寒而言。伤寒有五，此指伤湿者。湿着肌表，阳气不运而身重，阳与湿争而乍有轻时。

②脉浮缓者，浮主表，缓主湿。

③湿着肌表，当开达玄府以祛邪；阳内郁而热，大青龙汤清之，外宣内清，表里双解。

《金匮要略·痉湿暍病脉证》曰："风湿相搏，一身尽疼痛，法当汗出而解。"《金匮要略·痰饮咳嗽病脉证并治》曰："病溢饮者，当发其汗，大青龙汤主之，小青龙汤亦主之。"汗之，不可大汗，当微微似欲汗出，风湿俱去。

（2）《伤寒论》第187条曰："伤寒脉浮而缓，手足自温者，是为系在太阴，太阴者，身当发黄。"

【按】此太阴病，湿热相蒸。脉浮而缓者，里热外淫而脉浮，湿盛则脉缓。

何以脉浮缓不以太阳中风论之，而以太阴湿热视之？盖无发热恶风、头身痛、自汗出等见症，反见小便不利，身黄，以及身重、嗜睡、精神不振、腹满不欲食等，故诊为湿热困脾。仲景未详述者，省略之笔也。

（3）《伤寒论》第278条曰："伤寒脉浮而缓，手足自温者，系在太阴，太阴当身发黄，若小便自利者，不能发黄。"

【按】此与第187条意同。

（4）《金匮要略·黄疸病脉证并治》曰："寸口脉浮而缓，浮则为风，缓则为痹，痹非中风，四肢苦烦，脾色必黄，瘀热以行。"

【按】脉浮而缓，浮为风，风为阳邪；缓主湿，为阴邪，风与湿合而痹。痹者，闭也，乃湿热困脾。脾主四肢，脾不转输，清阳不得实四肢，故四肢苦烦；湿热蕴蒸而脾色黄。

10. 浮数

（1）《伤寒论》第49条曰："脉浮数者，法当汗出而愈。若下之，身重心悸者，不可发汗，当自汗出乃解。"

【按】浮数脉，外感表热可见，里热外淫亦可见。若浮数按之虚者，乃正气外浮。脉浮数可汗而解之者，当属外感表热。

（2）《伤寒论》第52条曰："脉浮而数者，可发汗，宜麻黄汤。"

【按】脉浮而数，且宜汗解，用麻黄汤者，必浮紧而数。单纯浮数脉，当辛凉宣透，不可用麻黄汤。

（3）《伤寒论》第57条曰："伤寒发汗已解，半日许复烦，脉浮数者，可更发汗，宜桂枝汤。"

【按】脉浮数，烦，且须汗解者，表热可知。浮数且烦者，里热外淫亦可见，此时用桂枝汤辛温发汗之剂，尚须斟酌，桂枝下咽，阳盛则毙。当辛凉宣透，参温病相关方剂更妥，吾常用新加升降散治之，颇感应手。

（4）《伤寒论》第72条曰："发汗已，脉浮数，烦渴者，五苓散主之。"

【按】此条过简，尚须分析。

①已汗，脉仍浮数，乃表热未解。从所用方剂来看，当有湿蕴，湿热相合，湿不去，热难除，故虽汗脉仍浮数，表热不解。

②汗后烦渴，烦乃热扰于心。渴，或汗后津伤，当清热生津；或伤阳不能气化而渴，当温阳气化；或湿阻，津液不布而渴，当祛湿通利三焦。此证应为湿热相合，表热不解，三焦气化不利，治宜分消走泄。正如叶天士所云："或透风于热外，或渗湿于热下，不与热相搏，热必孤矣。"五苓散辛散利湿，亦是分消走泄之法，湿去热孤而热易除。

（5）《伤寒论》第257条曰："病人无表里证，发热七八日，虽脉浮数者，可下之。假令已下，脉数不解，合热则消谷善饥，至六七日，不大便者，有瘀血，宜抵当汤。

《伤寒论》第258条曰："若脉数不解，而下不止，必协热便脓血也。"

【按】①此第257条与第258条合论。《伤寒论》古本并无条文序号，乃后人为便阅读查检，才标以序号。从文义来看，此二条应属同一条，故合论之。

②为何合论之？从文义来看，这是浮数脉的三变。脉浮数且可下之，是里热外淫。下之不愈，改下瘀血之抵当汤；抵当汤不愈，又改从协热利治之。这体现了即使医圣，对有些病证也不是判断得那么准，一锤定音。如阳明热结，先用小承气汤试试，是否转矢气，即典型的试验疗法，此二条亦是。

（6）《伤寒论》第363条曰："下利，寸脉反浮数，尺中自涩者，必清脓血。"（复见于《金匮要略·黄疸病脉证并治》）

【按】寸以候阳，尺以候阴。寸浮数乃阳盛，尺涩阴亏。阳盛不解，下乘其阴，伤其血络而便脓血。

(7)《金匮要略·腹满寒疝宿食病脉证》曰："病腹满，发热十日，脉浮而数，饮食如故，厚朴七物汤主之。"

【按】发热、脉浮数，表有邪也；腹满而饮食如故，乃胃热气滞而腹满，热盛消谷则能食，此表里皆热。厚朴七物汤乃桂枝汤与小承气汤加减，表里双解之方。

(8)《金匮要略·消渴小便利淋病脉证并治》曰："趺阳脉浮而数，浮即为气，数即消谷而大坚，气盛则溲数，溲数则坚，坚数相搏，即为消渴。"

【按】趺阳胃脉，浮而数且有力者，乃胃盛也。热盛则消谷善饥且便坚，热盛迫津而溲数。溲数则坚之"坚"，指热盛消谷而言；坚数相搏之"坚"，指热盛便坚而言。热盛津伤，故为消渴。

(9)《金匮要略·水气病脉证并治》曰："趺阳脉浮而数，浮脉即热，数脉即止，热止相搏，名曰伏。沉伏相搏，名曰水。"

【按】本条以脉言水病之机。趺阳脉浮而数，若按之有力者，此浮数为胃热盛，故曰"浮脉即热"。由浮数之脉而变为沉伏，何也？沉伏，乃邪遏气机滞塞，气血不得外达而脉转沉伏。何邪所阻？文中明确指出为水也。热邪内陷，与水相结，致气机滞塞而脉转沉伏。"数脉即止"何意？当为浮数之脉止，因已变为沉伏之脉，故曰浮数之脉已止。

(10)《金匮要略·疮痈肠痈浸淫病证并治》曰："诸浮脉，应当发热，而反洒淅恶寒，若有痛处，当发其痈。"

【按】浮数阳脉，阳盛当热，反恶寒者，卫阳被遏。热盛壅遏气血，偏着一处而成痈。

11. 寸浮关沉

《伤寒论》第128条曰："问曰：病有结胸，有脏结，其状何如？答曰：按之痛，寸脉浮，关脉沉，名曰结胸也。"

【按】结胸乃病发于阳而反下之，热入与水相结，因作结胸。其状，心下硬，膈内拒痛，甚至从心下至少腹硬满而痛不可按，伴项强、懊憹、短气、躁烦等。

寸为阳位，浮为阳脉，胸中热实故寸浮。关以候中，关沉乃水饮结于心下，气机窒塞而沉，不通则痛。

12. 寸浮关小细沉紧

《伤寒论》第129条曰："何谓脏结？答曰：如结胸状，饮食如故，时时下利，寸脉浮，关脉小细沉紧，名曰脏结。"

【按】脏结证如结胸，然结胸实热，属阳证；脏结虚寒，属阴证。

何以寸浮关小细沉紧？寸为阳位，阳气浮动而寸浮，其浮，必按之无力。关主中焦，小细沉紧皆阴脉，主中焦虚寒，亦按之无力。

中焦虚寒，水谷不化而时时下利，何以"饮食如故"？这个"故"，不能作饮食正常解，已然中焦虚寒，何能饮食正常。此"故"应作脏结之前解。中焦虚寒，饮食已差，脏结已成，仍然饮食差，此即如故。

13. 浮而动数

《伤寒论》第134条曰："太阳病，脉浮而动数，浮则为风，数则为热，动则为痛，数则为虚，头痛发热，微盗汗出，而反恶寒者，表未解也。"

**【按】**浮而动数，浮为表、为阳；动数，即脉数急、脉躁也，乃阳热盛，主病进。《伤寒论》第4条云："伤寒一日，太阳受之。脉若静者，为不传……脉数急者，为传也。"外感热病，脉静身凉为愈；脉数急，乃邪盛，为传也。此之浮而动数，即数急之脉，主病进、主传。

14. 浮滑

（1）《伤寒论》第138条曰："小结胸病，正在心下，按之则痛，脉浮滑者，小陷胸汤主之。"

**【按】**小结胸乃结胸之轻者。脉浮滑者，浮为阳，滑主痰，证属痰热互结于心下。

（2）《伤寒论》第140条曰："太阳病，下之……脉浮滑者，必下血。"

**【按】**太阳病误下，邪热内陷。浮为阳，滑主热、主痰。热陷下迫则下血。

若浮以表解，则必兼表证；若无表证，则为热盛。此浮滑，必按之有力。至于是否下血，不能绝对。

（3）《伤寒论》第176条曰："伤寒脉浮滑，此以表有热，里有寒，白虎汤主之。"

**【按】**里有寒，当为里有热。此浮滑，乃里热外淫。白虎汤为辛凉重剂，可达热出表。

（4）《金匮要略·中风历节病脉证并治》曰："趺阳脉浮而滑，滑则谷气实，浮则汗自出。"

**【按】**趺阳胃脉，浮滑皆阳脉，阳盛蒸迫而汗自出，阳盛于胃而谷气实。热盛鼓荡气血而脉浮滑，此有余之脉。

15. 浮虚而涩

（1）《伤寒论》第174条曰："伤寒八九日，风湿相搏，身体疼烦，不能自转侧，不呕不渴，脉浮虚而涩者，桂枝附子汤主之。若其人大便硬，小便自利者，去桂加白术汤主之。"（此条于《金匮要略》复见）

**【按】**此风湿痹痛，营卫不通而身疼烦。不呕不渴，无少阳、阳明之证。

浮虚而涩者，浮主表、主风，虚乃阳虚、营卫不足，涩为邪阻营卫不通。依其脉，此痹痛当属阳虚营卫不足，风湿外客。予桂枝附子汤，附子温阳散寒，桂枝汤加减通其营卫。若大便硬，乃湿困于脾。小便自利者，膀胱气化尚行，故加白术以健脾除湿通便，去桂枝大可不必。

（2）《伤寒论》第247条曰："趺阳脉浮而涩，浮则胃气强，涩则小便数，浮涩相搏，大便则硬，其脾为约，麻子仁丸主之。"（《金匮要略》复载）

**【按】**趺阳胃脉，浮为阳多，胃热；涩则阴气少，脾为之约，不能为胃行其津液，大便则硬。

（3）《金匮要略·呕吐哕下利病脉证治》曰："趺阳脉浮而涩，浮则为虚，涩则伤脾，脾伤则不磨，朝食暮吐，暮食朝吐，宿谷不化，名曰胃反。脉紧而涩，其病难治。"

【按】脉浮涩，涩者脾胃虚，浮者脾胃气浮。

（4）《金匮要略·疮痈肠痈浸淫病证并治》曰："问曰：寸口脉浮微而涩，法当亡血，若汗出，设不汗出者云何？曰：若身有疮，被刀斧所伤，亡血故也。"

【按】汗血同源，若过汗则伤阴亡血。若虽非过汗，因疮，或刀斧所伤亦亡血，原因虽异，亡血则同。血亡则脉涩，气失依恋而脉浮。

16. 脉浮而迟

（1）《伤寒论》第225条曰："脉浮迟，表热里寒，下利清谷者，四逆汤主之。"

【按】脉迟，当迟而无力，主里虚寒；浮者，乃阳衰虚阳外浮，亦必浮而按之无力。此表热，非外感表热，乃虚阳浮越之热。此热可为自觉身热，欲裸衣、卧地、入井，体温不高，然亦有体温高达40℃，且持续或断续经月而热者。里虚寒故下利清谷，予四逆汤以回阳。

（2）《金匮要略·消渴小便利淋病脉证并治》曰："寸口脉浮而迟，浮即为虚，迟即为劳，虚则卫气不足，劳则荣气竭。"

【按】此浮而迟，若沉取无力，则为虚、为劳，荣卫之气衰矣。

（3）《金匮要略·水气病脉证并治》曰："寸口脉浮而迟，浮脉则热，迟脉则潜，热潜相搏，名曰沉。"

【按】浮为阳，浮主表，故浮为表热。

"迟则潜"，潜有潜藏、潜降之意。其脉当沉伏。

浮与沉，皆指脉位而言，不应并见。此"热潜相搏"，乃表热内陷，邪热内伏，阻遏气机，则脉由浮而转沉，且脉亦可由数而转迟。迟固主寒，然亦主热，大承气汤因气闭亦见脉迟。

沉迟而紧且有力者，为寒邪客于里，脉蜷缩绌急，致脉沉而痉，治当温散，解之以汗。若沉迟无力者，乃阳虚使然，当予回阳救逆。若脉虽沉迟，然按之总有一种躁动不宁之感，乃热陷内闭，当清透郁热。

此热潜相搏，乃邪热内伏，与水相搏，故浮脉变沉。

17. 浮芤

《伤寒论》第246条曰："脉浮而芤，浮为阳，芤为阴，浮芤相搏，胃气生热，其阳则绝。"

【按】芤乃浮大中空之脉，芤本浮，又言浮而芤，此"浮"字重叠之意。

芤为亡血阴虚，气失依恋而浮动，故脉浮。阴虚生内热，故胃气生热，此热乃虚热。阳气浮散于外而耗散，致阳气绝，此时脉可由浮芤转为微细欲绝。

18. 浮如麻豆，按之益躁疾

《金匮要略·五脏风寒积聚病脉证并治》曰："心死脏，浮之实如麻豆，按之益躁疾者死。”

【按】《素问·玉机真脏论》云：“真心脉至坚而搏，如循薏苡子，累累然。”此与“浮之实，如麻豆，按之益躁疾者”同。脉贵和缓，脉已坚搏，则无和缓之象，乃胃气已绝，故死。

19. 浮之大坚，按之如覆杯，洁洁状如摇者

《金匮要略·五脏风寒积聚病脉证并治》曰：“脾死脏，浮之大坚，按之如覆杯，洁洁状如摇者死。”

【按】此脾之真脏脉。《素问·玉机真脏论》曰：“死脾脉来，锐坚如乌之喙，如乌之距。”意同大坚，如覆杯，已无和缓之象，乃胃气已绝，故死。

20. 浮之坚，按之乱如转丸，益下入尺中者死

《金匮要略·五脏风寒积聚病脉证并治》曰：“肾死脏，浮之坚，按之乱如转丸，益下入尺中者死。”

【按】此肾之真脏脉。《素问·平人气象论》曰：“死肾脉来，发如夺索，辟辟如弹石，曰肾死。”《素问·玉机真脏论》曰：“真肾脉至，搏而绝，如指弹石辟辟然，色黑黄不泽，毛折，乃死。”此与本条所云之浮之坚，如转丸意同，皆无胃气使然。

## ［小结］

浮脉有脉浮与浮脉之分，脉浮是指病位而言，浮脉是指独立的一种脉象。仲景多处论脉浮，多以脉位言之。概括起来，有以下五类：

①表证脉浮：邪客肌表，正气外出，与邪相争于表，脉可浮。正如第45条所云：“浮为在外。”

②热盛脉浮：表热或里热外淫，鼓荡气血，脉皆可浮，此浮当兼数大。

③邪气阻隔，格阳于外脉可浮：由于邪阻，阴阳不得顺接，格阳于外而脉浮。此种格阳，非阳虚阴盛，虚阳浮越于外而脉浮，乃邪实格阳而脉浮。其邪，可包括六淫七情、气血痰食。脉虽浮，必有兼脉，临床当据其兼脉及四诊辨证，以确定其病机。

④正虚脉浮：正虚，包括阴阳气血之虚。阳虚者，虚阳浮越可脉浮；气虚者，气不固其位而浮荡致脉浮；血虚者，不能内守而气浮；阴虚者，阴不制阳而阳浮致脉浮。虽脉皆浮，然兼脉不同，临床症状、体征有别，以辨析其脉浮之因。

⑤阳复而脉浮：阳气衰，无力鼓荡血脉，脉可沉细微欲绝。若阳气渐复，脉渐起，为阳复之兆，为病情渐入佳境。若脉由阴脉而暴浮者，乃阳脱，危！

脉浮，是指病位而言，轻手可得曰脉浮。脉浮当有兼脉，依其兼脉以确定其脉浮之因。独立的浮脉是举之有余、按之不足，主表。

浮之兼脉甚多，大致分两类，脉浮按之有力者为实，脉浮按之无力者为虚。然按之强劲搏指，无和缓之象者，此非实脉，乃胃气败也。实者邪气盛，虚者精气夺。至于何邪之盛，何种正气虚，更有虚实相兼者，尚须据其兼脉，四诊合参而断之。

## 二、沉脉

### （一）沉之单脉

1. 沉脉主里亦主表

（1）《伤寒论》第148条曰：“脉沉亦在里也。”

**【按】**沉主里，然亦主表。脉沉之因，可因冬天阳气潜藏而脉沉，此四季之常，曰冬石。病脉之沉可分虚实两类：实者，邪气阻遏，气血不得外达而脉沉，此沉当有力；虚者，正气虚馁，无力鼓荡血脉而沉，此沉当无力。

沉虽主里，亦主表。寒邪袭表，因寒主收引凝泣，气血为寒邪所遏，其脉亦沉，正如《四诊抉微》所云：“表寒重者，阳气不能外达，脉必先见沉紧。”又云：“岂有寒闭腠理，营卫两郁，脉有不见沉者乎。”此沉，当沉而弦紧。

新感温病，邪袭肺卫，脉本当浮，以温邪为阳邪，阳主升、主浮，又外袭卫分，脉本当浮。但征之于临床，发现温病初起，脉亦多不浮，反以沉者为多见。何以温病初起脉亦见沉？因温邪上受，首先犯肺，肺气怫郁，气机不畅而脉沉。此沉，必沉而数有力或沉而躁数。

当然，并非表证不见脉浮，当外邪化热，热郁而伸时，鼓荡气血外达，脉方见浮。若热进一步亢盛，则气血为热所迫而外涌，则脉不仅浮，且呈洪数之象，此时卫已由太阳转入阳明，或由卫分传入气分。

沉脉究竟主表还是主里，尚须四诊合参，以及沉之兼脉而断之。

（2）《伤寒论》第218条曰：“伤寒四五日，脉沉而喘满，沉为在里，而反发其汗，津液越出，大便为难，表虚里实，久则谵语。”

**【按】**①“沉为在里”，此指脉位而言。脉沉之因，分虚实两类：实者邪遏气血不得外达而脉沉，其邪，包括六淫、七情、气血痰食皆可致沉，当沉而有力；虚者，可因阴阳气血之虚，无力鼓荡气血而脉沉，当沉而无力。

②“沉为在里，反发其汗”。沉主里，然亦主表。寒闭肌表，气血收引凝泣则脉沉，此沉，必按之沉弦紧有力。寒邪直犯三阴者，脉亦可沉紧，或沉紧而无力。这两种沉紧如何区分？寒在表者，当有寒热、头身痛、无汗等；寒犯于里者，当有脏腑的症状，如寒邪犯胃而脘痛、吐利；寒犯于肺而胸满咳喘；寒犯心脉而胸痛、心悸等。

寒犯肌表而脉沉者，可辛温发汗；寒犯于里而脉沉紧者，亦可辛温发汗；若沉紧而减者，当温阳发汗。所以，脉沉者，并非一概禁汗。

（3）《金匮要略·肺痿肺痈咳嗽上气病脉证治》曰：“咳而脉浮者，厚朴麻黄汤主之。咳而脉沉者，泽漆汤主之。”

**【按】**此不详于见症，而是以脉定证。脉浮者表邪剧，厚朴麻黄汤与小青龙加石膏大同，散邪蠲饮，重用厚朴平逆气。脉沉者，水饮在里，《神农本草经》曰泽漆“主大腹水气，四肢面目浮肿”。重用至三升，以逐饮为重。在表者宜散，在里者宜逐，皆因势利导。同为咳嗽，脉不同而证异，治亦有别。

2. 正虚脉沉

(1)《伤寒论》第92条曰:“病发热头痛，脉反沉，若不差，身体疼痛，当救其里，四逆汤。”

【按】此条以“病”为名冠之，包括外感内伤诸病，尽皆适用。

头痛、发热、身痛这组症状，外感可见，正虚者亦可见，何以别之?脉也。仲景曰“脉反沉”，此即以脉定证。

此沉，必按之无力，知为阳虚所致，方可用四逆汤回阳。若沉紧有力者，乃寒凝所致，当温阳散寒。仅仅沉脉，尚不足以断为阳衰，必沉而微细，方可诊断阳虚，而用四逆汤。

(2)《伤寒论》第301条曰:“少阴病，始得之，反发热，脉沉者，麻黄细辛附子汤。”

【按】①这是一张温阳散寒的方子，具深邃奥义。我用于以下三种情况:

一是太少两感:既有太阳伤寒之表证，又有少阴阳虚之里证。脉可浮紧按之减，或阳浮紧而尺沉无力。麻黄细辛附子汤可温阳散寒解表，但须酌加辅汗三法令汗。

二是并无太阳表证，而是寒邪直犯少阴，且以寒邪为主者，出现阴痛、阴缩、小腹寒痛、小便不利，或寒邪循经而上引起的胸痛、头痛等，此方温阳散寒，可酌加辅汗三法，以汗解之。此为虚实相兼者，既有阳虚，又有寒客，脉当沉弦紧按之减或无力或尺弱。此方温阳散寒，扶正祛邪。兼脾胃阳虚者加干姜，兼气虚者加人参、黄芪，兼精血虚者加肉苁蓉、巴戟天、鹿茸、紫河车等，可组成众多扶正祛邪之方，如再造散等。

三是阳虚无邪者:阳虚者，阴寒内盛，此阴寒盛，亦可收引凝泣，脉见沉弦紧无力，并见少阴诸症。此证，麻黄细辛附子汤亦可用之，但方义已变，麻黄、细辛不再是发汗，而是启肾阳，鼓舞阳气，解寒凝。此时用麻黄、细辛，量宜少。

②“反发热”。若是太阳表证，当发热恶寒并见，此仅言发热，当非太阳表证而热。方用麻黄细辛附子汤，亦非里热外淫。那么，此热，当为阳虚，虚阳外浮而热。虚阳外浮者，其脉当浮，按之无力，或寸浮尺弱。虚阳已浮，还能用麻黄、细辛辛散之品吗?可少量用之，目的不在辛散，而在于鼓舞阳气，解寒凝，亦应佐以山茱萸、龙骨、牡蛎以潜敛，防阳气脱散。

(3)《伤寒论》第305条曰:“少阴病，身体痛，手足寒，骨节痛，脉沉者，附子汤主之。”

【按】阳虚，不通而身痛，骨节痛，手足寒。此沉，当沉而无力。

(4)《伤寒论》第323条曰:“少阴病，脉沉者，急温之，宜四逆汤。”

【按】少阴病脉沉，仅言沉，还不足以说明病机，必脉沉无力方属少阴之脉。此沉，亦可看成省略之笔，所以读《伤寒论》，必须前后联系。仲景于第281条少阴病提纲证中，即明言“少阴之为病，脉微细”，所以此沉，亦应脉沉微细。

《伤寒论》中辨脉象，并未强调沉取之有力无力，而我在脉诊中，重在强调沉取之有力无力，此为脉诊之纲，沉而有力为实，沉而无力为虚。

（5）《金匮要略·水气病脉证并治》曰："水之为病，其脉沉小，属少阴。浮者为风，无水虚胀者为气。水发其汗即已。脉沉者，宜麻黄附子汤；浮者以杏子汤。"

**【按】**水病脉沉小，属少阴，必沉小而无力，且以麻黄附子汤治之，必是少阴阳虚而水停。此方与麻黄附子甘草汤大同小异。方中附子温阳，麻黄鼓舞阳气，开达玄府，宣通三焦。

3. 邪遏脉沉

（1）《金匮要略·脏腑经络先后病脉证》曰："问曰：寸脉沉大而滑，沉则为实，滑则为气，实气相搏，血气入脏即死，入腑即愈，此为卒厥，何谓也？师曰：唇口青身冷，为入脏即死；如身和，汗自出，为入腑即愈。"

**【按】**《素问·调经论》曰："血之与气并走于上，则为大厥，厥则暴死，气复反则生，不反则死。"

沉大而滑，沉指脉位。沉取滑大有力，此实也，邪气盛也。"滑则为气"，乃气盛也。气血并走于上，则为大厥。唇口青，乃血瘀泣；身冷乃阳闭。此即风火痰瘀之卒中，法当涤痰活血，通腑息风。现代名医任继学、王永炎治中风急症，与此一脉相承。

（2）《金匮要略·痰饮咳嗽病脉证并治》曰："胸中有留饮，其人短气而渴，四肢历节痛，脉沉者，有留饮。"

**【按】**留饮者，即痰饮留而不去。饮干脏腑，阻遏阳气而脉沉。阳不达则短气而渴，饮流筋骨经脉则四肢历节痛。

脉沉在里，当分有力无力，无力者正虚，有力者邪实，治法各殊。

（3）《金匮要略·痰饮咳嗽病脉证并治》曰："咳逆倚息不得卧，小青龙汤主之。青龙汤下已，多唾口燥，寸脉沉，尺脉微，手足厥逆，气从小腹上冲胸咽，手足痹，其面翕热如醉状，因腹下流阴股，小便难，时复冒者，与茯苓桂枝五味甘草汤，治其气冲。"

**【按】**本为支饮咳逆倚息不得卧，予小青龙汤。然青龙汤下咽，出现寸沉尺微之脉。尺微乃肾阳衰也，寸沉乃饮痹阳位。肾阳虚，水寒之气上逆，致气从小腹上冲胸咽，手足厥逆，手足痹；多唾口燥，乃津蓄化饮而津亏；阳虚气化不利，水饮下流阴股，且小便难；阳不上达而冒；虚阳上浮而面翕热如醉状。方用桂枝、甘草振心阳、降冲气，茯苓、甘草培中以制水，虚阳已浮，五味子敛之。

（4）《金匮要略·水气病脉证并治》曰："石水其脉自沉，外证腹满不喘。"

**【按】**石水脉沉，亦当沉而无力，或沉弦，乃水聚于里而腹满，水未上凌迫肺而不喘。

（5）《金匮要略·水气病脉证并治》曰："里水者，一身面目黄肿，其脉沉，小便不利，故令病水。"

**【按】**里水者，水聚于里，故脉沉；水聚，气化不行而小便不利；一身面目黄肿者，里水外溢而一身面目肿；其黄者，乃水蓄阳遏而化热，湿热熏蒸而为黄。故予越婢加术汤，麻黄开达玄府，石膏清热，白术除湿。

（6）《金匮要略·水气病脉证并治》曰："寸口脉浮而迟，浮脉则热，迟脉则潜，热潜相搏，名曰沉。趺阳脉浮而数，浮脉即热，数脉即止，热止相搏，名曰伏，沉伏相搏名曰水。沉则络脉虚，伏则小便难，虚难相搏，水走皮肤，即为水矣。"

**【按】**浮为阳主表，故浮为表热。迟为阴，主里、主潜藏，水亦阴类，故脉潜。表热陷里，与水相搏，致脉由浮而转沉。既为水热互结，其沉当弦滑数有力。水热互结，阻遏气机，脉数即止。止，停止之意，由数转迟。此迟，必有一种奔冲不肯宁静之感。水热互结，闭阻气机而脉伏。气血不得外达而脉络虚，气化不行而小便难。水聚外溢肌肤而水肿。

（7）《金匮要略·水气病脉证并治》曰："脉得诸沉，当责有水，身体肿重，水病脉出者死。"

**【按】**①水病，脉固当沉，缘于水阻气机而沉，但脉沉，不仅仅限于水病。沉主气，气机不能外达而鼓荡血脉，致脉沉。气机不能外达的原因有两类：一是邪阻脉沉；一是正虚脉沉，尚有正虚邪阻相兼者。

邪阻者，包括六淫、七情、气血痰食等，非脉沉皆水，水湿痰饮阻遏，仅其一也。

②"水病脉出者死"，这种情况主要指正气虚衰者言。若因正气虚衰而病水，在整体病情无明显好转的情况下，脉由沉细无力，在较短的时间内，或半日或一二日，突然浮起，此为正气脱越，势将阴阳离绝，故死。若正气渐复而脉渐起者，为正复脉出，为佳兆。不仅水病如此，他病皆如此。

若邪遏病水而脉沉者，不在此例。如寒束水泛而肿脉沉者，汗之寒凝解，脉可迅由沉伏转浮，此种脉出，非死兆，当为邪祛气机转畅的表现。

（8）《金匮要略·水气病脉证并治》曰："夫水病人……其脉沉绝者有水，可下之。"

**【按】**邪阻而脉沉者，可沉实有力。然邪阻重者，脉亦可沉、细、小、涩、迟乃至厥，然只要有脉，沉、细、小、涩、迟中，必有一种不肯宁静之感，此为实。

本文之病水而脉沉绝，可予下法治之，必是实水、阳水之类，故可下，下之气机畅，脉可出。水病如此，他病邪阻者亦如此。若脉沉无力，乃虚水，断不可下，他病亦如此。

（9）《金匮要略·水气病脉证并治》曰："师曰：寸口脉沉而数，数则为出，沉则为入，出则为阳实，入则为阴结。"

**【按】**①"脉沉而数，数则为出，沉则为入"，出为阳，入为阴，此出与入，乃指脉的阴阳分类之意，并非指脉位之浮沉而言。因本条明言脉沉而数，并非脉浮而数。

②"出则为阳实，入则为阴结"，沉数有力者为实热，阳实；入则阴结，此阴非特指阴精与血分，而是结于里，里为阴。

（10）《金匮要略·水气病脉证并治》曰："问曰：黄汗之为病，身体肿，发热汗出而渴，状如风水，汗沾衣，色正黄，如柏汁，脉自沉，何从得之？师曰：以汗出入水中浴，水从汗孔入得之，宜芪芍桂酒汤主之。”

【按】汗出入水中浴，水从汗孔入，水入内遏阳气而化热，水热交蒸汗黄，水遏而脉沉。

(11)《金匮要略·黄疸病脉证并治》曰：“脉沉，渴欲饮水，小便不利者，皆发黄。”

【按】沉主气，沉为里。气机不得外达而脉沉。渴饮、小便不利且黄，乃湿热蕴蒸于里。湿热阻遏而脉沉，其沉，当为沉而濡数。

**(二)沉之兼脉**

1.沉迟

(1)《伤寒论》第62条曰：“发汗后，身疼痛，脉沉迟者，桂枝加芍药生姜各一两，人参三两新加汤主之。”

【按】①外邪束表，营卫被郁，当身疼痛，应汗而解之。此条于发汗后，反见身疼痛，则此身痛，非邪客肌肤，乃正虚使然。

②汗后脉转沉迟者，乃汗之营卫两虚，致身疼痛。此沉迟，当按之减。予桂枝汤者，桂枝、甘草，辛甘化阳以助卫；芍药、甘草，酸甘化阴以益营；加芍药一两，以增益营之力；加人参三两，以扶元气；加生姜一两，益胃且辛散余邪。经此加味，一变而为扶正益营卫之方。若虚人外感者，当加辅汗三法，扶正以祛邪。

③何以不用桂枝加附子汤？概阳虚未甚，乃营卫两虚，故不用附子辛热，恐伤营阴。

(2)《伤寒论》第357条曰：“伤寒七日，大下后，寸脉沉而迟，手足厥逆，下部脉不至，喉咽不利，唾脓血，泄利不止者，为难治，麻黄升麻汤主之。”

【按】此表未解，误下致表不解，正虚邪陷、阳郁不伸、上热下寒证。邪陷于里，上焦热郁而脉沉迟；郁热上灼而唾脓血。下后正伤而手足厥逆、泄利不止，下部脉不至。方用麻黄升麻汤，解表、清热、益脾、养阴共一炉。解表有桂枝、白芍、炙甘草、麻黄、升麻，清里热有知母、石膏、黄芩，健脾有茯苓、白术、炙甘草、干姜，养阴有天冬、白芍、当归、葳蕤。全方共重179铢，而升散之麻黄、升麻占60铢，占全方总重之1/3。故知，此方虽清热补虚，然重在散。将服法云：“相去如炊三斗米顷，令尽”，约1.5小时三服皆尽，即辅汗三法中之连服法。且云“汗出愈”，以发汗为务，意在解表。

由病证及方药分析，此为表证误下之坏证，致表不解，邪热陷、正气伤之表里寒热虚实错杂之病。此脉沉迟，乃上焦热郁所致。

(3)《伤寒论》第366条曰：“下利脉沉而迟，其人面少赤，身有微热，下利清谷者，必郁冒，汗出而解。病人必微厥，所以然者，其面戴阳，下虚故也。”(《金匮要略·呕吐哕下利病脉证治》复载)

【按】①下利清谷、微厥、郁冒，乃阳衰之征，故曰下虚也；面少赤、身微热，此戴阳也。

②何以“汗出而解”？此汗乃正汗，待阴阳和而后汗，正汗出故解。

③脉沉而迟，乃阴脉，此沉迟必按之无力。然阴盛格阳者，脉亦可浮虚，或寸浮阴弱，当回阳之时，加潜敛之品，防脉暴起，阳暴脱。

**（4）《金匮要略·痉湿暍病脉证》曰：“太阳病，其证备，身体强几几，然脉反沉迟，此为痉，瓜蒌桂枝汤主之。”**

**【按】**何以为痉？痉乃筋之病，筋拘而痉。筋之柔，必须气以煦之，血以濡之。然气血不能温煦、濡养之因，或邪阻，或正虚，皆可致筋拘而痉。

此条太阳证备，且用桂枝汤，必是风淫太阳，致筋拘而痉，此与高热惊厥似，临床并不罕见。

桂枝汤调营卫散风，故可治痉。然何以脉不浮反沉迟？乃风客于表，营卫不通，且阴气不足，故尔脉沉迟，加瓜蒌根者，清热生津也。

**（5）《金匮要略·血痹虚劳病脉证并治》曰：“脉沉小迟，名脱气，其人气短则喘喝，手足逆寒，腹满，甚则溏泄，食不消化也。”**

**【按】**脱气而脉沉小迟，必按之无力，此为阴脉，故厥逆、喘喝、腹满、溏泻诸症相继而生。

**（6）《金匮要略·胸痹心痛短气病脉证治》曰：“胸痹之病，喘息咳唾，胸背痛，短气，寸口脉沉而迟，关上小紧数，瓜蒌薤白白酒汤主之。”**

**【按】**①迟、缓、平、数、疾诸脉，皆以至数论之，余以为不然。中医诊脉重在脉象，而不重在至数。脉来去皆快，即为数脉，至于脉的至数，可一息五至、六至、七至。《内经》云数脉之象为“脉流薄疾”。薄者，迫也；疾者，迅也。脉来去疾速急迫，就是数脉。显然《内经》是以脉之形象而不是脉的至数论数脉。《脉经》亦云：“数脉去来促急”。也是以象论数脉。若以至数论数脉，有些问题就难以解释，数则皆数，迟则皆迟，岂能寸跳三至，而关跳六至？

②明确了数迟之意，则本条之寸迟关数就易于理解。寸沉迟者，邪遏于上；“关上小紧数者”，阳郁于中也。方用瓜蒌薤白白酒汤，薤白、白酒辛以开痹通阳，瓜蒌宽胸蠲除痰热。

**（7）《金匮要略·水气病脉证并治》曰：“正水，其脉沉迟，外证自喘。”“黄汗其脉沉迟，身发热，胸满，四肢头面肿，久不愈，必致痈脓。”**

**【按】**正水，肾脏之水自盛也，阳虚水盛而脉沉迟；水饮上凌于肺而喘。

黄汗乃湿热交蒸，阻遏气机而脉沉迟。沉主里，迟为潜，湿热蕴郁于里而胸满，淫于肌肤而身热，四肢头面肿。久不愈，气血腐败而为痈脓。

**（8）《金匮要略·水气病脉证并治》曰：“师曰：寸口脉沉而迟，沉则为水，迟则为寒。”**

**【按】**沉主里，水润下，故脉沉。水属阴，性寒，故脉迟。沉迟有力者，寒水搏结；沉迟无力者，阳虚水泛。

2. 沉微

（1）《伤寒论》第61条曰："下之后，复发汗，昼日烦躁不得眠，夜而安静，不呕不渴，无表证。脉沉微，身无大热者，干姜附子汤主之。"

【按】脉沉微乃阳衰，少阴之脉。不呕不渴且无表证，乃无三阳经证。何以"昼日烦躁不得眠，夜而安静"？汗下伤阳，脉已沉微。虚阳易动，昼阳升而虚阳动，故烦躁不眠；夜阴盛，阴主静，故夜而安静。

（2）《伤寒论》第124条曰："太阳病，六七日，表证仍在，脉微而沉，反不结胸，其人发狂者，以热在下焦，少腹当硬满，小便自利者，下血乃愈。所以然者，以太阳随经，瘀热在里故也，抵当汤主之。"

【按】①表热随经入里，未结于上，故无结胸；表热下陷下焦，与血相结，成下焦蓄血证，致少腹硬满，小便自利，其人发狂。

②脉微而沉，乃阳衰之脉，见此等脉，孰敢用抵当汤峻破之？瘀血阻滞，脉可沉、细、涩、小、迟，然按之必有躁动不宁之象，见此脉象，方可予抵当汤，断不可以阳衰治之。

（3）《金匮要略·中风历节病脉证并治》曰："寸口脉沉而弱，沉即为骨，弱即主筋，沉即为肾，弱即为肝。汗出入水中，如水伤心，历节痛，黄汗出，故曰历节。"

【按】①历节脉沉弱，乃阴脉。症见历节痛，乃筋骨之病，而肾主骨，肝主筋，此言其本虚。又兼汗出入水中浴，水寒之气着于筋骨，故历节痛。

②黄汗与历节，皆有汗出入水中浴之病因，亦可见沉迟之阴脉，亦有"痛在骨节"的症状，二者颇似。仲景将历节与黄汗并提者，意在鉴别。黄汗除有水湿之气外，尚有热邪，湿热交蒸而黄汗出；历节是肝肾虚寒，寒水之气浸淫于筋骨，病机上二者有别。所以仲景仅称"故曰历节"，而不是故曰黄汗历节。

3. 沉紧

（1）《伤寒论》第67条曰："伤寒若吐若下后，心下逆满，气上冲胸，起则头眩，脉沉紧，发汗则动经，身为振振摇者，茯苓桂枝白术甘草汤主之。"

【按】①伤寒误吐下，阳伤而水气上逆，致心下逆满，气上冲胸，起则头眩。再予误汗，阳气益伤，致身为振振摇。

②脉沉紧，若重按有力者，乃寒实闭郁，可予温阳发汗。若重按无力者，乃阳虚阴盛，阴气盛，亦收引凝泣，故脉紧，然紧而无力，当温阳散寒凝。

③水气上冲之病机，与心脾肾之阳气虚衰有关，而心阳衰，又为发病之关键。心阳虚，坐镇无权，不能制下阴，则寒水上泛而上冲。土能制水，脾阳虚则水无所制，亦上冲为患。肾阳虚则水泛，亦可水气上冲。方用苓桂术甘汤，桂枝、甘草以振心阳，茯苓、白术、甘草培土以固堤防，此重在心脾。而真武汤，则重在肾脾。

（2）《伤寒论》第135条曰："伤寒六七日，结胸热实，脉沉而紧，心下痛，按之石硬者，大陷胸主之。"

【按】大陷胸证，乃水热互结，属实热证，脉本当弦滑数大有力，何以脉沉紧？沉紧里寒，热邪阻甚者，脉亦可沉紧、迟、涩、小、厥，然按之必有一种躁动不肯宁静之感，此热郁闭于内，当泄其水热，故予大陷胸主之。

（3）《伤寒论》第140条曰："太阳病下之……脉沉紧者必欲呕。"

**【按】**太阳病误下，胃伤而表邪陷。沉紧里寒，致欲呕。

（4）《伤寒论》第148条曰："伤寒五六日，头汗出，微恶寒，手足冷，心下满，口不欲食，大便硬……脉虽沉紧，不得为少阴病，所以然者，阴不得有汗，今头汗出，故知非少阴也，可予小柴胡汤。设不了了者，得屎而解。"

**【按】**：此少阳病，予小柴胡汤治之。但少阳病，因其类型的不同，因而脉亦有别：

第37条：脉浮细。

第100条：阳脉涩，阴脉弦。

第140条：脉弦。

第148条：沉紧、沉、细。

第231条：弦。此条为三阳合病，脉弦浮大，浮为太阳，大为阳明，弦为少阳。

第265条：弦细。

第266条：脉沉紧。

第271条：脉小。

综上所述，少阳病本证有多种脉象，主要有弦、细、沉。弦紧乃相类脉，皆阳微结，收引凝泣有失舒缓之象。沉细乃气尽血弱，有正虚一面。所以，少阳证，应以弦为主脉，或兼紧、细、沉、减。弦为阳中之阴脉，为减、为寒，为阳中伏阴。

本条出现细、沉、沉紧三种脉象，皆阳微与阳结的程度不同使然。

（5）《伤寒论》第266条曰："本太阳病不解，转入少阳者，胁下硬满，干呕不能食，往来寒热，尚未吐下，脉沉紧者，与小柴胡汤。"

**【按】**少阳病的本质是半阴半阳，半虚半实，其半阴、半虚的一面是气尽血弱；其半阳、半实的一面是邪气因入，结于胁下。仲景将这一病机概括为"阳微结"。阳微，即半阴半虚的一面；阳结，即邪入结于胁下的一面。

脉何以沉紧？半阴半虚，且邪入而结，气血不能畅达，故脉沉。紧者，气血虚且结，不能温煦濡养经脉，故尔紧。弦与紧乃相类脉，皆脉失温煦濡养所致。此沉紧，当按之减，因少阳病，毕竟有气尽血弱，半阴半虚的一面。所以典型的少阳证脉，应为弦而减。

（6）《金匮要略·痰饮咳嗽病脉证并治》曰："膈间支饮，其人喘满，心下痞坚，面色黧黑，其脉沉紧。"

**【按】**脉沉紧，乃水饮停聚膈间，位在里，故脉沉。水饮之气，阴寒也，寒主收引凝泣，故紧。既为寒水之气，何以方中还用石膏？缘积阴之下，必有伏阳耳。

（7）《金匮要略·水气病脉证并治》曰："问曰：病者苦水，面目身体四肢皆肿，小便不利。脉之，不言水，反言胸中痛，气上冲咽，状如炙肉，当微咳喘。审如师言，其脉何类？师曰：寸口脉沉而紧，沉为水，紧为寒，沉紧相搏，结在关元。"

【按】一派水泛之象，脉沉紧，此寒水搏结所致，法当温阳气、开鬼门、洁净府，或去菀陈莝并用。

4. 沉结

《伤寒论》第125条曰："太阳病，身黄，脉沉结，少腹硬，小便不利者，为无血也。"

【按】以太阳病冠名，是指此病由太阳病传变而来，并非此条仍有太阳表证。

身黄，乃湿热交蒸；少腹硬，小便不利，乃湿热阻隔。病在气分，而非血分，故曰"为无血"。

脉沉结者，沉主里；结乃湿热阻隔，脉道不利而一停。《濒湖脉学》云："促、结之因，皆有气、血、痰、饮、食五者之别。一有留滞，则脉必见止。"此止，指邪实者言。若正虚，气血不能相继，亦可见止。虚实之别，在于脉之沉取有力无力。

本条为湿热阻隔，属实，脉当沉结有力。因毕竟因湿热所致，其脉当沉结兼濡滑数。

5. 沉滑

《伤寒论》第140条曰："太阳病，下之……脉沉滑者，协热利。"

【按】太阳病误下，邪热入里，下迫阳明而协热利。脉沉滑者，沉主里，滑为阳，为热。

6. 沉实

（1）《伤寒论》第394条曰："伤寒差以后，更发热，小柴胡汤主之。脉浮者，以汗解之；脉沉实者，以下解之。"

【按】脉沉实者，里实也，下以解之。

（2）《金匮要略·水气病脉证并治》曰："寸口脉沉滑者，中有水气。"

【按】沉主里、主气。滑为阳中之阴脉，主痰饮，故曰"沉滑者，中有水气。"

（3）《金匮要略·水气病脉证并治》曰："少阴脉沉而滑，沉为在里，滑则为实，沉滑相搏，血结胞门，其瘕不泻，经络不通，名曰血分。"

【按】"少阴脉沉而滑"，少阴肾脉，滑为阴气有余，肾藏精、主水，故沉滑肾者宜之，此常脉。

病者，少阴脉沉而滑，乃血结胞门。血结者，血瘀也，故而成瘕。

瘀血本当脉涩，何以脉滑亦主蓄血？因瘀血无定脉，瘀血阻甚者，血脉滞涩，可脉涩；若虽有瘀血，但阻滞未甚，则可见滑。犹如河中之石，石阻甚则水流涩；若石小，则水过激起浪花而脉滑。

临床诊得沉滑之脉，尚难以遽断为蓄血，尚须参酌舌诊及其他瘀血之征兆。

7. 沉弦

（1）《伤寒论》第365条曰："下利脉沉弦者，下重也。"（《金匮要略》亦载之）

【按】沉主气，弦主郁，气机郁滞，腑气不畅而下重。

（2）《金匮要略·痰饮咳嗽病脉证并治》曰："脉沉而弦者，悬饮内痛。病悬饮者，十枣汤主之。”

【按】沉主气，饮遏气滞而脉沉。弦主饮，饮遏阳气，脉失温煦而欠冲和舒达之象，乃弦，故沉弦主悬饮，然亦必参酌其他三诊方可断之。

（3）《金匮要略·黄疸病脉证并治》曰：“酒黄疸者，或无热，清言了了，腹满，欲吐鼻燥，其脉浮者先吐之，沉弦者先下之。”

【按】酒生湿热。脉浮者，浮为阳脉，主外、主升，湿热熏蒸于上则欲吐鼻燥，在上者，引而越之，故吐之。沉为阴脉，主里、主下；弦为阳中之阴脉。沉弦者，邪在里、在下，当引而竭之。

8. 沉细

《金匮要略·痉湿暍病脉证》曰：“太阳病，关节疼痛而烦，脉沉而细者，此名中湿，亦名湿痹。湿痹之候，小便不利，大便反快，但当利其小便。”

【按】湿为阴邪，其性濡而滞，既可伤阳，又可阻滞气机。阳伤气滞，故脉沉而细，流注关节则疼而烦，湿阻气化不行而小便不利；湿盛则濡泄而便反快。

［沉脉小结］

沉脉，含义有二：一指脉位而言，凡重按至筋骨乃得之脉，不论大小迟数、有力无力，皆曰沉；一指有严格界定的独立脉象，具有举之不足，按之有余，按至筋骨乃得，且具软滑匀的特征。

沉脉，是非常重要的一部脉，因脉以沉为本，以沉为根。治病，须首分虚实，而虚实之要，在于沉取有力无力。

沉主气，邪遏气血不得外达而脉沉，此为实，当沉取有力；正虚气血无力外达以鼓荡血脉，则脉沉，此为虚，当沉取无力。至于实为何者实，虚为何者虚，当据其兼脉及四诊所得，仔细斟酌。

## 三、迟脉

### （一）迟之单脉

（1）《伤寒论》第50条曰：“脉浮紧者，法当身疼痛，宜以汗解之。假令尺中迟者，不可发汗，何以知然？以荣气不足，血少故也。”

【按】①浮紧表寒，故身疼痛，当以汗解，以麻黄汤主之。若虽脉浮紧、身疼痛，表寒之象俱在，然尺中迟，即不可发汗。何也？以尺迟为荣血虚，乃正虚感寒，当扶正祛邪。

②迟脉，俗皆以至数论之，曰三至为迟，余不敢苟同。中医的脉诊，自古皆以脉象论之，而不以脉之至数论。迟脉乃脉之来去皆慢即曰迟。若以至数论迟脉，则有些问题就难解。如迟脉分部，曰寸迟、关迟、尺迟；又如仲景：“寸口脉沉而迟，关上小紧数”，岂能寸脉三至，而关脉六至？寸关尺三部本一脉贯之，一气而动，三部脉率是相等的。

③迟本主寒，然邪阻正虚脉皆可迟，但究竟何邪所阻，正气何者虚，尚须依其兼脉及四诊所得而合参。

本条明言是荣血虚，则此脉迟，当沉迟而细。

（2）《伤寒论》第195条曰："阳明病，脉迟，食难用饱，饱则微烦头眩，必小便难，此欲作谷疸，虽下之，腹满如故，所以然者，脉迟故也。"（《金匮要略》复载）

**【按】**此以"阳明病"名之，乃指病位而言，非阳明热结，故下之腹满如故。

此阳明虚寒，其迟，应按之无力。

（3）《伤寒论》第208条曰："阳明病，脉迟，虽汗出不恶寒者，其身必重，短气，腹满而喘，有潮热者，此外欲解，可攻里也。手足濈然汗出者，此大便已硬也，大承气汤主之。"

**【按】**此阳明腑实证，其脉迟者，缘邪遏气机闭结而脉迟。虽迟，重按之，必有一种躁扰不宁且有力之感。再参之舌征、腹征，此迟，当不难判断。

（4）《伤寒论》第234条曰："阳明病，脉迟，汗出多，微恶寒者，表未解也，可发汗，宜桂枝汤。"

**【按】**桂枝汤证的病机是营卫两虚，风寒外客，属虚人外感范畴。其典型脉象应阳浮而阴弱。

本条以"阳明病"为名冠之，何也？当有阳明虚寒的表现，如脘满、不欲食等，其病位在阳明，故以阳明病冠之，以示与阳明实热鉴别。

恶寒、汗出，乃桂枝汤证的特征，故云表未解也。

其脉迟，亦必迟而按之减，正虚不足之象。

桂枝汤，益中调营卫，亦为阴阳轻补之剂。兼表邪者，可扶正祛邪；无表邪者，可益中补虚，虚人外感者宜之。

（5）《伤寒论》第333条曰："伤寒脉迟六七日，而反与黄芩汤彻其热，脉迟为寒，今与黄芩汤，复除其热，腹中应冷，当不能食，今反能食，此名除中，必死。"

**【按】**脉迟，邪阻者有之，正虚者亦有之，以沉取有力无力别之。

若迟而无力，此为虚寒，反与黄芩汤彻其热，乃虚其虚也，胃阳败。除中，即回光返照之象，故必死。

**（二）迟之兼脉**

1. 迟而滑

《金匮要略·呕吐哕下利病脉证治》曰："下利脉迟而滑者，实也，利未欲止，急下之，宜大承气汤。"

**【按】**：方用大承气汤，必具大承气汤证。何以脉迟而滑？迟乃邪遏气结，滑乃热结于内而不肯宁静，必按之有力。

2. 迟而缓

《金匮要略·中风历节病脉证并治》曰："寸口脉迟而缓，迟则为寒，缓则为虚，营缓则为亡血，卫缓则为中风。邪气中经，则身痒而瘾疹；心气不足，邪气入中，则胸满而短气。”

【按】“迟缓”，皆以脉象论之，而不以至数定脉。若以至数定脉则此脉究为三至还是四至？迟乃来去皆徐，缓乃壅容和匀。迟缓，即脉徐缓之象。

迟脉，有邪阻正虚两类，邪阻者实，必迟而有力；正虚者，气血运行无力而脉迟，必按之无力。至于何邪所阻，正气何虚，当依迟之兼脉及四诊合参而断之。迟则为寒，仅其一也。

“缓则为虚”：缓有常脉与病脉之分。常者，缓为有胃气，脉贵和缓。病之缓，亦有邪阻与正虚两类，以沉取有力无力别之。

“营缓则为亡血，卫缓则为中风。”见缓脉，究竟是营虚还是卫虚，须四诊合参断之。桂枝汤证见脉缓，乃营卫两虚，非营弱卫强。果为卫强，何以用桂枝甘草化阳以助阳？岂不实其实耶？桂枝汤乃营卫双补之剂，有表邪者，可扶正祛邪；纯虚无邪者，桂枝汤双补阴阳、益胃气。故桂枝汤法，所用极广，为群方之祖。

3. 迟浮弱

《伤寒论》第98条曰：“得病六七日，脉迟浮弱，恶风寒，手足温，医二三下之，不能食，而胁下满痛，面黄及身黄，颈项强，小便难者，与柴胡汤后，必下重。本渴饮水而呕者，柴胡汤不中与也，食谷者哕。”

【按】①本条以“病”为名冠之，乃涵盖外感内伤诸病，非特指伤寒而言，故《伤寒论》原名为《伤寒杂病论》。

②脉迟浮弱，乃阴脉，必阳气虚可知，下之为逆。胃伤则不能食，而呕哕；土虚木郁而胁下满痛；土虚湿壅而黄，此阴黄。

4. 迟而涩

《金匮要略·水气病脉证并治》曰：“师曰：寸口脉迟而涩，迟则为寒，涩为血不足。”

【按】迟脉为寒，仅其一也，然亦分沉取有力无力。有力者寒实，无力者虚寒。涩则血不足，亦仅其一也，然亦分沉取有力无力。有力者，邪阻血痹；无力者，正虚而涩。

［迟脉小结］

①迟脉当据脉象，而非脉数。

②迟脉有邪阻正虚两类，其虚实之分，以沉取有力无力别之。

③脉迟，究为何邪所阻，正气何虚，尚须据沉之兼脉及四诊合参定夺。

## 四、数脉

### （一）数之单脉

（1）《伤寒论》第257条曰：“病人无表里证，发热七八日，虽脉浮数者，可下之。假令已下，脉数不解，合热则消谷善饥。至六七日，不大便者，有瘀血，宜抵当汤。”

**【按】**数脉，以来去薄急为据，不以至数为凭。数脉有邪迫正虚两类，邪迫者，气血激荡而脉数；正虚者，奋以自救而脉数，二者一虚一实，以沉取有力无力别之。至于何邪所迫，虚者何虚，当据数之兼脉及四诊合参以定夺。

“发热七八日”，焉能说“无表里证”？若既无表证，又无里证，则因何而热？此话可有二解：一是素无里虚证；二是虽发热七八日，脉浮数，然无表证，又无里虚证，但有里热证。里热外淫而发热，故可下之，给里热以出路。下之，脉数未解，里热未除，缘于热结血分，未在气分，故数不解，热不除，当予抵当汤主之。

数而有力者为实，当清之、下之、透之；数而无力者，为虚，当予温补。

（2）《伤寒论》第258条曰：“若脉数不解，而下不止，必协热便脓血也。”

**【按】**数不解者，热未除，热陷阳明，迫津下泄而下利；腐败气血而便脓血。此数当按之有力。

（3）《伤寒论》第332条曰：“而脉数，其热不罢者，此为热气有余，必发痈脓也。”

**【按】**热而脉数，有力者实热，无力者正虚。既为“热之有余”，则此数，当数而有力。热腐气血，而发痈脓。

（4）《伤寒论》第361条曰：“下利脉数，有微热汗出，今自愈。设复紧，为未解。”（《金匮要略·呕吐哕下利病脉证治》复载）。

**【按】**厥阴虚寒下利，若脉转数，且微热自汗，乃阳渐复之表现，故自愈。复紧乃寒盛，故未解。

（5）《伤寒论》第367条曰：“下利脉数而渴者，今自愈。设不差，必清脓血，以有热故也。”（《金匮要略·呕吐哕下利病脉证治》亦载）

**【按】**厥阴为阴尽阳生之脏，阴盛则利；脉渐数且渴，乃阳渐复，故愈。若厥阴热化，则转热利，故清脓血。

（6）《金匮要略·百合狐惑阴阳毒病证治》曰：“病者脉数无热，微烦，默默但欲卧，汗出。初得之三四日，目赤如鸠目；七八日，目四眥黑，若能食者，脓已成也，赤豆当归散主之。”

**【按】**从赤豆当归散方义来看，有清利湿热活血排脓之功，推测此证，当为湿热熏蒸且血瘀所致。

湿热相合而热势不扬，仅微烦无热；湿热困阻而默默但欲卧；湿阻营卫不和而汗出。湿热上熏而目赤，湿热伤血而目眥黑，湿热蒸腐气血而为脓。湿热之脉数，当为濡而数，

（7）《金匮要略·肺痿肺痈咳嗽上气病脉证治》曰：“数则为热”“数则恶寒”。

**【按】**“数则为热”。热有实热、虚热之分。邪实化热而为实热，正虚阳浮而热者为虚热，虚实之分，以沉取有力无力别之。

“数则恶寒”。热郁于内，阳不外达则恶寒，甚者肢厥，通体皆厥。此数，必沉数有力或沉而躁数，或沉伏细小涩，然按之必有一种躁动不宁、不肯宁静之感。

数则恶寒，亦可因壮火伤气、伤阳而继发之恶寒，此即壮火食气。

（8）《金匮要略·肺痿肺痈咳嗽上气病脉证治》曰：“咳而胸满，振寒脉数，咽干不渴，时出浊唾腥臭，久久吐脓如米粥者，为肺痈，桔梗汤主之。”

**【按】**前云：“脉数虚者为肺痿，数实者为肺痈。”本条之数，当为数实，热郁而寒，热灼则胸满而咳，吐浊脓如米粥。

肺痈亦有虚寒者，主以阳和汤，其脉当数虚，不可概以实热论之。

（9）《金匮要略·黄疸病脉证并治》曰：“趺阳脉紧而数，数则为热，热则消谷。”

**【按】**趺阳胃脉，数则胃热，热则消谷，此言实热。

（10）《金匮要略·惊悸吐衄下血胸满瘀血病脉证治》曰：“夫吐血咳逆上气，其脉数而有热，不得卧者死。”

**【按】**脉数身热，热迫血妄行而吐血，咳逆上气不得卧，乃气脱于上，故死，此脉数，当数大而涌盛。

（11）《金匮要略·呕吐哕下利病脉证治》曰：“问曰：病人脉数，数为热，当消谷引饮，而反吐者，何也？师曰：以发其汗，令阳微膈气虚，脉乃数。数为客热，不能消谷，胃中虚冷故也。”

**【按】**本条经文提出两种热，皆脉数，一为热当消谷引饮；一为不能消谷。何以皆为有热，皆为脉数而迥异？这里指的两类热，一是实热，一是虚热。胃实热者，消谷善饥，其脉数实有力；胃虚热者，不能消谷，其脉数而虚。

胃中虚冷，何以生客热？此亦阳虚，虚阳浮动而为热。虚阳浮动，可浮于外、浮于上，成格阳、戴阳；虚阳亦动于局部，或窜于上下内外之局部，如面热、口中热、心中热、腹热、阴热、手足热等。

### （二）数之兼脉

1. 数急

《伤寒论》第4条曰：“伤寒一日，太阳受之，脉若静者，为不传。颇欲吐，若躁烦，脉数急者，为传也。”

**【按】**此条是以脉与症，判断外感热病病势的标准。

以“伤寒”为名冠之，是言广义伤寒。凡对外感热病之病势判断，皆依此标准。

脉的标准：“脉若静者，为不传。”若由太阳病之紧数，或浮数，逐渐缓和下来，就是向愈、不传变的指征。所谓脉静，就是脉缓，这是邪退正复，有胃气的表现。此时即使还有寒热、头身痛等，或体温尚高达39℃左右，只要见脉渐缓，则此热不足虑，将于半日或一日渐退。

“脉数急者，为传也。”数急，即躁脉，躁乃邪气盛，主病进、传变。外感发热见躁脉，即使一时体温降下来了，然不出半日，热将复炽。脉是判断病势极为重要的标准。

症的标准：太阳病，若见颇欲吐，是病传少阳；若见躁烦，是病传阳明。此即《伤寒论》第5条所云：“伤寒二三日，阳明、少阳证不见者，为不传也。”反之，若见则为传也。

中医辨证论治的核心是证。凡证，皆须具备四个要素，即定性、定位、定量、定势。而病势的判断，主要依脉，其权重可占50%～90%，其次是症状和其他体征。

2. 数紧

《金匮要略·妇人妊娠病脉证并治》曰："其脉数而紧乃弦，状如弓弦，按之不移。脉数弦者，当下其寒。"

**【按】**数脉为阳，紧弦为阴，乃寒束热郁之象。脉数弦者，当下其寒。"下"字，当广义来看，非特指下法，亦包括散寒之意。

## 五、滑脉

### （一）滑之单脉

《伤寒论》第350条曰："伤寒脉滑而厥者，里有热，白虎汤主之。"

**【按】**滑脉之状，往来流利如珠之滚动，替替然。常脉之滑，气血盛。病脉之滑，主热、痰、食、蓄血，此为实，当按之有力。正虚亦可见滑，如脾虚生痰、食积不化、气虚不能统摄阴火，或元气外泄等，此为虚，当沉取无力。

此滑以白虎汤主之，乃热盛而滑，当按之有力。其肢厥者，乃阳郁不能达于四末。

### （二）滑之兼脉

1. 滑数

（1）《伤寒论》第256条曰："脉滑而数者，有宿食也，当下之，宜大承气汤。"（《金匮要略·腹满寒疝宿食病脉证》复载）。

**【按】**临床见滑数之脉，多以痰热论之，今以大承气下之，当见大承气证之舌征、腹征、脉征。

（2）《金匮要略·肺痿肺痈咳嗽上气病脉证治》曰："若口中辟辟燥，咳即胸中隐隐痛，脉反滑数，此为肺痈。"

**【按】**滑数乃痰热，痰热壅肺，腐败气血，而为肺痈。此滑数必有力，以脉数实者为肺痈。

2. 滑疾

《伤寒论》第214条曰："阳明病，谵语，发潮热，脉滑而疾者，小承气汤主之。"

**【按】**阳明病，潮热谵语，下证已备。脉当沉实，而见滑疾，乃热结未甚，故予小承气汤。

## 六、涩脉

### （一）涩之单脉

（1）《伤寒论》第48条曰："何以知汗出不彻？以脉涩故知之。"

**【按】**①何谓涩脉？涩脉的本意是往来涩滞，正如王冰在《素问·脉要精微论》注解中所云："涩者，往来不利而蹇涩也。"王叔和改为"涩脉细而迟，往来难且散，或一止复来”，提出了涩脉的五个条件，即细、迟、止、散、往来难，后世多宗此说。《脉诀汇辨》曰：“迟细而短，三象俱足。”也就是说，涩脉必须具备细、迟、短三个条件。李濒湖曰：“参伍不调名曰涩”，在细、迟、短的条件上，又加了个至数不齐的“参伍不调”。又曰：“散止依稀应指间，如雨沾沙容易散”，在细、迟、短、止的条件上，又加上了散与虚软无力。综合起来，涩脉的条件是细、迟、短、止、散、虚、往来难七个要素。

吾所指的涩脉，是脉来搏起之振幅小，作为判断涩脉的唯一特征。

②涩脉的脉证

涩脉振幅小，可因邪阻，气血不能畅达以鼓搏血脉，此为实，当按之有力；或因气血虚衰，无力鼓击血脉而振幅小，此为虚，当沉取无力。至于何邪所阻，正气何虚，尚须结合涩之兼脉及四诊所得合参之。

③本条涩脉的意义

本条是“太阳初得病时，发其汗”。发汗，到什么程度是汗透的最佳标准呢？仲景提出了两条标准：一是于桂枝汤将息法中提出正汗标准，即“遍身漐漐，微似有汗者益佳。”一条是脉的标准，即《伤寒论》第4条之“脉静”。若虽发汗，依然脉涩，是汗出不彻的一个指征。

脉何以涩？因寒邪凝泣所致。寒为阴邪，其性收引、敛降、凝泣。寒客则气血收引凝泣，故脉涩。若已然发汗，脉仍涩，反映寒邪未解，故脉仍涩，可再汗，乃至二汗、三汗，直至脉已起且舒缓，说明寒已解。所以脉涩与否，是判断汗透邪解的一个主要指征。

吾于拙著《汗法临证发微》一书中，将此种涩脉称为痉脉，即沉弦紧滞，作为寒凝证的一个决定性指征，也作为使用汗法的一个决定性指征，也作为判断汗透否的一个决定性指征。

（2）《伤寒论》第212条曰：“伤寒若吐若下后不解，不大便五六日，上至十余日，日晡所发潮热，不恶寒，独语如见鬼状，发则不识人，循衣摸床，惕而不安，微喘直视，脉弦者生，涩者死。”

**【按】**此太阳不解，病传阳明，逼乱神明，险象环生，死生之判，以脉决之。脉弦者，生气未已，故生；脉涩，上燥水竭，故死。

此涩主生死，亦当以沉取有力无力别之。邪闭气机而脉涩者，沉必有力，且有躁动不宁之感，此涩未必死，当以逐邪为务；若沉涩微细者，正气已衰，主死。

### （二）涩之兼脉

#### 1. 阳涩阴弦

《伤寒论》第100条曰：“伤寒阳脉涩，阴脉弦，法当腹中急痛，先予小建中汤，不差者，小柴胡主之。”

**【按】**“阳脉涩，阴脉弦”，阴阳有二解：一是浮为阳，沉为阴；一是寸为阳，尺为阴，此阴阳当指寸尺而言。

我为什么认定此阴阳指寸尺而言呢？理由有二：一是脉以沉为本，沉而弦，此为寒，为郁、为减，至于浮取为何脉，则无关宏旨；二是涩脉的脉象，主要是脉幅小，涩滞不畅，若浮虽涩滞，而沉弦，则振幅未必小，不作涩脉论，故此阴阳，当作寸尺解。

寸脉细迟短涩，此阴阳两虚；尺脉弦者，因阴阳两虚而失于温煦濡养而脉弦，经脉蜷缩绌急而腹中急痛，予小建中汤，阴阳双补，且重于益阴血，缓挛急。服之未效者，以中虚而木郁下陷，故改用小柴胡汤疏达少阳，以解木陷。

小柴胡汤或然证，即有腹痛一症，以小柴胡汤去黄芩，加芍药三两。木郁不升而下陷，小柴胡升发少阳。去黄芩者，不欲苦寒沉降；加白芍者，乃补肝之体而益肝之用，令甲木升发而不陷，腹痛自除。

2. 涩小

《金匮要略·中风历节病脉证并治》曰："盛人脉涩小，短气，自汗出，历节疼，不可屈伸，此皆饮酒汗出当风所致。"

**【按】**涩小，有虚实之分，涩小而沉取无力者，乃正气虚也。涩小而沉取有力者，乃邪阻所致。此历节痛，乃素体盛，又饮酒汗出当风，风湿热合而为痹、短气，则此脉当沉取有力，实也。

**［涩脉小结］**

涩脉，是指脉之振幅小。

涩脉分两类，邪气阻遏者，涩而有力，属实；涩而无力者，正虚。

究为何邪所阻，正气何虚，当依涩之兼脉及四诊所得，综合判断。

## 七、实脉

### （一）实之单脉

1.《伤寒论》第240条曰："病人烦热，汗出则解，又如疟状，日晡所发热者，属阳明也，脉实者，宜下之。"

**【按】**烦热汗之则解者，乃表闭阳气内郁而热，汗之表解热透故解。

表解后，又如疟状者，因热传阳明，出现潮热，热发有定时，如疟之寒热有定时状。潮热者，大便已硬。脉实者，当为沉实，此阳明腑实之脉证，故可下。

2.《伤寒论》第245条曰："阳脉实，因发其汗，出多者，亦为太过。太过者，为阴绝于里，亡津液，大便因硬也。"

**【按】**阳脉实者，乃阳热盛也，误发其汗，汗太过，津液亡，肠燥而便硬。

3.《伤寒论》第369条曰："伤寒，下利，日十余行，脉反实者，死。"

**【按】**下利日十行，正气应伤，脉反实者，乃邪气盛，为病进，故死。然亦须活看，下之逐其邪，亦未必死。

4.《金匮要略·妇人产后病脉证治》曰："产后七八日，无太阳证，少腹坚痛，此恶露不尽，不大便，烦躁发热，切脉微实，更倍发热，日晡时烦躁者，不食，食则谵语，至夜即愈，宜大承气汤主之。热在里，结在膀胱也。”

**【按】**“产后七八日，无太阳证”。是病初始即无表证，还是七八日后，表邪传里而无表证？语焉未详。

少腹紧痛，恶露不尽，此瘀血也；不大便、烦躁、发热、不食、谵语，此胃实也。此瘀血与胃热相结。昼则阳盛而病重，夜则阴盛而病缓。

“脉微实”，非微脉与实脉相合，微作定语解，意即稍实、略实。

大承气逐里之实热，兼有活血之功，并治之。

**［实脉小结］**

实脉之象，浮沉皆得大而长，应指有力。

实脉亦有虚实之分，若大而长，搏指有力者，主邪实。以其邪实易阻遏气机，临床以沉实多见。

若脉大而长，搏指强劲且毫无柔和之象者，可见于两种情况：一是肝肾阴亏，阳亢化风，乃本虚标实之脉，当滋肝肾，平肝潜阳，脉可渐缓和下来；一是胃气败，真气脱越，脉弦长实大且强劲搏指，当急敛真气。

实脉病理意义的判断，仍须四诊合参以决之。

### 八、虚脉

1.《伤寒论》第347条曰：“伤寒五六日，不结胸，腹濡，脉虚复厥者，不可下，此亡血，下之死。”

**【按】**“虚脉乃浮而迟大，按之豁豁然空。”重在浮而按之无力。腹濡、肢厥、脉虚，此阳气衰也，虽称亡血，亦为气血俱衰。下之，犯虚虚之戒，故死。

2.《金匮要略·血痹虚劳病脉证并治》曰：“男子脉虚沉弦无寒热，短气里急，小便不利，面色白，时目瞑兼衄，少腹满，此为劳使然。”

**【按】**脉虚沉弦者，劳而伤阳，故脉虚；阴寒内盛故沉弦。短气小便不利、面色白目瞑，劳伤阳也；衄者，阳不摄血也；里急、少腹满，此阴寒内盛也。

3.《金匮要略·血痹虚劳病脉证并治》曰：“男子平人，脉虚弱细微者，喜盗汗也。”

**【按】**脉虚弱细微，阴阳俱亏，虽尚无明显的不适症状，但脉已虚损至此，已然属虚劳范畴。这说明脉的变化是灵敏的，常先于症状而出现。

### 九、短脉

《伤寒论》第211条曰：“发汗多，若重发汗者，亡其阳，谵语，脉短者死，脉自和者不死。”

**【按】**短脉的特点，是两头短绌，寸尺不能满部。短脉之因有二，一为邪遏，一为正衰，以沉取有力无力别之。

《素问·脉要精微论》曰："短则气病。"然气之病，亦有邪实正虚之别。

## 十、洪脉

### （一）洪之单脉

（1）《伤寒论》第25条曰："服桂枝汤，大汗出，脉洪大者，与桂枝汤，如前法。"

**【按】**既云"服桂枝汤"，当有太阳中风之桂枝汤证而服之。服未得法，大汗出，病不解，脉转洪大。

洪大，乃阳明经热之脉，何以仍用桂枝汤？此应与第15条连读。第15条云："太阳病，下之后，其气上冲者，可与桂枝汤，方用前法。若不上冲者，不得与之。"这条是以气上冲否，作为判断是否仍予桂枝汤的标准。

何谓气上冲？此气上冲，非指奔豚之类病证的厥气上逆，而是指下后表证未解，正气未衰，正气仍可外达于肌表，与邪相争之势。

据何以判断气上冲呢？一是脉浮，二是尚有寒热、头身痛的表证，三是尚无里证。

本条之洪大脉，脉位在表，且大，乃正气驱邪之势尚盛，故应因势利导，以桂枝汤驱邪外出。

（2）《伤寒论》第26条曰："服桂枝汤，大汗出后，大烦渴不解，脉洪大者，白虎加人参汤主之。"

**【按】**第25条脉洪大，与桂枝汤；此亦脉洪大，与白虎加人参汤，何以不同？第25条是邪在表、正气外达与邪争而脉洪大；此条是表解里热伤津而见"大烦渴不解"之阳明经热证，热盛鼓荡气血而脉洪大，故予白虎加人参汤，清透佐以益气生津。此脉同而证异。

（3）《金匮要略·趺蹶手指臂肿转筋阴狐疝蛔虫病脉证治》曰："问曰：病腹痛有虫，其脉何以别之？师曰：腹中痛，其脉当沉，若弦，反洪大，故有蚘虫。"

**【按】**腹中痛为里证，脉本当沉；痛为经脉拘急缩蜷，脉本当弦，然此腹痛不沉不弦反洪大，何也？因蚘扰气机，气乱而反洪大。临床腹痛仅凭脉洪大，尚难遽断，还应有脐周痛、阵痛、蛔虫史等。其实结合现代医学手段，不难确诊。

### （二）洪之兼脉

《金匮要略·疮痈肠痈浸淫病证并治》曰："肿痈者……脉洪数者，脓已成，不可下也，大黄牡丹汤主之。"

**【按】**洪数者，热盛。热壅腐败气血而为脓，当下之，大黄牡丹汤主之。

**[洪脉小结]**

洪脉，浮而大，来盛去衰，如洪波涌起。《内经》称之钩，如洪波奔涌之时，浪头前曲，其状如钩。《内经》又称洪为大，虽脉体皆宽阔，然洪与大有别。大者，只言脉体之大，不拘浮沉，且有虚实之分，沉取无力者为虚，沉取有力者为实。洪脉皆见于浮位，且有涌盛之势，或为阳盛而脉洪，或为阴虚阳浮动而脉洪。

本节所集3条洪脉，皆洪大并称，这是重叠语法，皆言浮而大者，并非洪与大之合脉。第25条言正气强，可奔于外与邪争；第26条言热入阳明，热迫而脉洪大；《金匮要略·趺蹶手指臂肿转筋阴狐疝蛔虫病脉证治》言其虫扰气乱而脉洪大。

## 十一、大脉

（1）《伤寒论》第186条曰："伤寒三日，阳明脉大。"

**【按】**伤寒三日，热传阳明，热盛鼓荡气血而脉大。

（2）《伤寒论》第365条曰："下利……脉大者，为未止。"（《金匮要略》复载）

**【按】**大脉，言其脉体宽大。大为病进，若大而有力，为邪盛，故病进，利未止。若大而无力，属正虚，故病进；若大而无力兼浮者，乃真气浮动，亦为病进。

（3）《金匮要略·痉湿暍病脉证》曰："湿家病身疼发热，面黄而喘，头痛鼻塞而烦，其脉大，自能饮食，腹中和无病，病在头中寒湿，故鼻塞，内药鼻中则愈。"

**【按】**湿热在上，脉当浮而濡数之类，何以脉大？此大乃热蒸所致，故见发热、烦喘，其脉大，当兼濡数。何言寒湿？概初为寒湿，蕴久已然化热，故脉大。若依然为寒湿，脉当弦紧濡。

（4）《金匮要略·血痹虚劳病脉证并治》曰："人年五六十，其病脉大者，痹侠背行，若肠鸣、马刀、侠瘿者，皆为劳得之。"

**【按】**虚劳脉大，乃气浮于外而大，此大，必按之虚。若脉浮大弦劲搏指，按之亦弦大强劲搏指不柔者，乃真气外越，非真实脉，乃大虚之脉，当滋肝肾，潜敛浮阳。

**［大脉小结］**

大脉指脉体宽大而言，浮沉不拘。大有虚实之分，以沉取有力无力别之。沉取有力者邪实，沉取无力者正虚。邪实脉大为病进。正虚脉大而浮起，为阳气脱于外，亦为病进，愈浮大愈虚。若脉弦长实大搏指，已失柔和之象者，此非实证，乃胃气败，真气脱越，当急敛真气，防阴阳离决。

## 十二、微脉

### （一）微之单脉

1.《伤寒论》第23条曰："太阳病，得之八九日，如疟状，发热恶寒，热多寒少，其人不呕，清便欲自可，一日二三度发，脉微缓者，为欲愈也。脉微而恶寒者，此阴阳俱虚，不可更发汗、更下、更吐也。面色反有热色者，未欲解也，以其不能得小汗出，身必痒，宜桂枝麻黄各半汤。"

**【按】**微脉乃浮细无力如欲绝，为气血微。但仲景所言之微，不强调脉位浮，主要指细而无力即称微。

"微脉"之微，作定语讲，有细小之意，指略缓或稍缓。若将此微作微脉讲，则气血已微弱，何言欲愈耶。脉贵和缓，虽尚有寒热，已见缓脉，乃邪退正复之象，故欲愈。

太阳证，当寒热并见，此脉微，乃但寒不热，为阴阳俱虚，故不可汗吐下。

2.《伤寒论》第49条曰："脉浮数者，法当汗出而愈。若下之，身重心悸者，不可发汗，当自汗出乃解，所以然者，尺中脉微，此里虚，须表里实，津液自和，便自汗出愈。"

**【按】**脉浮数，乃表热，本应汗解，却误下，致里之正气伤，尺脉微。即使仍有脉浮数之表热，因脉微里已虚，即不可再汗。

"须表里实，津液自和，便自汗出愈。"这是阴阳和而出之汗，诚广义发汗法，不汗而汗之正汗。见此正汗，知阴阳已和，故愈。

3.《伤寒论》第94条曰："太阳病未解，脉阴阳俱停，必先振栗汗出而解。但阳脉微者，先汗出而解；但阴脉微者，下之而解，欲下之，宜调胃承气汤。"

**【按】**此战汗，先寒战而后汗后，谓之战汗。振栗即寒战。战汗，可脉伏，战后发热汗出而脉亦起。此阴阳俱停，即脉伏。阳脉微与阴脉微，并非微脉，果为微脉，乃正气已衰，胡可予汗下之法。第23条已明示，脉微者，不可更发汗、更下、更吐。本条之微，却言汗下解，显然此微非微脉，乃指伏而言，作定语解，即阳脉略伏者，汗而解之；阴脉略伏者，下而解之。

4.《伤寒论》第160条曰："伤寒吐下后，发汗，虚烦，脉甚微。八九日心下痞硬，胁下痛，气上冲咽喉，眩冒，经脉动惕者，久而成痿。"

**【按】**伤寒汗吐下，阳气已衰，故脉微甚。其烦者，乃阳虚而烦；厥气上逆，致气上冲，眩冒、动惕，心下痞硬、胁痛。阳衰不用而为痿。

5.《伤寒论》第245条曰："脉阳微而汗出少者，为自和也；汗出多者，为太过。"

**【按】**阳明病，法多汗，乃热蒸汗泄所致。今由多汗而转汗少，脉由洪大转为微，乃邪退正未复，为欲解之象，故为自和。若汗多，既可伤阳，又可伤津，故为太过。

6.《伤寒论》第286条曰："少阴病，脉微，不可发汗，亡阳故也。"

**【按】**少阴病见脉微，为亡阳，故不可汗。

为什么导致少阴病用汗法呢？因少阴病可见恶寒肢厥。恶寒肢厥，可因阳衰所致，其脉当微细欲绝；亦可因阳郁而见，其脉当沉而躁数。若阳郁因寒束所致者，可予汗法治之。惜庸医只见症状而不别脉，致亡阳之寒厥亦用汗法，乃虚其虚也。由此可见脉诊何等重要。

（7）《伤寒论》第287条曰："少阴病，脉紧，至七八日，自下利，脉暴微，手足反温，脉紧反去者，为欲解也，虽烦，下利，必自愈。"

**【按】**①少阴病，本当脉微细，何以反见紧脉？紧乃阴寒收引凝泣，脉蜷缩绌急而脉紧。反见紧者，原因有二：一是阳虚阴盛，阴寒收引凝泣而脉紧，其紧当无力。一是少阴病，客寒直犯少阴，致脉紧，其紧当较有力。

②"自下利"。少阴病本可下利，此下利乃阳衰所致。自下利，乃正气来复，逐寒外出的一种表现，是人体自修复的功能。如第110条曰："振栗自下利者，此为欲解

也。”何以区分是阳衰下利，还是正气来复下利？本条明确地提出了区分二者的标准，即紧去脉暴微，手足反温，这是邪去阳气来复的表现，故“虽烦下利，必自愈。”

③“脉暴微”，是指由紧脉而转为脉微。这个“微”，亦是相对于前之紧脉言，若转至微细欲绝的程度，则是阳衰之脉，不可能自愈。

8.《伤寒论》第315条曰：“少阴病，下利脉微者，与白通汤。”

**【按】**少阴病下利、脉微，此阳衰阴盛，与白通汤者，回阳救逆。用葱白者，通阳破阴。加人尿、猪胆汁者，防其格拒，以免脉暴出而阴阳离决。

9.《伤寒论》第317条曰：“少阴病，下利清谷，里寒外热，手足厥逆，脉微欲绝，身反不恶寒，其人面色赤，或腹痛，或干呕，或咽痛，或利止脉不出者，通脉四逆汤主之。”

**【按】**此格阳、戴阳，脉微欲绝，阴盛格阳。其脉亦可见虚大，或阳虚大而阴微细欲绝。

“利止脉不出者”，少阴下利，若利止，本是向愈之兆，当有脉渐起、肢转温等。若未见阳复之兆，仅见利自止，乃化源已竭，并非佳兆。

10.《伤寒论》第338条曰：“伤寒脉微而厥，至七八日肤冷，其人躁无暂安时者，此为脏厥。”

**【按】**脉微、肢厥、肤冷，乃一派阴证。则此躁无暂安，乃阴躁，神无所倚而躁扰不宁，故名之曰脏厥。

11.《伤寒论》第343条曰：“伤寒六七日，脉微，手足厥冷，烦躁，灸厥阴。厥不还者，死。”

**【按】**肢厥、烦躁，火郁、阳明腑实者可见，阳衰者亦可见。何以知阳衰？脉微可知，微乃阳微之脉。灸之阳不回，故死。

12.《伤寒论》第385条曰：“恶寒脉微而复利，利止，亡血也，四逆加人参汤主之。”

**【按】**恶寒、下利、脉微，亡阳也。利止，若脉渐起，肢转温，神渐昌，当为好转之兆；若脉仍微且寒厥，乃化源已竭，此非佳兆。

13.《伤寒论》第389条曰：“既吐且利，小便复利，而大汗出，下利清谷，内寒外热，脉微欲绝者，四逆汤主之。”

**【按】**脉微欲绝，亡阳之脉。其吐利、大汗、小便复利诸症，皆阳衰不摄；其外热者，乃虚阳浮越于外，格阳也。

14.《伤寒论》第390条曰：“吐已下断，汗出而厥，四肢拘急不解，脉微欲绝者，通脉四逆加猪胆汤主之。”

**【按】**此阳衰较前条更甚，故脉微欲绝；且化源已竭，故下断。

**（二）微之兼脉**

1. 微弱

（1）《伤寒论》第27条曰：“太阳病，发热恶寒，热多寒少，脉微弱者，此无阳也，不可发汗。”

【按】此以脉定证。

太阳病寒热，本当汗解，若脉微弱，此无阳，禁汗。

微乃浮细无力，弱乃沉细无力，此正气已衰，故不可汗，此微弱，不拘浮沉，乃重叠语，即细弱无力欲绝之意。即使尚有表证，亦以扶正为务。

(2)《金匮要略·妇人产后病脉证治》曰：“产妇郁冒，其脉微弱，呕不能食，大便反坚，但头汗出，所以然者，血虚而厥，厥而必冒。”

【按】郁冒者，头眩目瞀也，阴血虚，孤阳独上使然。阴血虚则脉微弱。

(3)《伤寒论》第38条曰：“太阳中风，脉浮紧，发热恶寒，身疼痛，不汗出而烦躁者，大青龙汤主之。若脉微弱，汗出恶风者，不可服之，服之则厥逆，筋惕肉瞤，此为逆也。”

【按】此言大青龙汤宜忌。表寒内热者，可服之。若脉微弱，此阳虚也，卫阳虚则汗出恶风，大青龙汤不可服，服之为逆。

(4)《伤寒论》第139条曰：“太阳病二三日，不能卧，但欲起，心下必结。脉微弱者，此本有寒分也。”

【按】脉微弱，阳虚阴寒盛，水寒之气上逆则心下结。卧则水寒之气更逆，故但欲起，重则不得卧。

(5)《金匮要略·痉湿暍病脉证》曰：“太阳中暍，身热疼重，而脉微弱，此以夏月伤冷水，水行皮中所致也，一物瓜蒂汤主之。”

【按】“太阳中暍”，暍即暑也，暑必夹湿，本条脉之微弱，不同于亡阳证之脉微弱，此乃暑湿又伤冷水，郁遏阳气之脉微弱。暑能伤气，湿可伤阳，阳气既伤又被遏，致身热疼重，脉微弱。若果是阳气伤而脉微弱者，胡可予苦寒之瓜蒂吐下泻水？既用瓜蒂，可见仍以实证治之。则此微弱，仅略弱而已，此微作定语看。此略弱之脉，当兼濡数。

2.微涩

(1)《伤寒论》第214条曰：“阳明病，谵语、发潮热……脉反微涩者，里虚也，为难治，不可更与承气汤也。”

【按】虽有谵语、潮热、不大便，俨然一派阳明腑实之状，然脉不见沉实，反见微涩，此里虚也。则此谵语、潮热、不大便，皆因正虚所致。微为阳弱，涩缘血少，阴阳俱亏，当扶正为务，断不可下。此即以脉定证。

(2)《伤寒论》第384条曰：“伤寒，其脉微涩者，本是霍乱，今是伤寒，却四五日，至阴经上，转入阴，必利，本呕，下利者，不可治也。”

【按】脉微涩，此阴阳两虚，致下利，正气更耗，故难治。

(3)《金匮要略·血痹虚劳病脉证并治》曰：“问曰：血痹之病，从何得之？师曰：夫尊荣人，骨弱肌肤盛，重因疲劳汗出，卧不时动摇，加被微风，遂得之。但以脉自微，涩在寸口，关上小紧，宜针引阳气，令脉和紧去则愈。”

【按】微为阳气微，涩为精血亏，风邪得以直入而为痹。邪入，而微涩之中，又兼小紧之象。

（4）《伤寒论》第325条曰："少阴病，下利，脉微涩，呕而汗出，必数更衣，反少者，当温其上，灸之。"

【按】脉微涩，阳衰，致呕、利、汗，便反少者，欲下断。法当温之，灸以回阳。

3. 脉微尺中小紧

《金匮要略·血痹虚劳病脉证并治》曰："血痹，阴阳俱微，寸口关上微，尺中小紧，外证身体不仁，如风痹状，黄芪桂枝五物汤主之。"

【按】阴阳俱微者，阳气衰也；尺中小紧者，风寒客于下也。上条为关上小紧，本条为尺中小紧，风寒所客之病位有别。

4. 阳微阴浮

《伤寒论》第290条曰："少阴中风，阳脉微，阴脉浮者，为欲愈。"

【按】"少阴中风"，这里所说的"中风"，不是指病邪而言，而是指病的性质而言。如第190条云：'阳明病，若能食，名中风；不能食，名中寒"，这里的"中风"与"中寒"，就是代表病的性质，而不是指外邪，阳旺则能食，阴盛则不食。"少阴中风"，亦是此意。

少阴病本肾阳衰，故阳脉微。阴脉浮者，示少阴病阳渐复，故为愈。

5. 阳微阴涩而长

《伤寒论》第274条曰："太阴中风，四肢烦疼，阳微阴涩而长者，为欲愈。"

【按】"太阴中风"，非太阴病又感风邪，此之"中风"，乃指疾病性质而言。风属阳，此之"太阴中风"，乃指太阴病阳复之意，此与"少阴中风"同。虽脉微而涩，此太阴之本脉，然已见长，长为阳脉，亦太阴病阳已渐复，故愈。

6. 微弱数

《伤寒论》365条曰："下利……脉微弱数者，为欲自止，虽发热不死。"（《金匮要略·呕吐哕下利病脉证治》复载）

【按】脉微弱，阳衰之脉，故下利。然脉已见数，数为阳脉，示阳气渐复，即使有身热，亦以阳复视之，故欲自止，虽热不死。

数本阳脉，然亦有虚实之别，数而有力者为实，乃热迫气血而数；若无力者，乃正气虚衰，愈数愈虚，愈虚愈数。本条之数，当数而脉力渐增，知为阳复，而非正虚。

7. 微数

（1）《伤寒论》第116条曰："微数之脉，慎不可灸，因火为邪，则为烦逆，迫虚逐实，血散脉中，火气虽微，内攻有力，焦骨伤筋，血难复也。"

【按】此乃火逆，本为实热，又予灸之，故逆。

既为实热，何以脉微数？"微"，不作脉象解，而作定语解，意即脉略数。脉数，热也，故不可灸。若将"微"作微脉解，微为阳弱，则此数与微合，乃无力而数，当做虚看，愈虚愈数。既为虚寒，则应灸之。本条灸之为逆，可见此"微"，不应做微脉看，而是作定语解。

（2）《金匮要略·百合狐惑阴阳毒病证治》曰："百合病者……其脉微数，每溺时头痛者，六十日乃愈。"

**【按】**百合病，俱是来去恍惚不定之症，惟口苦、小便赤、脉微数，为其常也。何也？

脉微数，仲景云："微则气虚。"已虚之气不能固于其位浮动，致成虚热，故脉数，虚热游动走窜，飘忽无定，因而诸症亦恍惚无定。口苦、小便赤，乃虚热走窜之的征。每溺则头痛者，气随溺泄而虚热乘之。

百合病之治，仲景云："见于阴者，以阳法救之，见于阳者，以阴法救之。"本条所见之症，皆虚热之征，此即阳也。此阳非实热，果为实热，则当泻之，此乃虚热，当从阳求阴，可予百合地黄汤，以制虚阳。

（3）《金匮要略·中风历节病脉证并治》曰："夫风之为病，当半身不遂，或但臂不遂者，此为痹。脉微而数，中风使然。"

**【按】**脉微而数者，微为阳弱；数与微合，必数而无力，则此数非热，乃主虚寒。此风之为病，则非外风，乃属虚风内动，以其脉虚可知。

（4）《金匮要略·肺痿肺痈咳嗽上气病脉证治》曰："肺痈，当有脓血，吐之则死，其脉何类？师曰：寸口脉微而数，微则为风，数则为热；微则汗出，数则恶寒。风中于卫，呼气不入；热过于营，呼而不出。风伤皮毛，热伤血脉，风舍于肺，其人则咳，口干喘满，咽燥不渴，多唾浊沫，时时振寒。热之所过，血为之凝滞，蓄结痈脓，吐如米粥，始萌可救，脓成则死。"

**【按】**本条论述肺痈从开始发病到死亡的全过程。可分三个阶段：

第一阶段为外感风邪，病在肺卫，出现发热、恶寒、汗出。这些症状，颇类太阳中风桂枝汤证。

太阳中风当脉浮缓，何以本条脉微数？前述微数之脉当做虚寒解，何以此微数而作风伤肺卫呢？

桂枝汤证的本质是营卫两虚，若感受风邪，风为阳邪而热，即可脉微数。

关于桂枝汤证的脉象，第12条"阳浮而阴弱"，浮而按之减，此虚脉。第42条脉浮弱，乃虚脉。第240条"脉浮虚"，亦为虚脉。

本条之见症，既然与桂枝汤证雷同，则其脉当亦同，微数之脉，亦为虚脉，是因正虚而又感受风邪，所以，肺痈的初始阶段与桂枝汤证的病因、病机以及症状、脉象是一致的。

第二阶段：风客肺卫，阳郁化热，风伤肺，热伤营，因而蓄结为痈。

第三阶段：热伤气血而脓成，吐如米粥，致成危重之死证。

前曰"脉数虚者为肺痿，数实者为肺痈。"何以本条言肺痈，又云脉微数？岂不抵牾？非也，微数乃言肺痈之始病阶段；数实乃言肺痈已成阶段。

（5）《金匮要略·呕吐哕下利病脉证治》曰："寸口脉微而数，微则无气，无气则荣虚，荣虚则血不足，血不足则胸中冷。”

**【按】**微数阳气虚。气与荣同根，气虚则荣虚血不足。胸为阳位，乃清旷之野，清阳所居，阳气虚，则阴乘阳位，故胸中冷。

8. 微细

（1）《伤寒论》第60条曰：“下之后，复发汗，必振寒，脉微细，所以然者，以内外俱虚也。”

**【按】**脉微细，乃少阴病之脉。何也？汗下伤阳也，致内外之阳皆虚。

（2）《伤寒论》第281条曰：“少阴之为病，脉微细，但欲寐也。”

**【按】**此少阴病提纲证。脉微细，为少阴病之提纲脉，皆阳衰无力鼓荡血脉，致脉微细。此之微细，非浮而见，乃沉取所得，确切地描述，应是沉细弱，但欲寐，是欲寐而似寐非寐。“阳气者，精则养神”，阳衰而神靡，故但欲寐。至于少阴病的肢厥、畏寒、蜷卧、吐利等，无须复赘，尽在不言中。

（3）《伤寒论》第351条曰：“手足厥寒，脉细欲绝者，当归四逆汤主之。”

**【按】**手足厥逆，脉细欲绝，阳衰可知。阳虚固当辛热回阳，但脉细血亦虚，辛热恐耗其阴，故不用四逆辈，改用养血通阳之法，予当归四逆汤主之。

9. 微缓

《伤寒论》第23条曰：“太阳病，得之八九日，如疟状，发热恶寒，热多寒少，其人不呕，清便欲自可，一日二三度发，脉微缓者，为欲愈也。”

**【按】**太阳病，寒热如疟，一日二三度发。疟当寒热往来，发有定时；此亦寒热交作，一日二三度发，似疟而非疟。何也？若邪盛正强者，当寒热持续，无间歇；已病八九日，邪已衰，正亦弱，二者无力持续交争，则寒热可有间歇，待正蓄而强，则再次交争，则寒热又作。这恰似两人打架，互不能胜，则歇一歇，喘喘气再打，故一日二三度发。

不呕，无少阳证；清便欲自可，无阳明及三阴里证，邪仍在表。正气虽已略虚，然仍可拒邪内传，邪仍在表。

“脉微缓者”，脉贵和缓，脉静者为不传也。微作定语解，即脉略缓，示邪退正复，故欲愈。

10. 阳微阴弦

《金匮要略·惊悸吐衄下血胸满瘀血病脉证治》曰：“师曰：夫脉当取太过不及。阳微阴弦，即胸痹而痛。所以然者，责其极虚也，今阳虚知在上焦，所以胸痹心痛者，以其阴弦故也。”

**【按】**①“脉当取太过与不及”，此诊脉之大纲。脉学虽纷纭繁杂，千变万化，然其关键在于首先判明是太过还是不及。太过者，邪气盛也，此为实；不及者，正气虚也，此为虚，此即脉纲。

脉纲，有以阴阳为纲者，有以浮沉迟数为纲者，有以浮沉迟数虚实滑涩为纲者，等等，总未得其要。吾遵仲景，独以虚实为纲，即以太过不及为纲，他皆非脉纲。景岳独具慧眼，提出以虚实为纲。曰："千病万病不外虚实，治病之法无逾攻补。虚实之要，无逾脉息。"景岳这一见解，深合经旨，与《内》《难》一脉相承。《素问·调经论》曰："百病之生，皆有虚实。"《灵枢·经脉》曰："其虚实也，以气口知之。"《难经·六十一难》："诊其寸口，视其虚实。"

脉的虚实，当以沉取有力无力为辨。因沉为本，沉为根，沉候的有力无力，才真正反映脉的虚实，有力为实，无力为虚。脉实证实，脉虚证虚。正如《医宗金鉴》所说："三因百病之脉，不论阴阳浮沉，迟数滑涩大小，凡有力皆为实，无力皆为虚"，不论脉分27种还是34种，皆当以虚实为纲。

②"阳微阴弦"，此以脉定病机。何以胸痹心痛？原因甚广，凡心本身的虚实可引起心痛，五脏六腑相干的厥心痛，亦可引起心痛。本条之胸痹心痛，因何而得？诊其脉则知之。阳微，乃上焦阳虚；阴弦，乃下焦阴寒上乘阳位，故胸痹而痛。治当温阳以散寒凝，桂甘姜枣麻辛附汤等可选用，使"大气一转，其气乃散"。大气者，胸中的一团阳气；"其气乃散"之气，乃阴寒之气也。此即离照当空，阴霾自散。

11. 微大来迟

《金匮要略·惊悸吐衄下血胸满瘀血病脉证治》曰："病人胸满唇痿，舌青口燥，但欲漱水不欲咽，无寒热，脉微大来迟，腹不满，其人言我满，为有瘀血。"

**【按】**胸满唇痿，舌青口燥，但欲漱水不欲咽、自觉腹满等，皆瘀血之征。脉"来迟"者，瘀血阻滞而脉涩也。"微大"，略大之意，微作定语，不作脉象解；略大者，病在血分，而不在气分，气尚可鼓动而脉稍大。

12. 脉自微，涩在寸口，关上小紧

《金匮要略·血痹虚劳病脉证并治》曰："问曰：血痹之病，从何得之？师曰：夫尊荣人，骨弱肌肤盛，重因疲劳汗出，卧不时动摇，加被微风，遂得之。但以脉自微，涩在寸口，关上小紧，宜针引阳气，令脉和紧去则愈。"

**【按】**"夫尊荣人，骨弱肌肤盛"，骨弱，里虚；肌肤盛，肥胖也；汗出被风，风客经脉而为痹。脉微，阳气衰；涩为血滞；小紧乃风邪所客。当通阳散风，邪去脉和则愈。

13. 趺阳脉微弦

《金匮要略·腹满寒疝宿食病脉证》曰："趺阳脉微弦，法当腹满，不满者，必便难，两胁疼痛，此虚寒从下上也，当以温药服之。"

**【按】**趺阳，胃脉也。脉微弦，即弦而无力，阳虚阴寒也。阴寒上逆，则腹满；阳虚不运而便难；肝失疏泄而胁疼，此虚寒上逆，故当温阳以镇阴寒。

### [微脉小结]

微脉，《脉经》称之极细而软，按之如欲绝，若有若无。主气血微，微与弱，皆极细无力，但脉位不同，微见于浮位，弱见于沉位。仲景言微脉，并不强调脉位，仅着重于细而无力欲绝之象。

微脉之脉理：

①微为阳气衰。

②微作定语，而非独立之脉象，如第 23 条之微缓，即略缓或稍缓之意。

③微为邪退正未复，如第 287 条邪退脉暴微。

见微脉，总是一种阴脉、虚脉、不及之脉。景岳云：微脉“当概作虚治”，诚有见地。

## 十三、紧脉

### （一）紧之单脉

（1）《伤寒论》第 3 条曰：“太阳病，或已发热，或未发热，必恶寒，体痛呕逆，脉阴阳俱紧者，名为伤寒。”

**【按】**这是太阳伤寒的提纲证。脉阴阳俱紧，是太阳伤寒的提纲脉。

紧脉之象，主要是左右弹指，脉呈拘挛状态，古人喻为“转索”“切绳”“纫箪线”。

脉何以紧？因寒邪所束，寒主收引凝泣，脉蜷缩绌急，故尔呈紧。

寒客于表，脉即紧，其脉位可在表，呈浮紧，若寒凝重者，脉可沉紧。浮主表，沉亦主表。正如《四诊抉微》所言：“表寒重者，阳气不能外达，脉必先沉紧。”又曰：“岂有寒闭腠理，营卫两郁，脉有不见沉者乎。”

寒邪内犯，客于脏腑者，其脉沉紧，脉呈拘滞蜷缩状态，吾称之为痉脉。此脉乃是判断寒凝证的主要指征。寒痹心脉则心绞痛，寒痹肺脉则咳喘，胸闷痛；寒客胃肠而腹痛吐利；寒客肾脉则水肿、小便不利、血压升高；客寒筋骨则痹痛痿厥。所以，寒凝，发病广泛，而判断寒凝证的主要指征就是脉紧。

阳虚则阴寒内生，此阴寒，亦可致脉紧，然沉紧无力。

其他邪阻亦可脉紧，如宿食、支饮、阳明热结等，此紧须四诊合参，综合判断。

（2）《伤寒论》第 140 条曰：“太阳病，下之后，脉紧者，必咽痛。”

**【按】**太阳病，邪在表，本当汗解，误下之，表邪入里，可变证丛生。下后脉紧者，乃寒邪入里，则此咽痛，当为寒痹二阳。

（3）《伤寒论》第 192 条曰：“阳明病，初欲食，小便反不利，大便自调，其人骨节疼，翕翕如有热状，奄然发狂，濈然汗出而解者，此水不胜谷气，与汗共并，脉紧则愈。”

**【按】**此为狂汗，同战汗。

小便不利，骨节疼，脉紧，此寒湿客于筋骨。翕翕发热者，阳气被遏而为热。尚能食，大便自调，胃气尚强，故曰水不胜谷气。

此寒湿客于筋骨，表里之气不通，正气不能外达与邪争，致有骨节疼、发热、小便不利。待溃其伏邪，使表里之气通；或正气蓄极而强，奋与邪争。正邪剧争，或作战汗，或发狂汗，正气胜，即水不胜谷气，则濈然汗出而解。此与《温疫论》之达原饮证似。

谷气胜，寒水退，则紧除病愈。此紧，主寒水之气。

（4）《伤寒论》第283条曰："病人脉阴阳俱紧，反汗出者，亡阳也，此属少阴，法当咽痛而复吐利。"

**【按】**脉阴阳俱紧，本当为太阳伤寒。然太阳伤寒，法当恶寒发热、无汗、头身痛，反汗出者，此为亡阳，阳衰不固而汗出，甚至亡阳脱汗。然此紧，必与太阳伤寒之紧有别，此为阳衰阴盛而脉紧，必紧而无力；太阳伤寒之紧，必紧而有力。再参以吐利咽痛、肢厥畏寒等症，当易于区分。

（5）《伤寒论》第287条曰："少阴病，脉紧，至七八日，自下利，脉暴微，手足反温，脉紧反去者，为欲解也。虽烦下利，必自愈。"

**【按】**少阴病，脉当微细，其紧者，乃阳虚阴盛，阴寒收引凝泣而紧，当紧而无力。自下利，乃正复而驱邪外出，犹如战汗。其利，反见由肢厥转温，此阳复之兆；紧去，乃阳复阴寒退。暴微者，寒去而正未复。

（6）《伤寒论》第355条曰："病人手足厥冷，脉乍紧者，邪结在胸中，心下满而烦，饥不能食者，病在胸中，当须吐之，宜瓜蒂散。"

**【按】**邪，当指停痰、食积等。邪阻阳气不行而脉乍紧、手足厥冷、心下满而烦，此紧当按之有力，邪阻胸中使然。在上者，引而越之，故予瓜蒂散吐之。

（7）《伤寒论》第361条曰："下利脉数，有微热汗出，今自愈。设复紧，为未解。"（《金匮要略》复载）

**【按】**此乃厥阴下利。厥阴乃阴尽阳生之脏，其为病，可寒化热化。判断其阴阳寒热之进退，仲景从不同指征来进行观察。如手足厥热，以断阴阳之进退；下利之寒热，亦判断阴阳之进退。若厥阴寒利，见脉数、微热、汗出，是阳复之兆，故今愈。若复紧，乃阴寒复胜，则未解。此紧主寒，寒胜则未解。

（8）《金匮要略·腹满寒疝宿食病脉证》曰："脉弦如转索无常者，宿食也。"

**【按】**脉之柔缓，必阳气煦之，阴血濡之。宿食阻遏，气血不行，脉失阳之温煦及阴血之濡润，则脉拘急而为紧，如转索无常。当吐其宿食。此与《伤寒论》第355条意同。

（9）《金匮要略·腹满寒疝宿食病脉证》曰："脉紧，头痛风寒，腹中有宿食不化也。"

**【按】**风寒客于颠顶而头痛脉紧，腹中有宿食亦可脉紧，或风寒与宿食相兼而脉紧。腹中有宿食者，除脉紧之外，当有脘腹的见证。

（10）《金匮要略·呕吐哕下利病脉证治》曰："吐后渴欲得饮水而贪饮者，文蛤汤主之。兼主微风，脉紧头痛。"

**【按】**文蛤汤，方有麻、杏、石、甘、姜等，乃表邪郁热于肺，且汗出即愈，知本方擅驱表之风寒。兼微风者，此方可用；脉紧头痛而兼寒者，本方亦可用之。

### （二）紧之兼脉

（1）《金匮要略·腹满寒疝宿食病脉证》曰："胁下偏痛，发热，其脉紧弦，此寒也。以温药下之，宜大黄附子汤。"

【按】紧弦皆阴脉，偏聚于胁而胁下偏痛。发热，亦是阳郁而热，故以大黄附子汤温下之。

（2）《金匮要略·黄疸病脉证并治》曰："趺阳脉紧而数，数则为热，热则消谷；紧则为寒，食即为满；尺脉浮为伤肾，趺阳脉紧为伤脾，风寒相搏，食谷即眩，谷气不消，胃中苦浊，浊气下流，小便不通，阴被其寒，热流膀胱，身体尽黄，名为谷疸。"

【按】趺阳紧而数者，紧为寒，数为热，寒客脾胃而热郁。发为谷疸者，脾不化湿，胃热内郁，湿热熏蒸，而为谷疸。

（3）《金匮要略·呕吐哕下利病脉证治》曰："胃反，脉紧而涩，其病难治。"

【按】脾胃伤，而为胃反。紧为寒，涩为血亏，胃本多气多血，今气血皆亏，更胃反不食，胃气欲竭，故为难治。

［紧脉小结］

紧脉之象，如转索、切绳，左右弹指。紧主寒，寒主收引凝泣，故脉蜷缩绌急而为紧，此紧有力，为实。阳虚而阴盛，阴胜亦可收引凝泣而紧，此紧沉取无力，为虚。

邪气阻遏，气血不得畅达，经脉失于阳气之温煦，阴血之濡润，亦可拘急为紧，如停痰、宿食而紧者，则当结合其他四诊所见，综合判断。

## 十四、缓脉

### （一）缓之单脉

《伤寒论》第2条曰："太阳病，发热汗出，恶风脉缓者，名为中风。"

【按】此太阳中风提纲证。

太阳中风，实质是虚人外感，营卫俱不足。自古以来都遵仲景之言，曰"卫强营弱，营卫不和"，实则是营卫俱不足。太阳中风的代表方为桂枝汤，桂枝汤机理，就是营卫双补，扶正以祛邪。方中桂枝甘草辛甘化阳，以助卫；芍药甘草，酸甘化阴以益营，更加生姜、大枣、啜粥以培中，扶正祛邪。若果为卫强，岂可再用桂枝甘草化阳以助阳？岂不犯实实之戒。所以太阳中风的病机，应是营卫两虚，卫虚腠理开疏，风邪易入而恶风，津液外泄而自汗，卫阳郁而为热。

脉缓者，常脉之缓，和缓调达；病脉之缓，当按之略减，主风、主湿、主脾虚，此主脾虚营卫不足，风邪外客。

关于桂枝汤的脉象：

第12条：阳浮而阴弱。

第25条：脉洪大。

第42条：脉浮弱。

第45条：脉浮。

第234条：脉迟。

第240条：脉浮虚。

《金匮要略·妇人妊娠病脉证并治》“妇人得平脉，阴脉小弱。”

统观诸脉，以浮虚为桂枝汤之正脉，阳浮阴弱、浮弱、浮虚，皆相类之脉。至于脉洪大，是正气外出与邪争；脉迟乃阳明虚寒兼表，皆非桂枝汤之正脉。本条之脉缓，乃太阳中风病脉之缓，当浮缓而减，此与桂枝汤之正脉相符。

**（二）缓之兼脉**

《伤寒论》第244条曰：“太阳病，寸缓关浮尺弱，其人发热汗出，复恶寒，不呕，但心下痞者，此以医下之也。”

**【按】**此太阳病误下，表未解，心下痞，成太阳病之坏证。寒热、汗出，乃表虚且表证未解；不呕，无少阳证；心下痞者，胃也，邪陷于胃。

“寸缓”，寸为阳位，寸缓为卫阳已弱，而表邪未解。第2条云太阳中风脉缓，与此脉同。

“尺弱者”，肾阳虚，阴寒盛也。

“关浮者”，关为阴阳升降之枢，浮为阳脉，乃太阳误下，表热内陷胃中而关浮。

痞乃阴阳不交。阴阳相交谓之泰，阴阳不交谓之痞。太阳误下，热陷于中；然尺弱，下焦阴寒上乘，于是寒热错杂，心下痞满。

## 十五、脉静

《伤寒论》第4条曰：“伤寒一日，太阳受之，脉若静者，为不传。颇欲吐，若躁烦，脉数急者，为传也。”

**【按】**此条以脉与症判断病势。脉静，是针对脉数急而言。数急，即《内经》所言之躁脉，此独阳无阴之脉，故《素问·评热病论》曰：“有病温者，汗出辄复热，而脉躁疾……名阴阳交，交者死也。”“汗出而脉尚躁盛者死”。

何为静？乃从容和缓之象，即缓脉。此为阴阳调和之象，故不传。凡病，见和缓之象者，皆为胃气未败之兆；由病脉而渐趋和缓者，为正气来复，病入坦途，故脉贵和缓，此即静也。

## 十六、脉自和

《伤寒论》第211条曰：“发汗多，若重发汗者，亡其阳，谵语，脉短者死，脉自和者不死。”

**【按】**阴阳调和脉才能和，所以脉和，示阴阳气血之调和，故不死。何谓脉和？即脉从容和缓之象。

**［缓脉、静脉与脉和小结］**

缓为从容和缓之象；静脉、脉和与缓同，皆阴阳调和，有胃气之兆。病脉之中渐见缓象者，为邪退正复，为向愈之佳兆，故脉贵和缓。

病脉之缓，主风、湿、脾虚、热纵。受风脉缓者多兼浮，且有表证；湿盛脉缓者，多为濡缓，有湿阻之象；脾虚之缓者，多缓而按之减，伴脾虚之征。热盛而缓者，缓而大，兼有热象，如第 278 条："伤寒脉浮而缓，手足自温，系在太阴……以脾家实。"景岳云："缓而滑大者，多实热。"

## 十七、芤脉

《金匮要略·血痹虚劳病脉证并治》曰："夫失精家，少腹弦急，阴头寒，目眩发落，脉极虚芤迟，为清谷亡血失精。脉得诸芤动微紧者，男子失精，女子梦交，桂枝龙骨牡蛎汤主之。"

**【按】**失精之人，以"家"相称，示其失精频且病久，致虚象迭起，下利清谷、亡血、失精蜂至。芤则浮大中空，虚迟皆阴脉。

芤动微紧者，正气衰，真气浮动于外而中空，故芤。动者本是阴阳搏，精血亏，阳搏于阴而动。此动，为正虚而脉慌急所致。微紧者，略紧也，阴阳皆虚，脉失温煦濡养为拘紧，然紧亦无力。

如此极虚之人，何以不用大补之剂，仅用区区桂枝龙牡汤调营卫？乃虚不受补，当因势利导，徐图之，方能渐起，骤补反致壅滞，欲速不达。东垣乃补土派鼻祖，用补中益气汤，生黄芪仅五分，人参仅三分，用量之轻视同儿戏，何也，亦因势利导之意，与本条一脉相承。

## 十八、弦脉

### （一）弦之单脉

（1）《伤寒论》第 140 条曰："太阳病下之……脉弦者，必两胁拘急。"

**【按】**弦乃阳中阴脉，阳生而阴未尽，故弦。弦主郁、主肝。肝升发不及而郁，致脉弦，两胁拘急。

（2）《伤寒论》第 142 条曰："太阳与少阳并病……慎不可发汗，发汗则谵语脉弦。"

**【按】**《伤寒论》言太少并病共 3 条。"头项强痛"为太阳表证；"眩冒""时如结胸""心下痞硬"乃少阳见症。少阳禁汗，发汗则谵语，谵语本为阳明之见症，然阳明谵语当脉沉实，但本条脉弦，弦乃少阳之脉，据脉可知，此谵语非阳明热结，乃少阳热扰心神所致，故治当疏肝泄热，刺期门。其弦，当兼数，且弦数有力。

（3）《伤寒论》第 212 条曰："伤寒若吐下后不解，不大便五六日，上至十余日，日哺所发潮热，不恶寒，独语如见鬼状，若剧者，发则不识人，循衣摸床，惕而不安，微喘直视，脉弦者生。”

【按】此太阳误治，病传阳明，恶象迭生，然脉弦者生。弦主春、主肝，乃生发之气犹存，故生。

（4）《金匮要略·痉湿暍病脉证》曰：“夫痉脉按之紧如弦，直上下行。”

【按】关于“痉脉”，可有二解：一是指痉病之脉，紧如弦，直上下行。二是指一种独立的脉象，紧如弦，直上下行，称为脉痉。似二解皆通，然细思之则未必。

若指痉病皆弦，非也。痉乃筋之病，筋之柔，必气以煦之，血以濡之。倘邪阻，气血被遏，不能温煦濡养筋脉，则可痉，此邪，可包括六淫、七情、内生五邪，此为实痉。若正气虚衰，无力温煦濡养筋脉，亦可筋拘为痉，此为虚痉。虚实之分，以弦之有力无力别之。吴瑭云痉有九，致痉之因颇多，非必脉皆弦紧直上下行。可见云痉病脉皆弦，有失偏颇。

第二种解释是指脉痉，即紧如弦，直上下行者为脉痉，此因寒凝所致。寒主收引凝泣，致脉弦紧拘滞，此即脉痉。脉痉主寒凝，凡见此脉，皆寒邪凝痹所致。寒痹于表，即太阳伤寒，太阳伤寒，“脉阴阳俱紧”。寒痹筋脉骨而肢痛者，脉亦紧；寒痹脏腑者，脉亦紧。所以，痉脉是寒凝证之标准脉象。吾于拙著《汗法临证发微》一书中，将痉脉作为寒凝证的主要指征，其权重可占80％以上。凡寒凝证，皆可以汗法治之。

（5）《金匮要略·疟病脉证并治》曰：“疟脉自弦。”

【按】疟属少阳范畴，故其脉弦。

（6）《金匮要略·腹满寒疝宿食病脉证》曰：“寸口脉弦者，即胁下拘急而痛，其人啬啬恶寒也。”

【按】寸口脉弦，亦阴邪窃踞阳位之象，故胁下拘急而痛，阴盛而寒、而弦。

（7）《金匮要略·痰饮咳嗽病脉证并治》“夫病人饮水多，必暴喘满，凡食少饮多，水停心下，甚者则悸，微者短气，脉双弦者寒也，皆大下后喜虚。脉偏弦者饮也。”

【按】食少，谷气不足，脾胃弱也。脾胃弱而饮多，水不化津，蓄而为饮。饮激于肺而喘满、短气，饮凌于心而为悸。弦为阳中之阴脉，温煦不及而脉拘为弦，饮亦阴类，气化不足而饮蓄。弦与饮，性相通，饮蓄则脉弦。逆定理，脉弦，又见喘悸，即可断为饮。偏弦，脉弦在左或右；双弦，乃双手脉皆弦。偏弦者，饮偏着一处，左弦，饮犯于肝；右弦，饮凌于肺；双弦者，肺肝皆为饮犯。至于病位，除脉诊外尚须结合脏腑辨证以断。

“大下后喜虚”，下以逐邪，下后邪去正未复，故喜正气一时未复而虚，脉亦应虚。若下后脉实，乃邪气盛，为病进，故下后喜虚。

弦则为减，弦主寒，弦为阳中之阴脉。下后阳气虚，温煦不及而脉弦。弦主饮，乃气化不利，饮蓄而弦，或偏弦，或双弦，视其阳虚之处而饮蓄之，故有偏弦、双弦之异，病位有别，性质一也。

（8）《金匮要略·痰饮咳嗽病脉证并治》曰：“咳家其脉弦，为有水，十枣汤主之。"

【按】弦主饮，水饮同类。脉弦而咳，此咳乃水饮凌肺。十枣汤逐水峻剂，此必咳喘窘迫不得卧者用之，水去则咳止。

(9)《金匮·要略·呕吐哕下利病脉证治》:"脉弦者虚也，胃气无余，朝食暮吐，变为胃反，寒在于上，医反下之，令脉反弦，故名曰虚。"

【按】胃反，而脉弦。弦则为减、为寒，故云"脉弦者虚也"。

阳虚，脉失温煦而为弦，则此胃反亦因胃中虚冷而作。

(10)《金匮要略·呕吐哕下利病脉证治》曰:"下利脉反弦，发热身汗者愈。"

【按】下利，发热身汗，阳衰而虚阳浮越可见，脉当微细，或因阳越而浮虚。此亦下利发热身汗，非少阴寒盛之脉，而反见弦者。弦主春，主木，乃春生少阳升发之气。下利而见脉弦，且发热身汗，乃阳复之兆，故愈。

(11)《金匮要略·趺蹶手指臂肿转筋阴狐疝蛔虫病脉证治》曰:"转筋之为病，其人臂脚直，脉上下行，微弦，转筋入腹者，鸡屎白散主之。"

【按】转筋之病，乃筋挛而转筋。筋之柔，须阳气温煦，阴血濡润。若邪阻气血不能温煦濡养而转筋，此为实；若正气虚衰，气血无力温煦濡养而转筋，此为虚。

本条之转筋，脉见微弦，直上下行。直上下行乃弦直之象，微而弦者，阳虚脉拘之象。见此脉，则知此转筋乃阳虚不能温煦所致，法当温阳，如干姜甘草汤诸方。

(12)《金匮要略·趺蹶手指臂肿转筋阴狐疝蛔虫病脉证治》曰:"问曰：病腹痛有虫，其脉何以别之？师曰：腹中痛，其脉当沉，若弦，反洪大，故有蛔虫。"

【按】腹痛，病位在里，脉当沉。若脉弦或洪大，皆虫扰气机逆乱所致。

临床见腹痛脉弦或洪大，能诊为虫扰吗？显然不能。欲知为虫，尚须结合其他指征综合判断，如蛔虫史，阵发绕脐痛等，尤其应结合便检。

(13)《金匮要略·妇人妊娠病脉证并治》曰:"妇人怀妊六七月，脉弦发热，其胎愈胀，腹痛恶寒，少腹如扇。所以然者，子脏开启也，当以附子汤温其脏。"

【按】"少腹如扇"，可有二解：一是喻其腹胀，如扇面之张开，少腹胀且大；一是喻腹寒，如以扇搧其腹，腹如被冷风。

何以腹胀、痛、寒？弦则为减、为寒，阳虚子脏开，故胀、痛、寒。何以发热？乃阳虚虚阳外浮也。以附子汤温其脏，虽方未见，然温里散寒，意可推矣。

**(二)弦之兼脉**

1. 弦浮大

《伤寒论》第231条曰:"阳明中风，脉弦浮大，而短气，腹都满，胁下及心痛，久按之气不通，鼻干不得汗，嗜卧，一身及目悉黄，小便难，有潮热，时时哕，耳前后肿，刺之小差，外不解。病过十日，脉续浮者，与小柴胡汤。"

【按】脉弦浮大，乃三阳合病之脉。浮为太阳，故曰"表不解"，既云表不解，必有表证可知。弦主少阳，见胁下及心痛、哕、耳前后肿。大为阳明，言"阳明中风"，此中风作阳邪解，乃阳明热盛，故潮热，腹满、鼻干不得汗。少阳亦主三焦，三焦不利，水道不通，湿蕴于中，热与湿和，小便不利，嗜卧，身目熏黄。

本病虽三阳合病，然以少阳为主，故予小柴胡合解表里。

2. 弦细

《伤寒论》第265条曰："伤寒，脉弦细，头痛发热者，属少阳。少阳不可发汗，发汗则谵语，此属胃。胃和则愈；胃不和，烦而悸。"

【按】脉弦，主少阳，细者，少阳郁结可细，细而有力；气尽血弱亦可细，细而减。

少阳误汗，则病传阳明，此属胃，汗出胃燥而便干，热结阳明上迫神明则谵语。令胃和则愈，胃不和则烦而悸。

3. 弦迟

《伤寒论》第324条曰："少阴病，饮食入口则吐，心中温温欲吐，复不能吐，始得之，手足寒，脉弦迟者，此胸中实，不可下也，当吐之。若膈上有寒饮，干呕者，不可吐也，当温下，宜四逆汤。"

【按】脉弦迟，乃阴寒之脉。若弦迟有力，则为寒实阻隔而欲吐，手足寒。病在上，不可下，当在上者引而越之，吐其寒实。若弦迟，按之无力，则为阳虚，寒饮停聚胸上，其本为虚寒，当虚者补之，寒者温之，不可吐也，宜四逆汤。同为弦迟之脉，虚实判然，依沉取有力无力别之。

4. 弦大

《金匮要略·血痹虚劳病脉证并治》曰："脉弦而大，弦则为减，大则为芤，减则为寒，芤则为虚，虚寒相搏，此名为革，妇人则半产漏下，男子则亡血失精。"（《金匮要略·惊悸吐衄下血胸满瘀血病脉证治》复载）

【按】脉弦大若按之有力者，为肝热或肝阳上亢；若弦大按之虚者，为阳气虚，虚阳浮动；或精血虚，虚阳浮动。究为阳气虚，还是阴血虚，尚须结合四诊所见来断。

芤与革皆浮大中空，然革脉浮大有力，形如鼓皮，按之则虚；芤脉亦浮，但浮取力逊于革，亦按之中空，或为虚寒，或为亡血失精。

5. 弦数

《金匮要略·痰饮咳嗽病脉证并治》曰："脉弦数，有寒饮，冬夏难治。"

【按】脉弦数，乃肝热，与寒饮相左。除非有其他见证，否则仅一弦数脉，难定寒饮。若解为弦主饮、主寒，数主热，则为寒饮内蓄，阳偏积一处而化热，寒饮与郁热错杂，寒之碍饮，热之助热，故冬夏难治。

6. 弦紧

（1）《金匮要略·腹满寒疝宿食病脉证》曰："腹满脉弦而紧，弦则卫气不行，即恶寒；紧则不欲食。邪正相搏，即为寒疝。寒疝绕脐痛，若发则白津出，手足厥冷，其脉沉紧者，大乌头煎主之。"

【按】弦紧沉皆阴脉，寒遏则卫不行而恶寒，紧则阴盛而不欲食。寒客经脉拘而绕脐痛，痛甚冷汗出，即白津出。名曰疝者，乃如山之石硬而鼓起。脉沉弦紧，皆阴气盛也，寒实者，沉取有力；虚寒者，按之无力或减。

（2）《金匮要略·水气病脉证并治》曰："寸口脉弦而紧，弦则卫气不行，即恶寒，水不沾流，走于肠间。"

【按】弦紧，乃阴寒凝泣之象。寒凝卫不行，则恶寒，水饮不化走于肠间。

［弦脉小结］

①弦脉的主要特征是端直以长，直上下行。常脉之弦，如揭长竿，修长悠扬，有胃气。病脉之弦，有太过与不及，不及者，弦而无力，为虚；太过者，弦而强，如循长竿，乏柔和悠扬之象。若弦如刃者，乃胃气败，为肝之真脏脉。

②弦脉意义

a. 弦为减、为虚、为寒；阳升不及，经脉失于温煦而拘为弦。如第 140 条曰："脉弦而两胁拘急。"《金匮要略·呕吐哕下利病脉证治》曰："脉反弦，故名曰虚"。

b. 弦主少阳：如第 142 条之"谵语脉弦"。

c. 弦主生发之气：如第 212 条，伤寒误治后，险象迭生，"脉弦者生"，乃生发之气犹存，故生。《金匮要略·呕吐哕下利病脉证治》曰："下利脉反弦，发热身汗者愈。"

d. 弦主风：肝风动而脉弦，如《金匮要略·痉湿暍病脉证》曰："痉脉紧如弦，直上下行"，此弦当劲，亢也。

e. 弦主疟：如《金匮要略·疟病脉证并治》曰："疟脉自弦。"

f. 弦主饮：饮，阴类，脉失温煦而弦，如《金匮要略·痰饮咳嗽病脉证并治》曰："脉双弦者寒也""脉偏弦者饮也""咳家其脉弦，为有水"。

g. 虫积：虫扰气机而脉弦，如《金匮要略·趺蹶手指臂肿转筋阴狐疝蛔虫病脉证治》曰："若弦……故有蛔虫。"

其他如弦主惊、主痛、主少阳等，其义较广。弦脉临床多见，临床见弦如何判断，亦须四诊相参，并结合弦之兼脉，综合判断。

## 十九、弱脉

### （一）弱之单脉

（1）《伤寒论》第 113 条曰："形作伤寒，其脉不弦紧而弱，弱者必渴，被火必谵语，弱者发热脉浮，解之当汗出愈。"

【按】"形作伤寒"，言虽有寒热、头身痛等太阳病之形症，但非伤寒，因其脉不弦紧而弱。

弱乃沉细无力，与微细之少阴脉同，皆主阳衰。仲景未把微与弱严格区分。

"弱者必渴"，乃阳虚不能气化。

"被火必谵语"，乃阳虚，虚阳易动，扰乱心神而谵语。

"弱者发热脉浮"，弱者阳虚，虚阳不能固于其位，致浮动于外而发热脉浮。

"解之当汗出则愈"，汗出愈，不是用发汗剂发其汗则愈，此乃调其阴阳，不汗而汗之正汗者。正汗出，必阴阳充盛，且阴阳升降出入之道路通畅，方能阳加于阴而汗后出。若见正汗出，推知阴阳已调，故知必愈。

（2）《伤寒论》第251条曰："得病二三日，脉弱，无太阳柴胡证，烦躁，心下硬，至四五日，虽能食，以小承气汤，少少与微和之，令小安，至六日，与承气汤一升。若不大便六七日，小便少者，虽不受食，但初头硬，后必溏，未定成硬，攻之必溏，须小便利，屎定硬，乃可攻之，宜大承气汤。"

【按】"烦躁心下硬"，寒热虚实皆可见之，本条予以鉴别。

全文可分三段：第一段为起首至"与承气汤一升"；第二段自"若不大便六七日"至"攻之必溏"；第三段由"须小便利"至"宜大承气汤"。

第一段，无太阳少阳证，病在里，脉弱者，里虚也。医者只见"烦躁心下硬"，未究脉弱，故尔误为胃家实，以小承气微和之，欲令其小安。

第二段，予小承气汤，未见燥屎下，且小便少，屎未硬，攻之必溏。

第三段，为应用承气汤的指征，见烦躁、心下硬、不大便六七日，须小便利，才屎定硬，方可下之，予大承气汤。

（3）《伤寒论》第280条曰："太阴为病，脉弱，其人续自便利，设当行大黄芍药者，宜减之，以其人胃气易动故也。"

【按】太阴病脉弱，脾胃虚寒也，故自便利，以其胃气弱易动故也。

（4）《伤寒论》第360条曰："下利有微热而渴，脉弱者，今自愈。"（《金匮要略·呕吐哕下利病脉证治》复载）

【按】脉弱，是与前脉比较而言。原下利且热、渴，热盛也，其脉当滑数有力。若脉数滑实而转弱，即脉静之象，乃邪退正尚未复，故自愈。

（5）《伤寒论》第377条曰："呕而脉弱，小便复利，身有微热，见厥者难治，四逆汤主之。"

【按】脉弱，乃阳气虚。其呕乃阳虚而胃不受纳；身热乃阳衰格阳；厥者阳衰阴盛也，故以四逆回阳。

（6）《金匮要略·五脏风寒积聚病脉证并治》曰："肝死脏，浮之弱，按之如索不来。"

【按】浮之弱，按之如索之断绝，已无脉可循，乃里极虚，残留之余气浮游于外而浮，故死。

**（二）弱之兼脉**

《伤寒论》第286条曰："少阴病，阳已虚，尺脉弱涩者，复不可下。"

【按】脉弱涩，阳虚也，下之则逆，虚其虚也。

### ［弱脉小结］

弱乃阳气衰微之脉。若弱极，按之如索不来，乃死脉。若原为实脉，邪去正未复而相对较前脉弱者，乃邪去正未复，为欲愈。

## 二十、细脉

### （一）细之单脉

（1）《伤寒论》第148条曰："伤寒五六日，头汗出，微恶寒，手足冷，心下满，口不欲食，大便硬，脉细者，此为阳微结，必有表，复有里也……可与小柴胡汤。"

【按】①本条提出一个重要概念——"阳微结"。何谓"阳微结？"

"微"，是指阳气微。小柴胡证的本质是半阴半阳，半虚半实。关于小柴胡证的本质，在第97条中说得很明确，曰："血弱气尽"，此即小柴胡证半阴、半虚的一面，也称之谓半在里的一面，亦即本条所言之"阳微"。

"结"，是指少阳热结，这是小柴胡证半阳、半实的一面，亦称之谓半在表的一面，亦即本条所言之"阳结"。关于这一点，在第97条中说得亦很明确，曰："腠理开，邪气因入，与正气相搏，结于胁下。"这就是少阳热结而半阳、半实、半表的一面。

②少阳证，何以会出现头汗出、微恶寒、手足冷、心下满、口不欲食、大便硬诸症？少阳郁热上蒸而头汗，阳微而微恶寒、手足冷，木郁不疏而心下满、不欲食、大便硬。除此而外，尚可见头晕目眩、口苦咽干、胸胁苦满、心烦喜呕等见症，皆可以"阳微结"解之。

③脉何以细？一者气尽血弱，脉可细；一者少阳郁结，脉亦可细。因少阳证是半阴半阳，半虚半实，此细，当弦细而减。

（2）《金匮要略·五脏风寒积聚病脉证并治》曰："诸积大法，脉来细而附骨者，乃积也。"

【按】积乃邪聚不散，徵之有物者。邪阻甚者，气血不得升达，脉失气血之充盈鼓荡而沉细，邪遏愈重，脉愈沉细，乃至沉小、细、迟、涩、厥。若邪实而积者，脉当沉细有力；若正虚而邪积者，脉当沉细而无力。

### （二）细之兼脉

1. 细数

（1）《伤寒论》第120条曰："太阳病，当恶寒发热，今自汗出，反不恶寒发热，关上脉细数者，以医吐之过也。"

【按】太阳病，误吐胃伤，邪陷入里，致关脉细数，细为胃阴伤，数为胃中热。若细数无力，则此数不以热看，乃因虚所致，愈数愈虚，愈虚愈数。

（2）《伤寒论》第140条曰："太阳病下之，脉细数者，头痛未止。"

【按】太阳病误下，正伤邪陷。细为阴伤，数乃有热。然邪陷遏郁气机者，脉亦可细数，然按之有躁急之感，治当清透郁热；若细数而减者，则数不以实热看，当养阴益阳。

2. 细沉数

《伤寒论》第285条曰："少阴病，脉细沉数，病为在里，不可发汗。"

【按】少阴病，脉微细。微为阳弱，细则从微。阳衰不能鼓荡于脉而脉细，此细不以血虚、阴虚看，而为阳衰。本条脉细沉数，少阴病位在里，应沉，阳衰应细无力。何以数？正虚奋以自救，故愈虚愈数。

## 二十一、伏脉

（1）《金匮要略·痰饮咳嗽病脉证并治》曰："病者脉伏，其人欲自利，利反快，虽利，心下续坚满，此为留饮欲去故也，甘遂半夏汤主之。"

**【按】**脉伏者，有留饮阻隔，气不达而脉伏；留于心下而心下坚满。欲自利者，饮有下出之势。

伏脉极沉，重按至骨方得。伏脉亦有虚实两类：虚者，阳气虚衰，无力鼓荡血脉而脉伏，此伏，当细无力。实者，邪阻脉伏，寒饮、郁火，皆可痹阻气血而脉伏，此伏当有力，属实。另外，战汗脉亦伏，亦分虚实两类。

（2）《金匮要略·水气病脉证并治》曰："趺阳脉当伏，今反紧，本自有寒疝瘕，腹中痛，医反下之，即胸满短气。"

"趺阳脉当伏，今反数，本自有热消谷，小便数，今反不利，此欲作水。"

**【按】**趺阳，胃脉，主里，故应伏。因夙有寒痰瘀血凝结而成疝瘕，故脉紧。寒者宜温反下之，重伤其阳，故胸满短气。

趺阳当伏，以其素有胃热，而消谷，故脉数，小便当数。今溲反不利者，水为热蓄而不行，故欲作水。

（3）《金匮要略·水气病脉证并治》曰："寸口脉浮而迟，浮脉则热，迟脉则潜，热潜相搏，名曰沉。趺阳脉浮而数，浮脉即热，数脉即止，热止相搏，名曰伏，沉伏相搏，名曰水。沉则络脉虚，伏则小便难，虚难相搏，水走皮肤，即为水矣。"

**【按】**浮为阳脉，主热；迟为阴，主寒，主水，主潜降。热与水搏，气机被遏而脉沉。

趺阳胃脉，胃热盛，淫热于外而脉浮。"数脉即止"，"止"乃水停，水为热蓄而不行。"热止相搏"，指热与水结，遏阻气机，故脉伏。"沉伏相搏"，指热与水搏，水不行而为水。沉则络脉虚，沉指热与水搏，气机被遏，血气不能敷布于外而络脉虚。伏乃水热相结，水道不利而小便难。络虚水往从之，则水走皮肤，而病水矣。

（4）《金匮要略·水气病脉证并治》曰："夫水病人，目下有卧蚕，面目鲜泽，脉伏，其人消渴，病水腹大，小便不利，其脉沉绝者有水，可下之。"

**【按】**水病脉沉，皆因水遏气机，故脉伏，甚者脉沉绝，即脉厥。下之以逐水，水去气机通而脉起。

### ［伏脉小结］

伏脉乃沉极，推筋着骨乃得。

伏亦有虚实之分，一为邪阻而脉伏，一为正虚而脉伏，以沉伏有力无力别之。至于何邪所阻，正气何者为虚，亦应四诊合参，并依伏之兼脉以别之。

## 二十二、动脉

《金匮要略·惊悸吐衄下血胸满瘀血病脉证治》曰："寸口脉动而弱，动即为惊，弱则为悸。"

**【按】**何为动？动脉之形，独一部脉突起如豆，无头无尾，厥厥动摇，名曰动。

何以脉动？《伤寒论·辨脉法》云："阴阳相搏名曰动。"阴阳相搏有二：一是阴虚阳搏，一是阳盛搏阴，二者一虚一实，以沉取有力无力别之。

动脉，皆云其位在关，然据临床所见，寸关尺皆可见动脉，动而弱者，此正虚而动。正虚，神无所倚，则惊怵、动悸，皆因虚所致。

## 二十三、促脉

（1）《伤寒论》第21条曰："太阳病，下之后，脉促胸满者，桂枝去芍药汤主之。"

**【按】**促乃数中时止。

脉何以促？无非两类原因：一是邪阻，气血不得畅达，气血为邪羁绊而时一止，此为实，当按之有力。一为正虚，气血无力相继而时一止，此为虚，按之无力。

本条为太阳病误下伤阳而脉促。胸为阳位，清阳贮于胸中，为清旷之野，下则阳伤，胸中气机升降不利而胸满。胸中之宗气贯心脉，助心行血，胸阳不振而脉促，此促当减。

桂枝去芍药汤，去芍药之酸寒收敛，单取桂枝甘草化阳，振心阳通血脉，治此脉促胸满。

（2）《伤寒论》第140条曰："太阳病，下之，其脉促，不结胸者，此为欲解也。"

**【按】**此虽太阳病误下，然正气未伤，表邪未陷，未成结胸。

其脉促者，此促，不作"数中一止"解，而作迫急之意，乃"其气上冲"的表现。正气强，驱邪外出，故欲解。

（3）《伤寒论》第349条曰："伤寒脉促，手足厥逆，可灸之。"

**【按】**阳衰则肢厥，灸可回阳，其脉促者，亦必阳衰，血脉无力相继而时一止。促为数中时一止，其数，亦因虚而数。此促，必按之无力。

### ［促脉小结］

促乃数中时一止，其止，或因邪阻，气血不能相继而脉时一止；或因正虚，气血无力相继而脉时一止。其虚实之别，以脉沉取有力无力别之。至于究为何邪所阻，或正气何者为虚，须四诊合参，并结合促之兼脉全面分析。

仲景言促，尚有薄急之意，如第140条。

促与结，皆有时一止，其异在于数中一止曰促，缓中一止曰结。促与结皆有止，其意相通，皆有虚实之分，至于是数还是缓，并不重要，重要的是为什么歇止。

## 二十四、结脉

《伤寒论》第177条曰："伤寒脉结代，心动悸，炙甘草汤主之。"

《伤寒论》第178条曰："脉按之来缓，时一止复来者，名曰结。又脉来动而中止，更来小数，中有还者反动，名曰结阴也。"

**【按】**①结乃缓中一止复来，此亦有虚实之分。第177条用炙甘草汤治之，显系因虚而结、而代。

②"动而中止"，相当于期外收缩；"更来小数"，相当于期外收缩的代偿；"中有还者反动"，是代偿后恢复原有心律。这种脉象，是由于阴盛而结者，名曰"结阴"。

## 二十五、代脉

《伤寒论》第178条曰："脉来动而中止，不能自还，因而复动者，名曰代阴也，得此脉者必难治。"

**【按】**何谓代脉？代乃更代之意，是指不同的脉象互相代替、更换，交错出现，其脉乍疏乍数、乍强乍弱、乍动乍止。景岳云："凡是脉忽大忽小，乍迟乍数攸而变更不常者，则均为之代。"

代分四季之代、生理之代、病理之代、死代。

## 二十六、急脉

(1)《伤寒论》第86条曰："衄家，不可发汗，汗出必额上陷，脉急紧，直视不能眴，不得眠。"(《金匮要略·惊悸吐衄下血胸满瘀血病脉证治》复载)

**【按】**衄家亡血，又误汗之，汗血同源，阴血更虚。血主濡之，阴血亏，经脉失濡而脉急紧；筋脉失濡则筋拘挛。筋拘而直视不能转睛，目不能瞬，额上血脉收引而陷。血不养心而不得眠。

(2)《金匮要略·脏腑经络先后病脉证》曰："寒令脉急。"

**【按】**寒性收引、凝泣，故寒客则脉蜷缩、绌急。

## 二十七、脉阴阳俱停

《伤寒论》第94条曰："太阳病未解，脉阴阳俱停，必先振栗汗出而解。"

**【按】**先战后汗者，谓之战汗。

战汗分两种：一是邪气阻隔，正气不能外出与邪争，待溃其邪气，正气出而奋与邪争，可战汗而解。一是正虚无力与邪争，邪正相持，待正气蓄极而盛，奋与邪争，亦可战汗而解。

战汗而脉阴阳俱停者，即脉伏也。正气内蓄而脉伏，正气出与邪奋争而脉起，汗出脉缓则解。

## 二十八、脉不至

（1）《伤寒论》第292条曰："少阴病，吐利，手足不逆冷，反发热者，不死，脉不至者，灸少阴七壮。"

**【按】**少阴病，吐利且脉不至，阳衰已甚。若手足厥冷而发热，此热乃格阳。若手足未逆冷而热，此邪正相争而热，即使脉已无，尚非死证，因阳尚存。

（2）《伤寒论》第298条曰："少阴病，四逆恶寒而身蜷，脉不至，不烦而躁者，死。"

**【按】**一派亡阳之兆，且脉亦绝，此为死脉。

（3）《伤寒论》第315条曰："少阴病，下利脉微者，与白通汤。利不止，厥逆无脉，干呕烦者，白通加猪胆汁汤主之。"

**【按】**下利不止，厥逆无脉者，阳衰。

（4）《伤寒论》第317条曰："少阴病，下利清谷，里寒外热，手足厥逆……或利止脉不出者，通脉四逆汤主之。"

**【按】**少阴病，下利清谷，里寒外热，此阴盛格阳。利止脉不出，阳衰化源竭也。

（5）《伤寒论》第357条曰："伤寒六七日，大下后，寸脉沉而迟，手足厥逆，下部脉不至，喉咽不利，唾脓血，泄利不止者，为难治，麻黄升麻汤主之。"

**【按】**下部脉不至，一般作肾气已绝解。

然此条证情复杂，既有寸沉迟之阳虚，肢厥泄利；又有表证误下，表未解，邪热内陷，症见咽喉不利、吐脓血；下部脉不至者，乃表邪内陷，抑遏阳气而脉不至。若果为肾阳衰，则附子必用，方中未用者，当非肾阳衰，而是阳气被遏。方中独重麻黄，且汗出愈，一者解表，一者鼓荡阳气，盖此证脉不至，当为肾阳被遏。

（6）《伤寒论》第362条曰："下利，手足厥冷，无脉者，灸之。不温，若脉不还，反微喘者，死。"（《金匮要略·呕吐哕下利病脉证治》复载）

**【按】**下利、手足厥冷、无脉，亡阳也。若加喘者，气脱于上也，故死。

（7）《伤寒论》第368条曰："下利后脉绝，手足厥冷，晬时脉还，手足温者生，脉不还者死。"（《金匮要略·呕吐哕下利病脉证治》复载）

**【按】**下利、肢厥、脉绝，亡阳也，肢温脉还，阳气复，故生；厥不止，脉不还，阳尽故亡。

（8）《金匮要略·脏腑经络先后病脉证》曰："问曰：脉脱入脏即死，入腑即愈。"

**【按】**脉脱者，即无脉也。无脉之因有二，一为邪遏闭阻气机，此必见邪实之象，逐邪脉复即愈，如痰厥、气厥、食厥、热结等皆是。一为正气脱而无脉，必见脏器衰败之象，故死。

若寸口无脉者，当诊趺阳脉，若趺阳脉尚存者，犹可救治；若趺阳脉亦绝，则胃气亡，有胃气则生，无胃气则死。

［脉不至小结］

脉不至者有二：一为正衰脱绝，危，当急救之；一为邪遏，脉道闭而脉不至，急逐其邪，气机通，脉则复。

## 二十九、小脉

《伤寒论》第271条曰：“伤寒三日，少阳脉小者，欲已也。”

**【按】**少阳病，主脉为弦。大者病进，小者邪已衰，故欲已也。

脉小有二：一为邪遏脉小，一为正虚脉小，以沉取有力无力别之。

## 三十、负脉

（1）《伤寒论》第256条曰：“阳明少阳气病，必下利，其脉不负者，为顺也；负者，失也，互相克贼，名为负也。”

**【按】**负者，失也，主要指脉的大小强弱而言，小者、弱者为负也。

阳明少阳合病，热盛而利。证实脉不负，说明正气强，足以拒邪，故曰顺。若证实而脉负，正气已弱，势必土虚木乘，互相克贼，名为负也。

（2）《伤寒论》第362条曰：“下利手足厥冷，无脉者，灸之。不温，若脉不还，反微喘者，死。少阴负趺阳者，为顺也。”（《金匮要略·呕吐哕下利病脉证治》复载）

**【按】**少阴乃太溪脉，以候肾；趺阳指冲阳，胃脉。少阴负趺阳者，即胃脉旺于肾脉，胃脉尚旺，乃胃气尚强，有胃气则生，故为顺。

## 三十一、脉暴出

（1）《伤寒论》第315条曰：“少阴病，下利脉微者，与白通汤。利不止，厥逆无脉，干呕烦者，白通加猪胆汁汤主之。服汤脉暴出者死，微续者生。”

**【按】**少阴病，下利不止，厥逆无脉，阳衰也。予白通加猪胆汁汤，通阳破阴反佐之，脉若暴出，乃阳越于外，阴阳离决，故死。脉渐起者，乃阳渐复也，生。

凡阳虚之阴脉，脉暴出者，皆为阴阳离决，主死；徐起者为阳复，主吉，主生。

（2）《金匮要略·水气病脉证并治》曰：“脉得诸沉，当责有水，身体肿重，水病脉出者死。”

**【按】**水病乃阴病，脉沉亦阴脉。若脉暴出，乃阴阳离决，故死，微续者生。

## 三十二、平脉

（1）《伤寒论》第391条曰：“吐利发汗，脉平小烦者，以新虚不胜谷气也。”

**【按】**霍乱，迭经吐利发汗，邪已退，正初复，脉亦平和。毕竟病乍愈，脾胃未复如初，食不慎，致食不化而烦，待饮食调理即可。

（2）《金匮要略·疟病脉证并治》曰："温疟者，其脉如平，身无寒但热，骨节烦疼，时呕，白虎加桂枝汤主之。"

**【按】**温疟热、疼、呕，已病之躯，何以脉如平？

关于平脉，有多种解释：一解为正常脉；一解为未病时之脉，即素体脉；一解为浮沉迟数三部均等之脉。

何者为是？仲景《辨脉法》云："寸口、关上、尺中三处，大小浮沉迟数同等，虽有寒热不解者，此脉阴阳为和平。"此平，乃三部浮沉大小迟数均等之平。平，分也，分而匀适则平舒矣。

本条之"脉如平"即寸关尺三部均等之意，非人病而脉不病也。

（3）《金匮要略·痰饮咳嗽病脉证并治》曰："支饮亦喘而不能卧，加短气，其脉平也。"

**【按】**仲景云："咳家其脉弦"，何以此亦肺饮而脉平呢？此平，当以寸关尺三部皆弦解。否则，已然喘不得卧，脉还正常，则不通。

（4）《金匮要略·呕吐哕下利病脉证治》曰："下利，三部脉皆平，按之心下坚者，急下之，宜大承气汤。"

**【按】**下利，心下坚，用大承气急下之，病已急，不可能脉仍正常。此三部脉皆平，亦是指寸关尺三部脉均等之意。本条提出"三部脉"，已隐含平脉，指三部脉均等之意。

（5）《金匮要略·妇人妊娠病脉证并治》曰："问曰：妇人得平脉，阴脉小弱，其人呕，不能食，无寒热，名妊娠，桂枝汤主之。"

**【按】**胎气初结未盛，脉如平素同，即俗语云胎气还未上脉。阴脉小弱者，精血已聚而养胎，尺乍虚也。

（6）《伤寒论》第105条曰："伤寒十三日，过经谵语者，以有热也，当以汤下之。若小便利者，大便当硬，而反下利，脉调和者，知医以丸药下之，非其治也。若自下利者，脉当微厥，今反和者，此为内实也，调胃承气汤主之。"

**【按】**伤寒十三日，为再传经已毕，谵语者，热也，当下其热。小便利者，燥屎已成，脉当微厥。

脉何以微厥？有热本当脉数大，然屎已硬，阻闭气机，则脉不仅不浮大，反转沉实，甚至微厥。脉已厥者则无脉，微厥者脉尚有，故称脉微厥。"今反和者"，是指寸关尺三部脉均等，亦如《金匮要略·呕吐哕下利病脉证治》大承急下之，仍言"三部脉皆平"之意。

### [平脉小结]

平脉有常脉、素体脉之意。第391条之脉平，指脉已平和。《金匮要略·妇人妊娠病脉证并治》孕妇脉平，此平有平素脉之意。然病已著，仍言脉平、脉调和者，此平指寸关尺三部脉浮沉迟数大小滑涩均等之意，不可能已然用大承气汤急下之，而脉仍平和。

### 三十三、蛇脉

（1）《金匮要略·痉湿暍病脉证》曰："痉病也，若发其汗者，寒湿相得，其表益虚，即恶寒甚，发其汗已，其脉如蛇。"

**【按】**痉者，肝病，肝主筋，筋之柔，需气以煦之，血以濡之。本为寒湿致痉，恶寒甚，汗之阳益伤，筋脉拘挛，蜿蜒如蛇行，此肝之死脉。

（2）《金匮要略·五脏风寒积聚病脉证并治》曰："肝死脏，浮之弱，按之如索不来，或曲如蛇行者死。"

**【按】**筋脉拘挛，按之如索，伏而不起，或蜿蜒而行，皆肝之死脉。

余曾治一同事介绍来的矽肺病人，喘甚张口抬肩，两人架着而来，诊毕家人问其预后，因其脉如蛇，死脉，贸然告曰将不出一周而亡，果如所言。

### 三十四、少阳脉卑

《金匮要略·水气病脉证并治》曰："少阳脉卑，少阴脉细，男子则小便不利，妇人则经水不通。经为血，血不利则为水，名曰血分。"

**【按】**少阳，主升发之气，主疏泄。卑，低下、不足之意。少阳脉卑，则升发疏泄不及，三焦不通而小便不利，冲任失于疏泄而经水不通，血不利则为水。

### [小结]

中医的核心特色是辨证论治，此已为业界之共识。然如何辨证论治，却众说纷纭，莫衷一是，因而必须溯本求源。

源在何处，本在何方？是张仲景创立了中医的辨证论治体系，将外感内伤融为一体，把理论与实践紧密联系，使中医学终于建成了巍峨大厦，彪炳千秋。

欲掌握这一辨证论体系，就必须回归仲景时代，探索仲景是如何建立这一辨治体系的。

1. 仲景之前的医学状态

仲景之前的医学状态，医经构建了中医理论框架，其基本形式是论文汇编；经方虽汇聚了大量宝贵的医疗经验，但基本处于经验方水平。医经与经方尚处于分离状态，理论与实践相互脱节。仲景创立了辨证论治体系，使医经与经方相融合，使理论与实践结合为一体，使散落的砖瓦木料终于建成了巍峨大厦。

2. 仲景是如何创立辨证论治体系的

仲景集秦汉之前医学之大成，又博采众长，实践中不懈求索，以超人的勇气和智慧，创立了辨证论治体系。

（1）详加分类。科学，就是分科之学，把繁杂的事物，依据其不同的质，予以分门别类，建立起科学体系。

仲景把千变万化的外感内伤诸病皆纳入一体，犹如一大堆乱麻，如何从中捋出一个规律性的体系？仲景首先进行分类，此即科学。

一级分类：将诸病分阴阳两大类。

二级分类：阴阳各有盛衰进退，因而将阴阳又进而分为三阴三阳六病。

三级分类：三阴三阳六病之中，又有表里、寒热、虚实之异，如太阳病之中风、伤寒、温病等。

四级分类：六病之中，又有合病、并病、兼证、传变等，因而又进一步细化分类：有桂枝汤证、桂枝去芍药汤证、桂枝加附子汤证等。

层层分类的目的，在于区别纷纭繁杂诸病不同的质，使一大堆乱麻编织成纲举目张的大网，以便驾驭所有的疾病。

层层分类，分到何时为止呢？直到分至不同个体、不同时间、空间的证为止。每个证，都须具备病性、病位、程度、病势四个要素，合之曰四定，即定性、定位、定量、定势。每个证，都是因人、因时、因地而异的。证是无限的，即使《伤寒杂病论》涵盖了外感内伤诸病，亦仅是示人以思辨、示人以规矩，掌握其思辨方法，就可融会贯通，纵横捭阖。

（2）引入脉学。对繁杂的事物进行层层分类，必须建立分类的依据、标准，无规矩则不成方圆。仲景全书，全部都是标准，如三阴三阳病的标准、太阳中风的标准、太阳伤寒的标准、白虎汤证的标准、承气汤证的标准以及汗法标准、下法标准等。

在逐层分类中，脉诊是决定性因素，仲景以脉定证，以脉定势，以脉定诸法、诸方之宜忌。脉诊是辨证论治的灵魂、精髓，此即平脉辨证。在伤寒六病每篇之标题中，皆赫然写着“脉证并治”，标题就是旗帜，是以脉来定证。辨治大纲亦云：“观其脉证，随证治之”，是依脉定证、然后立法处方，此皆“平脉辨证”。

大道至简。看似非常复杂的事物，其基本规律或道理，都是非常简单的，此即知其要者，一言而络；不知其要，流散无穷。脉象纷纭繁杂，千变万化，仲景提出了诊脉大纲，即“脉当取太过与不及”。太过者实也，不及者虚也，此即以虚实为纲。而虚实之要，在于沉取有力无力，惜仲景对此强调不足。

据《聂氏伤寒学》统计，《伤寒论》中脉证并举者 135 条之多，单脉 18 条，兼脉 42 条;《金匮要略》脉证并举者 120 余处，单脉 18 处，兼脉 51 条。

脉象虽繁，但要明于理而不拘于迹。脉的形成，无非是血的充盈，气以鼓荡。因而，脉象的所有变化，无非是气血的变化。气属阳，血属阴，气血的变化，即阴阳的变化。明阴阳气血变化之理，参以诸脉之兼脉及其他四诊所得，参以己意，可不拘于诸脉之形迹，概此亦守绳墨而废绳墨，统而言之曰阴阳也。倘知此，全盘皆活，随心所欲不逾矩。此即溯本求源之正途。

# 伤寒论冠名法求索

李士懋　田淑霄　著

# 序

抚思一生，因在校时受秦伯未、任应秋、陈慎吾、刘渡舟等诸恩师教诲，始终把中医经典视为根本，尤对《伤寒论》反复研读，总觉流散无穷，如坠万里云雾。花甲之后，又从领悟仲景是如何创立辨证论治体系的入手，才渐有提纲挈领之感。

仲景将外感内伤揉在一起，名之曰《伤寒杂病论》。而外感内伤百病纷纭繁杂，揉在一起无疑是一大堆乱麻，欲从中提炼出一个共同的辨证论治体系，难于登天。

“科学者，分科之学也”，仲景正是遵循了这一原则，按疾病的性质、病位、程度、病势之不同，进行多层次分类，并据分类加以冠名，遂创立了辨证论治体系。反过来，据其冠名规律，即可知疾病的性质、病位、程度、病势，就可提纲挈领，纲举目张，全局在胸。

仲景辨证论治体系的奥秘隐于《伤寒论》冠名法中，因而欲登堂入室，就须领悟仲景冠名法的奥秘，故撰《伤寒论冠名法求索》一书，抛砖引玉而已。

李士懋　田淑霄

2014年4月书于相濡斋

# 引　言

仲景将外感内伤百病揉在了一起，然百病纷纭繁杂，汇集在一起，无疑是一大堆乱麻，欲从中提炼出一个完整、系统、严密的辨证论治体系，必然有个缜密的构思与布局。追溯这一构思与布局，有助于深入领悟仲景辨证论治体系。

张仲景为什么不把外感与内伤分开来写，那样岂不更清晰、容易？因外感与内伤是紧密相关的，外感病可转化为内伤病，内伤病又易引发外感，二者难以截然分开，故将二者揉在了一起，则其辨证论治体系，必然涵盖外感内伤百病。

仲景首先依《内经》理论，将外感内伤百病分为阴阳两大类。但阴阳有多寡进退，又进而分为六病。三阳为阳病，太阳为阳盛，阳明为阳极，少阳为阳始衰，为半阴半阳。三阴为阴病，太阴为至阴，少阴为阴中之阴，可寒化热化，厥阴为阴尽阳升之脏，寒热错杂，亦有寒化热化两途。六病之下，又有阴阳进退，相兼传变，故又再次分类，直分到每个病人不同时空具体的证，此即辨治的个体化。在严格分类的基础上，予以冠名，若知其名，则晓其性质、病位、程度、病势，可提纲挈领，纲举目张。

犹如军队，可分为海陆空三军，陆军又可分为步兵、炮兵、装甲兵等，炮兵又分瞄准手、炮手、装弹手等。知某部队是炮兵，则推知其装备是火炮，其作用为火力覆盖。愈分愈细愈精确，则作战时更易发挥其作用。辨证论治之分类，意同军队。

《伤寒论》398条，太阳病独大，分列三篇。度仲景之意，在于以太阳病为例，详论六病之相兼、传变、转化，其他五病尽皆仿此，故太阳独大，他篇不复赘也。

太阳上篇第1～11条，属《伤寒论》之纲领。其他各条主要讲太阳中风的桂枝汤证及其传变。中篇主要讲太阳伤寒的麻黄汤证及其传变。下篇主要讲太阳病之坏证，以结胸与痞为例。

阳明篇以“胃家实”为纲，讲阳明之热证。

少阳篇讲胆与三焦之半阴半阳、半虚半实证。

少阴篇主要讲心肾阳衰及少阴之热化。

太阴篇主要讲脾肺虚寒证。

厥阴篇主要讲肝与心包之寒热错杂及其寒化热化。

以上即《伤寒论》总体构思与布局，在六病基础上，又进行多层次的逐级分类，遂构成了《伤寒论》完整的辨证论治体系。明此规律，则纲举目张，方不致如坠万里云雾，流散无穷。

# 第一章　太阳病上篇冠名法求索

太阳病上篇共 30 条。

第 1～11 条为《伤寒论》全书的纲领，具有统领、指导全书辨证的意义。

第 12～30 条主要论桂枝汤证及其变证。

**【第 1 条】**太阳之为病，脉浮，头项强痛而恶寒。

**【按】**

1. 此条为太阳病提纲证，概括了太阳病的共同特征，故以“太阳病”为名冠之。太阳为六经之藩篱，主六经之表，故首论太阳病。

2. “太阳病”是指广义伤寒，还是狭义伤寒？曰：“此乃广义伤寒。”

《素问·热论》曰：“今夫热病者，皆伤寒之类也。”

《难经·五十八难》曰：“伤寒有五，有中风，有伤寒，有湿温，有热病，有温病。”

太阳病，三纲鼎立，太阳伤寒，乃太阳表寒实证；太阳中风，乃虚人外感，为表虚证；温病初起，乃外感表热证，初起也恶风寒，故亦以太阳病为名冠之。因其传变迅速，瞬即但热不寒，传入阳明，故温病主要在阳明篇论之，其他各篇散在。

所以，此太阳病，乃指广义伤寒而言。

3. 关于太阳表证、特征的探讨

仲景提出太阳表证特征有四：

（1）脉浮问题

太阳表证一定脉浮吗？

俗皆云：“表证脉浮，浮脉主表”，其实未必！

①伤寒表证脉不浮，反以沉者为多见。正如《脉诊抉微》所云：“表寒实者，阳气不能外达，脉必先见沉紧。”又云：“岂有寒痹腠理，营卫两郁，脉有不见沉者乎。”诚是。

②太阳中风脉可不浮

因太阳中风，其本质是正虚感受外邪，属虚人外感。正虚，血脉充盈鼓荡无力，脉可不浮；然虚人感受风邪，风为阳邪，且气虚易动，亦可见脉浮。

③温病初起脉可不浮

温病，是温邪上受，从口鼻而入，首先犯肺，而不是首犯肌肤皮毛。温邪犯肺，肺气膹郁，肺失宣发，气血不得敷布，因而脉沉。因阳郁化热，故典型之脉为沉而躁数。

可见，脉浮，并非太阳病必见之特征。

那么太阳表证，何时方见脉浮呢？待阳郁而伸时，脉方见浮。

（2）头痛问题

头痛原因众多，不可一见头痛就云外感，但也不能无头痛就认为不是外感。

（3）项强问题

经腧不利，固可项强，然非必项强，无项强，也不能否认无表证。

（4）恶寒问题

恶寒，是表证的主要特征，俗云："有一分恶寒有一分表。"

"而恶寒"，何以不连着写下来，独在恶寒之前加个而字呢？乃强调之意，意即不仅脉浮，头项强痛，而且必须见恶寒。因恶寒一症，是判断表证存在与否的关键特征，此可以从以下条文中得到进一步证实。

第120条曰："太阳病，当恶寒发热。"

第121条曰："太阳病吐之，但太阳病当恶寒。"

第134条曰："太阳病，脉浮而动数……而反恶寒者，表未解也。"

第234条曰："阳明病，脉迟，汗出多，微恶寒者，表未解也。"

第164条曰："伤寒大下后，复发汗，心下痞，恶寒者，表未解也，不可攻痞，当先解表。"

第146条曰："伤寒六七日，发热微恶寒……外证未去者。"

第3条曰："太阳病，或已发热，或未发热，必恶寒，体痛呕逆，脉阴阳俱紧者，名为伤寒。"

为何恶寒?

《金匮要略·水气病脉证并治》曰："阳气不通即身冷，阴气不通即骨疼，阳前通则恶寒，阴前通则痹不仁。"前，剪也，断也。

太阳病恶寒的特点：

①初起即见。

②持续不断。

③寒热并见。

④伴其他表证。

**【第2条】**太阳病，发热，汗出，恶风，脉缓者，名为中风。

**【按】**

1. 此乃太阳中风之提纲证，故以太阳中风为名冠之。太阳病，当属三级冠名，太阳中风为四级冠名。

一级冠名为"病""病人"，涵盖外感内伤所有的病。

二级冠名为“伤寒”，是泛指外感病，伤寒为外感病之总称。

三级冠名为“六病”，伤寒之下，又分六病，故以六病冠名者，皆属三级冠名。

太阳中风为四级冠名，因太阳病中，又分太阳伤寒、太阳中风、温病，故太阳中风为四级冠名。

2. 本条为太阳中风之提纲证，其临床特点，当具太阳病的特点，又具太阳中风的特点，方称为太阳中风。

太阳中风的实质是虚人外感，正虚又感受外邪。至于是受风还是受寒，不着意其直接致病因素，而是“审证求因”，凡具备上述特征者，即为太阳中风。

3. 太阳中风的特点为脉弱、有汗、畏风、发热。此即虚人外感的特征。

**【第3条】太阳病，或已发热，或未发热，必恶寒，体痛，呕逆，脉阴阳俱紧者，名为伤寒。**

**【按】**

1. 此乃太阳伤寒之提纲证，故以太阳病为名冠之。属四级分类。

2. 太阳伤寒的特征为恶寒、体痛、脉紧。

何以恶寒？寒束热郁故恶寒。

何以体痛？寒束，阳气不通而体痛。

何以已热或未热？外感之恶寒先于发热出现，继而寒热并见。

何以呕逆？寒束于表，胃气上逆而呕。

3. 脉阴阳俱紧，没有强调脉浮。寒束，脉可不浮；阳郁而伸时，脉方浮。不见得邪在表而脉都浮。

阴阳俱紧：浮为阳，沉为阴；寸为阳，尺为阴。此紧，乃寸尺浮沉皆紧。

何以紧？寒束，血脉蜷缩、绌急也。

《素问·举痛论》曰：“寒客脉外则脉寒，脉寒则缩蜷，缩蜷则脉绌急，绌急则外引小络，故卒然而痛。”

脉沉弦拘紧，即为痉脉，是寒客的主要指征。

《素问·缪刺论》曰：“夫邪之客于形也，必先舍于皮毛；留而不去，入舍于孙络；留而不去，入舍于络脉；留而不去，入舍于经脉，内连五脏，散于肠胃，阴阳俱感，五脏乃伤，此邪之从皮毛而入，极于五脏之次也。”邪不仅在外，亦可入内！

寒邪直入三阴，形成脏腑之寒痹，皆当汗而解之。

**【第4条】伤寒一日，太阳受之，脉若静者，为不传，颇欲吐，若躁烦，脉数急者，为传也。**

**【按】**

1. 此以“伤寒”冠名，指广义伤寒，凡外感热病传与不传，皆依此判断。推而广之，此条对杂病亦适用。

2. 伤寒传变与否的判断标准有二：一是以脉来断，一是以症来断。

数急，即躁脉，乃热邪亢盛，阳盛无阴之脉，故热邪深传。

脉贵和缓。静者，即和缓之脉，脉缓，乃正气强，胃气盛，或为邪退正复之脉，故不传。

症：吐乃少阳见症，躁烦乃阳明热盛，或邪传于其他脏腑者，据症，可推知传也。

脉与症孰重？脉为重！

**【第5条】**伤寒二三日，阳明、少阳证不见者，为不传也。

**【按】**

1. 以伤寒为名冠之，当指广义伤寒而言。

2. 二三日，言外感病，当一日太阳，二日阳明，三日少阳，此仅就一般传变规律而言，日数当活看。若已然二三日，按一般规律，太阳当传阳明、少阳，至于传少阳、阳明，还是传入其他脏腑，尚要据临床具体情况而断。若已二三日，未见阳明、少阳证，则为不传也。

3. 传变否，这是病势。高明的医生，不仅要了解患者的现状，还应掌握患者的病势，即对病要有吉凶顺逆的判断，才能把握全局，高屋建瓴，治未病，扭转病势。这条原则，不仅适用于外感，内伤亦然，当举一反三。

**【第6条】**太阳病，发热而渴，不恶寒者，为温病。若发汗已，身灼热者，名风温。风温为病，脉阴阳俱浮，自汗出，身重，多眠睡，鼻息必鼾，语言难出。若被下者，小便不利，直视失溲；若被火者，微发黄色，剧则如惊痫，时瘛疭，若火熏之，一逆尚引日，再逆促命期。

**【按】**

1. 本条谈温病，为什么以太阳病冠名？因广义伤寒包括温病。

已然不恶寒了，为何仍以太阳病名之？温病初起之卫分证，亦恶风寒，即使此恶风寒轻微、短暂，亦具备太阳表证的特征，故仍以太阳病冠名。

2. 风温的概念：此风温，乃指因温热之邪而肝风内动者，称为风温，自有别于后世温病分类中的风温病。

3. 何以知肝风内动？直视、惊痫、瘛疭等，皆为肝风之象，故称风温。

4. 仲景详于寒而略于温吗？非也。但热不寒，已属阳明，正如第182条所云："阳明病外证云何？答曰：身热，汗自出，不恶寒，反恶热也。"

因温病恶寒轻且短暂，迅即传入阳明，故《伤寒论》将温病放入阳明篇论之，正如陆九芝所云："阳明为成温之渊薮。"

后世温病学的确对《伤寒论》有许多重大发展，若以后世已成熟的温病学来衡量仲景论温病，因而言仲景略于温，是欠妥的，毕竟温病的理论渊源乃肇端于伤寒。若因温病肇端于伤寒，而要寒温合一，仿佛把已降生的婴儿还要塞回母腹之中，亦大可不必。

5. 本条中已概要描述了温病发展、传变的过程。身灼热，阳热盛也。神志障碍：嗜睡、意识朦胧、语言难出、直视惊痫。呼吸障碍：息鼾。肾功能障碍：小便不利、失溲。肝功损害：微发黄色。

6. 温病忌汗

发汗已的变证，身灼热。吴鞠通曰："温病忌汗，汗之不惟不解，反生他患。"杨栗山云："温病发汗，如抱薪救火。"

7. 汗变可见：热炽深传，上灼下迫，内传营血，伤阴，伤气伤阳等。

8. "被下者，小便不利，直视失溲"

温病下不嫌早，初起也可下，如升降散：白僵蚕、蝉蜕、姜黄、生川大黄，研匀，分 2～4 次服，酒两盅，蜜一勺，调匀冷服。初起，憎寒壮热即可下；下利亦可下，因是郁热，下之给邪以出路。

9. 禁火、熏

"若被火者，微发黄色，剧则如惊痫，时瘛疭；若火熏之，一逆尚引日，再逆促命期。"

火针、艾灸、热熨、熏蒸皆助热，非所宜。

10. 误治，当活看，假如误治，意在引出下文而已，不误治，也可有上述传变。

**【第 7 条】病有发热恶寒者，发于阳也。无热恶寒者，发于阴也。发于阳，七日愈。发于阴，六日愈。以阳数七阴数六故也。**

**【按】**

1. 本条以"病"冠名，意指所有的病，而非特指某一类或某一种病。

"发于阳也"与"发于阴也"是以阴阳为纲，区分疾病的属性。

2. 如何分辨疾病的阴阳属性？仲景于本条中提出以寒热为区分的标准。"发热恶寒者，发于阳也。无热恶寒者，发于阴也。"

何谓热？中医所讲的发热，是指一组特异症状而言，如身热、发热、烦躁、口渴、溲黄便干、舌红苔黄、脉数等。至于体温高不高？可高可不高，不以体温高低为判断唯一标准。若外感发热，一般体温都高；若属内伤发热，则体温未必高。中医所指的热，是疾病的性质，而非某一症状。

何谓恶寒？即身发冷、恶寒。这种恶寒可全身恶寒，亦可局部恶寒，如背微恶寒等。这种恶寒，得衣向火而不解。若阳气虚衰之寒，称畏寒，得衣向火而缓、而解。

若"病"，即外感内伤诸病，发热恶寒并作者，此为阳证。这个"阳"即指病的性质属阳证，亦可指病位在阳位。或二者并指。若单寒无热者，此为阴证，乃指疾病的性质而言，既包括寒实证，亦包括虚寒证，其病位或在表，或在里，无特指。

阴证阳证之分，寒热固为区分指征之一，但关键在脉诊，见阳脉者即阳证；见阴脉者即阴证。

**【第8条】**太阳病，头痛至七日以上自愈者，以行其经尽故也。若欲作再经者，针足阳明，使经不传则愈。

**【按】**

1. 以太阳病为名冠之，乃言外感表证自愈之期。至七日以上自愈，这是太阳病自然病程的愈期。所谓自然病程，即对太阳病未加干预，自然的病程，一般七日可向愈。

2. 如何自愈？是由于正气尚强，拒邪深传，且有驱邪外出之能力，故可自愈。仲景的解释是："行其经尽故也。"从字义上解，仿佛指邪气自侵犯太阳经表开始，七日在太阳经已传遍，故至七日自愈。什么意思？是外邪从头至背至足已遍传一遭吗？此话难解。此时邪在太阳经之势已衰，并未传他经。

3. 针足阳明的目的，可振奋阳明之气，使太阳之邪不得内传阳明，亦有治未病之意，与"知肝传脾，当先实脾"理同。

4. 太阳病自愈，何以独言头痛？因头痛乃太阳病主症之一，故以头痛标之。此亦受《素问·热论》"七日巨阳病衰，头痛少愈"的影响。

**【第9条】**太阳病，欲解时，从巳至未上。

**【按】**

1. 以太阳病冠名，乃言外感表证向愈之时。

2. 巳至未上，为白天9～15时，此时阳气盛，为阳中之阳，助人体驱邪，故欲解。此"天人相应"之说。

**【第10条】**风家，表解而不了了者，十二日愈。

**【按】**

1. 风家：指屡患太阳中风之人。何以不言寒家？因风为百病之长，屡患外感，故称风家。

2. 屡患太阳中风而不愈者，恒因正未复，邪未除，必愈期延宕，故十二日愈，此亦约数。

**【第11条】**病人身大热，反欲得衣者，热在皮肤，寒在骨髓也；身大寒，反不欲近衣者，寒在皮肤，热在骨髓也。

**【按】**

1. 以"病人"为名冠之，乃泛指百病，无论外感内伤，皆涵盖其中。

2. 此为真寒假热之鉴别。但以欲近衣与不欲近衣为鉴别指征，并不准确。真热假寒者，因热郁于内，阳气不得外达，外失阳之温煦而恶寒，亦欲近衣。阴盛于内，虚阳浮越于外，身热并不欲近衣，欲卧泥地，欲入井中，后有医案为证。

寒热真假当以何别之？脉也。真热假寒者，火热郁伏于内，脉当沉而躁数，重者，脉沉、细、小、涩、迟乃至厥，其中必有一种躁动不宁之感。阴盛于内阳浮于外者，脉浮、大、数，然按之虚，以此别之。

3. 舌可靠吗？不准，需以脉解舌，真热者，多舌红绛干敛，然亦有胖淡者，如血液病、出血性疾病，此热邪耗血动血。假热者，舌多胖淡，然亦可红暗绛紫干敛无苔而裂者，因阳虚血凝而绛紫，阳虚不能蒸腾津液而舌干敛无苔。

**【第 12 条】**太阳中风，阳浮而阴弱。阳浮者热自发；阴弱者汗自出。啬啬恶寒，淅淅恶风，翕翕发热，鼻鸣干呕者，桂枝汤主之。

**【按】**

1. 本条为典型的太阳中风桂枝汤证，故以"太阳中风"为名冠之。当具备第 2 条的特点："发热汗出，恶风脉缓。"

2. 脉"阳浮而阴弱"

阴阳有二解，浮为阳，沉为阴；寸为阳，尺为阴。此脉乃指浮沉而言，此即"举之有余，按之不足"之浮脉。若以寸尺解阴阳，则寸浮尺弱，乃肾虚阳浮于上之证，非桂枝汤所宜。

阴弱，乃沉取所见，示里之正气已然不足，此正是虚人外感之脉，桂枝汤的作用乃扶正祛邪，安内攘外。

3. 为何发热恶风寒

正虚受风，阳气浮于外致发热、自汗。正虚，风邪乃入，致恶风寒。

肺合皮毛，皮毛受邪，肺气不利，肺窍不通而鼻鸣；胃气上逆而干呕。

4. 桂枝汤，轻补阴阳，有外邪者，扶正祛邪；无外邪者，调补阴阳，虚劳八方，皆桂枝汤加减。

**【第 13 条】**太阳病，头痛，发热，汗出，恶风，桂枝汤主之。

**【按】**

1. 本条是以头痛为主的不典型的桂枝汤证，属太阳病范畴，故以太阳病为名冠之。

2. 太阳经起于目内眦，上额交颠，入络脑，风邪外袭，经脉不利，故头痛。

3. 阳经皆有头痛，何以知为太阳中风？脉浮弱，且发热、汗出、恶风，故知之。

**【第 14 条】**太阳病，项背强几几，反汗出恶风者，桂枝加葛根汤主之。

**【按】**此条桂枝汤证兼经腧不利，予桂枝汤加葛根，何不称太阳中风，而曰太阳病？

桂枝汤证本应汗出恶风，本条何以加"反"字？合观第 31 条则自明。

第 31 条云："太阳病，项背强几几，无汗恶风，葛根汤主之。"葛根汤是桂枝加葛根汤中，更加麻黄三两而成。此乃寒痹经腧而项背强几几，本不应有汗，反而汗出，故曰反。为何反汗出？缘于营卫两虚较明显，故汗出，仅加葛根解肌，宣通经气，而不用麻黄之散寒发汗。

因本证既有太阳中风之营卫两虚而受风，又有微寒客于经腧而项背强几几，若以太阳中风名之，涵盖不了寒客经腧；若以太阳伤寒名之，又包括不了桂枝汤证之营卫两虚，不论称太阳中风，还是太阳伤寒，都有失片面，故以太阳病称之，风寒皆可囊括其中。

**【第15条】太阳病，下之后，其气上冲者，可与桂枝汤，方用前法。若不上冲者，不得与之。**

**【按】**

1. 此本太阳病，虽经下之，然表邪未陷，太阳病未除，故以“太阳病”为名冠之。

2. 表证误下，表解否，据何以断？仲景于本条中提出的鉴别标准是“其气上冲”与否。

其气上冲者，指人体正气未因误下而虚，仍可达于表与邪相争，非如奔豚气之上冲。何以知之？当见发热、恶风寒、自汗出，且脉仍浮或浮大者，此即气上冲的表现，可仍予桂枝汤扶正祛邪、解肌发汗。若无上冲之势，脉沉弱，但寒不热，肢冷下利等，则不可与之。

**【第16条】太阳病三日，已发汗，若吐、若下、若温针，仍不解者，此为坏病，桂枝不中与之也。观其脉证，知犯何逆，随证治之。**

桂枝本为解肌，若其人脉浮紧，发热汗不出者，不可与之也。常须识此，勿令误也。

**【按】**

1. 本太阳病，屡经误治而成坏病，故以“太阳病”冠之。

2. “观其脉证，知犯何逆，随证治之”提出了辨证论治的纲领。

误治后变成什么坏证，并无一定模式，要根据具体情况，具体分析，这就是辨证法的精髓。

依据什么判断其坏证？要“观其脉证”，是以脉定证，凸显了脉诊的价值，以脉定证，是仲景辨证论治体系的精髓、灵魂。

3. 桂枝汤本为解肌，肌是在皮毛之后的第二层。一般笼统地称为表证，实则表证分六层，即皮毛、肌肉、经络、血脉、筋、骨，皆属外、属表。正气强者，风寒客于皮毛；正气弱者，风寒可直客第二，第三，第四、五、六层。桂枝汤证，本质为虚人外感，故邪可直犯肌肉，而桂枝汤解肌，就是解肌肉之邪。这种细微的差别是不同的。

4. 表实，外达之路未开，玄府闭，误用桂枝汤，化阳助热，故不可用，此即桂枝下咽，阳盛则毙。若腠理开，恶风有汗，脉缓者，方可用桂枝汤，扶正祛邪，然麻黄汤、葛根汤、桂麻各半汤、小青龙汤等，皆为表实，方中皆含桂枝、甘草辛甘化阳，何以不禁？因方中皆含麻黄汤意，可开腠理，使邪外达，此时再用桂枝，则辛以通阳解肌，助麻黄之辛散，而无闭门助热之弊，故可用之。其差别，主要在于有无麻黄。

**【第17条】**若酒客病，不可与桂枝汤，得之则呕，以酒客不喜甘故也。

**【按】**以“酒客病”名之者，乃以专病为名。酒客病，概因常酗酒而病者。酒生湿热，又以辛甘药助其湿热，故服桂枝汤则呕。

**【第18条】**喘家，作桂枝汤加厚朴杏子佳。

**【按】**

1. 以喘家为名冠之，此专病之名，概指夙有喘疾者，屡屡作喘，且以“家”名之，故曰喘家。喘家感邪而现桂枝汤证者，当于桂枝汤中加厚朴、杏仁，兼顾喘疾。

2. 致喘原因甚多，当具体分析，非皆加厚朴、杏仁，若夹痰饮水湿者，方可予之。

**【第19条】**凡服桂枝汤吐者，其后必吐脓血也。

**【按】**

1. “凡”，指一切服桂枝汤而吐者。此条即言桂枝汤之禁，亦言服桂枝汤吐者之预后。

2. 为何予桂枝汤？无非两种情况，一是病桂枝汤证，当予桂枝汤。方证相应，本不当吐，而反吐者，何以然也？必因胃中素热，桂枝汤又辛甘化阳助热，致热盛腐败气血而吐脓血。一种是误治，本非桂枝汤证，误予桂枝汤而吐者，若胃中素热，又服辛甘之桂枝汤，相互格拒而吐。胃热腐败气血，日久吐脓血。

**【第20条】**太阳病，发汗，遂漏不止，其人恶风，小便难，四肢微急，难以屈伸者，桂枝加附子汤主之。

**【按】**

1. 此本太阳病，故以太阳病名之。

2. 太阳病，发汗太过则变证多端，或伤阳，或伤阴，或化热，或内传，不一而足。

本例乃过汗伤阳，故加附子温阳，何以知其阳虚？必脉弦拘而减。阳虚脉减，阳虚阴盛，阴寒可收引凝泣而脉弦拘，故本条当脉弦拘减。

3. “阳气者，卫外而为固”，阳虚外失固护，致汗漏不止。气化不利而小便难。阳气者，柔则养筋，筋失温煦而拘急，致四肢难以屈伸。

桂枝加附子汤，调营卫而温阳通经，其治甚广。

4. 桂枝加附子汤与桂枝附子汤比较

桂枝加附子汤：桂枝三两，芍药三两，炙甘草三两，生姜三两，大枣十二枚，炮附子一枚。

桂枝附子汤：桂枝四两，生姜三两，大枣十二枚，炙甘草二两，炮附子三枚。

第174条：“伤寒八九日，风湿相搏，身体疼烦，不能自转侧，不呕，不渴，脉浮虚而涩者，桂枝附子汤主之，若其人大便硬，小便自利者，去桂加白术汤主之。

5. 黄芪桂枝五物汤：“血痹，阴阳俱微，寸口关上微，尺中小紧，外证身体不仁，如风痹状，黄芪桂枝五物汤主之。”

黄芪三两，芍药三两，桂枝三两，生姜六两，大枣十二枚。

6. 桂枝加黄芪汤（黄汗）

《金匮要略·水气病脉证并治》曰：“黄汗之病，两胫自冷，假令发热，此属历节。食已汗出，又身常暮卧盗汗出者，此劳气也。若汗出已，反发热者，久久其身必甲错；发热不止者，必生恶疮。若身重，汗出已辄轻者，久久必身瞤，瞤即胸中痛，又从腰以上必汗出，下无汗，腰髋弛痛，如有物在皮中状，剧者不能食，身疼重，烦躁，小便不利，此为黄汗，桂枝加黄芪汤主之。”

桂枝三两，芍药三两，甘草二两，黄芪二两，生姜三两，大枣十二枚。

此方乃桂、芍各减一两，加黄芪二两而成。

**【第21条】太阳病，下之后，脉促胸满者，桂枝去芍药汤主之。**

**【按】**此太阳病误下，阳虚而脉促胸满者，故以“太阳病”冠之。此脉促，可解为数中一止，亦可解为促急。以其心阳虚，正虚则血脉无力相继而一止；正虚则虚以自救，而愈虚愈数，脉促急，然必按之无力。方以桂枝汤去芍药，乃除其酸寒阴柔之药，保留桂甘姜枣，一变而为温振心阳之剂。

**【第22条】若微寒者，桂枝去芍药加附子汤主之。**

**【按】**

1. 此条无冠名，接第21条“太阳病，下之后，脉促胸满者”言。

《伤寒论》本无分条，见成无己《注解伤寒论》可知。

自赵开美本始分条，可能本为一条，赵氏分为两条、三条，故后分之条无冠名，内容与前条衔接，此条即是。

2. 微恶寒，阳虚较上条为重，桂枝汤不仅去芍药之酸寒阴柔，且增附子之辛热回阳。

**【第23条】太阳病，得之八九日，如疟状，发热恶寒，热多寒少，其人不呕，清便欲自可，一日二三度发。脉微缓者，为欲愈也；脉微而恶寒者，此阴阳俱虚，不可更发汗、更下，更吐也；面色反有热色者，未欲解也，以其不能得小汗出，身必痒，宜桂枝麻黄各半汤。**

**【按】**

1. 此太阳病，迁延日久，邪已挫且正亦弱，而表证不解，寒热如疟者，故冠以太阳病。

2. 表证之寒热，本当表不解而寒热不除，而如疟者，乃寒热有休止。何以有休止？病已八九日，风邪与正皆已弱，无力相搏，故有休止。譬喻两国交战，争战已久，力皆已衰，故暂时罢兵，休息一会儿再战，故寒热如疟。

3. 小柴胡汤证，亦寒热往来，发作有休止，何不以麻桂各半汤治之？小柴胡汤之寒热往来，乃邪在少阳，先寒后热，寒热交作，而此乃寒热并作，“不呕，清便欲自可”，邪不在少阳、阳明，而在太阳。

寒热如疟者，外症也。如疟，因其寒热有休止，发无定时，且寒热并作，疟之寒热，是先寒后热，且发有定时，故称为疟而非疟也。

4.《伤寒论》第16条云：“桂枝本为解肌，若其人脉浮紧，发热汗不出者，不可与之也。常须识此，勿令误也。”仲景叮嘱后人，太阳伤寒不可用桂枝汤，必须用麻黄汤汗解，二方不可混用。既然麻黄汤证不可用桂枝汤，而本条却为什么二方合用呢？因太阳伤寒，是寒邪袭表，腠理闭郁，卫气被郁而发热，而桂枝汤双补阴阳，不足以祛在表之寒，反助被郁之热，为误，故后人有“桂枝下咽，阳盛则毙”之说。而本条是病日久，邪已衰，故用半量之麻黄汤以祛邪；而正亦弱，故以半量之桂枝汤以扶正，二方相合，则扶正祛邪，方中既有麻黄之辛散解表，开达玄府，郁热外达之路已开，此时再用桂枝汤，则有助麻黄通阳辛散之利，已无辛甘化阳助热之弊，故可用之，二方相合，扶正祛邪，相辅相成，并行不悖。

麻桂二方相合，又出了一个问题：传统讲法，都是寒伤营，恶寒无汗，以麻黄汤主之；风伤卫，恶风自汗，以桂枝汤主之。而此条是伤卫还是伤营，是有汗还是自汗？依据传统观点，是不大好解释的。桂枝汤是轻补之剂，辛甘化阳，酸甘化阴，阴阳皆补。虚人外感者，扶正祛邪；内伤杂病者，阴阳双补，调和营卫。本条是邪虽挫而未解，病久正已弱，予麻黄汤解其余邪，以桂枝汤扶其正，就不必囿于伤营伤卫、有汗无汗之禁锢了。其脉，当紧而减，因阳虚不甚，用桂枝甘草足矣，故不用附子。

**【第24条】**太阳病，初服桂枝汤，反烦不解者，先刺风池、风府，却与桂枝汤则愈。

**【按】**此乃太阳中风而邪重，予桂枝汤而不解，徒助其热而生烦者，故以“太阳病”冠之。刺风池、风府，挫其邪热，继予桂枝汤，汗出乃解。

**【第25条】**服桂枝汤，大汗出，脉洪大者，与桂枝汤，如前法。若形似疟，一日再发者，汗出必解，宜桂枝二麻黄一汤。

**【按】**

1. 此条无冠名，乃接上条而言。

2. 服桂枝汤，大汗出，病不解，此即仲景于第12条桂枝汤将息法中所云：“不可令如水流漓，病必不除。”

3. 脉洪大，本为白虎汤脉，何以不用白虎汤，而仍以桂枝汤呢？此必恶风寒未解，表证未除，且其人不呕，清便欲自可，故仍予桂枝汤。其脉洪大者，乃第15条所云：“其气上冲者。”虽大汗出，正气尚强，仍可外出与肌表之邪相抗争，故脉浮大。此脉虽洪大，然白虎之“四大”未备，而太阳中风之表证仍在，虽脉大，亦以桂枝汤治之，而不用白虎汤。

4.“若形似疟者”，乃似疟非疟。疟当寒热往来，此亦寒热往来，故言似疟。非疟者，疟之寒热，先寒后热，发有定时；此之寒热，寒热并见，发无定时，故非疟。

表证之寒热，当持续不断，表不解，寒热不除；此似疟，乃寒热往来有休止，并不持续，何仍以表证称之？因本为太阳病，已然大汗，正气已损，邪势亦挫，故出现“形似疟”状。临床见有些外感病人，并不是典型的寒热持续，而是一阵发热汗出，汗后又冷，冷后又发热汗出，呈寒热交作。犹二人相争，皆已疲惫，待暂罢兵喘息，继之又战。正已损，予桂枝二，意在扶正祛邪；邪虽挫而未除，予麻黄一，以助散邪。因正邪虚实多寡不同，而有桂二麻一汤、桂麻各半汤之分。

**【第26条】**服桂枝汤，大汗出后，大烦渴不解，脉洪大者，白虎加人参汤主之。

**【按】**

1. 此条无冠名，意接上条，言太阳病之变证。

2. 本为太阳病，服桂枝汤大汗出后，呈现“大烦渴不解，脉洪大”，且太阳表证之恶寒已除，传为阳明经证。当用白虎汤，何以用白虎加人参汤？因已大汗，津气皆伤，故加参以益气生津。张锡纯对白虎汤多有发明，可谓善学者也。

有无大热？有，表现为烦渴、大汗、脉洪大，体温却未必高。见上症体温高者可用，体温不高者亦可用，这就是中西医对热的概念不同，体温不高，仍可言有大热。

**【第27条】**太阳病，发热恶寒，热多寒少，脉微弱者，此无阳也，不可发汗，宜桂枝二越婢一汤。

**【按】**

1. 本条乃发热恶寒，寒热并作，符合太阳病的特征，故以太阳病为名冠之。成无己解“此无阳也”句，言无伤寒表实证，不可再用麻黄汤，非也。既云为“太阳病”，且“发热恶寒”，太阳表证已具，何言无表？

2.“桂枝二越婢一汤”应接“热多寒少”之后，而“脉微弱者，此无阳也，不可发汗”，此乃倒插笔句式。仲景屡用。

3.“脉微弱者，此无阳也，不可发汗”，与第38条之大青龙汤之禁忌：“若脉微弱，汗出恶风者，不可服之，服之则厥逆，筋惕肉瞤”意同。

阳虚禁汗，尚不可一概而论，需进一步分析，若阳虚表寒实者，当温阳以解表，如麻黄附子细辛汤、桂枝加附子汤等。若阳虚兼里寒实者，亦当温阳兼辛温发汗散寒，如麻黄附子细辛汤、麻黄附子甘草汤等。若纯为阳虚阴盛而寒凝者，亦可于扶阳的基础上加麻桂等辛温散寒之品，如桂甘姜枣麻辛附汤。麻黄于此方中的作用，已非发汗散寒，而是鼓荡阳气解寒凝。若有汗出，亦属于发汗法，是在温阳扶正的基础上，不汗而汗者。

推而广之，双解法含义广矣，表寒里虚者，可有阴阳气血之虚，其正虚部位可有五脏六腑、经脉筋骨之别，因而散寒发汗，可合温阳、益气、养血、填精、生津之诸法。在里者，除正虚之外，尚有气血痰火湿食诸因者，又可组成众多双解之方。

**【第28条】**服桂枝汤，或下之，仍头项强痛，翕翕发热，无汗，心下满微痛，小便不利者，桂枝去桂加茯苓白术汤主之。

**【按】**

1. 此句式同第25、26条，皆云服桂枝汤云云，仍接第12条言之。

2. 第25、26两条是服桂枝汤之变证，而本条，是桂枝汤之类证。桂枝汤证乃虚人外感，此乃湿阻气机不利，营卫不和，虽有表证，实无表邪。若表有湿者，亦当汗解。《金匮要略·痉湿暍病脉证并治》云："风湿相搏，一身尽疼痛，法当汗出而解。"此条予桂枝汤而不解，知邪非在表而在里、在三焦。

3. 何以知为湿阻？以其心下满微痛，小便不利，故知之。其脉当见濡数，舌当腻。

湿阻者，何以与桂枝汤相类？湿阻营卫不和，阳郁而热，经腧不利而头项强痛，恒以脾胃为中心，致脾胃升降不利而心下满微痛，气化不行而小便不利，玄府闭而无汗。

4. 湿阻以苓术合姜草枣健脾利湿。湿去，三焦畅，气化行，小便利则愈。

"小便利则愈"不是利尿法，而是判断湿阻是否痊愈的一个指征，与测汗法其意相同。叶天士《温热论》论湿热条中云："救阴不在血，而在津与汗；通阳不在温，而在利小便。"利小便者，当为小便利，与仲景之言意同。可能叶氏学生未晓此意，误把小便利写成利小便，把判断疾病转归的重要标准，误当治法。

5. 何以去桂枝？因湿遏热郁，腠理闭郁而无汗，此时桂枝将助其热，此与第16条"桂枝本为解肌，若其人脉浮紧，发热汗不出者，不可与之也。常须识此，勿令误也"其理相通。无汗发热者，不可用桂枝。五苓散证，亦表兼饮，何以仍用桂枝？因皆已汗出而饮不去，故以桂枝通阳气化，并不忌用。

6. 桂枝去桂加茯苓白术汤能解表退热吗？

对于此条的理解，我觉得叶天士《温热论》说得很透彻明白，曰："在表，仍用辛凉轻剂，夹风则加入薄荷、牛蒡之属；夹湿加芦根、滑石之流，或透风于热外，或渗湿于热下，不与热相搏，势必孤矣。"湿热相合，如油入面，难解难分，温之助热，清之碍湿，两相掣碍。湿难化而热易清，故湿热相合者，以化湿为要。湿去，热无依附，表证得解。故此方去桂加茯苓、白术，着眼于湿。

如三仁汤，《温病条辨·上焦篇·湿温》第43条曰："头痛恶寒，身重疼痛，舌白不渴，脉弦细而濡，面色淡黄，胸闷不饥，午后身热，状若阴虚，病难速已，名曰湿温。汗之则神昏耳聋，甚则目瞑不欲言，下之则洞泄，润之则病深不解，长夏、深秋、冬日同法，三仁汤主之。"自注："见其头痛恶寒，身重疼痛，以为伤寒而汗之。汗伤心阳，湿随辛温发表之药蒸腾上逆，内蒙心窍则神昏，上蒙清窍则耳聋、目瞑不言，惟以三仁汤开上焦肺气，气化则湿亦化。"

三仁汤方：杏仁五钱，飞滑石六钱，白通草二钱，白蔻仁二钱，竹叶二钱，厚朴二钱，生薏仁六钱，半夏五钱。

甘澜水八碗，煮取三碗，每服一碗，日三服。

此湿阻三焦，升降失司，营卫不和而呈现一派表证。然方中既无麻黄、桂枝、羌活、防己之辛温发汗，亦无薄荷、桑叶之辛凉透达，而是宣上、畅中、渗下，着眼于湿。湿去，三焦畅，营卫和，表证自除。

又如达原饮(《温疫论》)，治疗“温疫初起，先憎寒而后发热，日后但热而不憎寒也。初得之二三日，其脉不浮不沉而数，昼夜发热，日晡益甚，头疼身痛”。

方：槟榔、厚朴、草果仁、知母、芍药、黄芩、甘草。

上，以水二盅，煎八分，午后服。

方义：“槟榔能消能磨，除伏邪，为疏利之药，又除岭南瘴气；厚朴破戾气之所结；草果辛烈气雄，除伏邪盘踞。三味协力，直达其巢穴，使邪气溃败，速离募原，是以为达原也。热伤津液，加知母以滋阴；热伤营气，加芍药以和血；黄芩清燥热之余，甘草为和中之用，以后四味，不过调和之剂耳。”

应用指征：

①脉数实或濡数；

②舌苔厚腻而黄或如积粉；

③症见寒热、头身痛，或但热不寒。

此“憎寒壮热、头身痛”一派表证，所用辛香走窜，溃其伏邪，并无发表之品，竟成传承数百年之名方，临床屡得验证。何也？湿热相合，先溃其湿浊秽气，使气机通达，热无依附乃散。

又如薛生白《湿热篇》第3条云：“湿热证，恶寒发热，身重，关节疼痛，湿在肌肉，不为汗解，宜滑石、大豆黄卷、茯苓皮、苍术皮、藿香叶、鲜荷叶、白通草、桔梗等味。不恶寒者，去苍术皮。”此方以化湿为主，欲使湿邪之淡渗而下趋耳。

再如薛生白《湿热篇》第8条云：“湿热证，寒热如疟，湿热阻遏募原，宜柴胡、厚朴、槟榔、草果、藿香、苍术、半夏、干菖蒲、六一散等味。”

薛氏自注：“以募原为阳明之半表半里，湿热阻遏，则营卫气争，证虽如疟，不得与疟同治，故仿吴又可达原饮之例，盖一由外凉束，一由内湿阻也。”

章虚谷曰：“募原在半表半里，正如少阳之在阴阳交界处相同。而营卫之气内出于脾胃，脾胃邪阻，则营卫不和，而发寒热似疟之证也。”

从以上四方回过头来再看，桂枝去桂加茯苓白术汤，正如叶氏所云，“渗湿于热下，不与热相搏，其势必孤。”湿热相合，则难解难分，表证难除，必先除湿而后已。

仲景为后世治湿热证开一法门，即先除湿为主。

**【第29条】**伤寒脉浮，自汗出，小便数，心烦，微恶寒，脚挛急，反与桂枝欲攻其表，此误也，得之便厥。咽中干，烦躁吐逆者，作甘草干姜汤与之，以复其阳。若厥愈足温者，更作芍药甘草汤与之，其脚即伸。若胃气不和，谵语者，少与调胃承气汤。若重发汗，复加烧针者，四逆汤主之。

**【按】**

1. 本条是伤寒之变证，故以伤寒为名冠之，乃广义伤寒。

2. 本条证四变，方亦四变，故分四段讨论。

第一段：自“伤寒脉浮”至“作甘草干姜汤与之”。

（1）“伤寒脉浮，自汗出，微恶寒”，这本似桂枝汤证，何以予桂枝汤攻其表为误耶？以其无发热一症。“无热恶寒者，发于阴也。”此乃阳虚之阴证，故予桂枝汤攻其表为误。

（2）阳虚脉当微细，何以脉浮？此浮，当为虚阳浮动，虽浮，然按之无力。

（3）何以自汗出？阳气者，卫外而为固，阳虚则腠理不固而汗出。

（4）何以恶寒？阳虚不能温煦而恶寒。

（5）何以烦躁？三阳经皆有烦躁，因烦字从火，故恒以火热扰心来解烦，须知三阴经亦烦躁，可分阳虚、阴虚、阴阳两虚三类。

第 339 条：“伤寒热少微厥，指头寒，嘿嘿不欲饮食，烦躁。数日小便利，色白者，此热除也。”此厥阴烦躁。

第 309 条：“少阴病，吐利，手足逆冷，烦躁欲死者，吴茱萸汤主之。”此阴寒上逆而烦躁。

第 118 条：“火逆下之，因烧针烦躁者，桂枝甘草龙骨牡蛎汤主之。”此心阳虚而烦。

第 61 条：“下之后，复发汗，昼日烦躁不得眠，夜而安静，不呕，不渴，无表证，脉沉微，身无大热者，干姜附子汤主之。”此阳微阴盛而烦躁。

第 300 条：“少阴病，脉微细沉，但欲卧，汗出不烦，自欲吐。至五六日，自利，复烦躁不得卧寐者，死。”

第 69 条：“发汗，若下之，病仍不解，烦躁者，茯苓四逆汤主之。”

还有很多原因致烦躁。

（6）何以脚挛急？脚挛急，乃筋之病也。筋之柔，当气以煦之，血以濡之。今阳虚，筋失阳之温煦而拘急收引，故脚挛急。

（7）何以厥？阳虚，失于温煦而肢厥。

（8）何以咽中干？咽干，乃津不上承也。或为邪阻，或为正虚，致津不上承。本条乃阳虚，气化不利而津不上承，故咽中干。

（9）何以吐逆？胃阳虚，不能受纳，致胃气逆而吐。

方以甘草干姜汤以复其阳，阳复而厥愈足温。

第二段：予甘草干姜汤，乃脚挛急不得伸者，予芍药甘草汤，酸甘化阴以柔筋，其脚即伸。阴虚而脚挛者，脉当细数。此二变也。

第三段：“若胃气不和谵语者，少与调胃承气汤”。

何以谵语？谵语乃神志不清，胡言乱语者。邪实扰神，或正虚神无所依，皆可致神志不清而谵语。此与调胃承气汤和其胃气，必有阳明燥热上干神明而谵语。燥热何来？乃误予桂枝汤之变，致阳热盛而谵语。燥热内结者，脉当沉实，舌红苔黄，腹满痛。

第四段："若重发汗，复加烧针者，四逆汤主之。"

前予桂枝汤，一误；重发汗，二误；烧针逼汗，三误。屡误阳亡，故予四逆回阳。阳亡者，当肢厥蜷卧，脉微细。

伤寒误治，或伤阳，或损阴，或化热，变证不定，因人而异。证四变，方亦四变，这四变并无因果关系，乃是指误治后可出现不同变证，亦仅举例而已。变证虽多，当"观其脉证，知犯何逆，随证治之。"

**【第30条】**问曰：证象阳旦，按法治之而增剧，厥逆，咽中干，两胫拘急而谵语。师曰：言夜半手足当温，两脚当伸。后如师言。何以知此？答曰：寸口脉浮而大，浮为风，大为虚，风则生微热，虚则两胫挛，病形象桂枝，因加附子参其间，增桂令汗出，附子温经，亡阳故也。

厥逆，咽中干，烦躁，阳明内结，谵语烦乱，更饮甘草干姜汤。夜半阳气还，两足当热，胫尚微拘急，重与芍药甘草汤，尔乃胫伸。以承气汤微溏，则止其谵语，故知病可愈。

**【按】**

1. 此接上条而问答，是对上条的病机阐释，故无冠名。

2. "证象阳旦"，即像桂枝汤证，却非桂枝汤证。误予桂枝汤攻其表，致变证迭起。所举变证数种，亦仅举例而已，当举一反三，要在谨守病机，观其脉证，随证治之。

# 第二章　太阳病中篇冠名法求索

**【第31条】**太阳病，项背强几几，无汗，恶风，葛根汤主之。

**【按】**

1. 此太阳表实，经腧不利证治，故以太阳病为名冠之。

2. 无汗、恶风、项背强，符合太阳伤寒的特征。太阳病，本已有项强一症，此言项背强，乃项强连背，其经腧不利的范围大，故以葛根汤主之，葛根解肌生津。

3. 既为太阳表实经腧不利，何不用麻黄汤加葛根，反用桂枝汤加麻黄、葛根呢？概因麻黄汤发汗力强，再增葛根之解肌，恐汗多伤津，故用桂枝汤加麻黄、葛根。

何不用桂枝汤加葛根？该方治太阳表虚兼经腧不利，而本条无汗，乃太阳表实，桂枝本为解肌，发热汗不出者，不可与之也，故不用桂枝加葛根汤。

**【第32条】**太阳与阳明合病者，必自下利。葛根汤主之。

**【按】**

1. 合病，乃二三经受邪，同时发病者，称为合病。此以太阳阳明合病为名，因有太阳证，且有阳明证。

2. 寒犯太阳则发热恶寒无汗、头身痛，寒犯阳明而下利。葛根汤，既可解表散寒，葛根入阳明，又可提取下陷阳明之寒从表而解，有逆流挽舟之意，表里同治，汗而解之。

3. 下利，外感内伤、寒热虚实皆有，治利的方剂亦甚多。《医门法律》云："下利，不利小便非其治也。"何以不用渗利之法？因非湿泻，而是寒客胃肠而下利，当驱邪外出，汗以散寒。

葛根芩连汤亦治利，乃热陷阳明之协热下利，以黄芩、黄连清里热，葛根断传阳明之路，提取下陷之热邪，透达于外而解，与葛根汤提取下陷阳明之寒邪者异。

**【第33条】**太阳与阳明合病，不下利，但呕者，葛根加半夏汤主之。

**【按】**

1. 此以太阳阳明合病名之，且用葛根汤加半夏，亦必寒犯太阳阳明经，致二经同病。寒犯阳明，若犯于大肠则下利，若犯于胃而胃气逆则呕，故用葛根汤散二经之寒，加半夏者，降逆止呕。

2. 第32、33两条给我们以启示：寒犯太阳者，可汗而解之；寒犯阳明者，亦当驱邪外出，汗而解之。若没有太阳证，仅是寒犯阳明，葛根汤当亦可用。若非吐利，而仅是胃痛腹胀者，亦可用，这就是汗法用于里证。

**【第34条】太阳病，桂枝证，医反下之，利遂不止。脉促者，表未解也，喘而汗出者，葛根黄芩黄连汤主之。**

**【按】**

1. 以"太阳病，桂枝证"为名，因本为桂枝证，故以桂枝证为名。

2. 桂枝证误下，表未解，热陷阳明，出现"利遂不止、喘而汗出"。

还有无表证？"脉促者，表未解也"。为什么不说尚恶风寒、头身痛，独以脉促为表未解的标准呢？第4条曰："脉数急者为传也。"促者，迫急也，即数急之脉，此热盛欲传之脉。本条由太阳传阳明，热盛而传，故脉促。

第21条："太阳病下之后，脉促胸满者，桂枝去芍药汤主之。"同为桂枝汤证，同为误下，同为脉促，有的可热盛内传，有的可阳虚。二者促脉有何不同？第34条当促而有力；第21条当促而减。

仅仅促脉，尚不足以判断表证之有无，当见恶风寒、头身痛等，方可言表证未解。

何以同为桂枝证，同为误下，同见脉促，一为热盛，一为阳虚，二者迥异？缘于个体差异，因人而异。

3. 热陷阳明，热下迫大肠而下利不止；上迫于肺而喘；迫津外泄而汗出。

4. 葛根芩连汤，芩连清热，葛根为阳明经药，可入阳明经，提取下陷之热从肌表而解，有逆流挽舟之意。

**【第35条】太阳病，头痛，发热，身疼，腰痛，骨节疼痛，恶风，无汗而喘者，麻黄汤主之。**

**【按】**

1. 此乃典型的寒客太阳的表实证，主以麻黄汤，故以"太阳病"冠之。

2. 麻黄汤证的判断标准应具备以下4点特征：即脉紧、寒热、无汗、头身痛。

关于紧脉，此脉已在第3条太阳伤寒提纲证中提出，本条未复赘，需前后互参。

第3条言脉"阴阳俱紧"，阴阳有二解，一是浮为阳，沉为阴；一是寸为阳，尺为阴。这个阴阳如何理解？

若以浮沉解阴阳，一般解释为浮紧表寒，沉紧里寒，这一解释是片面的。表寒者，脉可浮紧，然以沉紧为多见。何也？寒主收引凝泣，气血亦收引凝泣不能外达，脉不仅不浮，反而见沉紧。正如《四诊抉微》所云："表寒重者，阳气不能外达，脉必先沉紧。"又曰："岂有寒痹腠理，营卫两郁，脉有不见沉者乎？"可见沉紧可主表寒。

若阴阳俱紧解为寸尺俱紧，亦通。寒不仅伤营，亦伤卫，营卫两郁。卫为阳，卫郁则阳脉紧；营属阴，营郁则阴脉紧，故阴阳俱紧。

所谓表，又有深浅层次之分。《灵枢·邪客》曰："内有阴阳，外亦有阴阳。在内者，五脏为阴，六腑为阳；在外者，筋骨为阴，皮肤为阳。"可见，人体之里有阴阳，人体之外亦有浅深阴阳的层次不同。人体的外层，大约可分为皮毛、肌肉、经络、血脉、筋、骨六个层次。

若寒袭肌表皮毛，引起恶寒、发热、无汗、头身痛者，当予辛温发汗散寒，主以麻黄汤。

若寒客经络、血脉，则经络、血脉不通，不通则痛，沿经络血脉循行部位而寒痛，可伴僵、麻、酸、沉、痹、挛、痿等，当辛温发汗通经，或加扶阳、活血之品。若邪袭筋骨，则筋骨寒痛，伴活动障碍、感觉障碍、气血循行障碍等，此虽深入到人体外层的第五六两个层次，亦须发汗散寒。

寒邪客于体表，不管其层次或深或浅，或新或久，只要有寒邪存在，总要驱邪外出，所以，以麻黄汤为代表的汗法，一概适用。

寒邪袭里者，可客于五脏六腑，引起各脏腑的病变，亦当汗而解之。即使多年沉寒痼冷，亦当断然汗解，不以时日为限。临床中，凡西医诊为阻塞性肺病、高血压、冠心病、肾病、脑中风、胃肠病、类风湿等，只要具备痉、寒、痛三个特征，发汗法概可用之，不为西医诊断所束缚。

痉，是指痉脉；寒，可是全身的，亦可是局部的；痛，可是全身的，亦可是局部的，关键在脉痉。

外感内伤，妇儿内外，都可见寒凝证，汗法尽皆使用，其范围广矣，仿佛是开辟了一片新天地。

**【第36条】**太阳与阳明合病，喘而胸满者，不可下，宜麻黄汤。

**【按】**

1. 此以太阳与阳明合病冠名，当有太阳病的表现，又有阳明病的见证。

2. 太阳病见证，"脉浮，头项强痛而恶寒"；阳明病之见证，当"胃家实"，但仲景皆未详细描述，乃省略之笔。

太阳与阳明合病，何者为重？第32条是阳明为重，自下利，予葛根汤。本条是重在太阳，因突出的症状是喘而胸满，在上焦，在肺。表气闭，肺气不宣，就可喘而胸满。第35条之麻黄汤证，即"恶风无汗而喘"，故本条重在太阳。

阳明的表现何在？揣度可有大便不通，故而欲下。此大便不通，乃肺气不降而腑气不通所致，开上窍，便自通。

论外感而喘者有数条。第35条太阳表实无汗而喘者，麻黄汤；第18、34条有汗而喘者的表虚证，宜桂枝汤加厚朴杏仁；第63、162条，汗出而喘肺热者，宜麻杏石甘汤；第34条喘而汗出里热者，宜葛根芩连汤；第40条之外寒内饮而喘者，主以小青龙汤等。此以寒束肌表肺气不宣而喘，故以麻黄汤主之。

【第37条】太阳病，十日已去，脉浮细而嗜卧者，外已解也。设胸满胁痛者，与小柴胡汤，脉但浮者，与麻黄汤。

【按】

1. 此太阳病之三种衍变，故冠以“太阳病”。

2. 十日以上，乃传经尽，可有不同衍变。

一种，脉浮细嗜卧，外已解也，乃邪退而正未复；

一种是胸满胁痛，病传少阳，与小柴胡汤；

一种是太阳病，虽经十日以上，而表未解，脉仍浮，当继予麻黄汤发汗散寒，不为时日所拘。

以上三种衍变，亦仅举例而已。

【第38条】太阳，中风，脉浮紧，发热，恶寒，身疼痛，不汗出而烦躁者，大青龙汤主之。若脉微弱，汗出恶风者，不可服之，服之则厥逆，筋惕肉瞤，此为逆也。

【按】

1. 冠名问题：症见“脉浮紧，发热恶寒，身疼痛，不汗出”，这显然是太阳伤寒的典型表现，非太阳中风证。何以不称太阳伤寒，而曰太阳中风？

“太阳”，乃指太阳病而言。太阳病，三纲鼎立，有伤寒、中风、温病。本条之太阳病，依其临床特征，属太阳伤寒无疑。何以又称中风？是指太阳伤寒病，又感受风邪。风为阳邪，阳盛则热，故而烦躁。太阳与中风不能连读，而应断开读，连读就成“太阳中风”，显然与临床表现不符。断开读，则是太阳病，又中风邪，这种解释，与条文较符合。

2. 双解问题：此条是典型的外感内热证，大青龙汤乃双解之法，散寒解表，清透里热。

后世治温病，曰：“今病古方不相能也。”据本条可知，双解法，仲景早已有之。后世治温，专以麻桂剂汗之，反斥古方不能治今病。非古方不能也，乃不善学耳，此条不就是开双解法之先河吗？

3. 善学经典者，当举一反三。此条表寒里热可以双解。若表寒里湿、里阳虚、气虚、阴虚、瘀血、痰饮等，皆可双解之，遵此法，可衍生出众多方剂，如防风通圣散、五积散等，大大开拓了双解法的应用范围。

4. 服法，“取微似汗”，汗出多少为微汗？连续出多久、汗彻否、汗后转归的问题，讲汗法时再讲。

“汗多亡阳，遂虚，恶风烦躁，不得眠也”。阳虚亦烦躁、失眠，因阳虚神无所倚所致。

【第39条】伤寒脉浮缓，身不疼，但重，乍有轻时，无少阴证者，大青龙汤发之。

【按】

1. 此条为湿阻热郁的伤寒变证。此以伤寒为名，乃指广义伤寒而言。《难经·五十八难》曰："伤寒有五，有中风，有伤寒，有湿温，有热病，有温病。"此条即论湿。《金匮要略》有《痉湿暍病脉证并治》就专门论湿，且散见于各篇。

大青龙汤本治外寒内热证，且麻黄用至五六两，发汗之功殊重，何以湿证亦用之？《金匮要略·痉湿暍病脉证并治》曰："风湿相搏，一身尽疼痛，法当汗出而解。""湿家身烦疼，可与麻黄加术汤，发其汗为宜。"《金匮要略·痰饮咳嗽病脉证并治》曰："病溢饮者，当发其汗，大青龙汤主之，小青龙汤亦主之。"饮湿同类，饮证大青龙汤可用，湿证大青龙汤亦可用。重用麻黄，开达玄府，畅达三焦，腠理开，小便利，湿自除。

2. 脉缓问题：大青龙乃外寒内热，脉当紧而数，何以脉缓？此湿盛也，湿性濡，故脉缓，缓亦主湿。

3. 何以乍有轻时？湿与阳争，互有进退，故乍有轻时。

何症乍有轻时？乃身重，酸沉胀僵痛、胸闷、嗜睡等症乍有轻时。

4. 大青龙汤禁："无少阴证者。"少阴证乃阳衰，脉微细，但欲寐。阳衰，再用大青龙发其汗，则汗出亡阳，正如第 38 条所云："服之则厥逆，筋惕肉瞤，此为逆也。""汗多亡阳，遂虚，恶风烦躁，不得眠也"。

**【第 40 条】伤寒表不解，心下有水气，干呕，发热而咳，或渴，或利，或噎，或小便不利，少腹满，或喘者，小青龙汤主之。**

【按】

1. 此以"伤寒"冠之，乃指狭义伤寒而言。伤寒表不解，乃指寒客太阳而表不解，内有水饮，故用小青龙汤，散寒化饮。

2. 余用小青龙汤甚多，主要用于下列情况：

①外寒内饮之咳喘多痰涎，如急慢性支气管炎、哮喘、肺源性心脏病、外感风寒。

②溢饮，见小便不利、水肿、急慢性肾炎。

③胸痹，见胸闷憋气、胸痛、心悸，如各种心脏病。

④口干，因寒饮阻遏，气化不利，津液不布，如干燥综合征。

⑤各种痹病、风水、高血压。

3. 主要掌握的应用指征

脉弦紧，症见胸闷、咳喘、水肿、心悸等，常加附子、干姜温振阳气化寒饮；或加茯苓、白术培土以制水。

**【第 41 条】伤寒，心下有水气，咳而微喘，发热不渴。服汤已，渴者，此寒去欲解也，小青龙汤主之。**

【按】

1. 以伤寒为名冠之，此指太阳伤寒而言，当见脉紧、寒热无汗、头身痛等。

2. “发热不渴”，此突出发热一症，虽热然不渴，当非温病。太阳温病，当发热而渴。

小青龙汤不渴吗？未必尽然，第40条之或然证中，即有“或渴”一症。温病之渴，乃热伤津液，渴较著；小青龙汤证之渴，乃水饮阻隔，渴不甚，或虽渴饮亦不多。

3. “小青龙汤主之”，当在“发热不渴”句下，此倒插笔。

4. “寒去欲解者”，乃指寒去饮消，故欲解。

**【第42条】太阳病，外证未解，脉浮弱者，当以汗解，宜桂枝汤。**

【按】

1. 桂枝汤证，属太阳病范畴，故以“太阳病”冠之。

2. 何以不直接写太阳中风呢？缘于外证未解，可恶寒无汗，亦可恶风自汗。之所以未特指是太阳中风，就是未必恶风自汗，恶寒发热，身痛无汗者亦可与之，关键在于脉浮弱，不在有汗无汗，只要脉弱，就属虚人外感，就应予桂枝汤扶正祛邪，这是仲景重脉的鲜明例证。

脉浮弱，与第12条之阳浮而阴弱是一致的，都是浮取可见，而沉取弱者。

3. 既然正气弱又感外邪，则桂枝汤的本义是扶正祛邪，或曰“安内攘外”。

**【第43条】太阳病，下之微喘者，表未解故也，桂枝加厚朴杏子汤主之。**

【按】

1. 本太阳病，下之后表未解又增喘，故以“太阳病”冠之。

2. 误下后，可出现三种情况：

一是下后正未伤，仍有抗邪外出之势，表现为“其气上冲”，表证未解，仍可用桂枝汤。

二是误下伤正，邪气内陷，可热化传三阳，或寒化传三阴。

三是误下后表未解，出现兼证。热蕴于肺而喘者，麻杏石甘汤主之；热陷阳明而喘利者，葛根芩连汤主之；本条是下后饮阻于肺肺气不利而喘。第18条：“喘家，作桂枝汤加厚朴杏子佳。”乃素有喘疾，又有新感引发宿疾，以解表为主。本条为误下而喘，乃表里兼顾之法。

**【第44条】太阳病，外证未解，不可下也，下之为逆。欲解外者，宜桂枝汤。**

【按】本太阳病误下，表未解，故冠以“太阳病”。

下后正气伤，外未解，欲解外者，何以不用麻黄汤，而用桂枝汤？正已伤也，故予桂枝汤扶正祛邪。

何以知正已虚？必脉弱也。此弱，可有程度不等的弱。若脉不弱，亦可与麻黄汤，当观其脉证，随证治之。

**【第45条】**太阳病，先发汗不解，而复下之，脉浮者不愈。浮为在外，而反下之，故令不愈。今脉浮，故在外，当须解外则愈，宜桂枝汤。

**【按】**

1. 本太阳病，误治表未解，仍予桂枝汤，故冠以“太阳病”。

2. 表证在否？本条以“脉浮”为指征，此脉浮，当浮弱。若脉浮紧，当予麻黄汤。

**【第46条】**太阳病，脉浮紧，无汗，发热，身疼痛，八九日不解，表证仍在，此当发其汗。服药已微除，其人发烦目瞑，剧者必衄，衄乃解。所以然者，阳气重故也，麻黄汤主之。

**【按】**

1. 此太阳病未解，故以“太阳病”为名冠之。

2. 何以知表未解？以脉浮紧、无汗、发热、身疼痛，故知之。

恶寒否？未提。当恶寒，因表证的主要特征是恶寒，若但热不寒则非表证，乃热传阳明。既云表证仍在，就必恶寒。

为何文中不提恶寒呢？因已言脉浮紧，此表寒之脉，则恶寒当有。因此条是“阳气重”，以热盛为主，故突出发热一症。为何不言寒邪重，反言阳气重？因此热属郁热，寒束阳郁化热，热重也。

3. 此热在何处？在肌表也。因寒束，卫阳被遏而发热，故以麻黄汤散寒，热自透。自不同于大青龙汤之热在阳明，当双解。也不同于麻杏石甘汤之热壅于肺，当宣肺清热。

4. 何以“发烦目瞑，剧者必衄”？因“阳气重故也”。阳盛则热，热伤阳络则为衄，热伤阴络下流红。热扰则烦，火热上蒸而目瞑。

5. “衄乃解”。衄为红汗出，邪随衄解。若虽衄而表仍不解者，当观其脉证，随证治之。里热盛者，亦当清里热，表里双解。

此衄可加桑白皮泻肺，气降则血降，气降则火消，如桑白皮配石膏，清降并用。

**【第47条】**太阳病，脉浮紧，发热，身无汗，自衄者愈。

**【按】**

1. 言太阳病衄解者，故以太阳病为名冠之。

2. 既云太阳病，就当具备太阳病的特征，即“太阳之为病，脉浮，头项强痛而恶寒”。然此条不仅未言恶寒，连头身痛亦未提，只列出脉浮紧、发热、身无汗、衄四症，太阳伤寒特征未备，何言太阳表证？仲景首列脉浮紧，这是太阳伤寒的典型脉象，示人以脉定证，虽表证特点未齐备，乃省略之笔，当前后互参自明。

3. 突出的症状是发热无汗，乃强调“阳气重”也，阳盛则衄。至于衄后愈未愈，还要观其脉证以断。

4. 第42～47条，都是讨论太阳病问题，第42条为表虚，脉浮弱，桂枝汤主之。第43条为表虚兼喘，桂枝加厚朴杏子汤。第44条为太阳病误下，表未解，宜桂枝汤。第45条为太阳病经汗、下未解，宜桂枝汤。第46条为太阳病八九日，表证仍在，脉浮紧乃表寒证，用麻黄汤。第47条为太阳病，脉浮紧，虽以身热为主，亦属太阳伤寒证。

**【第48条】**二阳并病，太阳初得病时，发其汗，汗先出不彻，因转属阳明，续自微汗出，不恶寒。若太阳病证不罢者，不可下，下之为逆，如此可小发汗。设面色缘缘正赤者，阳气怫郁在表，当解之、熏之。若发汗不彻，不足言，阳气怫郁不得越，当汗不汗，其人躁烦，不知痛处，乍在腹中，乍在四肢，按之不可得，其人短气但坐，以汗出不彻故也，更发汗则愈。何以知汗出不彻？以脉涩故知也。

**【按】**

1. 以“二阳并病”为名冠之。两经以上同时发病者，谓之合病；两经以上相继发病者，谓之并病。合病与并病，无一定模式，因人是一整体，病理情况下，既有表里相传，又有脏腑相传；既有相生传变，又有相克传变。因而合病与并病，无一定之模式，究竟是哪几经合病并病，当观其脉证以定。

本条之二阳并病，乃太阳未罢，又传阳明，为太阳阳明并病。

2. 太阳为何传阳明？“汗出不彻”，邪未去，入里化热，故传阳明。第185条亦云：“本太阳，初得病时，发其汗，汗先出不彻，因转属阳明也。”

何以知汗出不彻？“脉涩故知也”。此涩，非细迟短、参伍不调，乃脉乏舒缓之象，即沉弦紧滞，吾称之为痉脉，此乃寒邪凝泣收引所致。脉贵和缓，仍涩滞者，乃汗不彻，寒未除，故传阳明。

3. 何以知传阳明？“续自微汗出，不恶寒”。“自汗出”，乃阳明热盛，迫津外泄。第185条云：“伤寒发热无汗，呕不能食，而反汗出濈濈然者，是转属阳明也。”“不恶寒者”，阳明之外证，第182条云：“阳明病外证云何？答曰：身热，汗自出，不恶寒反恶热也。”据但热不寒、汗自出，知为转属阳明。已入阳明者，当清下之。

这里出现一个问题，已然但热不寒了，表证还有没有？表证的特征是恶寒，但热不寒则表已除。但本条虽但热不寒，仍言表未解，而称太阳阳明并病。那么表证的指征是什么？仲景言“脉涩”。涩是寒凝之象，故知表未解，这就是仲景以脉定证。但阳明腑实，邪遏重者，脉亦可见涩、迟乃至厥。所以仅靠脉涩，还不足以判断表未解，当仍有恶寒。

4. 如何判断表证未解？

（1）脉涩且恶寒未罢。

（2）面色缘缘正赤：是寒束阳郁不得发越，上熏于面，俗语：身上烧得火炭似的，脸上烧得红布似的。身上烧，即体若燔炭；面如红布，即缘缘正赤，皆阳气怫郁所致。

（3）“其人烦躁，不知痛处，乃营卫不利，卫气前断则恶寒，营气前断则身痛”。

（4）“短气但坐”，肺气不利也。

本条谆谆告诫我们，表证未除者不可下。愚以为可表里双解。后世已惯用此法，如防风通圣散等。

**【第49条】**脉浮数者，法当汗出而愈，若下之，身重心悸者，不可发汗，当自汗出乃解。所以然者，尺中脉微，此里虚，须表里实，津液自和，便自汗出愈。

**【按】**

1. 本条无冠名，起首即言脉，乃接上条而言，仍谈表里同病的问题，以脉定证。

2. 以脉定证

（1）“脉浮数，且汗出愈”，这显然是指表证而言。至于表证的其他表现，并未罗列。

（2）“尺中脉微”者，此里虚也，禁汗。

脉浮数者，法当汗解，未予汗解，反而下之，此为误。误下传变不一，或邪入里化热，成阳明证；或误下伤阳，成里虚证。本条即误下成里虚者。何以知里虚？“尺中脉微”，故不可汗。此以脉定证。

（3）以脉解症：“身重、心悸”虚实寒热皆可见，然尺中脉微，知为里虚所致。尺中虚，乃肾阳虚。阳气旺，则身轻矫健，阳气衰而阴气盛则身重。阳虚，心无所倚则心悸。

3. “自汗出”问题：“自汗出”，不是症状，而是病机的转归，是疾病痊愈的标志，是阴阳调和的标志。

怎样才能自汗出？必须具备两个条件：一是阴阳充盛；二是阴阳升降出入的道路通畅，才能“阳加于阴谓之汗”。

仲景在本条提出自汗出的条件是“须表里实，津液自和，便自汗出愈”。即阴阳的充盛；“和”指阴阳调和且升降出入正常。张锡纯曰：“地气上为云，天气下为雨”，天地阴阳和而后雨，人身阴阳和而后汗。“自汗出”乃指广义汗法，调其阴阳，不汗而汗者。所有疾病，都是阴阳不和；所有的治疗，其目的都是调其阴阳，所以八法皆可为汗法。

自汗出则愈的标准就是正汗。

**【第50条】**脉浮紧者，法当身疼痛，宜以汗解之。假令尺中迟者，不可发汗。何以知然？以荣气不足，血少故也。

**【按】**

1. 本条无冠名，起首即言脉，乃是以脉定证。脉浮紧且身痛，为太阳表寒，当以汗解。尺中迟者，乃荣气不足，禁汗。

2. 尺迟，非指至数而言，乃脉滞涩不畅之意，缘荣血不足，血脉失充，犹河中水少而流迟。其身痛者，乃荣前断则身痛。阳衰筋骨失养亦身痛，尺迟而无力。

**【第 51 条】**脉浮者，病在表，可发汗，宜麻黄汤。

**【按】**

1. 开首言脉，即以脉定证。

2. 脉浮，病在表，故可汗，其他表症，尽在不言中，当前后互参。

若脉浮而无力者，乃真气外越，断不可汗，当敛其真气。

3. 仅脉浮，就可用麻黄汤吗？当然不行，还应具备恶寒、发热、无汗、头身痛等，仲景之所以未备述，因前已述及，故不复赘。学者不可孤立地看待每条，必须前后互参。

**【第 52 条】**脉浮而数者，可发汗，宜麻黄汤。

**【按】**

1. 此亦首言脉，乃以脉定证。

2. 浮数之脉可主表，可主热盛外淫。若浮数无力者，为真气外浮，且越虚越数，越数越虚。仅凭浮或浮数，不可贸然予麻黄汤，当前后互参。

**【第 53 条】**病常自汗出者，此为荣气和。荣气和者，外不谐，以卫气不共荣气谐和故尔。以荣行脉中，卫行脉外，复发其汗，荣卫和则愈。宜桂枝汤。

**【按】**

1. 以病为名冠之者，泛指外感内伤百病。

2. 常自汗出，原因甚多，切不可见自汗者，辄予桂枝汤，当观其脉证，随证治之。

何时用桂枝汤？当脉浮缓，或浮弱者，虽无寒热表证，亦可予桂枝汤，调和营卫止其自汗。

3. 桂枝汤何以能治自汗？缘于营卫两虚，卫虚腠理不固，营虚津乃外泄，桂枝汤辛甘化阳，酸甘化阴，营卫俱补，营卫和谐，腠理固密则汗止。

**【第 54 条】**病人脏无他病，时发热、自汗出而不愈者，此卫气不和也，先其时发汗则愈，宜桂枝汤。

**【按】**

1. 以“病人”为名冠之，意即涵盖了外感内伤，尽皆适用。

2. 自汗原因颇多，如：风客肌表，腠理不固，时发热自汗出；风温犯肺，郁热蒸迫而时发热自汗；湿阻，营卫不和而时发热自汗；气虚不固而时发热自汗；阴虚阳浮而时发热自汗；阳虚，虚阳浮动而时发热自汗；里热外淫而时发热自汗；瘀血、痰饮、气郁、食积阻遏，营卫不和而时发热自汗；脾虚，阴火上冲，而时发热自汗；阳虚，积阴之下必有伏阳，伏阳动而时发热自汗等。适于桂枝汤者，当为营卫两虚者。调补营卫，固密腠理，发热自汗自止。

**【第 55 条】**伤寒脉浮紧，不发汗，因致衄者，麻黄汤主之。

**【按】**

1. 本条以麻黄汤治之，则此“伤寒”，当指太阳伤寒。

2. 此以脉定证，脉浮紧，乃太阳伤寒之脉，他症无须复赘，前后互参可也。

3. 衄，因寒束肌表，卫阳郁而化热，热伤阳络则衄。

衄后，有得衄则解者，亦有虽衄而不解者，此条已衄，仍用麻黄汤，显然虽衄未解。

已衄，未予凉血止血之品，反用辛温散寒之剂，实为治本者也。寒散，卫阳之郁解，自可衄止，此亦见血休治血之谓。

**【第 56 条】**伤寒不大便六七日，头痛有热者，与承气汤，其小便清者，知不在里，仍在表也，当须发汗；若头痛者，必衄，宜桂枝汤。

**【按】**

1. 以“伤寒”冠名，方用桂枝汤，当为太阳中风证，故此“伤寒”，当为狭义伤寒。

2. 不大便六七日，方用承气汤治之，显然指阳明腑实而言。其头痛有热，亦为阳明热盛使然，其脉当沉实，方可予承气汤。

3. 不大便六七日，太阳表证仍在，当须发汗，可择用麻黄汤、桂枝汤或小汗法。本条用桂枝汤发汗，不仅小便清，还当具备桂枝汤证之特征方可予之。

已然不大便六七日，仍用汗剂而不用攻下之品，便结能解否？按道理，表解则里和，大便应下，惜本人并无发汗以治便结的经验，或可取表里双解之法治之。

4. 头痛者必衄，亦非尽然。太阳病本身就有头痛，亦非必皆衄。

**【第 57 条】**伤寒发汗已解。半日许复烦，脉浮数者，可更发汗，宜桂枝汤。

**【按】**

1. 以“伤寒”冠名，指广义伤寒。

2. 发汗已解，半日许复烦，且脉浮数，乃表证未尽，热复起而烦。可更发汗，因已汗，须再汗者，不可用麻黄汤峻汗，宜桂枝汤，缓之剂。

3. 更汗标准，一是脉涩，汗出未彻，一是脉浮，表未尽，脉和缓者，乃邪退正复，不须再汗。

**【第 58 条】**凡病，若发汗、若吐、若下、若亡血、亡津液，阴阳自和者，必自愈。

**【按】**

1. 以“病”为名冠之，泛指内伤外感百病。凡病，只要阴阳和，必自愈。

2. “阴阳和”，这是所有疾病康复痊愈的标准。所有疾病，都是阴阳不调；所有治疗，都是调其阴阳，使阴阳臻于和平。正如《至真要大论》所云：“谨察阴阳所在而调之，以平为期。”

3. 衡量阴阳和的标准是什么？

（1）脉和缓，非浮紧数，亦非沉紧涩。

（2）既无里证，又无表证。

（3）正汗出。第49条曰：“脉浮数者，法当汗出而愈。”第12条：“遍身漐漐微似有汗者益佳。”

（4）第59条曰：“得小便利，必自愈。”——测尿法。

（5）第148条曰：“设不了了者，得屎而解。”——测屎法。

汗、尿、便三测法，这都是中医判断疾病转归的客观标准，也是判断阴阳和的客观标准。

**【第59条】**大下之后，复发汗，小便不利者，亡津液故也。勿治之，得小便利，必自愈。

**【按】**

1. 本条无冠名，乃接上条而言。

2. 汗下可伤阳，亦可伤阴，此条即亡津液者。

3. 小便不利问题

（1）何谓小便不利？尿少，尿不畅，尿断续淋漓、尿急、余沥、尿分叉、尿涩痛频数等表现，均应属小便不利的表现。

（2）为何小便不利

①湿阻：桂枝去桂加茯苓白术汤证；茵陈蒿汤证之湿热阻遏，小便不利；柴胡加龙骨牡蛎汤证之外邪内陷少阳阳明，胸满烦惊，小便不利；大黄硝石汤之湿热黄疸，小便不利。

②热蓄膀胱水热互结之五苓散证、猪苓汤证。

③阳虚水泛之真武汤证、桃花汤证、桂枝加附子汤证。

④热结：第242条之大承气汤证。

⑤热盛津伤：第6条曰：“风温……小便不利，直视失溲。”

⑥外寒内饮：第40条小青龙汤证，“或小便不利”。

⑦少阳枢机不利：第96条小柴胡汤证，“小便不利”。

⑧虚劳小便不利，《金匮要略·血痹虚劳病脉证并治》肾气丸证曰：“小便不利者，八味肾气丸主之。”

⑨里水，“其脉沉，小便不利。”

⑩当归贝母苦参丸证：“妊娠，小便难。”

（11）大黄甘遂证：“妇人少腹满如敦状，小便微难而不渴，生后者，此为水与血俱结在血室也”等等。

4. 勿治之，自我调养，自我修复。不过度治疗。

5. “得小便利，必自愈”。

小便利，是判断阴阳已和的标准之一。

小便利，须阴阳充盛，阴阳出入正常，方能“津液藏焉，气化则能出焉”。这涉及全身所有脏腑、组织器官的功能，方可阴阳和而小便利。

小便利与正汗出，都是判断阴阳调和的重要指征。正汗出，称测汗法；小便利，亦可称为测尿法。

叶天士《温热论》对于湿温，曰：“通阳不在温，而在利小便。”后世把利小便解为利尿法。湿蕴原因多种，治法甚多，岂可见湿皆予利尿法？利小便，实为“小便利”。小便利，是阴阳调和的结果。反过来，湿病经治后，见小便转利，则知为阴阳已然调和矣。小便利，是判断疾病痊愈的重要标准，故仲景云：“小便利，必自愈。”实寓深意。

**【第60条】**下之后，复发汗，必振寒，脉微细。所以然者，以内外俱虚故也。

**【按】**

1. 此无冠名，乃接上条而言，涵盖了外感内伤百病。

2. 此汗下伤阳而阳衰。

阳衰指征：

（1）脉微细，此少阴脉。

（2）振寒，寒战也。

**【第61条】**下之后，复发汗，昼日烦躁不得眠，夜而安静，不呕、不渴、无表证，脉沉微，身无大热者，干姜附子汤主之。

**【按】**

1. 此无冠名，乃接上条而言。

2. 汗下后阳衰。无表证，无太阳证也；不呕，无少阳证也；不渴，无阳明证也。证在阴，阳衰也。故以干姜附子汤以回阳，附子生用，且不用甘草之缓。

3. 何以昼日烦躁不得眠？昼为阳，阳升引动浮阳而烦躁不得眠；夜为阴，阴盛则静，故夜而安静。

**【第62条】**发汗后，身疼痛，脉沉迟者，桂枝加芍药生姜各一两人参三两新加汤主之。

**【按】**

1. 无冠名，乃接上条。

2. 汗后正虚邪未尽，当扶正祛邪。祛邪有桂枝汤加生姜，扶正有桂枝汤加芍药、人参。

3. 脉：脉沉迟有力且身痛，辛温散寒；脉沉迟无力且身痛，当温阳散寒，如桂甘姜枣麻辛附汤、桂枝加附子汤等；若脉沉迟无力且身痛，无寒象者，可用桂枝新加汤或黄芪桂枝五物汤等。

既然大法是扶正祛邪，就可依此法而衍生出众多的方子。桂枝新加汤乃举例而已，学者当举一反三。

**【第63条】**发汗后，不可更行桂枝汤。汗出而喘，无大热者，可与麻黄杏仁甘草石膏汤。

**【按】**

1. 此条无冠名，乃接上条。

2. "发汗后不可更行桂枝汤"，须具体分析，并非一概而论。汗后可出现两种情况：

（1）汗后，汗出未彻，表未解，仍可再汗。

何以知汗出未彻？一是脉涩，二是恶寒未除，三是头身痛尚在。三者之中，以脉为重。

表未解者，用麻黄汤还是桂枝汤还是三小汗法？当视具体情况而言。表实者，予麻黄汤类；表虚者，予桂枝汤类；邪正皆挫表未解者，可采用三小汗法治之。

（2）汗后传变，其中又分两类：

①表未解而病已传，或传三阳，或传三阴，或化热、伤阳、伤阴、夹瘀、夹痰饮等，可采用双解法治之。

②表已解而传变，其传变类型并无一定模式，当视人正气强弱、邪之盛衰而异。总的原则是"观其脉证，知犯何逆，随证治之"。

3. 本条是汗后而喘，予麻杏石甘汤。

表解否？已"无大热"，当指表无大热。因热郁于肺，郁热不得外达而身无大热。郁重者，不仅身无大热，还可出现恶寒。热郁于肺，肺气上逆而为喘。予麻杏石甘汤清热宣肺，亦寓火郁发之之义。

若表未解而热郁于肺者，此方可用否？可用，麻黄不仅宣肺平喘，尚可解表，故可用，此亦属双解法。

**【第64条】**发汗过多，其人叉手自冒心，心下悸，欲得按者，桂枝甘草汤主之。

**【按】**

1. 此无冠名，接前条而言。

2. 汗后之变，可热化、寒化，可传三阳，亦可传三阴，并无一定模式。此条出现心阳虚而心下悸者，其脉当减，或弦减、或数减、或参伍不调而减，或寸弱等，皆阳虚之脉。其病位，当结合脏腑、经络辨证。因心下悸，病位在心，其证为心阳虚。

桂枝甘草汤，辛甘化阳，以振心阳。桂枝甘草汤是心阳虚的方根，在此方的基础上加味，可衍化出一系列方子，如桂枝甘草龙骨牡蛎汤；加附子，成桂枝甘草附子汤；加苓术，成苓桂术甘汤等。理通，自可随心所欲不逾矩。

【**第65条**】发汗后，其人脐下悸者，欲作奔豚，茯苓桂枝甘草大枣汤主之。

【**按**】

1. 此无冠名，乃接上条而言。

2. 此心阳虚，寒水上逆，欲作奔豚。君火以明，相火以位。君火不明，坐镇无权，不能制下，则水寒上逆，而欲作奔豚。

奔豚之状，气从少腹上冲胸，今仅脐下悸，是奔豚之前驱症状，故曰“欲作奔豚”。此水气上冲所致。

苓桂术甘汤，取桂枝甘草辛甘化阳，振奋心阳，行镇摄之权。重用茯苓健脾安神利水，大枣培中。

用苓桂术甘如何？辨不了那么细。

苓桂枣甘汤：茯苓半斤，桂枝四两，炙甘草三两，大枣十五枚。

苓桂术甘汤：茯苓四两，桂枝三两，白术二两，炙甘草二两。

【**第66条**】发汗后，腹胀满者，厚朴生姜半夏甘草人参汤主之。

【**按**】

1. 无冠名，接上条。

2. 此汗后伤脾，痰湿内生，阻滞气机而腹胀。属虚实夹杂，实多虚少，法宜消补兼施。

人参、甘草，补脾之虚，厚朴温中下气除胀，半夏开结燥湿化痰，辛开苦降，重用生姜温胃散寒，四药合用，散满消胀。其脉当弦滑而减。

张元素枳术丸，亦消补兼施，枳实一两，白术二两，如梧桐子大，每服50丸。衍化出橘皮枳术丸、半夏枳术丸、曲糵枳术丸、木香枳术丸等，广为应用。

【**第67条**】伤寒若吐若下后，心下逆满，气上冲胸，起则头眩，脉沉紧，发汗则动经，身为振振摇者，茯苓桂枝白术甘草汤主之。

【**按**】

1. 此以伤寒冠名，乃指太阳伤寒而言。

2. 脉沉紧，当分按之有力与无力。脉沉紧有力者，乃寒实凝痹，当予汗法散寒，如麻黄汤；脉沉紧无力者，乃阳虚阴盛，水饮之气上冲，当温阳解寒凝，如桂甘姜枣麻辛附汤。

3. 依方证分析，本条乃心脾阳虚，坐镇无权，土不制水，导致水饮之气上冲。桂枝甘草振奋心阳，茯苓白术甘草培土以制水。

4. 上症之机理，皆因水气上冲。

（1）“心下逆满，气上冲胸”，饮干于上。

（2）“起则头眩”，水饮上泛。

（3）“身为振振摇者”，阳虚水泛动经，剧则振振欲擗地，筋惕肉瞤，眩冒，颠眩。

**【第68条】**发汗病不解，反恶寒者，虚故也，芍药甘草附子汤主之。

**【按】**

1. 无冠名，接上条。

2. 此误汗伤阳，致成虚证。以方测之，当为阴阳两虚。

阳虚的表现，除恶寒外，尚可见肢冷，头、腹、肢痛或拘挛等，脉当弦减或微细，总是一种按之不足之象。

阴虚据何以断？主要是脉细。

此方阴阳双补，在此基础上，亦可加人参、桂枝、当归等，组成众多双补之方。

**【第69条】**发汗，若下之，病仍不解，烦躁者，茯苓四逆汤主之。

**【按】**

1. 此无冠名，接前条。

2. 此亦言汗下之后变证。汗下后阳伤，病仍不解。此病不解，已非太阳表证不解，泛指原病不解，原病可指外感表证，可指表证变证，亦可指内伤杂病而言。以方测证，当为阳虚，则此烦躁，当为阳虚而烦躁。阳虚者，脉当微细。予茯苓四逆汤者，回阳且安神。

**【第70条】**发汗后，恶寒者，虚故也；不恶寒，但热者，实也，当和胃气，与调胃承气汤。

**【按】**

1. 此无冠名，乃接上条。

2. 太阳病误汗或汗不得法，致病传变，其传并无定式。本条言汗后可伤正致成虚证，其虚也，可阳虚，亦可阴虚；或脾虚，亦可肾虚、心虚等。汗后亦可化热成实，若见承气之脉证腹证者，可予调胃承气汤和其胃气。

**【第71条】**太阳病，发汗后，大汗出，胃中干，烦躁不得眠，欲得饮水者，少少与饮之，令胃气和则愈。若脉浮，小便不利，微热，消渴者，五苓散主之。

**【按】**

1. 以太阳病名之，当包括太阳伤寒、中风、温病。

2. 汗后伤津，胃中干而烦躁不得眠，可少少与饮之，使胃得滋润，胃津得复而安。若饮水不愈，麦门冬汤、沙参麦冬汤、益胃汤等皆可酌用之。

若汗后表不解，邪气随经入腑，水热互结，成“膀胱蓄水”证。热与水结，水遏则热炽，热蒸则湿横，水热互结，表证不解，故脉浮，浮是表证代表性特征。湿阻气化不利，致小便不利、消渴。

五苓散、桂枝甘草通阳化气，茯苓、猪苓、泽泻、白术利水，且多饮暖水、汗出愈，亦通利三焦，开达玄府，寓解表之意。

4. 第28条桂枝去桂加茯苓白术汤，与本条皆是表加湿，何以28条去桂，本条不去桂？

第28条之表，是无汗，不可用桂，正如第15条所云："桂枝本为解肌，若其人脉浮紧，发热汗不出者，不可与之也。常须识此，勿令误也。"而第71条是发汗后，大汗出，表未闭，故可用桂。

**【第72条】**发汗已，脉浮数，烦渴者，五苓散主之。

**【按】**

1. 此无冠名，接上条。

2. 本太阳病，何以发汗不解，脉仍浮数？因汗出不当。过汗，有多种传变，此条是太阳表邪随经入腑，与水相结，形成太阳蓄水证。水热互结，故尔表不解，脉浮数，气化不利，故而烦渴。以五苓散利水解表，表里分消，"汗出愈"。

**【第73条】**伤寒，汗出而渴者，五苓散主之。不渴者，茯苓甘草汤主之。

**【按】**

1. 以伤寒为名冠之，当指狭义伤寒。

2. 汗后而渴者，可伤津而渴，亦可汗后表邪随经入腑，成膀胱蓄水证而渴。第71条消渴，第72条烦渴，第73条渴，皆用五苓散，虽渴的程度不等，但病机相同，皆为膀胱蓄水，故而皆用五苓散。

3. 第71条脉浮，第72条脉浮数，示表证未解。此条未言脉，表证解否？表邪随经入腑后，水热互结，表证或已解，或未解。本条未言脉，则两种可能都存在。若无表者，五苓散可用否？可用。有表者，可利水解表；若无表者，桂枝的作用是通阳化气，故有表无表皆可用。

4. 何以汗出不渴？以汗后水不在膀胱，无碍膀胱之气化，津液仍可上承，故口不渴。水何处理？参第356条可知。第356条云："伤寒，厥而心下悸，宜先治水，当服茯苓甘草汤，却治其厥。不尔，水渍入胃，必作利也。"此水在心下，予茯苓甘草汤，温胃散水。茯苓淡渗利水，桂枝通阳，生姜温胃散水，甘草和中，共奏温胃散水之功。

**【第74条】**中风，发热，六七日不解而烦，有表里证，渴欲饮水，水入则吐者，名曰水逆，五苓散主之。

**【按】**

1. 以"中风"为名，乃指太阳中风而言。六七日不解，乃表热与水相结，而表不解也。

2.“有表里证”，表指太阳中风，里指水。烦渴欲饮，是太阳蓄水；水入则吐，称为水逆证，乃太阳蓄水之重者。水蓄于下，上干于胃，致水入即吐。

**【第75条】**未持脉时，病人手叉自冒心，师因教试令咳而不咳者，此必两耳聋无闻也，所以然者，以重发汗，虚故如此。发汗后，饮水多必喘；以水灌之亦喘。

**【按】**

1. 此无冠名，乃接上条而言。

2. 令咳不咳，知为耳聋，此闻诊小技巧。何以耳聋？汗后伤阳因而聋；阳伤神不宁，叉手自冒心，桂枝甘草汤即见此症。耳乃清窍，阳虚清阳不升，耳乃聋，东垣益气聪明汤即益气升阳治耳聋。

3. 汗后阳虚，饮水多而水饮不化，上凌于肺而喘；水灌之水益蓄，亦喘。当温阳化饮，如苓桂术甘汤、茯苓甘草汤等。

**【第76条】**发汗后，水药不得入口，为逆，若更发汗，必吐下不止。发汗吐下后，虚烦不得眠，若剧者，必反复颠倒，心中懊侬，栀子豉汤主之；若少气者，栀子甘草豉汤主之；若呕者，栀子生姜豉汤主之。

**【按】**

1. 无冠名，乃接上条而言。

2. 虚烦，指无形热邪郁于胸膈致烦，无痰、水、瘀、食等有形实邪。《内经》曰：“诸逆冲上，皆属于火。”

何以虚烦不得眠，水药不得入口？本太阳病，汗下不解，表热郁于胸膈，火热内扰而虚烦不得眠；肺胃不和，胃热移肺，肺不受邪，反归于胃，故吐下不止；剧者，反复颠倒，心中懊侬，法当清透胸膈之郁热。栀子豉汤辛开苦降，辛以解郁透热，苦以降浊清火。薛生白连苏饮亦辛开苦降之剂，治呕恶不止，昼夜不差者，与栀子豉汤之理相通。少气者加甘草益气。呕者加生姜止呕。本就呕吐，何以另加生姜？诸辛以宣清也。

**【第77条】**发汗，若下之，而烦热、胸中窒者，栀子豉汤主之。

**【按】**

1. 无冠名，接上条。

2. 何以烦热胸中窒？乃汗下之后，表热内陷胸膈，阻滞气机，故尔胸中窒。

**【第78条】**伤寒五六日，大下之后，身热不去，心中结痛者，未欲解也，栀子豉汤主之。

【按】

1. 以伤寒冠名，乃指广义伤寒而言。

2. 何以心中结痛？乃表证大下后，邪陷胸膈，阻滞气机，第77条是胸中窒，气滞较轻；本条是心中结痛，气滞更重。身热不去者，表未解也。

**【第79条】**伤寒下后，心烦，腹满，卧起不安者，栀子厚朴汤主之。

【按】

1. 以伤寒冠名，乃广义伤寒。

2. 伤寒下后，热陷胸膈，致心烦卧起不安，与反复颠倒意同。腹满者，其气滞范围较胸中窒更大，波及脘腹，故加厚朴、枳实以行气，畅达气机以透热。

**【第80条】**伤寒，医以丸药大下之，身热不去，微烦者，栀子干姜汤主之。

【按】

1. 以伤寒冠名，当为广义伤寒。

2. 大下之后，身热不去，知表未解，而热已陷，故烦。微烦，亦热郁较轻而已。何以加干姜？干姜温胃，必有胃寒之证，仲景未言，揣度当有胃脘痞满、腹鸣下利等，与栀子同用，亦辛开苦降，调其寒热。

**【第81条】**凡用栀子豉汤，病人旧微溏者，不可与服之。

【按】

1. 此无冠名，接前。

2. 此言栀子豉汤禁。栀子豉汤乃清透郁热之剂，若旧有微溏，乃脾胃虚寒，故不可用。

栀子豉汤小结：

栀子豉汤清透胸膈郁热，乃辛开苦降之剂。何以不用黄芩、黄连？黄芩、黄连苦寒沉降，乃遏气机；栀子清而宣透，宜于郁热。

热郁胸膈，可心烦、不眠、心中懊侬、卧起不安、反复颠倒，皆热扰心神之症，故凡心慌、心悸、烦乱失眠诸症，皆可予之。胸中窒，心中结痛，与心绞痛颇似，亦可用于心脏病者；热郁胸膈，气机不宣，胃气逆而吐利不食者，或气窒重而脘腹胀满者，加枳实、厚朴，胃寒者加干姜，皆可用于胃肠病；栀子豉汤合升降散，治外感高热、痉厥，合麻杏石甘汤治呼吸系病等，只要认准是郁热，皆可灵活变通，用于广泛病变。

准确运用栀子豉汤，关键在于掌握沉而躁数之火郁脉，其次为外寒内热的症状表现。欲穷千里目，更上一层楼，此楼即明理，掌握应用标准！

**【第82条】**太阳病，发汗，汗出不解，其人仍发热，心下悸，头眩，身瞤动，振振欲擗地者，真武汤主之。

【按】

1. 此乃太阳病的表证的类证，故以太阳病为名冠之。

2. 为何太阳病的类证汗出不解？

该条本是少阴阳虚夹饮证，类于太阳病，所以误汗，汗出不解。

什么不解？是太阳证的类证不解。太阳证的表现，有寒热、头身痛、无汗或自汗。这些临床表现与太阳表证类似，然非太阳表证。

为什么阳虚夹饮者可以出现类太阳病的表现呢？因阳虚者，固可恶寒；阳虚者，虚阳浮动而发热；阳虚经脉失荣而头身痛，阳虚腠理开阖失司而无汗或自汗。证虽似，而脉不同，庸医只着眼于症状，未能查脉，误将少阴证断为太阳病，予以发汗，致阳虚水泛，而现本条及第316条之诸症，小便不利、咳、利、呕、腹痛、身痛等。

何以出现上述症状？阳虚而寒，虚阳浮动而热。水饮凌心而心下悸，经脉失于温煦而动惕，阳不上达而头眩。

阳虚水泛与太阳病症状颇似，如何鉴别呢？当以脉别之。少阴脉当微细而沉。若虚阳浮动，脉可浮、可大、可数、可寸浮大，然按之虚。

3. 第28条："服桂枝汤，或下之，仍头项强痛，翕翕发热，无汗，心下满微痛，小便不利者，桂枝去桂加茯苓白术汤主之。亦水饮停蓄，营卫不和，形成太阳病类证，只是阳虚未甚，尚无筋惕肉瞤，振振欲擗地，故未加附子。若阳虚重而加附子，则成真武汤。二方相较，有阳虚轻重之别。

**【第83条】**咽喉干燥者，不可发汗。

【按】

1. 无冠名，接上条，是指太阳病咽干者，禁用汗法。

2. 咽干者，可汗与不可汗，需分清咽干的原因与发汗的方法，不能一概禁汗。欲咽不干，必须有津液濡润。而津液能够上承以润咽，是个非常复杂的过程，任何一个环节的障碍，都可导致咽干。

咽干的诸多原因，大致可分虚实两大类。实者，邪阻津液不得上承。其邪包括外因、内因、不内外因，以及内生五邪之阻隔。其中，六淫中之阴邪客于肌表者，可汗；阴邪直犯于里而阻遏津液上承者，亦可汗。若兼正虚者，可扶正发汗。若云广义汗法，乃不汗而汗者，八法皆可为汗法，则咽干者无汗禁。

**【第84条】**淋家，不可发汗，发汗必便血。

【按】

1. 此以"淋家"为名冠之，实接第82条"太阳病发汗"。为什么言淋家不可发汗呢？必因淋家见可汗之证。汗法是治疗太阳病之大法，今欲用汗法，必是淋家又感邪而出现太阳病，所以欲汗之。故，此条的名称应是淋家合并太阳病。

2. 淋家合并太阳病，皆不可汗吗？未必，淋有表里虚实、寒热之分，其名有气、劳、血、膏、石之分，具体情况当具体分析，况中医标本缓急，尚有新病先治的原则，所以淋家有当汗之证亦可汗。若兼里证或正虚者，可相兼而治，不可过于拘泥，非必皆禁。

**【第 85 条】**疮家虽身疼痛，不可发汗，汗出则痓。

**【按】**

1. 此无冠名，接前条，实指疮家并太阳病，当禁汗。

2. 疮分阴阳两大类，确有太阳表证者，亦当汗之，可表里双解，非必皆禁，当具体情况具体分析。

**【第 86 条】**衄家，不可发汗，汗出必额上陷，脉急紧，直视不能眴，不得眠。

**【按】**此亦亡血家患太阳病者，不可汗，那么太阳病怎么办？也还得汗解。所谓禁汗，是指单用汗法，若表里同治，当亦可。

**【第 87 条】**亡血家不可发汗，发汗则寒栗而振。

**【按】**此言亡血家又患太阳病者，当禁汗。那么所患太阳病当何处措？当久病新病兼治。

**【第 88 条】**汗家，重发汗，必恍惚心乱，小便已阴疼，与禹余粮丸。

**【按】**此汗家合并太阳病者，单用汗法者禁，当久病新病兼顾，如第 18 条之："喘家作桂枝汤，加厚朴杏子佳。"或如大小青龙汤、桂枝加桂汤、桂枝新加汤等，皆相兼而治者。

**【第 89 条】**病人有寒，复发汗，胃中冷，必吐蛔。

**【按】**此阳虚之人新感太阳病者，单纯发汗当禁，然扶正祛邪，久病新病相兼者，当亦可，如麻黄附子甘草汤法。

**【第 90 条】**本发汗，而复下之，此为逆也；若先发汗，治不为逆。本先下之，而反汗之为逆；若先下之，治不为逆。

**【按】**

1. 无冠名，泛指各病而言。

2. 本条言表里汗下先后之次第。此必表里相兼者，因有表证故汗之，因有里实故下之。孰先孰后？可表里相兼而治，依其轻重缓急以取之，如后世之防风通圣散等。

**【第 91 条】**伤寒，医下之，续得下利清谷不止，身疼痛者，急当救里。后身疼痛，清便自调者，急当救表。救里宜四逆汤；救表宜桂枝汤。

**【按】**

1. 此以伤寒为名冠之，当为广义伤寒。

2. 此言伤寒下后表里缓急救治之次第。当取其标本缓急，相兼而治。

**【第92条】**病发热，头痛，脉反沉，若不差，身体疼痛，当救其里，四逆汤方。

**【按】**

1. 此以病为名，泛指外感内伤百病。

2. “发热头痛，身体疼痛”，意指太阳病而言，有汗否？恶寒否？诸症并未全列，乃省略之笔。

3. “脉反沉”，沉主里，然亦主表。寒凝脉沉而紧，又见发热头身痛等，当汗而解之。若脉沉而微细者，则当温里，予四逆汤；或桂枝汤与四逆汤相合而治，如桂枝加附子汤等，观其轻重缓急而处措。

**【第93条】**太阳病，先下而不愈，因复发汗，以此表里俱虚，其人因致冒，冒家汗出自愈。所以然者，汗出表和故也，里未和，然后复下之。

**【按】**

1. 此太阳病汗下变证，故以太阳病为名冠之。

2. 冒：为头目犹物蒙蔽，似蹲久突然站起，体位性的脑缺血而发生的眩晕眼黑，欲仆状。可偶见，亦可频繁出现，日十余次。误汗下后，何以致冒？因表里俱虚，清阳不得上达，因而致冒。

表解否？已解。何也？本太阳病，属实，迭经汗下后，已成“表里俱虚”，表证焉在？里实证在否？里实亦解。因汗下之后，里亦虚，已无可下之证，知里亦解。

“表里俱虚”，什么虚？阳虚。因冒为阳虚清阳不升所致，知此表里虚，乃阳虚也。

3. “冒家汗出自愈”，此汗乃阴阳调和，不汗而汗之正汗。

正汗出何以病愈？因正汗出，必阴阳充盛，且运行敷布正常，方能阳加于阴谓之汗。反过来，见正汗出，可推知病已愈。

《金匮要略·妇人产后病脉证治》曰：“亡血复汗，寒多，故令郁冒……血虚而厥，厥而必冒。冒家欲解，必大汗出……所以产妇喜汗出者，亡阴血虚，阳气独盛，故当汗出，阴阳乃复。大便坚，呕不能食，小柴胡汤主之。”

冒，第93条是正虚邪郁而冒，当散邪；产后而冒，是正虚阳浮而冒，当养血滋阴恋阳。

4. “表解里未和，然后复下之。”必有可下之证而下之。本已表里俱虚，何以又下之？必里虚已转里实，有可下者，方下之。

**【第94条】**太阳病未解，脉阴阳俱停，必先振栗汗出而解。但阳脉微者，先汗出而解；但阴脉微者，下之而解。若欲下之，宜调胃承气汤。

【按】

1. 此太阳病变证，故以太阳病为名冠之。

2. 什么变证？乃战汗。

（1）何谓战汗？即在原发病的基础上，先战而后汗者，谓之战汗。

何以不言“在外感病的基础上，而称在原发病的基础上”？因战汗虽多见于外感，如“温病解之以战”，然内伤杂病亦有战汗者，故曰“在原发病的基础上”，实则包括外感内伤。

（2）何以知欲作战汗？战汗是汗法的一种特殊形式，医者无法主动使病人战汗，医者只能助其战汗。在予以适当治疗，或祛邪，或扶正之后，促使病人战汗乃解。当属广义汗法，而非狭义汗法。

（3）“脉阴阳俱停”，停乃伏也，沉伏难以触及，为脉停，非无脉也。

“但微者”，非微脉，乃是形容词，指脉微伏，若果为微脉乃阴脉，则断不可汗下。

（4）战汗的机理：为何出现战汗？乃邪正剧争，邪遏气血而脉伏，正气奋与邪争而寒战。

为何战汗之前不出现脉伏寒战？因邪气盛或正气弱，无力相争，故不战。待挫其邪势，或正气蓄极而强时，则正气与邪气才能决战，而现战汗。

邪气强者，挫其邪势，如瘟疫邪伏募原，表里之气阻隔，待予达原饮，溃其募原之伏邪，使表里之气通达，奋与邪争则战汗而解，此即叶天士所云：“若其邪始终在气分留连者，可冀其战汗透邪。”又云：“再论气病有不传血分，而邪留三焦，亦如伤寒中少阳病也，彼则和解表里之半，此则分消上下之势，随证变法，如近时杏、朴、苓等类，或如温胆汤之走泄，因其仍在气分，犹可望其战汗之门户，转疟之机括。”杏、朴、苓等，宣上、畅中、渗下，即化其湿浊，调畅三焦，展布气机，此即开战汗之门户，使正气奋与邪争，乃战而胜之。

若里之邪结，气机不通，予调胃承气汤下之，挫其邪势，气机畅达，则正气与邪奋力相争而战汗。调胃承气，亦助胃气，寓补于泻，通调腑气，亦即益胃也。

里虚者，糜粥自养，以俟胃气来复，邪正相争而战。

阴虚者，待阴液复，正气强，亦可奋与邪争而战。如《温病条辨·下焦篇》第19条云：“邪气久羁，肌肤甲错，或因下后邪欲溃，或因存阴得液蒸汗，正气已虚，不能即出，阴阳互争而战者，欲作战汗也。复脉汤热饮之，虚盛者加人参；肌肉尚盛者，但令静，勿妄动也。”此即阴虚邪羁而战汗。

阳气虚者，正邪相搏，亦可战汗而解，如《伤寒论》第101条云：“伤寒中风，有柴胡证，但见一证便是，不必悉具。凡柴胡汤病证而下之，若柴胡证不罢者，复与柴胡汤，必蒸蒸而振，却复发热汗出而解。”蒸蒸而振，即战汗之轻者。《景岳全书·伤寒典·战汗》曰：“若其人本虚，邪与正争，微者为振，甚者为战。”振与战，皆战汗，有轻重之别。

太阳病未解，可见战汗，如本条。少阳证未解，可蒸蒸而振见战汗；阳明病不解，下之后可战汗，可见三阳经皆可战汗。阴虚者可战，阳虚者，亦可战。可见战汗不局限于温病范畴。

至于战汗的临床表现、战后转归、战后调养等，待讲汗法时再述。

**【第95条】**太阳病，发热、汗出者，此为荣弱卫强，故使汗出，欲救邪风者，宜桂枝汤。

**【按】**

1. 此太阳中风之桂枝汤证，故以太阳病为名冠之。

2. “营弱卫强”，皆云营气弱，而风伤卫，则卫气强。营弱无疑也，故用芍药、甘草酸甘化阴以益阴；卫强，何以反用桂枝、甘草辛甘化阳以助阳？余却疑之。桂枝汤是阴阳双补之轻剂，虚人外感者，可安内攘外；无外感者，可轻补营卫、阴阳，加生姜、甘草、大枣及啜粥温服，乃益胃气。

3. 营卫两虚何以发热汗出？营虚卫浮而热，卫不固而汗自出。

4. 予桂枝汤，目的在于扶正以祛邪，“安内攘外”。

**【第96条】**伤寒，五六日，中风，往来寒热，胸胁苦满，嘿嘿不欲饮食，心烦喜呕，或胸中烦而不呕，或渴，或腹中痛，或胁下痞硬，或心下悸、小便不利，或不渴，身有微热，或咳者，小柴胡汤主之。

**【按】**

1. “伤寒五六日中风”，究竟是伤寒还是中风？此当断开读，或为太阳伤寒，或为太阳中风，即“伤寒或中风五六日”，皆可传入少阳，而成小柴胡汤证。

2. 本条是典型的小柴胡汤证。

（1）少阳证的本质是“半阴半阳，半虚半实”，是阴阳之交界，出则三阳，入则三阴。

关于少阳病的本质，在第97条讲得很清楚，“血弱气尽”，这是半阴半虚的一面，“邪气因入，结于胁下”，这是半阳半实的一面。所以少阳病的本质是半阴半阳，或半虚半实。

可是第148条曰:“此为半在里半在外也”，于是，后世医家皆依此，把半表半里解为少阳证的病位。

三阳经，太阳为表，阳明为里，所以少阳病的病位应居于太阳病与阳明病之间，《伤寒论》六经排序应太阳、少阳、阳明，传变之序也不是一日太阳、二日阳明、三日少阳，而应是一日太阳、二日少阳、三日阳明。可是仲景为什么把少阳病放在阳明病之后呢？这难以解释，于是搬出了错简论，赖王叔和弄错了，叔和冤哉。

少阳病半阴半阳，居阴阳交界，是指性质而言，非指病位。少阳半阴半阳，可寒化热化，热则三阳，寒则三阴。少阳主枢，乃阴阳出入之枢，出则三阳，入则三阴。

那么，这个“半在表半在里”的表与里，如何理解呢？表为阳，里为阴。半表半里，即半阴半阳，是病机、病性的概念，而不是部位概念。

（2）少阳病提纲证

①口苦。很多医家以口苦为少阳病的主症，云：“尤以口苦最可辨为少阳病。”口苦以胆热蒸迫胆气上溢多见，但口苦又非少阳病所独有，如《素问·奇病论》曰：“胆虚气上溢而口为之苦。”《素问·五运行大论》曰：“南方生热，热生火，火生苦。”《金匮要略·百合狐惑阴阳毒病脉证治》曰：“口苦”。可见，胆虚、实热、虚火，皆可口苦，非少阳病之一端，若见口苦即认定是少阳病，有失偏颇。

②咽干。表里内外，虚实寒热皆有。少阳病的咽干，可因胆热上熏而咽干，亦可因枢机不利，三焦不畅而津不上承所致。

③目眩。原因甚多，虚实寒热皆有，少阳病的目眩，可因胆热上熏，亦可因清阳不升所致。

（3）少阳病的主症

第96条列出了少阳病本证的主症为：“往来寒热，胸胁苦满，嘿嘿不欲饮食，心烦喜呕。”

①何以往来寒热？第97条云：“正邪分争，往来寒热。”正与邪争则热，正怯与邪分则寒。

正气与邪气为何有分有争？这取决于正气的强弱。正气强，出与邪争而热；正气虚，不能胜邪，战之馁怯而退，邪气胜则寒。待正气蓄而强，复出与邪争则又热，战而不胜，再退则再寒，于是寒热往来反复出现，一日可数次，甚至一二十次。

少阳病之寒热往来的特点是先寒后热，不同于杂病者先热后寒。内伤杂病中，由于正气虚弱，阳气浮动而阵烘热，热后汗出而身冷。阴虚者，阴不制阳而阳乃动，当烦劳、情绪波动或夜晚阳入阴时，阳动而烘热，伴面赤心烦，热后汗出，阳随汗泄，周身又觉飒冷，一日可数作。气虚者，烦劳则张，气浮而热，热则汗出身凉。血虚者，气无依恋而乃动，气动则热，继之汗出而寒。阳虚者，虚阳升浮，亦见热、汗、寒。

其他如疟之寒热往来，热入血室之寒热如疟，湿热蕴阻之寒热往来，肝胆郁热之寒热往来，邪伏募原之寒热往来，奔豚之寒热往来，均可视为少阳病之变证，皆可依少阳病之大法治之。至于《伤寒论》小汗法之寒热如疟，乃寒热并作，属太阳表证，而非少阳证。

②何以胸胁苦满？

少阳经脉布胸胁，少阳枢机不利而胸胁苦满，但胸胁苦满之因甚多，非少阳病所独有。

③何以嘿嘿不欲饮食？乃木不疏土，已见太阴饥而不欲食之端倪。

④心烦喜呕，乃木火扰心而心烦，如厥阴病之心中热痛。木克土而呕。

**【第97条】**血弱气尽，腠理开，邪气因入，与正气相搏，结于胁下。正邪分争，往来寒热，休作有时，嘿嘿不欲饮食，脏腑相连，其痛必下，邪高痛下，故使呕也，小柴胡汤主之。服柴胡汤已，渴者属阳明，以法治之。

【按】

1. 此无冠名，然方用小柴胡汤，可知此为伤寒少阳证。

2. 本条一言少阳证之病机，二言少阳证之传变。

（1）少阳证病机

血弱气尽，邪气因入，此少阳病半阴半阳、半虚半实之病机。邪正相争而不胜，故寒热往来。少阳郁结，木不疏土而不欲食。

（2）少阳证病位

胁下乃少阳经之分野，故病位在少阳。

（3）少阳病的传变

①表里相传

肝胆相表里，故曰“脏腑相连”。胆与肝相连，少阳病变，可传至厥阴，故少阳证中，已见厥阴病之端倪。

**表1　厥阴经与少阳经主症对比**

| 厥　阴　经 | 少　阳　经 |
|---|---|
| 心中热 | 心　烦 |
| 饥而不欲食 | 嘿嘿不欲饮食 |
| 四肢厥热交替 | 寒热往来 |
| 吐　蛔 | 喜　呕 |
| 心中痛 | 胸胁苦满 |
| 肝虚伏阳，寒热错杂 | 半阴半阳 |

②相克传变

木克土，脏病传腑，即“其痛必下，邪高痛下”。

“其痛必下”，“痛”作病解，何谓高？克者为高；何为下？被克者为下。木克土，故木为高，土为下，木传土，肝传脾。少阳郁结，不能疏土，则土郁。少阳证已具太阴之端倪。

**表2　太阴经与少阳经主症对比**

| 太　阴　经 | 少　阳　经 |
|---|---|
| 腹满痛 | 胸胁苦满，或腹中痛 |
| 吐 | 呕 |
| 食不下 | 嘿嘿不欲饮食 |
| 自利益甚 | 无 |
| 脾　虚 | 半虚半实 |

②出则三阳，入则三阴

少阳居阴阳交界之间，出则三阳，入则三阴。少阳热化，则传三阳，如本条曰“渴者属阳明”。第104条曰：“潮热者，实也”，予小柴胡加芒硝汤；第103条大柴胡汤。

少阳寒化，则入三阴，如少阳篇第269条曰：“伤寒六七日，无大热，其人躁烦者，此为阳去入阴故也。”第270条曰：“伤寒三日，三阳为尽，三阴当受邪。”

**【第98条】**得病六七日，脉迟浮弱，恶风寒，手足温，医二三下之，不能食，而胁下满痛，面目及身黄，颈项强，小便难者，与柴胡汤，后必下重。本渴饮水而呕者，柴胡汤不中与也，食谷者哕。

**【按】**

1. 本条言小柴胡汤之禁忌，然无冠名，乃接上条而言。上条言伤寒之少阳病小柴胡汤证，而本条之“得病六七日”，何病？当为少阳病小柴胡汤表证。

2. 脉迟浮弱：迟弱，阴脉；浮为阳脉。阳衰者，当沉迟弱，今不沉反浮，何也？其浮，为阳浮，或为虚阳外越而脉浮，或为表证而脉浮。脉证合参，此脉乃脾虚湿蕴。

3. 症

（1）恶风寒，乃阳虚湿阻，营卫不和而恶风寒，似表非表。

（2）手足温者，以脾主四肢，知脾阳未衰，手足尚温。

（3）不能食、便难、下重、呕、渴、小便难乃湿阻气机。面目及身黄，乃湿蕴蒸，阴黄也；颈项强，乃湿阻，经腧不利；胁下满痛，乃湿遏少阳之气被郁。

本条似少阳而非少阳证，乃脾虚湿蕴阳伏，非小柴胡所宜，脾虚湿蕴，当健脾利湿，分消走泄，佐以清其伏热。而小柴胡汤清少阳之热，误用苦寒则伤脾遏湿，故非所宜。

**【第99条】**伤寒四五日，身热，恶风，颈项强，胁下满，手足温而渴者，小柴胡汤主之。

**【按】**

1. 此以伤寒为名，乃三阳合病，治以小柴胡汤，和解表里。

2. 此条所述症状，与第98条颇似，然第98条为小柴胡汤禁，而此条以小柴胡汤主之，何以不同？

本条身热恶风，颈项强，符合太阳病之特征；胁下满，乃少阳病之征；手足温而渴者，乃阳明病之象，故为三阳合病，予小柴胡汤主之，和解表里，疏利三阳之枢。

**【第100条】**伤寒，阳脉涩，阴脉弦，法当腹中急痛，先与小建中汤，不差者，小柴胡汤主之。

**【按】**

1. 此伤寒之变证，故以伤寒名之。

2. 脉症：何谓涩脉？王冰注曰："涩者，往来不利而蹇涩也。"吾以脉来搏起之振幅小作为涩脉唯一特征。涩脉分虚实两类：邪阻气血不畅而振幅小，当按之有力；或气血虚衰，无力鼓击血脉而振幅小，此为虚，当沉取无力。

本条为阳涩，乃寸涩，此阴阳两虚；尺弦者，因阴阳两虚，经脉绌急而腹中急痛。予小建中汤阴阳双补，重于益阴血，缓挛急。服之不效者，因中虚木郁下陷，故改用小柴胡疏达少阳，以解木陷。痛泻药方寓有此意。

本条是试验性治疗，先小建中汤不效，改用小柴胡汤。如第208条阳明腑实，先用小承气汤，转矢气者，才用大承气汤，即试验疗法。

**【第101条】**伤寒中风，有柴胡证，但见一证便是，不必悉具。凡柴胡汤病证而下之，若柴胡证不罢者，复与柴胡汤，必蒸蒸而振，却复发热汗出而解。

**【按】**

1. 何为"伤寒中风"？可有三解：一是或伤寒，或中风，皆可传入少阳，出现柴胡证；二是广义伤寒之中风；三是狭义伤寒又感阳邪，风为阳邪，故曰中风。何者为是？当为或伤寒或中风为是。

2. 但见一证便是，认识不一。柴胡证，可见少阳提纲三证，及典型小柴胡四症，共七症。这七症，哪一个也不是小柴胡证所独有，见哪一症也不能断然诊为小柴胡证，否则会有失偏颇，是对原文解读的断章取义。本条明言"伤寒中风，有柴胡证"，前提是有伤寒或中风的太阳表证。太阳表邪是否传入少阳成柴胡汤证呢？据何而断？若具柴胡七症之一，即可断为已入少阳；若未见，则未入少阳。此与《伤寒论》第4、5两条精神是衔接的。

《伤寒论》第5条云："伤寒二三日，阳明少阳证不见者，为不传也。伤寒已二三日，按日传经，当传阳明少阳，可是临床上传不传，还要依据临床表现具体分析。若已见阳明、少阳证为已传，若未见则未传。

《伤寒论》第4条云："伤寒一日，太阳受之，脉若静者为不传，颇欲吐，若躁烦，脉数急者，为传也。"本为太阳病，脉数急，又见躁烦，是已传阳明；若脉数急，颇欲吐，为已传少阳。这里并没有把阳明或少阳的所有特征全列出来，仅以躁烦示阳明热盛；以欲吐反映少阳郁结，此即但见一症，不必悉具。

3. 柴胡汤证汗解问题

汗、吐、下为少阳证之三禁。误予下法，伤其正气，若正伤重者，可传三阴；若柴胡证不罢者，知下后正伤未甚，故仍予柴胡汤。

何以蒸蒸而振？此战汗之轻者，柴胡汤证本为半虚半实，邪正相搏，正邪互不能胜，复经误下，正气更无力驱邪，待服小柴胡汤后，扶其正，挫其邪，正气奋与邪争，故为战汗。

少阳证本禁汗，何以汗出而解？此乃广义汗法，不汗而汗者。此即少阳禁汗，又喜汗解，是调和表里，通畅三焦，阳加于阴之正汗也。见此正汗，示表解里和，汗出而解。此与第230条："与小柴胡汤。上焦得通，津液得下，胃气因和，身濈然汗出而解"者，理同。

**【第102条】**伤寒二三日，心中悸而烦者，小建中汤主之。

**【按】**

1. 此条言伤寒病的传变。此以伤寒名之，盖指广义伤寒而言，凡外感病及内伤病，皆可出现中州不足，阴阳两虚之证。

外感传变甚广，可热化传三阳，可寒化传三阴；可伤阳，亦可伤阴，伤寒以伤阳为主，温病以伤阴为主，而本条是阴阳两伤者。

2. 何以悸而烦？

悸而烦，皆心神不宁。心神不宁，或为邪扰，或为正虚。此阴阳两虚，神无所倚则悸而烦。

3. 何以用小建中汤？

建中者，建中州也。中州虚，生化不足，营卫两虚。小建中汤，辛甘化阳，酸甘化阴，倍芍药者，以阴虚偏重，加饴糖者，以养脾胃。

《金匮要略·血痹虚劳病脉证并治》曰："虚劳里急，悸，衄，腹中痛，梦失精，四肢酸疼，手足烦热，咽干口燥，小建中汤主之。"此虚劳，诸症蜂起，此即诸不足者，取之于中。胃气复，以灌四旁，五脏六腑得养，虚劳诸症得痊。本条亦悸，已见虚劳之征，故用小建中汤，以建中州。

**【第103条】**太阳病，过经十余日，反二三下之，后四五日，柴胡证仍在者，先与小柴胡；呕不止，心下急，郁郁微烦者，为未解也，与大柴胡汤下之则愈。

**【按】**

1. 本太阳病，过经十余日，误下后邪传少阳，因由太阳病传变而来，故以太阳名之。

2. 邪传少阳，误下后，可有不同转归，一是柴胡证仍在，先与小柴胡汤；二是表邪内陷，成少阳阳明证，予大柴胡汤。少阳传变，亦如太阳证，可传三阳，亦可传三阴，并无定式。此条所列之变证有二，仅举例而已。

3. 何以知柴胡证仍在？脉当弦数减，再有可用少阳郁结可解释的七症之一二。

4. 何以知为大柴胡证？既有小柴胡证的表现，又有阳明腑实证的表现，二者相合，称少阳阳明。

第136条云："伤寒十余日，热结在里，复往来寒热者，与大柴胡汤。"

第165条云："伤寒发热，汗出不解，心中痞硬，呕吐而下利者，大柴胡汤主之。"

《金匮要略·腹满寒疝宿食病脉证治》云："按之心下满痛者，此为实也，当下之，宜大柴胡汤。"

大柴胡汤表里双解，内攻外攘，此大法有无限拓展空间。关键要掌握标准，知少阳证标准、阳明病标准，才能正确判断是少阳阳明病，正确使用大柴胡汤。

**【第104条】**伤寒十三日不解，胸胁满而呕，日晡所发潮热，已而微利，此本柴胡证，下之以不得利，今反利者，知医以丸药下之，此非其治也。潮热者，实也。先宜服小柴胡汤以解外，后以柴胡加芒硝汤主之。

**【按】**

1. 以伤寒为名冠之，宜小柴胡汤以解外，推知此为狭义伤寒。

2. 伤寒传少阳则胸胁满而呕，传入阳明则日晡潮热。潮热者实也，本当屎硬，反微利，乃医者误下所致。故曰非其治也。少阳未解者先服小柴胡汤以解外，若兼里热而便未结，只取芒硝咸寒胜其热。

大柴胡为少阳阳明，故表里双解。此条亦少阳兼阳明，虽有里热，然里未结，故仅取芒硝胜其燥热。

**【第105条】**伤寒十三日，过经，谵语者，以有热也，当以汤下之。若小便利者，大便当硬，而反下利，脉调和者，知医以丸药下之，非其治也。若自下利者，脉当微厥；今反和者，此为内实也。调胃承气汤主之。

**【按】**

1. 此以伤寒名之，指广义伤寒。何以第104条云狭义伤寒，而本条却称广义伤寒？因第104条以小柴胡汤治之，属狭义伤寒之少阳病；此条属广义伤寒，因无论伤寒、中风、温病、湿温、热病，化热化燥，传至中焦后，皆异途同归，成阳明热证。故此伤寒，当为广义伤寒。

2. “过经谵语者，以有热也”，阳明浊热，逼乱神明，故尔谵语，当以汤下之。《伤寒论》之谵语，多责阳明热结，至温病兴起，才有热陷心包而谵语。温病发展了《伤寒论》。

若阳明热结，逼乱神明而谵语者，热结津液旁渗，小便当利，大便当硬。反下利者，知医以丸药下之。汉代以丸药下之者，多用巴豆辛热之品下之，虽利热不除，仍谵语，故非其治也。

3. 脉调和者，非和缓之脉，尚热盛谵语，脉焉能和缓。此脉调和者，指脉与证相合。阳明热结者，脉当沉实，故曰：“今反和者，此为内实也。调胃承气汤主之。”

“若自下利者，脉当微厥。”厥者，逆也，乃阴脉也。若下后病传三阴，则脉见阴脉，然未见阴脉，且脉证相合，知为阳明内实，当为协热下利，或热结旁流，故称“内实也”。

**【第106条】**太阳病不解，热结膀胱，其人如狂，血自下，下者愈。其外不解者，尚未可攻，当先解其外。外解已，但少腹急结者，乃可攻之，宜桃核承气汤。

【按】

1. 此太阳腑证，膀胱蓄血，故以太阳为名冠之。

2. 病因：在表之邪化热，随经入腑，与血相结，遂成膀胱蓄血。

此膀胱蓄血，可看成下焦瘀热互结，应包括胞宫、回肠等下腹部。

3. 证候要点：少腹急结，其人如狂。小便自利，脉当沉涩有力。瘀热互结，而少腹急结；瘀热扰乱神明，则其人如狂。

4. 鉴别：膀胱蓄水是表热随经入腑，热与水结，气化不行，小便不利且渴。少腹急结否？小腹可膨隆、胀满，未至急结。

膀胱蓄血者，因热结在血分，不碍气化，故小便自利。血结而行涩，故少腹硬满痛。

5. 治疗：表证已解者，乃可攻之。若表邪未解，攻之表热继续下陷，方用桃核承气汤。

例：一女，1989 年 12 月 16 日诊，人流后半月腿痛，一月后小腹硬痛，寒热往来，便干，小便利，脉弦细，沉取滑数大而有力，舌正常，予小柴胡合桃核承气，1 剂血下，愈。

**【第 107 条】伤寒八九日，下之，胸满烦惊，小便不利，谵语，一身尽重，不可转侧者，柴胡加龙骨牡蛎汤主之。**

【按】

1. 以伤寒为名，乃广义伤寒。

2. 何以烦惊谵语？烦惊、谵语乃神志症状。伤寒八九日，表证未解，误下后表邪内陷，扰乱神明则谵语烦惊。

3. 何以胸满、身尽重，不能自转侧？少阳枢机不利，气机郁结不畅，致一身尽重，不可转侧。

4. 方以小柴胡汤和解少阳，加大黄清肝胆之热，去甘草之壅滞，恐碍气机；加龙骨、牡蛎、铅丹之重镇，以安心神；加桂枝、茯苓，利小便，通利三焦。

铅丹有毒，可用磁石、生铁落或朱砂、琥珀、珍珠粉代之。

**【第 108 条】伤寒，腹满谵语，寸口脉浮而紧，此肝乘脾也，名曰纵，刺期门。**

【按】

1. 以伤寒名之，乃广义伤寒，凡伤寒、中风、温病、湿温、热病，皆可见肝乘脾之候，故此为广义伤寒。

2. 木乘脾，乃沿相克规律传变，相乘者曰纵。刺期门，乃泻其肝。

3. 腹满者，肝乘脾也；谵语者，肝病而魂不宁，神不安也。

4. 寸口脉浮而紧，乃表寒未解。寸口有二种，一是指腕后主动脉，包括寸关尺三部，合称寸口；一是指寸关尺三部脉的右寸，即左寸为人迎，右寸为寸口。第 3 条云，太阳伤寒脉阴阳俱紧，当寸关尺三部皆紧。本条乃伤寒未解而浮紧，则此寸口，当指腕后动脉寸关尺三部之合称，此乃太阳伤寒之脉。

**【第109条】**伤寒发热，啬啬恶寒，大渴欲饮水，其腹必满，自汗出，小便利，其病欲解，此肝乘肺也，名曰横，刺期门。

**【按】**

1. 以伤寒名之，亦指广义伤寒而言。

2. 肝乘肺，乃胜其所不胜，为反侮，曰横。刺期门，泻肝邪。

3. 啬啬恶寒者，表未解也；腹必满者，木乘土也。大渴欲饮水，乃热传阳明，此即第97条所云："渴者属阳明。"阳明热盛而自汗。虽渴而小便自利，知非饮停湿阻，此渴乃阳明热盛使然。

4. 以上两条，或横或纵，说明木可沿相乘规律传变，亦可沿相侮规律传变，无定式。

**【第110条】**太阳病，二日反躁，凡熨其背，而大汗出，大热入胃，胃中水竭，躁烦必发谵语；十余日振栗自下利者，此为欲解也。故其汗从腰以下不得汗，欲小便不得，反呕，欲失溲，足下恶风，大便硬，小便当数，而反不数及不多；大便已，头卓然而痛，其人足心必热，谷气下流故也。

**【按】**

1. 以太阳病为名冠之，当涵盖太阳伤寒、中风、温病。

2. 本条可分四段，揭示太阳病的四种不同传变情况。各段当分读，并无因果关系。

第一段："太阳病，二日反躁，凡熨其背，而大汗出，大热入胃，胃中水竭，躁烦必发谵语。"此太阳病热入阳明，又误用熨法逼其汗，内外之热相迫，致大汗出，胃中水竭，而烦躁谵语。

第二段："其汗从腰以下不得汗，欲小便不得，反呕欲失溲，足下恶风。"此热壅阳明，阳不下达，上盛则下虚，致腰以下不得汗，足下恶风，小便不得，欲失溲。阳明热壅而呕，热盛津伤而大便硬。若阳明热结者，大便硬，逼津旁渗，小便当数。此大便虽硬，而小便不数且不多，乃津亏使然，与阳明热结有别。

第三段："十余日振栗自下利者，此为欲解也"。振栗自下利者，乃正气复，驱邪外出而自下利。战而后汗者，谓之战汗；战而后利者，谓之战利。战利与战汗，其理相通。

第四段："大便已，头卓然而痛，其人足心必热，谷气下流故也。"此本气虚，便后气随便泄，清阳不达于颠，致头卓然而痛。其足心热者，缘于脾虚谷气下流。谷气，本当灌四旁，以濡养各脏腑，今脾虚，谷气不得灌四旁，反而下流。谷气何以下流？此与东垣阴火论道理相同，即饮食劳倦伤脾，脾虚湿气而下流于肾，相火闷塞其间，致阴火上冲，状如白虎汤证。本条之阴火未上冲，而是下流于肾，阴火窜入阴经，致足心热。此当健脾升清，可宗升阳益胃法治之。

一条分四段，示太阳病的四种不同传变。

**【第111条】**太阳病中风，以火劫发汗，邪风被火热，血气流溢，失其常度。两阳相熏灼，其身发黄，阳盛则欲衄，阴虚小便难，阴阳俱虚竭，身体则枯燥。但头汗出，剂颈而还，腹满微喘，口干咽烂，或不大便。久则谵语，甚者至哕，手足躁扰，捻衣摸床，小便利者，其人可治。

**【按】**

1. 此太阳中风火逆之变证，论火逆亡阳，故以太阳病中风为名冠之。

2. 本条为太阳中风火逆之变证，可分三层释之。

第一层，开首至欲衄。太阳中风，本为营卫两虚又感受风邪。风为阳邪，又以火劫发汗，邪风被火热，两阳相扇，热入血分，血败则黄，热伤阳络则衄。

第二层，自阳虚至捻衣摸床。热盛伤阴，膀胱无津可藏而小便难；阴虚阳浮而头汗，剂颈而还；阳气上奔而喘，口干咽烂，上扰神明而谵语；大肠失润而不大便、腹满，肌肤失润而枯燥，胃气逆而哕。因热可伤阴，壮火耗气，致阴阳俱虚竭。阴阳俱竭，神无所依，虚风萌动，致手足躁扰，捻衣摸床，无意识地乱动，此乃危象。

第三层，“小便利者，其人可治”，此以小便利否决其预后。小便利，必津液充，阳化阴布乃能小便利，知阳气阴液未竭故可治；已竭者，治亦难。

本条乃太阳中风火逆之三变，或化热，或伤阴，或阴阳俱伤，最后形成阴阳俱虚竭而不可治。

**【第112条】**伤寒脉浮，医以火迫劫之，亡阳，必惊狂，卧起不安者，桂枝去芍药加蜀漆牡蛎龙骨救逆汤主之。

**【按】**

1. 以太阳伤寒为名冠之，当指广义伤寒而言。

2. 此伤寒表证，火逆亡阳者。阳亡，君主不明，则溃溃乎若坏都，神识散而惊狂，卧起不安。方以桂枝汤去芍药，振奋心阳；加龙骨牡蛎以敛镇安神；阳虚则阴浊上泛，加蜀漆以涤痰。

**【第113条】**形作伤寒，其脉不弦紧而弱，弱者必渴，被火必谵语，弱者发热，脉浮，解之当汗出愈。

**【按】**

1. 此伤寒类证，乃阳虚似伤寒，故以形作伤寒名之。

2. 形作伤寒，当有伤寒之表证，然脉不弦紧而弱，知非伤寒。弱为阳气虚。然弱者何以出现类似伤寒之证？盖阳虚表不固而恶寒，营气不通而身痛，虚阳浮动而为热。症虽似然脉迥异，此即仲景以脉定证。阳虚不能蒸腾津液而渴；虚阳被火则浮荡，神无所倚而谵语；浮而弱者，虚阳浮动而为热。

3. “解之当汗出愈”，阳虚禁汗，此汗出愈，乃正气来复，阴阳调和，不汗而汗之正汗，属广汗法。

**【第114条】**太阳病，以火熏之，不得汗，其人必躁。到经不解，必清血，名为火邪。

**【按】**

1. 此太阳病，当包括伤寒、中风、温病三者。

2. 用火熏之以逼汗，然不得汗，热不散，反转而内攻，热伤阳络则衄，热伤阴络则清血，此火郁所致。

**【第115条】**脉浮热甚，而反灸之，此为实。实以虚治，因火而动，必咽燥吐血。

**【按】**

1. 此条无冠名，开首即言脉，乃接上条而言。

2. 脉浮热者，若浮数大有力者为实，里之实热当清、当下；表之实热当汗解、当清透。灸之助热，因火而动，火热伤津则咽燥，火热动血则吐血。

**【第116条】**微数之脉，慎不可灸。因火为邪，则为烦逆，追虚逐实，血散脉中，火气虽微，内攻有力，焦骨伤筋，血难复也。脉浮，宜以汗解，用火灸之，邪无从出，因火而盛，病从腰以下必重而痹，名火逆也。欲自解者，必当先烦，烦乃有汗而解，何以知之？脉浮，故知汗出解。

**【按】**

1. 此无冠名，开首言脉，乃接上条。

2. 此言灸禁，微数之脉，乃微而兼数，此虚脉，可见于阳虚、气虚、血虚，若寒象著者，为阳虚；若心慌、气短、无力等虚象著而寒象不著者，则诊为气虚；若血虚者，恒兼气虚，除气虚之象外，伴有血虚不濡、不华之象，如唇甲色淡、面色㿠白、脉细等。若微数阳虚者，可灸，当灸，灸以回阳。若气虚者，气属阳，亦可灸。气血两虚者，亦可灸。实热禁灸，阴虚禁灸。文中言灸之“则为烦逆”，助热也。“追虚逐实”，把虚证当作实证以灸逼汗，致火热内攻，“焦骨伤筋”。“血难复也”，当指阴血虚而阳偏旺者。

3. 脉浮，指表证，宜以汗解。若表闭阳郁热盛者，邪无从出，灸之助热，因火而盛。此与太阳伤寒表实证禁用桂枝汤同理，徒助其热，常须识此，勿令误也。

4. “病从腰以下必重而痹”者，因误灸助热，火热炎上，上实则下虚，故腰以下重而痹。此与第110条“腰以下不得汗”等症同理。

5. “欲有解者，必当先烦，烦乃有汗而解，何以知之，脉浮，故知汗出解。”烦且脉浮，乃正复出与邪争，正胜驱邪，则汗出而解。此汗为正汗，乃正复不汗而汗者。

**【第117条】**烧针令其汗，针处被寒，核起而赤者，必发奔豚，气从少腹上冲心者，灸其核上各一壮，与桂枝加桂汤，更加桂二两也。

**【按】**

1. 此无冠名，接上条，言太阳病火逆之变证。

2. 此多阳虚之体，又感太阳病，成少阴太阳并病。欲以烧针逼汗解表，针处又复受寒邪，寒从针孔入，外寒引动内寒，心阳虚，坐镇无权，遂厥气上冲，发为奔豚，气从少腹上冲心。君火以明，相火以位。此心阳虚，坐镇无权，致厥气上逆，重用桂枝配甘草温振心阳，以复镇摄之权，冲气平，奔豚止，离照当空，阴霾自散。

3. 奔豚：始见于《内经》《难经》，《金匮要略》曰："奔豚气从少腹起，上冲咽喉，发作欲死，复还止。"其发作时，先觉脐上悸动，旋即气上逆，上冲心胸，气逆胃脘则见脘腹胀痛；至心胸，则胸闷气促，心悸不宁；气冲咽喉，则憋闷窒息欲死，上冲于颠，则头晕欲仆。逆气复还于下则症消。为阵发性发作。

《神农本草经》谓桂枝："治上气欲逆，结气，喉痹，吐、吸，利关节，补中益气……

《伤寒论》理中丸："若脐上筑者，肾气动也，去术加桂四两。"四逆散："悸者，加桂五分。"都是平冲逆之意。

**【第118条】**火逆下之，因烧针烦躁者，桂枝甘草龙骨牡蛎汤主之。

**【按】**

1. 此无冠名，接前条，言太阳病经误下、火逆之变证。

2. 此太阳病经误下、火逆，出现烦躁者，其烦躁之因，据方推断，当为心阳虚衰，以桂枝甘草温振心阳，龙骨牡蛎安神，重以潜镇。

3. 第64条为心阳虚，"叉手自冒心，心下悸，欲得按者，桂枝甘草汤主之。"此心阳虚之轻者。

第118条为"烦躁者"，以桂枝甘草龙骨牡蛎汤主之，乃心阳虚较重者，不仅是自我感觉，且有躁动不安。

第112条为"亡阳，必惊狂，卧起不安者，桂枝去芍药加蜀漆牡蛎龙骨救逆汤主之"。

第117条为心阳虚，奔豚气上冲，用桂枝加桂汤，重温心阳以制冲。

诸条皆心阳虚，轻重有别，引发的症状不同，皆以桂枝甘草汤加味治之。

**【第119条】**太阳伤寒者，加温针，必惊也。

**【按】**

1. 以太阳伤寒为名冠之，此狭义伤寒。

2. 太阳伤寒，本质是寒邪外束，卫阳郁而化热，表闭热不得外越，此与表实不得用桂枝汤同理。温针助阳，阳盛扰心，故惊也。

【第120条】太阳病，当恶寒发热，今自汗出，反不恶寒发热，关上脉细数者，以医吐之过也。一二日吐之者，腹中饥，口不能食，三四日吐之者，不喜糜粥，欲食冷食，朝食暮吐，以医吐之所致也，此为小逆。

【按】

1. 此为太阳病误吐之变证，故以太阳病为名冠之。

2. “太阳病，当恶寒发热”，指明了寒热并见乃太阳病的特征。是否是太阳病，或迁延时日，或屡经治疗，太阳病还有没有，皆以此为判断之标准。

太阳病吐后，已不恶寒发热且有汗出，脉象不浮，可断为太阳病已无。

3. “关上脉细数者”，关主中焦，主脾胃。细乃阴虚，数乃阴虚阳偏盛。关上细数者，乃脾胃阴伤而阳偏盛，此阳盛乃虚阳也。虚阳盛而饥，然又非实热，不能杀谷，且不能受纳，致欲食冷，且朝食暮吐，皆医吐之所致，此为逆。

【第121条】太阳病吐之，但太阳病当恶寒，今反不恶寒，不欲近衣，此为吐之内烦也。

【按】

1. 此言太阳病吐后之变证，故以太阳病为名冠之。

2. “太阳病当恶寒”，再一次指出太阳病判断标准。

3. 吐后内烦，不仅恶寒除，且不欲近衣，示表证已除，而里热盛。然此之里热，可分虚实两类。

实者，表邪化热，传入阳明，此为实热。虚者，阳虚虚阳浮动，可烦且不恶寒，不欲近衣；阴虚阳亢者，亦可见上证；气虚而阴火升动者，亦可见上症。可见，太阳病吐后之传变并无定式，皆依邪正关系而言；其治，并无死套路，皆依辨证论治，具体情况具体分析，一切都在变，一切皆须辨。

【第122条】病人脉数，数为热，当消谷引食，而反吐者，此以发汗，令阳气微，膈气虚，脉乃数也。数为客热。不能消谷，以胃中虚冷，故吐也。

【按】

1. 此条以“病人”为名冠之，乃指外感内伤百病而言。

2. 病人主症是吐，然致吐之因繁多。本条致吐之因，仲景明言乃“胃中虚冷”，缘于发汗伤阳所致。

虚寒者，脉当细迟微，何以数？此数，当进而说明沉取有力无力。有力者实热；无力者为虚，且愈数愈虚，愈虚愈数。仲景论脉的缺陷是多数脉象未能进一步说明沉取为何，如此条即是。同是数脉，沉取有力无力，虚实判然，大相径庭。故我再三申之，沉取有力无力，乃诊脉之纲，本条之胃中虚冷脉数，当数而沉取无力，胃阳虚故吐。

**【第123条】**太阳病，过经十余日，心下温温欲吐，而胸中痛，大便反溏，腹微满，郁郁微烦，先此时自极吐下者，与调胃承气汤。若不尔者，不可与。但欲呕，胸中痛，微溏者，此非柴胡汤证，以呕故知极吐下也。

**【按】**

1. 此言太阳病吐下后的传变，故以太阳病为名冠之。

2. 本条再论太阳病传变后，以吐为主症的辨治问题。至于呕与吐的区别，在于有声无声，大同小异，皆胃气逆。

本条之吐，是因极吐下，热传阳明，增加了胸痛、腹胀、便微溏三症，有何不同？方用调胃承气汤。以方测证，乃阳明热结使然。“郁郁微烦”者，乃阳明热扰；欲吐者，乃阳明热盛，胃气上逆；胸痛腹满者，乃阳明热结，阻滞气机；阳明热结，大便当硬而反溏，此因极吐下，食积糟粕已荡然无存，热无糟粕可结，尚未成热结，故便不硬而反溏者，此协热下利也，予调胃承气清阳明之热。

3.“若不尔者，不可与”何意？太阳病吐下，可有多种传变，可传三阳，可传三阴。若非传阳明热者，调胃承气不可与也。

4. “但欲呕，胸中痛，微溏者，此非柴胡证”。柴胡证亦呕，胆经在胸胁，亦可胸痛腹满，柴胡证虽未言溏，但木乘土亦可溏。上症小柴胡汤俱可见，何言此非柴胡证，何以治之？此当以脉别，小柴胡汤当弦数略减，而调胃承气汤之脉当沉实，再结合其他见症综合判断，二者似是而实有别。

**【第124条】**太阳病六七日，表证仍在，脉微而沉，反不结胸，其人发狂者，以热在下焦，少腹当硬满。小便自利者，下血乃愈。所以然者，以太阳随经，瘀热在里故也，抵当汤主之。

**【按】**

1. 此太阳病之传变证，故以太阳病为名冠之，意指伤寒、中风、温病皆然。

2. “表证仍在”问题：表热已随经入腑，与血相结，成蓄血重证，若表邪尚在，原则是先表后里，或表里双解。而抵当汤攻下逐瘀，恐使表热继续内陷，与原则不符，当已无表证。

何以言“表证仍在”？此表亦可见寒热、头身痛、有汗或无汗，然已非太阳表证，乃瘀热互结，阻遏营卫之运行，致营卫不和而现表证。此类表证，而非表证，恰如湿阻而见类太阳证者。所以，此条当无表。何以知无表证？据脉可知。仲景常以脉浮概括表证，然本条脉微而沉，并无表脉，据脉可知已无表证，所以言表证仍在者，乃表之类证，因瘀热阻遏营卫发热，故可下之。

3. 脉微而沉。若将微作微脉讲，则沉而微，乃少阴脉，法当回阳而禁破瘀攻下。此微当作形容词讲，即略沉、稍沉之意。

何以脉沉？乃瘀热在里，阻滞气血使然。此沉，当沉实有力，绝非沉而微弱。

4. “热在下焦”。下焦，当包括膀胱、回肠、冲任二脉、女子胞等，所谓随经入腑，非必膀胱，泛指下焦之器官。然肝肾亦同居下焦，此瘀热能否在肝肾？当不能排除，瘀热轻者，可用活血化瘀清热，而瘀热互结重者，无论在头、在心、在胸、在肝、在中焦、在下焦，此方皆可用之，刘渡舟老师就曾以此方治冠心病，显然不局限于下焦。近代活血化瘀法已广泛应用，应扩展思路，拓宽应用范围。

5. 瘀热指征：关于瘀血的指征，仲景提出了很多，散见于全书中，如疼痛、如狂发狂、健忘、肌肤甲错、癥、瘕、虚劳、小便自利、但欲漱水不欲咽、面色黧黑、便黑、崩漏、唇口干燥等等，皆有重要参考价值。

其少腹硬满者，满乃自觉症状，而硬者，乃客观体征，必有物可征。其人发狂者，乃瘀热逼乱神明，较之如狂、如见鬼状者重。小便自利者，乃热与血结，无碍气分，气化可行，故小便自利。

6. “下血乃愈”。下血有前阴、后阴、阴道之别，从何道而下，当不拘，然以便血为多见。便血量多少？便血持续多少次、多少天？我治一妇人，顽固小腹痛，用下瘀血汤，下血乃愈，只便血1次，共约30mL。

7. 叶天士：“入血就恐耗血动血，直须凉血散血。”

出血性疾患，如脑出血、崩漏、再生障碍性出血，血小板减少，属血热者，宗犀角地黄汤之类，可止血，与血小板解聚有关，可作为课题研究，其应用不限于下焦，非常广泛。

**【第125条】**太阳病，身黄，脉沉结，少腹硬，小便不利者，为无血也；小便自利，其人如狂者，血证谛也，抵当汤主之。

**【按】**

1. 此太阳病膀胱蓄血证，故以太阳病为名冠之，当包括伤寒、中风、温病。

2. 此条为蓄血发黄与湿热发黄的鉴别，虽二者皆发黄，但本条而少腹硬，脉沉结，病机迥异，表现亦有别。

湿热发黄者，乃湿热交蒸而为黄，其黄当鲜泽如橘皮，湿热蕴阻下焦而少腹硬，按之当濡；湿热阻遏气分，气化不行，故小便不利；阻遏气血则脉结；其神志当困倦嗜睡。

瘀热发黄者，因血败而黄，其黄当黄而晦暗；下焦瘀热则少腹硬，按之实；阻于血脉而脉结；瘀热扰心而如狂或发狂；血结而无碍气化，则小便自利。以抵当汤，逐其瘀热。

王清任《医林改错》虽开辟活血化瘀一大法门，然其理论渊源，仍来自《内经》《伤寒杂病论》。王清任仅限活血化瘀，对破瘀、逐瘀等重要法则并未论及，待后来者继承发扬之。

**【第126条】**伤寒有热，少腹满，应小便不利，今反利者，为有血也。当下之，不可余药，宜抵当丸。

【按】

1. 此以伤寒名之，乃广义伤寒。

2. 伤寒有热且少腹满，若湿热下注者，当小便不利；若瘀热蓄血者，当小便自利，以此为鉴别要点。

3. 仲景反复强调下焦蓄血当小便自利，然征之于临床却未必。如肝硬化腹水，明为瘀血，照样小便不利。

瘀热者，血已结，焉能气无涉？于理难通。提出疑问，以俟明者。

**【第127条】太阳病，小便利者，以饮水多，必心下悸；小便少者，必苦里急也。**

【按】

1. 以太阳病为名冠之，当包括伤寒、中风、温病。

2. “里急”，常作腹痛解，实应作大便急迫解。小建中汤“虚劳里急，悸衄，腹中痛”。若里急作腹痛解，后又有腹痛，岂不重复？看来里急非指腹痛，乃便急之意。如痢疾之里急后重，急着上厕所曰里急。所以，此里急，当作大便急迫解。

饮水多，饮蓄上凌于心则心悸；下走肠道则下利里急。

小便利者，因不在下焦，气化无碍，饮凌于上则心悸；小便不利者，饮在下焦，肠亦在下焦，所以小便不利，苦里急也。

# 第三章　太阳病下篇冠名法求索

**【第128条】**问曰：病有结胸，有脏结，其状何如？答曰：按之痛，寸脉浮，关脉沉，名曰结胸也。

**【按】**

1. 以“病”为名，当涵盖外感内伤百病。结胸与脏结，乃专病之名称。无论外感内伤，在其传变过程中，都可出现结胸病或脏结病。

2. 结胸与脏结，症状表现相似，病变部位相同，但性质迥异。

太阳病，误下后，表邪入里，与痰水凝结胸中，属阳、属实，故按之痛。重者，不按亦痛，如第134条：“膈内拒痛”，第135条：“心下痛，按之石硬”，第137条：“从心下至少腹硬满而痛不可近”，第149条：“心下满而硬痛”，都是结胸，疼痛程度不同。

水热互结在胸，无咳喘，不在肺；无心悸烦躁，不在心，知位于胸膈。

3. 脉：水热结于胸，故寸浮，其浮当按之有力。

何以关沉？水热互结于上，阻遏气机，脾失斡旋之机，致中焦气郁而脉沉。沉取关脉有力否？因是实证，关沉当有力。

尺脉如何？因属实证，尺沉当有力。

**【第129条】**何谓脏结？答曰：如结胸状，饮食如故，时时下利，寸脉浮，关脉小细沉紧，名曰脏结，舌上白苔滑者，难治。

**【按】**

1. 以“脏结”为名，乃专病名称，可由外感内伤百病传变而来。

2. “如结胸状”，即胸中按之痛。

3. 何以“饮食如故，时时下利”？

脏结无阳证，其性质乃阳虚阴寒盛。其病在胸之脏，以腑为阳，脏为阴也。位居胸中之脏，惟肺与心耳，无涉胃腑，故胃仍可受纳而饮食如故。然肺与大肠相表里，心与小肠相表里；大肠为传导之官，变化出焉；小肠为受盛之官，泌别清浊。心肺病，大肠传导失司，小便泌别失职，水走肠，故而下利。

4. 脉：“寸脉浮，关脉小细沉紧，名曰脏结。”寸浮者，邪在上焦，正邪相争而脉浮。关小细沉紧，皆阴脉，乃阳虚寒凝之象。关为阴阳升降之关隘，中焦阴寒凝闭，阳不升，肺不降，肺失阳煦则肺寒，心失阳护则心脉痹，致胸中痛，如结胸状。

5. 与胸痹如何区别？胸痹之主症为胸痛，结胸、脏结之主症亦胸痛，皆有热实与虚寒两类，若合为胸痹，当亦无不可。重在辨证，而不重在辨病。

6. 舌上白苔滑者，难治，此脏结之预后判断，以其阴寒盛，故难治。

**【第130条】**脏结无阳证，不往来寒热，其人反静，舌上苔滑者，不可攻也。

**【按】**

1. 此论脏结之证候及治禁，故以脏结专病名之。

2. 此承上条，进一步阐明脏结性质是纯阴无阳证。“其人反静”，乃但欲寐也。“白苔滑者”，乃阴寒水湿重的特点。得此重证，救阳犹恐不及，何堪攻下也。

**【第131条】**病发于阳而反下之，热入因作结胸；病发于阴而反下之，因作痞也。所以成结胸者，以下之太早故也。

结胸者，项亦强，如柔痓状，下之则和，宜大陷胸丸。

**【按】**

1. 此论结胸与痞之成因及论治，然以“病”为名命之，乃泛指内伤外感诸病，若误下之，皆可成结胸或痞。

2. 病发于阳与病发于阴之阴阳，当作何解？有的注家以表里解，表为阳，里为阴。表热未解而下之太早，表热内陷，与水相结，致成结胸。若病在里而下之者，未必是误下，如阳明热结，法当下之，何言误下？所以，此之阴阳，应既指表里，又指病性。在表之表热证，误下热陷成结胸；在里之虚寒者，下之脾胃伤，升降失司，因而成痞。所以此表里，既指病位，又指病性。

有汗而痓为柔痓，项背强，甚则角弓反张。结胸项亦强者，乃水热阻滞，经腧不利，而项背强，水热蒸迫而为汗，似柔痓而非柔痓。以大陷胸丸逐其水热，故曰“下之则和”。

**【第132条】**结胸证，其脉浮大者，不可下，下之则死。

**【按】**

1. 此论结胸证之禁与预后，故以结胸名之。

2. 结胸乃表热内陷与水相结，脉当沉实。今脉浮大，或为表热未解，或里热外达，里未成实，故不可攻。若脉象不别，误予攻之，里气伤，致病危笃，故曰“下之则死”。

**【第133条】**结胸证悉具，烦躁者亦死。

**【按】**

1. 此言结胸死证，故以结胸名之。

2. “结胸证悉具”，指胸及心下至少腹硬满而痛不可近，脉沉实者。“烦躁者死”，当指烦躁殊甚者，此必邪气鸱张，危及生命指征乃死。

**【第 134 条】**太阳病，脉浮而动数，浮则为风，数则为热，动则为痛，数则为虚。头痛发热，微盗汗出，而反恶寒者，表未解也。医反下之，动数变迟，膈内拒痛，胃中空虚，客气动膈，短气躁烦，心中懊侬，阳气内陷，心下因硬，则为结胸，大陷胸汤主之。若不结胸，但头汗出，余处无汗，剂颈而还，小便不利，身必发黄。

**【按】**

1. 此言太阳病误下之传变，故以太阳病名之。

2. 本条可分三层：

①第一层由“太阳病”至“表未解也”。此以脉症分析表邪未解。

太阳病，脉浮而动数，即数急脉，此邪气盛。恶寒发热、头痛，此表未解。微盗汗出，是热盛蒸迫使然。数则为虚，非正气虚，乃热未与实邪相结也。

②第二层为“医反下之”至“大陷胸汤主之”。此言结胸之成因及症状。表未解，医反下之，阳气内陷，与水饮相结，致膈内拒痛，心中懊侬，短气躁烦，发为结胸。其阳气内陷，乃指表热。胃中空虚，乃误下使然。动数复迟，因水热互结，阻遏气机，气血不得畅达，因而脉迟，此与大承气汤脉迟同理。其迟非寒，乃邪闭使然，其迟也必不肯宁静。

③第三层为“若不结胸”至“身必发黄”。此言湿与热合，蕴蒸发黄。湿热熏蒸于上则头汗出。湿阻三焦，气化不利，小便不利。湿热阻遏三焦，腠理闭郁，湿热不得外泄而上蒸，故剂颈而还。

**【第 135 条】**伤寒六七日，结胸热实，脉沉而紧，心下痛，按之石硬者，大陷胸汤主之。

**【按】**

1. 此以伤寒冠名，乃指广义伤寒而言。

2. “结胸热实，心下痛，按之石硬”，乃水热互结而成实。

3. 何以脉沉而紧？沉主气，紧主寒。热与水结者，脉当沉实数，何以沉紧？

沉紧之脉，可见于三种情况：

（1）沉紧有力者，寒邪凝滞。此沉紧，可为表寒，亦可为里寒。

如第 140 条：“太阳病下之……脉沉紧者必欲呕。”此误下表邪内陷，里寒而烦，当沉紧有力。

第 266 条：“脉沉紧者……与小柴胡汤。”此少阳郁结而沉紧。

（2）沉紧而无力者，阳虚寒凝，如第 67 条苓桂术甘汤证。

（3）沉紧而躁动不宁者，乃火郁于内，而非寒实。

此条之沉紧，乃水热痹阻，气血滞泣而脉紧，当沉紧躁动不宁。

**【第 136 条】**伤寒十余日，热结在里，复往来寒热者，与大柴胡汤；但结胸，无大热者，此为水结在胸胁也，但头微汗出者，大陷胸汤主之。

【按】

1. 以伤寒为名，此广义伤寒。

2. 热结在里，乃阳明热结；往来寒热，乃柴胡证在，此少阳阳明并病，故予大柴胡双解之，内攻外攘。

"但结胸无大热者"，既无表热，亦无柴胡证之往来寒热，纯为水热互结之结胸证。结胸为水热互结，蒸迫于上，故头微汗出，予大陷胸汤逐之。

**【第 137 条】**太阳病，重发汗而复下之，不大便五六日，舌上燥而渴，日晡所小有潮热。从心下至少腹硬满而痛不可近者，大陷胸汤主之。

【按】

1. 此太阳病误治之传变，故以太阳病为名冠之，当涵盖太阳伤寒、中风、温病，三者误治，皆可有此变故。

2. 此大陷胸与阳明腑实并见。

太阳病汗下，津液大伤，热邪内陷。热与水结而成结胸，热与糟粕相结而成阳明腑实。

二者如何区别？

不大便、潮热、舌燥而渴、心下至少腹满而痛，皆阳明腑实之象。结胸证表现于何处？

（1）病位靠上，大结胸各条皆强调心下硬满疼痛，而阳明腑实强调腹满痛，部位靠下，且硬痛程度亦轻。如第 208 条"腹满而喘"，第 241 条"腹满痛"，第 254 条"腹满痛者，急下之"，第 255 条"腹满不减，减不足言，当下之"，第 322 条"腹胀，不大便者，急下之"。

（2）水热互结，当有小便不利。这点，仲景未予强调，参看他条，可知当亦有小便不利，而阳明腑实，须小便利。如第 251 条："须小便利，屎定硬，乃可攻之。宜大承气汤。

（3）大结胸是水热互结于胸胁，三焦不通，熏蒸于上而见头汗出；大承气是见手足濈然汗出，如第 208"手足濈然汗出者，此大便已硬也，大承气汤主之"。

以上三点，作为大结胸证与阳明腑实的鉴别点。

**【第 138 条】**小结胸病，正在心下，按之则痛，脉浮滑者，小陷胸汤主之。

【按】

1. 以"小结胸病"为名冠之，乃结胸病之轻者，示太阳病传为结胸，有轻重之分。

2. 小结胸病，脉浮滑，浮为热淫，滑为痰，知为痰热互结于心下，故按之痛。此以脉定证。

脉浮滑，其结未甚，不似大结胸之沉细小紧。心下按之痛，范围较小，不似大结胸之从心下至少腹皆痛。其痛，按之方痛，不似大结胸之硬满痛不可触，其症较大结胸为轻，故曰小结胸。此方，临床屡用之。

**【第139条】**太阳病二三日，不能卧，但欲起，心下必结，脉微弱者，此本有寒分也。反下之，若利止，必作结胸；未止者，四日复下之，此作协热利也。

**【按】**

1.此太阳病之传变，故以太阳病名之。

2.何以不能卧？因此人素有阴寒之水饮，支结心下，故不得卧。感太阳病后，又经误下，致表热入里，与水相结。

3.何以“利止，必作结胸”？下利，或素有下利，或经误下后下利，得利，总是水液下泄之通道。然热陷与水相结，则水不再下泄，故利止，水热互结停于心下，致成结胸。

4.利未止，热又入，此利乃协热下利。何以知为协热利？脉当滑数，正如第140条云：“脉沉滑者，协热利。”

**【第140条】**太阳病，下之，其脉促，不结胸者，此为欲解也；脉浮者，必结胸，脉紧者，必咽痛；脉弦者，必两胁拘急；脉细数者，头痛未止；脉沉紧者，必欲呕，脉沉滑者，协热利；脉浮滑者，必下血。

**【按】**

1.此太阳病下后诸多变证，故以太阳病为名冠之。

2.诸多变证，仲景皆以脉定证。即平脉辨证。

（1）“其脉促，不结胸”：促有二解，一为数中一止为促，其止也，或为邪气羁绊而时一止；或为正虚，气血不能相继而时一止。一为脉来急迫为促。

本条之促，非数中一止，乃急迫之意，示太阳病下后，正未伤，邪未陷，故不结胸。脉促急，乃“其气上冲”的表现，尚可与邪相争而解，故“为欲解也”。

（2）“脉浮者，必结胸”：太阳病热盛脉浮，下后表热入里，而成结胸。

（3）“脉紧者，必咽痛”：紧主寒，下后寒邪入里，二阳痹为之喉痹，致咽痛。

（4）“脉弦者，必两胁拘急”。弦为少阳郁结之脉。少阳循两胁，少阳郁结而两胁拘急。

（5）“脉细数者，头痛未止”：细为血虚，数主热，血虚热盛，上攻而头痛。

（6）“脉沉紧者，必欲呕”：沉紧里寒，胃阳伤而胃气逆，故呕。

（7）“脉沉滑者，协热利”：沉滑乃表热内陷，里热盛，迫津下泄而为利。此利，称协热利。

（8）“脉浮滑者，必下血”：浮为表，滑为热，下后热陷伤血络则下血。

以上充分体现了仲景平脉辨证的思想。

**【第141条】**病在阳，应以汗解之，反以冷水潠之，若灌之，其热被劫，不得去，弥更益烦，肉上粟起，意欲饮水，反不渴者，服文蛤散；若不差者，与五苓散。

**寒实结胸，无热证者，与三物小陷胸汤。**

**【按】**

1. 以病为名者，泛指外感内伤。

2. 病在阳，阳指表，在表应汗解。以冷水潠之，若灌之，是物理降温法，西医的冷敷、酒精擦浴、冰敷、冰床，皆此类。冷水潠之灌之，汗孔闭，汗更不出，热闭于里，益烦。汗孔收缩而粟起，俗称起鸡皮疙瘩。水渍于内，意欲饮水反不渴。服文蛤散、五苓散。

文蛤:《药性论》云:“治水气浮肿，下小便。”《本草纲目》云:“清热利湿，化痰饮。”

五苓散通阳利水。

3. “寒实结胸，无热证者，与三物小陷胸汤。”既称结胸，当有结胸之临床表现，如心下硬满而痛、脉沉弦紧等，然其病机不同。结胸者，水热互结；寒实结胸者，寒水互结，无热证。

三物白散，方用辛温大毒之巴豆，《本草汇言》称其:“性甚刚猛，攻关拔固，功过牵黄，推滞逐实，力浮硝戟。”与桔梗、贝母相合，可使寒饮痰垢荡涤而下。

我用巴豆霜治小儿积热、肾绞痛。乡医以巴豆治小儿发热、咳喘、腹胀痛、发痉等，甚效。古方一捻金、化滞散皆用巴豆霜。

**【第 142 条】**太阳与少阳并病，头项强痛，或眩冒，时如结胸，心下痞硬者，当刺大椎第一间、肺俞、肝俞，慎不可发汗，发汗则谵语，脉弦，五日谵语不止，当刺期门。

**【按】**

1. 以太阳与少阳并病为名，则太阳证与少阳证并见。为何突然蹦出此条？此条意与结胸相鉴别。

2. 太阳不解，邪传少阳，致太阳与少阳并病。头项强痛，为太阳之症；眩冒、如结胸、心下痞硬，乃少阳见症。刺大椎、肺俞、肝俞，泻二经之邪。

禁汗者，因少阳病禁汗、吐、下伤正，增肝胆之热，热邪扰心而谵语。此谵语，非阳明燥结，以脉弦可知。不可误为阳明证而误下，当刺期门，泄肝胆郁热。

时如结胸者，以肝胆布胸胁，肝胆郁热而胸胁苦满、疼痛，时如结胸。

**【第 143 条】**妇人中风，发热恶寒，经水适来，得之七八日，热除而脉迟身凉，胸胁下满，如结胸状，谵语者，此为热入血室也。当刺期门，随其实而取之。

**【第 144 条】**妇人中风，七八日续得寒热，发作有时，经水适断者，此为热入血室。其血必结，故使如疟状，发作有时，小柴胡汤主之。

**【第145条】**妇人伤寒，发热，经水适来，昼日明了，暮则谵语，如见鬼状者，此为热入血室。无犯胃气及上二焦，必自愈。

**【按】**

1. 上三条，皆为热入血室，故合而论之。此三条列于结胸与太少并病之后，因都有类似结胸的症状，意在鉴别。

结胸为热与水结，太少合病是气结，热入血室是血结。仲景将此三种不同原因而引起的类似结胸证连贯在一起，相互比较，更利于辨证论治。

热入血室三条，皆因妇人外感后，月经适来或适断，表热乘虚入于血室，与血相结。虽皆为热入血室，然临床症状有别。

第143条是妇人中风后，经水适来，表热乘虚入于血室。表证已除，故身凉；血热互结阻滞血脉，故脉迟。血室与肝经相连，血室受邪，必影响肝胆之疏泄。肝胆经布胸胁，肝胆不利，则胸胁下满，如结胸状。刺期门，泻肝胆之实。

第144条是妇人中风已七八日，邪传少阳，热入血室，与血相结，经水适断，其血必结。少阳枢机不利，则寒热往来如疟。

热已与血结，何以不凉血散血，反用小柴胡疏泄少阳？此必血结未甚，予小柴胡提取下陷之热邪，有逆流挽舟之意。

第145条是外感发热，适值经来，瘀热上扰心神，阳气昼行于阳，夜行于阴，入夜热入里则热更甚，故昼日明了，夜则谵语，如见鬼状。

“无犯胃气，及上二焦，必自愈”，此治禁。不可因谵语而用承气攻下，犯胃气；不可因发热而汗之，以犯上焦。随着经水而热泄，当自愈。亦可予小柴胡汤或刺期门，以泄肝胆之热。

2. 小腹硬满胀痛否？已然热与血结胞宫，当有小腹的症状，但仲景于此三条中，皆未言小腹如何。何也？盖因血结未甚，仅以刺期门，或予小柴胡汤，或待其自愈，并未予活血破瘀之品。虽有的医家言柴胡有散血结的作用，或由柴胡推陈致新中悟出，然毕竟柴胡活血作用轻微，在热入血室的治疗中，并未着意活血，而是以小柴胡逆流挽舟，提取下陷之热邪。

**结胸与热入血室、膀胱蓄血之鉴别**

| 项目 | 相同点 | 不同点 | | |
|---|---|---|---|---|
| | | 临床表现 | 性质 | 治疗 |
| 热入血室 | 胸胁下满如结胸状 | 往来寒热，神志症状与月经有关，痛轻，脉弦 | 热入血室，与血相结，瘀热扰神 | 疏解肝胆，刺期门，小柴胡汤 |
| 结胸 | 心下满硬痛，可至少腹痛剧 | 稍潮热，心下痛硬且面积大，脉沉小紧 | 热与水或糟粕相结 | 逐邪，主陷胸汤 |

**【第 146 条】**伤寒六七日，发热微恶寒，支节烦疼，微呕，心下支结，外证未去者，柴胡桂枝汤主之。

**【按】**

1. 以“伤寒”为名，乃指太阳伤寒传入少阳，成太阳少阳并病。

2. 太阳伤寒，表证未解，见发热微恶寒，支节烦疼，微呕，心下支结，乃少阳之见证，故称太阳少阳并病。

太少并见，治当双解，方用柴胡桂枝汤，乃桂枝汤与柴胡汤药量减半之合方。

多数伤寒注家据仲景所云，少阳证“半在表，半在里也”，把表解为太阳证，把里解成少阳证。若表果为太阳证，何不如本条，在小柴胡汤中加桂枝汤呢？小柴胡汤是少阳证之方，仲景根本未加桂枝汤，可见其表非指太阳而言，少阳证是半阴半阳、半虚半实证。

少阳证本身，没有太阳表证，而本条是太少并病，有太阳表证，故用柴胡桂枝汤，亦太阳少阳双解之法。

**【第 147 条】**伤寒五六日，已发汗而复下之，胸胁满，微结，小便不利，渴而不呕，但头汗出，往来寒热，心烦者，此为未解也，柴胡桂枝干姜汤主之。

**【按】**

1. 以伤寒为名冠之，乃指太阳伤寒，经汗下后，邪传少阳。

2. 此少阳病兼脾寒夹阴津亏者。邪传少阳，见胸胁满微结、烦、往来寒热。胆与三焦同属少阳，三焦不利，水饮内停，则小便不利、渴，水热上蒸而头汗出。据方中干姜推知，尚有脾寒，因水饮内停，亦与脾不运化相关，故加干姜以温脾阳。何以不呕，因未涉胃也，故不呕。渴者津亏，邪水盛一分，真水少一分。

方用柴胡、黄芩和解少阳，解往来寒热、胸胁满、烦；桂枝通阳散邪；瓜蒌根以清热润燥；牡蛎软坚散结，咸以润之；干姜温运脾阳。

**【第 148 条】**伤寒五六日，头汗出，微恶寒，手足冷，心下满，口不欲食，大便硬，脉细者，此为阳微结，必有表，复有里也。脉沉亦在里也。汗出为阳微。假令纯阴结，不得复有外证，悉入在里，此为半在里半在外也。脉虽沉紧，不得为少阴病。所以然者，阴不得有汗，今头汗出，故知非少阴也。可与小柴胡汤。设不了了者，得屎而解。

**【按】**

1. 本条言太阳伤寒之传变及鉴别，故以伤寒为名冠之。

2. 何谓“阳微结”？阳微结，可有不同解读。一种是“微”作“少”解，意指少阳病的病机是少阳气机略郁结，或指少阳郁结较轻。这种解释欠妥，因少阳病既有气尽血弱，又有邪入而结，是半虚半实。而上述解读，只言郁结的一面，未言虚的一面，所以欠妥。另一种解释是“微”作“衰弱”解，意指少阳病既有阳气衰弱的一面，又有阳气郁结的一面。这种解读，与仲景第 97 条中所述的标准一致，即既有血弱气尽，即阳微的一面；又有邪气因入，结于胁下，即阳结的一面，此即阳微结。阳微结，揭示了少阳病半阴半阳、半虚半实的本质。脉弦而减。

仲景在第 148 条中，不仅提出“阳微结”这一概念，而且还提出“纯阴结”这一概念，并对二者进行比较鉴别。

二者如何鉴别？仲景提出了两条鉴别指征，一是脉象，一是症状。

（1）脉象，仲景于第 148 条中提出三种脉象，即细、沉、沉紧。

①细：“脉细者，此为阳微结。”阳微结，是指少阳病的病机，所以脉细，显然是指少阳病脉细，反过来，即少阳病脉当细。纯阴结者，乃少阴证，少阴之脉当微细，而少阳之脉当弦细减。

少阳病为何脉细？有两个原因。一是血弱气尽，血虚不能充盈，气虚不能鼓荡，因而脉细；另一因素是少阳郁结，疏泄失司，气血不得畅达，因而脉细。少阳与少阴脉皆可细，但少阴脉之细微甚于少阳。

②沉：仲景云：“脉沉亦在里也。”纯阴结者，纯为里证，其脉沉而细微。少阳病，“必有表，复有里也”，也有里的一面，故脉亦当沉，但不似纯阴结之沉且细微。

③沉紧：仲景云：“脉虽沉紧，不得为少阴病。”关于沉紧脉，其意义有多种。少阴病与少阳病皆可见沉紧脉。第 283 条即少阴脉紧，曰“病人脉阴阳俱紧，反汗出者，亡阳也，此属少阴”。若为寒客闭郁者，当无汗，应散寒发汗；今反汗出者，则此阴阳俱紧，非客寒闭郁，乃阳衰阴寒内盛而紧；阳衰，肌表不固而汗，故云亡阳，属少阴。

第 148 条云：“脉虽沉紧，不得为少阴病。所以然者，阴不得有汗，今头汗出，故知非少阴也。”可是在第 283 条中又云：“病人脉阴阳俱紧，反汗出者，亡阳也，此属少阴。”同为紧脉，前言汗出非少阴，后言汗出属少阴，岂不前后抵牾？曰非也。外寒客于肌表的太阳伤寒，当脉紧无汗；若外寒直入于里，亦可脉紧无汗，皆当辛温发汗散寒。若少阴病阳衰阴寒内盛者，脉亦可紧，此即第 148 条所说的纯阴结。纯阴结者，纯阴无阳，阴寒内盛，收引凝泣，气血津液皆凝泣不行，故无汗。而阴寒内盛，虚阳浮越者，则可汗出，或为头汗，或全身皆汗，或为大汗，此为亡阳之脱汗。无汗者，称亡阳证、少阴证；有汗者，亦称亡阳证、少阴证，何也？这是指少阴证的不同阶段、不同证型。无汗者，阳衰阴寒内盛；有汗者，阴寒格阳于外，呈格阳、戴阳，为阴阳离决。所以，亡阳证非必皆有脱汗，有的阳虚直至死亡都无汗，有的就脱汗，所以说，仲景于第 148 条及第 283 条所说的并不矛盾，是指少阴病的不同阶段，不同证型而言。

寒实者、阳虚阴寒内盛者、阴盛格阳者，三者脉象如何区分？邪实者沉紧有力，阳虚阴盛者沉紧细无力，阴盛格阳者脉浮虚。

前论阴证脉沉紧，而少阳证亦可脉沉紧，如第 266 条云：“本太阳病不解，转入少阳者，胁下硬满，干呕不能食，往来寒热。尚未吐下，脉沉紧者，与小柴胡汤。”甚至热结于内者，脉亦可紧，如第 211 条：“阳明病，脉浮而紧……栀子豉汤主之”；第 135 条：“结胸脉实，脉沉而紧。”

看来，寒热虚实皆可脉紧，如何区分？太阳伤寒脉紧，因寒邪闭郁肌表，寒邪收引凝泣而脉紧，或为浮紧，或为沉紧，必按之有力。寒袭于里者，脉沉紧。阳虚阴寒内盛者，阴寒亦收引凝泣而脉紧，紧而无力。热邪闭郁而脉紧者，因热邪阻隔，气机不畅，气不能煦，血不能濡，脉亦可拘急而紧，甚至沉、细、迟、涩而紧，然其中必有一种躁动不宁之感。若阳虚阴盛格阳于外者，脉转浮大而虚，并不紧。

在第 148 条中少阳病出现细与沉紧两种脉，其形成机制皆是阳微结。阳微者，气血不能充盈鼓荡血脉，而脉细、沉紧；阳结者，气血不能畅达，血脉不得阳之煦、血之濡，故尔细或沉紧，因有正虚因素在内，必按之减或无力。

（2）症：从症状上，仲景于第 148 条中提出阳微结与纯阴结的相互鉴别。

“阳微结，必有表，复有里也”，“纯阴结，不得复有外证，悉入在里”。这里提出了第一个鉴别点是有无外证。

第二个鉴别点是有无汗的问题。曰：“汗出为阳微（结）”，“阴不得有汗，今头汗出，故知非少阴也。可与小柴胡汤。”

何谓外证？曰：“头汗出，微恶寒，手足冷。”何谓里证？曰：“心下满，口不欲食，大便硬。”阳微结与纯阴结，都有里证，所不同者，在于有无外证。

外证中，手足冷，微恶寒，阳微结可见，纯阴结者亦可见。严格讲，纯阴结者应为畏寒，阳微结者应为恶寒、畏寒皆可见。以阳微为主者则畏寒，以阳结为主者则恶寒。可是临床上典型的恶寒与畏寒尚难辨；若不典型者，二者更不易区分，因畏寒与恶寒，得衣向火后都可有不同程度地缓解。所以，微恶寒与手足冷，阳微结与纯阴结皆有，剩下的就是一个头汗的问题。

少阳证可头汗，因是少阳郁结，郁热上蒸则头汗。纯阴结，气血津液凝泣，阳不布，津不敷，不得有汗，其脉当沉紧，按之无力。但纯阴结者，虚阳浮动时，亦可有头汗，甚至全身大汗，此曰脱汗。其脉当浮大而虚，已无沉紧之脉。仲景所说的纯阴结，是指阳衰而虚阳未浮动者。仲景把头汗与脉沉紧并论，可见是阳未浮越，故不当有汗。

3. 病位问题

前已明确，少阳病性质属半虚半实，但虚在何处？实在何处？第 148 条云“半在里，半在外也”。

假如把少阳病作为居于太阳与阳明之间的病位来讲，那么半在外，就是在太阳；半在里，就是在阳明，这与太阳阳明合病、并病有何区别？那么六经传变的顺序就应太阳——少阳——阳明，这显然与《伤寒论》六经排序相悖。

外指何？乃少阳半实、半阳的一面。邪结少阳，即胆与三焦阳结。里指何？乃少阳半虚半阴的一面。少阳居阴阳交界之处，少阳主枢，乃阴阳出入之枢，出则三阳，入则三阴，所以少阳病的半虚、半阴，应指三阴经。三阴有太、少、厥之分，太阴为三阴之首，少阳病多兼太阴脾虚，故少阳之半里、半虚、半阴，当指太阴脾虚，其“心下满，口不欲食”，亦为太阴之见证，所以少阳病，是由少阳热结与太阴脾虚两部分所组成，此即半在表、半在里也。

4. 测屎法

“设不了了者，得屎而解。”不了了者，乃大病已去，余症未已，无须治之，调养可也，若屎得解，知病已差。能否得屎，成为判断疾病能否解的指征。这个得屎，非因药物治疗而得，而是自身功能恢复之后而得者。

中医的得屎，是一个全身脏腑共同协调的复杂过程，不仅只是肠蠕动问题。使屎得解，须气的推动，阴液的濡润，这就需要阳气与阴液的充盛，以及阳气与阴液的输布运行正常，方能得屎。而二者的产生运行，涉及五脏六腑，只有阴阳调和，方能得屎。反过来，见已得屎，则推知阴阳已和矣，故知病已解，此即测屎法。与测汗法、测尿法意义相同，可合称三测法，这是判断疾病痊愈与否的客观标准。

**【第149条】**伤寒五六日，呕而发热者，柴胡汤证具。而以他药下之，柴胡证仍在者，复与柴胡汤。此虽已下之，不为逆，必蒸蒸而振，却发热汗出而解。若心下满而硬痛者，此为结胸也，大陷胸汤主之；但满而不痛者，此为痞，柴胡不中与之，宜半夏泻心汤。

**【按】**

1. 以伤寒为名者，指太阳伤寒，已五六日，传入少阳，不以少阳病为名，示其传变关系，故仍以伤寒为名。

2. 本条为少阳证误下后的三种不同转归，故分三段论之。

（1）何以知病传少阳？仲景云：“呕而发热者，柴胡汤证具”，予小柴胡汤主之。第379条与本条同，曰：“呕而发热者，小柴胡汤主之。”呕而发热，虽是小柴胡汤之主症，但仅凭呕而发热就能诊为少阳病吗？就能予小柴胡汤吗？发热呕吐，六经皆有，非独少阳。少阳之呕而发热，尚须见脉弦而减或兼数，方可定为少阳证，方可予小柴胡汤。

（2）“此虽已下之，不为逆”。少阳病三禁，下乃三禁之一，下之为逆，为何说不为逆呢？是说虽下之，未发生逆变，少阳证仍在，故曰不为逆。

（3）“必蒸蒸而振”，乃战汗之轻者，已述于第94条中。此与第101条“若柴胡证不罢者，复与柴胡汤，必蒸蒸而振，却复发热汗出而解”意同。

（4）“若心下满而硬痛者，此为结胸也，大陷胸汤主之。”此柴胡证误下后变证。误下邪陷，与水相结，而成结胸。

（5）“但满而不痛者，此为痞，柴胡不中与之，宜半夏泻心汤。”此柴胡证误下之变证。此乃下后损伤脾胃，少阳之热乘虚而陷，形成寒热错杂证。脾胃伤，则升降失司，气机痞塞，故成痞证。痞证的特点是心下“满而不痛”，宜半夏泻心汤主之。

**【第150条】**太阳少阳并病，而反下之，成结胸，心下硬，下利不止，水浆不下，其人心烦。

【按】

1. 此太少并病，误下成结胸者。因由太少并病传变，故以太少并病为名冠之。

2. 太阳当汗解，少阳当和之，均禁下。误下后，太阳少阳之邪内陷，与水相结，而成结胸，致心下硬，水热互结，升降失司，故水浆不入，下利不止；水热互结而心烦。

**【第151条】**脉浮而紧，而复下之，紧反入里，则作痞。按之自濡，但气痞耳。

【按】

1. 开首言脉，乃以脉定证。浮紧乃太阳表寒之脉。

2. 太阳伤寒证，法当汗解，下之为误，寒邪传里而成痞。

为何太阳误下，有的是热陷，有的是寒入？此因人之素体而异。阳气素盛者，邪入化热；阴气素盛者，邪入化寒。

紧入里，乃寒邪入里。里寒而痹塞气机，升降失司而为痞。此寒伤脾而为痞，并无实邪相结，故心下不硬，虽觉痞满，但按之濡。濡即软也，此为气痞。

**【第152条】**太阳中风，下利呕逆，表解者，乃可攻之。其人漐漐汗出，发作有时，头痛，心下痞硬满，引胁下痛，干呕短气，汗出不恶寒者，此表解里未和也，十枣汤主之。

【按】

1. 此太阳中风误下变证，成悬饮者。因由太阳中风证传变而来，故仍以太阳中风为名冠之。

2. “太阳中风，下利呕逆”，此言太阳中风表证阶段，已然有水饮停蓄之证，故下利呕逆。若表未解者，尚不可攻，必表解乃可攻之，此为下法的原则。

3. 水饮内蓄，流溢不居，可上下内外流溢。蓄结于中而心下痞硬满、引胁下痛、短气、干呕；上干则头痛；外溢则营卫不和而漐漐汗出；下注则下利。水势恣肆凶猛，渗利已不济急，必峻利攻逐以挫其水势，方用芫花、甘遂、大戟，峻剂逐之。恐峻下伤正，以大枣安中和百药。

**【第153条】**太阳病，医发汗，遂发热恶寒，因复下之，心下痞，表里俱虚，阴阳气并竭，无阳则阴独，复加烧针，因胸烦，面色青黄，肤瞤者，难治。今色微黄，手足温者易愈。

【按】

1. 此太阳病屡经误治之坏证，因由太阳病演变而来，故仍以太阳病为名冠之。

2. 太阳病本有发热恶寒，汗之仍发热恶寒，究竟是表证未解，还是表证仍在而表邪内陷，还是表证已除而热郁于里，还是阳虚而寒热？仲景明确提出此无阳也。既然无阳，则此寒热已非表证，乃亡阳所致。阳亡不能温煦而寒，虚阳浮动而热。

太阳病汗后仍寒热者，有多种可能，仅凭寒热，难断其性，当凭脉而断。表未解者，脉浮紧或浮数；火郁者，沉而数急；亡阳者，当沉而微细；亡阳虚阳浮动者，当浮虚。

3. 预后问题：胸烦，乃阴霾窃踞清旷之野；面色青黄者，乃肝脾色泛；肤润者，乃阳虚而津外渗，扪之必湿冷，故难治。色黄，手足温者，胃气未败，故乃愈。

**【第 154 条】心下痞，按之濡，其脉关上浮者，大黄黄连泻心汤主之。**

**【按】**

1. 此以心下痞为名冠之，乃专病之名耳。

2. 何以成痞？或外感误治，表邪内陷而成痞，亦可见杂病痰热内蕴而成痞。

3. 心下痞，病因不一，有气痞、水痞、热痞、痰热痞、寒热错杂痞、虚痞等，当凭脉以断。本条之脉关上浮，关乃脾胃所居，气机升降之枢，关上浮，若浮而有力且数者，当为脾胃热壅，升降不利而成痞，以大黄黄连清泄脾胃之热。

**【第 155 条】心下痞，而复恶寒汗出者，附子泻心汤主之。**

**【按】**

1. 以心下痞之专病为名冠之，知为病在中焦，升降失司使然。

2. 何以“心下痞，而复恶寒汗出”？

“心下痞”，以方测之，同上条，乃热壅中焦使然。

其“恶寒”也，非疾病初期即见，乃已成心下痞之后方见恶寒，则此恶寒绝非表证未解。于泻心汤方中加附子，可知此恶寒乃阳虚所致。阳虚，卫阳不固，腠理开疏，因而汗出，此与第 20 条之“太阳病发汗，遂漏不止，其人恶风，小便难”同理。

**【第 156 条】本以下之，故心下痞，与泻心汤；痞不解，其人渴而口燥烦，小便不利者，五苓散主之。**

**【按】**

1. 此条以心下痞名之，缘于太阳病误下所致。

2. 既然心下痞，予泻心汤何以不愈？因症见口渴、小便不利，乃水饮致痞，非热痞，故不愈。予五苓散，乃通阳利水，水消痞除。

**【第 157 条】伤寒，汗出解之后，胃中不和，心下痞硬，干噫食臭，胁下有水气，腹中雷鸣下利者，生姜泻心汤主之。**

**【按】**

1. 伤寒且以汗解，当为太阳伤寒证，此心下痞硬诸症，亦因太阳伤寒传变而来。

2. 伤寒解后，胃中不和，此夙有水饮食积者，或因伤寒邪陷入里，才出现胃不和，发为痞证，心下痞硬，干噫食臭，腹中雷鸣。痞本当心下痞满按之软，今反硬，缘于脾胃虚弱，升降不利而痞；水饮食滞互阻而硬。

心下痞硬，为何不称结胸？因硬痛程度不著，以痞满为主，故仍以痞相称。

**【第 158 条】**伤寒中风，医反下之，其人下利日数十行，谷不化，腹中雷鸣，心下痞硬而满，干呕，心烦不得安。医见心下痞，谓病不尽，复下之，其痞益甚。此非结热，但以胃中虚，客气上逆，故使硬也。甘草泻心汤主之。

**【按】**

1. 以“伤寒中风”名之，乃广义伤寒中之中风。

2. 中风者，风为阳邪，主热。医者误下，致脾胃虚，表热入里。脾胃虚而下利、干呕、谷不化、腹中雷鸣、心下痞；热入里而心烦不得安。

“心下痞硬”误为邪实复下之，脾胃益伤，引发客气上逆，故使硬也。客气指何而言？重下伤脾，土不制水，下焦水气上逆，致使硬也。林亿于注文中曰：“痞气因发阴而生。”脾胃虚甚，阴气重，故使硬。故方中增甘草为四两，干姜为三两，温中健脾以制水寒之气。

大黄黄连泻心汤治热痞。

附子泻心汤治热痞兼表阳虚。

生姜泻心汤治寒热错杂兼水气痞。

甘草泻心汤治寒热错杂兼虚痞。

半夏泻心汤治寒热错杂气逆痞。

类痞证：

五苓散治水饮阻隔之水痞。

旋覆代赭汤治痰阻气逆痞。

**【第 159 条】**伤寒服汤药，下利不止，心下痞硬。服泻心汤已，复以他药下之，利不止。医以理中与之，利益甚。理中者，理中焦，此利在下焦，赤石脂禹余粮汤主之。复不止者，当利其小便。

**【按】**

1. 以“伤寒”为名冠之，当指广义伤寒而言。

2. 此伤寒误下，下利不止，致心下痞硬者。首次治疗，是伤寒邪在表，误下伤脾胃而表邪内陷。脾胃伤，升降无权，“清阳在下，则生飧泄；浊阴在上，则生䐜胀。”邪陷而利予泻心汤，与证相符。复又误下致下元亦伤，下利滑脱，此利在下焦，予赤石脂禹余粮，固涩滑脱以止利。涩之不止，可利小便，使水走小肠，而大肠实。

伤寒痞利，治竟五变，可见下后利不止，可因多种病因，同一下利，治各不同。

**【第 160 条】**伤寒吐下后，发汗，虚烦，脉甚微，八九日心下痞硬，胁下痛，气上冲咽喉，眩冒，经脉动惕者，久而成痿。

【按】

1. 此言伤寒之变证。此伤寒，当为广义伤寒。

2. 伤寒迭经汗吐下误治，正气耗损而脉甚微，乃阳气已微。阳微，坐镇无权，厥气上冲，致心下痞硬，胁下痛，眩冒动惕，阳虚而痿。

与第67条“伤寒若吐、若下后，心下逆满，气上冲胸，起则头眩，脉沉紧，发汗则动经，身为振振摇者，茯苓桂枝白术甘草汤主之”颇似。此为肾阳虚，故脉微，第67条为脾气虚水气上泛，二者同中有异。

**【第161条】**伤寒发汗，若吐若下，解后心下痞硬，噫气不除者，旋覆代赭汤主之。

【按】

1. 以伤寒为名冠之，乃广义伤寒。

2. 伤寒迭经汗吐下，虽表解，然脾胃已伤，痰饮内生，胃失和降而心下痞硬，噫气不除。予旋覆代赭汤，和胃降逆化痰。

**【第162条】**下后，不可更行桂枝汤，若汗出而喘，无大热者，可与麻黄杏子甘草石膏汤。

【按】

1. 此无冠名，乃接上条“伤寒”而言。

2. 伤寒下后，表热内陷于肺。表热已解，故表无大热。“汗出而喘”者，热蕴于肺，肺气不降而喘，热迫津泄而汗。以麻黄、杏仁宣降肺气，石膏清透肺热。

3. 度其脉，当脉数或寸旺。凡热蕴于肺而肺失宣降所致之咳嗽、喘，其表或热或无热，此方皆可用之。《伤寒论》中此方石膏与麻黄之比为2∶1，温病中为4∶1，肺郁重者，麻黄量可增；肺热重者，石膏量应大。

**【第163条】**太阳病，外证未除，而数下之，遂协热而利，利下不止，心下痞硬，表里不解者，桂枝人参汤主之。

【按】

1. 以太阳病为名，当涵盖伤寒、中风、温病三者。皆可因数下之而协热下利、心下痞硬。

2. 何谓协热下利？协者，合也，同也，即下利而伴随邪热。

3. 何以“利下不止，心下痞硬”？此因数下之，伤脾胃之阳，清阳在下则利，浊阴在上则痞硬。

里虚寒而表不解者，当温中解表，扶正祛邪，方中人参、干姜、白术、甘草乃理中汤也，温中以去寒湿之凝；桂枝解表，乃双解之法。

此法乃甘温除热之滥觞。

**【第 164 条】**伤寒大下后，复发汗，心下痞，恶寒者，表未解也，不可攻痞，当先解表，表解乃可攻痞。解表宜桂枝汤，攻痞宜大黄黄连泻心汤。

**【按】**

1. 此以伤寒冠名，乃广义伤寒。

2. 伤寒迭经汗下，表未解而邪陷。表未解者，因已然经汗下，正气亦伤，故以桂枝汤解表，而不能麻黄汤峻汗。

邪陷而心下痞者，以方测之，当为热痞，故以大黄黄连泻心汤清之。

治此必须先表后里吗？未必，亦可表里双解，如后世之防风通圣散，即表里双解，仲景之葛根芩连汤等，亦属此意。

脉当如何？可浮数而沉按有力。

**【第 165 条】**伤寒发热，汗出不解，心中痞硬，呕吐而下利者，大柴胡汤主之。

**【按】**

1. 以伤寒名之，乃广义伤寒。

2. 伤寒发热，何以汗之不解？以呕而发热者，病属少阳，而少阳禁汗，误汗邪陷，致心中痞硬。

大柴胡汤乃治少阳阳明并病，内攻外攘，亦表里双解。此脉当弦数沉实。

**【第 166 条】**病如桂枝证，头不痛，项不强，寸脉微浮，胸中痞硬，气上冲喉咽，不得息者，此为胸有寒也，当吐之，宜瓜蒂散。

**【按】**

1. 此以“病”为名，乃泛指外感内伤。

2. 病如桂枝证，但头不痛，项不强，仅寸脉微浮，还有其他像桂枝汤证之处吗？当恶寒、发热、自汗等。然此类证，非太阳中风表证所致，乃因邪踞胸中，营卫敷布失常，致营卫不和，而见类桂枝汤证。何以知非桂枝汤证？桂枝汤证之脉当阳浮阴弱；而寒踞胸中者，寸虽浮，然按之沉紧。

3. 胸中寒实，胸中痞硬，肺失治节，冲气上逆，致气上冲喉咽。“其高者因而越之”，故以瓜蒂散吐其胸中之邪。

**【第 167 条】**病胁下素有痞，连在脐旁，痛引少腹，入阴筋者，此为脏结，死。

**【按】**

1. 此以脏结为名，乃专病之名。

2. 脏结无阳证，且素有痞疾，自胁下连脐旁，痛引少腹，入阴筋。前阴为宗筋所聚，阳明主宗筋，肝脉绕阴器，肾司二阴。寒盛，宗筋缩蜷则囊缩，独阴无阳，故死。

**【第 168 条】**伤寒若吐、若下后，七八日不解，热结在里，表里俱热，时时恶风，大渴，舌上干燥而烦，欲饮水数升者，白虎加人参汤主之。

**【按】**

1. 以伤寒冠名，乃广义伤寒。伤寒、中风、湿温、热病、温病，化热入于气分后，皆可出现白虎汤证。杂病之中，气郁化火，内生之气血痰食蕴久化热，亦可出现白虎汤证，非独伤寒也。

2. 白虎汤证的诊断标准有四大，即大热、大汗、大烦渴、脉洪大。若四大具备，固然易断，若四大不全，以何症为主？当以脉洪大为主要指征，《伤寒论》称之为阳明经证，温病称之为气分无形热盛。

3. 白虎加人参，清热益气生津，见于热邪耗伤津气，或高年、产妇、素体较弱者，脉芤，张锡纯恒加之。

**【第169条】**伤寒，无大热，口燥渴，心烦，背微恶寒者，白虎加人参汤主之。

**【按】**

1. 以伤寒名之，乃广义伤寒。

2. 白虎汤主症之一就是大热，此言无大热，乃表无大热也。此条体温可不高，仍言大热者，是因中医所说的热，是一组特异症状和体征，而非体温之高低。但外感热病，中医称之为热盛者，体温亦高。中西医关于“热”的概念，有重叠，但又有区别，不能画等号。

身无大热，体温不高之白虎汤证，包括内伤杂病之气分无形热盛者。

3. 无大热，而又言热盛，其热表现为口燥渴、心烦，且脉应洪大。

何以加人参？因壮火食气，气虚则背微恶寒，故加人参。

**【第170条】**伤寒脉浮，发热无汗，其表不解，不可与白虎汤。渴欲饮水，无表证者，白虎加人参汤主之。

**【按】**

1. 以伤寒为名，乃广义伤寒。

2. 脉浮、发热、无汗，乃表闭，理当解表，使表气通，热可透散而解。若表闭热郁，予白虎汤，冰伏气机，热更郁伏不解，故不可与之。若无表证，热渴欲饮，且脉浮者，热有外达之势，予白虎汤，辛凉重剂，因势利导，达热出表。加人参者，亦视其正气强弱而斟酌。

**【第171条】**太阳与少阳并病，心下硬，颈项强而眩者，当刺大椎、肺俞、肝俞，慎勿下之。

**【按】**

1. 以太阳少阳并病为名，乃太阳不解，邪传少阳。

2. 太少并病，何以心下硬，颈项强而眩？颈项强，乃太阳表证；眩，乃少阳证；

心下硬，乃邪陷心下。少阳禁汗，虽有太阳证，不可发汗；少阳禁下，虽有心下硬，然不可下。奈何？当刺大椎、肺俞以解太阳之邪，刺肝俞以泻少阳之邪。太少解，心下之邪可透散而解。

**【第172条】**太阳与少阳合病，自下利者，与黄芩汤。若呕者，黄芩加半夏生姜汤主之。

**【按】**

1. 以太少合病为名，乃二经同病。

2. 此太少合病，何以心下硬、自下利？心下硬、自下利乃胃肠之病变。此二经之热下传阳明，据方测之，当以少阳之热传为主。方以黄芩汤清少阳之热，芍药和阴，甘草、大枣安中。

若热传阳明，胃气上逆而呕吐者，加半夏生姜以降逆止呕。

3.《伤寒论》中论合病下利者，有三条。

第32条为太阳阳明合病下利，病变重在表，治用葛根汤，逆流挽舟。

第172条为太少合病，重在少阳，予黄芩汤，清热止利。

第256条为阳明少阳合病，病变重在阳明，其下利为热结旁流，治用大承气汤。

以上为太少合病下利，体现了审因论治的精神。

**【第173条】**伤寒，胸中有热，胃中有邪气，腹中痛，欲呕吐者，黄连汤主之。

**【按】**

1. 以伤寒为名冠之，当为广义伤寒。

2. 以方测证，此为寒热错杂，胸中有热，以黄连清之；胃中有邪气，当为胃寒，以干姜桂枝温之，半夏降逆止呕，交通阴阳；人参、大枣、炙甘草健脾培中。此方意同半夏泻心汤。

**【第174条】**伤寒八九日，风湿相搏，身体疼烦，不能自转侧，不呕，不渴，脉浮虚而涩者，桂枝附子汤主之，若其人大便硬，小便自利者，去桂加白术汤主之。

**【按】**

1. 此以伤寒名之，指广义伤寒。此非伤寒之太阳表证，乃风湿客于经脉筋骨者，亦属广义伤寒范畴。

2. 何以阳虚？脉虚涩，此虚脉，故重用炮附子以温阳，逐寒湿痹痛，四逆汤才用大者一枚，生用，此用三枚，可见量重。

风寒湿所客病位何在？因主症是“身体疼烦，不能自转侧”，位居经脉筋骨，故加桂枝以通经，生姜、甘草、大枣益中。

“不呕”，无少阳证；“不渴”，无阳明证。不能据此言无里证，脉虚涩且重用附子，生姜、甘草、大枣培中，乃脾肾阳虚也，岂无里证？

3.“若其人大便硬，小便自利者，去桂加白术汤主之。”此大便硬，小便自利，非阳明热结。果为阳明热结，当有脉征、腹征、舌征，而本条无，知非阳明热结。然何以便硬？乃脾肾虚，无力推荡也。故于桂枝附子汤中去桂加白术四两，健脾祛湿通便。

4. 桂枝必须去吗？我看非必去桂枝。用其通阳、通经、气化，并无不妥，非必去之。

5. 桂枝附子汤与桂枝去芍药加附子汤的比较。

桂枝去芍药加附子汤，症见脉促胸满、微恶寒者，此心阳虚为主，于桂枝去芍药方中，加炮附子一枚。

桂枝附子汤，是脾肾阳虚，脉浮虚而涩，以身体疼烦为主，乃阳虚更著，筋脉失于温养，故亦去芍药之阴柔酸敛，附子用三枚，更加桂枝一两。二者表现不同，阳虚轻重有别，但皆阳虚一也，其理互通，其用亦可权衡互参。

**【第175条】风湿相搏，骨节疼烦，掣痛不得屈伸，近之则痛剧，汗出短气，小便不利，恶风不欲去衣，或身微肿者，甘草附子汤主之。**

**【按】**

1. 此无冠名，接上条之“伤寒八九日，风湿相搏”，亦言伤寒之变证。

2. 此条与上条之异同：

同点，皆为阳虚风湿相搏，以肢体痛为主要见证。

异点，本条较上条痛重，且小便不利，汗出恶风，短气，或身微肿，湿气更重。方用甘草附子汤，即桂枝附子汤去生姜、大枣，加白术二两。

我若治此病，辨不了那么细、那么准，惯以上方加炙川乌、蜈蚣、全蝎等。

**【第176条】伤寒，脉浮滑，此以表有热，里有寒，白虎汤主之。**

**【按】**

1. 此伤寒之传变，乃广义伤寒。太阳病、温病、湿温化热、暑温等皆可出现阳明证。无形热盛者，皆用白虎汤。故此伤寒，乃广义伤寒。

2. 里有寒，当为里有热。第370条云：“里寒外热，汗出而厥者，通脉四逆汤主之。”里寒外热是格阳证，绝不能用白虎汤。且脉浮滑，亦阳脉，非虚大按之无力者。

**【第177条】伤寒，脉结代，心动悸，炙甘草汤主之。**

**【按】**

1. 此伤寒之传变，乃广义伤寒，温病后期亦可出现此证，吴鞠通之加减复脉汤、三甲复脉汤、大定风珠，皆由此方化裁而来，实仲景之功臣，善学者也。由此可见，温病后期亦出现炙甘草汤证。

2. 由方测证，此属气阴两伤而心动悸、脉结代者，故以炙甘草汤益气阴，以通血脉安神。

**【第178条】**脉按之来缓，时一止复来者，名曰结。又脉来动而中止，更来小数，中有还者反动，名曰结阴也。脉来动而中止，不能自还，因而复动者，名曰代阴也。得此脉者必难治。

**【按】**

1. 此接上条，言结代之脉。

2. 结脉，乃缓中一止复来。脉为何一止？原因有二：一是缓而无力，乃正气虚，气血不能相继而一止；二是邪气阻隔，气血不能相继而一止。二者一虚一实，以脉沉取有力无力分之。其心动悸者，实者为邪扰心神而动悸；虚者为正虚，神无所倚而动悸。

3. 代脉，皆云止有定数，非也。代脉乃乍大乍小、乍强乍弱、乍疏乍数，诸脉相互更代者，此为代脉。仲景所描述的代脉，就是数脉更替。由动到中止，由止到更来小数，由小数又返还为中止，由中止又返还为动。“动而中止，不能自还”，是止后无力恢复为原来的脉律，而是由小数之脉代替动脉，以后才又恢复为动脉，这就是“因而复动，名曰代阴”。所谓代阴之代，即带动之带，因脉止后，不能自还，由小数之脉带动血脉继续搏动，此即“因而复动”。

由仲景所描述的代脉来看，就是数脉更代，正气已衰，故难治。

# 太阳篇总结

## 一、回顾

### （一）为什么要高举溯本求源平脉辨证的大旗

鉴于当前中医既呈现空前大好的机遇，也面临着生死存亡的挑战，此非耸人听闻，而是确实存在。

何言生死存亡？原因固多，然中医队伍学术思想的混乱乃一致命死穴。

中医理论的核心特色、精髓是辨证论治，恰恰在这一核心特色上，众说纷纭，鱼龙混杂，莫衷一是。

怎么办？根本的途径是回归经典，勤于实践。《内经》奠定了中医理论基础，而仲景勤求古训，博采众方，创立了中医辨证论治体系。这一辨证论治体系的核心、精髓、灵魂是平脉辨证。我们就是要高举平脉辨证的大旗，使中医学的振兴走上康庄大道。

### （二）为什么要写《伤寒论冠名法求索》

仲景在勤求古训、博采众方的基础上，把伤寒与杂病揉在了一起，这无疑是一大堆乱麻。欲从这一大堆乱麻中捋出一个辨证论治体系，难于蜀道。为此，仲景采取了三项措施：

1. 逐层分类：一级分类是分阴阳。二级分类从阴阳之中又分为六病，阳病三，阴病三。三级分类是六病再分若干次级的病，如太阳伤寒、中风、温病。四级分类是每病又分若干层次的证，如桂枝汤证、麻黄汤证等。五级分类，在大证中又分为若干个分证，如桂枝去芍药汤证、桂枝去芍药加附子汤证等，直分到每个个体、不同时空具体的证，直到每个病人的个体化。病是宏观的，大的分类，反映该病的一般规律、特点；证，是具体的因人而异的。证反映疾病的性质、病位、程度、病势，只有搞清每个病人的证，才能正确命名。反过来，据其命名，就可知该病的发病规律和特点，便于提纲挈领，纲举目张。所以要探讨仲景《伤寒论》命名的规律，以便深入领悟仲景辨证论治体系。

2. 以脉为据：脉是判断每个证的主要依据，此部分内容于《仲景脉学求索》中述之。

3. 将医经与经方相交融，使理论与实践紧密结合。这部分的有关内容见拙著《平脉辨证 经方时方案解》。

**（三）为什么要总结**

总结的目的在于探讨其构思、布局的规律。

仲景把外感杂病揉在一起，提炼其共同的辨证论治规律，必然有一个缜密的构思和布局。

首先将外感内伤病分为阴阳两大类。阴阳两类，又进而分为六病，即三阴病与三阳病。太阳为一身藩篱，主一身之表，为阳盛；阳明为阳极；少阳为半阴半阳。三阴为阳衰，太阴为至阴，主脾胃阳衰；少阴为阴中之阴，主心肾阳衰，少阴又为水火之脏，有寒化热化两途；厥阴为阴中之阳，主肝与心包阳衰，然厥阴内寄相火，多见寒热错杂，亦有寒化热化两途。这是《伤寒论》的大体布局。

## 二、太阳篇小结

太阳上篇主要讲桂枝汤证及其相关问题。第12～30条谈太阳表虚桂枝汤证的应用、传变、鉴别、禁忌。

中篇主要谈太阳表实之麻黄汤证的应用、传变、鉴别、禁忌。

下篇谈太阳证的坏证，主要谈结胸与痞的证治、鉴别。

**（一）太阳上篇小结**

1. 总纲：第1～11条及第27条为全书之总纲。

第1条是太阳病的标准。

第2条是太阳中风的标准。

第3条是太阳伤寒的标准。

第4、5两条是太阳病传变与否的标准。

第6条是太阳温病的标准及大致传变规律。

第7条是阴证、阳证辨别之标准。

第8、9、10条是太阳病愈期。

第11条是辨寒热真假之标准。

第 27 条是辨证总纲——“观其脉证，知犯何逆，随证治之”。

2. 桂枝汤本证 5 条

第 12 条为典型桂枝汤证标准。

第 13 条为不典型桂枝汤证。

第 15 条为桂枝汤证误下后，仍可用桂枝汤及禁用桂枝汤的标准，即气陷与未陷。

第 24 条为桂枝汤表邪重者，先刺风池、风府以挫邪势，更予桂枝汤。

第 25 条为下之后，脉洪大，其气上冲者，仍可用桂枝汤标准。

3. 桂枝汤兼证。

第 14 条为桂枝汤证兼经腧不利，予桂枝加葛根汤标准。太阳病，项背强几几，反汗出恶风者，桂枝加葛根汤。

第 18 条为桂枝汤证兼素有喘疾，予桂枝加厚朴杏子汤标准，新感风夙两相兼顾。喘家，作厚朴杏子佳。

4. 桂枝汤变证。

第 20 ~ 30 条为桂枝汤变证。

第 20 条为阳虚，汗漏不止，恶风，小便难，四肢微急，难以屈伸，予桂枝加附子汤。

第 21 条为阳虚，见脉促胸满者，予桂枝去芍药汤。

第 22 条为阳虚，见脉促胸满，又增背微恶寒，予桂枝去芍药加附子汤。

第 23、25、27 条为小汗法，乃表邪轻者，皆予桂枝汤合方。

第 26 条为表热传入阳明经热，予白虎加人参汤主之。

第 29 条言太阳病传变，可导致阳虚、阴虚、热结、亡阳等，仅举例而已，亦是对坏证“观其脉证，知犯何逆，随证治之”的举例。

第 30 条是对第 29 条的注解。

5. 桂枝汤证鉴别

第 26 条是太阳传入阳明，予白虎加人参汤。但也有与第 15 条、第 25 条相鉴别之意。15 条是桂枝汤误下后其气上冲者，仍可用桂枝汤。第 25 条是服桂枝汤后，大汗出，脉洪大，仍可用桂枝汤。何以知其气上冲？大汗出、脉洪大，即气上冲之表现，是正气仍有外出与邪争的能力。第 26 条亦大汗出，脉洪大，何以不用桂枝汤，而用白虎加人参汤呢？因出现大烦渴一症，乃阳明热盛津伤的表现，故不用桂枝汤，而予白虎加人参汤。

第 15 条、第 25 ~ 26 前后联读，可知其气上冲，见大汗出、脉洪大的桂枝汤证与白虎加人参汤的大汗出、脉洪大的区别。

第 28 条为湿遏的太阳病类证，予桂枝汤去桂加茯苓白术汤主之。

6. 桂枝汤禁忌，共六条

第 15 条，“太阳病下之后，其气不上冲者，不得与之。”气不上冲，为气已无力达表与邪争，乃气陷也，故禁用桂枝汤再汗。示正虚不可用桂枝汤。

第16条“太阳病三日，已发汗，若吐、若下、若温针，仍不解者，此为坏病，桂枝不中与之也。桂枝本为解肌，若其人脉浮紧，发热汗不出者，不可与之也，常须识此，勿令误也。”——表实不可用桂枝汤，坏病不可予桂枝汤。

第17条:“酒客不可与桂枝汤。”——湿热盛。

第19条:“凡服桂枝汤吐者，其后必吐脓血也。”乃里热盛也。

第23条:“脉微而恶寒者，此阴阳俱虚，不可更发汗、更下、更吐也。”——正虚不可汗。

第27条:“太阳病，发热恶寒，热多寒少，脉微弱者，此无阳也。不可发汗。”

**（二）太阳中篇小结**

第32~127条，共97条。

上篇论桂枝汤证，中篇论麻黄汤证。

1. 麻黄汤本证，共9条

第35、36、37、46、51、52、55、232、235条皆为麻黄汤证。

第35条是典型麻黄汤八症。

第36条是太阳阳明合病，以太阳病为主，胸满而喘者。予麻黄汤逆流挽舟。

第46、55条是表未解，郁热致烦、瞑、衄者。

第37、51、52、232、235条皆以脉示麻黄汤证，乃省略之笔。

2. 麻黄汤衍生方

（1）葛根汤证3条

第31条论葛根汤证标准。

第32条论葛根汤证之邪乍入阳明而下利者，以葛根汤逆流挽舟。

第33条是葛根汤证之邪乍入阳明而兼呕者，加半夏。

第34条是表未解而热入阳明，协热下利而喘，用葛根芩连汤表里双解。

（2）大青龙汤证2条

第38条是大青龙汤证应用标准及禁忌。

第39条是大青龙汤类证，湿阻热郁者。

（3）小青龙汤证2条

第40、41条为小青龙汤证应用标准，即外寒内饮。

3. 太阳表证传变

（1）太阳病由经入腑

①膀胱蓄水

第71~74条，论膀胱蓄水五苓散证。

②膀胱蓄血

第106条为膀胱蓄血轻者，桃核承气汤证。

第124~127条为膀胱蓄血重者，抵当汤、丸证。

（2）太阳传经

①太阳病传少阳

第 96 ~ 101 条论小柴胡汤证标准。

第 103 条论大柴胡汤证标准。

第 104 条论小柴胡加芒硝汤证标准。

第 107 条论柴胡加龙骨牡蛎汤证标准。

第 108、109 条为木亢乘肺、乘脾刺期门的标准。

②太阳传阳明

第 76 ~ 81 条为热郁胸膈的栀子豉汤应用、加减及禁忌标准。

第 63 条麻杏石甘汤标准。

第 29、70、105、123 条为阳明腑实，用调胃承气汤的标准。

第 34 条：热迫大肠而协热下利而喘之葛根芩连汤证。

③合病并病

二经以上，为合病、并病。

A、太阳与阳明合病

第 32 条："太阳与阳明合病者，必自下利，葛根汤主之。"

第 33 条："太阳与阳明合病，不下利，但呕者，葛根加半夏汤主之。"

第 36 条："太阳与阳明合病，喘而胸满者，不可下，宜麻黄汤。"

B、太阳少阳合病

第 172 条："太阳与少阳合病，自下利者，与黄芩汤；若呕者，黄芩加半夏生姜汤主之。"

C、三阳合病

第 268 条："三阳合病，脉浮大，上关上，但欲眠睡，目合则汗。"

D、太阳阳明并病

第 48 条，为汗出不彻，传入阳明。

E、太阳少阳并病

第 142 条："太阳与少阳并病，头项强痛，或眩冒，时如结胸，心下痞硬者，当刺大椎第一间、肺俞、肝俞，慎不可发汗，发汗则谵语、脉弦。五日谵语不止，当刺期门。"

第 150 条："太阳少阳并病，而反下之，成结胸，心下硬，下利不止，水浆不下，其人心烦。"

第 171 条："太阳少阳并病，心下硬，颈项强而眩者，当刺大椎、肺俞、肝俞，慎勿下之。"

（3）太阳病误治及转阳虚者

第 60 条，阳虚的标准——振寒，脉微细。

第 61 条，干姜附子汤标准——烦躁，脉沉微。

第 62 条，桂枝新加汤标准——脉沉迟。

第 64 条，心阳虚，心悸，桂枝甘草汤标准。

第 65 条，脾阳虚，脐下悸，欲作奔豚，苓桂枣甘汤标准。

第 66 条，脾虚气滞，厚朴生姜半夏甘草人参汤标准。

第 67 条，脾虚水饮上凌，苓桂术甘汤标准。

第 68 条，汗后恶寒，阴阳两虚，芍药甘草附子汤标准。

第 69 条，阳虚烦躁，茯苓四逆汤标准。

第 75 条，阳虚耳聋，饮多而喘。

第 82 条，为真武汤证标准。

（4）阴阳两虚者

第 100、102、112 条小建中汤证标准。

（5）火逆变证

第 110～119，共 10 条论火疗生变。

第 110 条为火热入胃，郁热上熏；第 111 条为火劫阴伤内热；第 112 条为伤阳；第 113 条为津伤热炽；第 114、115 条为助热动血；第 116 条为焦骨伤筋；第 117 条为阳虚引发奔豚；第 118 条为心阳虚而烦躁；第 119 条为火热内攻而惊。此皆因火邪致变，其变随人体质而异。

（6）吐后变证

第 120～123 条，论太阳病吐后变证。

第 120 条为吐后伤阴，第 121 条为吐后热盛，第 122 条为吐后胃阳虚，第 123 条为吐后阳明腑实。

4. 汗禁

第 50 条、第 83～89 条言汗禁，第 90～94 条论表里汗下先后治则。

5. 鉴别

（1）桂枝汤证

第 42、43、44、45、53、54、56、57、95 条皆桂枝汤证，此处插入桂枝汤，意在表虚与表实证相互鉴别。麻黄汤证不可用桂枝汤，表虚之桂枝汤证亦不可误用麻黄汤。

（2）风湿痹痛

第 174～175 条为太阳表实与风湿痹痛相鉴别，方用三附子汤。

6. 自愈标准

第 47 条为太阳病，衄乃解。

第 49 条为阴阳调和，正汗出则愈。

第 58 条，凡病，阴阳自和者，自愈。

第 59 条，测尿法——小便利，必自愈。

第 93 条，测汗法——冒汗乃解。

第 94 条，战汗而愈的标准。

第 110 条，战利而愈，兼论脾湿下注。

第 113 条，解之当汗出愈。

第 116 条，烦乃有汗而解——正汗。

**（三）太阳下篇小结**

自第 128～178 条，共 51 条，论太阳病坏病，主要论结胸、脏结、痞证。

1. 结胸与脏结

第 128～130 条是结胸与脏结的并论，将结胸与脏结对比鉴别。

第 131～137 条论结胸证治及预后标准，并与痞证、湿热发黄、大柴胡汤证、大承气汤证对比鉴别。

第 138 条，小结胸证治标准与大结胸证相鉴别。

第 139 条，素患寒饮，与结胸相鉴别。

2. 鉴别

太阳误下，冷水灌之，太少并病，热入血室，少阳病等与结胸相鉴别。

（1）第 140 条，太阳病误下，变化多端，可变为结胸，欲解、寒邪入里而咽痛、少阳证、寒呕、协热利、热邪动血而下血等，变证丛生。

（2）第 141 条冷水潠之灌之之转归，可转五苓散证及寒实结胸证。

（3）太少并病

第 142 条为太少并病与结胸、心下痞相鉴别。

（4）热入血室

第 143～145 条为热入血室。其特点：

一是与月经有关，适来适断。

二是与外感有关，外邪乘虚而入于血室，血热结于血室。

三是都应有少腹的症状，为腹满痛硬，影响气机，可见胸胁胀满疼痛。

四是其热型，可寒热并作，或寒热往来，或热除，表证已无，或但热不寒。

五是都伴有神志症状，谵语，如见鬼状。

六是治当疏肝，或刺期门以泻肝；或予小柴胡汤以舒肝；或俟其自愈。

何以能自愈？因其经水适来，瘀热随经水而下泄，故可自愈，勿以谵语而予承气下之，犯其胃气；勿以发热为表证而犯上焦。

叶天士论热入血室，予陶氏小柴胡汤去人参、大枣，加生地黄、桃仁、楂肉、丹皮或犀角等，可参。

结胸为热与水结，太少合病是气结，热入血室是血结。仲景将此三种不同原因引起的类似结胸证并列，意在相互鉴别，利于辨证论治。

（5）与少阳证鉴别

第 146 条，柴胡桂枝汤证标准。

此为太少合病。太阳证见发热恶寒，肢节烦痛；少阳证见微呕，心下支结。太阳证以桂枝汤主之，少阳证以小柴胡汤主之，桂枝汤与小柴胡汤各半，成柴胡桂枝汤。

第 147 条是柴胡桂枝干姜汤证标准。是太阳、少阳、太阴三经合病。往来寒热、胸胁满微结、心烦为少阳见证。渴、小便不利、胸满、头汗出为脾寒湿遏，三焦不利。

太阳证何在？仲景语焉不详，据第146条柴胡桂枝汤，有“发热微恶寒，肢节烦疼”的表证，已述于前而略于后，省略之笔，且云“复服汗出便愈”，既用汗法，当有表证可知，可前后互参。

上二条，因有“心下支结”“胸胁满微结”，故并列以与结胸相鉴别。第148条，因有“心下满”，故列于此，以与结胸证相鉴别。

此条“心下满”可见几种情况：一是脉细“阳微结”之少阳证；一是脉沉之“纯阴结”；一是脉沉紧之“少阴证”，与结胸相似，故并列以与结胸相鉴别。与前之第96～109条少阳病诸条互参。

第149条少阳证之胸胁满与结胸、心下痞之鉴别。

第150条为太少并病误下邪陷成结胸。

第128～150将结胸之辨治论述详尽。以脏结、小结胸、寒实结胸、热入血室、太少并病等相鉴别。

3. 论痞

第131条论气痞成因“病发于阴而反下之，因作痞也。”

第142条：太阳与少阳并病，“心下痞硬”。

第149条：“但满而不痛者，此为痞，宜半夏泻心汤。”

第151条：气痞的病因及诊断标准。

第152条为悬饮，因有“心下痞硬满”，故并列以与结胸、痞证相鉴别。

第153为虚痞的成因和预后标准。“心下痞，表里俱虚，阴阳气并竭，无阳则阴独。”第152条为实，第153条为虚，对比鉴别。

第154条论热痞及大黄黄连泻心汤之标准。

第155条为热痞兼阳虚及附子泻心汤之标准。

第156条为水痞及用五苓散之标准。

第157条论寒热错杂夹水气成痞，及半夏泻心汤应用指征。

第158条论胃虚气逆痞及甘草泻心汤的应用标准。

第159条论痞兼下焦滑脱及赤石脂禹余粮汤应用标准。

第160条论虚甚气上冲痞标准。

第161条论痰气痞。

第163条论胃虚表热不解而痞利及桂枝人参汤应用标准。

第164条论热痞而夹表邪未解及表里治疗先后的标准。

第165条论少阳阳明合病成痞，及大柴胡汤应用标准。

第166条论寒痰停聚胸胁而成痞，及瓜蒂散应用标准（与355条合参）。

第167条论脏结胁下痞之死证标准。

自第128条至167条，论结胸、脏结、痞证三证异同，示人以辨证论治之法。

4. 热证

第 63、162 条论热邪壅肺而喘，应用麻杏石甘汤的标准。

第 168 ~ 170 条及第 176 条论阳明经热与白虎加人参汤的标准。

5. 太少合病并病

第 171 条为太少并病，“心下硬，颈项强而眩者”，刺大椎、肺俞、肝俞的标准。

第 172 条为太少合病下利用黄芩汤，呃者用黄芩加半夏生姜汤的标准。

6. 风湿痹痛

第 174 ~ 176 条，为风湿相搏痹痛，有寒、湿、虚之异。

7. 心气阴两虚证

第 177、178 两条论伤寒后期脉结代，用炙甘草汤的标准。

# 第四章　阳明病冠名法求索

【概述】

阳明，指足阳明胃、手阳明大肠，与足太阴脾、手太阴肺相表里。胃主受纳、消磨、腐熟、传化，大肠主传导变化、排泄糟粕。

阳明病的特点是邪热极盛，性质为里、热、实，可伤阴化燥；亦可壮火食气，转为气虚、阳虚。

热邪在里，可外淫、上灼、下迫、内窜，引发各个脏腑的广泛病变。因人是一整体，各个脏腑经络器官紧密相连，所以阳明病可传至各个脏腑器官。是否像多米诺骨牌那样，一块倒下，引发后面的若干骨牌皆倒？那倒不是，而是“邪之所凑，其气必虚”，哪儿虚就传哪儿，不虚则不传。

关于脏腑之间的传变规律，仲景已于太阳病篇详述，故其他各篇从略，不再赘言。由于《伤寒论》主要论寒伤阳，因而对热邪内传三阴引发的昏厥、动风、动血等三阴热盛阴伤诸证未详言，温病学补其未备，实为《伤寒论》之大功臣。是对中医学的重大发展。

阳明病分为两大类，一是无形热盛的白虎汤证，一是阳明热结的承气汤证。其传变，可出现邪郁胸膈、水热互结、湿热发黄、热入血分的阳明血证，阳明虚寒等。

【各论】

【第179条】病有太阳阳明，有正阳阳明，有少阳阳明，何谓也？答曰：太阳阳明者，脾约是也；正阳阳明者，胃家实是也；少阳阳明者，发汗利小便已，胃中燥烦实，大便难是也。

【按】

1. 此言阳明病之由来。以病为名者，当指外感内伤百病而言。文中之意，谓阳明病由三阳经传变而来。但三阴经能否转为阳明？内伤杂病能否出现阳明病？可。

三阴属脏，脏病可由阴转阳，由虚转实，而成阳明病，是故《伤寒论》三阴篇中皆有阳明病，此即阴阳之转化。杂病中能否出现阳明病？可。气郁化火，内生五邪郁久化热，皆可转成阳明证。故此以病为名冠之者，当涵盖外感内伤。

2. 阳明病的形成，本条指出三条途径。由太阳病热盛或误治伤津，脾不能为胃行其津液，脾为之约，致大便秘结，称之脾约，此为太阳阳明。

正阳阳明者，乃阳明本经自病，素有阳明热盛，兼有宿食积垢，热与宿食积垢相搏结，遂成胃家实，谓之正阳阳明。

少阳阳明者，由少阳热盛，传入阳明，或误治伤津化燥，胃中燥烦实，大便难，遂成阳明病者，谓之少阳阳明。

**【第180条】**阳明之为病，胃家实是也。

**【按】**

1. 此以阳明病为名冠之，当指广义伤寒而言。《素问·热论》云："今夫热病者，皆伤寒之类也。"《难经·五十八难》曰："伤寒有五，有中风，有伤寒，有湿温，有热病，有温病。"湿温、热病、温病三种，皆可归属温病之中；而伤寒化热后，亦与温病同。《伤寒论》之阳明病，与温病的气分证、湿温化热化燥的气分证相同，无本质区别，径可视为殊途同归，一也。

陆九芝谓："阳明为成温之渊薮"，"治温扼守阳明"，"温病热自内燔，其最重者，只有阳明经腑两证，经证用白虎汤，腑证用承气汤，有此两法，无不可治之温病矣。"杨栗山亦云："温病非泻即清，非清即泻，原无多方，视其轻重缓急而救之。"

俗传《伤寒论》详于寒而略于温，其言不确。温病的气分证，即《伤寒论》之阳明病。温病的内容，仲景主要在阳明篇中论述之，并散见各篇，何言《伤寒论》略于温耶？

中医界尚有寒温之争，认为《伤寒论》已涵盖温病，所以温病无须自立门户，持此见解者，称为寒温统一派。

温病学对《伤寒论》的重大发展固多，主要有两部分。一是《伤寒论》论三阴篇，主要是寒伤阳的虚寒证；而温病主要阐述三阴的热证，如昏厥、动风、动血。《伤寒论》中疾病的后期主要是阳气伤的虚寒证，而温病主要论述疾病后期肝肾真阴耗伤证。

温病学虽滥觞于《伤寒论》，然温病学已有重大发展，且自成体系，亦广泛用之于实践，无须再把温病学合并于《伤寒论》中，仿佛把新生的婴儿再塞回娘肚子里，寒温统一派可以休矣。

2. "胃家实"问题

胃指病位，包括足阳明胃、手阳明大肠，二者皆属阳明，故称一家。脾与胃相表里，肺与大肠相表里，因而阳明病多涉肺与脾。肺与大肠属金，脾与胃属土，而金与土与木火水三者又有生克乘侮的关系，因此，阳明"胃家实"的病变，又与全身的脏腑器官紧密相连，互相影响，病变多端。

"实"，是指病的性质，邪气盛则实。但阳明为外感病阳热亢极的阶段，所以阳明病之实，主要论述热盛的问题。阳明热盛，主要分两类：一类是无形热盛，称阳明经热，主以白虎汤；一类是热与糟粕有形之邪相搏结，阻滞气机，称阳明腑证。阳明之热亦可兼湿，使湿热搏结于中，熏蒸发黄；热与水结的热、渴、小便不利的猪苓汤证；

热伤阴的脾约证；热入血分的衄血证等。至于阳明篇中的寒证、虚证，皆为鉴别条文。

**【第181条】**问曰：何缘得阳明病？答曰：太阳病，若发汗，若下，若利小便，此亡津液，胃中干燥，因转属阳明。不更衣，内实，大便难者，此名阳明也。

**【按】**

1. 此条言阳明病之病因和病机。病因，指阳明病可由太阳病误治而来。病机，因误治伤津液，胃中干燥而内实。其临床特征为大便难、不更衣。

2. 阳明病的标准："内实大便难者，此名阳明也"，这就是阳明病的标准。前条之"胃家实"，是以病机来概括阳明病的病机特点，而"胃实大便难"，是从病机加临床特点来提出阳明病的标准。

**【第182条】**问曰：阳明病外证云何？答曰：身热，汗自出，不恶寒反恶热也。

**【按】**

1. 此以阳明病为名冠之，当为广义伤寒。

2. 为何认为此条是广义伤寒？因广义伤寒包括温病。前言太阳病乃伤寒、中风、温病三纲鼎立，第6条即言温病，而且概括地提出温病标准及温病演变的全过程。但温病放于何处论述？乃主要放于阳明篇中论之。何以为据？因第6条开首即提出："太阳病，发热而渴，不恶寒者，为温病"，这就是温病的特征、定义。本条明确提出，阳明病的外证为"身热，汗自出，不恶寒反恶热也"，这与第6条论温病的特征是一致的。所以温病的内容主要在阳明篇论之，其他各篇散在。云伤寒乃桂枝汤、麻黄汤、青龙汤三纲鼎立者，所言不确。云《伤寒论》详于寒而略于温者，此言片面。云"古方今病不相能"者，终是对《伤寒论》学得肤浅，温病之清下两法，《伤寒论》中已言之昭昭，医者未谙此意，弃而不用，非要持麻桂以治温病，不怨自己学识浅薄，反诬仲景"古方今病不相能"，并将此谬误捧为温病发展的里程碑，并如今仍堂而皇之地写入温病发展史中，岂不谬哉、哀哉。

3. 何以"身热汗自出，不恶寒反恶热也"？恶寒是太阳病的特征，若不恶寒，则太阳表证已解，寒邪已化热入里，传入阳明，故阳明病外证为但热不寒。阳明里热外淫则身热，热迫津泄而汗出。

然阳明热郁者亦可恶寒，甚至肢厥。但此寒象，已非病之初始即见，故非表证。若阳明热盛，壮火食气，阳气伤者，亦可寒，但此寒是因热盛耗伤阳气而寒，如白虎加人参汤之背微恶寒。若阳亢而阳气大伤者，尚可转为亡阳证，此皆非太阳病之恶寒。

**【第183条】**问曰：病有得之一日，不发热而恶寒者，何也？答曰：虽得之一日，恶寒将自罢，即自汗出而恶热也。

**【按】**

1. 此无冠名，乃接上条而言。

2.“病有得之一日”，此“病”指何病？乃指太阳病也。若云阳明病，则与第182条之阳明外证的特点不符，故非阳明病。

太阳病始发，首先出现的是恶寒，诚如第3条所云：“或已发热，或未发热，必恶寒。”需说明的是，中西医关于热的概念不同，中医所谓的发热是指一组特异的热征而言，而非以体温为唯一标准。太阳病初起首先见恶寒，此时体温高不高？可高，亦可不高，即使体温高，但病人并无热证，唯觉恶寒。

何以虽得之一日，恶寒将自罢，即自汗出而恶热也？因外感病以日计，曰一日太阳，二日阳明，三日少阳。一日乃太阳，二日当传阳明，故恶寒将自罢，汗出而恶热。

3.第7条云：“无热恶寒者，发于阴也”，本条亦“不发热而恶寒”，是否属阴？非也。本条乃言太阳病初起，发热与恶寒出现的先后，非阴证之恶寒。欲判断但寒不热是阴证还是阳证，是实证还是虚证，其鉴别点主要在脉之虚实。当然，其他鉴别点尚多，不再赘述。

**【第184条】问曰：恶寒何故自罢？答曰：阳明居中，主土也，万物所归，无所复传，始虽恶寒，二日自止，此为阳明病也。**

**【按】**

1.此以阳明病为名，当为广义伤寒。

2.此条解释为何恶寒自罢问题，仲景以阳明居中，无所复传解之。太阳病可传阳明，亦可传少阳及三阴及太阳腑证，何言无所复传？太阳病究竟传于何处亦依人的素体而异。素体阳盛者，寒邪入里化热，而成阳明证；若素体阳虚者，可传少阳，或三阴证。究竟往何处传，并无一定路径，皆因禀赋而异。

**【第185条】本太阳，初得病时，发其汗，汗先出不彻，因转属阳明也。伤寒发热，无汗，呕不能食，而反汗出濈濈然者，是转属阳明也。**

**【按】**

1.本条论太阳病转属阳明的病因及指征。

2.太阳病初得，当汗以解之。然汗出不彻，邪未解，转而内传阳明，此即太阳阳明。何以知汗出不彻？第48条云：“以脉涩故知之。”

3.转属阳明的标准是什么？曰：“伤寒发热，无汗，呕不能食，而反汗出濈濈然者，是转属阳明也。”

太阳表证当发热、恶寒、无汗，然仲景未提恶寒一证，可见是但热不寒，此恰为阳明病特征之一，正如第182条所云：“阳明病外证云何？答曰：身热，汗自出，不恶寒反恶热也。”

又曰：“无汗”。第183条云：“即汗出而恶热也。”可知阳明病当汗出，本条何以无汗？此发热无汗，乃指太阳表证阶段，若已转为阳明证，则里热蒸迫，当有汗，故云“反汗出濈濈然”，这是转属阳明的一个特异指征。“呕不能食”者，乃热壅于胃，胃气逆而呕不能食。

**【第186条】**伤寒三日，阳明脉大。

**【按】**

1. 以伤寒冠名，当指广义伤寒而言。

2. “伤寒三日”，言病已数日而发生传变。日数不必拘泥。传入阳明，脉当大。第26条曰“服桂枝汤，大汗出后，大烦渴不解，脉洪大者，白虎加人参汤主之。”本条脉大，与第26条之脉洪大意同，这是判断阳明经热的主要指征，此即以脉定证。

**【第187条】**伤寒脉浮而缓，手足自温者，是为系在太阴。太阴者，身当发黄，若小便自利者，不能发黄。至七八日大便硬者，为阳明病也。

**【按】**

1. 以伤寒为名，乃广义伤寒。本条言湿热发黄，故属广义伤寒范畴。

2. “脉浮缓”，浮为阳脉，主表，亦主热，浮而无力者亦主虚。此浮且手足温，而非手足冷，知非阳衰，故此浮主热。缓，主湿。湿热相合，故而发黄。

3. “系在太阴”者，以脾主湿、化湿，脾运化不及而生湿，此湿为内生之湿。湿热相合，熏蒸而黄。

4. “小便自利”，此非利尿法，是病者自身使小便通利的功能尚建全，湿无所遁，故不能发黄。

5. “至七八日大便硬者，为阳明病也。”这是湿热转为阳明的一个重要判断指征。《内经》曰：“湿盛则濡泄。”便硬则知湿已化热化燥，湿邪已尽，正如叶天士所云：“湿温病大便溏为邪未尽，必大便硬，慎不可再攻也，以粪燥为无湿也。”

**【第188条】**伤寒转系阳明者，其人濈然微汗出也。

**【按】**

1. 以伤寒为名冠之，乃指广义伤寒。

2. 伤寒转为阳明病的指征之一，是濈然微汗出。濈然者，乃连绵不断之意，为阳明热盛，迫津外泄使然。

**【第189条】**阳明中风，口苦咽干，腹满微喘，发热恶寒，脉浮而紧。若下之，则腹满小便难也。

**【按】**

1. 本条为三阳合病，发热恶寒，脉浮紧，此太阳证；口苦咽干，少阳证；腹满微喘，阳明证也，故云三阳合病。

三阳合病，却以阳明中风名之，何也？盖三阳之中，以阳明为著，故以阳明冠之。然阳明示人病位与病性；而中风乃示人所受邪气之性质，此于第190条中已明言，曰

“阳明病，若能食，名中风”。

2. 何以下之腹满小便难？因属三阳合病，表证禁下；少阳亦禁下；虽有腹满微喘的阳明见证，然未成实，下之脾胃伤而腹更满，气化不利而小便难。

**【第 190 条】**阳明病，若能食，名中风；不能食，名中寒。

**【按】**

1. 此以能食与不能食辨阳明病之寒热性质，故以阳明病为名冠之。

2. 风为阳邪，阳盛则热，热则消谷善饥而能食。其能食者逾于常也。

寒为阴邪，阴气盛，则不能收纳、消磨、腐熟，故不能食。

辨阳明病之寒热性质，能食与不能食乃指征之一，不足以仅据此而断，尚须察其脉征、腹征、舌征。

3. “中”有两音，以方位解，音 zhōng；以受到解，音 zhòng。此“中风”“中寒”，不是受风、受寒，而是言其病性，是阳明热盛，还是阳明虚寒，当读 zhōng 音。

**【第 191 条】**阳明病，若中寒者，不能食，小便不利，手足濈然汗出，此欲作固瘕，必大便初硬后溏。所以然者，以胃中冷，水谷不别故也。

**【按】**

1. 阳明病，是阳明热盛，“胃家实”者。而本条谓“胃中冷”，与“胃家实”不同，何以亦称阳明病？虽病位亦在阳明胃肠，然病性不同，故以鉴别条文列此。

2. 何谓固瘕？钱潢《伤寒溯源集》注：“大便初硬后溏，因成瘕泄。瘕泄即溏泄也，久而不止，则为固瘕。”

胃中冷，胃阳衰也。阳衰不化则不能食，小便不利，水谷不别而固瘕，阳虚不能摄津而汗出，治当温阳益胃健脾。

3. “手足濈然汗出”，本为阳明热盛燥屎形成的指征，何以胃中冷者亦“手足濈然汗出”？热盛迫津外泄者，可手足濈然汗出；然胃中冷，阳气衰而不能摄津者，亦可手足濈然汗出。二者何以别之？以脉沉取有力无力别之。

**【第 192 条】**阳明病，初欲食，小便反不利，大便自调，其人骨节疼，翕翕如有热状，奄然发狂，濈然汗出而解者，此水不胜谷气，与汗共并，脉紧则愈。

**【按】**

1. 本条为阳明虚寒，水气浸淫，狂汗而解者。而以阳明病名之，当有阳明胃肠二经之见症。阳明之症何在？文中曰“初欲食”，不言而喻，继而不能食，是水气浸淫阳明，此阳明见症之一也；“小便反不利”，乃脾胃弱水湿内停也，此阳明见症之二；“大便自调”者，乃水湿未注于大肠；其人骨节痛，是寒水浸淫经络，此阳明经证也，故以阳明病名之，意与阳明本证相鉴别。

2. “脉紧则愈”，乃狂汗之前脉当紧。脉紧且翕翕如有热状，为寒湿束于肌表，卫阳郁而热，营卫不行而骨节痛。

3.“奄然发狂，濈然汗出而解”，奄然发狂者，忽然发狂也，此乃狂汗，意与战汗同。战而后汗者同战汗，狂而后汗者曰狂汗，皆正邪剧争之反映。狂而后汗乃解者，为正能胜邪，邪退正复，“水不胜谷气”则水气消，“脉紧则愈”乃寒邪除。本条可与麻黄加术汤、麻杏石甘汤互参。

本条所言乃寒湿，非正阳明之“胃家实”，亦以阳明病为名冠之者，意在与阳明热结之胃家实相鉴别，恰如脏结与结胸并列，以资相互鉴别之意同。

**【第193条】阳明病，欲解时，从申至戌上。**

**【按】**

1. 此言阳明病欲解之时，故以阳明病冠名。

2. 申酉戌三个时辰，即15～21时，为阳降阴升之时，邪热亦因时而势敛，正气乘势而击之，故病欲解。

**【第194条】阳明病，不能食，攻其热必哕。所以然者，胃中虚冷故也。以其人本虚，攻其热必哕。**

**【按】**

1. 此胃中虚冷，与阳明病胃家实者不同，为何亦称阳明病？因其病位亦在阳明，故仍以阳明病相称。本条列于此，意在与阳明胃家实相鉴别。

2.“攻其热必哕”，本为胃中虚冷不能食，何言热也？医者必见有热象方攻之。热分虚实两大类，实热攻之，大法不谬；若虚热攻之，则谬之千里。本胃中虚冷，何以出现虚热之象？仲景未明言，东垣补其未备，创阴火理论，本条或为阴火之滥觞。

3. 攻之哕者，乃虚其虚，胃阳伤而胃气逆则哕，治当用理中之属。

**【第195条】阳明病，脉迟，食难用饱，饱则微烦头眩，必小便难，此欲作谷疸。虽下之，腹满如故，所以然者，脉迟故也。**

**【按】**

1. 本条论中焦虚寒之谷疸，位在中焦，亦以阳明病名之，意与正阳明病相鉴别。

2. 谷疸，因中焦湿郁而发黄。然谷疸有湿热与寒湿之分，此乃中焦寒湿，其黄当属阴黄。

3. 脉迟，皆云迟为三至，非也。迟、缓、数、疾诸脉以至数计，皆非。中医所诊者是脉象，而非脉数，即脉率。凡脉来去皆徐者，称迟、缓，脉来去促急者称数疾，而不以脉之至数计。

迟主寒，此其常也。然迟又分虚寒与寒实，以脉之沉取有力无力别之。实而迟者，又有邪阻火郁之别，阴邪阻碍者，气血行泣脉亦迟，然迟而有力。火郁之迟，因邪阻气机不畅而火郁于内，虽沉迟，必有力。闭郁重者，不仅脉可迟，亦可见细、短、涩、小、伏乃至厥，且必有躁动不宁之感。本条胃中虚冷，脉当沉迟无力。

**【第196条】**阳明病，反无汗，其身如虫行皮中状者，此以久虚故也。

**【按】**

1. 此论阳明病之虚证，此与正阳明证相鉴别，其病位在阳明，亦以阳明病名之。

2. 正阳明证，热蒸汗泄，故法应多汗。反无汗者，虚故也，无作汗之资，故无汗。

阳明证虚实之判别，应以脉为据。脉实证实，脉虚证虚。阳明无形热盛者，其脉洪大；阳明腑实者，其脉沉实。阳明阳虚者，其脉沉无力；阳明阴虚者，其脉细数。此仅言其主脉、常脉，其变脉、兼脉尚多，须仔细辨识。

3. 身痒者，营卫不行，肌肤失养所致。然肌肤失养，亦有虚实之分。第23条之身痒，以其肌肤之邪未尽，“以其不能得小汗出，身必痒，宜桂枝麻黄各半汤。”本条为久虚，营卫俱不足，肌肤失养而痒，当益其营卫，如黄芪建中汤类。

**【第197条】**阳明病，反无汗，而小便利，二三日呕而咳，手足厥者，必苦头痛。若不咳不呕，手足不厥者，头不痛。

**【按】**

1. 此阳明中寒，病位亦在阳明，故以阳明病名之，意在与正阳明病鉴别。

2. 阳明病，法多汗，此反无汗，乃阳明虚寒，不能化津布汗而无汗。脾主四肢，脾之清阳实四肢，脾阳虚而手足厥。何以“小便利”？因虚在中焦，而不在肾，肾之气化得行，故小便利。阳明中寒，胃气逆而呕，土不生金而咳，清阳不得上达而头痛。若阳气旺，则呕、咳、厥、头痛皆不会发生。这就指明中阳虚为本，而呕、咳、厥、头痛皆为标象，示人治病求本，不可头痛治头，咳则治咳，当谨守病机。

**【第198条】**阳明病，但头眩，不恶寒，故能食而咳，其人咽必痛，若不咳者，咽不痛。

**【按】**

1. 此言阳明热盛，故以阳明为名冠之。本条恰与第197条阳明中寒相鉴别。

2. 何言阳明热证？第190条云：“阳明病，若能食，名中风。”风乃阳邪，阳盛则热，热则消谷善饥，故能食。热上熏于肺则咳；咽为肺之门户，肺热而咽痛；热扰于颠而头眩，阳明外证乃但热不寒也。此咳、咽痛、头眩，非外感表证，乃阳明热盛使然。

此条判断阳明热盛与虚寒，着眼点在于能食与不能食，此与第191条、192条精神相一致。再者，示人以治病求本，咳、咽痛、头眩颇似外感表证，然能食，知为阳明热盛，故不能发汗解表，而应清其胃热，则能食、头眩、咽痛、咳嗽随之而消矣。

**【第199条】**阳明病，无汗，小便不利，心中懊憹者，身必发黄。

【按】

1. 此言阳明湿热发黄，故以阳明病名之。

2. 阳明湿热蕴结而发黄，三焦不利则小便不利；玄府不开而无汗；湿热蕴结于中，上扰心神而懊侬。治当清热利湿。

上条言胃热上蒸，此条论湿热相熏，二条并列，意在鉴别。

**【第200条】阳明病，被火，额上微汗出，而小便不利者，必发黄。**

【按】

1. 此言阳明湿热发黄，故以阳明病为名冠之。

2. 第199条之阳明湿热发黄，无汗且小便不利，此亦无汗而小便不利。然与前条所异者，被火耳。被火则助其热，热蒸则湿横，湿遏则热炽，蒸迫于上，故尔额上微汗出。

**【第201条】阳明病，脉浮而紧者，必潮热，发作有时。但浮者，必盗汗出。**

【按】

1. 既以阳明病名之，当有阳明胃肠的见症，文中未言，盖省略之笔。

2. 脉浮而紧，乃寒束于表，内为阳明热盛。表束热郁，不能透达于外，日晡之时，卫阳入于阴，里热更盛，故尔其热如潮。但浮者，里热外淫，入夜阳入于阴，热更盛，蒸迫津液外泄为盗汗。

**【第202条】阳明病，口燥，但欲漱水不欲咽者，此必衄。**

【按】

1. 此以阳明病名之者，乃阳明血证。

2. 口燥，但欲漱水不欲咽，仲景明确指出此乃瘀血的指征之一。如《金匮要略·惊悸吐衄下血胸满瘀血病脉证治》篇云："口燥，但欲漱水不欲咽……为有瘀血。""口干燥而渴，其脉反无热，此为阴伏，是瘀血也，当下之。"热入血分，煎烁阴血而血稠浊，其行泣，而为瘀血。渴者，津不上承。何以漱水不欲咽？热在气分，热伤津液而烦渴；热入营，反可蒸腾阴液上升，故不渴，或口燥不欲饮，漱水不欲咽。如《温病条辨·卷一》第15条云："太阴温病，寸脉大，舌绛而干，法当渴，今反不渴者，热在营中也。"自注又云："邪热入营，蒸腾营气上升，故不渴。"

"必衄者"，热伤阳络而衄。

仲景虽对昏厥、生风、动血等三阴热证语焉不详，但已现端倪，温病补其未备。

**【第203条】阳明病，本自汗出，医更重发汗，病已差，尚微烦不了了者，此必大便硬故也。以亡津液，胃中干燥，故令大便硬。当问其小便日几行，若本小便日三四行，今日再行，故知大便不久出，今为小便数少，以津液当还入胃中，故知不久必大**

便也。

【按】

1. 此为阳明腑实证，以小便多少为指征，推测大便硬的程度，故以阳明病为名。

2. 所言阳明病，应指阳明本病。但阳明本病又有经热与腑热之别。此阳明病是经热还是腑热？应指阳明经热而言。若为阳明腑热，必当攻下热结方可，重发其汗，腑实不去，热亦不能除，何言“病已差”，必为阳明经热，重发其汗，汗出而里热得以外达，病乃差。

3. 用何法“重发其汗”？热盛者，用麻桂辛温之剂，将伤津助热，肯定不妥。然当以何法汗之？当以辛凉之剂汗之，如白虎汤，麻杏石甘汤，越婢汤，《温病条辨》之银翘散加知母、石膏，杨栗山《寒温条辨》之增损双解散等。

4. “本自汗出”与“更重发汗”，二汗有何不同？本自汗者，乃热迫津泄之邪汗；重发汗之汗，乃正汗。若重发汗之汗仍为邪汗，病何以得愈？能使“病已差”之汗，必为正汗，故二汗不同。

5. 既然病已差，何以“尚微烦不了了”呢？乃汗出津亦伤，致胃中干燥，大肠失润而便干，浊热余邪未净而上扰，致便硬微烦。

6. 尚余便硬微烦，当如何处措？或微下、或增液、或调养，皆可。诸法以何标准进行选择？仲景提出测尿法，即“当问其小便日几行”。

“若本小便日三四行，今日再行，故知大便不久出。”小便日三四行者，乃津液旁渗；“今日再行”者，即小便两次，小便次数有所减少，说明津液旁渗的程度较前减轻，胃肠得润，故知大便不久出。

“今为小便数少”，数读 shù，意为小便次数少；若读 shuò 音，意为小便频数。以小便频数，乃热迫津液旁渗，推知津少胃中干，大便故硬；小便次数减少，推知津液还归于胃，故知不久必大便也。

【第 204 条】伤寒呕多，虽有阳明证，不可攻之。

【按】

1. 此以伤寒为名，而不以阳明病为名，意为广义伤寒。伤寒、中风、湿温、温病、热病皆有呕吐，故以伤寒为名冠之。

2. 本条论下禁，凡广义伤寒诸病，皆当遵此。

3. “虽有阳明病”，乃指阳明本病而言。然阳明本病又分阳明经证与阳明腑证。呕本胃气上逆，邪有上越之势，当因势利导，若下之则逆其势，致生变证。若阳明腑实，浊热上攻而呕者，又当以攻下热结为务，不忌攻下。呕吐固多，然病机有别，治法各异，当注意鉴别。

【第 205 条】阳明病，心下硬满者，不可攻之，攻之利遂不止者死，利止者愈。

【按】

1. 此论阳明病之禁下，故以阳明病名之。

2. 阳明病，既有阳明本病之无形热盛，亦有阳明腑实之热结，亦有阳明病属虚证、寒证、湿证、饮证等，因而心下硬满亦可由多种原因形成，并非一概禁下。而且，本条中也指出了下后的两种转归，一是死，一是愈。下之致人死者，当然当禁；下之愈者，则不仅不禁，且应下、当下。

何者当下，何者禁下？“心下硬满”，病位偏上，且未言痛，乃邪结不甚，可清之、散之，如第142条太少并病之“时如结胸，心下痞硬者”，热入血室之“胸胁下满，如结胸状”，生姜泻心汤之“心下痞硬”，甘草泻心汤之“心下痞硬而满”，半夏泻心汤之“心下满而硬痛”等。正虚者，亦禁下，如脏结；太阳虚寒下之“膈下结硬”，皆禁下。若邪结已甚，则当下之，如结胸、悬饮、支饮、寒实结胸等，或攻其热结，或逐饮，或下其寒积等。下之得利，邪气去，故愈。若下之正虚邪陷而利不止者，则死。所以，“心下硬满者”，并非一概禁下，视其虚实而别之。

**【第206条】阳明病，面合色赤，不可攻之，必发热，色黄者，小便不利也。**

【按】

1. 此言阳明病之禁下，故以阳明病为名冠之。

2. 此以“面合色赤”为指征而禁下。何不言“面色赤”，而加一“合”字，曰“面合色赤”呢？合即满面红，非局部之面红，如颧红、印堂红等。

合面而赤者，有多种病因。外感热郁于表者面色赤，如第48条之“二阳并病”，面色缘缘正赤者，阳气怫郁在表。阳明热盛上熏于面而面赤；湿热郁遏者面赤面垢；虚热者，颧红艳。仅凭面赤否尚不足以判断可攻与否。

3. “不可攻”当在本条之末为妥。以阳明病，发热面合色赤，乃阳明热盛，必小便利，屎定硬，乃可攻之。而本条虽面赤发热，然小便不利且色黄，乃湿热熏蒸，当清利湿热分消之，不可下。

**【第207条】阳明病，不吐不下，心烦者，可与调胃承气汤。**

【按】

1. 此以阳明病名之，当为阳明本病。

2. 阳明病，不吐不下，乃热郁于中，上不得越，下不得泄，热扰而烦。若无形之热郁于中者，可择用栀子豉汤、泻心汤等；本条用调胃承气汤，则除心烦外，当尚有其他阳明腑实之征，方可用之。

**【第208条】阳明病，脉迟，虽汗出不恶寒者，其身必重，短气，腹满而喘，有潮热者，此外欲解，可攻里也。手足濈然汗出者，此大便已硬也，大承气汤主之。若汗多，微发热恶寒者，外未解也，其热不潮，未可与承气汤。若腹大满不通者，可与小**

承气汤，微和胃气，勿令至大泄下。

**【按】**

1. 此辨阳明病之可攻与不可攻，及大小承气汤的用法。此阳明本病，故以阳明病相称。

2. 阳明病，何以脉迟？迟本主寒，而阳明病为热结，脉当沉实，然热结阻滞气机，气血不能畅达而脉沉且迟。依其阻滞程度，尚可见沉细小涩，甚至厥，然其中必有一种奔冲激荡、不肯宁静之感，此乃热结而非寒。

3. 承气汤应用指征

（1）但热不寒者，此阳明病之外证。若发热恶寒尚在，则外未解也，未可攻之。此以恶寒否判断表证的有无。

（2）短气腹满而喘，此阳明腑实证的腹征，后世将其概括为痞满燥实坚。

（3）潮热，手足濈然汗出，此大便已硬的指征。

（4）“若腹大满不通者”，乃气滞甚，可与小承气汤，微和胃气。

**【第209条】**阳明病，潮热，大便微硬者，可与大承气汤，不硬者，不可与之。若不大便六七日，恐有燥屎，欲知之法，少与小承气汤，汤入腹中，转矢气者，此有燥屎也，乃可攻之。若不转矢气者，此但初头硬，后必溏，不可攻之，攻之必胀满不能食也。欲饮水者，与水则哕。其后发热者，必大便复硬而少也，以小承气汤和之。不转矢气者，慎不可攻也。

**【按】**

1. 此论阳明病大小承气汤之使用指征，及下之不当之变证，故以阳明病名之。

2. 下法，为驱邪外出的一大法门，本条反复申明攻下法宜忌。

阳明热结而下之，其主要标准有三，即脉征、腹征、舌征。

（1）脉征：典型的脉沉实。若热结阻滞甚者，可见脉沉迟涩小厥，除厥者外，必有一种奔冲激荡、不肯宁静之感。

（2）腹征：典型的为痞满燥实坚。

（3）舌征：舌质红，甚者舌红绛而坚敛苍老。舌苔黄而干，甚者灰黑而干，起芒刺。

至于大便，可硬，亦可热结旁流。其热，当为潮热。其汗，当手足濈然汗出。小便当黄褐赤。这些都是次要指征。

3. 本条对下法提出四辨

一辨大便：阳明病，潮热，大便微硬者，为热已成实，可攻之；若大便不硬，热未成实，不可攻之。

二辨转矢气：若不大便六七日，恐有燥屎，欲知之法，可予小承气汤，服后转矢气者，知有燥屎，可攻之。不转矢气者，初头硬，后必溏，乃脾胃虚寒，不可攻之。攻之，更伤脾胃之气而胀满不能食。

三辨饮水则哕：阳明虚寒，水饮内聚，拒饮而哕，故不可攻。

四辨再下之法：若阳明腑实，下后复热者，乃逐邪未尽而复聚，致复热便硬，可予小承气汤复下之。

**【第210条】**夫实则谵语，虚则郑声。郑声者，重语也。直视谵语，喘满者死，下利者亦死。

**【按】**

1. 此无冠名，乃接上条，言阳明病之虚实及预后。

2. 谵语者，气壮声高，语无伦次，此阳明热盛，逼乱神明。郑声者，喃喃自语，声微气怯，言语重复，此正虚心无所倚。

"直视"，目不能眴，肝肾将绝。

喘满者，真气上脱；下利者，真气下夺，皆死。

**【第211条】**发汗多，若重发汗者，亡其阳，谵语，脉短者死，脉自和者不死。

**【按】**

1. 此无冠名，乃接前条，言阳明病之预后。

2. 阳明病本当汗，重汗之，亡阳伤津。阴阳俱亏，神无所倚，甚则谵语，脉短者死。上条曰实则谵语，此条又曰亡阳而谵语，究竟谵语为实耶、虚也？谵语不论虚实，皆语无伦次，其虚实也，以脉断之。今脉短，气血不能满其部，正气已衰，故死。

**【第212条】**伤寒若吐若下后不解，不大便五六日，上至十余日，日晡所发潮热，不恶寒，独语如见鬼状，若剧者，发则不识人，循衣摸床，惕而不安，微喘直视，脉弦者生，涩者死，微者，但发热谵语者，大承气汤主之。若一服利，则止后服。

**【按】**

1. 此以伤寒冠名，乃广义伤寒。

2. 但热不寒，此阳明病之特征。不大便，日晡潮热，此阳明腑实，屎已硬。谵语不识人，循衣摸床，惕而不安，皆神明失守；喘乃肺欲绝，直视乃肝绝，病已危笃。

病已危重，预后如何？脉弦者生，涩者死。弦应春，禀春生之气，生气尚存，故生；涩为阴脉，精血已竭，故死。若病较危笃者略轻，仅发热谵语，恶象未现，可予大承气下其热结。服后已利则热结已去，则止后服，不可过剂。

**【第213条】**阳明病，其人多汗，以津液外出，胃中燥，大便必硬，硬则谵语，小承气汤主之。若一服谵语止者，更莫复服。

**【按】**

1. 以阳明病为名，乃阳明本病。

2. 阳明热盛蒸迫，津液外泄而多汗，汗多津伤而胃燥，大肠失濡而便硬，逼乱神明则谵语，以小承气下其热结，谵语止者，知热结已去，莫更服。

**【第214条】**阳明病，谵语，发潮热，脉滑而疾者，小承气汤主之。因与承气汤一升，腹中转气者，更服一升。若不转气者，勿更与之。明日又不大便，脉反微涩者，里虚也，为难治，不可更与承气汤也。

**【按】**

1. 本条言阳明腑实轻证之脉证并治及预后，故以阳明病为名冠之。

2. 何以知此为阳明腑实轻者？以脉滑而疾也。热结甚，则气机阻滞亦甚，脉当见沉实，或沉迟涩小乃至厥。本条脉滑而疾，热虽重，然气机阻滞未甚，知此为阳明腑实之轻者，故予小承气汤，而不予大承气汤。

服后转气者，乃腑气已行，然硬屎未下，故更服一升。

脉反微涩者，里虚正气衰，不任再下，故难治。

**【第215条】**阳明病，谵语有潮热，反不能食者，胃中必有燥屎五六枚也，若能食者，但硬耳，宜大承气汤下之。

**【按】**

1. 此辨阳明腑实大便燥结之轻重及治法，故以阳明病名之。

2. 阳明腑实，谵语潮热不能食，乃燥屎已成，此阳明腑实之重证，治当以大承气汤峻下之。若能食者，此胃中有热，屎虽硬，尚未成燥屎，正如第190条所云："阳明病，若能食，名中风"，风为阳邪，乃胃中热也。"但硬耳"，仅便硬，尚无痞满燥实坚之腹征。或为热结轻者，或为津伤肠燥者，增液汤、麻仁滋脾或导之可也。

"宜大承气汤下之"句，应于"胃中必有燥屎五六枚"之后，此倒装句也。

**【第216条】**阳明病，下血谵语者，此为热入血室。但头汗出者，刺期门，随其实而泻之，濈然汗出则愈。

**【按】**

1. 此言阳明血证，故以阳明病相称。

2. 血室，当男女皆有，非特指胞宫。注家曰男子血室为精室，或曰回肠，或曰膀胱，说法不一。

下血，指便血，而尿血宫血亦不排除。阳明病下血者，乃阳明热盛入于血分，热伤阴络下流血。

温病之血分证，即热入血分，耗血动血，其出血广泛且重。《伤寒论》之三阴证，虽重在阳衰，然亦有热入血分之衄血、下血，已见血分证之端倪，而温病学更加深化、发展，补其未备。

"但头汗出者"，乃热郁不得外达，蒸迫于上而头汗，内窜血分而下血。

3. 刺期门者，疏肝泄热。但已然热入血分，仅刺期门恐难胜重任。"随其实而泻之”，是与刺期门并用的治法。随其实，乃阳明热实；“但头汗出”，知为郁热。刺期门解肝郁，宣泄气机；阳明热盛入血，当清阳明之热，佐以凉血，如化斑汤、清瘟败毒饮等。

辛开凉泻，郁热解，待阴阳升降出入正常，则阳加于阴，濈然正汗出乃愈。

**【第217条】汗出谵语者，以有燥屎在胃中，此为风也。须下者，过经乃可下之。下之若早，语言必乱，以表虚里实故也。下之愈，宜大承气汤。**

**【按】**

1.此无冠名，乃接上条阳明病而言。

2.“汗出而谵语者”，阳明热盛迫津外泄而汗出，浊热扰心而谵语。

“以有燥屎在胃中，此为风也”，此“风”，非六淫之风，而是指阳邪、热邪而言，此与“能食者为风、不能食者为寒”同义。

3.“须下者，过经乃可下之”，胃中燥屎故可下。“过经乃可下之”，是指太阳已传阳明，已成胃家实者，乃可下之。若表未解，胃中燥屎已成，当表里双解，如大柴胡汤、桂枝加大黄汤或后世之防风通圣散等。

4.“以表虚里实故也”，此表虚，非表之阳气虚，乃是表邪已解之意。若表阳虚而里实者，当表里兼顾，可仿附子泻心汤法，附子温卫固表，泻心法泻里热。

5.“下之若早”，何谓早？一是表证未除而下之，一是里未成实而下之，皆谓之早。何以知表证未除？恶寒未解者，为表证未除。何谓里未成实？脉浮，且腹无痞满燥实坚者，尚未可下。俗云温病下不厌早，伤寒下不厌迟，早者或表邪陷里，或下后伤正，故下之若早为误。

**【第218条】伤寒四五日，脉沉而喘满，沉为在里。而反发其汗，津液越出，大便为难。表虚里实，久则谵语。**

**【按】**

1.此以伤寒命名，当指广义伤寒而言。

2.“脉沉在里”，知邪已内陷，热上迫于肺而喘。其喘，或因阳明经热而喘，当清；或因腑实，浊热上迫而喘，当下。医者未予清下，反发其汗，津泄胃中干而便难，久成谵语。

3.其“表虚里实”者，非卫阳虚，意指表证已除。里实且谵语，乃指阳明腑实。

**【第219条】三阳合病，腹满身重，难以转侧，口不仁，面垢，谵语，遗尿。发汗则谵语，下之则额上生汗，手足逆冷。若自汗出者，白虎汤主之。**

**【按】**

1.此以三阳合病名之，治用白虎汤，以方测证，知此三阳合病以阳明为重。

2.本证之“腹满身重，难以转侧，口不仁，面垢，谵语遗尿”诸症，俨然为暑入阳明之证。暑为阳邪且耗气夹湿，气虚又兼暑湿阻遏，故见上症。汗之伤津助热，致谵语遗尿；下之伤阳，致阳浮而额上生汗；阳伤不能温煦而手足逆冷，皆非所治。

3. 若自汗出者，乃暑热盛，蒸迫津液而自汗，故予白虎汤。但仅据自汗，尚未可遽予白虎汤，当见脉洪且自汗，方可予白虎汤。

**【第220条】**二阳并病，太阳证罢，但发潮热，手足漐漐汗出，大便难而谵语者，下之则愈，宜大承气汤。

**【按】**

1. 以二阳并病为名，指太阳阳明并病。

2. 太阳证已罢，则热传阳明，成阳明腑实，故见潮热、手足漐漐汗出、谵语便难等症，脉当沉实，乃可用大承气汤。

**【第221条】**阳明病，脉浮而紧，咽燥口苦，腹满而喘，发热汗出，不恶寒反恶热，身重。若发汗则躁，心愦愦反谵语，若加温针，必怵惕烦躁不得眠，若下之，则胃中空虚，客气动膈，心中懊侬。舌上苔者。栀子豉汤主之。

**【按】**

1. 此论阳明病热郁胸膈之证治，故以阳明病为名冠之。

2. 何以脉浮紧？浮紧当为表寒之脉，但此证不恶寒反恶热，此乃阳明外证的特征，知表已解，此浮紧，非表寒所致。

何以浮紧？本条乃热郁胸膈，凡郁，皆气机不畅而郁。气郁，脉失舒缓而为紧。所以此紧非寒，乃气郁使然。

气机既郁，热不得外达，脉本不当浮，反以沉者为多见。若阳郁而伸，热淫于外，亦可脉浮。

3. “咽燥口苦，喘，发热汗出”，皆热盛使然；“腹满、身重”，乃气滞所致。表已解，尚误予汗法，则助热伤津，热更甚，逼乱神明，故躁、心愦愦反谵语。若误予温针则助热，神明失守而怵惕烦躁不得眠，以上见症，皆心神不宁之症，已见热入心包之端倪。胃未成实而误下之，则伐其胃气，胃气逆上而动膈，扰乱心神而懊侬。

栀子豉汤辛开苦降，辛以解郁，苦以降浊，清透胸膈之郁热。温病有“入营，犹可透热转气”之大法。如何透转，必“祛其壅塞，宣畅气机”，郁热方可透达。即使气机壅塞，逼热乍入营者，犹可逆流挽舟，透热转气，提取下陷营分之热邪，透转气分而解。栀子豉汤亦为透热转气之良方。

**【第222条】**若渴欲饮水，口干舌燥者，白虎加人参汤主之。

**【按】**

1. 此无冠名，乃接上条之阳明病而言。

2. “渴欲饮水，口干舌燥”，乃阳明经证热盛伤津之表现之一，脉当洪大，予白虎加人参汤清热益气生津。第221条亦口干舌燥，其脉浮紧，乃郁热，气机不畅，津液不布。同为口干舌燥，原因颇多，可分虚实两类，实者邪阻或津伤，津液不能上承；正虚者，阳虚不能气化，或阴亏津液不能濡润，其脉及兼症有别，当仔细分辨，不可只见渴饮、口舌干燥，即用白虎加人参汤。

**【第223条】**若脉浮发热，渴欲饮水，小便不利者，猪苓汤主之。

**【按】**

1. 此无冠名，乃接前条而言。

2. 此亦“渴欲饮水”，与第222条相似，然病机有别。第222条为阳明经热，而此条为水热互结而阴伤。

何以知有热？脉浮发热可知。何以知有水？渴且小便不利。何以知阴伤？虽脉浮发热、渴欲饮水、小便不利阴伤亦可见之，但仅据此，尚不足以诊为阴虚，当有尺细数或尺浮动，阴虚阳偏盛之脉，否则难以遽断。

3. 水饮何来？或为暑夹湿，相兼而袭；或素有水湿停蓄，与热相合。

阴虚何来？或热盛耗伤阴液，或素有阴虚，致水热相合而兼阴虚。

4. 此条示人以重要法则，即湿与燥可以并见。一般只知见湿利湿化湿，而将养阴化湿视为禁忌。吴鞠通《温病条辨》治湿温之禁忌曰：“滋之病深不解。”因湿为阴邪，其性黏腻，易阻气机，再予阴柔之品养阴，则湿更难化，故病深不解。然水饮与湿，皆为邪水，“邪水盛一分，真水少一分”，湿与燥常相伴而现，故化湿与养阴相反以相成。知邪水与正水之间的关系，则知化湿与养阴并用之理，并行不悖。

在何种情况下，化湿须加养阴之品？可见于三种情况：

一是苔白厚而干，湿未化而津已伤，此时当化湿同时加养阴生津之品，如麦冬、石斛、天花粉等。

二是白苔绛底者，湿遏热伏，热已入营血，须加生地黄、玄参、麦冬等。

三是阴虚水肿，舌光绛，脉细数或尺动数，当养阴利水。

**【第224条】**阳明病，汗出多而渴者，不可与猪苓汤。以汗多胃中燥，猪苓汤复利其小便故也。

**【按】**

1. 此论阳明病热盛津伤者禁用猪苓汤，故以阳明病名之。

2. 阳明病汗多而渴，乃阳明经证，热盛迫津而汗多，热盛伤津而渴。其病机在于热盛津伤，法当清热生津，若予猪苓汤利水，则津更伤且热愈炽，故禁。

3. 第222条之渴欲饮水，为阳明热盛津伤；第223条之渴欲饮水，乃水热互结而阴伤；本条之汗多而渴，乃阳明经热，故不可予猪苓汤利尿，用之则伤津助热，故禁。

**【第225条】**脉浮而迟，表热里寒，下利清谷者，四逆汤主之。

【按】

1. 此无冠名，接上条之阳明病而言。

2. 四逆汤乃少阴本病之主方，何以亦以阳明病相称？

阳明病本证有二大证，一是阳明经热，一是阳明腑实。二者皆是阳明实热证，故以“胃家实”概括二者的性质与特征。而阳明虚寒者，其病位亦在阳明，故亦以阳明病相称，然此非阳明病之本证，乃阳明病之变证。列之，以与阳明本病相鉴别，一为实热，一为虚寒。

3. 何以知为虚寒？以脉浮而迟且下利清谷可知，迟主寒，此迟必沉取无力。浮，乃虚阳浮越于外而浮，此浮，必按之虚，此即以脉定证。

“下利清谷”，脾胃虚寒，不能消磨腐熟，致完谷不化。下利清水者，乃脾胃虚寒清浊不别，水走大肠，且肾阳亦惫，关门不利，故下利清谷。此种下利，并不臭秽，而是味腥，色清淡。重则洞泄不止，肛门失于约束而为洞，粪水外淫而分不清次数。此时必伴肢厥、蜷卧、萎靡等象，脉沉取必微细，此即“里寒”。

4. 何以表热？此热，非太阳表证而热，乃里虚寒，虚阳外浮使然，其脉浮，亦因虚阳外浮所致。此热，亦可体温高、颧红、烦躁、欲卧泥地、欲入井中，当引火归原。

**【第 226 条】**若胃中虚冷，不能食者，饮水则哕。

【按】

1. 此无冠名，接上条而言。

2. 脾胃虚寒，不能受纳，故不欲食；运化失司，胃气逆，故饮水则哕。

**【第 227 条】**脉浮发热，口干鼻燥，能食者则衄。

【按】

1. 此无冠名，乃接前条而言。

2. 阳明病有本证与变证之分，有实热与虚寒之别。

第 225 条有“脉浮、表热”，本条亦有“脉浮发热”，二者如何区分？第 225 条是“表热里寒，下利清谷”。此条之“脉浮发热”，伴“口干鼻燥，能食”。能食者为阳热，热盛则消谷善饥，故能食。里热盛而外淫，则身热脉浮，口干鼻燥。

本条“能食”，第 226 条为“不能食”，此亦为鉴别实热与虚寒的重要指征。热则杀谷而能食，虚寒则不能受纳、腐熟而不能食。

**【第 228 条】**阳明病，下之，其外有热，手足温，不结胸，心中懊侬，饥不能食，但头汗出者，栀子豉汤主之。

【按】

1. 此言热郁胸膈者，为阳明热盛的一种类型，故以阳明病冠之。

2. 此阳明病，乃指阳明经热而言，若为阳明腑实，则当下之。阳明经热，乃是无形热盛，法当辛凉清透，如白虎汤。若阳明经热而误下之，热陷未与水结，故不结胸。热陷而郁，郁热位在胸膈，扰心则心中懊憹；热壅于胃则饥而不欲食；郁热上迫则头汗出；郁热外淫则身热，手足温。

3. 何以知为郁热？脉当沉而躁数，此乃郁热典型之脉象。凡郁，皆因气滞而郁，正如费伯雄所说："凡郁病必先气病，气得流通，何郁之有。"气郁，故脉沉；热郁于内，不肯宁静，故尔躁数。其轻者，脉沉而数；其重者，可见沉迟、细、涩、小等，然按之必有一种奔冲不肯宁静之感。

其病位在胸膈，脉当上部沉而躁数，此上以候上也。

**【第229条】**阳明病，发潮热，大便溏，小便自可，胸胁满不去者，与小柴胡汤。

**【按】**

1. 此为少阳阳明合病。既为合病，当以少阳阳明合病为名冠之，何以独曰阳明病？概因邪乍入阳明，尚未成实，且少阳之邪未尽，此属阳明证之轻者，犹可以小柴胡汤逆流挽舟，提取下陷之热邪。如太阳阳明合病之自下利，以葛根汤主之；热入血室以小柴胡汤主之，皆有逆流挽舟之意。

2. 阳明病，发潮热，此阳明已然成实的指征，然大便溏，小便自可，知阳明之热尚未成实，故知此为阳明病之轻证。胸胁满不去者，乃少阳之邪已传阳明，然少阳之邪未尽，故胸胁满不去。

**【第230条】**阳明病，胁下硬满，不大便而呕，舌上白苔者，可与小柴胡汤。上焦得通，津液得下，胃气因和，身濈然汗出而解。

**【按】**

1. 此为少阳阳明合病，然不以合病为名，独以阳明病冠之，何也？此为少阳之邪初入阳明，少阳之邪未尽，阳明腑实已萌，然虽不大便，未成燥屎，此阳明病之轻者，故以阳明病名之。

2. 胁下硬满而呕，此少阳之邪未尽；阳明腑实虽萌，然未言大便已硬，尚无腹之胀满痛；舌苔白者，尚未化热化燥，无腑实之舌征。邪初入，犹可逆流挽舟，提取下陷之热邪，故以小柴胡汤主之。

3. 肺居上焦，为水之上源，津液靠肺之宣发敷布。三焦属少阳，少阳郁结，枢机不利，肺失治节，水道不通，津液不行，大肠失润而不大便。予小柴胡汤，调畅枢机，通调三焦，津液得下，胃气因和，大便得解，且人身阴阳和而后汗，故身濈然汗出而解。

第229条与第230条，皆阳明病初始，为阳明病之轻者，且皆与小柴胡汤治之，病机虽同，而判断指征不同。第229条虽邪乍入阳明且已潮热，然大便尚溏，小便自可，腑未成实，知为阳明腑证之轻者。第230条为阳明腑证始萌，虽不大便，然屎未定成硬，且呕而苔白，未成燥热，故知为阳明证之轻者。二条均予小柴胡汤主之，皆寓逆流挽舟之意。

**【第231条】** 阳明中风，脉弦浮大而短气，腹都满，胁下及心痛，久按之气不通，鼻干，不得汗，嗜卧，一身及目悉黄，小便难，有潮热，时时哕，耳前后肿。刺之小差。外不解，病过十日，脉续浮者，与小柴胡汤。

**【按】**

1. 此少阳阳明并病，脉浮大为阳明，弦为少阳。不以并病为名，而以阳明中风冠之，何也？中风，乃指阳盛化热，正如第190条所云："阳明病，若能食，为中风；不能食，为中寒。"此之阳明中风，意为阳明热盛。脉浮而大，乃阳明热盛之脉，腹满、短气、按之不通、鼻干、不得汗、潮热，皆阳明腑证始萌之征。脉弦、胁下及心痛、嗜卧、身目黄、时时哕、耳前后肿、小便难，皆少阳郁结之邪未尽之象。然以阳明热盛为主，故以阳明中风名之。

2. 少阳郁结，气机不利，三焦不畅，水湿停蓄而身黄、小便难。少阳郁热循经而传于耳之前后，则耳前后肿，即痄腮。刺之不愈而续浮，邪未解也。因少阳之邪初入阳明，尚未成阳明腑实，犹可逆流挽舟，提取下陷之邪，故予小柴胡汤主之。

**【第232条】** 脉但浮，无余证者，与麻黄汤；若不尿，腹满加哕者，不治。

**【按】**

1. 此无冠名，乃接上条而言。第231条脉浮弦大，而本条仅有脉浮，无余证，且以麻黄汤主之，当为太阳伤寒证。

2. 脉但浮，此表也。无余证者，乃无少阳、阳明及三阴证，故予麻黄汤散其表寒。

仅据脉浮，尚不可遽予麻黄汤，必有寒热无汗、头身疼痛、脉紧而浮者，方可用麻黄汤。文中未言及者，乃仲景省略之笔。

3. 本条排列的意义

前几条，皆言阳明病之轻证，为什么突然插一条麻黄汤证？前几条皆予小柴胡汤，为什么笔锋一转，论不治之证呢？颇显唐突，实则不然，皆为鉴别而设。

为什么插入一条麻黄汤证？因前条脉弦浮大，乃三阳并病之脉；本条脉但浮，与麻黄汤，乃太阳表证，列之相互鉴别。

若阴证，化源已竭而不尿，胃气已败而为腹满且哕，其脉浮，绝非表证，乃阴盛格阳于外，与麻黄汤汗之必亡。脉虽浮，按之必虚。

**【第233条】** 阳明病，自汗出，若发汗，小便自利者，此为津液内竭，虽硬不可攻下之，当须自欲大便，宜蜜煎导而通之。若土瓜根及大猪胆汁，皆可为导。

**【按】**

1. 此论津亏便秘的证治，为阳明之变证，以与阳明本证鉴别，故以阳明病为名冠之。

2. 此虽便秘，似阳明证之便硬，然无阳明之腹征，而是因发汗、利小便致津伤，大肠失濡而便秘，故不可攻之，待津回，自欲大便方可。

阴虚便秘，有阴虚、血亏、津液亏、精血亏之别，皆属正虚便秘范畴，而津亏便秘属其中一种。这些阴亏便秘者，皆无腹部的痞满燥实坚的阳明腑实之特征，亦无潮热谵语等症，主症就是便秘。施以外导法，是一大创造，切实有效。

何以知为津亏便秘？脉当细数，舌干少津。

**【第 234 条】阳明病，脉迟，汗出多，微恶寒者，表未解也，可发汗，宜桂枝汤。**

**【按】**

1. 为何以阳明病名之？阳明本病，包括两类，一是阳明腑实证，一是阳明经证。而脾胃虚寒者，因其病位在阳明，《伤寒论》中亦以阳明病相称，但不属阳明本病，吾以阳明类证相称，意在与阳明本病相区分。

本条以阳明病相称，且云“表未解”，以桂枝汤治之，当属阳明虚寒，又兼表证。

2.“脉迟”，阳明腑实者可脉迟，如第 208 条之“阳明病，脉迟……大承气汤主之。”本条亦云“阳明病，脉迟……宜桂枝汤。”脉皆迟，何以别之？阳明腑实之迟，因热结阻滞气机而脉迟，虽迟，必按之有力，且有一种奔冲不宁之感。阳明虚寒之迟，当沉取无力。

“汗多，微恶寒者”，白虎汤证可见之，脾胃虚寒可见之，太阳表虚者亦可见之。阳明经热者，脉洪大；阳明虚寒者，脉沉无力；里虚兼表者，脉浮弱，如第 42 条：“太阳病，外证未解，脉浮弱者，当以汗解，宜桂枝汤。”

桂枝汤益胃气，调营卫，安中以攘外，故主治虚人外感。

**【第 235 条】阳明病，脉浮，无汗而喘者，发汗则愈，宜麻黄汤。**

**【按】**

1. 脉浮，无汗而喘，予麻黄汤发汗，此乃太阳表寒证。何以不称太阳病，而以阳明病为名冠之？此为太阳阳明，太阳之邪已传阳明，故以阳明病相称。表邪虽入阳明，然尚未成腑实，阳明腑实尚轻，而以太阳表寒为著，故以麻黄汤汗之，此与第 229 条、第 230 条之阳明病予小柴胡汤者意同，皆逆流挽舟之法。

第 179 条已明确指出，有正阳阳明、少阳阳明、太阳阳明。当太少二经之邪传入阳明，皆有一个传变过程，有的乍传，阳明病尚轻，而太少之邪未尽，此时犹可逆流挽舟，提取下陷之邪，故有虽以阳明病相冠，却不予白虎汤、承气汤，而予小柴胡汤、麻黄汤之法。

仲景谆谆告诫我们，慎用清下之法，必阳明热盛或阳明腑实，方可用清下二法。

**【第 236 条】阳明病，发热汗出者，此为热越，不能发黄也；但头汗出，身无汗，剂颈而还，小便不利，渴引水浆者，此为瘀热在里，身必发黄，茵陈蒿汤主之。**

【按】

1. 此论阳明湿热发黄证，为阳明热盛兼湿者，故以阳明病冠之。

2. 热越，指热随汗出而泄越于外也。若湿热相合，则湿遏热炽，热蒸湿横，相互为疟，湿热交蒸而发黄。

何以知有湿遏？头汗出而身无汗，渴引而小便不利，此湿之征也。其他如胸痞、脉濡数、苔黄腻，亦为湿热常见之症。茵陈蒿汤清热利湿，为治阳黄之千古名方。

**【第 237 条】**阳明证，其人喜忘者，必有蓄血。所以然者，本有久瘀血，故令喜忘。屎虽硬，大便反易，其色必黑者，宜抵当汤下之。

【按】

1. 此论阳明蓄血证，为阳明腑实兼瘀者，故以阳明证冠之。

2. 何以知有瘀血？仲景提出两条重要指征：一是喜忘，一是便硬反易，其色黑。

何以喜忘？瘀热互结，阻于络脉，出入废，则神机化灭，故尔喜忘，亦可为痴呆、昏迷、狂躁等，抵当汤破瘀泄热，力雄功卓。

王清任以活血化瘀法彪炳史册，然破瘀、逐瘀诸法尚未论及，当深入探讨仲景治瘀诸法，以光大仲景治瘀之学。

**【第 238 条】**阳明病，下之，心中懊侬而烦，胃中有燥屎者，可攻。腹微满，初头硬，后必溏，不可攻之。若有燥屎者，宜大承气汤。

【按】

1. 此论阳明病可攻与不可攻的标准，故以阳明病为名冠之。

2. 可下的标准为有燥屎。仅心烦懊侬，尚不可攻，栀子豉汤证亦有此症。判断有无燥屎，当具三征，即脉征、腹征、舌征。

典型的脉征是沉实，甚者可沉、迟、细、小、涩乃至厥，然必有一种不肯宁静之感。

典型的腹征是痞满燥实坚，轻者可腹胀满疼痛拒按，便硬或热结旁流。

典型的舌征为舌老红，或深绛，苔黄干起刺，或黑而起刺，苍老坚敛。

仲景还提出，潮热、手足濈然汗出、小便利为阳明腑实的指征，皆可参。

若初硬后溏，此脾虚，非阳明热结，故不可下。

**【第 239 条】**病人不大便五六日，绕脐痛，烦躁，发作有时者，此有燥屎，故使不大便也。

【按】

1. 此以病人名之，泛指外感内伤百病，皆有出现阳明腑实证之可能。

2. 本条再次申明判断燥屎是否已然形成的标准，即“不大便五六日，绕脐痛，发作有时，烦躁”。此阳明腑实之腹征。当然，临床还要察其脉征、舌征等，全面分析。

**【第240条】**病人烦热，汗出则解，又如疟状，日晡所发热者，属阳明也。脉实者，宜下之；脉浮虚者，宜发汗。下之与大承气汤，发汗宜桂枝汤。

**【按】**

1. 此以病人为名冠之，亦泛指外感内伤百病。

2. 病人身热、心烦，阳明病可见，外感病亦可见。若脉实且潮热者，为阳明腑实，可下；若脉浮虚，此营卫不和，可汗。同一组症状，因脉之虚实不同，治则大相径庭，此即以脉定证。

**【第241条】**大下后，六七日不大便，烦不解，腹满痛者，此有燥屎也。所以然者，本有宿食故也。宜大承气汤。

**【按】**

1. 本条无冠名，乃接上条而言。

2. 阳明腑实，下后邪气尽否，如何判断？仲景提出“六七日不大便，烦不解，腹满痛”，为邪未尽，仍有燥屎，可再下之。当然，亦要察其脉实否。因上条已言“脉实者，宜下之”，故此条未复言脉，以免重复冗赘。

**【第242条】**病人小便不利，大便乍难乍易，时有微热，喘冒不能卧者，有燥屎也。宜大承气汤。

**【按】**

1. 此以病人为名，泛指外感内伤百病。

2. 仲景于本条中，再次提出对不典型的阳明腑实证的判断标准。

典型的大承气汤证，应具备脉征、舌征、腹征，且小便利、潮热、手足濈然汗出，是燥屎已成的标准。然本条热未潮，仅微热，小便不利；大便乍难乍易且未硬，亦未言手足濈然汗出否，大承气汤证的表现并不典型，何以用大承气汤下之？仲景的着眼点在于喘冒。何以喘冒？乃浊热上攻也。

喘冒的原因甚多，虚实寒热皆有，欲确定是阳明腑实而引起的喘冒，尚须具备脉征、舌征、腹征。至于小便利否、潮热否、手足汗否等，都不是判断的金指标。

燥屎内结，郁热在里，则上攻、下迫、内窜，上攻于肺则喘，上攻于心则谵语、神昏、眩冒；下迫则便硬或热结旁流，腹胀满疼痛或硬；内窜则昏厥、生风、动血等，临床表现繁多，然其病机则一，皆阳明热结所致，故治则治法亦同，皆予承气汤下其热结，釜底抽薪。

**【第243条】**食谷欲呕，属阳明也，吴茱萸汤主之。得汤反剧者，属上焦也。

**【按】**

1. 呕乃胃气上逆所致，其病位在胃，故曰属阳明也。

阳明病本证为胃家实，属热、属实；本条亦曰阳明病，属虚、属寒，可称为阳明类证，意在相互比较、鉴别。

2. 以方测证，此食谷欲呕，当为胃虚寒所致，故以吴茱萸汤温胃散寒。若脾胃阳虚，寒邪直客阳明者，此方温而能散，亦主之。

3. 何以“得汤反剧者，属上焦也”？肺主治节，肺失宣降，则胃气不降，反逆于上，胃中之邪，不得假道于肺而宣散，故逆而上，得汤反剧。可取薛生白连苏饮法，加苏叶以宣通肺气。

**【第244条】**太阳病，寸缓关浮尺弱，其人发热汗出，复恶寒，不呕，但心下痞者，此以医下之也。如其不下者，病人不恶寒而渴者，此转属阳明也。小便数者，大便必硬，不更衣十日，无所苦也。渴欲饮水，少少与之，但以法救之。渴者，宜五苓散。

**【按】**

1. 本篇为阳明篇，何以又冒出个太阳病？之所以用太阳病为名冠之，乃指其传变而言，初为太阳病，邪传阳明，此称太阳阳明。

2. 本条谈了太阳病误下及未经误下的两种转归。

（1）当病在太阳阶段时，寸缓关浮尺弱，何也？缓主风，寸缓为风客上焦；关浮者，胃气虚，气虚乃动而脉浮；尺主下焦，尺弱者，肾气虚也。从脉象分析，此太阳病当为太阳表虚，卫虚不固而发热汗出。

（2）若太阳病经误下后的变证

①下后变证之一：伤阳。复恶寒者，下后阳气伤而复恶寒也。“复”者，去而复来也。太阳病初犯当恶寒，然寒除但热，热传阳明，误下之，伤其阳气，故恶寒复至。

②下后变证之二：邪传少阳。若邪传少阳，当出现少阳病的见症，但不呕，知未传少阳。

③下后变证之三：成痞。太阳病误下伤脾，表邪内陷，升降失司而成痞，此为太阳坏证，乃医下之误。

（3）若太阳病未经误下，亦可出现多种变证

①变证之一：阳明经热。若不下者，恶寒罢，为太阳证已解；渴者，为热入阳明津伤而渴，渴者属阳明。若为阳明经证，可予白虎加人参汤主之。

②变证之二：阳明腑实。“小便数”，乃津液旁渗，“大便必硬”，燥屎已成，可予承气汤下之。

③变证之三：脾约。若太阳内传阳明，津伤而大肠失濡，致“不更衣十日，无所苦”。无所苦者，无阳明腑实之痞满燥实坚也。

④变证之四：膀胱蓄水。太阳病，可循经入腑，成膀胱蓄水证。其渴者，因膀胱蓄水，津液不布而渴，可予五苓散治之。

3.“但以法救之”。太阳病，或下或未下，变证多端，治当随证而异，此为“观其脉证，知犯何逆，随证治之”的原则变通，示人以灵活辨治，不可墨守成规。

**【第245条】**阳脉微而汗出少者，为自和也；汗出多者，为太过。阳脉实，因发其汗，出多者，亦为太过。太过者，为阳绝于里，亡津液，大便因硬也。

**【按】**

1. 本条首言脉，无冠名，乃接上条之“太阳阳明”而言。

2. 论脉：本条所论之脉，乃太阳阳明之脉。太阳表热传入阳明，见大汗出，脉洪大，此阳明经热。当阳明经证自和时，必热退、汗敛，其脉较洪大时亦微，这个微，不是微脉，而是脉由洪大而渐缓之意。若解成微脉，乃正已衰，何言自和。

“汗出多者，为太过”，此汗乃阳明热盛，迫津外泄之汗，汗多，热亢盛，故为太过。

“阳脉实”，指浮大洪数之脉。若因热盛而发汗多，亦为太过。汗出太过，或亡阳，或伤津，或邪陷入里。此脉实，知为邪盛，而非正衰。

“阳绝于里”，此绝，乃阳闭结于里。阳结津伤，故大便因硬。

**【第246条】**脉浮而芤，浮为阳，芤为阴。浮芤相搏，胃气生热，其阳则绝。

**【按】**

1. 此无冠名，开首言脉，乃接太阳阳明证言之。

2. “浮芤脉”，浮为阳脉，热盛而浮。芤乃浮大中空，芤则为虚，或因虚寒而芤，或亡血失精而芤。本条之芤，因是阳明经热而芤，为热盛津伤。津伤则阳亢，致胃气生热，其热浮动致脉芤。

“其阳则绝”者，指胃热而言；胃气生热津液乃伤。

**【第247条】**趺阳脉浮而涩，浮则胃气强，涩则小便数。浮涩相抟，大便则硬，其脾为约，麻子仁丸主之。

**【按】**

1. 此亦首论脉，无冠名，乃接前之太阳阳明论之。

2. “浮则胃气强”，乃胃热盛而浮，“涩则小便数”，津液亏而涩，热迫津下而小便数。浮涩相抟，胃热津亏则大便硬。

阳明腑实而便硬，其脉当沉实；此亦便硬，乃胃热津亏，其脉浮涩，乃虚实相兼者，故润下并施，予麻仁滋脾丸主之。

**【第248条】**太阳病三日，发汗不解，蒸蒸发热者，属胃也，调胃承气汤主之。

**【按】**

1. 此言太阳病，已由太阳传入阳明。邪已离太阳，故汗之热不解。

2. 蒸蒸发热不解者，乃胃家实也，当予调胃承气汤，下其热结，腑气通，气机畅，自可濈然汗出而解，此即下法以退热者。

现在见发热，则称感染，动辄清热解毒抗感染，此坠入西医治热之巢穴，对号入座，实则八法皆可退热。

**【第249条】**伤寒吐后，腹胀满者，与调胃承气汤。

**【按】**

1. 此以伤寒冠名，乃广义伤寒。

2. 以调胃承气汤所治之腹胀满，当为阳明腑实轻者，仲景未言腑实的其他脉舌症，乃省略之笔，至于是否吐后所致，不必拘泥，只不过是伤寒传为阳明证的引子而已。

**【第250条】**太阳病，若吐、若下、若发汗后，微烦，小便数，大便因硬者，与小承气汤，和之愈。

**【按】**

1. 此以太阳病为名冠之，亦言阳明病由太阳传变而来，即太阳阳明。

2. 大便硬、微烦、小便数，且予小承气汤，此为阳明腑实无疑。至于是否经汗吐下，不必拘泥。

**【第251条】**得病二三日，脉弱，无太阳柴胡证，烦躁，心下硬，至四五日，虽能食，以小承气汤，少少与，微和之，令小安，至六日，与承气汤一升。若不大便六七日，小便少者，虽不受食，但初头硬，后必溏，未定成硬，攻之必溏。须小便利，屎定硬，乃可攻之，宜大承气汤。

**【按】**

1. 此无冠名，乃接上条“太阳病”而言。

2. “得病”，是指初得病之时，为太阳病。太阳病已过二三日，已无太阳证，亦无少阳证，其病何在？症见烦躁，心下硬，乃已传阳明。

至四五日能食，乃里热也，此即第190条所云：“阳明病，若能食，名中风。”以小承气汤，少少与之，泄其热，令小安。若延耽至六日，与承气汤一升。此承气汤，未明言是大小或调胃承气，意在视具体情况而定。

3. “若不大便六七日，小便少者，虽不受食，但初头硬，后必溏，未定成硬，攻之必溏。”

已不大便六七日，且初头硬，是否燥屎已成而可攻呢？此初硬后溏，且未言脉征、腹征、舌征，尚不可遽予攻之。

“虽不受食”，乃阳明燥屎形成与否的一个判断指征。第215条：“阳明病，谵语，有潮热，反不能食者，胃中必有燥屎五六枚也；若能食者，但硬耳。”不能食，且小便利，为燥屎已成；若能食，且小便不利，为屎初头硬，后必溏，尚未成燥屎，乃脾虚也，不可攻，攻之必溏。

4. “脉弱”。弱本正虚之脉，断不可攻。何以本条脉弱尚攻之？此弱，非弱脉，乃是较初得病时太阳病之脉弱而已，因邪已陷里，故浮取为弱。

【第252条】伤寒六七日，目中不了了，睛不和，无表里证，大便难，身微热者，此为实也，急下之，宜大承气汤。

【按】

1. 以伤寒冠名，乃广义伤寒。何以不用阳明病冠名？因伤寒有五，不论伤寒、中风、温病、热病，还是湿温化热化燥入于阳明，皆可成阳明病，这就指明了阳明病涵盖的范围，故以伤寒名之。

2. 经云："五脏六腑之精气，皆上注于目而为之睛。"今阳明腑实，浊热亢盛，耗伤阴精，阴精不得上华于目而"目中不了了，睛不和"，视物不清，目无神光。

"无表里证"者，阳明热结即为里证，何言无表里证？这个"无表里证"者，是针对"目中不了了，睛不和"而言，其他表里证并不突出。治当急下存阴，予大承气汤急下之。

【第253条】阳明病，发热汗多者，急下之，宜大承气汤。

【按】

1. 此以"阳明病"冠之，且予大承气汤急下之，乃阳明腑实证。

2. 阳明病见"发热汗多者"，阳明经证有之，阳明腑实亦有之，皆为热迫津泄而大汗。

何以区分是阳明经热大汗，还是阳明腑证大汗？经证者，可大热、大汗、大烦渴、脉洪大，其中脉洪大是主要指征。洪脉当浮大，热有外达之势，治当因势利导，以辛甘寒之重剂白虎汤达热出表。阳明腑实者有舌征、脉征、腹征，其中脉沉实为主要指征，缘于热与糟粕相结，阻滞气机，气血不能畅达以充盈鼓荡于脉，故尔脉沉实。

3. 汗多何以须急下？汗为津液所化，为五液之一，且汗血同源。大汗可伤阳亦可伤阴，故急下以存阴，釜底抽薪。

【第254条】发汗不解，腹满痛者，急下之，宜大承气汤。

【按】

1. 此无冠名，乃接上条而言。

2. 开首即言"发汗不解"，是何用意？意指本为太阳病，发汗不解，邪传阳明，成为太阳阳明。

3. 本条突出的症状是"腹满痛"，此因燥屎闭结所致，故予大承气汤急下之。

4. 三急下证，皆因阳明腑实而证情急迫所致。虽皆予大承气汤下之，但症状侧重不同，一为目睛不和，一为大汗，一为腹痛，皆因燥热攻迫所致。燥热在里，不得外达，必上攻、下迫、内窜，高热、头痛、喘急、谵语昏狂、痉厥、动血等症皆可出现，只要舌征、腹征、脉征备者，皆可仿三急下法，逐其热结，急下存阴。

【第255条】腹满不减，减不足言，当下之，宜大承气汤。

【按】

1. 此无冠名，乃接前条。

2. 此以腹满为主症，予大承气汤下之，关于使用大承气汤的其他见症并未言及，意在省略之笔，当前后互参，非一见腹满即下之。

**【第256条】**阳明少阳合病，必下利，其脉不负者，为顺也；负者，失也，互相克贼，名为负也。脉滑而数者，有宿食也，当下之，宜大承气汤。

【按】

1. 以阳明少阳合病名之，昭示疾病的传变关系。阳明胃，与脾相表里，属土；少阳胆，与肝相表里，属木。二经合病，相互克贼而下利。

2. 本条以脉判断阳明少阳合病下利顺逆。“负者，失也”，即虚也。“其脉不负者”，指阳明脉强而不虚，示胃气强，不为木之克伐所伤，此为顺，预后佳。若胃气虚，其脉负者，为木克土，从所不胜来者为贼邪，为逆。

阳明脉滑而数者，此宿食与热结胃肠，当下之，宜大承气汤。

3.《伤寒论》合病下利共三条

（1）第32条:“太阳与阳明合病者，必自下利。葛根汤主之。”以表邪为重，用葛根汤解表，逆流挽舟。

（2）第172条:“太阳与少阳合病，自下利者，与黄芩汤。”此以少阳为重，胆火内迫胃肠而下利，以黄芩汤清热和里。

（3）本条为阳明少阳合病而下利，重在阳明之里，宿食燥热相结，主以大承气汤泄其热结。

三者虽皆为合病下利，但病机与治疗均不同。主以葛根汤者，脉当浮紧；主以黄芩汤清胆热者，脉当弦数；主以大承气汤泄其热结者，脉当沉实。并非“下利不利小便，非其治也。”

**【第257条】**病人无表里证，发热七八日，虽脉浮数者，可下之。假令已下，脉数不解，合热则消谷善饥，至六七日不大便者，有瘀血，宜抵当汤。

【按】

1. 此以“病人”为名冠之，乃包括外感内伤百病，凡见阳明腑实者，皆可下之，凡见阳明蓄血者，皆可逐瘀。

2.“可下之”，当指阳明腑实而言，以承气汤下之。

可是本条中，仲景所给出可下的指征，只有“发热七八日，脉浮数”，其他症状无，仅凭这两点是不足以断为阳明腑实的，当前后互参方可。

3.“无表里证”何意？既言可下，必有里证。“无表里证”者，当解为只有阳明腑实，无其他经病。若仅从字面来解，则既无表证，又无里证，那不是健康人吗？健康人，何须猛剂攻下？

4.“有瘀血，宜抵当汤”。仲景本条所给出的抵当汤证的症状，只有“脉数不解、消谷善饥、不大便”三点。仅凭这三点，是不可能遽予抵当汤的，当前后互参，方可断之。

5.“虽脉浮数者，可下之”。余提出判断阳明腑实须具脉征、腹征、舌征，脉当沉实。可是本条提出脉浮数者可下之，岂不相悖？非也。

诊脉当分浮中沉三部，本条之“浮数”，仅是浮取之脉，而未言沉取。若沉取，此脉必沉实数，故可下之。

为什么又言脉浮数呢？此浮数非表证之脉，因仲景已明言无表证，那么，为什么脉浮数呢？乃阳明之热外淫肌表。

诊脉之法，以沉为本，以沉为根。虽浮数，然沉取数实者，则当以沉候为据，故可下之。

6.下之脉数不解，乃热不除也。若热与糟粕相结者，下之热当解。若热不解者，则热未与糟粕相结，乃与血相结。何以知与血相结？当参抵当汤诸条。

**【第258条】**若脉数不解，而下不止，必协热便脓血也。

**【按】**

1.此无冠名，乃接前条而言。

2.虽已下之，脉数不解，热未除，热迫胃肠而下利，腐败气血而便脓血，可予白头翁汤治之。

阳明热盛，有气分血分之分。热在气分者，有经热腑实之别。热在血分者，有瘀热与耗伤动血之异。如第237条之抵当汤证，为热与血结，本条为热腐气血而便脓血。

**【第259条】**伤寒发汗已，身目为黄。所以然者，以寒湿在里不解故也。以为不可下也，于寒湿中求之。

**【按】**

1.此以伤寒为名冠之，当为广义伤寒，乃寒湿之阴邪所伤。

2.伤寒，有寒化热化两途，热化者，邪热燔灼，伤阴化燥。寒化者，伤阳伤气，阴霾痹空。

本条寒湿发黄，乃阴黄也，可酌予茵陈五苓散、茵陈术附汤等。

3.本条非阳明本病，然病位亦涉阳明，故列举之，以与阳黄相鉴别。

**【第260条】**伤寒七八日，身黄如橘子色，小便不利，腹微满者，茵陈蒿汤主之。

**【按】**

1.以伤寒冠名，亦指广义伤寒。

2.身黄如橘色，乃湿热交蒸而黄，属阳黄。湿热蕴结而腹满、小便不利。当与第236条、第199条、第200条互参。

【**第 261 条**】伤寒身黄发热，栀子柏皮汤主之。

【**按**】

1. 以伤寒名之，乃指广义伤寒而言。

2. 广义伤寒，皆有出现发黄之可能。湿热交蒸为发黄常见之因，然热盛败血、瘀血、寒湿、正虚等，皆可成黄，如第 125 条抵当汤证之发黄，乃瘀热而黄；第 6 条之“微发黄色”；第 111 条之“两阳相熏灼，其身发黄”乃热盛败血而黄;《金匮要略》肾虚女劳疸，燥瘀之猪膏发煎，虚劳之小建中汤，皆因虚而黄。

本条之栀子柏皮汤，此为阳黄，乃湿热交蒸，而以热盛为主者。以方测证，栀子柏皮皆苦寒之品，寒能清热，苦能燥湿。栀子质轻，清泄三焦之热，又有宣透通利三焦水道之功；黄柏清下焦湿热；甘草和中。三药相合，共奏清热祛湿退黄之功。

【**第 262 条**】伤寒瘀热在里，身必黄，麻黄连轺赤小豆汤主之。

【**按**】

1. 以伤寒为名冠之，乃广义伤寒，凡瘀热在里者，皆可成黄。

2. 本证为表不解，而瘀热在里。表不解，热不得外泄，热与湿合，蕴而发黄。瘀热在里，言其病机；身必发黄，言其临床主症。他症虽略，然据其病机可推断表不解当有恶寒发热、头身痛等；湿热蕴蒸于里而发黄，尚可见胸痞、心烦懊侬、小便不利等。有表当散，湿热当清利，麻黄连轺赤小豆汤解表清利湿热，表里双解。

## 阳明篇总结

阳明篇第 179～262 条，共 83 条。

### 【概述】

阳明病，为外感病之热极阶段，其位在阳明胃肠。因肺与大肠相表里，脾与胃相表里，故病变亦涉肺脾。

阳明病，可分阳明本病与阳明类证两大类。

**（一）阳明病**

阳明本病分阳明腑实与无形热盛两大类。所谓本病，指胃家实者，具有里、热、实的特点。

1. 阳明腑实

（1）热与糟粕相搏结的承气汤证。

（2）脾约证。

（3）热与血结的抵当汤证。

（4）热与水结的猪苓汤证。

（5）湿热相合的阳黄证。

2. 无形热盛

（1）阳明经热之白虎汤证；

（2）郁热的栀子豉汤、黄芩汤证。

**（二）阳明类证**

所谓类证，是指病位在阳明，但性质与阳明本病有别，具有里、虚、寒的特点。言类证，意在与本证相鉴别。

阳明类证包括脾胃虚寒的吴茱萸汤证和寒湿相合的阴黄证。

## 【各论】

**（一）阳明本病**

1. 阳明病总纲及临床特点

第 180 条：阳明提纲证为“胃家实”。

第 181 条：“不更衣，内实大便难者，此名阳明也。”

第 182 条，阳明外证：“身热汗自出，不恶寒，反恶热也。”

第 185 条：“呕不能食，而反汗出濈濈然也。”

第 208 条：“手足濈然汗出者，此大便已硬也。”

第 187 条：“伤寒至七八日，大便硬者，为阳明病也。”

第 188 条：“伤寒转系阳明者，其人濈然微汗出也。”

第 240 条：“日晡所发热者，属阳明也。”

第 251 条：“须小便利，屎定硬。”

第 186 条：“阳明脉大。”

综上诸条，阳明病特点：

胃家实；

但热不寒，热不为汗衰；

内实，大便难；

濈然汗出；

小便利，屎定硬；

潮热；

脉大、沉实、迟。

2. 阳明病来源及病机

第 179 条：有太阳阳明，有正阳阳明，有少阳阳明。

第 181 条：汗、下、利小便，此亡津液，胃中干燥，因转属阳明。

第 184 条：阳明居中，主土也，万物所归，无所复传。

第 185 条：太阳病，汗先出不彻，因转属阳明也。

3. 阳明腑实证

（1）大承气汤证

第 208 条：脉迟，身重，腹满而喘，手足濈然汗出。

第 209 条：潮热，大便硬。

第 212 条：但发热，谵语者。

第 215 条：谵语，潮热。

第 217 条：绕脐痛，烦躁，此有燥屎。

第 220 条：潮热，手足濈然汗出，大便难而谵语。

第 238 条：心中懊侬，烦，有燥屎。

第 239 条：绕脐痛，烦躁，必有燥屎。

第 240 条：脉实，日晡所发热。

第 241 条：烦，腹满痛，有燥屎。

第 242 条：喘冒，不能卧，有燥屎也。

第 251 条：须小便利，屎定硬，乃可攻之。

第 252 条：目不了了，睛不和。

第 253 条：发热汗多，热不为汗衰。

第 254 条：腹满痛。

第 255 条：腹满不减，减不足言。

第 256 条：脉滑而数，有宿食也。

综上诸条，阳明腑实的特点：

胃家实；

但热不寒，不为汗衰，潮热；

内实，大便难；

濈然汗出；

小便利，屎定硬；

脉滑数、实、迟。

后世医家将阳明腑实概括为“痞满燥实坚”。

吾提出三征：

舌征：舌红、深红、干、敛，苔黄、灰、黑、干、起芒刺。

脉征：沉实、沉迟、涩、小、厥，按之必有躁扰不宁之感。

腹征：胀满疼痛、拒按。

不重于热、小便、燥屎、潮热。其热可高可不高，甚至通体皆厥。其便可硬，可热结旁流。其汗可汗出漐漐，亦可灼热无汗。这些，是重要指标，但不是金指标。

烦躁、谵语、不识人、循衣摸床、目睛不了了等，是热扰神明的不同程度表现。

（2）小承气汤

第 208 条：腹大满不通者。

第 209 条：测燥屎法。

第 213 条：汗多、便硬、谵语。

第214条：谵语、潮热、脉滑而疾。

第250条：微烦、小便数、大便因硬。

第251条：脉弱、烦躁、心下硬。

综上所述各条，小承气汤应用指标：

程度轻，以腹胀为主；

热结未甚，脉可见滑而疾，亦可沉实。

（3）调胃承气汤

第207条：阳明病，不吐不下，心烦者。

第248条：发汗不解，蒸蒸发热者，属胃也。

第249条：伤寒吐后，腹胀满者。

**【按】**上述诸条，调胃承气汤乃治热结、气滞较轻，而以燥结为主者。

（4）脾约

第233条：阳明病，自汗出，若发汗，小便自利者，此为津液内竭，虽硬不可攻下之，当须自欲大便，宜蜜煎导而通之。

第245条：汗多，亡津液，大便因硬也。

第246条：脉浮而芤，胃气生热，其阳则绝。

第247条：浮涩相抟，大便则硬，其脾为约，麻子仁丸主之。

此皆津亏便结者，不宜攻，可用导法。阴亏又有便结者，可用麻子仁丸，或温病之增液承气汤。

4. 阳明热证

第219条：三阳合病，腹满身重，难以转侧，口不仁，面垢，谵语遗尿，自汗出者，白虎汤主之。

此三阳合病，以阳明热盛为主，证似中暑，以白虎汤主之。

第222条：若渴欲饮水，口干舌燥者，白虎加人参汤主之。

阳明经热，后世医家概括为“四大”：大热、大汗、大烦渴、脉洪大，四者之中，以脉洪大为主要指征。

第258条：脉数不解，协热便脓血也。

5. 郁热

第197条：阳明病，反无汗，而小便利、呕、咳、头痛、厥。

第198条：阳明病，头眩不恶寒，能食而咳，咽痛。

第221条：脉浮而紧，咽燥口苦，腹满而喘，发热汗出，不恶寒反恶热，身重。

第228条：外有热，手足温，不结胸，心中懊侬，饥不能食，但头汗出者，栀子豉汤主之。

郁热的特征为脉沉躁数，外寒内热。

6. 湿热

第187条：太阴湿热发黄，脉浮而缓。

第 199 条：无汗，小便不利，心中懊侬者，身必发黄。

第 200 条：阳明病被火，额上微汗出，小便不利，必发黄——热重于湿。

第 231 条：三阳合病，胆经湿热，胁下及心痛，一身及目悉黄，小便难，有潮热，时时哕，耳前后肿。

第 260 条：茵陈蒿汤证——湿热。

第 261 条：栀子柏皮汤证——热重于湿。

第 262 条：麻黄连轺赤小豆汤——寒束湿热在里。

7. 热与水结

第 223 条：若脉浮发热，渴欲饮水，小便不利者，猪苓汤主之。

第 224 条：猪苓汤禁：阳明病，汗出多而渴者，不可与猪苓汤。以汗多胃中燥，猪苓汤复利其小便故也。

第 244 条：五苓散证。

8. 阳明血证

第 202 条：阳明病衄血。

第 216 条：下血谵语，热入血室。

第 227 条：脉浮发热，口干鼻燥，能食者衄。

第 237 条：其人喜忘，必有蓄血，屎虽硬，大便反易，其色必黑。

第 257 条：脉数不解，合热消谷善饥，不大便者，有瘀血，宜抵当汤。

**（二）阳明类证**

病位在脾胃，故以阳明病相称；然性质为里、虚、寒，与阳明本证有别，故称类证。

1. 脾胃虚寒

第 190 条：阳明寒热，以能食不能食鉴别之。

第 191 条：阳明病，若中寒者，不能食，小便不利，手足濈然汗出，大便初硬后溏，以胃中冷，水谷不别故也。

第 192 条：狂汗——正虚不能祛邪，正复而与邪争，狂汗乃解。

第 194 条：阳明病，不能食，攻其热必哕，胃中虚冷故也。

第 195 条：阳明病脉迟，食难用饱，饱则微烦头眩，必小便难，此欲作谷疸，下之腹满如故——寒湿谷疸，阴黄。

第 196 条：阳明病，法多汗，反无汗，其身如虫行皮中状者，此以久虚故也——虚痒无汗，肌肤失养，血燥生风。

第 197 条：阳明虚寒，无汗，呕咳，手足厥，头痛。

第 191～197 条：论阳明虚、寒、湿，意在与阳明之热实燥相鉴别。

第 225 条：脉浮而迟，表热里寒，下利清谷者，四逆汤主之。

第 226 条：若胃中虚冷，不能食者，饮水则哕。

第 243 条：食谷欲呕，属阳明也，吴茱萸汤主之。

第259条：寒湿发黄。

2. 阳明病的鉴别

第189条：三阳合病：阳明中风，口苦咽干，腹满微喘，发热恶寒，脉浮而紧，若下之则腹满小便难也。三阳以太少为主、阳明为次，不可下。

第190条：以能食否鉴别寒热。

第229～231条：与小柴胡证鉴别。

第229条：阳明病，潮热，便溏，小便自可，胸胁满不去者，与小柴胡汤。此少阳阳明合病，以少阳为主。

第230条：阳明病，胁下硬满，不大便而呕，舌上白苔者，可与小柴胡汤。此少阳阳明合病，少阳为主。

第231条：三阳合病，脉弦浮大，短气腹满，胁下及心痛，一身及目悉黄，小便难，有潮热，时时哕，耳前后肿。三阳合病，以少阳湿热为主，予小柴胡汤。

第232条：脉但浮，无余证，与麻黄汤。

第234条：阳明病脉迟，汗出多，微恶寒者，表未解也，可发汗，宜桂枝汤。

第235条：阳明病，脉浮，无汗而喘者，发汗则愈，宜麻黄汤。

**（三）禁下**

第204条：伤寒呕多，虽有阳明证，不可攻之。

第205条：阳明病，心下硬满者，不可攻之，攻之利遂不止者死，利止者愈。

第206条：阳明病，面合赤色，不可攻之。必发热，色黄者，小便不利也。

第251条：初头硬，后必溏，未定成硬，攻之必溏。

**（四）阳明病预后**

第183条：病得之一日，恶寒将自罢，即汗出而恶热也。

第201条：阳明病，脉浮而紧者，必潮热，发作有时，但浮者，必盗汗出。

第203条：欲愈。以小便次数多少，判断津液恢复程度，推断大便情况。此测尿法。

第210条：直视谵语，喘满者死，下利者亦死。

第211条：发汗多，若重发汗者，亡其阳，谵语，脉短者死，脉自和者不死。

第212条：不大便上至十日，潮热不恶寒，独语如见鬼状，发则不识人，循衣摸床，惕而不安，微喘直视，脉弦者生，涩者死。

第214条：不大便，脉反微涩者。

第218条：伤寒四五日，脉沉而喘满，沉为在里。而反发其汗，津液越出，大便为难，表虚里实，久则谵语。

# 第五章　少阳病冠名法求索

## 【概述】

少阳者，小阳也。

三阳病，以热盛为主，三阴病，以阴盛为主。太阳当阳盛，阳明为阳极，少阳为阳始衰，进而为三阴。

少阳之枢，乃阴阳出入之枢，出则三阳，入则三阴。少阳居于阴阳交界之处，其性质是半阴半阳，半虚半实。所谓半表半里，皆以病位解，曰少阳居太阳与阳明之间，非也。表为阳，里为阴，半表半里，即半阴半阳。是病性，而不是病位。

少阳含胆与三焦，与足厥阴肝、手厥阴心包相表里，故病多相关，传变多端。

胆主升发疏泄，三焦为原气之别使，主通行元气；又为水道，气化之总司。

少阳性质为半阴半阳、半虚半实，非汗吐下所宜，治当和解。何谓和？和其阴阳也。半虚，当扶其正；半实，当祛其邪。所以少阳病之主方小柴胡汤，实为扶正祛邪，调和阴阳之方。

少阳病，出则三阳，入则三阴，传变多，且或然证繁，何以仅区区十条？因为六经病传变，详于太阳病篇，而他篇略之。少阳之传变，已详于太阳篇中，于少阳篇不再赘述，故尔少阳篇少，当前后互参可也。

## 【各论】

**【第 263 条】**少阳之为病，口苦、咽干、目眩也。

**【按】**

1. 此以少阳病为名冠之，乃少阳病之提纲证也。

2. 关于少阳病的性质，于第 97 条中已明确指出：“血弱气尽，腠理开，邪气因入，与正气相搏，结于胁下。”

“血弱气尽”，是少阳病半阴、半虚的一面；“邪气因入”，是其半阳、半实的一面，故称少阳病是半虚半实、半阴半阳证。“结于胁下”，是指病位而言，胁下是少阳胆之分野，故称少阳病。虽少阳病为半阴半阳、半虚半实证，然毕竟少阳乃阳经之枢，故仍以阳盛为重，正虚次之。

3. 何以见“口苦、咽干、目眩”？皆胆经郁热上攻所致。

4. 既将此三症列为少阳病的提纲证，是否凡少阳病皆备呢？非也，只能说多具，非必见，还不能将此三症作为少阳病的金指标。须与第96条之四症及他条合看，且脉见弦数而减者，方可确诊。

**【第264条】**少阳中风，两耳无所闻，目赤，胸中满而烦者，不可吐下，吐下则悸而惊。

**【按】**

1. 以少阳中风为名，何意？风为阳邪，风袭少阳，引发少阳热证。

2. 邪袭少阳，风火相扇，上窜清窍，则目赤、耳无所闻；扰于胸而心烦胸满。此少阳热证，脉当弦数，治当清透少阳郁火。

3. 何以“不可吐下，吐下则惊而悸”？因少阳本质有半虚、半阴的一面。若不顾其虚，误予吐下则伤正，致心虚则悸，胆虚则惊。

**【第265条】**伤寒，脉弦细，头痛发热者，属少阳。少阳不可发汗，发汗则谵语，此属胃。胃和则愈，胃不和，烦而悸。

**【按】**

1. 此以伤寒为名冠之，乃指广义伤寒。

2. “脉弦细”，弦为阳中之阴脉，春乃阳乍升始萌，阴寒虽退而未尽，乃阳中有阴，故春脉弦。少阳应春，少阳者小阳也，阳始萌而未盛，其脉为弦，弦主少阳。何以脉细？少阳病血弱气尽，故尔脉细。若临床见脉弦细，且头痛发热者，乃邪犯少阳，治当和解少阳。若误为表证而汗之，则伤津，胃中燥，邪传阳明，则烦而悸，和其胃则愈。

3. 少阳病之热型：典型的三阳病，热型各不同。太阳病为发热恶寒，寒热并作；少阳病为寒热往来；阳明病为但热不寒。喻嘉言称少阳病可见往来寒热外，亦可见发热、潮热，本条之“发热”，乃少阳病热型之一。何以三种热型皆可见？当与少阳传变有关。少阳病并非静止的，也是在不断运动变化，若渐传阳明者，亦可出现发热、潮热。

4. 少阳禁汗，亦因少阳病半虚半实的性质所决定。汗之伤津，胃热上扰而烦悸。

**【第266条】**本太阳病，不解，转入少阳者，胁下硬满，干呕不能食，往来寒热，尚未吐下，脉沉紧者，与小柴胡汤。

**【按】**

1. 此太阳病转入少阳，故以少阳病相称。

2. 太阳病转入少阳，是外感病的传变，它也有个过程，或邪乍传少阳，仍以太阳为重；或太少并重；或已入少阳，太阳已解。本条已见“胁下硬满，干呕不能食，往来寒热”，当属邪已入少阳，少阳病已成。

3. 何以脉沉紧？沉紧之脉，表寒可见，里寒亦可见。少阳病已成，脉当弦，弦乃少阳之脉。但紧与弦乃相类脉，皆为温煦不及而有蜷缩绌急之象，故此条之紧径可视为弦脉。

少阳证已备，故予小柴胡，疏解少阳。

**【第 267 条】**若已吐下、发汗、温针，谵语，柴胡证罢，此为坏病，知犯何逆，以法治之。

**【按】**

1. 此无冠名，乃接上条之少阳病而言。

2. 少阳病，禁汗吐下，又予温针，屡屡误治，致成坏病，或传三阳，或传三阴。已成坏病，当观其脉证，知犯何逆，随证治之。

**【第 268 条】**三阳合病，脉浮大，上关上，但欲眠睡，目合则汗。

**【按】**

1. 此以三阳合病名之，必邪气盛者，致三阳皆病。

2. 脉浮大，浮与大皆阳脉，乃洪脉也，为白虎汤主脉，此阳明热盛为主。“上关上”者，热盛而升浮。“目合则汗”者，乃目合则阳入于阴，阳更盛，迫津而汗。本条与第 219 条类似，亦可予白虎汤主之。

**【第 269 条】**伤寒六七日，无大热，其人躁烦者，此为阳去入阴也。

**【按】**

1. 此以伤寒名之，乃指广义伤寒而言。

2. 伤寒六七日，乃传经已尽，若邪已退，可无大热，当正未复，欲安舒静卧，以养正气来复。但并不安舒静卧，反是躁烦，知病未愈。何病？阴盛可躁烦，阳亢者亦可躁烦。阴证耶？阳证耶？仅凭“无大热，躁烦”尚难遽断，当审其脉。阳脉者，热盛而躁烦；阴脉者，阳衰而躁烦。本条已言“阳去入阴”，则此躁烦当见阴脉，乃阴盛所致。

**【第 270 条】**伤寒三日，三阳为尽，三阴当受邪，其人反能食而不呕，此为三阴不受邪也。

**【按】**

1. 此以伤寒命名，意指广义伤寒。

2. 伤寒按经传变，三日三阳经尽，四日当传三阴。太阴为三阴之屏蔽，土旺则三阴拒不受邪。病人“反能食而不呕”，知其土旺，故“三阴不受邪”。这是判断病变是否传三阴的标准。

**【第 271 条】**伤寒三日，少阳脉小者，欲已也。

**【按】**

1. 以伤寒命名，意指广义伤寒。

2. “伤寒三日，少阳脉小者”，乃邪退正气未复，故脉小。须病后调养，以恢复正气。

若邪未退而脉已小，示邪进正气衰，应见呕而不欲食，或畏寒肢冷等象，则并非欲已，乃病传阴经也。

**【第 272 条】**少阳病欲解时，从寅至辰上。

**【按】**

1. 此乃少阳病欲解之时，故以少阳病为名冠之。

2. 寅至辰，乃一日阳升之时，少阳得时令之助，正气旺而得愈。

本条体现了中医天人相应的重要学术思想，且提出了时间医学的理论。

## 少阳篇小结

本章主要讨论了少阳病的六个方证及病因、病机、主症、治法及禁忌等问题。

一、少阳病的病因病机

即正虚邪入，“血弱气尽”，半虚、半阴；“邪气因入”，半实、半阳；“结于胁下”，病结在少阳。

二、少阳病来源

1. 他经传变：第 268 条“太阳病不解，转入少阳”。

2. 外邪直入少阳：第 265 条直入，“伤寒，脉弦细，头痛发热者，属少阳。”

三、少阳病主症

1. 少阳本病：七大症。

2. 少阳郁热：第 264 条“两耳无所闻，目赤，胸中满而烦”。

3. 少阳兼证：第 268 条三阳合病。

四、少阳病传变

1. 第 265 条：少阳病“发汗则谵语，此属胃”。

2. 第 267 条：少阳误治成坏病。

3. 第 269 条：转入阴经：“无大热，其人躁烦者，此阳去入阴也。”

4. 第 270 条：三阴不受邪，“其人反能食而不呕，此为三阴不受邪也。”

五、少阳欲解时

第 271 条：少阳脉小者，欲已也。

第 272 条：少阴病欲解时。

# 第六章　太阴病冠名法求索

## 【概述】

太阴病，是疾病由阳转阴的初始阶段。太阴为三阴之藩蔽，太阴病，为三阴之首。

太阴包括脾与肺，与胃和大肠相表里。太阴病可因禀赋不足而邪入太阴，或由三阳传变、误治而成太阴病。

太阴病之特点为里虚寒。太阴之传变，若正气进一步衰弱，可传少阴、厥阴；若阳气来复，亦可由虚转实，外传阳明，此即“实则阳明，虚则太阴”。

脾居中央，以灌四旁，为后天之本，其病常见且繁多，为何太阴篇仅区区八条？因其传变的主要类型，已于太阳篇详述之，且散见各篇，故太阴篇无须复赘，因而虽仅八条，亦已足矣。

## 【各论】

**【第 273 条】**太阴之为病，腹满而吐，食不下，自利益甚，时腹自痛。若下之，必胸下结硬。

**【按】**

1. 此太阴病之提纲，故名之曰太阴病。

2. 腹满而吐，不食下利，时腹痛，皆太阴虚寒所致，其脉必弱，法当温补脾胃。若以腹满痛误为实证而下之，则脾伤更甚，阴寒凝塞于胸下，致胸下结硬，可属脏结。

**【第 274 条】**太阴中风，四肢烦疼，阳微阴涩而长者，为欲愈。

**【按】**

1. 此以脉转长者，为太阴病欲愈之征，故以太阴病为名相称。

2. “太阴中风”何意？此非太阴病又感风邪，而是风为阳，是指太阴病，阳气见复之意。何以知阳渐复？在弱脉的基础上，转见长脉。经云：“长则气治”，乃气血昌盛之象。今微涩之脉已转长，乃脾阳渐充，故欲愈。

3. 何以“四肢烦疼”？此非外风所客，乃脾虚不能实四肢，致四肢烦疼。此与《金匮要略》之虚劳血痹“身体不仁，如风痹状”机理相同，黄芪桂枝五物汤亦可参酌应用。

【第275条】太阴病，欲解时，从亥至丑上。

【按】

1. 此言太阴病欲解之时辰，故以太阴病名之。

2. 亥至丑，乃阴尽阳升之时，太阴得时令之助而正气增，为欲愈。

【第276条】太阴病，脉浮者，可发汗。宜桂枝汤。

【按】

1. 此言太阴可汗之证。故曰太阴病。

2. 何以脉浮？太阴病，脉当弱，何以转见脉浮？可见于三种情况：一是太阴虚寒气浮于外；二是太阴阳复而脉浮；三是太阴病，又外感风邪而脉浮。第一种，断不可汗；第二种，亦非汗法所宜；惟第三种，可用桂枝汤汗之。

桂枝汤之汗，乃安内攘外、扶正祛邪之剂，寓汗于补，属广义汗法。即使感受外邪，亦非狭义汗法所宜。

桂枝汤乃阴阳双补之剂，虚人外感者可用，内伤杂病阴阳两虚者亦可用。

【第277条】自利不渴者，属太阴，以其脏有寒故也。当温之，宜服四逆辈。

【按】

1. 本条言太阴病的病机及临床特征，故曰属太阴。

2. “以其脏有寒”，指太阴病的性质。此“寒”，非寒实，乃虚寒也，因脾阳虚而内寒。此寒当温而不当散。

3. 宜“四逆辈”，指四逆汤之系列方。干姜温脾阳，附子温肾阳，且含虚则补其母之意；甘草培中且调和诸药，为回阳救逆之千古名方。

何不曰“理中辈”？《伤寒论》有理中丸，尚无理中汤。方以干姜温脾阳，人参、白术、甘草培中，其温阳侧重脾胃，且丸者缓也，其效莫如四逆辈。后世于理中汤中加附子，亦具四逆辈之意。

【第278条】伤寒脉浮而缓，手足自温者，系在太阴。太阴当发身黄，若小便自利者，不能发黄。至七八日，虽暴烦，下利日十余行，必自止。以脾家实，腐秽当去故也。

【按】

1. 本条言太阴阳复，正复驱邪外出，及太阴发黄的转机。以伤寒名之者，乃广义伤寒。

2. 何以太阴病脉浮缓？太阴病的特点是里虚寒，其脉当弱，何以转见浮缓之脉？此乃脾阳复之兆。浮为阳脉，缓为胃气生。手足自温，乃脾之清阳实四肢也。脉浮缓且四肢温，此乃判断脾阳恢复的标准。

3. 何以“太阴病，当发黄”？脾主湿，脾虚则湿浊内生。若脾虚寒而湿蕴，可发阴黄。本条乃脾阳已复，则湿热相蒸，当发阳黄。若小便利，湿气去，则不发黄。

4. 何以“暴烦下利”？此脾阳复，正气强，驱邪外出的表现，此与战汗同意。战汗可因正气虚，不能驱邪，待正气蓄而强，奋与邪争，发为战汗，汗出邪解。此亦脾阳复，奋与邪争，而暴烦下利。

对暴烦下利的预后，若下利致肢冷、脉微，乃正气衰；若肢温、神爽、腹痛除、脉和缓，乃邪退正复。暴烦下利，乃机体自我修复的表现。第 287 条之“烦利自愈”，第 110 条之“战利”，与此意同，可互参。

**【第 279 条】**“太阳病，医反下之，因而腹满时痛者，属太阴也，桂枝加芍药汤主之。大实痛者，桂枝加大黄汤主之。

**【按】**

1. 此言太阳病误下，邪传太阴有虚实之别。因由太阳传变而来，故以太阳病命名。

2. 太阳病，本不当下而下之，此为反、为逆也。

太阳误下，虚其里，邪气因入。邪气入里，并无固定道路，可入腑，可入少阳、阳明，可入三阴。何以知传太阴耶？以其腹满时痛，故知之。腹位中，太阴所居，腹满时痛，乃太阴之病。

太阴之病，有脾气虚、脾阳虚、脾阴虚，脾虚不能斡旋而升降失司、脾虚湿困、脾虚木乘、土不制水而水饮上凌等。本条之腹满时痛，因何而作？

以方测证，桂枝加芍药汤，即桂枝汤倍芍药，与小建中汤仅饴糖一味之差，饴糖安中。桂枝汤本为和阴阳、调营卫之剂，倍芍药者，益脾阴而和血，抑木之亢，且缓急止痛。据方可知，此条之腹满时痛，非太阴阳虚、气虚，乃脾之阴阳两虚，且以脾阴虚为重者。阴血虚，经脉失濡而挛急，致腹痛；阴阳失和、升降失司而腹满，故方以桂枝加芍药汤主之。其脉当为弦细涩减之类。

3. 何以“大实痛”而以桂枝加大黄汤主之？所谓大实痛，是与腹满时痛相较而言，大者言其势，即腹满痛俱重；实者言其性，即脾家气血凝滞较重，气机不通。方用大黄，非荡涤阳明热结，而在破血化瘀。《神农本草经》曰：大黄“下瘀血，血闭寒热，破癥瘕积聚”。《本草述》谓大黄“厥功专于血分”。

大实痛何来？缘太阳病误下后，邪陷入里。所陷之位，胃耶、脾耶？乃脾也。本条中明言“属太阴也”。所陷者，寒耶、热耶？乃热也。热陷伤阴，倍芍药养营和阴；热伤血瘀，以大黄行瘀导滞，理脾家血滞而止痛。

同一太阳表证误下，既可为营阴伤而用桂枝汤倍芍药；亦可成热陷脾血瘀滞之大实痛，用桂枝加大黄，皆因人而异，随证治之。

**【第 280 条】**太阴为病，脉弱，其人续自便利，设当行大黄芍药者，宜减之，以其人胃气弱，易动故也。

**【按】**此言太阴病脾胃虚弱，慎用寒凉克伐之品，免伤胃气。当用之时，亦宜减量。

## 太阴篇小结

本篇讨论了太阴病的五种类型及四个方证。

一、太阴本病

第 273 条：太阴提纲证。

第 277 条：太阴本病论治。

第 279 条：太阴病脾阴虚与脾血滞之证治。

二、太阴类证

第 276 条：太阴兼表，脉浮，桂枝汤主之。

第 278 条：太阴湿热发黄。

三、太阴病转归

第 274 条：太阴中风，阳微阴涩而长者，为欲愈。

第 278 条：暴烦利，正复驱邪外出。

第 275 条：太阳病欲解时。

# 第七章　少阴病冠名法求索

【概述】

少阴篇共44条。

少阴病，为疾病发展过程中的危重阶段，以阳衰阴寒盛为主要特征，然肾为水火之脏，又有寒化、热化两途。

少阴包括肾及心，与小肠、膀胱相表里。心为一身之大主，肾为先天之本，性命之所系，故病至少阴，皆一线所系，因而死证亦最多。

【各论】

**【第281条】**少阴之为病，脉微细，但欲寐也。

**【按】**

1. 此为少阴病之提纲证，故以少阴病为名冠之。

2. "脉微细，但欲寐"，此少阴本病之特征。所谓少阴本病，即以阳衰而里虚寒为主要病机者。

3. "脉微细"，是少阴本病的典型脉象。临床只要诊得脉微细，就可确定其疾病性质为阳衰而里虚寒。至于病位，再参照脏腑六经来判断。

4. "但欲寐"，准确而高度地概括了少阴病的特征，惟妙惟肖。

"但欲寐"，是总想卧寐而又不能寐，醒着像睡着一样，睡时又朦朦胧胧，像没睡似的。行动迟钝，思维呆痴，脏腑器官功能皆衰退，一种无神的状态。这个神，是全身所有功能的集中体现，包括思维敏捷，行动矫健，脏腑组织功能皆佳。"阳气者，精则养神"，阳衰则无神，一切功能皆衰，致成少阴病。

**【第282条】**少阴病，欲吐不吐，心烦，但欲寐，五六日自利而渴者，属少阴也。虚故引水自救。若小便色白者，少阴病形悉具。小便白者，以下焦虚有寒，不能制水，故令色白也。

**【按】**

1. 此以少阴病名之，乃具备少阴病阳衰之特征。

2. 欲吐、心烦、口渴，颇似热证，但小便色白，但欲寐，知非热证，乃下焦虚寒也。阳虚，心无所倚而烦；胃阳虚而欲吐；阳虚，气化不利，津不上承而渴。而小便色白，但欲寐，乃病之本象，其脉当微细。此下利，亦为虚寒下利。

临床判断少阴病，想不为假象所惑，必须抓住其本质，这个本质的标准就是脉微细，但欲寐。小便色白，亦是判断里虚寒的重要指征之一。

**【第 283 条】**病人脉阴阳俱紧，反汗出者，亡阳也，此属少阴。法当咽痛，而复吐利。

**【按】**

1. 此以病人为名冠之，乃泛指外感内伤诸病，其危重阶段，皆可出现少阴病。

2. 何以“脉阴阳俱紧，反汗出者，亡阳也”？紧主寒，乃寒邪收引凝涩所致。第 3 条，寒邪袭表，脉阴阳俱紧；本条亡阳脉亦阴阳俱紧，何以区分？客寒外袭者，脉阴阳俱紧，然按之有力，且无汗；本条之紧，乃阳衰阴盛，此内生之寒，亦可收引凝涩，而使脉紧，但此紧当按之无力，且虽紧而汗出，知非表闭。二者一虚一实，以沉取有力无力及有汗无汗别之。

3. 何以“反汗出”？客寒袭表，腠理闭，当恶寒无汗，头身痛，脉阴阳俱紧。本条亦紧，似表实，本当无汗而汗出，故曰反。实则此反非反。“阳气者，卫外而为固”，阳衰则不能固护于外，致腠理开，汗液泄。

**【第 284 条】**少阴病，咳而下利，谵语者，被火气劫故也。小便必难，以强责少阴汗也。

**【按】**

1. 此以少阴病为名，实际上已指明了本条病变的性质为里虚寒，此即冠名法的意义。知其名，则其性质、病位、临床特点、治疗大法等一连串问题，俱已明确。

2. 本为少阴病，误以火疗逼其汗，致伤其津液而小便难。

**【第 285 条】**少阴病，脉细沉数，病为在里，不可发汗。

**【按】**

1. 此少阴汗禁，故以少阴病名之。

2. 何以“脉细沉数”？少阴脉，本当微细，本条何以见细沉数之脉？里虚，无力鼓荡而脉沉；细乃正气虚；数乃因虚而数，愈虚愈数，愈数愈虚，其数定是按之无力。若正气已虚，误予发汗，则正气更伤，故禁。

若为寒邪入里者，脉沉紧，则亦可汗解。若寒入里而阳虚者，可温阳发汗，扶正祛邪。若纯为里虚寒而无客寒者，此时当禁狭义汗法，而广义汗法不禁。因广义汗法是阴阳调和，不汗而汗者，故八法皆可为汗法。

**【第286条】**少阴病，脉微，不可发汗，亡阳故也。阳已虚，尺脉弱涩者，复不可下之。

**【按】**

1. 少阴病脉微，此昭示本条之病性为里虚寒者。

2. 少阴病，脉微者阳衰；尺弱涩者，亦阳衰。汗下二法，乃治实证者，此为大虚之证，汗下则犯虚虚之戒，故禁之。

**【第287条】**少阴病，脉紧，至七八日，自下利，脉暴微，手足反温，脉紧反去者，为欲解也，虽烦，下利，必自愈。

**【按】**

1. 此论少阴病自利，邪去阳复而自愈者，故以少阴病名之。

2. "少阴病，脉紧"。少阴病本为里虚寒，其脉紧，乃阴寒盛而紧，其紧必按之无力。病已七八日，可有两种发展趋势：一为阳气渐亡，成亡阳证，此为少阴病寒化；一为正气蓄而渐复，此为少阴病之热化。阳复者，可成少阴热证，亦可与邪相争而自愈。本条即是少阴病自愈者。

3. 何以"脉暴微"？注家言此微是相对于紧而言。若紧去而微，是一个渐进的过程，脉渐起，而紧渐去，示阳渐复，而邪渐退，不应是突发的"暴微"。

然"暴微"当如何理解？此与战汗同。战汗是正虚不能驱邪，待正气蓄而强，或挫其邪，或扶其正，正气渐复，奋与邪争，出现寒战，脉单伏或双伏。此脉暴微，亦如战汗之脉伏同义。

脉暴微，自下利，驱邪随利而去，则紧去而自愈。当与第110条之"振栗自下利者，此为愈也"、第278条之"暴烦，下利日十余行，必自止"相参。

4. "虽烦下利，必自愈"，指明了少阴病自愈之机理。已自下利，寒去阳复，即使下利尚未止，已见阳复而烦，知必自愈。

**【第288条】**少阴病，下利，若利自止，恶寒而蜷卧，手足温者，可治。

**【按】**

1. 此少阴病病势之判断，故以少阴病名之。

2. 少阴下利，利自止者，可有两种转归：一是阴竭而利自止；一是正复而自止。若利止，仍恶寒蜷卧，且四肢厥逆者，为阴气盛，为病进；若利止，虽尚恶寒蜷卧，然手足已温，乃阳气复，病已有起色，故可治。

**【第289条】**少阴病，恶寒而蜷，时自烦，欲去衣被者，可治。

**【按】**

1. 此言少阴病可治之证，故以少阴病为名。

2. 少阴本病的性质是里虚寒，恶寒蜷卧，乃阳衰之象。本条以自烦、欲去衣被为判断可治否的指标。

"自烦，欲去衣被"，阳盛与阳衰皆可出现。阳复太过而为热，热扰而烦，热浮于外而身热欲去衣被。阳衰者，虚阳浮越，亦可见自烦，欲去衣被，甚至欲卧泥地，欲入井中。何以别之？阳复太过而为热者，脉数大且实；虚阳浮越者，脉浮大而虚，重在脉之沉取有力无力。

**【第290条】**少阴中风，脉阳微阴浮者，为欲愈。

**【按】**

1.此少阴病欲愈者。何以"少阴中风"名之？非少阴病又感受风邪，此中风，指阳热而言。少阴本里寒虚，现阳复而阴浮，故以少阴中风名之。

2."阳微尺浮"，指为阳复之脉。少阴病，脉当微细，尺渐复，乃肾阳渐复，故欲愈。

"阳微"，乃上焦阳气弱。尺浮，可见于多种情况：

（1）肾阳虚，虚阳浮动，尺可浮，此浮当虚浮。

（2）阴亏不制阳而阳浮，此浮当细数而浮。

（3）水亏，相火妄动，尺当浮而动数。

（4）下焦热盛，尺浮数有力。

本条之尺浮，乃肾阳复，为脉渐起且脉力增，为欲愈。

**【第291条】**少阴病，欲解时，从子至寅上。

**【按】**此言少阴病欲解时。子到寅上，乃一阳生之时。少阴病得时令之助，阳复而愈。即使不愈，少阴病亦于此时暂缓。

**【第292条】**少阴病，吐利，手足不逆冷，反发热者，不死，脉不至者，灸少阴七壮。

**【按】**

1.此以手足温、反发热为指征，判断少阴病之生死，故以少阴病名之。

2.少阴本病乃里虚寒，当见畏寒、蜷卧、吐利、四肢厥逆等。本条之少阴病，吐利且脉不至，还有生还的希望吗？这是对医生水平的严峻考验。常言道，"不知死，焉知生耶"，生死不知，何以救人垂危。此案虽吐利且脉不至，然手足温，身热，知阳未亡，若吐利，厥逆，脉不至，反发热者，此格阳于外而发热。本条是手足温而发热，是阳复之热，仍有生之希望，故曰"不死"。

治之奈何？当予四逆、白通辈，急救回阳。何以未予四逆与服？恐已然危笃，药难入咽。急救之法，当灸以回阳。

灸确可回阳，万勿小觑。余亲历一小儿急性中毒菌痢，其状若尸，呼吸、心跳、血压、脉搏皆无，全身皆冷。惟将棉绒放于鼻下尚微动，知呼吸尚存，遂将三个艾条捆于一起，灸小腹，连续三四个小时，患儿竟苏，体温复升，经治而愈。深知灸可回阳！

**【第 293 条】**少阴病，八九日，一身手足尽热者，以热在膀胱，必便血也。

**【按】**

1. 此言少阴热证，属少阴病的一种类型，故以少阴病名之。

2. 少阴本病，当里虚寒，而阳复太过可化热。肾与膀胱相表里，虚则入脏，实则入腑。肾阳复太过，移热入膀胱，热伤血络则便血。此便血，当为小便出血。若大便下血，当为移热于肠，治应清热凉血。

**【第 294 条】**少阴病，但厥无汗，而强发之，必动其血，未知从何道出，或从口鼻，或从目出者，是名下厥上竭，为难治。

**【按】**

1. 此论少阴病强发其汗，致下厥上竭，故以少阴病名之。

2. 少阴本病乃里虚寒，阳衰而肢厥，阳不能化津而无汗，脉微细，但欲寐皆当并见。误为寒实而强汗之，则汗出阳更伤；汗血同源，血亦竭，致成下厥上竭证。

"必动其血"，指出血。出血原因：一是阳虚不固而出血；一是阴血虚而用辛温发汗则动其血。这种出血，既有阳衰下厥，又亡血上竭，温阳则动血，养血而阳难复，两相掣碍，故难治。治当两相兼顾，景岳之六味回阳饮（附子、干姜、人参、甘草、熟地黄、当归）可参。

**【第 295 条】**少阴病，恶寒，身蜷而利，手足逆冷者，不治。

**【按】**

1. 此少阴不治之症，故以少阴病名之。

2. 厥逆、恶寒、蜷卧、下利，一派阳衰阴寒盛之象，故不治。然灸之或可回阳。

**【第 296 条】**少阴病，吐利，躁烦，四逆者，死。

**【按】**

1. 此少阴本病，故以少阴病相称。

2. 四逆吐利，阳衰已甚，更增烦躁，此阴躁也。正气衰极，神无所倚，故烦躁，此死证。

**【第 297 条】**少阴病，下利止，而头眩，时时自冒者，死。

**【按】**

1. 此少阴死证，故名之曰少阴病。

2. 少阴本病里虚寒，当下利，若利止，其因有二：一是阳复而利止，此乃向愈之征；一是下利太过，津液竭。此必伴亡阳诸征，虽未赘言，乃不言而喻。

3.“头眩，时时自冒者”，乃阳上脱也。下竭上脱，故死。

**【第298条】**少阴病，四逆，恶寒而身蜷，脉不至，不烦而躁者，死。

**【按】**

1. 此为少阴病，阴盛阳绝而神亡的死候，故以少阴病名之。

2. 四逆、恶寒、身蜷、脉绝，一派阳亡之象。烦，乃自觉症状，此时神消已不知烦不烦，只是躁扰不宁，无意识地乱动，故死。

**【第299条】**少阴病，六七日，息高者，死。

**【按】**

1. 此论少阴病死证，故以少阴病为名冠之。

2. 息高，指呼吸表浅，乃气上脱也。《难经·四难》曰："呼出心与肺，吸入肾与肝。"肾纳气，肾为气之根。肾之元阳已竭，真气散越于上，故死。

**【第300条】**少阴病，脉微细沉，但欲卧，汗出不烦，自欲吐。至五六日自利，复烦躁，不得卧寐者，死。

**【按】**

1. 此少阴本病之死候，故以少阴病名之。

2. 少阴本证，里虚寒。脉微细，但欲寐，乃应有之象。

“不烦”，烦有阳虚、热盛及虚阳扰心之别。本条特点出“不烦”，示无热也。

“汗出”，汗出亦可分热盛迫津而汗，或阳虚腠理不固而汗。少阴本病，一派阳虚阴盛之象，则此汗乃阳虚不固而汗。

“欲吐”，原因多种，大要亦可分虚实两类，热壅于胃，胃气上逆而吐；阳虚胃不受纳亦吐。

烦、汗、吐，虽各有多种原因而发，然脉微细且但欲寐，此阴脉，故烦、吐、汗亦皆因阳衰阴盛而发。此即以脉定证，以脉解症。

3.“至五六日，自利，复烦躁不得卧寐。”意为六七日之前，并无自利、烦躁、不得卧，而是延宕至五六日后才出现此症。

延宕五六日，可有两种变化：一是阳气渐复，病向愈；一是阳气进一步衰竭，乃至死亡。“下利”是肾阳衰，关门不固而下利。阳衰神无所倚而烦且躁扰不宁。若果为阳复脉当起，若为阳衰，脉当微细欲绝。脉微细，乃阴盛之脉，故知此证乃亡阳也，故死。

**【第301条】**少阴病，始得之，反发热，脉沉者，麻黄细辛附子汤主之。

【按】

1. 此言少阴本病反发热之证治，故以少阴病名之。

2. 本条既以“少阴病”为名冠之，就当具备“脉微细，但欲寐”的里虚寒特征。

3. “始得之”何意？是病一开始就呈现少阴证，还是病已有一个传变过程，然后传入少阴，转成少阴病？

若中病即呈现少阴证，亦可分两种情况：一是素体肾阳虚，发现即现少阴证，此是纯虚无邪者；二是素体肾阳虚，寒邪可直入少阴，呈现少阴病，此虚中夹寒者。

若发病已经过一个传变过程，损伤肾阳，导致少阴病，亦可有两种情况：一是原病之经邪已尽，出现纯为阳虚的少阴病；一是原病之经邪未尽，然已传入肾，成两经并病，为太少两感。

肾阳衰者，若病势缓者，当阴阳双补，即“善补阳者，必阴中求阳”，方如金匮肾气、右归丸之类。

若病势急者，则当急予回阳，如四逆、白通汤类。

若兼外邪者，可表里双解，温阳散寒，扶正祛邪，如本方。

4. 麻黄附子细辛汤，可用于下列三种情况：

（1）寒邪直入少阴者：附子温肾阳；细辛入肾，启肾阳散寒；麻黄散寒，以细辛为使，入肾经，散肾经之寒，达表而解。

（2）太少两感者：附子温阳扶正；细辛启肾阳，合麻黄以散太阳之寒。

（3）少阴病，纯虚无邪且病势较缓者，此方亦可用，但方义不同。附子温肾阳；细辛启肾阳；麻黄鼓舞阳气之升发。即仲景于《金匮要略·痰饮咳嗽病脉证并治》篇所言“麻黄发其阳故也”。此时麻黄、细辛量应少，而且不用辅汗法发汗。

有据否？有！试观桂甘姜枣麻辛附汤，治“心下坚，大如盘，边如旋盘”。心下之盘何来？乃阳虚水寒之气凝结，当属西医之心衰。桂甘姜枣麻辛附汤，实是桂枝汤去芍药加麻黄细辛附子汤。其功能为“大气一转，其气乃散”。大气者，阳气也；其所散之气乃阴霾水寒之气也，此即“离照当空，阴霾自散”。此证，麻黄细辛附子照用，那么少阴病里虚寒者，麻黄附子细辛当然亦可用！故肾阳衰，纯虚无邪者，麻黄附子细辛汤可用！

5. 为何“反发热”？少阴本证里虚寒，本不应发热，本条却不应热而热，故曰反。

何以反发热？注家多以太阳表热解之，称本条为太少两感。

若果为太阳病发热，则此热当寒热并见，且伴头身痛、无汗、脉紧等。本条仅言发热，未言他症，不具备太阳表证的指征，故此非太阳表证，当然也就不能称其为太少两感。

非太阳表证，那么热从何来？当为少阴病，阳虚阴盛，虚阳外浮而热。此热，可全身燥热，也可局部热，可弃衣扬被，欲卧泥地，欲入井中，其体温可不高，亦可高达40℃。此时当引火归原。麻黄附子细辛汤还能用吗？只要脉沉仍可用，麻黄细辛量应小，用以鼓舞阳气解寒凝。若脉浮，则应加龙骨、牡蛎、山茱萸，敛摄潜镇浮阳，取张锡纯来复汤之意。

【**第302条**】少阴病，得之二三日，麻黄附子甘草汤微发汗。以二三日无证，故微发汗也。

【**按**】

1. 本条究竟是太少两感，还是纯粹里虚寒的少阴证？一般皆认为是太少两感，其依据有二：

一是方中有麻黄二两。麻黄解表、散寒、发汗，故有表证；

二是“微发汗”，汗法是针对表证的，“在表者汗之”，“汗以解表”，故有表证。

我的见解是此条可以是太少两感，而用此方微发汗；也可以是纯虚无邪的少阴病，没有太阳表证，此方亦可用。我的根据是本条之冠名，明确地说是“少阴病”，它就应具备少阴病里虚寒的特征。

2. 使用麻黄的问题：既然以少阴病为名冠之，那么里虚寒证能用麻黄微发其汗吗？能！

麻黄除解表散寒发汗、平喘止咳利尿的功能之外，还可散里寒、解寒凝、发越鼓舞阳气之升发敷布。正如尤在泾于《金匮要略心典》中所云：“麻黄非独散寒，且可发越阳气，使通于外，结散阳通，其病自愈。”

少阴病阳虚阴盛，阴寒内盛，亦必收引凝涩，凝痹气血，阳气不得敷布升发。此时用麻黄附子甘草汤，附子回阳治本；麻黄鼓舞发越阳气，令其升发敷布；甘草益气培中，调和诸药。麻黄可用于表寒证、里寒证，也可用于纯虚无邪的阳衰寒凝证。不必一见麻黄就抠出一个太阳表实来，就把本条解为太少两感证，此皆缘于对麻黄功用理解的片面。

3. 发汗问题：皆知表证可汗，其实里证亦可汗，纯虚无邪者亦可汗。

“阳加于阴谓之汗”，汗分正汗与邪汗，正汗出，必阴阳充盛，且升降出入通畅，此即阴阳调和矣。本条之“微发汗”，即正汗。

汗法又有广义与狭义之分。狭义者，用辛散之品，务使汗出者。广义汗法，乃调其阴阳，不汗而汗者，故八法皆可为汗法。

把本条中用麻黄及微发汗两个问题搞清了，那么该方就不局限于太少两感的狭隘范围了，阳虚表寒者可用，阳虚里寒者可用，纯虚无邪者亦可用。这就拓展了本方的应用范围。

4. “无证”问题：是无里证还是无表证？

若指无里证而有表证，此方可用否？可用，阳虚感寒者，此方表里双解，故可用。

若无表证，而纯为少阴里证者，可用否？可用。此时麻黄功用不在于散寒解表，而在于鼓舞阳气之升发敷布。

【**第303条**】少阴病，得之二三日以上，心中烦，不得卧，黄连阿胶汤主之。

【按】

1. 此以少阴病为名冠之，非少阴本证，而是少阴变证。少阴本证为里虚寒，“脉微细，但欲寐。”而本条乃热盛阴伤证，位在少阴，属少阴病之变证，仍属于少阴病范畴，故仍以少阴病相称。

2. 本条之症状，仅心烦、不寐二症，本条是肾水亏，心火独亢，心肾不交，因而心烦、不寐。

如何判断是肾水亏，心火亢呢？须平脉辨证。心火亢，当寸旺；肾水亏，尺当细数。黄连、黄芩泻心火，白芍、阿胶济肾水养血，泻南补北，使心肾相交，水火既济，烦除寐安。

**【第304条】**少阴病，得之一二日，口中和，其背恶寒者，当灸之，附子汤主之。

【按】

1. 此少阴病，指少阴本病而言。

2. 何以“口中和”，即口淡无味，不苦不甜、不燥不渴，且饮食亦不知味。口为清窍，须清阳之充养，阳虚不能充养清窍，则口不知味。此为阳虚的征兆之一。

3. “背恶寒”。背为阳，膀胱经及督脉皆行于背，阳虚则背寒，甚则周身恶寒、蜷卧肢厥。灸以回阳，助阳消阴最捷。附子汤益火之源，以消阴翳，回阳救逆。

**【第305条】**少阴病，身体痛，手足寒，骨节痛，脉沉者，附子汤主之。

【按】

1. 此亦少阴本病，然以身痛、骨节痛为主症。

2. 何以“身痛、骨节痛、手足寒”？乃阳虚，水寒之气侵袭筋骨，致身痛骨节痛。

3. “脉沉”，沉主里，然需进一步说明按之有力无力。若脉沉而弦紧有力，乃风寒外袭筋骨，当散寒通经。若沉而无力，为阳虚不能温养筋骨，当温阳通经，如三附子汤及本方，皆为阳虚身痛者所设，当互参。

**【第306条】**少阴病，下利便脓血者，桃花汤主之。

【按】

1. 此少阴本病，以下脓血为主症者。

2. 少阴本证为里虚寒，然阳虚不能摄血，肾关不固，致下利便脓血，必伴一派阳虚阴寒之象。桃花汤以干姜温阳，赤石脂温涩下元，固摄滑脱，粳米养胃和中。

**【第307条】**少阴病，二三日至四五日，腹痛，小便不利，下利不止，便脓血者，桃花汤主之。

【按】

1. 此少阴本证。

2. 上条为少阴病，下利便脓血，此条亦下利便脓血，但多腹痛、小便不利二症。症虽有异，然其本相同，皆为里虚寒。阳虚，肾关不固而下利便脓血；阳虚气化不利而小便不利；阳虚经脉失于温煦，绌急而痛，其脉必微细。阳虚下元不固，法当温阳固涩，皆以桃花汤主之。

**【第308条】**少阴病，下利便脓血者，可刺。

**【按】**此以少阴病冠名。但少阴病有寒化热化两途，寒化、热化皆可下利便脓血，但脉象与伴随症状不同。寒化者，乃少阴本病，为里虚寒；少阴热化者，为少阴病之变证。本条既称少阴病，当包括寒化、热化，刺法可补可泻，皆可用刺。

**【第309条】**少阴病，吐利，手足逆冷，烦躁欲死者，吴茱萸汤主之。

**【按】**

1. 本条吐利，手足逆冷，烦躁欲死，以少阴病为名冠之，却不用四逆辈治之，而用吴茱萸汤主之，何也？此乃厥阴寒逆所致，乃少阴病类证，故仍以少阴病名之，意在鉴别。

2. 阳虚而手足逆冷，阳衰亦可烦躁殊甚。何以不用四逆汤、附子汤之类，而用吴茱萸汤？若脾胃虚寒吐利逆冷，何以不用理中汤？

吴茱萸汤于《伤寒论》《金匮要略》中凡四见：

第243条："食谷欲呕，属阳明也，吴茱萸汤主之。"

第309条："少阴病，吐利，手足逆冷，烦躁欲死者，吴茱萸汤主之。"

第378条："干呕，吐涎沫，头痛者，吴茱萸汤主之。"（《金匮要略》同）

《金匮要略·呕吐哕下利病脉证治》曰："呕而胸满者，吴茱萸汤主之。"

吴茱萸汤见于阳明、少阴、厥阴三篇。

吴茱萸温而散，《神农本草经》谓"温中、下气、止痛、逐风邪、开腠理"。《本草备要》曰："吴茱萸专入肝经，而旁及脾肾，宜祛风寒湿，开郁。"方中又重用生姜之辛散，而未用干姜、附子之温阳，所以吴茱萸汤的特点是温而散，且专入肝经，因而吴茱萸汤之主治应是寒邪直入厥阴者。肝寒犯胃而呕吐不止，肝寒下侵脾肾而下利，正与邪争而烦躁。

因病经在厥阴，旁及脾肾，异于少阴病之病经在心肾；少阴病本证是阳衰，而吴茱萸汤是寒邪直入厥阴，既有阳虚，又有寒邪直犯，是虚实相兼，非少阴本证之纯虚无邪；且其阳虚，亦无少阴之甚，故称吴茱萸汤为少阴类证，其脉当弦紧而减。

**【第310条】**少阴病，下利咽痛，胸满心烦者，猪肤汤主之。

**【按】**

1. 此以少阴病为名，然以方测之，猪肤汤滋润肺肾，并无温阳之功，则本条诸症，当为少阴阴虚所致，所以本条乃少阴病之变证。

2. 何以“咽痛、心烦、胸满”？乃少阴阴虚热浮，循经上攻咽痛；虚热扰心而心烦；经气不利而胸满。

何以下利？下利之因颇多，然肾阴虚，关门不利，亦可下利。方以猪肤汤徐润之，虚热靖则咽痛消，肾关固而下利止。

**【第311条】**少阴病，二三日，咽痛者，可与甘草汤。不差，与桔梗汤。

**【按】**

1. 此为少阴之热循经上犯而咽痛，属少阴病之变证。

2. 何以言少阴之热？乃据方测证。生甘草清热解毒且缓急，则知此咽痛乃因热所致。若服后不愈者，加桔梗以开喉痹，辛以散之。

《伤寒论》用甘草者70方，皆用炙，惟此方生用，以清热解毒。

**【第312条】**少阴病，咽中伤，生疮，不能语言，声不出者，苦酒汤主之。

**【按】**

1. 此少阴痰热之咽喉生疮。

2. 何以知痰热郁结？以方测证可知。此方之半夏乃生半夏，辛温有毒。《神农本草经》云：“半夏味辛平，主喉咽肿痛”，《名医别录》曰：“消痈肿”。辛以开郁，且能化痰消肿。半夏辛燥，配以鸡子清甘凉养阴，润燥清热。苦酒即醋，解热毒，消痈肿。三者相合，散结祛痰、清热消肿。

痰何来？热何生？少阴病热化，热上而喉痛，肾水上泛而成痰，痰热互结而为疮。

服法为少少含咽之，以尽量保留在局部，发挥更佳疗效。

四川一女学员，乳娥数日不愈，用此方，每次脱一层如花生米之红皮而愈。

小时在农村，咽痛煎热鸡蛋，趁热咽下，治之。

**【第313条】**少阴病，咽中痛，半夏散及汤主之。

**【按】**以少阴病为名冠之。少阴本证是虚寒，少阴热证是阳复过，化热伤阴。此条是寒痛还是热痛？从方义来看，当属少阴寒痛，因半夏散药共三味，半夏、桂枝、甘草，半夏辛以开痹、化痰、消肿，桂枝甘草通阳。

“半夏有毒，不当散服”是后人注，其言不当。少少咽之，量少。甘草可解半夏毒。

**【第314条】**少阴病，下利，白通汤主之。

**【按】**

1. 以少阴病名之，且用白通汤回阳，此利当为少阴寒利。

2. 既以少阴病名之，则脉微细，但欲寐，诸虚寒之象当见，且以下利为著，故以通脉四逆汤主之，加葱以通阳。

生活常识，吃葱出汗。为何出汗？葱辛散通阳。“肾合三焦膀胱，三焦膀胱者，腠理毫毛其应”，以葱通阳，令阳气升发敷布，方能“阳加于阴谓之汗”，因而汗出。

**【第315条】**少阴病，下利脉微者，与白通汤。利不止，厥逆无脉，干呕，烦者，白通加猪胆汁汤主之。服汤脉暴出者死，微续者生。

**【按】**

1. 此为少阴寒利格阳证，故以少阴病名之。

2. “少阴病，下利脉微者，与白通汤。”此与第314条同，以干姜、附子回阳，以葱白通阳破阴凝。

何时加葱？“下利脉微，或厥逆无脉。”脉微或绝，固为阳虚，然阳虚阴寒盛，阴寒盛则凝痹，脉不出，致脉微或绝，其他阴寒之象虽未赘言，但畏寒、蜷卧、肢厥、躁烦等症必见，因以少阴证概括之，据名即可知晓。阴凝痹塞，加葱以解寒凝通阳。此时当诊趺阳脉绝否，若寸口无脉，趺阳脉尚有，为胃气未绝，尚可挽救。此时当灸小腹之关元、气海，情急之下，可三根艾条捆在一起灸，也不拘于哪个穴位，主要是灸小腹部以回阳。此时往往已无吞咽功能，可白通汤加人参，一滴一滴地徐徐滴入口中，或可挽其倒悬。

3. “脉暴出者死，微续者生”，此以脉断其生死。脉暴出者，乃阴阳离决，其阳脱越而脉暴出，此回光返照之象，亦称除中。本已衰竭，突然清醒、索食、面红、脉出，皆回光返照之象。“微续者生”，脉徐起乃阳复之兆，故生。

4. “加人尿、猪胆汁”，乃反佐法，伏其所主，先其所因，防其格拒。

**【第316条】**少阴病二三日不已，至四五日，腹痛，小便不利，四肢沉重疼痛，自下利者，此为有水气，其人或咳，或小便利，或下利，或呕者，真武汤主之。

**【按】**

1. 此以少阴病名之，且以真武汤主之，则少阴本证之里虚寒诸象当具。

2. 小便不利，乃阳虚水泛；腹痛、自下利、四肢沉痛，乃水寒之气侵淫。寒饮变动不拘，四处泛滥，故其或然症多，或凌肺而咳，或水走大肠而利，或气化不利而小便不利，或寒饮犯胃而呕。

其脉当微细；或阳弦而尺微，为阳虚水饮上犯。真武汤温阳以制水，茯苓、白术培土以制水，白芍既监附子之辛燥，又养阴利小便。因邪水盛一分，真水少一分，故佐芍药之阴柔以和阴。

**【第317条】**少阴病，下利清谷，里寒外热，手足厥逆，脉微欲绝，身反不恶寒，其人面色赤，或腹痛，或干呕，或咽痛，或利止脉不出者，通脉四逆汤主之。

**【按】**

1. 以少阴病名之，乃少阴病阴盛格阳证。

2. 既以少阴病名之，其性质当属里虚寒者。其病甚者，阴盛格阳，致见里寒外热。里寒者，见下利清谷，手足厥逆，脉微欲绝。其病甚者，则阴盛格阳，虚阳浮于外，则见身反不恶寒，面色赤。其赤，当颧红浮艳。

腹痛、干呕、咽痛，皆或然之症。

3. “或利止脉不出者”。“利止”，非下利症愈而止，乃是下利甚，化源竭，胃肠传导功能已无，故利止。“脉不出者”，若为阳复利愈脉当出，今乃化源竭而利止脉不出，此为脉绝。

4. 通脉四逆汤，乃四逆汤增三四倍干姜，生附子用大者一枚，回阳救逆之力更雄。

5. 格阳面赤者，加葱九茎。汉时葱小，现今的葱，一米多高，像小树似的，九棵葱约四斤多，太多，当取小葱，而不是嫩葱。

已然格阳，用葱不虑其助虚阳浮越乎？此阳浮，乃里之阴寒凝痹，阴阳格拒，致阳浮于外。此时用葱，意在通阳破阴凝，使阴阳交通合和。

吾云麻黄附子细辛汤可用于纯为阳虚阴盛者，用麻黄不在解表散寒，而在于鼓舞阳气解寒凝，其意与通脉四逆用葱同。

6. “病皆与方相应者，乃服之。”此提出方病相应。此“病”乃指病性而言，即谨守病机之意，非指某一病名。现代也有人提“方病相应”，其病，多指西医病名，往往导致对号入座，两张皮。若指中医病名，如太阳病，变证众多，以何方应之？

**【第 318 条】少阴病，四逆，其人或咳，或悸，或小便不利，或腹中痛，或泄利下重者，四逆散主之。**

**【按】**

1. 此乃少阴病类证，因气郁而四逆，举之以与少阴本病相鉴别。

2. 何以四逆？乃气郁，阳气不布而肢厥。

气机郁结，阳郁于内，上下攻冲，攻于上则咳、悸，迫于下则小便不利，腹中痛，泄利下重，变症多端，此亦仅举例而已。

其脉，因气滞，气血不能畅达，脉当沉而弦。

3. 四逆散，乃疏肝理气之方。

**【第 319 条】少阴病，下利六七日，咳而呕渴，心烦不得眠者，猪苓汤主之。**

**【按】**

1. 此以少阴病为名冠之，乃少阴变证，为少阴热盛阴伤，与水互结者。

2. 少阴本病为里虚寒，但少阴乃水火之脏，有寒化热化两途。本条少阴病已过六七日，转为热化阴伤且与水相结。咳、呕、渴、心烦、不得眠等症状，为阴虚有热，水热互结。水饮上泛于肺则咳，犯于胃则呕，津不上承而渴，内扰神明而心烦不得眠。

第 223 条“脉浮发热，渴欲饮水，小便不利者，猪苓汤主之”，与本条相参，则更为明了，知本条亦当有小便不利一症。第 223 条是阳明病误下，津伤而水热互结。本条是病已多日，邪从热化伤阴，二者发病过程虽异，然其病机及证候表现同，故皆以猪苓汤主之。

3. 猪苓汤的特点是少阴阴虚，有水有热。临床上单纯的热盛，单纯的阴虚，单纯的水饮，相对较易辨治，但三者相合，则辨治较难。仅凭“咳而呕渴，心烦不得眠”，寒热虚实皆可见之，何以辨别？当在临床症状体征的基础上，进而诊脉。

脉当弦濡细数。阴虚脉当细，有热脉当数，有水脉当弦且濡。舌可光绛无苔或苔干。脉症合参，才能较准确地认准病机。

4. 阴虚且有水饮者，皆知利水伤阴，滋阴碍湿，两相掣碍。然阴伤而有水饮者，则必须养阴水方利。

为何养阴水方利？因邪水盛一分，真水少一分。水道之通调，膀胱之气化，不仅是阳的作用，同样不可忽略的是还有阴的作用，阴阳合和，三焦方能通调，膀胱方能气化，此即阴阳不可离。阴已虚，则脏腑功能亦失调，致三焦不通，膀胱气化不行，故必须养阴以和阳，脏腑功能方能正常。猪苓汤即利水养阴同举，各司其功，并行不悖。

何种情况下利水与养阴并用呢？我曾用于三种情况：

一是苔白干或如碱、如积粉，湿未化而津已伤者，化湿当佐生津之品，如石斛、花粉、麦冬之属。

二是白苔绛底者，湿未化，遏热入营，当化湿、清营养阴，如生地黄、玄参、天冬等。

三是水饮泛滥，身肿，或胸水、腹水、尿少，脉细数舌光绛者，当利水养阴，如生地黄、熟地黄、山萸肉、白芍、阿胶、龟甲等。

**【第320条】**少阴病，得之二三日，口燥咽干者，急下之，宜大承气汤。

**【按】**

1. 此少阴病之变证，乃少阴病热化，转入阳明而成阳明腑实者。

2. 少阴乃水火之脏，可热化寒化。阳复太过而化热，亦可出现阳明腑实者。既为阳明腑实，当有阳明腑实之脉征、舌征、腑征。

至于病由何脏传入已不重要，只要阳明腑实已具，则有是证用是药，有故无殒，亦无殒也。如阳明病，有太阳阳明、少阳阳明、正阳阳明，已然成为阳明病了，其治当同，至于从何传来，已不必深究。阳明有三急下，都是急下，皆相同，不必再去区分，反正都是用大承气汤。

**【第321条】**少阴病，自利清水，色纯青，心下必痛，口干燥者，可下之，宜大承气汤。

**【按】**

1. 此少阴病之热证，热结旁流者。

2. 自利清水，仍以大承气汤下之，此为热结旁流，阳明燥热迫津下泄，结者自结，利者自利。色纯青，或有之，余所见者乃褐色水便，臭秽甚，并见阳明腑实之脉、舌、腹征，当断然下之，逐其热结，热结除，利自止。

**【第 322 条】**少阴病，六七日，腹胀不大便者，急下之，宜大承气汤。

**【按】**

1. 此少阴病之热证，属于少阴病变证。

2. 此亦少阴病热化，成阳明腑实证，予大承气急下之，必证情迫急，亦必脉、舌、腹征具备，方可下之。

**【第 323 条】**少阴病，脉沉者，急温之，宜四逆汤。

**【按】**

1. 此少阴病本证，里虚寒者。前为少阴热证急下之，此为少阴寒证急温之，并列于此，相互鉴别。

2. 少阴病，既曰急温，必虚寒已甚，故急温之，予四逆汤辈。

**【第 324 条】**少阴病，饮食入口则吐，心中温温欲吐，复不能吐。始得之，手足寒，脉弦迟者，此胸中实，不可下也，当吐之。若膈上有寒饮，干呕者，不可吐也，当温之，宜四逆汤。

**【按】**

1. 此少阴本证之膈上寒饮与少阴类证之胸中实的鉴别，故以少阴病名之。

2. 少阴本证之“膈上有寒饮”者，既曰少阴病，则此膈上寒饮，当具备里虚寒之特点。少阴阳虚，寒饮上逆，停聚膈上。膈之上，亦即胸中也。胸中寒饮痞塞，治节无权，致胃气逆而干呕。除本条所列之症外，当见脉微细、但欲寐、胸膈痞塞，清稀之痰涎壅盛等。治当温阳化饮，主以四逆汤。

3. 少阳类证之“胸中实”。少阴本证是里虚寒，而此为胸中实，二者一虚一实迥异，故称此为少阴之类证，举之以与少阴本证之寒饮相鉴别。

既为胸中实，胸中当痞塞疼痛。亦欲吐复不能吐，其状亦如“膈上寒饮”之干呕同。

二者如何区别？以脉决之，脉弱者虚也，脉实者实也。

脉弦迟而“胸中实”，当为寒实证。因何而实？或为寒痰，或为宿食。邪阻，阳气不达四末而手足寒。邪在上者，且温温欲吐，正气驱邪，已有上出之势，当因势利导，在上者，因而越之，吐以祛邪。

**【第 325 条】**少阴病，下利，脉微涩，呕而汗出，必数更衣，反少者，当温其上，灸之。

【按】

1. 此少阴本证，阳虚甚，化源欲竭之证治。

2. 既以少阴病名之，则当具少阴里虚寒之特征。少阴阳衰而下利。脉微涩者，皆阴脉，意同脉微细。

呕、利、汗出者，皆阳虚所致，以脉微涩可知。

3. 利反少者，乃化源欲竭，非病情好转而利少。果为阳复而利少，脉当渐起。今脉微涩，知此利少非病有起色，乃化源欲竭也。若化源已竭，则如第288条之“利自止”。

4. 灸以回阳。“温其上”，当灸胃脘与关元、气海，复脾肾之阳。下阳足，上亦温，不应理解为灸膻中。

## 少阴篇小结

【概述】

少阴篇共44条，大致分为三类。

一是少阴本病，里虚寒者。

二是少阴变证，少阴热结者。

三是少阴类证，列之以鉴别者。

【各论】

一、少阴本证——里虚寒

（一）第281条：少阴病本证提纲。

（二）少阴病本证临床表现。

第282条：欲吐不吐，心烦但欲寐，自利而渴，小便色白，少阴病形悉具。

第283条：阴阳俱紧，反汗出，咽痛吐利。

第288条：可治——利自止，手足温。

第289条：可治——自烦，欲去衣被。

第292条：吐利脉不至，但手足不逆冷，反发热者，不死。

第294条：下厥上竭而动血。

第301条：麻黄细辛附子汤证。

第302条：麻黄附子甘草汤证。

第304、305条：附子汤证。

第306、307条：桃花汤证。

第308条：少阴病，下利便脓血，可刺证。

第314条：白通汤证。

第 315 条：白通加猪胆汁汤证。
第 316 条：真武汤证。
第 317 条：通脉四逆汤证。
第 323、324 条：四逆汤证。
第 325 条：少阴病灸法。
二、少阴变证
第 284 条：少阴病，火劫逆证。
第 293 条：少阴热化动血。
第 303 条：水亏火旺之黄连阿胶汤证。
第 310～313 条：少阴病咽痛。
第 319 条：少阴热盛，阴虚夹水之猪苓汤证。
第 320、321、322 条：少阴三急下证。
三、少阴类证
第 309 条：吴茱萸汤证。
第 314 条：四逆散证。
第 324 条：胸中实，吐之。
四、少阴病死证
第 295～300 条：死证。
第 295 条：少阴本证，厥利死证。
第 296 条：少阴病，吐利躁烦，四逆者，死。
第 297 条：下利止，而头眩，时时自冒者，死。
第 298 条：脉不至，不烦而躁，死。
第 299 条：息高者，死。
第 300 条：自利，复烦躁不得卧寐者，死。
五、少阴病治禁
第 285 条：脉沉细数，病在里，不可汗。
第 286 条：脉微禁汗，尺弱涩者不可下。
六、少阴病自愈
第 287 条：手足温，脉紧反去者，必自愈。
第 290 条：阴脉浮欲自愈。
第 291 条：少阴病欲解时。

# 第八章　厥阴篇冠名法求索

## 【概述】

厥阴包括足厥阴肝经、手厥阴心包经，与足少阳胆经和手少阳三焦经相表里，内寄相火。

厥阴为阴尽阳生之脏，阴阳进退，最多寒热错杂之证。厥阴病全篇，就是以不同指征来判断阴阳之进退。阴盛则寒，阳盛则热，故尔厥阴病有寒化热化两途。所以，厥阴篇基本证型有三类：即厥阴寒热错杂、寒证、热证。寒热错杂为厥阴篇本证，寒化、热化为其变证。

## 【各论】

**【第326条】**厥阴之为病，消渴，气上撞心，心中疼热，饥而不欲食，食则吐蛔，下之利不止。

**【按】**

1. 此为厥阴提纲证，故以厥阴为名冠之。

2. 厥阴病的本质是阴尽阳生，阴阳进退，故尔最多寒热错杂之证。提纲证，就揭示了厥阴病的寒热错杂特点。

（1）热的表现

①“消渴”：热伤津而消渴。

②“气上撞心，心中疼热”：郁热上攻于心，则心中热痛。此心痛，即属厥心痛。

（2）寒的表现

①“饥而不欲食”：胃热则消谷善饥，然胃又虚寒，不能受纳。此证即寒热错杂。

②“食则吐蛔”：食即吐，乃胃虚寒，不能受纳、消磨、腐熟，故食则吐。至于吐蛔否，有蛔则吐蛔，无蛔则不吐蛔。如今卫生条件已好，鲜有吐蛔者，近三四十年，吾从未见吐蛔者。

③“下之利不止”：本已虚寒下利，误下伤正，下利更甚，致利不止。

（3）何以出现寒热错杂

厥者，尽也。若阳生不及，则厥阴寒盛，致见寒证。

热从何来？肝阳馁弱，肝中相火则郁伏，郁而化热，此即“积阴之下必有伏阳”，故尔寒热错杂。寒热互有进退，故现寒化、热化两途。

（4）脉当为何？弦数而减。弦主肝，数主热，减为寒，致厥阴寒热错杂。

**【第327条】**厥阴中风，脉微浮为欲愈。不浮为未愈。

**【按】**

1. 以厥阴中风名之，“厥阴”，指厥阴本病，阳虚而寒者；“中风”，指病的转化趋势，阳气见复。不是厥阴病，又中风邪。

2. 浮为阳脉，由阴脉逐渐浮起，示阳气渐复，故向愈。此即以脉来判断病势。

此以脉判断欲愈。

**【第328条】**厥阴病，欲解时，从丑至卯上。

**【按】**此言厥阴本病，得时令之助而阳复欲解。体现了天人相应的规律。

此以时令判断欲愈。

**【第329条】**厥阴病，渴欲饮水者，少少与之愈。

**【按】**此厥阴病化热津伤而渴，少少予水饮之。所谓愈，亦是缓解口渴而已，并非厥阴病喝点水就好了。

此以症状判断欲愈。

**【第330条】**诸四逆厥者，不可下之，虚家亦然。

**【按】**

1. 此无冠名，乃接前条“厥阴病”而言。

2. 虚家不可下，诚是。“诸四逆厥者，不可下之”，却未必。厥者，阴阳之气不相顺接也。阴阳之气不相顺接的原因，无外是虚实两类。实者，邪气阻隔，阴阳不能顺接；虚者，正气虚衰而无力顺接。正虚而四逆厥者，不可下之，此即“虚家亦然”之意。邪阻者，有六淫、七情、气血痰食等。若邪阻气机不通，有可下之征者，亦当断然下之。如阳明热结之四肢厥逆，或痰浊、瘀血、水饮、热郁等因而厥者，若下征具备，亦当下之，甚至急下之。

本条所云之四逆厥者不可下，其前提是指厥阴病之四逆厥，乃阳衰而厥，故不可下。若厥阴热化，转为阳明腑实而肢厥者，该下亦当下。

**【第331条】**伤寒先厥，后发热而利者，必自止，见厥复利。

**【按】**

1. 此以伤寒名之，概指广义伤寒而言。伤寒有五，五者皆可经传变而为厥阴病。

2. “先厥”，乃阳衰寒盛而厥，阳衰不固而下利。

“后发热而利”，乃厥阴病，阳复而热。阳已复，即使一时利尚未止，必自止。若阳复衰，则复厥而利。厥利之往复，体现了厥阴本病之寒热之进退，阳进则热，厥利止；阴进则复厥利。这是以厥与热为指征，判断厥阴病的寒热进退。

**【第332条】**伤寒，始发热六日，厥反九日而利。凡厥利者，当不能食，今反能食者，恐为除中，食以索饼，不发热者，知胃气尚在，必愈，恐暴热来出而复去也。后日脉之，其热续在者，期之旦日夜半愈。所以然者，本发热六日，厥反九日，复发热三日，并前六日，亦为九日，与厥相应，故期之旦日夜半愈。后三日脉之，而脉数，其热不罢者，此为热气有余，必发痈脓也。

**【按】**

1. 以伤寒冠名，亦广义伤寒之意。

2. 本条以厥热日数，判断厥阴病阴阳之进退。可分为两段来分析。

第一段，从开头至夜半愈。

“厥”，指四肢厥冷；“发热”，指四肢热。所以本条是以四肢寒热的日数，判断阴阳之进退。

“伤寒始发热六日”，是指四肢热六日。除四肢热以外，全身热不热？亦当热，此热标志阳热进，故肢热身亦热。但这个热，不一定是体温高，而是指中医热的概念。仲景曰：“后日脉之，其热续在者”，“后三日脉之，而脉数，其热不罢者”，依此言之意，是据脉以判断其阴阳寒热的盛衰进退。阳进当见阳脉，阴进当见阴脉。“厥反九日而利”，厥指四肢逆冷，以四肢之厥热日数，标志寒热之进退盛衰。热仅六日，厥九日，知为阴寒盛。

阴寒盛，胃阳衰，故不能食。能食者，恐为除中。除中即回光返照的表现，本为衰竭、萎靡、不能食，突然精神起来，面泛红光，脉浮起，且欲食，此非佳兆，而为除中。

阳气来复者，病情好转而欲食，阴阳离决除中者亦欲食，二者何以别之？“不发热者，知胃气尚在，必愈。”发热乃是阳气来复之征兆，何言不发热者胃气尚在，反之，发热者，反倒胃气不在，如何理解？

此之发热，是虚阳浮越，格阳之热，此即“暴热来出而复去也”。阴阳离决之热，来暴而去迅，不能持久，犹蜡将尽，突然一亮，随之而灭。故不发热者，乃未至格阳，知胃气尚在，必愈。

“后日脉之，其热续在者”，此热乃阳复而热，其脉渐起且见滑数之象，知热续在。阳复且得时令之助，故期夜半愈。

第二段，自“所以然者”至本条末。厥九日，热亦九日，寒热相平，阴阳相应，故夜半至平旦，阳升之时当愈。

若阳气复太过而“脉数、其热不罢者，为热气有余，必发痈脓”。热盛可广义理解，非必发痈脓。

本条以厥热胜负，判断阴阳之进退。又对除中、格阳之暴热进行比较鉴别，其意深矣。

诸变皆当以脉断之！

**【第 333 条】**伤寒脉迟六七日，而反与黄芩汤彻其热。脉迟为寒，今与黄芩汤，复除其热，腹中应冷，当不能食，今反能食，此名除中，必死。

**【按】**

1. 伤寒，乃指广义伤寒。

2. 此言误治伤胃阳而除中死证。此脉迟，必沉迟无力，乃虚寒也。与黄芩汤彻其热，乃误治，胃阳更伤，致成回光返照而能食，此能食，亦仅是短暂的能食，此为除中，必死，胃气败矣。

**【第 334 条】**伤寒，先厥后发热，下利必自止，而反汗出，咽中痛者，其喉为痹。发热无汗，而利必自止。若不止，必便脓血。便脓血者，其喉不痹。

**【按】**

1. 以伤寒名之，意指广义伤寒。本条以下利、咽痛判断寒热之进退转化。

2. “先厥发热者，下利必自止”。厥乃阴盛，热乃阳复，阳复则利止。

3. “而反汗出，咽中痛者，其喉为痹”。阳复太过而热盛，迫津外泄而汗出，上灼于咽而咽痛。厥阴寒盛者，本不当汗，今汗出者，以为反，实则热盛得汗出，并不反。

4. “发热无汗，而利必自止。若不止，必便脓血。便脓血者，其喉不痹”。此发热乃阳复太过而为热。玄府未开乃无汗。表闭，郁热在里，不得外透，必上冲、下迫、内窜。热下迫则便脓血；热上灼者，则咽痛。

**【第 335 条】**伤寒，一二日至四五日，厥者，必发热，前热者后必厥，厥深者热亦深，厥微者热亦微，厥应下之，而反发汗者，必口伤烂赤。

**【按】**

1. 以伤寒名之，亦广义伤寒。

2. 本条言热厥。热盛何以肢厥？厥分为两类，邪阻热闭，阳不能达于四末而为厥；正虚无力温煦四末亦为厥。本条是热闭阳郁而厥，热深厥亦深，甚则肢厥过膝过肘，通体皆厥。

热厥下之，乃给邪以出路，误用汗法，风助火势，其焰更烈，上灼而口伤烂赤，尚可下迫、内窜，变证多矣，口伤烂赤，仅举例而已。

3. 何以知热厥？脉必沉实燥数，甚则迟涩小，必不肯宁静，据脉可知。

**【第 336 条】**伤寒病，厥五日，热亦五日，设六日当复厥，不厥者自愈。厥终不过五日，以热五日，故知自愈。

【按】

1. 此以伤寒病名之，乃广义伤寒。

2. 此以手足厥热日数来判断阴阳的进退，厥热相平，阴阳已和，故愈。

愈否？厥热日数只是参考标准之一，尚须脉舌神色症全面分析。

**【第337条】凡厥者，阴阳气不相顺接，便为厥。厥者，手足逆冷者是也。**

【按】

1. 此无冠名，乃泛指外感内伤百病。

2. 本条指明了“厥”的概念，凡“四肢逆冷者”皆为厥。

厥的含义有三:《内经》之厥，指昏厥而言。如大厥、煎厥等;《伤寒论》之厥，指四肢逆冷，杂病寒气上逆者，亦称厥气。

3. 本条阐明了厥的病机，是“阴阳之气不相顺接”。阴阳气何以不相顺接？无非邪阻与正虚两端，邪阻者阴阳升降出入乖戾，致阴阳不相顺接，其邪包括六淫、七情、内生五邪等；正虚者，包括阴阳气血之虚，无力升降出入，致阴阳不相顺接。治厥大法，或祛邪，或扶正，或扶正祛邪相兼，知此则思过半矣。

**【第338条】伤寒，脉微而厥，至七八日肤冷，其人躁，无暂安时者，此为脏厥，非蛔厥也。蛔厥者，其人当吐蛔。今病者静，而复时烦者，此为脏寒，蛔上入其膈，故烦，须臾复止。得食而呕，又烦者，蛔闻食臭出，其人当自吐蛔。蛔厥者，乌梅丸主之。又主久利。**

【按】

1. 此以伤寒名之，乃广义伤寒。

2. 脏厥与蛔厥的关系

传统观点认为，脏厥与蛔厥是病机不同的两个并立的病名。脏厥是独阴无阳的脏寒证，而蛔厥是寒热错杂证。其理由是，脏厥的临床表现为“脉微而厥，至七八日肤冷，其人躁无暂安时者，此为脏厥”。此显系但寒无热的阳衰证。而蛔厥常吐蛔而烦，烦从火、从热，且主之蛔厥的乌梅丸又寒热并用，故尔称蛔厥是寒热错杂证，与脏厥有别。所以蛔厥与脏厥不可混。因此，将乌梅丸称作治蛔厥的专方，对乌梅丸的方义也都奔治蛔而来，曰蛔:“得酸而安，得辛则伏，得苦则下。”可是，如今吐蛔者罕见，我三四十年都未见一例吐蛔者，那么乌梅丸就没有用处了。果真如此吗？非也，我们就经常应用乌梅丸。

我们认为，脏厥与蛔厥，虽病名不同，然病机一也。脏厥是独阴无阳，本质是脏寒无疑。但蛔厥者，仲景亦云:“此为脏寒”，二者既然皆为脏寒，也就无本质的差别，所异者，在于吐蛔与不吐蛔，吐蛔者曰蛔厥，不吐蛔者曰脏厥。

3. 寒热错杂是如何形成的？

前曰脏厥与蛔厥，本质相同，皆为脏寒证，然热从何来？厥阴之脏寒，自不同于少阴之脏寒。肾为人身阳气之根，而其他脏腑之阳气，乃阳气之枝杈。若独阴无阳，必肾阳已亡，根本已离，此为亡阳证，当用四逆辈回阳。若肾阳未亡，仅某一脏腑的阳气衰，犹枝杈阳衰，根本未竭，犹未亡也。所以肝的脏寒与肾的亡阳而脏寒是有别的，不应等同视之。既然厥阴的脏寒为蛔厥阳未亡，则馁弱之阳必郁而化热，遂成寒热错杂证。所以，蛔厥有寒热错杂证，脏厥同样有寒热错杂证。此之寒热错杂，是由肝阳虚馁为本、为因，而阳郁化热为果、为标。所以乌梅丸以温肝为主，清热次之。

厥阴病的提纲证，就论述寒热错杂证，而且厥阴全篇，也都是论述寒热错杂证，脏厥与蛔厥之寒热错杂，亦皆符合厥阴病这一基本病机。

4. 乌梅丸的应用

历代有些有识医家如喻嘉言等，皆谓“乌梅丸为厥阴篇之主方”，此言诚是。

肝的疏泄功能，主要体现在如下几个方面：

（1）人的生长壮老已整个生命过程，皆赖肝的春生少阳之气的升发疏泄，犹自然界只有春天阳气之升发，才有春生、夏长、秋收、冬藏。无此阳，则生机萧索，生命过程必将停止、终结。

（2）调畅全身之气机:“升降出入，无器不有，升降息，则气立孤绝；出入废，则神机化灭。”周身气机之调畅，皆赖肝之升发疏泄。百病皆生于郁，五脏之郁，实由肝郁而发。

（3）人身气血的运行、津液的输布代谢、精的生成排泄、月经来潮、浊物排泄等，皆赖肝的升发疏泄。

（4）木能疏土，促进脾胃的运化功能，促进胆汁的生成与排泄。

（5）调畅情志，肝藏魂，主谋虑，胆主决断，肝与人的情志密切相关。

（6）肝藏血，调节全身血量及血的循行。

（7）肝与胆相表里，肝主筋、爪，开窍于目，在液为泪。

（8）肝病可引起肝经及络属脏腑的病变。

（9）奇经八脉皆附隶于肝肾，故奇经之病，多与肝相关。

（10）肝为罢极之本。

肝具有广泛的功能，故肝失舒启、敷和之性，则必然影响上述各项功能，产生广泛病变。而厥阴篇，只限于肝阳馁弱而产生的寒热错杂之病变，实为肝病的一小部分。如肝热生风、内窜心包、下汲肾水、入营入血等，杂病中的肝经湿热、肝热、肝郁、肝亢等，皆未论及。凡肝阳馁弱，寒热错杂所产生的上述各项功能失调，皆可以乌梅丸为主治之，因而大大扩大了乌梅丸的应用范围。

5. 乌梅丸的应用指征

（1）脉弦数减。弦主肝，减为阳气虚馁，数为热。

（2）有一二由肝虚寒热错杂所引起的症状即可。

两项具备，即可以乌梅丸加减以治之。

**【第339条】伤寒，热少微厥，指头寒，嘿嘿不欲食，烦躁。数日，小便利，色白者，此热除也。欲得食，其病为愈；若厥而呕，胸胁烦满者，其后必便血。**

**【按】**

1. 此以伤寒名之，乃广义伤寒。

2. 本条言伤寒厥阴病的不同转化，可热除，可阳渐复，亦可为寒厥。自“伤寒热少微厥”至“其病当愈”，为第一段。以热少为厥、不欲食、小便利而色白，标志热除。邪退正未全复，但已然欲食，说明胃气渐复，故为愈。烦躁者，热盛有之，阳尚弱者亦有之。

“若厥而呕”至末句，为第二段。若热除厥而呕，胸胁烦满、便血，乃肝阳虚者，阳虚者，脉弦而减。若热郁于内而见上症者，脉当弦数有力。

**【第340条】病者手足厥冷，言我不结胸，小腹满，按之痛者，此冷结在膀胱关元也。**

**【按】**

1. 以病者相称，乃涵盖外感内伤诸病，皆可出现阳虚之证。

2. 此病机为阳衰冷结。阳衰而肢厥，阳虚阴盛而寒凝，寒凝则气血不通而痛。其病位不在胸，故不结胸；病位在小腹，故称冷结膀胱关元，治当温暖下元。

**【第341条】伤寒，发热四日，厥反三日，复热四日，厥少热多者，其病当愈。四日至七日，热不除者，必便脓血。**

**【按】**

1. 以伤寒名之，乃广义伤寒。

2. 此以厥热日数之多寡判断寒热之进退。发热日数多者，乃渐化热。热盛下迫而便血。

第339条之便血，乃热除阴盛之便血，因阳虚不能摄血，脉当沉弦无力。本条乃热盛便血，脉当沉而数实。

**【第342条】伤寒，厥四日，热反三日，复厥五日，其病为进，寒多热少，阳气退，故为进也。**

**【按】**

1. 此仍以厥热日数的增减，判断伤寒厥阴病之阴阳进退，故以伤寒为名冠之。

2. 此厥之日数渐增，乃寒多热少，阳气退阴寒渐盛，故为进。与341条热之日数渐多，为阳进阴退，其病当愈者，互相鉴别。

**【第343条】伤寒，六七日，脉微，手足厥冷，烦躁，灸厥阴，厥不还者，死。**

【按】

1. 此以伤寒名之，乃广义伤寒。凡伤寒、中风、湿热、温病、热病，都可出现亡阳死证。

2. 脉微、厥逆、烦躁，此阳衰已甚，灸以回阳。厥不还者，即阳不复，故死。

3. 灸厥阴，不必拘泥某穴，总以回阳为务，如关元、气海等。阳衰至亡者，莫不因肾阳衰而亡，因肾为阳之根。仅肝阳衰，乃枝杈阳衰，虽重未至亡矣。

**【第 344 条】**伤寒发热，下利厥逆，躁不得卧者，死。

【按】

1. 此以伤寒名之，指广义伤寒。

2. 下利厥逆，且躁不得卧寐，此亡阳也。亡阳发热，乃阳浮于外而热，此阴阳离决，故死。

**【第 345 条】**伤寒发热，下利至甚，厥不止者，死。

【按】

1. 伤寒，指广义伤寒而言。

2. 厥利不止而死，此亡阳也。其热，亦阳浮而热。火热下迫，亦可下利至甚，日达百次，且热郁亦厥，却未必死。频死阶段，皆阳衰或阴竭而亡，未有正气未竭而亡者。

**【第 346 条】**伤寒六七日不利，便发热而利，其人汗出不止者，死，有阴无阳故也。

【按】

1. 以伤寒名之，乃广义伤寒。

2. 伤寒本未下利，“经六七日，突发热而利，且汗出不止”，此亡阳之脱汗，乃阳越而热，亡阳而利，此有阴无阳，故死。

**【第 347 条】**伤寒五六日，不结胸，腹濡，脉虚，复厥者，不可下，此亡血，下之死。

【按】

1. 以伤寒为名，乃广义伤寒。

2. 伤寒五六日，病已传变。若水热互结成结胸者，当心下硬满而痛，脉沉紧；若邪传阳明腑实，当腹胀满疼痛拒按，不大便，脉沉实。今仅是腹濡、脉虚、复厥，知无结胸、腑实之证，乃亡血也。亡血禁下，下之死。第 385 条“恶寒脉微而复利，利止亡血也”，此必亡阳下利致亡血，禁下，下之死。

【第 348 条】发热而厥，七日下利者，为难治。

【按】

1. 此无冠名，乃接上条而言。

2. 伤寒六日传经毕，七日当阴尽阳升。阳不升而厥利，热乃阳越，病又笃，故难治。

【第 349 条】伤寒脉促，手足厥逆，可灸之。

【按】

1. 以伤寒名之，乃广义伤寒。

2. 促有二解：一作急促解，即脉数急；一作数中一止解。促当分沉取有力无力，有力者，乃热盛，脉来促急，或热盛阻碍血脉，而数中一止；若促而无力者，乃愈虚愈数，或气血虚，无力相继，致数中一止。

若促为郁火，阳不外达亦可厥，此为热厥，不可灸。若促而无力，则为寒厥，当灸之。

【第 350 条】伤寒脉滑而厥者，里有热也，白虎汤主之。

【按】

1. 以伤寒冠名，乃广义伤寒。五类外感病，皆可传入阳明，出现白虎汤证。

2. 脉滑，阳盛。仅滑脉，尚不足以诊为白虎证，须脉洪方为白虎汤之典型脉象。“厥”乃热郁于里，阳气不能外达。

烦渴否？大热否？当渴，当大热。有汗否？本当大汗，然热郁肢厥，却未必大汗。白虎之四大具备者，辨之不难，四大不全者，重在脉洪大。

【第 351 条】手足厥寒，脉细欲绝者，当归四逆汤主之。

【按】

1. 此无冠名，乃接上条而言。

2.“手足厥寒，脉细欲绝”，此乃阳衰之四逆汤之脉证。然本条用养血通经之当归四逆汤，乃阳虚血弱者，其脉当细数而减，尚到不了欲绝的严重程度，为阳虽虚而未甚，兼血弱者。若以姜附回阳，恐辛热之品更耗阴血，故以桂枝、细辛、通草通阳，当归、白芍养血，甘草益气调和诸药。

【第 352 条】若其人内有久寒者，宜当归四逆加吴茱萸生姜汤。

【按】

1. 此无冠名，乃接上条而论。

2.“内有久寒”，指内脏之沉寒痼冷，多为中焦寒饮，症见脘腹冷痛，或硬满结痛，较当归四逆汤之“手足厥寒，脉细欲绝”阴寒更甚。加吴茱萸以温中止痛散寒，生姜散寒饮，更用清酒以助阳散寒。

3. 厥逆脉微，且有久寒，何不用干姜、附子？因其厥乃肝阳虚而厥，且兼血弱，病在肝而不在脾肾，故取当归四逆汤养血通阳，加吴茱萸、生姜、清酒温肝散寒。

**【第 353 条】**大汗出，热不去，内拘急，四肢疼，又下利厥逆而恶寒者，四逆汤主之。

**【按】**

1. 此无冠名，乃接上条。

2. 大汗、四肢疼、内拘急、下利、厥逆恶寒，皆阳衰之征。阳衰而脱汗，四肢失于阳之温煦而厥痛，脾肾阳虚而下利，阴寒内盛而拘急。其热不去，且不为汗衰，乃格阳所致，故以四逆汤回阳。

**【第 354 条】**大汗，若大下利而厥冷者，四逆汤主之。

**【按】**

1. 无冠名，接前条。

2. 大汗、大下利而厥冷，亡阳也，故以四逆汤回阳。

**【第 355 条】**病人手足厥冷，脉乍紧者，邪结在胸中，心下满而烦，饥不能食者，病在胸中，当须吐之，宜瓜蒂散。

**【按】**

1. 以“病人”为名，乃泛指外感内伤百病，故此条之辨治，亦适合外感内伤百病见此证者。

2. “手足厥冷”，当分虚实两大类：虚者，心肾阳衰无力温煦而肢冷，脾虚清阳不能实四肢，肝虚阳气不布而厥，肺虚阳气不能宣发而肢厥。实者，凡六淫、七情、气血痰食等，皆可阻遏气机而为厥。如第 350 条“脉滑而厥者，里有热，白虎汤主之”，第 351 条“手足厥寒，脉细而微者”，为阳虚血弱，以当归四逆汤主之。第 315 条“厥逆无脉”，白通加猪胆汁汤。第 317 条“手足厥逆，脉微欲绝”，通脉四逆汤主之。皆以脉定证者。

3. 本条之厥，脉乍紧，此乃邪实之脉。其厥，因邪气阻碍气机，阳不达四末而厥。何邪？第 166 条“为胸有寒也”，《金匮要略·腹满寒疝宿食病脉证治》曰：“宿食在上脘，当吐之。”《金匮要略·黄疸病脉证并治》曰：“瓜蒂散治诸黄”，栀子豉汤吐胸膈郁热。本条乃痰饮邪结在胸。“心下满而烦，饥不能食者”，乃胸中之邪波及胃使然。“其高者，因而越之”，故用吐法。

**【第 356 条】**伤寒厥而心下悸，宜先治水，当服茯苓甘草汤。却治其厥，不尔，水渍入胃，必作利也。

【按】

1. 此以“伤寒”冠名，乃广义伤寒。

2. 此论水厥，乃厥阴病类证。水饮凌心而心下悸，水饮遏阳而为厥，厥悸皆因水而发，故首当治水，水去阳通厥自止，饮不凌心而心自安。

3. 治厥当治水的辩证关系

本条之意，水厥当先治水，若先治厥，则水渍入胃必下利，为误。厥有寒、热、水、气、痰、阳虚血弱、冷结关元、蛔厥、脏厥之分，治法各异。若云先治厥者，取何法治之？若以热厥治之，清下伤其胃，水饮乘虚入胃而下利，固不当。若以寒厥治之，却未必为逆，因水为阴邪，得温而化，虽未丝丝入扣，亦大法不悖，何逆之有。

茯苓甘草汤以桂枝、甘草温振心阳，通阳化气；茯苓渗水；生姜散寒饮，属温阳利水，厥、悸、利同治，并未将治厥与治水截然分开。

**【第357条】伤寒六七日，大下后，寸脉沉而迟，手足厥逆，下部脉不至，咽喉不利，唾脓血，泄利不止者，为难治。麻黄升麻汤主之。**

【按】

1. 此以伤寒为名，乃广义伤寒。

2. 此论寒热错杂，唾脓血泄利之证治。寒热错杂，虚实相兼，证颇繁杂，如何辨识其证，如何理解此方？吾取以方测证来分析。本方由四组方药组成，即解表、清热、温脾、滋阴四组。

一组：桂枝六株，芍药六株，炙甘草六株，麻黄二两半，升麻一两一分。麻黄约合六十株，为桂枝之十倍，升麻约为二十六株，为桂枝之四倍多，意在升散，解表透邪。

二组：知母十八株，黄芩十八株，石膏六株。意在清热。

三组：茯苓六株，白术六株，炙甘草六株，干姜六株。意在健脾温阳。

四组：天冬六株，白芍六株，当归一两一分，葳蕤十八株。意在养阴。

方以麻黄升麻为方名，且量皆重，乃为君药，以升散为主，且方后曰“汗出愈”，当有表证可知。

伤寒六七日，表未解，大下后，正伤邪陷。表热郁于上，阻遏气血，则寸脉沉而迟。此沉迟，当有躁动不宁之感。郁热上灼则咽喉不利，吐脓血，治当清透郁热，以麻黄、升麻、桂枝透之，知母、石膏、黄芩清之。

茯苓、白术、甘草、干姜乃健脾温中，此必大下后伤脾，脾伤而利，故取理中之意温振脾阳。

大下不仅伤阳，亦伤阴。阴阳皆虚而下部脉不至。阴虚，故以天冬、白芍、当归、葳蕤以滋之。

证以寒热虚实并见，方取清透温滋并用。

**【第358条】**伤寒四五日，腹中痛，若转气下趣少腹者，此欲自利也。

**【按】**

1. 伤寒，广义者。

2. 此胃寒轻者，阴寒下趋小腹而欲利，此下利之先兆。此治未病也，当未利先防。

**【第359条】**伤寒本自寒下，医复吐下之，寒格更逆吐下，若食入口即吐，干姜黄连黄芩人参汤主之。

**【按】**

1. 伤寒，广义者。

2. 本自寒下，乃阴盛下利。复吐下之，阳气更伤，此即吐下之余，定无完气。阴寒格拒，入口即吐。

阴寒盛而吐利，本当用理中汤，而用干姜黄连黄芩人参汤。用干姜、人参易于理解，而用黄芩、黄连的指征何在？仲景语焉不详。

参第149条半夏泻心汤、第173条黄连汤，亦寒热并用，皆上热下寒或膈热胃寒证。若上热，则寸脉当滑数；胃寒则关当微细。见此脉知为寒热错杂，则本方可用。

**【第360条】**下利，有微热而渴，脉弱者，今自愈。

**【按】**

1. 以下利名之，乃接上条而言。

2. 上条言“本自寒下”，故本条之下利，亦当为寒下，故脉弱。但脉虽弱，然已微热而渴，乃阳见复之兆，故曰“今自愈”。

**【第361条】**下利，脉数，有微热汗出，今自愈。设复紧，为未解。

**【按】**

1. 此接第358条之“本自寒下”言。

2. 本自寒下，现已见微热汗出，乃阳复之兆，病有转机，故自愈。本有转机，若将养治疗失当，复见脉紧，乃寒去复来，故未愈。

**【第362条】**下利，手足厥冷，无脉者，灸之不温，若脉不还，反微喘者，死。少阴负趺阳者，为顺也。

**【按】**

1. 此接第358条，“本自寒下”。

2. 此厥阴寒化、亡阳之死证，厥利脉绝，此亡阳。微喘乃上脱，故死。

**【第363条】**下利，寸脉反浮数，尺中自涩者，必清脓血。

【按】

1. 此无冠名，乃接第358条而言。

2. 本自寒下，脉本当微细，今见寸浮数，寸为阳，浮数皆阳脉，乃阳见复之象。“反”，乃针对寒下之脉而言，寒下脉本当微细，今见浮数，故曰反，实为阳复。“尺中自涩者”，乃下焦精血虚。阴虚阳盛，热伤阴络而清脓血，可用黄连阿胶汤或白头翁加甘草阿胶汤治之。

**【第364条】**下利清谷，不可攻表，汗出必胀满。

【按】

1. 此接第358条“本自寒下”言。

2. 本自寒下，误攻其表，汗出阳更伤。阳伤不运而胀满，此至虚有盛候也。

**【第365条】**下利，脉沉弦者，下重也；脉大者，为未止；脉微弱数者，为欲自止，虽发热，不死。

【按】

1. 此以下利冠之，乃接第359条，论伤寒下利之转归。

2. 此以脉定证，弦主郁，气机不利而下重。脉大者为病进，故未止。若按之有力者邪盛；若按之无力为正虚，气浮而大。脉微弱数者，微弱乃正气虚，数为阳见复，故欲自止，虽发热不死。

**【第366条】**下利，脉沉而迟，其人面少赤，身有微热，下利清谷者，必郁冒汗出而解，病人必微厥。所以然者，其面戴阳，下虚故也。

【按】

1. 此以下利为名冠之，乃接第359条，论伤寒下利之转归。

2. 下利脉沉而迟，乃阴盛也。阴盛阳浮而面少赤，身有微热，此格阳轻者。格阳轻，说明阳气尚有能力与阴寒相争，出现郁冒之状。正胜邪祛，阳气复而通达内外，汗出而解，此汗乃不汗而汗者。正汗出有自汗、狂汗、战汗者，此亦可称为冒汗。

**【第367条】**下利，脉数而渴者，今自愈。设不差，必清脓血，以有热故也。

【按】

1. 此以下利为名冠之，乃接第359条，论伤寒下利热化者之转归。

2. 下利脉数而渴者，乃阳复化热，故自愈。若阳复过而热盛，则必清脓血。

**【第368条】**下利后脉绝，手足厥冷，晬时脉还，手足温者生，脉不还者死。

【按】

1. 此以下利名之，乃接第359条而言。

2. 下利、厥逆、脉绝，亡阳也。晬时，乃一昼夜。若脉还，手足温，乃阳复，可生；若脉一昼夜仍不还者，死。

**【第369条】伤寒下利，日十余行，脉反实者死。**

**【按】**

1. 此以伤寒下利为名，以脉辨其吉凶顺逆。

2. 下利日十余行，正气当伤，脉当虚，若脉实，此为反。此实，当有虚实之别。实乃邪气盛，为病进，正不胜邪，故死。若脉实坚搏，已无柔和之象，乃胃气败，真气外越，乃真脏脉，主死。《素问·玉机真脏论》曰："真脏脉见者，皆死不治。"

**【第370条】下利清谷，里寒外热，汗出而厥者，通脉四逆汤主之。**

**【按】**此与第317条相参，其脉当微细欲绝，或脉不出。

**【第371条】热利下重者，白头翁汤主之。**

**【按】**

1. 此无冠名，乃接前而言。

2. 此为厥阴热化而为热利下重，以白头翁汤清肝热。

**【第372条】下利腹胀满，身体疼痛者，先温其里，乃攻其表。温里宜四逆汤，攻表宜桂枝汤。**

**【按】**

1. 此言阳虚下利兼表者。

2. 下利腹胀满，若脉微者，方可予四逆汤温里。若阳虚兼表者，当见寒热、身痛，方可予桂枝汤。脉浮否？因里已虚，虽有表证，脉亦不浮。

"身体疼痛"，邪客经脉可痛；然阳虚，筋脉失于温煦者亦可痛。仅凭身痛，尚难遽断有表证，当见寒热且身痛，方可诊为表证。

3. 阳虚兼表，仲景以表里分段治之，亦可表里同治，如麻黄附子细辛汤、桂甘姜枣麻辛附汤、桂枝附子汤及后世之再造散等，皆双解之剂，可参。

**【第373条】下利欲饮水者，以有热故也，白头翁汤主之。**

**【按】**

1. 以下利名之，接前条。

2. 厥阴病下利，有寒化热化两途。欲饮水者，乃热化之征。若热盛下利者，以白头翁汤清其热。

**【第374条】下利谵语者，有燥屎也，宜小承气汤。**

【按】

1. 此以下利名之，乃接前条。

2. 厥阴下利热化，转阳明腑实而有燥屎者，浊热逼乱神明而谵语，当逐其热结，以小承气汤主之。

【第375条】下利后更烦，按之心下濡者，为虚烦也，宜栀子豉汤。

【按】

1. 以下利名之，乃言厥阴下利之转化。

2. “下利后更烦者”，乃厥阴热化之兆。“按之心下濡者”，热未与宿食、糟粕等有形之物相搏结，故称虚烦。此虚，非指正气虚，乃指无形之热耳，热扰而烦，法当辛开苦降，清透郁热，以栀子豉汤主之。

【第376条】“呕家有痈脓者，不可治呕，脓尽自愈。”

【按】

1. 此以呕来鉴别厥阴病之寒化热化，故以呕家为名冠之。

2. 痈脓者，多因热，气血腐败而成。呕者，乃病人自身有驱邪外出的倾向。若予止呕，则脓血不得出，痈疡不得愈，为养痈遗患。当令其吐，脓尽而愈。

【第377条】呕而脉弱，小便复利，身有微热，见厥者难治。四逆汤主之。

【按】

1. 此以呕名之，乃接前条。

2. “呕而脉弱”，弱乃阴脉，此呕乃虚寒而呕。

“小便复利”，意为原利后不利今复利。何以原来不利？因脉弱，知为阳虚不能气化而不利。“复利”者，因阳衰不能固摄而复利。利与不利，虽表现迥异，然病机则一。

脉弱而厥，身微热者，乃阴盛格阳也。若四肢转温，脉见起，乃阳渐复。若脉仍弱且厥逆，则此热非阳复，乃虚阳浮动，故难治。治当回阳，以四逆汤主之。

【第378条】干呕，吐涎沫，头痛者，吴茱萸汤主之。

【按】

1. 此论呕，接上条。

2. 此“干呕，吐涎沫，头痛者”，乃厥阴寒逆而呕，厥寒上干于颠而吐、痛，肝寒则津液聚而为涎沫。何以知为厥阴寒逆所致？因脉弦而减。

【第379条】呕而发热者，小柴胡汤主之。

**【按】**

1. 此以呕为指标，判断厥阴病之转化，故以呕为名冠之。

2. “呕而发热”，此厥阴阳复而热。虚则在脏，实则在腑。厥阴病已然阳复而热，则外达与厥阴相表里之腑，故见少阳证，予小柴胡汤主之。

3. 此为少阳证，仅言发热，未言往来寒热。少阳病热型有三：发热、潮热、往来寒热。

**【第 380 条】**伤寒大吐大下之，极虚，复极汗者，其人外气怫郁，复与之水，以发其汗，因得哕。所以然者，胃中寒冷故也。

**【按】**

1. 此以伤寒名之，乃广义伤寒。

2. 此言厥阴病之转化，而以哕为指征，以判断寒热进退，伤寒误予大吐、下、汗，想必是表闭而大汗之，胸中窒塞而吐之，腹胀满疼痛而下之，致耗伤正气，演变为胃中虚冷，外气怫郁。

外气，意指在外之气。何气在外？卫气也。卫气怫郁，推知当无汗、恶寒、头身痛等。故复与之水以发汗，此水当为暖水，如五苓散将息法之“多饮暖水，汗出愈”。胃中寒冷，水遏胃气而为哕，此厥阴寒化者。

**【第 381 条】**伤寒，哕而腹满，视其前后，知何部不利，利之则愈。

**【按】**

1. 此以伤寒名之者，乃广义伤寒。

2. 何以哕？气逆而哕。哕者，寒热虚实皆可，其病位，可在肺、肝、肾、脾胃，腑气不降、冲气上逆，皆可致哕，治当或祛邪，或扶正。本条言“利之”，当属广义而言，因虚而不利者，扶正以使其利；邪阻而不利者，祛邪以使其利。“视其前后”，乃指前后阴而言，或尿，或便，亦应包括经水之不利。利之之法，无外补泻两端。

## 厥阴篇小结

厥阴病的特点是阴尽阳升。阴未尽，阳始萌未盛，最多寒热错杂，其变化有寒化、热化两途。全篇都是以不同指标讨论寒热进退、转化问题。

### 一、寒热错杂

**（一）第 326 条：厥阴病提纲，揭示了厥阴病的特点为寒热错杂**

**（二）以脉为指征，判断寒热之转化**

第 327 条：以脉为指征判断阳复，脉微浮为欲愈，不浮为未愈。

第 333 条：脉迟者寒，误寒之死。

第 343 条：脉微，厥冷烦躁，死。

第 347 条：脉虚复厥，此亡血，下之死。

第 350 条：脉滑而厥，白虎汤主之。

第 351 条：脉细欲绝，厥逆，当归四逆汤。

第 352 条：内有久寒，当归四逆加吴茱萸生姜汤。

**（三）以厥、热日数判断阴阳之进退**

第 331 条：先厥后热者，利止；复厥者利不止。

第 332 条：热六厥九，除中；热续在者，愈；热过则为痈脓。

第 334 条：先厥后热，阳复利止。热过，则便脓血。

第 335 条：热厥，应下之……与寒厥鉴别。

第 336 条：厥五热亦五，不厥者自愈。

第 337 条：厥之定义与病机。

第 339 条：热厥，热除愈，热过便血。

第 340 条：冷结厥逆。

第 341 条：热多厥少，当愈。

第 342 条：厥多热少，阳气退，病进。

第 343 条："厥不还者"，乃但厥无热，独阴无阳，死。

**（四）以时判断阴阳之进退**

第 328 条：厥阴病欲解时，从丑至卯上。

**（五）以渴欲饮水为指征，判断阴阳进退**

第 229 条：厥阴病，渴欲饮水者，少少与之愈。

**（六）以下利为阴阳进退判断指征**

第 344 条：发热、下利厥逆，躁不得卧者死。

第 345 条：发热、下利，厥不止者死。

第 346 条：忽发热下利，汗出不止者死。

第 348 条：发热而厥，下利，难治。

第 353 条：下利厥逆，发热、大汗、内拘急、四肢痛、恶寒者，四逆汤主之。

第 354 条：利而厥冷者，四逆汤主之。

第 360 条：下利微热而渴，脉弱者，今自愈。

第 361 条：下利脉数，有微热汗出，今自愈。

第 362 条：下利，厥逆无脉，反微喘，死，乃下竭上脱。少阴负趺阳者，为顺也，为胃气胜阴气。

第 363 条：下利寸脉反浮数，尺中自涩者，必清脓血。乃阳盛阴虚。

第 364 条：下利清谷，不可攻表，此虚寒利。

第 365 条：下利脉沉弦，下重，乃阴结。脉大者为未止，乃病进，脉微弱数者为自愈。

第 366 条：脉沉而迟，面少赤，有微热，下利清谷，必郁冒，汗出而解。此下虚阳浮，冒汗解。

第 367 条：下利脉数而渴，今自愈，乃阳复。不差，必清脓血，以有热故也。

第 368 条：下利后脉绝，手足厥冷。晬时脉还，手足温者生，脉不还者死，乃亡阳也。

第 369 条：下利脉实，死。

第 370 条：下利，格阳，里寒外热，通脉四逆汤主之，此为寒化。

第 371 条：热利下重，白头翁汤主之，此为热化。

第 372 条：下利、腹胀、身痛，此寒化。

第 373 条：下利欲饮水，以有热故也，白头翁汤主之，此乃热化。

第 374 条：下利谵语者，有燥屎也，宜小承气汤，此为热化。

第 375 条：下利热郁而烦，栀子豉汤，此为热郁。

**（七）以呕哕为指标，判断寒热之进退**

第 376 条：呕家有痈脓者，不可治呕，脓尽则愈。

第 377 条：呕而脉弱，见厥难治，四逆汤主之，此为寒化。

第 378 条：呕而吐涎沫，头痛者，吴茱萸汤主之，此为寒化。

第 379 条：呕而发热，小柴胡汤主之，此为热化。

第 380 条：哕，胃中寒冷，此为寒化。

第 381 条：哕而腹满，视其前后，利之愈，此为实证，热化。

**（八）治疗**

第 338 条：寒热表实错杂——乌梅丸，厥阴篇主方。

第 357 条：寒热虚实错杂——麻黄升麻汤。

第 359 条：寒热错杂——生姜黄连黄芩人参汤。

**（九）鉴别**

第 335 条：寒厥。

第 338 条：蛔厥。

第 339 条：热厥。

第 340 条：冷结关元而厥。

第 350 条：热厥——白虎汤。

第 351 条：阳虚血弱而厥——当归四逆汤。

第 352 条：阳虚血弱，内有久寒——当归四逆加吴茱萸生姜汤。

第 355 条：厥逆脉乍紧，邪结胸中，瓜蒂散吐之——痰食厥。

第 356 条：水厥——伤寒厥而心下悸，茯苓甘草汤。

## 结 语

自古注伤寒者，多云厥阴篇驳杂紊乱，实则井然有序。

厥阴乃阴尽阳生之脏，阴未尽，阳始萌，最多寒热错杂之证。然阴阳有进退盛衰，故厥阴病又有寒化、热化两途。厥阴全篇的主线，就是论寒热错杂，及寒化热化两途。

何以辨其寒化、热化？仲景从多角度、多指标进行辨别，如厥热日数、下利、呕哕、咽痛、脉象等，使人感到一会儿言厥热，一会儿言呕哕，一会儿言利，一会儿言咽痛，其中又有水厥证及瓜蒂散等相鉴别，使人有零乱杂芜之感，实则是以不同症状来辨其寒热进退。抓住厥阴病的主线再读，则纲举目张，结构严谨。

# 第九章　辨霍乱病脉证并治

## 【概述】

### 一、霍乱的概念

霍乱是急性病，以上吐下泻为主要临床表现。因吐泻交作，耗损正气，挥霍缭乱，故名霍乱，非专指霍乱弧菌引起的霍乱。

### 二、霍乱病因病机

霍乱多因饮食不洁，冷热不调，或感受疫疠之气，使清浊相干，升降失司，吐泻交作。《灵枢·五乱》篇云："清气在阴，浊气在阳，营气顺脉，卫气逆行，清浊相干，乱于肠胃，则为霍乱"。《素问·六元正纪大论》曰："太阴所主，为中满霍乱吐下。"指明霍乱病因是清浊相干，病位是脾胃与肠，病机是升降逆乱，临床特点是吐泻并作。

### 三、霍乱分类

霍乱有湿霍乱与干霍乱两类。上吐下泻，挥霍缭乱者，称湿霍乱；欲吐不吐，欲泻不泻，烦闷绞痛者，为干霍乱。

霍乱有因寒因暑之异，又有寒霍乱与热霍乱之分。本篇所论为寒霍乱，并不包括热霍乱。

因为本篇是霍乱之专篇，故以霍乱名之，不再探讨每条之冠名法。

## 【各论】

**【第382条】**问曰：病有霍乱者何？答曰：呕吐而利，此名霍乱。

**【按】**此论霍乱的主要临床特征，为霍乱病之提纲证。

中医所称之霍乱，泛指多种急性胃肠道疾病，可包括干、湿、寒、热霍乱，即后世之食物中毒、急性胃肠炎、霍乱、副霍乱等。

**【第 383 条】**问曰：病发热，头痛，身疼，恶寒，吐利者，此属何病？答曰：此名霍乱。霍乱自吐下，又利止，复更发热也。

**【按】**

1. 此论霍乱兼表者。

2. 霍乱可由外邪引发，可有表证。寒热并作，头身痛，此即表证，外邪传里而吐泻。

何以“利止，复更发热也”？外邪传入阳明，可协热下利，亦可与糟粕相结而为阳明腑实，转为阳明腑实则下利止。阳明为热极，故更发热而不恶寒。

**【第 384 条】**伤寒，其脉微涩者，本是霍乱，今是伤寒。却四五日，至阴经上，转入阴，必利，本呕，下利者，不可治也。欲似大便而反矢气，仍不利者，属阳明也，便必硬，十三日愈。所以然者，经尽故也。下利后当便硬。硬则能食者愈，今反不能食，到后经中，颇能食，复过一经能食，过之一日当愈。不愈者，不属阳明也。

**【按】**

1. 该篇本论霍乱，何以本条又突以伤寒为名冠之？概霍乱亦属广义伤寒范畴，并非在广义伤寒之外另有一种外感病。

2. 本条可分四段述之。

第一段由开头到“不可治也”。本是霍乱，经吐利正气耗伤，其脉微涩，与伤寒之阴证同，故曰今是伤寒。霍乱本吐利，转入阴经，其利益甚，故不可治也。

第二段由“欲似大便”至“下利后当便硬”。霍乱表邪入里，传入阳明，下利津伤，燥热内结，成阳明腑实，腑气不通，反矢气而便硬不下。

第三段由“硬能食”至“过之一日当愈”。经吐利后，津伤化燥而便当硬。若屎硬而能进食者，此胃气复。此便硬，亦因津液一时未复而硬，待胃气复，饮食进，津液充，肠得濡，便自下而愈，此亦传经已尽。正如第 8 条所云：“太阳病头痛，七日以上自愈者，以行其经尽故也”，第 9 条：“表解而不了了者，十二日愈。”

第四段“不愈者，不属阳明”。这句话说明霍乱的传变，并无一定路径，或传阳经，或传阴经；或热化，或寒化；或伤阳，或伤阴；或成劳损。总之，要灵活辨证，观其脉证，知犯何逆，随证治之。没有僵死之套路，一切都在变，一切都须辨。辨，乃《伤寒论》之灵魂、精髓。

**【第 385 条】**恶寒，脉微而复利，利止亡血也，四逆加人参汤主之。

**【按】**

1. 此无冠名，乃接上条“伤寒”而言。

2. 恶寒、脉微、复利，皆阴寒内盛之象。

其利止者，非阳复病愈，乃“亡血也”，化源已竭，已无物可泄而利止。方以四逆汤回阳，人参大补元气。

**【第 386 条】**霍乱，头痛发热，身疼痛，热多，欲饮水者，五苓散主之。寒多不用水者，理中丸主之。

**【按】**

1. 前两条皆以伤寒名之，本条突又以霍乱名之，何以不都以伤寒相称，或都以霍乱为名？概以伤寒名之者，乃指霍乱可因广义伤寒之伤寒、中风、湿温、温病、热病转化为吐利之霍乱病；而以霍乱名之者，在于强调外感病中以急性吐泻、挥霍缭乱为特征者，非外感病之外另有霍乱病也。《伤寒论》中三阳三阴病，皆可出现吐泻的表现，但都有一定的病程才出现，而且吐泻程度不像霍乱那样剧烈，对正气的耗伤也不像霍乱那样迅疾。以伤寒名之者，言其致病原因广；以霍乱名之者，言其吐泻发病急，吐泻剧烈，对正气耗损迅疾。

2. 既以霍乱为名冠之，则当有呕吐下利之症，正如 382 条所云："呕吐而利，此名霍乱"。

"头痛发热，身疼痛，热多，欲饮水者，五苓散主之。"五苓散乃太阳病膀胱蓄水主方。发热身痛，乃表未解；欲饮水者，必因口渴；未言小便不利，乃省略之笔。五苓散解表利水，与本条之证符，故亦用五苓散主之。

3. "寒多不用水者"，其吐泻因阳虚而作，故以理中丸扶其中阳。

**【第 387 条】**吐利止，而身痛不休者，当消息和解其外，宜桂枝汤小和之。

**【按】**

1. 此无冠名，接上条而言。

2. "吐利止"，乃大病已愈，然营卫尚未复，营卫不通而身痛。桂枝汤益中调营卫，身痛可除。

第 288 条、297 条、383 条、385 条、387 条，皆言利止，但病机预后不同。

第 288 条为阳复而利止，可治；第 297 条为阳亡，阳上越而利止，死；第 383 条为转入阳明而利止；第 385 条因亡血，而利止；本条为里气已和而利止。

**【第 388 条】**吐利汗出，发热恶寒，四肢拘急，手足厥冷者，四逆汤主之。

**【按】**

1. 此无冠名，接前条之霍乱而言。

2. 本条诸症，皆阳虚所致。阳虚阴盛而吐利汗出，阳衰不能温煦四肢而四肢拘急，手足厥冷。其恶寒者，乃阳虚而寒；其发热者，乃虚阳浮动而热，故主以四逆汤。

**【第 389 条】**既吐且利，小便复利，而大汗出，下利清谷，内寒外热，脉微欲绝者，四逆汤主之。

**【按】**

1. 此无冠名，亦接前之霍乱而言。

2. 本条诸症，皆一派阴寒之象。病机为“内寒外热”，当有虚阳浮动的躁热、面红之表现，条文中未言者，乃省略之笔，当推而可知。

**【第 390 条】**吐已下断，汗出而厥，四肢拘急不解，脉微欲绝者，通脉四逆加猪胆汁汤主之。

**【按】**

1. 此无冠名，亦接前条霍乱而言。

2. “吐已下断”，因吐后气津皆伤，气衰液竭，已无物可下，故下利亦止。并非阳复欲愈，乃化源已竭，危证。

“汗出”，乃脱汗，脉微欲绝、厥逆、四肢拘急，皆亡阳之象。

3. 予通脉四逆汤，乃急救回阳通脉，加猪胆汁乃反佐法，防其格拒。

所谓防其格拒，其义有二：一是防其拒不受药，服药即吐，反佐之，即伏其所主，先其所因；二是防脉暴出，阳暴脱。

**【第 391 条】**吐利发汗，脉平，小烦者，以新虚，不胜谷气故也。

**【按】**

1. 此无冠名，乃接前条霍乱而言。

2. “吐利”，是霍乱的主症。“发汗”，是发汗法。

以汗法治霍乱之吐利，并未出现汗后的逆症，说明汗法尚对证。用汗法所治之霍乱吐利，必因表邪内陷所致。如第 32 条：“太阳阳明合病者，必自下利，葛根汤主之。”其意与本条同，以汗出解表且提取下陷之邪，此乃逆流挽舟之法。

3. “小烦”，是吐利之后，胃气尚未复原，若饮食失当，难以消磨，致食不化而微烦，此即“新虚不胜谷气也”。

4. “脉平”，平可有三解：一是常人之脉，此无病之脉；二是病者患病之前的素体脉，因人体质而异，有浮沉、迟数、大小、强弱之别；三是三部脉之大小、迟数、强弱均等，谓之平脉。本条之脉平，因经霍乱吐利，又经发汗，不可能立即恢复为常人之脉，亦不可能立即恢复到病前之素体脉，而是邪已退，脉已缓之脉象。

## 霍乱病篇小结

霍乱病篇共 10 条。霍乱以急性吐利为特征，有寒热之分。

### 一、第 1 条为霍乱之特征

### 二、热化

第 383 条、384 条：霍乱热证。

第 386 条：为霍乱吐利，水蓄表热不解者。

## 三、寒化

第 385 条、386 条、388 条、389 条、390 条：皆阳衰阴盛之寒霍乱。

## 四、善后及调理

第 387 条：大病后身尚痛，以桂枝汤和解其外。
第 391 条：吐利后，新虚不胜谷气，以饮食消息之。

# 第十章 辨阴阳易、差后劳复病脉证并治

## 【概述】

阴阳易，即男女之间相互传染的一种疾病。缘于伤寒热病初愈，房事不慎。男易于女，曰阳易，女易于男，曰阴易。

差后劳复之劳，包括劳心、劳力、房劳，皆大病之后，将养失宜，使病又复发，称为劳复。

仲景将阴阳易与劳复列于六经病后，意在强调病后之调养，防患于未然。

## 【各论】

**【第392条】**伤寒阴阳易之为病，其人身体重，少气，少腹里急，或引阴中拘挛，热上冲胸，头重不欲举，眼中生花，膝胫拘急者，烧裈散主之。

**【按】**

1.“伤寒阴阳易”，是复名。“伤寒”，指广义伤寒。“阴阳易”，是专病之病名，指大病之后，余毒未尽，房事不慎，男女相互交感之病。之所以采用复名法，意指广义伤寒之五种外感病，皆可因余毒未尽而房事不慎，出现阴阳易之病。

阴阳易，当包括性传染病一类疾病。《伤寒论》约400条，何以阴阳易仅此一条？盖因列此条者，警示世人大病差后，当慎房事，静心寡欲善调养，否则易发生性传染病，而不是专讲性传染病。至于性传染病的各种证型、传变，当于六经病中求之。因《伤寒论》乃包括百病，性病亦不例外，故仅此一条。

2.大病之后，精气皆伤，气虚而“身重少气，头重不欲举”。“少腹里急，引阴中拘挛，膝胫拘急”，皆阴血不足，筋脉失濡而拘急之象。“热气上冲胸，眼中生花”，皆余热上扰之兆。由上可见，阴阳易乃气阴两虚，虚热上冲之证。

3.烧裈散，即取男女裈裆处，烧灰成散。现卫生条件已远非汉代可比，积垢日久之裈裆已难觅，已无实用价值，存之可也。

**【第393条】**大病差后劳复者，枳实栀子豉汤主之。

【按】

1.“劳复”是一专有病名，指上病差后，将养失宜，因劳而病复发者。

2. 本条关于劳复之因、之脉证皆未讲，据方测证，当为气滞热郁。推测其症，可见胸满、心烦懊侬不得眠等，脉当沉数。栀子豉汤乃宣透胸膈之郁热；加枳实宣畅气机，更利于胸膈郁热之透达。

3. 阴阳易可看成是劳复的一部分，因劳复包括房劳。

**【第394条】伤寒差以后，更发热，小柴胡汤主之。脉浮者，以汗解之。脉沉实者，以下解之。**

【按】

1. 此以“伤寒差后复热”复名冠之。

2.“差后更发热”，以小柴胡汤主之，未言脉证。其脉当为弦数减。“弦”主少阳郁结；“数”为邪气因入，结于胁下；“减”为少阳病有血弱气尽，半虚、半阴的一面。

此热型，未言寒热往来，仅言发热，此亦小柴胡热型之一。

3.“脉浮者”，以“浮”作为表证的主要代表指征，他症未详述。若脉浮而热者，此为表热，故汗而解之。

4.“脉沉实者，以下解之”。发热而以下法解之，此热，当为阳明腑实之热，本条未详述阳明腑实之其他症状，仅言脉沉实，作为阳明腑实的主要特征。余称阳明腑实判断标准应具脉征、腹征、舌征。脉沉实，即是阳明腑实之脉征，故可下之。

脉浮、脉沉实，皆是以脉定证，法据证出，方依法立，充分体现了仲景的辨证体系。

**【第395条】大病差后，从腰以下有水气者，牡蛎泽泻散主之。**

【按】大病之后，正虚未复，导致湿热壅滞，水气不行，见腰以下肿胀、小便不利等，治以牡蛎泽泻散，利小便，逐水饮。

**【第396条】大病差后，喜唾，久不了了，胸上有寒，当以丸药温之，宜理中丸。**

【按】

1. 此无冠名，乃接前条之“伤寒差以后”。

2. 何以喜唾？乃多涎而唾之，大病差后，阳气未复，脾主运化，肺为水之上源，脾肺阳虚，津蓄为涎，脾为涎，涎多而唾，故喜唾，久不了了。予理中丸，温脾肺之阳，涎化而唾止。

**【第397条】伤寒解后，虚羸少气，气逆欲吐，竹叶石膏汤主之。**

【按】

1. 以伤寒为名，乃广义伤寒。

2. 伤寒解后，即大病新差，津气未复，至虚羸少气；余热未尽，余热壅胃而气逆欲吐。以竹叶石膏汤益津气，清余热，降逆止呕。

**【第 398 条】**病人脉已解，而日暮微烦，以病新差，人强与谷，脾胃气尚弱，不能消谷，故令微烦，损谷则愈。

**【按】**

1. 以病人为名之，泛指百病。

2. “脉已解”，指病脉已解，因脾胃气尚弱，可见脉缓减或略弱。强与之食，谷难化，致日暮微烦，损谷则愈。本条强调病后将养之法，不可过食，当糜粥自养，正如桂枝汤将息法所云：禁生冷、黏滑、肉面、五辛、酒酪、臭恶等物。

## 小 结

一、阴阳易部分仅一条，其意义在于指出疾病有性传播者。所列烧裈散，由于时代变迁，积垢烧裈难觅，已失应用价值，但提示人体某些分泌物质，或对性传播疾病有一定治疗价值，如某些激素或抗体等。

二、差后劳复部分，第 393 条是差后郁热未尽。第 394 条是讲大病差后，余邪未解者，邪在少阳，以小柴胡汤主之；邪在太阳，以汗解之；邪在阳明，以下解之。第 395 条是腰以下有水气者，以牡蛎泽泻散利水。第 396 条言大病差后，阳虚多涎唾者，以理中丸主之。第 397 条言大病差后，气阴已伤，余热未尽者，以竹叶石膏汤主之。第 398 条言大病初愈，胃气尚弱，饮食调养之法，不可强与谷，当损谷则愈。

此篇提示大病差后的调理及将养法，以免劳复。

# 跋

本书在完稿之后，意犹未尽，再写几句，以便理清头绪。

1. 撰写此书的初衷。鉴于中医学既面临着振兴的大好机遇，又面临着生死存亡的挑战，其原因固多，然中医队伍学术思想的混乱，乃是一致命死穴。当务之急是理清中医传承发扬的道路，因此，斗胆高喊“溯本求源，平脉辨证”。

本在何处，源在何方？《内经》《难经》奠定了中医理论基础，而仲景创立了辨证论治体系，使医经与经方、理论与实践紧密结合，融为一体，终于建成了中医学巍峨大厦。此乃中医振兴之康庄大道，舍此别无他途。欲登仲景辨证论治之殿堂，首先要彻悟仲景是如何创立辨证论治体系的，是如何运用这一辨证论治体系的。

2. 仲景将外感内伤百病揉在一起，欲提炼出一个共同的辨治规律，其难度甚于蜀道，必然有着缜密的构思与布局。度其构思，主要采取三个方法：一是详加分类，并予以冠名；二是以脉为据以定证；三是医经与经方相合以论治。

“科学者，分科之学也。”根据纷纭复杂的百病之性质、病位、程度、病势以分类，此四者即证，也就是以证为核心进行分类。分类之后，予以冠名，知其名，则知该病的性质、病位、程度、病势，纲举目张，提纲挈领，全局在胸。

3. 仲景是如何分类、布局的？首先，依《内经》理论，将百病分为阴阳两大类。阴阳各有多寡进退，又将阴病阳病进而分为六病，即三阳病与三阴病。但六病又有表里虚实寒热、合病并病、兼夹传变的无穷变化，因而仲景又在六病基础上，进行多层次的分类，直分到每个人、每个时空的具体的证，这就是中医的个体化。

整本《伤寒论》的布局，三阳言阳盛之病，三阴言阴盛之病。

太阳为阳盛，阳明为阳极，少阳为半阴半阳。太阴为阴中至阴，言脾胃阳衰。少阴为阴中之阴，言心肾阳衰。然少阴为水火之脏，有寒化热化两途。厥阴为阴中之阳，阴尽阳生之脏，最多寒热错杂及寒化热化。此即以阴阳进退为纲，六病之大体布局。霍乱、劳复、阴阳易，虽以专病名之，其辨治规律亦不逾六经体系。

伤寒六病 381 条，太阳独占三篇，共 178 条，何其独大？太阳上篇主要讲太阳表虚之桂枝汤证；太阳中篇主要讲太阳表实的麻黄汤证；下篇主要讲太阳坏病。六病之兼夹传变，皆详列于太阳篇中，他篇不再复赘，故太阳篇独大。而少阳篇仅区区 10 条，太阴篇仅有 8 条，何也？因其传变兼夹诸证，已列太阳篇中，故略之。

4. 六病如何冠名？六病依阴阳进退而冠名，分三阳三阴病。六病之中又依证而有多层次分类。

如以太阳病为名冠之者，有以性质而名之者，有以病位名之者，有以传变名之者，有以类证名之者，虽皆称太阳病，其所指有别。有以“病”冠名者，乃涵盖外感内伤百病。有以伤寒名之者，指外感病而言，然有广义与狭义之分。有以脉或症名之者，乃接前条而言。其命名，所指不同，当吃透本条之意义，并前后互参，方能准确地把握，才能做到纲举目张，把握全局。

至于平脉辨证及与经方相合，另书述之。

李士懋　田淑霄

2014 年 10 月

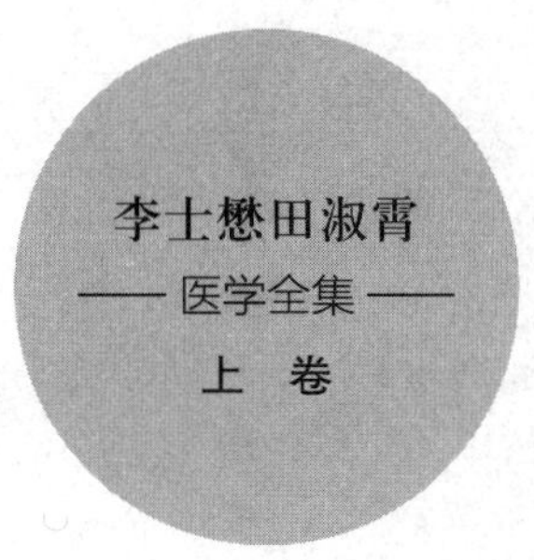


# 平脉辨证经方时方案解

## ——我们常用方的理解和应用

李士懋　田淑霄　著

# 前　言

方犹兵也，武器之精良，自是胜敌之法宝。方药是辨证论治的最终体现，关乎患者的疾苦与性命，处方用药当须格外慎重。因此，反复揣摩、体会自古传下来的经方、名方，自是每位中医业者的终生修炼。

中医历代留下来的方子，数以十万计，是中医宝库的重要组成部分。好的方子自然很多，我们临床五十年来，用过的方子约三四百首，常用的约百余首，而能有点心得体会的，不过一二十首。本书仅对我们窃有所悟的方子，分经方与时方写出来。经方部分，以伤寒六病主方为纲，非经方全部。

要掌握一个方子，必须理法方药相贯，在辨证论治的理论体系指导下来应用，才能用准、用活。我们将本着这一精神来写每首方子，并附列一些我们治疗的医案作为印证。是耶，非耶，敬请评曰。

李士懋　田淑霄

2012年4月20日书于相濡斋

# 第一章 经 方

所谓经方，是指仲景之方，仲景之后诸方，概称时方。至于《内经》十三方，基本是某方治某病、某症，虽也属经典中的方子，但充其量属偏方、验方之类，并未形成完整辨证论治体系，故不列经方之中。温病学自20世纪60年代，列为中医四大经典之一，其中诸方虽也不乏佳作，且有理论体系的统辖，然与仲景之方的深邃精炼、奥义无穷、疗效确切相比，尚难企及，故经方只限仲景之方。

既然谈经方，当然要对仲景学说有个梗概的认识，方能对经方有深入了解。

仲景的伟大贡献在于创立了辨证论治体系。因而，谈经方，就必须深入领悟仲景是如何创立辨证论治体系的，是如何运用辨证论治体系的。只有对这两个问题能深刻领悟，方能登堂入室，逐渐把握经方的运用。

经方部分所论者，并非经方全部，而是以伤寒六病主方为纲。

太阳病两大主方，即麻黄汤、桂枝汤及其衍生方。

阳明病两大主方，即白虎汤、承气汤及其衍生方。清热，除辛甘寒之白虎汤类外，尚包括栀子豉汤、泻心汤、黄芩汤、白头翁汤等苦寒清热泻火诸方，皆属清法。泻下类，除承气汤泄热结者外，尚包括逐瘀、逐饮诸方，皆属下法。

少阳病主方为小柴胡汤及其衍生方。

少阴病主方为四逆汤及其衍生方。

太阴病主方为理中汤及其衍生方。

厥阴病为阴尽阳生，寒热错杂，主方为乌梅丸，三泻心汤类亦寒热并用，故一并论之。

所以，经方部分，是以《伤寒论》六病主方为纲，且窃有所悟者论之，并非经方之全部。

## 一、仲景之前的医学状态

### （一）医经

据《汉书·艺文志》载，李柱国校医书，计经医7家，经方11家，还有房中、神仙等。医经有《黄帝内经》《黄帝外经》《白氏内经》《白氏外经》《扁鹊内经》《扁鹊外经》。《难经》基本是以问难的形式，对《内经》理论进行发挥、补充。而《内经》，基本形式是论文汇编，是对古代中医理论的集大成。虽构建了中医以阴阳五行为纲的理论体系，但还未能与实践紧密结合，未能与经方派结合，未形成完整的辨证论治体系。

### （二）经方

据《汉书·艺文志》载，仲景之前已有经方 11 家，274 卷，蔚为壮观，惜皆亡佚。我们今天所能见到的仲景之前的方书，只有《内经》十三方；仅仅记载了某方治某病、某证，方子也多是单味药，或二三味药组成，基本停留在经验方的水平。另据《马王堆五十二病方》《武威汉简》所载三十余方，其发展水平大致与《内经》十三方相近。这些方子，都是历经千百年的医疗经验结晶，像散落满地的珍珠，尚无一完整理论体系将其统辖起来，尚未与医经交融，医经与经方基本处于两大学派分立状态。

### （三）临床

《内经》虽论述了逾百种疾病，但都是对单一病种的论述，尚未建立一个能对临床所有疾病统辖起来的辨证论治体系，彼此之间尚处于相对分离的状态。

总之，仲景之前的医学状态，医经、经方、临床各病基本处于一种相对分离状态，远未形成水乳交融的整体，其根本原因在于辨证论治体系尚未形成，缺乏一个将三者串起来的纽带。这好比盖一大厦，砖瓦木料已备，尚缺设计蓝图与施工。仲景的辨证论治体系，恰是这一蓝图，使散落的砖瓦木料有机结合，终于建立起中医的巍峨大厦。

## 二、仲景时代具备了创立辨证论治体系的条件

一个新的学术体系的诞生，必然具备其基础条件。仲景之所以能创立辨证论治体系，因其具备了这些条件。

### （一）勤求古训

仲景列出了五篇重要书目，即《素问九卷》《八十一难》《阴阳大论》《胎胪药录》《平脉辨证》。这些古代文献，奠定了中医理论基础。仲景汲取了古代经典的精华，纳入其辨证论治体系之中，是构建其辨证论治体系框架的理论根基。

### （二）博采众长

博采众长，主要是仲景之前的圣人及名医。仲景于《伤寒论·序》中列出了一串名单，有上古的神农、黄帝、岐伯、伯高、雷公、少俞、少师、仲文；有中世的长桑、扁鹊，汉有公乘阳庆、仓公，对众人之长广收博采，集秦汉之前医学之大成，铸就了仲景渊博的医药知识。

### （三）临床实践

据《伤寒论·序》载，其宗族素多，向余二百，犹未十稔，死者三分有二，计约 150 人左右。是仲景的宗亲，仲景当然要去看望或守候，清楚地了解这些亡者从发病到死亡的全过程。

再者，仲景拜师受业，公堂诊病，大量实践，识用精微过其师。那时看病，是中医一统天下，各种疑难病及急危重症、濒死的病人，都须中医看。尤其仲景是颇负盛名的医生，自然求诊者盈门，实践的机会也就多，对各种疾病的全过程有深刻了解，掌握了疾病发生、发展、变化的普遍规律，为其创立辨证论治体系奠定了实践根基。

## 三、仲景是如何创立辨证论治体系的

前已述及，仲景时代已具备了创立辨证论治体系的条件，加之仲景本人勤求古训，博采众长，丰富的实践阅历，及其本人的颖悟睿智，因而创立了辨证论治体系。

首先仲景归纳并提出了临床所有疾病发生、发展、变化、衰亡的共同规律，汲取“内经”阴阳学说，将其分为阴阳两大类，以阴阳统辖诸病。如《金匮要略》云，阳病十八，阴病十八,五脏病各有十八，合为九十病。这就是以阴阳学说统辖诸病的明证。但阴阳两类之中，阴阳各有进退盛衰的变化，因而将阳证一分为三，阴证亦一分为三，从而形成了《伤寒论》的六大病，亦即疾病从发生到衰亡的六大阶段。这如同人的一生，随人的阴阳盛衰变化，可分为生长壮老已几个阶段；而疾病亦如此，随阴阳的盛衰进退而分为六大阶段，因而有三阴三阳病之划分。

而三阴三阳之中，又各有传变、兼证、虚实寒热之真假，千变万化，纷纭繁杂。如何把握阴阳之进退盛衰千变万化？仲景将脉诊引入其辨证论治体系之中，当据脉以断。《素问·调经论》曰：“百病之生，皆有虚实。”《灵枢·经脉》云：“其虚实也，以气口知之。”《难经·六十一难》曰：“诊其寸口视其虚实。”仲景提出脉诊大法曰：“脉当取太过与不及。”太过为实，不及为虚。景岳深悟经旨，曰：“千病万病不外虚实，治病之法无逾攻补。欲察虚实，无逾脉息。”又曰：“虚实之要莫逃乎脉。”以脉的虚实，判断阴阳的进退盛衰为纲，从而分三阴三阳六大病，以统辖诸病，所以《伤寒论》既包括外感，又涵盖内伤杂病。如何判断阴阳的盛衰进退？以脉平之。仲景于《金匮要略·妇人杂脉证并治》篇曰：“三十六病，千变万端，审脉阴阳。”明确指出纷纭变化的诸病，当以脉之阴阳以决之。所以脉诊，是仲景辨证论治体系的核心、灵魂。

为什么阴阳有盛衰进退？仲景又引入《内经》阴阳五行、天人相应、整体观、脏腑经络、营卫气血等理论，对疾病的发生发展变化，直至衰亡，做出了精邃的理论诠释。那么如何治疗呢？仲景又采撷经方及众长，归纳出汗、吐、下、温、清、补、和、消八法。这样，就把医经、经方及临床百病捆在了一起，纳入了完整的辨证论治体系之中，水乳交融，构成了完整的理法方药具备的中医辨证体系。没有仲景这一体系，则医经、经方、各病之间，仍是散乱的砖瓦木料；有了仲景辨证论治体系，中医就建成了巍峨壮丽的大厦。

关于六经病的问题：仲景讲的是六病，而不是六经病。而经络的命名亦分为三阴三阳，于是后世误以为仲景的三阳病、三阴病就是六经病，以讹传讹至今，言伤寒则称六经病，言仲景之辨证论治体系则称六经辨证。其实仲景讲的是六病，而非六经病，这从《伤寒论》每篇的篇目上清楚可见。明明写的是太阳病、阳明病等，而非太阳经病、阳明经病等。六病，即诸病发生、发展直至衰亡的六个阶段，每个阶段都包括了相应脏腑、经络、组织器官的病变，当然也包含了相应经络的病变。经络病变，只是六病的一部分而已。因沿袭已久，言六经病、六经辨证已成习惯，也不必强改，但要知其所误之处。

辨证论治体系的核心是“证”，法由证出，方依法立。凡证，必须包涵四个要素，即病性、病位、程度、病势，合称为四定，即定性、定位、定量、定势。四者之中，皆依脉诊为重，依脉定证，依脉解舌，依脉解症。

试观仲景全书，突显平脉辨证思想。开篇即设《辨脉法》与《平脉法》两篇。《伤寒论》每篇标题皆云辨某病脉证并治。病，皆有大致相同的临床特征和传变规律，而每病皆有若干个证。证，是辨证论治的核心。而证，是如何确立的？仲景明确提出“脉证并治”，即以脉定证，或曰平脉辨证。每篇的题目，是全篇的旗帜、纲领，纲举才能目张。仲景把脉证列为各篇之纲，就突显了脉诊的重要性。

仲景《伤寒论》开篇即列《辨脉法》《平脉法》两篇，论述了脉学的理论及实践。全书 398 条中，论脉者 135 条，共述 60 余种脉象。《金匮要略》25 篇，言脉者 120 余处，可见脉学在仲景全书中的重要位置。

仲景还提出了辨证论治的总纲，即“观其脉证，知犯何逆，随证治之”。证依脉定，法因证立，方依法立，再次突显脉诊的重要性。仲景还提出了诊脉总纲，曰“脉当取太过与不及。”太过者实也，不及者虚也，这就是诊脉当首辨虚实，以虚实为纲。至于仲景书中依脉定证的条文，俯拾皆是，如第 140 条：“太阳病下之，其脉促，不结胸者，此为欲解也；脉浮者，必结胸；脉紧者，必咽痛；脉弦者，必两胁拘急；脉细数者，头痛未止；脉沉紧者，必欲呕；脉沉滑者，协热利；脉浮滑者，必下血”，这充分体现了仲景平脉辨证的精神。诚如顾氏等所云：“通过引入脉学来指导经方的临证施用，从而将医经与经方有机融为一体。”（顾漫，等.汉代经方的源流及与医经的融合.《中医杂志》2011.8：633）有了这一体系，就把散落遍地的珍珠串了起来，亦使医经与经方融为有机整体，水乳交融，交相辉映。倘能领悟这一精神，就找到了学习《伤寒论》的途径，就可提纲挈领，步步深入。

由于《伤寒论》文法的特点，诸条皆前后关联、互见，必须前后互参，故不避冗赘，将每一经方所有条文列出，以便全面分析，探求其应用规律。

## 第一节　桂枝汤及其衍生方

### 【概述】

开宗明义，对桂枝汤，我们提出如下观点：

1. 太阳篇两大证、两大方，即太阳表实证，主以麻黄汤类、太阳表虚证，主以桂枝汤类。实则虚人外感。不必拘于用伤寒或中风、伤卫或伤营来解。

2. 桂枝汤应属补剂，双补阴阳，内伤者用之，补其阴阳；虚人外感用之，扶正以祛邪。

3. 桂枝汤既可为狭义发汗剂，又可为广义发汗剂。

4. 桂枝汤将息法提出辅汗三法。

5. 桂枝汤将息法提出发汗法的最佳标准。

6. 桂枝汤将息法提出正汗与邪汗的标准。

7. 桂枝汤将息法提出最佳药效标准。

8. 桂枝汤将息法提出外感病的最佳疗效标准。

9. 桂枝汤将息法奠定了测汗法理论基础。

10. 桂枝汤将息法提出外感热病的护理方法。

桂枝汤是《伤寒论》首方，也是群方之祖，《伤寒论》的 113 方，从一定意义上来讲，都是桂枝汤法的衍生方。因桂枝汤辛甘化阳，酸甘化阴，是调和阴阳之方，或曰轻补阴阳之方。所有的疾病，都是阴阳失调；所有的方子，都是调和阴阳，因此，从阴阳的角度来说，所有方子都可看成桂枝汤法的衍生方。再者，中医将所有疾病分为外感内伤两大类，而桂枝汤，既可治外感，又可治内伤，所有的方子，无非是治疗外感或内伤，所以从一定意义来讲，所有的方子都可看成桂枝汤法的衍生方。另外，所有疾病都是邪正相争，或纯虚无邪，而桂枝汤既可袪邪，又可扶正，所以从邪正角度来讲，所有的方子无非是袪邪或扶正，由此可以说，所有的方子都是桂枝汤法的衍生方。据此，可以认为，桂枝汤不仅是《伤寒论》首方，也是所有方剂的祖方。本节所论之桂枝汤及其衍生方，仅限于仲景方中的桂枝汤衍生方。

## 一、桂枝汤

《伤寒论》第 12 条曰："太阳中风，阳浮而阴弱，阳浮者热自发，阴弱者汗自出，啬啬恶寒，淅淅恶风，翕翕发热，鼻鸣干呕者桂枝汤主之。"

《伤寒论》第 13 条曰："太阳病，头痛发热，汗出恶风，桂枝汤主之。"

《伤寒论》第 15 条曰："太阳病，下之后，其气上冲者，可与桂枝汤，方用前法；若不上冲者，不可与之。"

《伤寒论》第 24 条曰："太阳病，初服桂枝汤，反烦不解者，先刺风池、风府，却与桂枝汤则愈。"

《伤寒论》第 42 条曰："太阳病，外证未解，脉浮弱者，当以汗解，宜桂枝汤。"

《伤寒论》第 44 条曰："太阳病，外证未解，不可下也，下之为逆，欲解外者，宜桂枝汤。"

《伤寒论》第 45 条曰："太阳病，先发汗不解，而复下之，脉浮者不愈，浮为在外，而反下之，故令不愈。今脉浮，故在外，当须解外则愈，宜桂枝汤。"

《伤寒论》第 53 条曰："病常自汗出者，此为荣气和，荣气和者外不谐，以卫气不共荣气谐和故尔。以荣行脉中，卫行脉外，复发其汗，荣卫和则愈，宜桂枝汤。"

《伤寒论》第 54 条曰："病人脏无他病，时发热，自汗出而不愈者，此卫气不和也，先其时发汗则愈，宜桂枝汤。"

《伤寒论》第 56 条曰："伤寒不大便六七日，头痛有热者，与承气汤。其小便清者，知不在里，仍在表也，当须发汗。若头痛者，必衄，宜桂枝汤。"

《伤寒论》第91条曰："伤寒，医下之，续得下利清谷不止，身疼痛者，急当救里；后身疼痛，清便自调者，急当救表。救里宜四逆汤；救表宜桂枝汤。"

《伤寒论》第95条曰："太阳病，发热汗出者，此为荣弱卫强，故使汗出。欲救邪风者，宜桂枝汤。"

《伤寒论》第164条曰："伤寒大下后，复发汗，心下痞，恶寒者，表未解也，不可攻痞，当先解表，表解乃可攻痞。解表宜桂枝汤，攻痞宜大黄黄连泻心汤。"

《伤寒论》第234条曰："阳明病，脉迟，汗出多，微恶寒者，表未解也，可发汗，宜桂枝汤。"

《伤寒论》第240条曰："病人烦热，汗出则解，又如疟状，日晡所发热者，属阳明也。脉实者，宜下之；脉浮虚者，宜发汗。下之与大承气汤；发汗宜桂枝汤。"

《伤寒论》第372条曰："下利，腹胀满，身体疼痛者，先温其里，乃攻其表。温里宜四逆汤，攻表宜桂枝汤。"

《伤寒论》第387条曰："吐利止而身痛不休者，当消息和解其外，宜桂枝汤小和之。"

《金匮要略·妇人妊娠病脉证并治》曰："师曰，妇人得平脉，阴脉小弱，其人渴，不能食，无寒热，名妊娠，桂枝汤主之。"

桂枝三两，去皮　芍药三两　甘草二两，炙　生姜三两，切　大枣十二枚，擘

上五味，㕮咀三味，以水七升，微火煮取三升，去滓，适寒温，服一升。服已须臾，啜热稀粥一升余，以助药力。温覆令一时许，遍身漐漐，微似有汗者益佳，不可令如水流漓，病必不除。若一服汗出病差，停后服，不必尽剂。若不汗，更服依前法。又不汗，后服小促其间，半日许令三服尽。若病重者，一日一夜服，周时观之。服一剂尽，病证犹在者，更作服。若汗不出，乃服至二三剂。禁生冷黏滑肉面五辛酒酪臭恶等物。

**（一）方义**

桂枝、甘草，是一个基本方，或曰方根，辛甘化阳以补阳。

芍药、甘草，是一个基本方，或曰方根，酸甘化阴，以补阴。

二方相合，调和营卫。营属阴，卫属阳，调和营卫，即调和阴阳，轻补阴阳。生姜、甘草、大枣益胃气，故外感内伤皆调之。

桂枝汤是偶方，既补阳，又补阴。因桂枝汤证本身就是阴阳两虚、营卫皆不足之证，两个病机并存。两个病机虽有关联，但并无主次从属关系，故须两个病机并治。桂枝辛温通阳，芍药酸寒益阴，二者皆为君药，故称其为偶方。生姜辛温发散，助桂枝之解肌发汗，为臣；大枣滋营阴，助芍药益阴和营，为臣；甘草和中，调和诸药，为佐使，此即君二臣二之偶方。桂枝与芍药等量，一阴一阳，一开一合，一散一收，阴阳相济，营卫和合，阴阳双补。有外邪者，桂枝汤加辅汗三法，可扶正祛邪，安内攘外，可属汗剂、解表剂；若无外邪者，就是一个阴阳两虚、营卫不足的虚证，桂枝汤则双补阴阳，调和营卫，故属补剂。

中医方剂学有两次大的飞跃，由单味药到奇方，是一次大的飞跃；由奇方到偶方，又是一次大的飞跃。奇方犹下里巴人，易于掌握；而偶方则为阳春白雪，掌握尤难。仲景诸方，以偶方为多，往往补泻同施，寒热并用，阴阳互见，敛泄一炉，相反以相成，臻于完美，故有方书之祖的美誉。

**（二）桂枝汤将息法的启迪**

区区一将息法，提出了一连串重大问题，颇受启迪。

1. 正汗与邪汗的区分标准

桂枝汤证本有自汗，而仲景予桂枝汤，五次言汗，孜孜以求者亦汗也，二汗有何不同？

太阳中风的自汗，一般皆以风伤卫来解，营卫不和而自汗，我们不赞同这一传统解释。桂枝汤证之自汗出，是虚人外感，是营卫两弱，阴阳两虚，肌表失固而自汗。当感受风邪后，因风性轻扬，可使肌表开疏而为汗；若非外感，未受风邪，桂枝汤证因其营卫两虚，肌表不固，亦可自汗。《伤寒论》第53、54两条，并未言太阳中风，仍常自汗出，仲景以荣卫不和解之，此之荣卫不和，非风邪外客所致，乃因营卫两虚所致。桂枝汤是辛甘化阳、酸甘化阴、阴阳双补之轻剂，恰合病机。有外邪者，可扶正祛邪；无外邪者，可双补阴阳，固其正气。

太阳中风之自汗，乃邪汗也，邪汗的特点为：

（1）阵阵汗出，而非持续不断。往往身热汗出，汗后又冷无汗，继之又热汗出。

（2）局部汗出，而非遍身皆见。往往头部或上半身见汗，而非通体皆汗。

（3）汗出或多或少，而非微似有汗。

（4）汗出脉不静，身不凉，表证不解。

与邪汗相对的是正汗。正汗的标准，即仲景提出的“遍身漐漐，微似有汗”。其特点为：

（1）遍身皆见。头部、躯干、四肢皆见汗，而不是局部汗出。

（2）微似有汗。漐漐，谓小汗潮湿貌，非大汗或无汗。

（3）持续不断，“微似有汗”。似，《广雅·释诂》：“似，续也”，即微汗持续不断，可持续二三个小时乃至四五个小时。

（4）随汗出而脉静身凉。随持续微汗不断，脉渐静，身热渐退，邪退正复而愈。

以上即仲景所提出的正汗与邪汗的区分标准。

2. 最佳药效标准

服药治病，总有个度的问题。既不能盲目地没完没了地服，也不能病未愈而中断服药，这个度，就是最佳药效标准。未达此标准，就连续服药，“更服依前法”“后服小促其间，半日许令三服尽”“一日一夜服，周时观之”“更作服”“乃服至二三剂”；若已达此标准，则“停后服，不必尽剂”。

这个标准是什么？就是正汗。短短一将息法，仲景五次强调汗的问题，其孜孜以求者，正汗也。正汗，就是最佳药效标准。

3. 最佳疗效标准，即痊愈标准

服药后，太阳中风病好没好，如何判断？同样要有明确严格的标准。这个标准是什么？不是体温还高不高，不是还恶风寒否，不是头还痛不痛，也不是还鼻鸣干呕否，仲景独着眼于正汗。只要正汗出，就可判断病已愈，就可停后服；未现正汗，且病未传变，就未愈，仍须继续服药。

至于正汗出，其他症状是否都消除了呢？那倒未必，也许体温还高，还头痛，还有其他症状，皆不在话下，半日或一日，他症将随之而除。对此，笔者深有体会，外感热病见正汗且脉已趋和缓，则知病向愈，即使体温尚高，不出半日或顶多一日，必将降至正常；若为邪汗且脉尚躁数者，即使体温已不高，但不出半日，必将复热，甚至可据其躁数程度估计其体温升高的幅度。

4. 正汗的意义

最佳疗效、最佳药效，皆以正汗为标准，且仲景孜孜以求者，亦此正汗。正汗为何如此重要，其意义何在？

《素问·阴阳别论》曰："阳加于阴谓之汗"，这句话，是理解生理之汗、邪汗、正汗、发汗法、测汗法的理论渊源。

《素问·阴阳应象大论》曰："清阳为天，浊阴为地。地气上为云，天气下为雨。"《素问·六微旨大论》曰："升已而降，降者为天；降已而升，升者谓地。天气下降，气流于地；地气上升，气腾于天。故高下相召，升降相因，而变作矣。"人身的常汗、正汗，就是阴阳充盛，上下相召，升降不息的结果。

后世论汗者，皆遵《内经》之理论，如吴鞠通于《温病条辨》云："汗也者，合阳气阴精蒸化而出者也"；"汗之为物，以阳气为运用，以阴精为材料。"张锡纯曰："人身之有汗，如天地之有雨，天地阴阳和而后雨，人身阴阳和而后汗。"

人身的阴阳和，必须具备两个条件：一是阴阳充盛，二是阴阳出入道路通畅，方能高下相召，阴阳相因，阳加于阴而为汗。

阳之充盛：阳气根于肾，此为先天之阳，卫阳乃肾阳的一个分支，故曰卫出下焦；脾为后天之本，化生饮食精微，故又曰卫出中焦；卫阳赖上焦宣发，故又称卫出上焦。阳气又由心所主宰，肝的一阳升发疏达。所以，阳的充盛与运行，涉及五脏六腑及全身各组织器官、经络血脉的功能。

阴之充盛：阴根于肾，化生于中焦，敷布于上焦。关于后天水液的生成、输布、代谢，亦是一个复杂的过程。《素问·经脉别论》曰："饮入于胃，游溢精气，上输于脾，脾气散精，上归于肺，通调水道，下输膀胱，水精四布，五经并行"，水液方能正常代谢。

《难经·六十六难》云："三焦者，原气之别使也，主通行三气。"三气指宗气、营气、卫气，合而论之，即人体真元之气。

三焦通行元真之气的具体道路是什么？《金匮要略·脏腑经络先后病脉证》对三焦的具体通道做了明确的解释，曰："腠者，是三焦通会元真之处；理者，是脏腑肌肉之文理也。”文理者，即纹理也，是指脏腑、肌肉及皮肤的组织间隙形成的纹理。试观人体的皮肤，纵横交错，布满纹理。这种间隙，可大小粗细不等，小者，可微细至肉眼难以看见，直至细胞之间的间隙，皆为此纹理。人体的真元之气，就是通过这种密密麻麻、纵横交错的组织纹理来运行敷布，从脏腑至血脉、经络、肌肉、皮肤，直至毫毛，无处不到，以起到温肌肉、熏肤、充身、泽毛的作用。当阳化令行，阴气蒸腾，津液敷布于皮毛，此即汗。

三焦通行元气，布满纵横交错、密密麻麻的纹理。《灵枢·本脏》曰：“经脉者，所以行气血而营阴阳。”经络系统，有经脉络脉，其支者，有孙络、浮络，也是大大小小、密密麻麻、纵横交错地布满全身上下内外。血脉主通行气血，其大者称血脉，其细小者称血络，亦密密麻麻、纵横交错、布满全身上下内外。腠理、经络、血脉，三者皆可至细、至微、至密，布满全身，直至深入到每个细胞，且都是阴阳升降出入的道路，气血运行的通道。这些物质的运行，都伴随着它们的功能的运行，则气与神昌达，此即《内经》所云：“血气者，人之神。”当三者深入到每个细胞间隙时，还能分清哪个是三焦腠理、哪个是经络、哪个是血脉吗？经典中未将其强予区分，我们今天也没必要去画蛇添足地强予区分，余姑且称其为纹理网络系统。

河间创玄府学说。玄府之名首见于《黄帝内经》。《素问·水热穴论》云：“所谓玄府者，汗空也。”刘完素于《素问玄机原病式》中曰：“皮肤之汗孔者，谓泄气液之孔窍也；一名气门，谓泄气之门也；一名腠理者，谓气液出行之气道纹理也；一名鬼神门者，谓幽冥之门也；一名玄府者，谓玄微之府也。然玄府者，无物不有，人之脏腑、皮毛、肌肉、筋膜、骨髓、爪牙，至于世之万物，尽皆有之，乃气出入升降之道路门户也。”汗空，即汗孔也。汗孔本是肌肤上密布微细的出汗孔隙，人体的肌肤、筋骨、爪牙，直至人体的脏腑，皆密布此微细幽冥之孔隙，这一理论恰与纹理网络系统是一致的，皆为阴阳升降出入的道路。

通过上述分析可知，人体的正汗出，绝不是水液渗出皮肤那么简单，必须阴阳充盛，且阴阳升降出入道路通畅，才能阳加于阴而正汗出。这是一个极为复杂的过程，是全身脏腑、组织、器官、经络血脉，直至肌肤毫毛都协同参与的复杂过程，其中任何一个环节的障碍，都可能影响正汗的出现。

5. 测汗法

发汗法的最佳标准是什么？是正汗。若予发汗法后，汗不出、不彻，或局部出汗，大汗，皆非汗法的最佳标准。

测汗法，就是据正汗以判断病情转归的一种方法，称测汗法。

测汗法之理论，肇端于《内经》。《素问·评热病论》：“今邪气交争于骨肉而得汗者，是邪祛而精胜也。”此言强调，只有人的精气胜，才能正汗出。《素问·阴阳别论》云：“阳加于阴谓之汗”，强调正汗出，必阴阳充盛，且阴阳升降出入道路通畅。《素问·阴阳应象大论》曰：“地气上为云，天气下为雨。”张锡纯将这一理论概括为：“人身之有汗，如天地之有雨。天地阴阳和而后雨，人身阴阳和而后汗。”正汗出，标志人身之阴阳已然调和。

测汗法之辨证方法乃仲景所创。在桂枝汤将息法中不仅提出了正汗的标准，而且始终以正汗出没出来判断病情的转归。在临床实践中，仲景已广泛应用测汗法，如《伤寒论》第49条曰："脉浮数者，法当汗出而愈，若下之，身重心悸者，不可发汗，当自汗出乃解。所以然者，尺中脉微，此里虚。须表里实，津液自和，便自汗出愈。"当视其阴阳所虚之处而调补之，待表里实，津液自和，阳加于阴，自然而汗出者，此即正汗。据此正汗，推知阴阳已和矣，病当愈，此即测汗法。第109条曰："自汗出，小便利，其病欲解。"自汗出，是指正汗而言，见此正汗，可知阴阳已和，病欲解也。"小便利"，亦必"津液藏焉，气化则能出矣"，与正汗同理，可称为"测尿法"。

测汗法，首见于《吴医汇讲·温热论治》，曰："救阴不在补血，而在养津与测汗。"王孟英未解测汗之奥义，于《温热经纬》中改为"救阴不在血，而在津与汗"，将测字删除，后世沿袭王氏所改，致测汗法这一重要学术思想几被湮灭，亦使原文"晦涩难明"。

测汗法，不是治则，更非汗法，而是判断病情转归的一种客观方法。正如章虚谷所云："测汗者，测之以审津液之存亡，气机之通塞也。"

测汗法，是一个普遍法则、标准，适用于外感病的各个阶段，亦适用于部分内伤病而汗出异常者，包括不当汗而汗的邪汗症、当汗而不汗的内伤病。

风寒外袭的太阳病，不仅太阳表虚的桂枝汤证以正汗为判断病情转归的标准；太阳表实的麻黄汤证，亦"覆取微似汗，不须啜粥，余如桂枝法将息。"葛根汤亦"覆取微似汗，余如桂枝汤法将息及禁忌，诸汤皆仿此"。

"诸汤皆仿此"的诸汤，是指哪些方子？《伤寒论》有113方，汗、吐、下、温、清、补、和、消诸法，皆包括其中，是否所有方子皆仿此桂枝汤将息呢？一般理解是指辛温发汗的麻桂剂诸方，实则涵盖了八法的全部113方。

发汗法有广义与狭义之分。狭义发汗法，是指服发汗剂或灸熨针熏等，必令其正汗出的一种方法。广义发汗法，是指用八法令阴阳调和，可使正汗出者，称广义发汗法。

以麻桂剂为代表的汗法诸方，如桂枝加葛根汤、桂枝加附子汤、桂枝去芍药汤、桂枝去芍药加附子汤、桂麻各半汤、桂二麻一汤、桂枝加厚朴杏子汤、麻黄汤、葛根汤、大青龙汤等，皆将息如桂枝汤，覆取微似汗。太阳腑证的五苓散证，多饮暖水，汗出愈；阳明证的大承气汤，下后气机通畅，可阳施阴布而为汗；白虎汤清透里热，亦可转为正汗；大病差后劳复的枳实栀子豉汤，透达胸膈郁热，亦可覆令微似汗而愈；少阳病小柴胡汤证，调其阴阳，疏达枢机，可蒸蒸而振，濈然汗出而解；柴胡桂枝干姜汤，"复服汗出便愈"。三阴病，调其阴阳，扶其正气，亦可阳蒸津化而为汗，如第302条云："少阴病，得之二三日，麻黄附子甘草汤，微发汗。"推知麻黄附子细辛汤，当亦可微汗而愈。

对温病各个阶段，测汗法尽皆适用。叶氏云："在卫汗之可也。"多误以为叶氏所云是卫分证治则，当发其汗。可是很多温病学家皆云“温病忌汗，汗之不惟不解，反生他患”。杨栗山斥以汗法治温病为大谬，为抱薪救火。“在卫汗之可也”，既非治则，亦非汗法，而是测汗法，意即使汗出来就可以了，所出者乃正汗也。这是宣透肺郁，卫可布、津得敷之正汗。见此正汗，可推知肺郁已解，邪退正复而安。此与桂枝汤将息法孜孜以求正汗出，理出一辙。

气分证，当热结胃肠而灼热无汗，用承气汤逐其热结，往往可遍身溱溱汗出，脉起厥回。当热陷营血而灼热无汗时，清营凉血，养阴透邪，亦可见正汗出。据此可推断气机已畅，营血郁热已然透转。当阴液被耗而身热无汗时，养阴生津后，亦可见正汗出，据此汗，可知阴液已复。

正如张锡纯所云：“发汗原无定法，当视其阴阳所虚之处而调补之，或因其病机而利导之，皆能出汗，非必发汗之药始能汗也。”“白虎汤与白虎加人参汤，皆非解表之药，而用之得当，虽在下后，犹可须臾得汗。不但此也，即承气汤，亦可为汗解之药，亦视乎用之何如耳”。“寒温之症，原忌用黏腻滋阴，而用之以为发汗之助，则转能逐邪外出，是药在人用耳”。这就是“调剂阴阳，听其自汗，而非强发其汗也”。

正汗出，是阴阳调和，且阴阳升降出入道路通畅的标志，故测汗法广为应用，这是中医判断疾病转归的客观标准。

很多人误以为中医缺乏标准，非也。标准，即规矩，无规矩，则不成方圆。中医的所有病证诊断、方药运用、疗效判断等，都有严格的标准，倘无标准，中医根本无法诊治。只不过中医标准，不像西医那样清晰规范，或隐或显，每位中医掌握的标准并不统一，尚须发掘整理研究，以建立符合中医理论体系的各项标准。

6. 辅汗三法

仲景在桂枝汤将息法中提出温覆、啜粥、连续服药，吾称其为“辅汗三法”。当用汗法以求汗时，此三法有很强的助汗作用，且有调节汗量的功能。

连服：俗在中医临床，习以一日一剂，煎两次，早晚服。其实中医对服法，根据病证及方药作用不同，服法大有讲究。所以医者应注意中药的许多特殊服法，否则因服法有误而功亏一篑。

桂枝汤服法为“半日许令三服尽”。一昼夜 24 小时，半日为 6 小时。半日许令三服尽，当为 2 小时服 1 次，连续服药，以使药力相继。且其他汗剂，皆将息如桂枝汤法，当亦二三小时服 1 次。《温病条辨》之银翘散，病重者二时 1 服，约 4 小时服 1 次，亦连续服药，以使药力相继。

温覆：即盖厚点，保暖，促其汗出，民间称为捂汗。

啜热稀粥：应以小米粥为上，益胃助药力。

三者合称辅汗三法，欲求汗时，吾常三法皆用，若不加此三法，虽为辛散发汗剂，亦未必汗出；加此三法，一般皆可汗出。所以辅汗三法，是发汗剂不可或缺的方法。若汗已出，或汗较多，则暂停三法，以调节汗量。

### （三）桂枝汤的临床应用

1. 治外感表证

何谓外感表证？太阳为一身之藩篱，主一身之表，所以皆把太阳病的提纲证——“太阳之为病，脉浮，头项强痛而恶寒”，作为表证的特征。征之于临床，必须脉浮、头痛、项强、恶寒四症皆见才算表证吗？

（1）脉浮，皆云表证脉浮，浮脉主表，未必见得。

外感表证，是指六淫之邪侵袭人体所出现的表证。但六淫，依其属性，分阴阳两大类，寒湿属阴邪，风、暑、燥、火属阳邪。阴邪袭表，可引起表证。而阳邪自口鼻而入，首先犯肺，也可引起表证，但温邪引起的表证与阴邪引起的表证，有着本质的不同。

阴邪者，寒主收引凝泣，气血亦收引凝泣，脉不仅不浮，反以沉者为多见。正如《四诊抉微》所云：“表寒重者，阳气不能外达，脉必先见沉紧。”又云：“岂有寒闭腠理，营卫两郁，脉有不见沉者乎。”当然，寒邪袭表，并非始终不见浮脉，当寒渐化热而热盛时，脉可渐转浮数；热进一步亢盛，脉亦可转洪大而数，此时已然由太阳渐转阳明。

（2）项强，太阳表证必须项强吗？未必。因风寒客表，膀胱经腧不利，可以见项强不舒，但非必见。

（3）头痛，太阳表证，多数有头痛症状，但头痛原因众多，并非头痛皆为太阳表证；反过来，无头痛者也不见得不是太阳表证。所以头痛也不能作为太阳表证的金指标。

（4）恶寒，这是太阳表证的特征性指标，张仲景在许多条文中都一再重申恶寒是判断太阳表证的必见指标。

《伤寒论》第1条云：“太阳之为病，脉浮，头项强痛而恶寒。”为什么不写成脉浮，头项强痛恶寒，而在恶寒之前加一“而”字呢？加一而字，意在强调恶寒一症的重要性，特征性。

《伤寒论》第3条云：“太阳病，或已发热，或未发热，必恶寒，体痛呕逆，脉阴阳俱紧者，名为伤寒。”必恶寒，强调恶寒是太阳病必见之症，且先于发热最早出现，这与临床是一致的，外感表证最早出现的症状就是恶风寒。另外，脉阴阳俱紧，并未加浮字，可见寒袭于表者，脉未必浮，所以仲景并未加浮字。

《伤寒论》第120条曰：“太阳病，当恶寒发热。”恶寒乃太阳病当然之症。

《伤寒论》第121条曰：“太阳病吐之，但太阳病当恶寒。”当者，当然之症，没有丝毫含糊。

《伤寒论》第164条曰：“伤寒大下后，复发汗，心下痞，恶寒者，表未解也。”此乃太阳病屡经误治，致出现心下痞的坏证，但表证尚在否，如何判断？仲景云，恶寒者，表未解也。只要有恶寒一症存在，就标志表证未解。由此可见，恶寒乃表证特异性指征。

《伤寒论》第234条："阳明病，脉迟汗出多，微恶寒者，表未解也"。太阳病已传阳明，且脉迟汗多，但只要恶寒不除，则表证仍在，这再次说明恶寒存在与否，是判断表证存在与否的特异性指征。

《伤寒论》第152条："汗出不恶寒者，此表解里未和也"。太阳病已转成悬饮。表证尚在否，据何以断？仲景云，汗出不恶寒者，此表已解。汗出，太阳中风的表证亦可汗出，不因汗出而否定表证的存在，关键在恶寒之有无。有恶寒则有表证，无恶寒则无表证。再次说明，恶寒是表证的必有之症。

但恶寒亦非表证所特有，温病初起邪犯于肺者，可见恶风寒；湿伤于表者，可见恶风寒；白虎汤证汗出伤阳时，可有恶风寒；邪伏募原，表里不通时，可有恶寒，甚至寒战；火郁阳遏不达，可有恶寒；三小汗证可恶寒。热入血室可恶寒，小柴胡证可恶寒；阳虚者可恶寒；大气下陷者可恶寒等。当然不能把这些恶寒皆属表证而汗之。

温病初起，邪犯于肺，虽也可出现较轻而短暂的恶寒，但此之恶风寒，非邪在肌表，而是由于肺气膹郁，卫阳不得敷布而恶寒。邪不在表，自当禁汗，故温病禁汗，而伤寒表证则当汗，二者恶寒之病机不同，故治亦异。

湿犯肌表可恶寒，但湿邪是以脾胃为中心，内湿招至外湿，当芳香疏化，微微汗出者佳。

温疫邪伏募原者，因戾气阻隔募原，募原乃内近胃腑，外迫肌肉，属半表半里之间，表里之气不通而恶寒。当溃其募原之伏邪，主以达原饮，非麻桂剂汗法所宜。

火郁而寒者，乃因火邪郁闭，阳气不得外达而恶寒，法宜清透，祛除壅塞，展布气机，透热外达。

小柴胡证寒热往来，其寒热仍邪正交争使然。血弱气尽乃正虚，邪气因入而少阳微结，邪正交争，正馁而寒，当疏解少阳之郁结，自非汗法所宜，故少阳禁汗。热入血室初起之寒热，亦属少阳。

至于阳虚无力温煦而寒者，乃畏寒也，此寒，厚衣而缓，向火而减，不同于太阳表实之恶寒、憎寒，得衣向火而不解。

恶风者，有风才恶，无风则不恶。其所恶之风，乃户牖缝隙之风，而室外旷野之风所恶程度尚差。

太阳病之恶寒，有别于上述各病之恶寒者，太阳病之恶寒，尚须具备下述特征：

第一，初起即见。太阳病始发即见恶寒。若在疾病演变过程中，由于阳伤或阳郁等原因，中途出现的恶风寒，则不属表证的恶风寒。表证的恶风寒，必须初起即见。

当然，表证的恶风寒，程度上可有很大差别。重者可寒战，轻者略觉有拘束之感，或仅背微恶寒，或怕缝隙之风，怕电扇空调，甚至有的因症状轻微而忽略之。

第二，寒热并见。除虚人外感可恶寒不伴发热者外，凡属表实证者，皆寒热并见，当然程度可有很大差别。

必须说明，中医所说的热，是一组特异的病理反应而出现的症状，如口渴、烦躁、身热、口秽、气粗、溲赤便结、舌红苔黄、脉数等。而西医所说的热，是以体温高低为标准，二者表现虽有重叠，但不能混淆等同，不可一见体温高就寒凉清热或清热解毒等，易误诊误治。

第三，持续不断。只要表证不解，恶寒就不除，故曰“有一分恶寒，有一分表”，恶寒伴随表证的始终。若表证已解或内传，表证已无，则恶寒即除。即使内传，若恶寒未解，则表证仍未尽。有的病人，恶寒、发热、自汗往复交替出现，因毕竟恶寒未解，故仍有表邪。

第四，伴有表证。恶风寒的同时，往往伴见不同的表证，如头痛、身痛、咽痛、鼻塞、流涕、喷嚏等。

只要有具备上述四个特点的恶风寒，就可断为外感表证，至于脉浮、头痛、项强，以及咽痛、咳嗽、鼻塞、流涕等，皆或然之症，不属外感表证的特异指征。这是诊断外感表证的金指标，而不是太阳提纲证的四症具备。

我所以不厌其烦地讲表证的特征，是因常发生误诊误治。有的病人自认为感冒，连续服感冒药达五年之久。有的说自己经常感冒，其实就是个打喷嚏流鼻涕。有的医生一见咽红，或一见发热等，就诊为外感，致屡见误诊误治者，本书既然要谈麻桂剂，就必须把什么叫表证搞清楚。

2. 桂枝汤所治的外感表证

桂枝汤治虚人外感。

太阳篇，主要伤寒中风两大证；太阳篇主要麻黄汤、桂枝汤两大方。上篇讲桂枝汤及其传变、类方，中篇讲麻黄汤及其传变、类方，下篇讲太阳误治的坏证。六经皆可相互传变、转化，其传变规律主要在太阳篇揭出，故整部《伤寒论》，太阳独占三篇，占全书近半篇幅。

太阳篇的中风与伤寒两大证，对其所感受的邪气，从来都以风与寒论之；对其发病机理，都是以风伤卫、寒伤营论之，吾却有疑焉。

如甲乙同在一处，一阵凉风吹过，二人都得了外感，甲为麻黄汤证，乙为桂枝汤证，则甲为感寒，乙为中风。二人同处同一环境，感受的是同一阵凉风，何以甲为感寒，为阴邪；乙为中风，为阳邪，寒何不犯乙，风何不伤甲？其实中医的病因，不着重直接致病因素，而是“审证求因”，有麻黄汤证就称感寒，有桂枝汤证就称受风，至于是否真的受寒或受风，并不重要。

对解释伤寒与中风的病机，从来都以风伤卫、寒伤营论之，并以中医同性相求的理论解释，曰阳邪犯人身之阳，阴邪伤人身之阴，风为阳邪而犯卫，寒为阴邪故犯营。果真如此吗，寒邪仅伤营而不伤卫吗？风邪仅伤卫而不伤营吗？那是不可能的。《内经》讲，“阳盛则阴病，阴盛则阳病。”受风阳盛则不仅卫病，营阴亦病；受寒阴盛，既伤营亦伤卫。《伤寒论》是以寒伤阳为主线展开的，处处以护阳为务，留得一分阳气，便有一分生机。若寒仅伤营而不伤阳，则《伤寒论》就无法讲了。温病是感受温邪，为阳邪，若依上述理论，阳邪只能伤阳而不能伤阴，则温病就无法讲了。温病恰是以阳盛阴伤为主线，所以温病以顾护阴液为核心，“留得一分津液，便有一分生机”。

由此可见，风伤卫、寒伤营的说法，是站不住脚的。

其实太阳病的两大证型，麻黄汤证讲的表实证，营卫皆伤；桂枝汤证讲的是虚人外感，营卫皆虚，这在《伤寒论》诸多条文中已有鲜明的体现。

《伤寒论》第3条曰："太阳病，发热汗出，恶风脉缓者，名为中风"。此条是太阳中风之提纲证，脉缓，缓则为虚。卫气虚则恶风自汗，营虚而卫气浮则热。从提纲证中，已明确揭示太阳中风的本质是虚人外感。

《伤寒论》第12条曰："太阳中风、阳浮而阴弱。阳浮者，热自发；阴弱者，汗自出，啬啬恶寒，淅淅恶风，翕翕发热，鼻鸣干呕者，桂枝汤主之。"这是典型的桂枝汤证。阳浮而阴弱，此乃虚脉。脉之阴阳有二解，一是寸为阳，尺为阴；一是浮为阳，沉为阴。此脉轻取浮，沉取弱，此即虚脉。脉之虚实，以沉候为准，因沉为根。沉取有力者为实，沉取无力者为虚，故此脉为虚。脉实证实，脉虚证虚，所以典型的桂枝汤证，其本质为虚，乃虚人外感。既为虚人外感，则卫不足而恶风、恶寒、自汗，营不足而卫浮发热，肺气不和则鼻鸣，胃气不和而干呕。既然证属虚人外感，就不必囿于外感之邪是风还是寒，也不必囿于是伤卫还是伤营，一切症状皆可以正虚解之。此时用桂枝汤，辛甘化阳以扶阳，酸甘化阴以益阴，更加生姜、甘草、大枣及啜粥温覆以益胃气，遂成一扶正祛邪之剂，恰用于正虚感邪之人。

若以营弱卫强来解桂枝汤证，则病机与方药是矛盾的。若果为卫强，何以还用桂枝、甘草，辛甘化阳以助阳，岂不实其实耶？所以桂枝汤证不是卫强，而是卫弱营亦弱，故属虚人外感。

《伤寒论》第44条曰："太阳病，先发汗不解，而复下之，脉浮者不愈。浮为在外，而后下之，故令不愈。今脉浮，故在外，当须解外则愈，宜桂枝汤。"本条提出桂枝证脉当浮，浮乃举之有余，按之不足，沉取力逊，虽未至沉无力，正虚未甚，亦露正虚之端倪。

桂枝汤具双向调节功能，扶正气益营卫，又加辅汗三法，则有邪者可解肌发汗，无邪而营卫不和自汗者，先其时发汗，又可止汗。

桂枝汤不仅治太阳中风，若正虚而无邪者，亦可用其轻补阴阳，调和营卫，所以气血不足，阴阳两虚者，皆可酌而用之，此时则不必加辅汗三法。

《伤寒论》第42条曰："太阳病，外证未解，脉浮弱者，当以汗解，宜桂枝汤。"浮弱，当然是正虚之脉，再次说明桂枝汤本质是正虚。

《伤寒论》第240条曰："脉实者，宜下之；脉浮虚者，宜发汗。下之与大承气汤，发汗宜桂枝汤。"浮虚乃虚脉，脉虚则证虚，再次说明桂枝汤证是虚人外感。

《金匮要略·妇人妊娠病篇》："妇人得平脉，阴脉小弱，其人渴，不能食，无寒热，名妊娠，桂枝汤主之。"本条无外感表证，轻取脉平，阴脉指脉位，即沉取，沉取则小弱，此亦虚脉，予桂枝汤。桂枝汤非为解表者设，乃是扶正以调和营卫、阴阳。

除上述诸条所引之脉象主虚以外，还有洪、迟、浮数三脉，是否亦主虚？既皆予桂枝汤？当亦属虚。

《伤寒论》第57条曰:“伤寒，发汗已解，半日许复烦，脉浮数者，可更发汗，宜桂枝汤。”此汗后余邪未尽而热欲萌，仍予桂枝汤，则本质未变，仍属虚人外感邪未净也。

《伤寒论》第25条曰:“服桂枝汤，大汗出，脉洪大者，与桂枝汤如前法。”洪大本是白虎汤证之脉，何以用桂枝汤，而不用白虎汤？因其内热不著，无烦渴、壮热、烦躁、溲黄、便结、舌红苔黄等，故不用白虎。概服桂枝汤，“不可令如水流漓，病必不除”。今大汗出，故病不解。何以脉洪大？此即第15条所云:“其气上冲者，可与桂枝汤。”所谓气上冲，并非如奔豚状，而是正气奋力外达以与邪争之势，故脉洪大。洪脉本为来盛去衰之脉，既为虚人外感，其脉虽洪亦按之减。

《伤寒论》第234条曰:“阳明病，脉迟，汗出多，微恶寒者，表未解也，可发汗，宜桂枝汤。”脉迟可见于阳虚、热结、寒凝者。阳虚者，迟而无力；热结者，迟而动实；寒凝者，迟而紧。本条脉迟且汗多微恶寒，阳气已馁，其迟按之必减，亦属正虚。恶寒乃表未解，此寒必须符合前述的表证恶寒四个特点，才算表未解，否则，阳弱亦可微恶寒，却非解表所宜。

综上所述，桂枝汤诸脉，皆主正气不足，故桂枝汤本质为虚人外感，当无疑。

3. 服桂枝汤后表未解仍须服桂枝汤者

(1)《伤寒论》第15条曰:“太阳病，下之后，其气上冲者，可与桂枝汤，方用前法。”本太阳病，或为麻黄汤证，或为桂枝汤证。若本为桂枝汤证，误下后表未解，仍予桂枝汤、当无疑虑。若本麻黄汤证，误下后表未解何以不用麻黄汤而用桂枝汤？因误下后，正气已伤，正伤表未解，当然应予桂枝汤，扶正祛邪。若下后正未伤，仍现麻黄汤八症，则仍应予麻黄汤，未必定予桂枝汤。至于究竟下后用桂枝汤还是麻黄汤，关键在于脉之虚实以别之。

“其气上冲”，非气自下上冲至胸咽，如奔豚状，而是正气尚强，邪未内陷，可外达与邪相争，呈现发热头痛、干呕、脉浮等拒邪之状，称“其气上冲”。

(2)《伤寒论》第25条曰:“服桂枝汤，大汗出，脉洪大者，与桂枝汤，如前法。”大汗出，脉洪大，即其气上冲之体现，故予桂枝汤。

脉洪大，本属白虎汤脉，何以不用白虎，仍予桂枝汤？必因其表证未解，恶风寒，头身痛仍在，故仍予桂枝汤。

(3)《伤寒论》第24条曰:“太阳病，初服桂枝汤，反烦不解者，先刺风池、风府，却予桂枝汤则愈。”何以按证予桂枝汤不解？乃表邪盛，桂枝汤尚不足以驱散外邪，徒增内热，致反烦不解。针风池、风府，挫其邪势，复予桂枝汤则愈。

(4)《伤寒论》第57条曰:“伤寒发汗已解，半日许复烦，脉浮数者，可更发汗，宜桂枝汤。”此明言伤寒发汗，当为麻黄汤类汗之。汗后见解，半日后出现“烦、脉浮数”。若临床见此二症，可有多种原因：一是表解后，里热未靖，致烦而脉浮数；一是表解后津液不足，阴分亏，致烦而脉浮数，当予竹叶石膏汤为宜。然仲景复予桂枝汤，可能认为邪气复聚，表证未除，所以仍用桂枝汤解肌发汗，调和营卫，以解表之余邪。

但征之于临床，仅见烦与脉浮数，能诊为表证吗？因表证的主要特征是恶寒，无此症，则不能称表证。仲景之所以仍用桂枝汤发汗，可能省略语，他症未说；也可能不是表证。若不是表证，此时用桂枝汤，意不在解表，而是开达玄府，使余热透达于外而解。既为余热未尽，何以不用竹叶石膏，而用桂枝汤？因其余热，仍在肌表，未至入里，故予桂枝汤宣透之。

4. 桂枝汤所治的内伤杂病

桂枝汤为轻补阴阳之补剂，故在内伤杂病中应用颇广。

《伤寒论》第53条曰："病常自汗出者，此为荣气和，荣气和者外不谐，以卫气不共荣气谐和故尔。以荣行脉中，卫行脉外，复发其汗，荣卫和则愈，宜桂枝汤。"此条未冠太阳病，亦未言及太阳中风表证，只是常自汗，属内伤杂病的汗证范围。用桂枝汤微发其汗，使阴阳调和，亦即营卫和谐则愈。可见此条之桂枝汤，非治外感表证，而是治内伤杂病中经常自汗的汗证。

《伤寒论》54条曰："病人脏无他病，时发热自汗出而不愈者，此卫气不和也。先其时发汗则愈，宜桂枝汤。"此条未冠太阳病，且明确指出脏无病，非外感可知，是阴阳不和的内伤发热，此时用桂枝汤，目的不在于祛邪，而在调阴阳以治内伤发热。

《伤寒论》第372条曰："下利腹胀满，身体疼痛者，先温其里，乃攻其表。温里宜四逆汤，攻表宜桂枝汤。"吐下之后，定无完气，脾胃戕伤，因而下利腹满。营卫生于中焦，脾胃气伤，营卫不足，营卫不通而身痛。四逆温里以建中阳，中阳建而营卫未充，故仍身痛，予桂枝汤益其营卫。此时用桂枝汤，其意不在解肌发汗祛风，而在于双补营卫，故本条桂枝汤服法中，仅言啜热稀粥一升，未言连服、温覆、发汗。桂枝汤既可用于外感，亦可用于内伤。用于外感者，意在祛其表邪，故辅汗三法皆用，务求正汗出；用于内伤者，不以汗出为目的，故辅汗三法未必皆用，本条即此，亦可佐证本条之桂枝汤是用于内伤者。

《伤寒论》第387条曰："吐利止，而身痛不休者，当消息和解其外，宜桂枝汤小和之。"吐利，内伤外感皆可见。吐利止，里已和；身痛不休，表未和。《金匮要略·水气病》："阴前通则痹不仁。"前者，剪也，引申为断也，阴气不通则骨痛。方用桂枝汤，仅云"温服一升"，未言将息如前法，意不在发汗，而在通营卫，营卫通则痛止。此亦桂枝汤用于内伤杂病者。

《金匮要略》妇人妊娠："其人渴，不能食，无寒热"，证非外感，乃妇人妊娠，亦主以桂枝汤，调阴阳以安内。

至于桂枝汤衍生方用于杂证者更多，如虚劳八方，其中四方皆为桂枝汤衍生方，由此可见一斑。

由于桂枝汤调营卫，补阴阳，故虚人外感者用之，内伤正虚者亦广泛用之。

5. 桂枝汤临床应用指征

（1）脉象。凡脉略细略弱者，即用桂枝汤。其兼脉，可浮，可缓，可略数，可弦，只要有略细弱者，即可用之。

（2）症状不定。有表者，可发热，恶风，自汗；内伤者，或身痛，或胃不和，或心悸，或乏力，或寐欠安，或精力不济，或月经不调，皆可用之。见上一二症，脉略细弱者，即可用桂枝汤。

## 二、桂枝汤衍生方

桂枝汤应用甚广，其衍生方亦多，大致可分为五类：

一类是表郁轻者；二类是有兼证，予桂枝汤加减，相兼而治者；三类是服桂枝汤后阳热盛者；四类是服桂枝汤后阳衰者；五类是服桂枝汤后阴衰者。

### （一）表郁轻者

桂枝麻黄各半汤、桂枝二麻黄一汤、桂枝二越婢一汤，合称三小汗法，皆桂枝汤衍生方，用之于表郁轻证。

**桂麻各半汤**

《伤寒论》第23条曰："太阳病得之八九日，如疟状，发热恶寒，热多寒少，其人不呕，清便欲自可，一日二三度发，脉微缓者，为欲愈也；脉微而恶寒者，此阴阳俱虚，不可更发汗、更下，更吐也；面色反有热色者，未欲解也，以其不能得小汗出，身必痒，宜桂枝麻黄各半汤。"

桂枝一两十六铢，去皮　芍药　生姜切　甘草炙　麻黄各一两，去节　大枣四枚，擘　杏仁二十四枚，汤浸，去皮尖及两仁者

上七味，以水五升，先煮麻黄一二沸，去上沫，内诸药，煮取一升八合，去滓，温服六合。本云，桂枝汤三合，麻黄汤三合，并为六合，顿服，将息如上法。

**【按】**本条论太阳病日久未愈，仍发热恶寒，热多寒少，一日二三度发，如疟状。然不呕，无少阳证；清便欲自可，无阳明证，邪仍在太阳。

何以寒热如疟，一日二三度发？此因病已多日，邪已挫，正亦弱，虽余邪未尽，然已无力持续久战。仿佛两人打架，已应战多日，皆已疲惫，只能歇歇再打，故一日二三度发。

余邪未尽，可有三种转归：

一是欲愈。脉微缓者，为欲愈也。此即第3条所云："脉静者为不传。"脉贵和缓，是正气来复；微缓，是正气稍弱，正气复尚未充盛，待蓄而强，必自愈。

二是"脉微而恶寒者，此阴阳俱虚"。脉微，是少阴阳虚之脉，其恶寒乃阳虚不能温煦，正虚岂可再汗吐下，伐其生气，虚其虚也。

三是"面色反有热色者，未欲解也，以其不能得小汗出，身必痒，宜桂枝麻黄各半汤"。面红乃热怫郁不得宣泄，身痒乃表邪未解，营卫通行不利。《金匮要略·中风》："邪气中经，身痒而隐疹。"《金匮要略·水气病》："风气相转，风强则为隐疹，身体为痒，痒者为泄风。"本条之身痒，与《金匮要略》之痒同，皆表邪未解。

桂枝麻黄各半汤，是针对第三种情况而设。第一种是欲愈，再汗则过之；第二种情况已是阴阳两虚，再汗则虚其虚；所有只有第三种表邪未靖者宜之。小邪郁表，自

当麻黄汤减其量，小发其汗，故云："将息如上法。"然正气已弱，"阴阳俱虚"，故以桂枝汤轻补阴阳，扶正以祛邪，此即麻桂合用的原因。

《伤寒论》第16条云："桂枝汤本为解肌，若其人脉浮紧，发热汗不出者，不可与之也，常须识此，勿令误也。"仲景叮嘱后人千万注意，太阳伤寒不可用桂枝汤，何也？因伤寒，寒邪袭表，卫气被郁而热，而桂枝汤双补阴阳，发汗力弱，不足以祛在表之寒，反助其热，故不用之。致后人有"桂枝下咽，阳盛则毙"。必须用麻黄汤汗解，二方不可混。既然麻黄汤证不可用桂枝汤，为什么本条却二方相合，用了桂枝汤呢？本条用麻黄汤，"以其不能得小汗出"，则本证无汗可知，故予麻黄汤小发其汗。为什么又用桂枝汤呢，岂不与"发热汗不出，不可与桂枝汤"相矛盾吗？概纯为太阳表实者，桂枝汤诚不可与；若病日久，表实未解，正已略虚者，麻黄汤与桂枝汤相合而用则可。因方中有麻黄之辛散解表、开达玄府，郁热外散之路已开，此时再用桂枝汤，有助麻黄通阳辛散之利，已无辛甘化阳助热之弊，故可用之。且虽无汗，然病日久，正气已虚，已然"阴阳俱虚"，当须扶正以祛邪。桂枝汤恰为双补阴阳，调和营卫，故予之，成扶正发汗之方，相辅相成，并行不悖。

麻桂二方相合，又出了一个问题：传统讲法都是寒伤营，以麻黄汤主之；风伤卫，以桂枝汤主之。那么本条是受风还是伤寒，是伤卫还是伤营？伤风应恶风自汗，伤寒应恶寒无汗，依据传统理论，是不大好解释的。吾在前边论桂枝汤时已阐明，桂枝汤所治乃虚人外感，麻黄汤所治乃伤寒表实，不必拘于风伤卫、寒伤营来解。本条表实未解，故用麻黄汤，又因病久正气已弱，故用桂枝汤扶正。以这种观点来看待太阳病的麻桂二方合用，也就好理解了，也不必囿于发热无汗不可用桂枝汤的戒律了。

本条当见何脉？余度之，表寒未除，脉当浮紧；然正气已虚，脉又当减或无力，故本方脉当浮紧而减。

**桂枝二麻黄一汤**

《伤寒论》第25条云："服桂枝汤，大汗出，脉洪大者，与桂枝汤如前法。若形似疟，一日再发者，汗出必解，宜桂枝二麻黄一汤。"

桂枝一两十七铢，去皮　芍药一两六铢　麻黄十六铢，去节　生姜一两六铢，切　杏仁十六个，去皮尖　甘草一两二铢，炙　大枣五枚，擘

上七味，以水五升，先煮麻黄一二沸，去上沫，内诸药，煮取二升，去滓，温服一升，日再服。本云，桂枝汤二份，麻黄汤一份，合为二升，分再服。今合为一方，将息如前法。

**【按】**本条言服桂枝汤后出现的两种不同情况：一是服后大汗出而非正汗，表未解，脉见洪大，乃"其气上冲"，仍有驱邪外出之势，故仍予桂枝汤。二是出现寒热如疟状，乃大汗伤正，正伤无力与邪持续相争，因而见一日再发。表未解，自当予麻黄小其剂，汗而解之；正已虚，自当予桂枝汤扶正以祛邪。剂量小于麻桂各半汤，因症轻于前者。

**桂枝二越婢一汤**

《伤寒论》第27条云："太阳病，发热恶寒，热多寒少，脉微弱者，此无阳也，不可发汗，宜桂枝二越婢一汤。"

桂枝去皮　芍药　麻黄　甘草炙，各十八铢　大枣四枚，擘　生姜一两二铢，切　石膏二十四铢，碎，绵裹

上七味，以水五升，煮麻黄一二沸，去上沫，内诸药，煮取二升，去滓，温服一升。本云，当裁为越婢汤、桂枝汤合之，饮一升。今合为一方，桂枝汤二份，越婢汤一份。

**【按】**此表郁兼里热之轻证。表邪未净，尚有寒热表证。若脉微弱者，阳气虚，虽有表证，亦不可汗，此与大青龙汤禁忌同，曰"若脉微弱，汗出恶风者，不可服之。"那么，什么情况下可用本方呢？乃表未解，而里热乍起，则当解表清里双解之。

解表清里的双解之方，有麻杏石甘汤、越婢汤、大青龙汤、小青龙加石膏汤等，各方有何异同？

麻杏石甘汤，是表已解，然肺之郁热未清，"汗出而喘无大热者，可与麻黄杏仁甘草石膏汤"。此无大热者，乃表无大热，而热在肺。麻黄四两、石膏半斤，二者之比为1∶2。麻黄配石膏，则麻黄重在宣肺平喘，而不在于解表发汗；石膏配麻黄，则清热作用上提，重在肺而不在胃。

越婢汤为麻黄六两，石膏半斤，生姜三两，甘草二两，大枣十五枚，治"风水恶风，一身悉肿，脉浮不渴，续自汗出，无大热者"。麻黄与石膏之比为6∶8，麻黄宣肺解表通利三焦以治肿，石膏清内热。

大青龙汤治表实内热烦躁者，方用麻黄六两，约合80g，石膏如鸡子大，约合45g，麻黄比石膏约为2∶1。

小青龙加石膏汤证，治"肺胀，咳而上气，烦躁而喘，脉浮者，心下有水"。麻黄三两，石膏二两，二者之比为3∶2。

各方均为解表清里的双解之方，然表里轻重不同，因而麻黄与石膏比例不同，作用各异。

小汗法三方，皆桂枝汤衍生方，治表邪日久，失于汗解。桂麻各半汤发汗之力大于桂二麻一汤，桂二麻一汤扶正之力大于桂麻各半汤。桂二越婢一汤，是表邪已挫而未解，正气已弱，寒乍化热。仲景于大同中求小异，以使辨证论治丝丝入扣，示人辨证之细致入微。

**（二）桂枝汤兼邪者**

**桂枝加葛根汤**

《伤寒论》第14条云："太阳病，项背强几几，反汗出恶风者，桂枝加葛根汤主之。"

葛根四两　桂枝二两，去皮　芍药二两　生姜三两，切　甘草二两，炙　大枣十二枚，擘　麻黄三两，去节

上七味，以水一斗，先煮麻黄、葛根，减二升，去上沫，内诸药，煮取三升，去滓，温服一升，覆取微似汗，不须啜粥，余如桂枝法将息及禁忌。

**【按】**宋本《伤寒论》中，此方有麻黄。若有麻黄，则与葛根汤同。林亿【按】仲景本论，太阳中风自汗用桂枝，伤寒无汗用麻黄。今证云汗出恶风，而方中有麻黄，恐非本意也。第三卷有葛根汤证云，无汗恶风，正与此方同，是合用麻黄也。此云桂枝加葛根汤，恐是桂枝中但加葛根耳。征之《金匮要略玉函经》，本方无麻黄，故林亿之说为是。

几几乃中原之方言，音 shū，有轻微之意，如痛几几，酸几几等，乃略痛，略酸之意。

此方乃桂枝加葛根而成，桂枝汤调和营卫，解肌祛风；葛根宣通经气，助桂枝汤发表解肌。

**桂枝加厚朴杏子汤**

《伤寒论》第 18 条曰："喘家，作桂枝汤，加厚朴杏子佳。"

《伤寒论》第 43 条曰："太阳病，下之微喘者，表未解故也，桂枝加厚朴杏子汤主之。"

桂枝三两，去皮　甘草二两，炙　生姜三两，切　芍药三两　大枣十二枚，擘　厚朴二两，炙，去皮　杏仁五十枚，去皮尖

上七味，以水七升，微火煮取三升，去滓，温服一升，覆取微似汗。

**【按】**第 18 条为素有喘疾，又感外邪而呈太阳中风证者，新感夙疾可交相为患，予桂枝汤疏肌表之邪，加厚朴、杏仁理肺气以治喘，表里同治，新感夙疾兼顾。第 43 条乃表证误下邪陷表未解而喘者。虽下，表未解，正未伤，仍有气上冲之势，故以桂枝汤解表；邪入里而肺气逆为喘，加厚朴、杏仁降逆平喘，亦表里兼治之法。

**（三）太阳腑证**

太阳表证不解，或误治失治，因经腑相通，表邪可随经入腑，形成太阳腑证。太阳腑证，包括膀胱蓄水与膀胱蓄血两大证。蓄水者，主以五苓散；蓄血者，主以桃仁承气汤。

**五苓散**

《伤寒论》第 71 条曰："太阳病，发汗后，大汗出，胃中干，烦躁不得眠，欲得饮水者，少少与饮之，令胃气和则愈。若脉浮，小便不利，微热消渴者，五苓散主之。"

猪苓十八铢，去皮　泽泻一两六铢　白术十八铢　茯苓十八铢　桂枝半两，去皮

上五味，捣为散，以白饮和服方寸匕，日三服，多饮暖水，汗出愈，如法将息。

《伤寒论》第 72 条曰："发汗已，脉浮数，烦渴者，五苓散主之。"

《伤寒论》第 73 条曰："伤寒汗出而渴者，五苓散主之；不渴者，茯苓甘草汤主之。"

《伤寒论》第 74 条曰："中风发热，六七日不解而烦，有表里证，渴欲饮水，水入则吐者，名曰水逆，五苓散主之。"

《伤寒论》第 141 条曰："病在阳，应以汗解之，反以冷水潠之，若灌之，其热被

劫不得去，弥更益烦，肉上粟起，意欲饮水，反不渴者，服文蛤散；若不差者，与五苓散。寒实结胸，无热证者，与三物小陷胸汤。”

《伤寒论》第156条曰：“本以下之，故心下痞，与泻心汤；痞不解，其人渴而口燥烦，小便不利者，五苓散主之。”

《伤寒论》第244条曰：“太阳病，寸缓、关浮、尺弱，其人发热汗出，复恶寒，不呕，但心下痞者，此以医下之也。如其不下者，病人不恶寒而渴者，此转属阳明也。小便数者，大便必硬，不更衣十日，无所苦也。渴欲饮水，少少与之，但以法救之。渴者，宜五苓散。”

《伤寒论》第386条曰：“霍乱，头痛发热，身疼痛，热多欲饮水者，五苓散主之。寒多不用水者，理中丸主之。”

《金匮要略·痰饮咳嗽病脉证并治》篇：“假令瘦人脐下有悸，吐涎沫而颠眩，此水也，五苓散主之。”

《金匮要略·消渴》篇：“脉浮，小便不利，微热消渴者，宜利小便发汗，五苓散主之。”

《金匮要略·消渴》篇：“渴欲饮水，水入则吐者，名曰水逆，五苓散主之。”

**【按】**纵观五苓散证诸条，主要有两组症状，一组是外感表证不解，发热不除；一组是水饮不化，渴而小便不利，水饮内停而拒水，水入则吐，或吐涎沫颠眩。

热在何处？可在表，而表证不解，脉浮身热，身痛等；热亦可离表而入于里，出现烦躁不得眠。

水热互结，仅限于膀胱吗？未必，水热可结于膀胱，恐更多的是水热结于三焦及肺脾胃肠。水热互结，如同温病湿热搏结者，湿遏热炽，热蒸湿横，单纯清热则表不解。还是叶天士说得明白，曰“渗湿于热下，不与热相搏，势必孤矣”。五苓散就是渗水于热下，使热孤而易清。观三仁汤湿热相合，重在宣上、畅中、渗下，分消走泄，湿去热清。若热在表，泻水的同时，发汗解表；若热已离表而入里，亦应发汗透热外达。前已述及，必阴阳充盛且升降出入道路通畅，方能正汗出，所以，五苓散之水热在表、在膀胱、在三焦者，皆可予之。若无热无表，单纯水饮内停者，如《金匮要略·痰饮》篇之脐下悸，吐涎沫而颠眩，五苓散可通阳化饮，亦可用之。倘能跳出太阳腑证之局限，抓住通阳化水之本旨，就可大大拓展五苓散的应用。

**桃核承气汤**

《伤寒论》第106条云：“太阳病不解，热结膀胱，其人如狂，血自下，下者愈。其外不解者，尚未可攻，当先解其外；外解已，但少腹急结者，乃可攻之，宜桃核承气汤。”

桃仁五十个，去皮尖　大黄四两　桂枝二两，去皮　甘草二两，炙　芒硝二两

上五味，以水七升，煮取二升半，去滓，内芒硝，更上火，微沸下火。先食，温服五合，日三服，当微利。

**【按】**本条论述了下焦蓄血的病因及证治。太阳表证不解，热邪随经入腑，与血相结，遂血热互结膀胱。

关于血结部位，争议较多，有血结膀胱、血室、少腹、子宫、肠间等。关键是有无蓄血证，至于部位，可不必拘泥，笼统地称血蓄下焦，亦未尝不可。

何以知其有热？若表证未解者，当身热；若表证已解，热邪入里者，当有里热的表现，但仲景语焉不详。以方测证，本方中含调胃承气汤，由此推知，本证当有阳明里实热的表现，如但热不寒、胸腹热、烦躁口渴、溲赤便结或利、舌红苔黄、脉数实等。

何以知有蓄血？见少腹急结，小便自利，其人如狂，或舌暗，脉沉滑数或涩数。

"血自下"，血从何道而下？阴道、尿道？魄门？可不拘，只要血自下，亦如太阳证之得衄而解同意。若血结膀胱，当尿血。若见尿血，当提高警惕，不可盲目以为自愈，结合西医检查是必要的。

此热与血结乃轻者，若重者，则脉沉结，少腹硬满，其人发狂，当取抵当汤、丸主之。

此与热入血室者如何区别？热入血室者，与月经乍行乍断有关，乃妇人病。主以小柴胡汤提取下陷之热邪，有逆流挽舟之意。重者亦可酌用桂枝茯苓丸、桃核承气汤、抵当汤、下瘀血汤等，如叶天士《温热论》曰："若热邪陷入，与血相结者，当从陶氏小柴胡汤去参、枣，加生地、桃仁、楂肉、丹皮或犀角等。若本经血结自甚，必少腹满痛，轻者刺期门，重者小柴胡汤去甘药加延胡、归尾、桃仁。"

本方由调胃承气汤合桃仁、桂枝而成，桃仁、桂枝行停蓄之血；调胃承气汤泄内陷之热，血下热除，病即愈。

瘀热互结，可引起广泛病变，如发热、腹病、头痛、高血压、冠心病、胃肠病、神志病、月经病等，只要符合瘀热之病机，皆可酌而用之，当与温病热入血分相参，不必拘于太阳之邪随经入腑云云。

**（四）桂枝汤证兼阳虚者**

**桂枝加附子汤**

《伤寒论》第20条云："太阳病，发汗，遂漏不止，其人恶风，小便难，四肢微急，难以屈伸者，桂枝加附子汤主之。"

方：桂枝三两，去皮　芍药三两　甘草三两，炙　生姜三两，切　大枣十二枚，擘　附子一枚，炮，去皮，破八片

上六味，以水七升，煮取三升，去滓，温服一升。本云桂枝汤，今加附子，将息如前法。

**【按】**此条，有一系列问题可深入讨论：

1. 本方病机。本桂枝汤证，然过汗伤阳，而见上症。

何以汗漏不止？仲景云，桂枝汤发汗，当"遍身漐漐，微似有汗者益佳，不可令如水流漓，病必不除"。不仅病不除，反生他患，或伤阳，或伤阴，或助热，或内传，过汗变证不一。本条是过汗伤阳，阳伤不能固摄津液而汗漏不止。

2. 何以恶风？有两种可能。

一种是大汗表证未解，仍然恶风，本方加附子扶正助阳解表；加炙甘草一两，培中且监附子之毒，亦扶正解表，且将息如桂枝汤法，故此方阳虚外感者可用。

一种是并无表邪，乃因阳虚。肌表失护而恶风寒，此方可用。若阳虚不在肌表，而在经、脉、筋、骨，或阳虚在五脏六腑及其所联属的组织官窍者，则病变更为广泛，则此方皆可用之。可以说，倘能悟透此意，并能灵活加减，拓展应用，则对整部《伤寒论》思过半矣。

3. 何以小便难？《素问·灵兰秘典论》云："膀胱者，州都之官，津液藏焉，气化则能出焉。"阳虚，气化不利，则小便难，甚至尿闭，水肿鼓胀，水饮泛溢，又可干于脏腑，溢于肌肤，为病亦广。

4. 何以四肢微急，难以屈伸？急乃拘急，筋挛而急，难以屈伸。筋之柔，必"气主煦之，血主濡之。"本证阳既已虚，则筋失温煦而拘，难以屈伸。亦可挛痹痿厥转筋。阳虚不煦，不仅引起肢体的筋挛，亦可引起脏腑的痉挛，而导致脏腑经脉的广泛病变，此方亦可用之。

5. 当见何脉？仲景虽未明言，然据方测证，知为阳气偏虚，其脉当见阴脉。脉或浮或沉，或数或徐，或弦或细，必沉取无力或减。其舌当淡或嫩，或暗红或晦或绛，亦因阳虚血泣使然，不以热看。

6. 应用指征。临床见此阴脉，再见上述一症即可使用。若有表邪者，可遵桂枝汤将息法，取正汗；若无表邪，可不加辅汗三法，温阳扶正即可。温阳扶正后，若见正汗出者，属阴阳调和，不汗而汗者，为广义汗法。

**桂枝去芍药汤**

《伤寒论》第21条云："太阳病，下之后，脉促胸满者，桂枝去芍药汤主之。"

桂枝三两，去皮　甘草二两，炙　生姜三两，切　大枣十二枚，擘

上四味，以水七升，煮取三升，去滓，温服一升。本云桂枝汤，今去芍药，将息如前法。

**【按】**此条病机，乃误下后，胸阳不振，出现脉促胸满。取桂枝汤，去其阴柔、酸寒之芍药，只留温振阳气、桂枝、甘草及生姜、大枣，以复胸阳。

促，作促急解，是气上冲的表现，正气有驱邪外出之势。葛根芩连汤证即有"脉促者，表未解也"。若作数而止的促脉讲亦可，因下后心阳不足而脉有歇止。吾临床见有心阳不振而出现心律不齐者，常用此方，或用桂枝甘草汤。

胸满，满，音 mēn，即胸闷之意。亦可因胸阳不振，气机不利所致，以此方主之。

此方有表证吗？有表无表皆可用。有表者，加辅汗三法，取正汗；无表者，亦可用此方，无须加辅汗三法以求汗。

使用指征：见上症，或兼气短、心悸、胸痛、背沉、呼吸不畅者，其脉或浮或沉，或数或徐，或弦或濡，或促或结，只要脉沉而减或寸弱者，即可用上方。

**桂枝去芍药加附子汤**

《伤寒论》第22条云："若微寒者，桂枝去芍药加附子汤主之。"

桂枝三两，去皮　甘草二两，炙　生姜三两，切　大枣十二枚，擘　附子一枚，炮，去皮，破八片

上五味，以水七升，煮取三升，去滓，温服一升。本云桂枝汤，今去芍药，加附子，将息如前法。

【按】本条是在21条的基础上，阳虚程度更进一步，出现微寒一症，于桂枝去芍药汤方的基础上，更加附子一枚而成。

附子辛热纯阳，回阳救逆，补命门之火。本方增附子，必是阳虚进一步加重，而出现寒象。其寒，可为全身畏寒，或腰冷、肢冷、腹冷、胸冷，脉当见阴脉。据此脉、此病机，该方可广为应用。

**桂枝附子汤**

《伤寒论》第174条云："伤寒八九日，风湿相搏，身体疼烦，不能自转侧，不呕不渴，脉浮虚而涩者，桂枝附子汤主之。若其人大便硬，小便自利者，去桂加白术汤主之。"

桂枝附子汤方：

桂枝四两，去皮　附子三枚，炮，去皮，破　生姜三两，切　大枣十二枚，擘　甘草二两，炙

上五味，以水六升，煮取二升，去滓，分温三服。

【按】本方与桂枝去芍药加附子汤有何不同？本方治风湿痹痛，较桂枝去芍药加附子汤多附子二枚，桂枝多一两，且服法未云"将息如前法"，即未用辅汗三法取汗。二方药味相同，分量相殊；病机相同，轻重有别，临床可权衡轻重缓急而互用，即桂枝去芍药加附子汤，可用于阳虚寒痹轻者；桂枝附子汤亦可用于阳虚寒痹心脉而胸满脉促之重者。

桂枝附子汤、白术附子汤、甘草附子汤，合称三附子汤，皆主风湿痹痛。三方的区别，尤在泾曰："白术附子汤，则是补阳以为行者也；表虚无热者，不可遽发其阳，则有桂枝附子汤温经散湿之法；而甘草附子汤，则兼补中以为散者也。"

**抵当乌头桂枝汤**

《金匮要略·腹满寒疝宿食病脉证》曰："寒疝腹中痛，逆冷，手足不仁，若身疼痛，灸刺诸药不能治，抵当乌头桂枝汤主之。"

乌头

上一味，以蜜二斤，煎减半，去滓。以桂枝汤五合解之，令得一升后，初服五合，不知，即服三合，又不知，复加至五合，其知者如醉状，得吐者为中病。

【按】阳衰阴寒盛，寒凝而腹痛起包，如山突起，如石之硬而曰疝。阳虚阴盛而逆冷、身痛不仁，脉当沉迟紧滞。乌头辛热，温阳疏风除寒痹止痛，合桂枝汤以通营卫，营卫通而寒痹除，痛即止。凡阳虚寒痹，气血不通而痛者，皆可用之。其知者如醉，即药不瞑眩，其疾弗瘳。乌头的最佳药效与中毒剂量接近，为防毒副反应，可小量多次饮服。

**桂枝甘草汤**

《伤寒论》第64条曰："发汗过多，其人叉手自冒心，心下悸，欲得按者，桂枝甘草汤主之。"

桂枝四两，去皮　甘草二两，炙

上二味，以水三升，煮取一升，去滓，顿服。

**【按】**患者心悸，脉减，心阳不振轻者，余恒用桂枝甘草汤，不囿于是否汗多，亦不拘于动悸部位在心下还是心胸。该方疗效确切，既合经旨，又符合简、便、验、廉的特点。

桂枝汤有两个方根，一为桂枝、甘草，一为芍药、甘草，阴阳双补，调和营卫。但桂枝汤证亦有寒化伤阳、热化伤阴两途。寒化轻者，即可用本方。桂枝温通心脉，振奋心阳；甘草甘温，益气补心益血脉，缓心急。二药相合，温振心阳。此方服法为顿服，异于一般分三次服者，盖取药力集中，其一战而胜。若心阳虚再进一步，则可用桂枝去芍药汤、桂枝去芍药加附子汤，甚至桂枝附子汤等，随证化裁，以意变通，不必拘于原文所限，守绳墨而废绳墨，随心所欲不逾矩，诸方都可以活起来。

**桂枝甘草龙骨牡蛎汤**

《伤寒论》第118条曰："火逆下之，因烧针烦躁者，桂枝甘草龙骨牡蛎汤主之。"

桂枝一两，去皮　甘草二两，炙　牡蛎二两，熬　龙骨二两

上四味，以水五升，煮取二升半，去滓，温服八合，日三服。

**【按】**本条应于桂枝甘草汤心悸的基础上，又增神志不安的烦躁一症。以桂枝、甘草振奋心阳，以龙骨、牡蛎安神，以治烦躁。

桂枝甘草汤，桂枝四两，且顿服；本方桂枝仅一两，且分三次服，可见二者心阳虚的程度有轻重之别。增龙骨、牡蛎重在安神，至于是否误下，火针，可不必拘泥。

何以烦躁？多以烦从火，以火扰心神解之。火扰固可烦，然正虚心无所持，同样可心神不安而烦。正虚者，阴阳气血之虚皆可令人烦躁，本条乃因心阳虚而烦。桂枝甘草汤用桂枝四两且顿服，显然温振心阳的力量远胜于本方，而桂枝甘草汤未言烦躁，且无龙骨、牡蛎，然本方却增烦躁且加龙骨、牡蛎，何也？盖因心阳本虚，又以烧针迫劫之，扰动虚阳，虚阳浮而烦躁，故用龙骨、牡蛎潜敛浮阳以安神。

在脉上二方有何不同？桂枝甘草汤当按之减，或心脉无力；本方当脉浮数按之减，或寸浮而减，有阳浮与未浮之别。

**桂枝去芍药加蜀漆龙骨牡蛎救逆汤**

《伤寒论》第112条曰："伤寒脉浮，医以火迫劫之，亡阳，必惊狂，卧起不安者，桂枝去芍药加蜀漆龙骨牡蛎救逆汤主之。"

桂枝三两，去皮　甘草二两，炙　生姜三两，切　大枣十二枚，擘　牡蛎五两，熬　蜀漆三两，去腥　龙骨四两

上七味，以水一斗二升，先煮蜀漆，减二升，内诸药，煮取三升，去滓，温服一升。本云桂枝汤，今去芍药，加蜀漆、牡蛎、龙骨。

【按】桂枝去芍药汤，因心阳虚见脉促胸满，故去芍药之阴柔，独留桂枝、甘草、生姜、大枣之阳刚，以振心阳。此脉促，当为脉有歇止，且按之减。而本条开首即明示脉浮，本为心阳虚而脉却浮，乃虚阳已然浮动，故有桂枝甘草加龙骨牡蛎汤。虚阳已浮，又误以火迫劫之，则虚阳更浮，阳浮而脱，致亡阳，故予桂枝汤去芍药之酸寒阴柔，更重用龙骨、牡蛎以重镇潜敛其浮阳，救阳脱之逆，故名救逆汤。桂枝甘草龙骨牡蛎汤中龙骨、牡蛎仅二两，而本方却龙骨四两、牡蛎五两，皆倍增之，重在潜敛收摄浮阳以救逆。

蜀漆消痰行水，因心阳虚，水饮泛而为痰，故用之。

**桂枝龙骨牡蛎汤**

《金匮要略·血痹虚劳病脉证并治》曰："夫失精家，少腹弦急，阴头寒，目眩发落，脉极虚芤迟，为清谷、亡血、失精。脉得诸芤动微紧，男子失精，女子梦交，桂枝龙骨牡蛎汤主之。"

桂枝　芍药　生姜各三两　甘草二两　大枣十二枚　龙骨　牡蛎各三两

上七味，以水七升，煮取三升，分温三服。

【按】本条乃虚劳之甚者，失精之重，竟以"家"相称。经云："夫精者，生之本也。"人之生长壮老已，皆取决于肾精之盛衰，肾精衰，五脏堕，虚劳诸证迭起。脉极虚芤迟，与芤动微紧，皆精气极衰之脉。桂枝汤虽有轻补阴阳、调和营卫之功，但终归力薄，何不用参茸卫生丸之类峻补之？盖大虚久虚之人，不宜峻补，恐脾不能运，反生壅滞，过犹不及。李东垣乃补土派鼻祖，其代表方为补中益气汤，脾虚已重，气虚而浮，予补中益气汤主之。试观补中益气汤之用量，黄芪仅五分，热甚者才一钱；人参仅三分，他药皆二三分。现代临床大夫，动辄人参、黄芪30g，甚者以量大而炫耀，岂不知久虚之人，虚不受补，当因势利导，徐图之，切忌孟浪。刘渡舟老师曾讲过一个案例，一人久利，诸医或用香砂六君或补中益气等，皆未效。后从营口请一老医，检点前方皆正确，惟药量欠当。老医予人参面，每日像撒芝麻盐似的，撒在粥中，竟愈。量大，脾虚不运，故虚不受补；少量徐图反愈，此善补者。本条乃极虚之人，仲景反用桂枝汤轻补之，诚善补者也。

极虚之人，五脏皆衰，从何着手？当取之于中，健后天之本。人以胃气为本，脾胃健，自可进食，而化生精微，奉养五脏六腑。仲景以黄芪建中汤治"虚劳诸不足"，即取之于中，着眼于后天。民以食为天，不能进食，补亦枉然。

本方以桂枝汤加龙骨牡蛎，实乃开源节流之法。桂枝汤调营卫，重在胃气，以使化源不竭，此即开源；龙骨、牡蛎敛涩精气，此即节流。

**桂枝加桂汤**

《伤寒论》第117条曰："烧针令其汗，针处被寒，核起而赤者，必发奔豚，气从少腹上冲心者，灸其核上各一壮，与桂枝加桂汤，更加桂二两也。"

桂枝五两，去皮　芍药三两　生姜三两，切　甘草二两，炙　大枣十二枚，擘

上五味，以水七升，煮取三升，去滓，温服一升。本云桂枝汤，今加桂满五两。

所以加桂者，以能泄奔豚气也。

【按】发汗后复又烧针逼汗，汗后阳气重伤，外寒从针孔而入。君火不明，亦属上虚不能制下，肾气乘外寒而上冲于心，奔豚乃作。桂枝汤本为平补阴阳，今增桂枝，振心阳而伐肾气。

肾寒厥气上逆，何不用真武汤以镇之，而用桂枝加桂？盖此证乃重汗伤心阳，君火不明而肾气动，故重用桂枝通心脉，振心阳以安下，止厥气上逆。

心阳虚而发奔豚者，此方固可治；若心阳虚而表现为心悸、胸闷、胸痛、憋气等，此方亦可用。重者尚可加附子、干姜、茯苓、白术等温阳培土以制水，称桂枝真武汤亦未尝不可，药在人用耳。

**桂枝新加汤**

《伤寒论》第62条曰："发汗后，身疼痛，脉沉迟者，桂枝加芍药生姜各一两人参三两新加汤主之。"

桂枝三两，去皮　芍药四两　甘草二两，炙　人参三两　大枣十二枚，擘　生姜四两

上六味，以水一斗二升，煮取三升，去滓，温服一升。本云，桂枝汤，今加芍药、生姜、人参。

【按】本太阳表证，汗后表邪解，身痛当除，然虽汗，身痛未已，是表未解耶，还是营卫虚耶？何以别之，当以脉断。表未解者，当有表脉，今脉沉迟，知非表证。脉沉迟，有力者，当为里寒；无力者，当为里虚。本条加人参、白芍、生姜，以方度之，脉当沉迟无力，乃气阴两虚，脉行迟泣而沉迟，筋骨失荣而身痛。方取桂枝汤调和营卫，加芍药为四两，其量大于桂枝，意在滋养阴血；加生姜意在宣通阳气；加人参益气，补汗后之虚，诸药合之，调营卫，益气血，气血旺，筋骨得荣而痛止。

此方，若正虚外感者可用，产后受风而气血虚者可用；气血不荣而诸痹者可用。诸痹，包括五体痹、脏腑痹。《金匮要略》以黄芪桂枝五物汤治血痹，其理与此相通，会其意，可广而用之，随证加减，可衍生出众多方剂。学仲景，不可死拘经文和方药，关键在于领悟其思辨方法，明其理，全盘皆活，即可导演出威武雄壮、波澜壮阔的诗卷，从而发皇古义出新知，奥妙无穷。

**桂枝人参汤**

《伤寒论》第163条曰："太阳病，外证未除，而数下之，遂协热而利，利下不止，心下痞硬，表里不解者，桂枝人参汤主之。"

桂枝四两，别切　甘草四两，炙　白术三两　人参三两　干姜三两

上五味，以水九升，先煮四味，取五升，入桂，更煮取三升，去滓，温服一升，日再夜一服。

【按】本条之下利，与葛根芩连汤下利，皆曰协热下利，有何不同？葛根芩连汤证乃表证误下，表未解而热入里，里热上攻喘而汗出，里热下迫则下利，故重用葛根解表且提取其下陷之热邪，以黄芩、黄连清其在里之热，清透并举。而本条之协热下利，乃误下表热未解而脾阳已虚，阴寒内盛，故以理中汤温中散寒，合桂枝以解表。

此方温中解表，乃双解法。里寒重者亦可加附子，即附子理中丸，亦含四逆汤意。对里虚寒而兼表者，仲景有解表用桂枝汤、回阳用四逆汤，表里先后分治之法，吾看亦可二方合用，不妨称为桂枝四逆汤，权衡其表里缓急即可，本方即是。据仲景表里双解之旨，后世双解法大为拓展，里有里热、里寒、里湿、痰饮、瘀血、热结、阳虚、阴虚、痰热、水热等，外有风、湿、寒、温邪等，两方面交叉配伍，衍生出众多表里双解之方。写温病学史者，皆云以伤寒方治温病，谓"古方今病不相能也"，推崇河间双解散，开辛凉法治温病之先河。其实仲景之麻杏石甘汤、越婢汤、大青龙汤等皆辛凉双解，谓经方不能治今病者，只怪自己未能领悟仲景之学术思想，自己不懂反怪仲景，更没必要抬河间而抑仲景。

**黄芪桂枝五物汤**

《金匮要略·血痹虚劳病脉证并治》曰："血痹，阴阳俱微，寸口关上微，尺中小紧，外证身体不仁，如风痹状，黄芪桂枝五物汤主之。"

黄芪三两　芍药三两　桂枝三两　生姜六两　大枣十二枚

上五味，以水六升，煮取二升，温服七合，日三服。

**【按】**血痹，乃气血俱微，风气直入而痹不仁者。脉见阴阳俱微，寸口关上微，乃阴阳俱虚而营卫行涩；尺中小紧者，风寒乘虚而袭，遂痹不仁。本方乃桂枝汤去甘草倍生姜加黄芪而成。桂枝汤阴阳双补，调和营卫，通血脉；加黄芪益气固表；倍生姜者，辛温而散。此方营卫虚而风气入致痹者可用，无外邪而痹不仁者亦可用之。若非痹不仁，属阴阳两虚，气血不足而见心悸、气短等症者，亦可用之。

**桂枝加黄芪汤**

《金匮要略·水气病脉证并治》曰："黄汗之病，两胫自冷，假令发热，此属历节。食已汗出，又身常暮卧盗汗出者，此劳气也。若汗出已，反发热者，久久其身必甲错；发热不止者，必生恶疮。若身重汗出已，辄轻者，久久必身瞤，瞤即胸中痛，又从腰以上汗出，下无汗，腰髋弛痛，如有物在皮中状，剧者不能食，身疼重，烦躁，小便不利，此为黄汗，桂枝加黄芪汤主之。"

《金匮要略·黄疸病脉证并治》曰："诸病黄家，但利其小便，假令脉浮，当以汗解之，宜桂枝加黄芪汤主之。"

桂枝三两　芍药三两　甘草二两　黄芪二两　生姜三两　大枣十二枚

上六味，以水八升，煮取三升，温服一升，须臾饮热稀粥一升余，以助药力，温覆取微汗，若不汗，更服。

**【按】**本方乃桂枝汤加黄芪二两而成。

本方与黄芪桂枝五物汤的区别是黄芪少一两，生姜少三两，加甘草二两。

黄芪桂枝五物汤治血痹，阴阳俱微，故予黄芪益气固表，桂枝汤补阴阳、和营卫、通血脉；正虚风寒外客而尺中小紧，重用生姜温散之；且将息法中未言取汗。本方增甘草，益气培中，且加辅汗三法以取汗。二方相似，功效相近。因本条所述病证复杂，难于理解，故取以方测证法，从讨论桂枝加黄芪汤之功效入手。

既然本方是益气固表、补阴阳调营卫之方，且加辅汗三法以取汗，当属扶正祛邪法。则本条之病机，当为阴阳两虚而外邪乘虚客之所致。黄汗乃“汗出入水中浴，水从汗孔入得之”。正虚而水入，水遏阳郁化热，水热互蒸发黄汗。汗出、发热、身疼重、腰髋弛痛、烦躁、不能食、小便不利，皆水热蕴蒸也；如有物在皮中状者，营卫不通也；久生恶疮、甲错者，水热蕴蒸腐败气血为恶疮；荣气耗，肌肤失荣而甲错；久久伤阳而筋惕身瞤，胸阳伤而胸痹胸痛。予桂枝加黄芪汤扶正通营卫；加辅汗三法，扶正以祛水湿之邪，正复水祛人自安。

又云，诸病黄家脉浮，乃邪气近表，宜从汗解，予桂枝加黄芪汤，亦助正以逐邪气。

本方与黄芪桂枝五物汤皆扶正祛邪，临床凡正虚而夹邪者，皆可仿而用之，不必拘于彼为血痹，此为黄汗。正虚而兼邪者，其脉当虚，不论浮、弦、紧、数、濡、滑、涩等，凡按之不足者，皆正虚，扶正兼以祛邪即可。至于方中各药用量之增损，临证斟酌、权衡可也；二方当互参，不必拘泥。

**芪芍桂酒汤**

《金匮要略·水气病脉证并治》曰：“问曰，黄汗之为病，身体肿，发热汗出而渴，状如风水，汗沾衣，色正黄，如柏汁，脉自沉，何从得之。师曰，以汗出入水中浴，水从汗孔入得之，宜芪芍桂酒汤主之。”

黄芪五两　芍药　桂枝各三两

上三味，以苦酒一升，水七升相合，煮取三升，温服一升，当心烦，服至六七日乃解。若心烦不止者，以苦酒阻故也。

**【按】**黄汗特点为汗出沾衣色正黄，如柏汁，脉沉。乃水气内遏热气，水热交蒸而汗黄。以芪芍桂酒汤，益气固表调营卫，散水湿而透郁热。苦酒即米醋，《别录》曰：“散水气”。

**（五）桂枝汤证阳虚兼水饮者**

桂枝汤证阳虚兼水饮者，主要以茯苓、桂枝为主的方剂，包括苓桂术甘汤、苓桂枣甘汤、桂枝去桂加茯苓白术汤、五苓散等。五苓散已述于前，此略。

苓桂剂的主要作用是治疗水饮上冲者。水饮其性阴寒，其气上冲，与心脾肾关系密切。心阳虚，坐镇无权，水饮上泛；脾虚不能制水，可水饮上泛；肾虚不能摄纳，气化不利，水饮亦可上泛。

其脉当沉弦而减，沉主里，弦主饮，减为阳虚。

**茯苓桂枝白术甘草汤**

《伤寒论》第67条曰：“伤寒，若吐、若下后，心下逆满，气上冲胸，起则头眩，脉沉紧，发汗则动经，身为振振摇者，茯苓桂枝白术甘草汤主之。”

《金匮要略·痰饮咳嗽病脉证并治》曰：“心下有痰饮，胸胁支满，目眩，苓桂术甘汤主之。”

“夫短气有微饮，当从小便去之，苓桂术甘汤主之；肾气丸亦主之。”

茯苓四两　桂枝三两，去皮　白术　甘草炙，各二两

上四味，以水六升，煮取三升，去滓，分温三服。《金匮要略》有“小便则利”一语。

【按】仲景云：“病痰饮者，当以温药和之”，此治痰饮之大法。吐下之余，定无完气，阳气伤，气化不利，津停为饮，或肾虚水泛为痰饮。痰饮可内干脏腑，引发各脏腑之病变。如水饮射肺则喘咳；水饮凌心则心悸；饮留于胁而胁痛不能转侧；饮犯胃肠则心下坚满，吐利不食；水饮侮脾则腹胀满浮肿；水饮伤肾则腰酸膝软、溲不利，水饮上凌则眩冒；水饮外溢隧道则筋惕，振振欲擗地，变症多端。方以桂枝、甘草温阳化饮，苓术培土以制水。气化行，小便利，水饮自除。阳虚饮泛重者，可加干姜、附子温阳，如真武汤。

本条明确提出“脉沉紧”。沉紧有力为寒凝，寒可在表，亦可在里。在表者，见太阳表实证；在里者，可见由寒邪引起的各脏腑广泛见症。不论在表在里，皆是寒主凝泣收引而致脉紧，皆应以辛温发汗法驱寒外出。若沉紧无力或减者，乃阳虚阴寒偏盛，此阴寒，乃阳虚内生之寒。阳虚气化无权，水饮泛滥，可予苓桂术甘汤主之。

**茯苓桂枝甘草大枣汤**

《伤寒论》第65条曰：“发汗后，其人脐下悸者，欲作奔豚，茯苓桂枝甘草大枣汤主之。”

茯苓半斤　桂枝四两，去皮　甘草三两，炙　大枣十五枚，擘

上四味，以甘澜水一斗，先煮茯苓，减二升，内诸药，煮取三升，去滓，温服一升，日三服。

【按】汗后心阳衰，不能制下而水寒之气上冲，自少腹上至心胸咽喉，发作欲死，此为奔豚已成。脐下悸，仅欲作奔豚，当见微知著，桂枝甘草温振心阳，以制下，重用茯苓以制水之泛溢；大枣健脾补中，合甘草之温中补虚，四药合用，振心阳，培脾土，治水寒气上冲。

本方与苓桂术甘汤相比，桂枝、甘草各增一两，茯苓增一倍，为半斤，去白术，易大枣15枚，以甘澜水煮之，且先煮茯苓。吾惯用苓桂术甘汤，各药分量并不拘于经文所限，随证加减。而苓桂枣甘汤吾未尝用过。水饮上逆，白术非得去掉吗？白术健脾化湿，无去掉的充分理由。加大枣15枚就一定合适吗？水饮盛时，大枣甘腻碍脾，加之未必恰当。至于桂枝、甘草多一点或少一点，当随证化裁，亦不必死拘于原量。用甘澜水，我看也没什么特殊意义，以勺扬之，水上有气泡五六千颗，无非是使水中含气体多些，可是一经煎煮，水中气都跑掉了，剩下的只有水，还不是跟普通水一样，没什么玄妙。至于彼治水气已上冲，此治水气未上冲，其实病机一也，程度不同，予苓桂术甘汤随证加减可也。基于上述认识，我惯用苓桂术甘汤，而未曾使用苓桂枣甘汤。读仲景书，重在学其思辨，学其法，不必死于句下反倒成了死读书，是耶非耶，以俟明者。

**桂枝去桂加茯苓白术汤**

《伤寒论》第28条曰:“服桂枝汤,或下之,仍头项强痛,翕翕发热,无汗,心下满微痛,小便不利者,桂枝去桂加茯苓白术汤主之。”

芍药三两　甘草二两,炙　生姜切　白术　茯苓各三两　大枣十二枚,擘

【按】此水饮内停而表证不解。心下满痛、小便不利,乃水饮内停;头项强痛、翕翕发热、无汗,乃经腧不利,表证不解。因其有表证,医以桂枝汤发汗解表而表不除;又以心下满痛、小便不利,误以下法治之,而里证不解。何也?此水停三焦,水聚心下而满痛,小便不利;经气不利,营卫不行而表不解。

既然表里同病,当表里双解,如《伤寒论》74条曰:“中风发热,六七日不解而烦,有表里证,渴欲饮水,水入则吐者,名曰水逆,五苓散主之。”

表里双解,并未去桂枝,若本方不去桂枝,那就是桂枝汤合苓桂术甘汤,解表化饮,也是表里双解之方,何以偏偏去掉桂枝呢?

理解本条的关键,在于对本条表证的理解。表证形成的原因,可有多种:

一是寒邪袭表,表气闭郁,形成太阳表实证。

二是虚人外感风邪,形成太阳表虚证。

三是湿邪袭表,营卫不和,出现寒热自汗、胸痞的湿郁肌表的表证。

四是温邪上受,肺气膹郁,营卫不得敷布,而形成寒热、自汗的表证,虽有表证,实无表邪。

五是气虚阴火上冲,形成气高而喘,身热而烦,寒热头痛等表证。

六是水饮内停,三焦不通,营卫不和,经腧不利,而形成寒热身痛的表证,如《金匮要略·痰饮咳嗽病脉证并治》篇:“膈上病痰满喘咳唾,发则寒热,背痛腰疼,目泣自出,其人振振身瞤剧,必有伏饮。”

七是湿热秽浊之气阻隔募原,现头身痛、寒热等表证。

八是太阳中暍之身热疼重。

九是宿食阻遏营卫而现表证,如《金匮要略·腹满寒疝宿食病脉证》篇:“脉紧头痛,风寒,腹中有宿食不化也。”

他如少阳证之往来寒热、大气下陷之往来寒热,热入血室之往来寒热,火郁之寒热身痛等,皆见表证,而原因各异,不可一见表证就认为是邪客太阳。

本案之表证,乃水饮内蓄,营卫不和,经腧不利所致。关键是水饮内停,虽有表证,实无表邪,故去桂枝之解肌发汗。且表气闭郁者,虽热亦不宜用桂枝。《伤寒论》第16条云:“桂枝本为解肌,若其人脉浮紧,发热汗不出者,不可与之也,常须识此,勿令误也。”本条即是无汗发热,倘用桂枝,徒增其热,亦非所宜。

本方去桂加茯苓白术,重在利水饮,通利三焦。水饮除,经腧自利,营卫自和,表证自除。所以本方的最佳药效标准和痊愈标准,不是汗出否,而是小便利否。小便能够通利的条件,必须三焦畅,气化行,水精布,方能小便利。因此,可将此小便利,称之谓测尿法,与前桂枝汤之测汗法同理。看叶天士《温热论》云:“通阳不在温,而

在利小便。”注家皆以利尿法解利小便，实则此利小便，不是治法，而是测尿法，当分消走泄以除湿，或通阳气化，三焦通，气化行，小便方利。反过来，据此小便通利，可推知湿邪已化，三焦畅，气化行，水精布，病已愈矣，此即测尿法。

三仁汤治湿温初起，见头痛恶寒、身重疼痛、午后身热等表证，方中皆化湿之品，并无辛散解表之味；再者，达原饮，因邪伏募原，表里阻隔，憎寒发热，头痛身痛，以槟榔、厚朴、草果燥烈之品溃其伏邪，开达募原，方中并无表散发汗之品，与桂枝去桂加茯苓白术汤同理。自古以来，对本方有去桂与芍之争，倘能正确理解本方，首先要明白水饮形成表证的机理，则去芍与去桂之争则冰释。

**（六）桂枝汤证兼阴虚者**

桂枝汤由两个方根组成，一为桂枝甘草汤，辛甘化阳；一为芍药甘草汤，酸甘化阴，故桂枝汤有双补阴阳的作用。桂枝汤证在运动变化中，可偏阴虚，可偏阳虚、气虚，随证调整两个方根的比例，则衍生出许多偏于补阳或补阴的方剂。

**桂枝加芍药汤**

《伤寒论》第279条云：“本太阳病，医反下之，因尔腹满时痛者，属太阴也，桂枝加芍药汤主之。”

桂枝三两，去皮　芍药六两　甘草二两，炙　大枣十二枚

上五味，以水七升，煮取三升，去滓，温分三服。本云桂枝汤，今加芍药。

**【按】**太阳病误下，出现桂枝加芍药汤证。

问题一：“本太阳病”，误下后，表证还在吗？

仲景未言表未解，或寒热、身痛、自汗、脉浮，且明确指出“属太阴也”；在将息法中，亦未言将息如前法，可见表证已解。

问题二：为什么“腹满时痛”？

一种解释是误下表邪内陷，是表寒内陷，还是表热内陷？寒当温散，不应加白芍；热当清热亦非芍药所宜，故知非邪陷所致。那么，下后表邪哪儿去了？所谓邪正相争，是以正气强为前提条件的，是机体的反应而已。倘正气已衰，即使有邪，也表现不出来。如人已死，正已亡，给他灌一斤邪气也毫无反应。再如感染性休克，休克前往往高热烦躁，一旦休克了，体温马上掉了下来，形成亡阳证，这时你还能说热邪亢盛吗？本条下后，正气已衰，无力奋与邪争，邪也无从表现，既不在表也不在里，邪已失存在的前提，皮之不存，毛将焉附？所以邪已不存在了。

那么，为什么“腹满时痛”？因下后太阴已伤。伤阴还是伤阳？桂枝汤双补阴阳，既然用桂枝汤，就是阴阳皆伤，倍芍药，就是阴伤重，故用芍药养阴血、通血脉、止腹痛。后世有些学者云叶天士创脾阴虚的学说。观此条，即是治脾阴虚者，首创脾阴虚者，乃仲景也。

脉当为何？里虚脉当沉，阴血不足脉当弦细数，阳气伤脉当减，所以此证脉当沉弦细数减。腹满痛见此脉，即可以此方主之。

**小建中汤**

《伤寒论》第100条曰:“伤寒，阳脉涩，阴脉弦，法当腹中急痛，先与小建中汤，不差者，小柴胡汤主之。”

《伤寒论》第102条曰:“伤寒二三日，心中悸而烦者，小建中汤主之。”

《金匮要略·血痹虚劳病脉证并治》篇云:“虚劳里急，悸，衄，腹中痛，梦失精，四肢酸疼，手足烦热，咽干口燥，小建中汤主之。”

《金匮要略·妇人杂病脉证并治》云:“妇人腹中痛，小建中汤主之。”

桂枝三两，去皮　甘草二两，炙　大枣十二枚，擘　芍药六两　生姜三两，切　胶饴一升

上六味，以水七升，煮取三升，去滓，内饴，更上微火消解，温服一升，日三服。呕家不可用建中汤，以甜故也。

**【按】**桂枝汤倍芍药加饴糖，一改而为小建中汤，成治虚劳之主方。《金匮要略》虚劳篇中八方，其中四方皆为桂枝汤衍生方，充分说明，桂枝汤属阴阳双补剂，当虚人外感时，可扶正祛邪；若无外邪，则调补阴阳。此方倍芍药，乃侧重补阴；加饴糖以安中，故称建中汤，治疗虚劳中的广泛病变。

综合上述四条，提出小建中汤所治的症状，共有八症：里急、腹中痛、心悸、烦、衄、梦失精、四肢酸痛、咽干口燥。脉为阳脉涩，阴脉弦。腹中急痛应属里急范畴。但里急，除腹痛之外，尚应包括胸痛、胁痛等。

究竟什么原因引起如此广泛的病变呢？仲景是以脉定证，仲景对小建中汤证的病机，首先提出了脉诊——阳涩而阴弦。

何谓阳，何谓阴？诊脉部位之阴阳有两种，一是浮为阳，沉为阴；一是寸为阳，尺为阴。诊脉大法是以沉取有力无力定虚实，浮取时，脉可浮、可大、可数、可弦，但沉取无力时皆为虚，沉取有力皆为实，不可能一种脉象，仅浮取而不沉取，或仅沉取而不浮取。三部九候，每一部脉都要有浮中沉，而且沉为本，沉为根，此脉的阴阳，应是寸阳尺阴。

何谓涩脉？关于涩脉的脉象，较难把握，历代都加了很多限定词，列举了很多比喻，本想把涩脉说得更清楚，反倒滋生出许多冗词蔓语，使涩脉模糊难识。

涩脉的本意是往来涩滞，正如王冰在《素问·脉要精微论》中所说:“涩者，往来不利而蹇涩也。”王叔和改为“涩脉细而迟，往来难且散，或一止复来”。提出了涩脉的五个条件，即细、迟、止、散、往来难，后世多宗此说。《脉诀汇辨》曰:“涩为迟细而短，三象俱足。”李濒湖曰:“参伍不调名曰涩。”在细迟短三个条件上，又加上了至数不齐的“参伍不调”。又曰:“散止依稀应指间，如雨沾沙容易散。”在细迟短止的四个条件上，又加上了散与虚软无力。综合起来，涩脉的条件是细、迟、短、止、散、虚、往来难七个要素。可是《素问·调经论》载:“其脉盛大以涩”，由句意可知，此涩非指尺肤之涩，而是言脉象之涩。涩脉与盛大脉并见，就不会细而短，涩脉的条件起码三缺二，可见细短并非涩脉的必备条件。《灵枢·胀论》曰:“其脉大坚以涩者，胀也。”《难经·五十八难》曰:“伤寒之脉，阴阳俱盛而紧涩。”涩当细迟短无力，而盛紧

坚大皆长大有力之脉，何能与涩并见？《伤寒论》第336条云："寸脉反浮数，尺中自涩者"，涩脉兼迟，何能与数并见？《伤寒论》第274条："阳微阴涩而长者"，涩脉当短，何以与长并存？涩脉的细迟、短、散、虚，与上述的数、长、盛、大、坚、紧是不可能并见的。可见，涩脉未必迟短虚散，涩脉只剩下"往来蹇涩"这唯一特征了。

"往来蹇涩"，若是指脉的来去艰难，这与迟脉的往来迟慢是一个意思，迟涩二脉就无从分辨。所以，涩脉的"往来蹇涩"，是指脉搏起的振幅小。这是由于气血滞涩，不能畅达以鼓荡的原因，或邪阻气血滞涩，或正虚无力充盈鼓荡，二者一虚一实。虚者，当沉涩无力，实者当沉涩有力。

本条之阳脉涩，当寸脉细涩无力，为阳虚血弱。阴脉弦者，弦为减、为寒。所以，本条之脉象，乃气血虚于上，阴寒上乘。这就是本条的证，亦即以脉定证。

证既明，则以此病机来解释上述诸症。腹痛里急，乃阴阳气血皆虚，经脉失于温煦濡养而脉绌急，外引小络则猝然而痛。心悸、烦，乃心神不宁，邪扰于心可悸而烦；正虚心无所持，亦可悸而烦忧。脉虚则证虚，故此悸而烦，乃正虚所致。衄者，可鼻衄，亦可齿衄、目衄、耳衄、肌衄，亦可咯血、呕血、便血、溲血、阴道出血等，皆正虚不摄所致。四肢酸痛者，筋脉不荣也。咽干口燥者，阴液失润，兼气化不利。诸症，皆依脉来解。治法当益气养阴，调补阴阳，以益阴偏重，小建中汤恰合病机。推而广之，凡阴阳两虚而阴虚为重者，如头痛、耳鸣、目痛、转筋、筋挛等，皆可酌用本方以治之。只要明其病机，就可守绳墨而废绳墨，广为应用。

**黄芪建中汤**

《金匮要略·血痹虚劳病脉证并治》云："虚劳里急诸不足，黄芪建中汤主之。"

黄芪建中汤方，即小建中汤内，加黄芪一两半，余依上法。气短胸闷者，加生姜；腹满者去枣，加茯苓一两半；及疗肺虚不足，补气，加半夏三两。

**【按】**虚劳诸不足，概指阴阳气血、心肝脾肺肾俱虚者。人以胃气为本，有胃气则生，无胃气则死。所以诸不足者，取之于中，健其中州，饮食得进，精微化生，以灌四旁，诸脏皆得脾阴，则正气渐复。

黄芪建中汤，即小建中汤调营卫、补阴阳而侧于营阴者，再加黄芪补脾肺之气。方后之加减，气短胸满者，乃脾虚阴浊上干，予生姜温散之；腹满者，乃脾虚湿浊中生，去枣之腻，加茯苓健脾渗利；肺虚者当补气，加人参配黄芪以益肺气，加半夏祛阴浊之窒塞。

**芍药甘草汤**

《伤寒论》第29条云："伤寒，脉浮，自汗出，小便数，心烦，微恶寒，脚挛急，反与桂枝，欲攻其表，此误也，得之便厥，咽中干，烦躁，吐逆者，作甘草干姜汤与之，以复其阳，若厥愈足温者，更作芍药甘草汤与之，其脚即伸；若胃气不和，谵语者，少与调胃承气汤；若重发汗，复加烧针者，四逆汤主之。"

芍药甘草汤方：

白芍药　甘草炙，各四两

上二味，以水三升，煮取一升五合，去滓，分温再服。

【按】脚挛急，即脚抽筋也。筋之柔，须气以煦之，血以濡之，二者缺一不可。脉浮、自汗、微恶寒，乃表阳虚；小便数、心烦乃里阳虚。阳虚筋失温煦则筋拘，故脚拘挛予甘草干姜汤复其阳。若厥愈足温阳已复，仍脚拘挛者，则为阴血不能濡润筋脉而脚挛急，予芍药甘草汤，酸甘化阴且缓其急，其脚即伸。

芍药甘草汤，为桂枝汤的两个方根之一，功能益营阴、缓挛急。

我使用芍药甘草汤治头痛、胸痛、胁痛、腹痛、肢节痛、目抽痛、转筋、痉挛、心悸等，其脉当弦细，或弦细数劲。

**芍药甘草附子汤**

《伤寒论》第68条云："发汗，病不解，反恶寒者，虚故也，芍药甘草附子汤主之。"

芍药　甘草各三两　附子一枚，炮，去皮，破八片

上三味，以水五升，煮取一升五合，去滓，分温三服。

【按】此为汗后阴阳两虚证。桂枝汤本阴阳双补之方，何以去桂枝、甘草辛甘化阳的一半，保留芍药甘草酸甘化阴的一面？既去扶阳的一面，为什么又加附子以回阳，区别何在？

用芍药甘草，因有营阴虚的一面，症可见头痛、胸痛、胁痛、腹痛、肢节痛、目抽痛、转筋、痉挛等，其脉当弦细或弦细数。又加附子者，必是阳虚重，桂枝、甘草虽亦温振心阳，但力薄，且主要作用于心经；而附子回阳，大补命门之火，主要作用于少阴肾经，其力雄。阳虚者，可见畏寒、肢冷、蜷卧、委靡，或心悸、吐利等，其脉当在弦细或弦细数的基础上，又见沉取无力。

桂枝加附子汤、芍药甘草附子汤，有何异同？同者，皆阴阳双补。异者，桂枝加附子汤，侧重阳虚表不固，汗漏不止，且四肢拘急，温肾阳且振心阳；芍药甘草附子汤，无桂枝、生姜、大枣，振心阳、通血脉之力减，重在温肾阳。

**炙甘草汤**

《伤寒论》第177条云："伤寒，脉结代，心动悸，炙甘草汤主之。"

甘草四两，炙　生姜三两，切　人参二两　生地黄一斤　桂枝三两　阿胶二两　麦门冬半升，去心　麻仁半斤　大枣三十枚，擘

上九味，以清酒七升，水八升，先煮八味，取三升，去滓，内胶烊消尽，温服一升，日三服。一名复脉汤。

【按】心动悸，即心中慌乱不宁，有虚实两类。实者，邪扰于心而动悸；虚者，心无所倚而动悸。从病位来分，有病位在心者，亦有五脏六腑相干者，如厥心痛然，亦可动悸。

结脉，乃缓中一止，亦有虚实两端。实者，邪阻血脉，气血不能相继而歇止；虚者，气血无力相继而歇止。

代脉，俗皆以止有定数论之，非也。代乃乍大乍小，乍疏乍数，乍强乍弱，诸脉

相互更代者，乃为代脉。一般皆云"结生代死自殊途"，亦不尽然。代分四季之代、生理之代、病代、死代。四季之代，乃春弦、夏钩、秋毛、冬石，四季更迭；生理之代，乃孕三月，一时气血不能相继而代者；病代，乃一时气血挥霍缭乱，气血不得相继而代，如《四言举要》云："霍乱，脉代勿讶。"若久病正虚又见代脉者，乃死代。

炙甘草汤所治者，乃气阴两虚而脉细数减，或伴脉律不齐的歇止，或参伍不调，或几种脉象相互更代，症见心中动悸、慌乱、气短而喘、悸怵不安者。

一名复脉汤者，因心藏神、主血脉，血脉须血以充盈、气以鼓荡。今气阴两虚，神无所依，脉失充盈鼓荡，致神不安且脉结代，益气养阴以宁神复脉。吴瑭乃善学仲景者，以炙甘草汤化裁，一变而为加减复脉汤，乃温病后期，肝肾阴伤之总司，进而化出三甲复脉汤、大小定风珠等，填补了仲景热病后期肝肾阴虚、阳浮风动之空白，堪称仲景之功臣，后人之楷模。

**瓜蒌桂枝汤**

《金匮要略·痉湿暍病脉证》云："太阳病，其证备，身体强几几，脉反沉迟，此为痉，瓜蒌桂枝汤主之。"

瓜蒌根二两　桂枝三两　芍药三两　甘草二两　生姜三两　大枣十二枚

上六味，以水九升，煮取三升，分温三服，取微汗。汗不出，食顷，啜热粥发之。

**【按】**太阳证备，脉当浮数，而脉沉迟，故曰反。何也？概因太阳病，发热自汗而津伤，脉失充而沉迟，筋失濡而身体强几几，此欲作柔痉。桂枝汤解肌调营卫，更加瓜蒌根以清热生津益阴气，筋则柔而身强除，脉得充而浮起。取微汗者即正汗也。正汗出，阴阳得充，且升降出入通畅，阴阳和而病已。

**（七）桂枝汤证兼热者**

**阳旦汤**

《金匮要略·妇人产后病脉证治》云："产后风，续之数十日不解，头微痛，恶寒，时时有热，心下闷，干呕汗出，虽久，阳旦证续在者，可与阳旦汤。"

阳旦汤，即桂枝汤加黄芩。

**【按】**阳旦汤有二说，一谓桂枝汤加黄芩；一谓桂枝汤增桂加附子，云从《伤寒论》第30条中悟出，细品第30条之语，证象阳旦而非阳旦证，且厥逆、两胫拘急，与本条所云之"阳旦证续在者"有别，故阳旦汤为桂枝汤加黄芩为是。此风久夹热者，以桂枝散表邪，以黄芩清里热。加减之法，全在灵活变通，观其脉证，随证治之。

**桂枝加大黄汤**

《伤寒论》第279条云："本太阳病，医反下之，因尔腹满时痛者，属太阴也，桂枝加芍药汤主之；大实痛者，桂枝加大黄汤主之。"

桂枝加大黄汤

桂枝三两，去皮　大黄二两　芍药六两　生姜三两，切　甘草二两，炙　大枣十二枚，擘

上六味，以水七升，煮取三升，去滓，温服一升，日三服。

**【按】**此论太阳病误下，邪陷太阴腹痛的证治。

大实痛，大者，言其势也，即腹之胀满疼痛俱重；实者，言其性也，实为邪实而痛，非脾虚之腹满时痛。大实痛何来？缘太阳病误下后邪陷入里。所陷之邪为寒耶？热耶？以方测之，方用桂枝汤倍芍药加大黄，乃热陷伤阴，以芍药养营和阴，以大黄行瘀导滞，理脾家血滞而止痛。大黄仅用二两，量少则清热活血，非为泻下去实。

同一太阳表证误下，既可为营阴伤而用桂枝加芍药汤；亦可形成热陷血滞之大实痛，用桂枝加大黄汤，皆因人而异，观其脉证，随证治之。

**桂枝芍药知母汤**

《金匮要略·中风历节病脉证并治》云："诸肢节疼痛，身体尪羸，脚肿如脱，头眩短气，温温欲吐，桂枝芍药知母汤主之。"

桂枝四两　芍药三两　甘草二两　麻黄二两　附子二两，炮　白术四两　知母四两　防风四两　生姜五两

上九味，以水七升，煮取二升，温服七合，日三服。

**【按】**该病两组症状：一组是外证，身痛、足肿、尪羸；一组是里证，头眩、短气、欲吐。

因何而得？以方测证，麻黄、桂枝、防风、生姜辛散以祛寒，并通玄府，使阳气升，三焦通，玄府开，阴霾散，合芍药以通营卫。白术、附子走十二经，搜寒湿于里；和麻黄、桂枝、防风之散寒湿于表。寒湿阻遏，阳郁化热，可寒湿痹而局部热而红肿，知母清其郁热且监附子。

以方测证，知本证为寒湿痹阻，阳郁化热，寒湿痹则身痛，营卫不行肌肉失荣而尪羸；湿气下注肿如脱，湿热上冲而头眩、短气、欲吐。

脉当如何？脉当弦紧濡数。寒痹而弦紧，湿热而濡数。弦紧与濡可并见乎？可。濡即软也，主湿，弦紧之中可兼濡象。

## 三、桂枝汤及其衍生方小结

通过上述论述，可得出如下结论：

1. 桂枝汤由两个方根组成。桂枝、甘草辛甘化阳，以补阳；芍药、甘草酸甘化阴，以补阴；生姜、大枣益胃气。所以桂枝汤应定位为阴阳双补之轻剂。

2. 桂枝汤既然为阴阳双补之剂，故内伤外感之阴阳两虚者皆可用之。

若见外感表证者，则此外感乃虚人外感，用桂枝汤加辅汗三法，扶正以祛邪。外感表证的主要指征是恶风寒，正虚的主要指征是脉浮虚。

若内伤阴阳两虚者，症见心悸惊怵、胸闷气短、头昏目眩、精力不济、肢体僵痛酸麻不温、转筋拘挛、脘腹痞满胀痛、畏风自汗、月经不调等，脉见减或虚者，皆可酌而用之。

3. 伤寒太阳病有太阳伤寒、太阳中风两大证，有麻黄汤、桂枝汤两大方。对其机理，从来都是用风伤卫、寒伤营来解释。这种解释，不仅未揭示伤寒与中风两大证、两大方的本质，而且也造成了理论上的混乱。

其一：中医病因学的特点是“审证求因”，病因，是根据审证的结果推断出来的，而不着眼于直接致病的外因，因为起决定因素的是内因，如甲乙丙丁四人同在一处，一阵凉风袭来而病，甲可表现为太阳伤寒，乙可表现为太阳中风，丙可表现为温邪上受，丁可表现为湿邪伤表，各不相同。所以，太阳表证的两大证，不必拘于直接感受的是是风还是寒。

其二：寒伤营，不伤卫吗？卫属阳，整本《伤寒论》的核心思想是研究阳的进退盛衰，处处着眼于固护阳气，“留得一分阳气，便有一分生机”。若说寒只伤营而不伤卫，这与《伤寒论》的主旨是相悖的。

若说风仅伤卫而不伤营，也不对。风为阳邪，阳邪主要是伤阴。温病的核心思想是研究温邪伤阴的问题，处处着眼于固护阴液，“留得一分津液，便有一分生机”。若认为风只伤卫，而不伤阴，则温病学就没法讲了。

其三：若为风伤卫而卫强营弱，卫为阳，卫强即阳热盛，而桂枝、甘草辛甘化阳，阳既盛，何以又用桂枝、甘草来助阳？于理难通。

4. 既然蠲除风伤卫、寒伤营的传统理论，那么太阳两大证如何理解呢？当以太阳表实与太阳表虚分之。桂枝汤证就是虚人外感，桂枝汤的功用在于扶正以祛邪；麻黄汤证就是表实证，寒袭肌表，正气亦强，故径予发汗散寒。

二者如何区分呢？关键在脉，桂枝汤脉浮虚，因正虚脉亦虚。表证见脉虚，就应扶正祛邪，桂枝汤宜于阴阳两虚轻者。麻黄汤则邪强正实，脉亦实，其脉或浮或沉，皆紧而有力。此即太阳两大证的区别点，至于其他症状，都不是鉴别的要点。

5. 测汗法。桂枝汤将息法中提出了最佳药效标准和最佳疗效标准，即正汗出。这是测汗法的理论渊源，不仅适用于外感病，也适用于内伤杂病。

6. 因桂枝汤轻补阴阳，凡阴阳不足之外感内伤皆可用之，因而应用广泛，其衍生方剂也甚多，本节列举了桂枝汤衍生方 35 首，其中柴胡桂枝汤、桂甘姜枣麻辛附汤、当归四逆汤等，本亦可列入本节，但改列他节更好，故未计。

百病之生，无非阴阳失调，而桂枝汤调阴阳、和营卫，因而百方皆可看成桂枝汤法的衍生方，偏阳虚的可在桂枝汤的基础上加附子、干姜，减去阴柔之芍药；兼气虚者，加生黄芪、人参；兼阴虚者加重芍药用量，或去辛温之桂枝，亦可加麦冬、生地等；夹饮者，加茯苓、白术、泽泻等，渗利化饮之品，如五苓散、苓桂术甘剂；兼热者加清热之品，如阳旦汤、桂枝大黄汤；兼瘀者，加化瘀之品，如桃核承气汤等；气阴两虚者，加益气养阴之品，如炙甘草汤；进而化裁出加减复脉汤、三甲复脉汤等。心神不安，真气耗散者，加龙骨、牡蛎等镇摄之，如桂枝加龙骨牡蛎汤等；兼他经病者，相兼而治，如柴胡桂枝汤、桂枝加葛根汤等。总之，桂枝汤衍生方甚多，应用极广，故桂枝汤为群方之冠。

## 第二节　麻黄汤及其衍生方

### 【概述】

因麻黄汤是发汗法的代表方，所以在讨论麻黄汤及其衍生方之前，应对汗法有个扼要了解。

汗法，是驱邪外出的大法之一。汗法的理论源自《内经》，其辨证论治体系奠基于仲景。河间将汗法推至顶峰，认为中医治病应以攻邪为先，邪气去而正气自复。驱邪之法有汗、吐、下，三法可以兼众法，无第四法也。晚近汗法已渐荒疏、萎缩，为继承发扬中医学这一重要学术思想，我们曾著《汗法临证发微》一书，对汗法相关问题进行探讨，此处仅扼要谈两点：

一是汗法应用范围；一是汗法应用指征。

### 一、汗法应用范围

自《内经》、《伤寒论》、河间至今，凡谈汗法，基本上限于表证。《素问·阴阳应象大论》云："其在皮者，汗而发之。"《素问·玉机真脏论》云："今风寒客于人，使人毫毛毕直，皮肤闭而为热，当是之时，可汗而发之。"《素问·热论》云："三阳经络皆受其病，而未入于脏者，故可汗而已。"《伤寒论》论汗法，主要在太阳表证。刘河间云："凡在表者皆可汗式。"《医学心悟》论汗法，亦局限于表证，曰："皮毛受病，法当汗之""邪在皮毛者，汗而发之是也"。

我们提出：以麻黄汤为代表的发汗法及其衍生方，不仅用于太阳表证，凡寒邪在表、在五体、在五脏、在六腑者，尽皆用之。

以麻黄汤为代表的发汗法，不仅用于在表或在里之寒实证，对正虚夹寒者，表里相兼者，随证加减，亦皆用之。

《素问·缪刺论》云："夫邪之客于形也，必先合于皮毛；留而不去，入舍于孙络；留而不去，入舍于络脉；留而不去，入舍于经脉，内连五脏，散于肠胃，阴阳俱感，五脏乃伤。此邪之从皮毛而入，极于五脏之次也。"所谓邪，此处指外邪而言，当然包括寒邪。寒邪可由表及里逐步传变，另一途径是寒邪直入五脏六腑。由于邪客部位不同，因而临床表现亦颇繁杂。寒客心经者，可见心痛、憋气、心悸、惊怵、动辄喘喝、唇舌青紫等；寒客于肝，则胸胁痛、头痛晕眩、痉厥转筋、阴痛囊缩等；寒客胃肠则吐利不食、脘痞胀痛等；寒客于肺者，咳喘不得卧、痰涎涌盛等；寒客于肾则畏寒肢厥、委靡蜷卧、下利洞泄、阴痛囊缩、腰痛膝软、小便不利、水肿等；寒客五体者，则经脉筋骨疼痛、拘挛、酸麻僵、不仁、萎废瘫痪等。包括现代医学的呼吸系疾病、心脑血管病、消化系统病、泌尿系统病、风湿免疫病等，尽皆有之。既然有寒邪，当然就要去邪，在表者当汗而散之，在里者亦当汗而散之，兼正虚者，可扶正散寒，故汗法尽皆用之。

## 二、汗法应用指征

汗法应用指征可概括为痉、寒、痛。

痉脉的特征就是沉弦拘紧，这种脉摸起来有种呈痉挛状态的感觉，故称为痉脉。寒主收引凝泣，气血收引故脉沉。寒客于血脉则脉蜷缩绌急，正如《素问·举痛论》所云："寒气客于脉外则脉寒，脉寒则缩蜷，缩蜷则脉绌急，绌急则外引小络，故猝然而痛。"《金匮要略·脏腑经络先后病脉证》篇曰："寒令脉急。"脉之蜷缩绌急，即痉脉。若邪盛正强者，脉痉有力；若邪客正虚者，则痉而减。寒凝，则气血收引凝泣而不通，不通则痛；气血凝泣，阳气不得外达而为寒。

寒邪不论在表在里，只要具备痉、寒、痛三个指征，即可断为寒邪袭人，而予汗法治之，驱邪外出。

但在三项指征中，权重不同，痉脉占80%，疼痛占10%，恶寒占5%，其他舌征、体征、症状可占5%，此乃约略之言。

## 三、麻黄汤

《伤寒论》第35条云："太阳病，头痛，发热，身疼，腰痛，骨节疼痛，恶风，无汗而喘者，麻黄汤主之。"

《伤寒论》第36条云："太阳与阳明合病，喘而胸满者，不可下，宜麻黄汤。"

《伤寒论》第37条云："太阳病，十日以去，脉浮细而嗜卧者，外已解也。设胸满胁痛者，与小柴胡汤。脉但浮者，与麻黄汤。"

《伤寒论》第46条云："太阳病，脉浮紧，无汗，发热，身疼痛，八九日不解，表证仍在，此当发其汗。服药已微除，其人发烦目瞑，剧者必衄，衄乃解。所以然者，阳气重故也，麻黄汤主之。"

《伤寒论》第51条云："脉浮者，病在表，可发汗，宜麻黄汤。"

《伤寒论》第52条云："脉浮而数者，可发汗，宜麻黄汤。"

《伤寒论》第59条云："伤寒脉浮紧，不发汗，因致衄者，麻黄汤主之。"

《伤寒论》第232条云："脉但浮，无余证者，与麻黄汤。若不尿，腹满加哕者，不治。"

《伤寒论》第235条云："阳明病，脉浮，无汗而喘者，发汗则愈，宜麻黄汤。"

麻黄三两，去节　桂枝二两，去皮　甘草一两，炙　杏仁七十个，去皮尖

上四味，以水九升，先煮麻黄，减二升，去上沫，内诸药，煮取二升半，去滓，温服八合，覆取微似汗，不须啜粥，余如桂枝汤法将息。

**【按】**

1. 方义

皆知麻黄有辛温解表散寒、发汗、宣肺、利尿的作用，但麻黄还可解寒凝，发越

鼓舞阳气通达之作用。《金匮要略·痰饮咳嗽病脉证并治》篇曰："麻黄发其阳故也。"寒袭而营卫俱郁，必发汗以散寒。汗何以出？经云："阳加于阴谓之汗。"必阴阳充盛，且阳施阴布的道路通畅，方能阳蒸阴布而为汗。阳气之敷布，赖麻黄、桂枝辛温之品以鼓舞，阳方敷布，方能阳加于阴而作汗，故方以麻黄为君。桂枝解肌发汗，温通经脉，与麻黄相伍，则发汗之力更胜，为臣。杏仁利肺气，止咳平喘，与麻黄相伍，一宣一降而咳喘止，为佐。炙甘草调和诸药，缓麻黄、桂枝之慓悍，使无过汗伤正之弊，为使。四药合用，共奏散寒解表发汗之功。若寒邪在里而无表证者，则麻黄汤亦用之，其功用在于发汗，宣通阳气解寒凝。

2. 脉象问题

《伤寒论》第3条云："太阳病，或已发热，或未发热，必恶寒，体痛，呕逆，脉阴阳俱紧者，名为伤寒。"这是太阳伤寒的提纲证，也是辛温发汗法的提纲证。阴阳俱紧，是典型太阳伤寒的脉象。

在这一提纲中，仲景提出了使用汗法的标准，即脉紧、恶寒、疼痛。我们在《汗法临证发微》一书中提出的狭义汗法的三个标准，即痉、寒、痛，就是依据此条提出的。脉拘紧，即痉脉；寒，即恶寒；痛，即身痛或某一部位痛。三者之中，以痉脉为重。其病位，可在肌表，亦可在五体，亦可在五脏，亦可在六腑，出现广泛纷繁的病变，只要见脉痉，即可断寒邪收引凝泣所致，若再有寒、痛或其他可用寒凝解释的症状、体征，寒客的诊断就可确立，就可用以麻黄汤为代表的汗法来发汗散寒治之。这就是汗法的诊断及应用标准。

3. 应用问题

（1）第36条"喘而胸满"，不论是新病还是久病，不论是外感太阳表寒所引发，还是客寒伏肺，也不论是否太阳阳明合病，若见此症，只要脉紧，皆以寒邪束肺解之，皆可用以麻黄汤为代表的发汗诸方加减用之，宣肺散寒发汗即可。

（2）第37条，外已解，若胸满胁痛，脉弦数减者，当予小柴胡汤；若脉浮紧者，乃寒邪束肺，肺失宣降而胸满，金囚则胁痛，当予麻黄汤散汗宣肺。此条提示，虽无表证，胸满胁痛脉紧者，亦可用麻黄汤，而不拘于表证之有无。

（3）第46条，本麻黄汤证，然汗未彻而烦、瞑、衄者。何也？麻黄汤证亦属火郁范畴。寒束而恶寒，卫阳被郁而为热，故属火郁。药后微除，郁热未解，郁火内扰而烦，郁火上灼而衄、瞑，故仍予麻黄汤发汗散寒，透达郁热。

（4）第232条"脉但浮，无余证"，是指虽无表证，既予麻黄汤，则脉当浮紧可知。寒凝何处？病不在表而在里也，出现不尿、腹满而哕。不尿，是三焦不通，气化不行；腹满是脾失健运，哕乃胃气逆，似成关格，本属不治之例，但仍予麻黄汤，何也？因脉浮紧，此邪实之脉，知此不尿、满、哕非脾肾之败，乃阴浊痹塞使然，予麻黄汤散寒通阳，开达玄府，使大气转而阴霾散。三焦通而尿自利，脾运健而满、哕止。

联系水饮、水气病等篇，水肿常伴小便不利、不尿、腹满而哕等症，发汗乃一大法门，如大小青龙汤、越婢汤等皆是。此处用麻黄汤，亦在散寒通阳，开达玄府、通利三焦，大气一转，其气乃散。

（5）第235条：症见无汗而喘，若见脉浮紧，此喘而无汗，即属寒痹使然，不拘于是否为阳明病，见此脉此症，即可用麻黄汤。

统观上述所引诸条来看，第35条，是典型麻黄汤证，具备寒、痛这些特点，但未言脉。因提纲证已明确太阳伤寒的脉象，也就不必每条皆重复了。虽省略不予重复，但一定要知道此脉应阴阳俱紧！

第51、232、235诸条仅言脉浮，此浮亦必紧。第46、第59条言脉浮紧，诚是，虽浮紧，但重在紧而不在浮，浮紧主表，沉紧主里亦主表。第37条言脉浮细，亦当浮细而紧，因紧为寒邪收引凝泣之象；细从紧，乃邪束所致，而非血虚。第52条言浮数，虽未言紧，但紧在不言中，此数从紧，乃寒束阳郁而数。

能从太阳伤寒提纲证来理解各条的脉象，诸条之脉有略者，有兼象者，则知各脉皆当紧，即吾所言之痉脉，可以说痉脉是判断寒邪凝痹的金指标，在表者可紧，在里者亦紧。只要见此脉，寒客的诊断就可以肯定80％。

## 四、麻黄汤衍生方

### 葛根汤

《伤寒论》第31条云："太阳病，项背强几几，无汗恶风，葛根汤主之。"

《伤寒论》第32条云："太阳与阳明合病者，必自下利，葛根汤主之。"

《金匮要略·痉湿暍病脉证》云："太阳病，无汗而小便反少，气上冲胸，口噤不得语，欲作刚痉，葛根汤主之。"

葛根四两　麻黄三两，去节　桂枝二两，去皮　生姜三两，切　甘草二两，炙　芍药二两　大枣十二枚，擘。

上七味，以水一斗，先煮麻黄、葛根，减二升，内诸药，煮取三升，去滓，温服一升，覆取微似汗，余如桂枝法将息及禁忌。诸汤皆仿此。

**【按】**

1. 葛根汤由桂枝汤加麻黄、葛根而成。葛根解肌发表散风寒，入阳明经，能鼓胃气上行，生津止渴。配麻黄、桂枝、生姜，开达玄府，解肌发汗；配芍药、甘草、大枣，生津和营濡筋脉。

合观葛根汤三条方证，第31条为太阳伤寒经腧不利，项背强几几；第32条，为太阳阳明合病下利；《金匮要略》为太阳表实欲作刚痉。三条，症虽不同，病机一也，皆为寒闭太阳，经腧不利，则项背强几几；经腧不利加重，则筋脉拘而为痉；即西医所称之外感高热惊厥；客邪盛，既犯太阳，又犯阳明，故称太阳阳明合病。于是出现太阳表证加下利，或伴有恶心、不食、腹痛等，此即西医所说的胃肠型感冒。三者病机同，故治亦同，皆以葛根汤解表散寒。既然共同的病机都是太阳表实，用麻黄汤不就可以了吗？何必另立葛根汤？缘葛根入阳明，可散阳明之邪，且升阳生津，以濡筋脉，故加之。

2.“诸汤皆仿此”，有两个问题需要搞清，一是“诸汤”，包括哪些汤？二是“皆仿此”，仿什么？

第一，“皆仿此”，仿什么？前已述及，仲景于桂枝汤将息法中阐述了一系列重要问题，包括煎药法、辅汗三法、邪汗与正汗标准、最佳药效标准、最佳疗效标准、饮食禁忌等，这些内容皆属仿此之例。

第二，“诸汤”问题:《伤寒论》共计113方，汗、吐、下、温、清、补、和、消，八法皆备，是否113方皆须仿此？发汗法诸方肯定仿此，而其他非发汗剂，虽非桂枝汤将息法所有内容皆仿，然测汗法却须皆仿。何也？发汗法，有狭义汗法与广义汗法之分。狭义汗法者，是药后必令其汗出者；广义汗法是指药后令阴阳调和而正汗出，乃不汗而汗者也。经调和阴阳而见正汗者，皆标志阴阳已充，且升降出入道路通畅，阴阳已和，病已向愈矣。测汗法，广泛用于外感内伤及汗剂与非汗剂诸方。故曰113方皆仿此。当然，调和阴阳未见正汗者，则不在此例。仲景“诸汤皆仿此”，实寓深意。

**葛根加半夏汤**

《伤寒论》第33条云:“太阳与阳明合病，不下利，但呕者，葛根加半夏汤主之。”

葛根四两　麻黄三两，去节　甘草二两，炙　芍药二两　桂枝二两，去皮　生姜二两，切　半夏半升，洗　大枣十二枚，擘

上八味，以水一斗，先煮葛根、麻黄，减二升，去白沫，内诸药，煮取三升，去滓，温服一升，覆取微似汗。

【**按**】此亦太阳阳明合病，出现不下利但呕。下利者，主犯大肠；呕吐者，主犯于胃，胃气逆而呕。该方以葛根汤发汗，散太阳阳明之寒，加半夏以降逆止呕。

**小青龙汤**

《伤寒论》第40条云:“伤寒表不解，心下有水气，干呕，发热而咳，或渴，或利，或噎，或小便不利，少腹满，或喘者，小青龙汤主之。”

《伤寒论》第41条云:“伤寒心下有水气，咳而微喘，发热不渴，服汤已，渴者，此寒去欲解也，小青龙汤主之。”

《金匮要略·痰饮咳嗽病脉证并治》云:“病溢饮者，当发其汗，大青龙汤主之，小青龙汤亦主之。”

“咳逆倚息不得卧，小青龙汤主之”。

《金匮要略·妇人杂病脉证并治》云:“妇人吐涎沫，医反下之，心下即痞，当先治其吐涎沫，小青龙汤主之。”

麻黄去节　芍药　细辛　干姜　甘草炙　桂枝各三两，去皮　五味子半升　半夏半升，洗

上八味，以水一斗，先煮麻黄，减二升，去上沫，内诸药，煮取三升，去滓，温服一升。若渴，去半夏，加瓜蒌根三两；若微利，去麻黄，加荛花，如一鸡子，熬令赤色；若噎者，去麻黄，加附子一枚，炮；若小便不利，少腹满者，去麻黄，加茯苓四两；若喘，去麻黄，加杏仁半升，去皮尖。且荛花不治利，麻黄主喘，今此语反之，

疑非仲景意。

**【按】**

1. 小青龙汤证之病机为“伤寒表不解，心下有水气”。方由麻黄配桂枝，宣肺解表，且通阳利水；干姜配半夏，温化寒饮；甘草以守中扶正；芍药、五味子以护阴，温散而不伤正。此为表里双解之方。

2. 内有寒饮，无表证者，小青龙汤可用否？可用，但寒饮当属实者。此时用麻黄、桂枝，目的不在于解表，而在于激发阳气。细辛启肾阳，麻黄发越阳气，桂枝通阳，阳气升腾，阴霾自散。

里之水饮盛，何不用苓桂术甘剂？何不用真武汤？此皆正虚水泛者，而小青龙汤乃寒实且水盛者。

3. 既为水饮，当温化之，何以又用芍药、五味子酸敛阴柔之品？注家皆以反佐解之，固是，然未中肯綮。水饮皆湿类，湿盛则燥化。人身之水饮痰湿，皆津液所化，邪水盛一分，则真水少一分。小青龙汤证乃水饮内盛，水饮盛则真水少，芍药、五味子乃护其阴也。真武汤亦水泛而加芍药，后世注家皆引《神农本草经》芍药利小便解，未能中鹄。后世名方龙胆泻肝汤，本为肝胆湿热，方中却加生地；甘露饮治胃中湿热，方中却加二地、二冬与石斛。吴鞠通于《湿温篇》中曰：“润之则病深不解。”致后人视湿盛加润药为禁忌，孰知邪水盛则真水亏之理。如浇地，水从水沟中溢出则为邪水，田中无水则少津而禾枯。路志正老师云“湿盛则燥”，确有至理。

4. 水饮内盛，或然之症何其多也？缘水蓄变动不居，到处流窜，外可达肌肤、经脉、筋骨，内可干于脏腑，故变症颇多。《伤寒论》《金匮要略》中所列小青龙汤证诸条，病机一也，皆为水饮流窜所致。如第40条之诸或然症，寒饮犯胃则干呕；寒饮射肺则咳喘，重则不得卧；气化不利而渴，小便不利；水饮下注大肠则下利；痰饮痹结二阳而为噎；水阻气机而少腹满；外证未解而发热；肿乃水饮溢于肌肤；饮聚肺胃而吐涎沫，心下痞，症虽繁而其理一。

悟清这一机理，临床可广而用之。寒饮凌心则心悸、胸闷、疼痛等，与循环系统相关；寒饮射肺而噎、咳喘多痰，与呼吸系统相关；小便不利等，与泌尿系统有关；呕、利、痞满等，与消化系统相关；水饮浸淫经脉筋骨，引起酸麻胀痛、拘挛痿痹等，又与风湿免疫相关；表证不解，又与外感相符。总之，寒饮可引发多系统、多靶点的诸多病变，因而，小青龙汤及其衍生方，应用广泛。

如何用？关键在于掌握寒饮的指征。指征掌握了，就可用活了，加减变化也就活了。其指征有二：

一是脉弦紧：弦主饮，紧主寒。浮否？虽有表，亦未必浮，浮不是重要特征。数否？可数可不数，有热当数，然此数从紧，不以热看。有力否？当有力，尤以沉取有力，因此寒饮属实，若无力为虚，当加温补之品。

一是症：有此脉，且有以寒饮可解的一二症，即可诊为寒饮，予小青龙汤主之。

至于舌，可淡可胖，可红可暗，因寒凝血泣而红暗。苔可滑可厚，然亦可因气化不利，不能蒸腾而无苔。舌症皆以脉解。

用小青龙汤及其衍生方，余恒加辅汗三法令汗。有表者可汗，无表而纯为里证者，亦可汗。因汗法不仅解表，关键在于汗法可开达玄府，使阳气通达升发，“离照当空，阴霾自散”。

悟透机理，掌握指征，就可守绳墨而废绳墨，随心所欲不逾矩。这就是学仲景，要钻得进，要跳得出，别有洞天之感则油然而生，何其快哉。

**桂苓五味甘草汤**

《金匮要略·痰饮咳嗽病脉证并治》云：“青龙汤下已，多唾口燥，寸脉沉，尺脉微，手足厥逆，气从小腹上冲胸咽，手足痹，其面翕热如醉状，因腹下流阴股，小便难，时复冒者，与茯苓桂枝五味甘草汤，治其气冲。”

桂枝　茯苓各四两　五味半升　甘草三两，炙

上四味，以水八升，煮取三升，去滓，分温三服。

**【按】**《金匮要略·痰饮咳嗽病脉证并治》小青龙汤之后的四个变方，实质是一个完整的医案，记载了服小青龙汤后的一些变证、变方。充分体现了“观其脉证，知犯何逆，随证治之”这一辨证论治的总纲精神。

本寒饮迫肺，咳逆倚息不得卧，予小青龙汤温散寒饮。服后出现了一系列变症，见多唾、口燥、小便难、气从小腹上冲胸咽、手足厥逆、手足痹、面翕热如醉状。

上述变症，从望闻问三诊可知，但这些症状是什么原因造成的，我看后觉心中茫然，更不知如何处措。但诊其脉，则病机昭然，此即以脉定证，即平脉辨证，亦即仲景辨证论治理论体系的灵魂。

何脉？寸脉沉，尺脉微。尺微，肯定是阳衰于下。寸脉沉，沉仅是脉位，应进一步描述寸沉有力否、细否、弦否、紧否、滑否、数否等，惜仲景语焉不详，未进一步说清。但据尺微，尺为肾所居，是人身元阴元阳之根。肾阳已微，必上焦之阳亦虚，无力鼓荡而沉，当沉而无力。从脉象分析，可知此病的病机当为阳弱阴盛，水饮上犯。阳衰阴盛就是证。

以此脉此证来解诸症。多唾乃饮泛，口燥、小便不利乃气化不行，阳虚不达四末而手足厥、痹，阴盛厥气上逆而作奔豚，清阳不升而冒。何以面热如醉？缘阳虚，虚阳上浮而如醉。这种阳虚之虚阳上浮，可因多种原因而面红。一是肾阳虚，阴盛格阳于上而面红，主以通脉四逆汤；一是上虚不能制下，而阴火上冲致面红。上虚，包括心、肺、脾。经云：“君火以明，相火以位。”心阳虚，即君火不明，坐镇无权，相火起而代之则面红；肺虚不能制下，相火动而面红；脾为土，肾为水，土虚不能制水，不仅指水饮泛滥，亦包括阴火上冲，东垣之甘温除大热即据此理。故土虚阴火上冲亦可面红。

本条之面如醉，因何使然？据方可知，乃土不制阴火，故尤在泾注云：“土厚则阴火自伏”，此言堪比经典。方以茯苓、甘草培土以制阴火；桂枝振心阳、伐肾气、平冲逆；五味子敛其浮越之阳。

何不用通脉四辈、真武之类？缘阳虽虚而未甚，故不用之。

**苓甘五味姜辛汤**

《金匮要略 · 痰饮咳嗽病脉证并治》云："冲气即低，而反更咳，胸满者，用桂苓五味甘草汤，去桂加干姜、细辛，以治其咳满。"

茯苓四两　甘草　干姜　细辛各三两　五味子半升

上五味，以水八升，煮取三升，去滓，温服半升，日三。

**【按】**

1. 服法特殊，每服半升，日三服，仅是半剂之量，较前方药量减半，小其剂也。

2. 冲气低，肾之厥气上冲势减。更咳胸满者，肺中寒饮势盛，肺气壅塞而咳满，去桂枝之伐肾气，加干姜，伍茯苓　甘草，温化寒饮；细辛温散走窜雄烈，解寒饮之凝痹，复肺宣降之机。此方与前方之别，重在肺。

**苓甘五味姜辛半夏汤**

《金匮要略 · 痰饮咳嗽病脉证并治》云："咳满即止。而更复渴，冲气复发者，以细辛、干姜为热药也，服之当遂渴，而渴反止者，为支饮也。支饮者，法当冒，冒者必呕，呕者复内半夏，以去其水。"

茯苓四两　甘草　细辛　干姜各二两　半夏　五味各半斤

上六味，以水八升，煮取三升，去滓，温服半升，日二服。

**【按】**

1. 服法又变，每服半升且日二服，在前方减半的基础上，又减1/3，仅剩1/3的量。每日服量因何而变？缘病情之变，前因服小青龙汤后冲气上逆，改用桂苓五味甘草汤平冲气；冲气低，反更咳满，又以苓甘五味姜辛汤治咳满；咳止而复渴，冲气复发，又入半夏降逆止呕治水。病情多变，小其剂而防其偏，故每日服量渐减，谨慎从之。

2. 渴因虽多，无非虚实两大类。实者，邪阻津液不布，或热耗津伤；虚者，阴虚津不能上承，或阳虚不能气化。病本阳虚饮盛，予干姜、细辛，温阳化饮，渴反止，知为支饮干格。饮阻清阳不升而为冒，或眩、冒、癫；干于胃而呕，加半夏降逆止呕蠲饮。

**苓甘五味姜辛半夏杏仁汤**

《金匮要略 · 痰饮咳嗽病脉证并治》云："水去呕止，其人形肿者，加杏仁主之。其证应内麻黄，以其人遂痹，故不内之。若逆而内之者，必厥。所以然者，以其人血虚，麻黄发其阳故也。"

茯苓四两　甘草　干姜　细辛各三两　五味　半夏　杏仁各半升

上七味，以水一斗，煮取三升，去滓，温服半升，日三服。

**【按】**本条论述了形肿，应内麻黄而不内，改用杏仁的道理。

形肿，乃溢饮也。"病溢饮者，当发其汗，大青龙汤主之，小青龙汤亦主之"。发汗，非麻黄莫属，当用，何以不用？因其人血虚血痹。血虚而痹，肢体不仁，仲景予黄芪桂枝五物汤，补虚调营卫。若误予麻黄剂汗之，则犯血虚发汗之戒。因毕竟形肿，麻黄不能用，又当如何治呢？肺主皮毛，又通水道，予杏仁以利肺气，虽力不及麻黄，然血虚又形肿者，恰也相宜。

**苓甘五味姜辛半杏大黄汤**

《金匮要略·痰饮咳嗽病脉证并治》云："若面热如醉，此为胃热上冲，熏其面，加大黄以利之。"

茯苓四两　甘草二两　干姜　细辛各三两　五味　杏仁　半夏各半升　大黄三两

上八味，以水一斗，煮取三升，去滓，温服半升，日三服。

【按】面热如醉，分虚实两类，实者，火热上灼；虚者，正虚阳浮。实者，从性质来分，有燔灼之火与郁火之分。燔灼之火，有六淫、七情及气血痰食，皆可化火；郁火乃邪阻火热郁伏于内，郁火上冲而面热。引起郁火的原因有六淫、七情及内生五邪。从病位来分，有表热、脏腑热之异，有卫气营血之殊。虚火者，气血阴阳之虚，皆可虚阳上浮而面热。除此而外，尚有虚实相兼、寒热错杂等，所以面如醉之原因甚多，何以别之？当求之于脉。沉取有力者为实，沉取无力者为虚。虚实分清后，再辨因何而实，因何而虚。性质分清后，还要辨其病所、程度、兼夹等。

《金匮要略·痰饮咳嗽病脉证并治》篇小青龙加减共6方，两次言其面如醉，一为寒饮阳浮，一为胃热上熏。寒饮阳浮者，其本为寒饮盛，脉当弦紧；阳浮上熏于面，则寸浮而虚。苓甘五味姜辛半杏大黄汤之面如醉，是寒热相兼，其本为寒饮，脉当弦紧；又出现胃热上冲熏其面而加大黄以泄之，则脉当弦紧兼滑数之象，寒饮胃热并见。干姜、细辛与大黄相伍，类于附子大黄汤，温下并举。

《金匮要略·痰饮咳嗽病脉证并治》自小青龙汤以下共六条六方，皆自小青龙汤衍化而来，可看成是病例记载。辨证入微，用药灵活，一切皆在变，一切皆须辨，足资后人效法。

**半夏麻黄丸**

《金匮要略·惊悸吐衄下血胸满瘀血病脉证治》云："心下悸者，半夏麻黄丸主之。"

半夏　麻黄各等份

上二味末之，炼蜜和丸小豆大，饮服三丸，日三服。

【按】此饮抑其阳而心下悸。半夏蠲饮，麻黄发越阳气。此方可看成微型的小青龙汤，小青龙汤治外寒内饮，若无外证，寒饮在里者，小青龙汤亦可用之，此时麻黄之功用，不在于解表，而在于宣通阳气解寒凝。本方并无表证，用麻黄者，亦在宣通阳气解寒凝，二者功用雷同。

此方量殊小，一日服量一钱许，盖治寒饮心下悸之轻者；或大病已瘥，余邪未尽之善后调理之方。

**小青龙加石膏汤**

《金匮要略·肺痿肺痈咳嗽上气病脉证治》云："肺胀，咳而上气，烦躁而喘，脉浮者，心下有水，小青龙加石膏汤主之。"

麻黄　芍药　桂枝　细辛　干姜　甘草各三两　五味子　半夏各半升　石膏二两

上九味，以水一斗，先煮麻黄去上沫，内诸药，煮取三升。强人服一升，羸者减之，日三服，小儿服四合。

【按】仲景云："咳而喘，不渴者，此为肺胀""上气喘而躁者，此为肺胀""肺胀咳而上气"，现代医学的阻塞性肺病属肺胀范围。

此亦外邪内饮相搏，兼烦躁者，夹有热邪。热从何来？盖积阴之下必有伏阳。寒饮盛而阳被郁，阳郁则化热，此即热之由来。寒热并见，须区分寒热之多寡及病位，以决定方中寒热之比重。此方以寒饮为重，石膏仅用二两，清为次。其脉当弦紧之中略见滑数之象。

**射干麻黄汤**

《金匮要略·肺痿肺痈咳嗽上气病脉证治》曰："咳而上气，喉中水鸡声，射干麻黄汤主之。"

射干三两　麻黄　生姜各四两　细辛　紫菀　款冬花各三两　大枣七枚　半夏半升　五味子半升

上九味，以水一斗二升，先煮麻黄两沸，去上沫，内诸药，煮取三升，分温三服。

【按】饮激于上，咳而气逆，喉如水鸡，其脉当弦，苔当滑。射干、紫苑、款冬降逆气；麻黄、细辛、生姜散寒，半夏蠲饮，五味子敛肺，防辛散耗伤，大枣安中。

**麻黄加术汤**

《金匮要略·痉湿暍病脉证》云："湿家身烦疼，可与麻黄加术汤，发其汗为宜，慎不可以火攻之。"

麻黄三两，去节　桂枝二两　甘草一两，炙　白术四两　杏仁七十个，去皮尖

上五味，以水九升，先煮麻黄，减二升，去上沫，内诸药，煮取二升半，去滓，温服八合，覆取微汗。

【按】身烦疼，乃寒湿在表，用麻黄汤以散寒，加白术以除湿。白术得麻黄，以行表里之湿。

**麻黄杏仁薏苡甘草汤**

《金匮要略·痉湿暍病脉证》云："病者一身尽疼，发热，日晡所剧者，此名风湿，此病伤于，汗出当风，或久伤取冷所致也，可与麻黄杏仁薏苡甘草汤。"

麻黄半两　杏仁十个，去皮尖　薏苡仁半两　甘草一两，炙

上锉麻豆大，每服四钱匕，水一盏半，煎八分，去滓温服。有微汗避风。

【按】

1. 身痛、发热，此乃表证。此热乃湿遏阳郁而热，身痛乃湿阻营卫不通而痛。恶寒否？阳气不通则身冷。有汗否？湿阻营卫不和可汗出。日晡所剧者，阴邪自旺于阴分，与湿温同理。

2. 此证虽发热，但不同于湿与热结者。湿与热结，治当化湿清热，而此方仅疏表化湿，并无清热之品，因此热乃湿遏阳郁而热，关键在湿，湿去则热除，勿因发热而

掺寒凉之品，反使湿蕴不化。如麻黄汤，亦有发热，重在辛温解表散寒，并没有因发热而掺入寒凉之品。

如何判断此发热是湿遏阳郁而热，还是湿热搏结、熏蒸而热？湿遏阳郁者，脉当浮弦濡，舌苔白或白腻；湿热相合者，脉当濡滑数，舌可红，苔当黄腻。

3. 此方量少，且仅服四钱匕，约合每副药10g，煎煮时间亦短，法类五苓散，盖取上焦如羽、轻可去实之意，使玄府开，三焦气化令行，寒湿俱去。

**麻黄连轺赤小豆汤**

《伤寒论》第262条曰："伤寒瘀热在里，身必黄，麻黄连轺赤小豆汤主之。"

麻黄二两，去节　连轺二两　杏仁四十个，去皮尖　赤小豆一升　大枣十二枚，擘　生梓白皮一升，切　生姜二两，切　甘草二两，炙

上八味，以潦水一斗，先煮麻黄再沸，去上沫，内诸药，煮取三升，去滓，分温三服，半日服尽。

**【按】**表未解，阳郁化热不得外越，与湿搏结，熏蒸发黄。"身必黄"，言其症；瘀热在里，言其机。方以麻黄、生姜、杏仁宣肺解表利尿，使郁热得以外透，连翘散热结，赤小豆、生梓白皮清利湿热，诸药相合，表里双解，解表清热利湿退黄。此方治湿热瘙痒者效。

**大青龙汤**

《伤寒论》第38条云："太阳中风，脉浮紧，发热，恶寒，身疼痛，不汗出而烦躁者，大青龙汤主之。若脉微弱，汗出恶风者，不可服之，服之则厥逆，筋惕肉瞤，此为逆也。"

《伤寒论》第39条云："伤寒脉浮缓，身不疼，但重，乍有轻时，无少阴证者，大青龙汤发之。"

《金匮要略·痰饮咳嗽症脉证并治》云："病溢饮者，当发其汗，大青龙汤主之。"

麻黄六两，去节　桂枝二两，去皮　甘草二两，炙　杏仁四十枚，去皮尖　生姜三两，切　大枣十枚，擘　石膏如鸡子大，碎

上七味，以水九升，先煮麻黄，减二升，去上沫，内诸药，煮取三升，去滓，温服一升，取微似汗。汗出多者，温粉粉之。一服汗者，停后服。若复服，汗多亡阳，遂虚，恶风烦躁，不得眠也。

**【按】**合观三条经文，主要谈四个问题：

1. 冠名问题

第38条冠以"太阳中风"。太阳中风的特点应是"发热汗出，恶风脉缓者"。而本条却"脉浮紧，发热恶寒，身疼痛，不汗出"，这明明是太阳伤寒的特征，且方中麻黄六两，乃发汗之峻剂，为什么却以"太阳中风"冠之？

第39条的特点是"脉浮缓，身不疼，但重"，明明是太阳中风的表现，为什么却冠以"伤寒"呢？

这两条的冠名，颇令人费解。有的医家说风寒可互用。《伤寒论》是三纲鼎立，太

阳中风与太阳伤寒乃其两纲，若纲可混用，那纲之下的诸目岂不乱套了吗，《伤寒论》岂不成了一锅粥，还有什么纲举目张？

还有的医家责备叔和给编错了，其实没那么简单。假如说这两条错简了，那第14、第101条与第158条皆冠以“伤寒中风”，岂不更难解了吗？究竟是伤寒还是中风？有些医家干脆避而不谈，迄无定论。关于《伤寒论》冠名问题，实寓深意，是学习《伤寒论》登堂入室的阶梯，应设专题研究，不是在此处三言两语可说清楚的问题。

假如说错简，把第38条改冠“太阳伤寒”，把第39条改称“太阳中风”，一个是表实，一个是表虚，为什么都用大青龙汤呢？仍然说不通。

我的理解是，风与寒代表不同性质的邪气，风属阳，代表热；寒属阴，代表阴邪。而阴邪，有寒与湿两种。

第38条之“太阳中风”，若太阳与中风连读，那就是太阳中风属表虚证，而条中所述显然与太阳中风对不上茬，所以太阳中风不能连读，而应太阳与中风断开读，断开了，其义自明。太阳，是指太阳表证，据文中描述，应属太阳表寒实证，予麻黄汤类。之所以未加伤寒二字，乃省略之笔，已概括于太阳病之中。又有“中风”，这里的中风，不是指太阳中风证，而是代表阳邪。伤寒六经皆有中风，此六经中风，皆为六经热化。阳邪入里，热盛而烦躁，故以石膏清之。只要把太阳中风断开读，这条冠以太阳中风且用大青龙汤就好理解了。

第39条未标明是太阳病，只言“伤寒”。这个伤寒，不是指狭义伤寒，而是指阴邪。阴邪包括寒邪与湿邪。那么本条的脉浮缓、身重如何解呢？当是湿寒之气痹阻，阳郁化热。因缓主湿，身重亦可因湿而作。观《金匮要略·痰饮咳嗽病脉证并治》篇：“病溢饮者，当发其汗，大青龙汤主之，小青龙汤亦主之。”饮湿同类，以青龙汤开鬼门，通玄府，阳气布，阴霾除。故此条之冠以伤寒，方用大青龙汤，实指寒湿之邪也。

第101条曰：“伤寒中风，有柴胡证。”这个“伤寒中风”，不是指太阳伤寒和太阳中风，而是指邪气性质而言，或伤于寒，或中于风，经传变而出现柴胡证者。第158条亦以“伤寒中风”冠之，亦指邪的性质而言，误下后成痞者。可见，风寒，在不同条文中有不同含义，有不同解读。

2. 脉象问题

太阳伤寒的脉象，已于提纲证中指出。为“脉阴阳俱紧”。此条脉亦紧，至于是浮，是沉，并不重要。正如《四诊抉微》所言：“表寒重者，阳气不能外达，脉必先见沉紧。”又曰：“岂有寒闭腠理，营卫两郁，脉不见沉者乎？”

见太阳表证而脉微弱，此即虚人外感。至于恶风还是恶寒，有汗还是无汗，伤卫还是伤营，是受风还是受寒，脉浮还是脉沉，都不重要，关键在脉微弱，就禁用麻黄剂强汗，而应扶正祛邪。

3. 烦躁问题

大青龙汤证就有烦躁，认为是里热所致，故加石膏以清之。服大青龙汤后之烦躁，认为是汗多亡阳，当予四逆辈。先后皆烦躁，何以别之？当以脉别。脉浮紧之中兼滑数躁动或稍大者，乃热盛之征，其烦躁为热所致，当清之；若脉微弱，呈阴脉，则此烦躁乃阳虚，当温之。烦躁总是心神不宁的表现，邪扰于心而神不宁，可烦躁；正虚，心无依持，亦可神不安而烦躁，属虚。

4. 身重问题

"清阳实四肢"，阳气充盛，则肢体矫健。若阳气馁弱，不能实四肢，则身重；若阳并不弱，然达于四肢之路被阻，则四肢亦失清阳充养，身亦沉重。二者一虚一实，以脉沉取有力无力别之。

第 39 条何以身重？仍湿阻使然，何以知之？脉缓也，缓主湿，湿阻阳不达于四末而身重。《金匮要略》之"病溢饮者，当发其汗，大青龙汤主之，小青龙汤亦主之"。饮、水、湿同类，皆可阻碍气机。其"乍有轻时"，乃阳暂通也，故有缓时。

大青龙汤乃峻汗剂，湿忌大汗，"汗大出者，但风气去、湿气在，是故不愈也。若治风湿者，但微微似欲汗出者，风湿俱去也"。微微似汗，即正汗。麻黄加术汤、麻杏苡甘汤，皆治风湿在表之剂，较大青龙汤力缓，皆可酌而用之，何必非用峻汗之大青龙汤？必寒痹重且阳郁烦躁亦重者，方用大青龙汤双解之。

**越婢汤**

《金匮要略·水气病脉证并治》云："风水恶风，一身悉肿，脉浮不渴，续自汗出，无大热，越婢汤主之。"

麻黄六两　石膏半斤　生姜三两　大枣十五枚　甘草二两

上五味，以水六升，先煮麻黄，去上沫，内诸药，煮取三升，分温三服。恶风者，加附子一枚，炮；风水加术四两。

**【按】**风水表虚用防己黄芪汤，风水里实用越婢汤。两证同属风水，皆有汗出恶风之症，然病机不同，其治亦异。本方重用麻黄六两，乃循腰以上肿者发其汗之旨，开达玄府，畅利三焦，水去肿消。有热者，佐以石膏清热。此证脉当浮紧数或稍大，至于是否口渴、有无大热等，不必拘泥，只要见恶风寒、身肿、脉浮紧数，此方即可酌而用之。

关于此方之加减，"恶风者加附子一枚"，此证本有恶风，何不在越婢汤组成中即加附子，而在方后加减中才加附子？此乃服越婢汤后，肿消热除脉已虚，续恶风者，方加附子，固其卫阳。"风水加术四两"，此证本为风水，何不在越婢汤中即加白术，而于方后加减中才加白术？概因本为风水，服越婢汤后，里水未消而加白术以去水。

**越婢加半夏汤**

《金匮要略·肺痿肺痈咳嗽上气病脉证治》云："咳而上气，此为肺胀，其人喘，目如脱状，脉浮大者，越婢加半夏汤。"

麻黄六两　石膏半斤　生姜三两　大枣十五枚　甘草二两　半夏半升

上六味，以水六升，先煮麻黄，去上沫，内诸药，煮取三升，分温三服。

**【按】**咳喘，上气，脉浮大，热阻于肺，肺失宣降而咳喘上气，热盛脉大。石膏配麻黄，清热宣肺，加半夏蠲饮，生姜、甘草、大枣益胃气，共奏清热宣肺化饮之功。

目如脱状，乃咳喘剧；眼睑水肿，水气壅遏使然。

**越婢加术汤**

**甘草麻黄汤**

《金匮要略・水气病脉证并治》云："里水，越婢加术汤主之，甘草麻黄汤亦主之。"

《金匮要略・水气病脉证并治》云："里水者，一身面目黄肿，其脉沉，小便不利，故令病水。假如小便自利，此亡津液，故令渴也，越婢加术汤主之。"

越婢加术汤：见上，于内加白术四两。

甘草麻黄汤：甘草二两　麻黄四两。

上二味，以水五升，先煮麻黄，去上沫，内甘草，煮取三升，温服一升，重覆汗出；不汗，再服。慎风寒。

**【按】**

1. 水气病，分风水、皮水、正水、石水、黄汗五种，并无里水之称。里水，顾名思义，当指在里之水，而正水、石水邪俱在里，故里水应指正水、石水而言。

里水，注家云当是皮水；甘草麻黄汤发汗，所治者当为皮水。我认为这是强解经文。甘草麻黄汤、越婢加术汤，皆属汗法。一般皆将汗法局限于"在表者汗之""汗以解表"。汗法，固可解表。但汗法除解表发汗外，还有更加广泛的用途，凡寒凝于五体、五脏、六腑、孔窍者，皆可汗而发之，散寒解凝，应用甚广；即使阳虚兼寒凝者，汗法亦可用之。因汗法的功效，关键在于激发阳气，开达玄府，通调三焦，使阳敷阴布，"阳加于阴"方能作汗。阳敷阴布的前提是阴阳充盛，且阴阳升降出入道路畅通，方能"阳加于阴谓之汗"。阳敷阴布，即阴阳调和，在表之邪须阴阳调和而能汗，在里之邪亦须阴阳调和而能汗。所以，本条所言之里水，用汗法以开达玄府、通调三焦，使阳敷阴布而邪散，有何不可，何必曲解经文，谓里水乃指皮水耶。

2. 本条是越婢加术汤，而不是在越婢汤的加减法中加术。后者乃指风水，故方中无术，待服越婢汤后，在里之水未消而加术。越婢加术汤所治乃里水，故于方中即加术。加术之先后有别，概证一为风水，一为里水。

3. 何以甘草麻黄汤主之，越婢加术汤亦主之？

甘草麻黄汤药仅两味，麻黄四两，乃发汗之峻剂，以甘草和之。皆知麻黄有发汗散寒、宣肺平喘、利尿之功，但麻黄尚有发越阳气解寒凝、鼓舞阳气升达敷布之功，故此方可治皮水、风水，亦可治里水。

越婢加术汤，麻黄重用至六两，其力更猛悍，故加生姜、甘草、大枣以顾护胃气。夹热，加石膏清之；加术，更增培土以制水之力，且与麻黄相伍，其除湿之力更胜，皮水、风水、里水尽皆治之。

**麻黄杏仁甘草石膏汤**

《伤寒论》第63条云："发汗后，不可更行桂枝汤。汗出而喘，无大热者，可与麻黄杏仁甘草石膏汤。"

《伤寒论》第162条云："下后，不可更行桂枝汤。若汗出而喘，无大热者，可与麻黄杏子甘草石膏汤。”

麻黄四两　杏仁五十个，去皮尖　甘草二两，炙　石膏半斤，碎，绵裹

上四味，以水七升，先煮麻黄，减二升，去上沫，内诸药，煮取三升，去滓，温服一升。

【按】此证乃热邪壅肺而咳喘。

1. 使用指征

咳喘，脉浮数，或滑数，或寸数且旺，或沉数，即可诊为热邪壅肺。至于是否曾经汗下，是否汗出，有无大热，皆非必备条件。

2. 使用范围

凡表证未已，热已传肺而咳喘者，或表已解，热蕴于肺而咳喘者，皆可用之。

3. 使用方法

此方应用的关键在于麻黄与石膏的配伍比例，《伤寒论》中麻黄:石膏为1:2；温病中此方的麻黄:石膏为1:4。凡表证重者，麻黄比例应大；或无表证而肺郁重者，麻黄比例亦应大。何以知肺郁之轻重？以脉沉的轻重来判断。沉主气，邪遏气机则脉沉，沉而有力；正虚无力鼓荡，脉亦沉，沉而无力。此证乃热邪壅肺，属实，肺郁轻者，脉浮数、滑数，或寸脉浮滑数偏大，或仅在寸脉旺；肺郁重者可脉沉。肺热重者脉数有力，或滑数、数大，石膏比例应加大。我们常用麻黄量约在8～12g之间，石膏约为15～40g之间。

石膏本清肺胃无形之热，但与麻黄相伍后，石膏的作用上提，主要是清肺；麻黄本解表发汗、宣肺平喘，与石膏相配后，麻黄的作用转趋向内，主要是宣肺平咳喘，此即配伍之妙。我们行医50余年，屡用此方治肺热咳喘者，从未见因用麻黄而大汗者，可见其发汗之力已弱，重在宣肺。

**文蛤汤**

《金匮要略·呕吐哕下利病脉证治》云:“吐后渴欲得水而贪饮者，文蛤汤主之。兼主微风，脉紧头痛。”

文蛤五两　麻黄　甘草　生姜各三两　石膏五两　杏仁五十粒　大枣十二枚

上七味，以水六升，煮取二升，温服一升，汗出即愈。

【按】此方与麻黄杏仁甘草石膏汤相似，亦解表清热。此条未言咳喘，仅曰“吐后渴欲得水而贪饮”。吐后水去热存，渴欲得水且贪饮，虽较白虎汤之烦渴引饮为轻，然亦属胃热。麻杏甘膏汤本治表未解热在肺而喘者，此是表未解热在胃而渴饮，石膏本清肺胃之热，热在肺者可清，热在胃者亦可清。“兼微风脉紧头痛”，表未解也，以麻黄解表，杏仁理肺气，生姜散寒止呕，服之令其汗出，可知表未解也。君文蛤者，清热坚阴。

**厚朴麻黄汤**

《金匮要略·肺痿肺痈咳嗽上气病脉证治》云:“咳而脉浮者，厚朴麻黄汤主之。”

厚朴五两　麻黄四两　石膏如鸡子大　杏仁半升　半夏半升　干姜二两　细辛二两　小麦

一升　五味子半升

上九味，以水一斗二升，先煮小麦熟，去滓，内诸药，煮取三升，温服一升，日三服。

【按】此为小青龙加石膏汤之变方，散寒宣肺、化饮清热；重用厚朴以下气消痰除满，加杏仁降气化痰，加小麦以安中。

脉浮者兼表，意同小青龙汤之“伤寒表不解”。加厚朴者，当饮阻气机，胸脘胀满较甚，以其下气消痰除胀满。

### 三、麻黄汤及其衍生方小结

麻黄汤是汗法的代表方。而汗法是中医祛邪外出的重要方法，刘河间认为：“驱邪之法有汗、吐、下，三法可以兼众法，无第四法也。”汗法固然重要，但自古以来皆局限于表寒实证。我们提出汗法，不仅用于表证，亦用于里证；不仅用于实证，亦用于虚实相兼者；不仅用于寒邪，亦用于兼邪者，汗法应用范围甚广。汗法的应用指征为痉、寒、痛。

麻黄汤的衍生方，主要谈了葛根汤、小青龙汤、大青龙汤。葛根汤为表实经腧不利，项背强几几者；小青龙汤为外寒内饮者；大青龙汤为外寒内热者。此三方，又各自衍生出一系列方子。仲景论之虽详，但亦未尽，仅示人以规矩而已，后世据仲景之法，又衍生出众多方剂，使仲景之汗法日臻完善。

## 第三节　白虎汤及其衍生方

### 【概述】

1. 白虎汤证的病机及主症

白虎汤是治阳明热证的主方。阳明热证，是指阳明之热弥漫炽盛，尚未与有形之邪相搏结者。热在阳明气分，弥漫全身，充斥上下内外，故一身表里俱热；热盛迫津外泄则大汗；热耗津伤则烦渴；热盛气血沸腾而脉洪大。大热、大汗、大渴、脉洪大，即典型的白虎汤的四大症。

2. 白虎汤应用范围

白虎汤不仅用于伤寒阳明热盛者，亦广泛用于温病气分无形热盛，及杂病中气分热盛者。伤寒入里化热传入阳明，温病热入气分，湿温化热成气分热盛，内伤杂病邪蕴化热或阳郁化热，凡符合白虎汤证者，此方皆可酌而用之，不拘于伤寒阳明证之一端。

3. 白虎汤应用指征

典型的白虎汤证，“四大”皆备，用白虎汤治之，没问题。可是临床上有些并不典型，并非“四大”皆备，有的无身大热，或无渴，或无汗，或脉不大，又当如何把握？

关于白虎汤的使用指征，曾有不同意见。吴鞠通于《温病条辨》卷一第九条云："白虎本为达热出表，若其人脉浮弦而细者，不可与也；脉沉者，不可与也；不渴者，不可与也；汗不出者，不可与也，常须识此，勿令误也。"张锡纯对吴氏之说却有疑议，曰"吴氏谓脉浮弦而细者禁用白虎，此诚不可用矣。至其谓脉沉者、汗不出者、不渴者皆禁用白虎，则非是。"这就把吴氏的白虎四禁打破了三禁，只剩下脉浮弦而细一禁。我们掌握的主要指征是脉洪大，再有一二用气分热盛可解释的症状，即可用白虎汤，不必"四大"皆见。

## 一、白虎汤

《伤寒论》第 176 条云："伤寒，脉浮滑，此以表有热，里有寒，白虎汤主之。"

《伤寒论》第 219 条云："三阳合病，腹满身重，难以转侧，口不仁，面垢，谵语遗尿。发汗则谵语；下之则额上生汗，手足逆冷。若自汗出者，白虎汤主之。"

《伤寒论》第 350 条云："伤寒脉滑而厥者，里有热，白虎汤主之。"

知母六两　石膏一斤，碎　甘草二两，炙　粳米六合

上四味，以水一斗，煮米熟汤成，去滓，温服一升，日三服。

**【按】**

1. 白虎汤证是表里热盛，而且里热为本，表热是里热外淫所致，所以吴鞠通称白虎汤为辛凉重剂，辛以解郁，透达郁热，故称"白虎本为达热出表"。第 176 条云："里有寒"，显然是错字，且第 350 条之白虎汤证，明确说"里有热"。

2. 第 219 条虽曰三阳合病，但阳明热盛独重，故以白虎主之。热邪内壅而腹满；热淫四末，清阳不能实四肢而身重难以转侧；热熏于上而面垢、口不仁；热扰神明而谵语，热邪下迫津泄而遗尿。误予发汗，助热劫阴，火热更炽，谵语更重；若误下之则伤阳，阳不能温煦而手足冷，虚阳上浮则额上汗，或下后热陷而郁，热郁阳气不达四末而手足冷，郁热上蒸而头汗；究为下后阳虚或热陷，以脉别之。

《伤寒论》第 99 条亦三阳合病，但治从小柴胡汤，因有"身热恶风，颈项强"。表邪尚著，若不顾其表，以白虎汤清之，表必不解。依此看来，三阳合病，须分清孰轻孰重。表轻里重者，白虎汤主之；表重里轻者，小柴胡汤和之。

3. 第 350 条脉滑而厥者，乃热郁而厥，以白虎汤清透里热，使其达表而解。

典型的白虎汤脉当洪大，此条脉滑数，滑数亦热，因属郁热，气机郁而不畅致脉滑数，郁重可脉沉滑数，直至脉沉迟、涩、小、厥，皆因郁闭程度不同使然。

4. 热盛于里，可上灼、下迫、外淫、内窜、伤津、耗气等，因而病变广泛，只要脉洪大，且有一二用里热盛可解释的症状，即可用白虎汤主之。

## 二、白虎汤衍生方

**白虎加人参汤**

《伤寒论》第26条云："服桂枝汤，大汗出后，大烦渴不解，脉洪大者，白虎加人参汤主之。"

《伤寒论》第168条云："伤寒若吐若下后，七八日不解，热结在里，表里俱热，时时恶风，大渴，舌上干而烦，欲饮水数升者，白虎加人参汤主之。"

《伤寒论》第169条云："伤寒，无大热，口燥渴，心烦，背微恶寒者，白虎加人参汤主之。"

《伤寒论》第170条云："伤寒，脉浮，发热无汗，其表不解，不可与白虎汤。渴欲饮水，无表证者，白虎加人参汤主之。"

《伤寒论》第222条云："若渴欲饮水，口干舌燥者，白虎加人参汤主之。"

《金匮要略·痉湿暍病脉证》云："太阳中暍者，热是也，汗出恶寒，身热而渴，白虎加人参汤主之。"

知母六两　石膏一斤，碎　甘草二两，炙　人参二两　粳米六合

上五味，以水一斗，煮米熟，汤成去滓，温服一升，日三服。此方立夏后立秋前，乃可服，立秋后不可服。正月、二月、三月尚凛冷，亦不可与服之。与之则呕利而腹痛。诸亡血家、虚家，亦不可与，得之则腹痛利者，但可温之，当愈。

**【按】**

1. 白虎加人参汤，以白虎汤清气分弥漫之热，加人参益气生津以补虚，清补并用。

2. 何种情况下加人参？主要依脉而断。若脉虽洪，按之略减者，即加之。至于脉芤，难得一见。症状见背微恶寒，当属壮火食气而气虚的表现，亦当加之。张锡纯擅用白虎，凡体弱、年老、久病、产后者，皆加人参。

3. 阳明为成温之渊薮，所以扼守阳明为治温之关键。往往是气机不畅，气分之热不得透达于外而解，则转而逼热入营，痉厥动血迭见。善用白虎及白虎加人参汤透转气分之热，实为治温之关键。

4. 方后将息法云，白虎汤及白虎加人参汤，当立夏至立秋前乃服，乃用寒远寒之意。实则不以时令为限，吾屡冬用石膏、夏用附子，有是证则用是药，有故无殒。

**白虎加桂枝汤**

《金匮要略·疟病脉证并治》曰："温疟者，其脉如平，身无寒但热，骨节烦痛，时呕，白虎加桂枝汤主之。"

知母六两　石膏一斤　甘草二两，炙　粳米二合　桂枝三两

上五味，以水一斗，煮米熟，汤成去滓，温服一升，日三服。

**【按】**

1. 何曰温疟？《素问·疟论》云："此先伤于风而后伤于寒，故先热而后寒也，亦以时作，名曰温疟。"本条亦曰温疟，二者名同，实不同。《内经》所言者，乃寒热以

时而作；本条言者，但热不寒，且身痛而呕。

此症，非西医所言之疟。疟，乃酷疟之意，对人之正气消耗重，故以疟相称。

2. 此证，既以白虎汤加桂枝，必有阳明热盛之诸症；骨节烦痛者，亦热闭经脉，不通而痛，取桂枝通经透邪，因势而达之。或问，热痹经络，用辛温之桂枝通之，不虑其助热乎？因白虎大量辛寒药，区区一桂枝，只通经透邪，不足以助热，勿虞。

3. 其脉如平。何谓平？仲景多次言脉平，如何理解？如：

《金匮要略·呕吐哕下利病脉证治》云："下利，三部脉皆平，按之心下坚者，急下之，宜大承气汤。"

《金匮要略·痰饮咳嗽病脉证并治》云："支饮亦喘而不能卧，加短气，其脉平也。"

已然大承气急下之，脉能平吗？已然喘不能卧，脉还平吗？

关于平脉，有多种解释，一种认为平脉即正常脉；一种认为平脉即素体脉；一种认为平脉是指该病原有之脉。《难经·二十一难》曰："人形病，脉不病，非有不病者也，谓息数不应脉数也。"《伤寒论·辨脉法》曰："寸口、关上、尺中三处，大小、浮沉、迟数同等，虽有寒热不解者，此脉阴阳为和平。"

本条所说之平脉，当以仲景于《辨脉法》中所言者为是。

**竹叶石膏汤**

《伤寒论》第397条云："伤寒解后，虚羸少气，气逆欲吐，竹叶石膏汤主之。"

竹叶二把　石膏一斤　半夏半升，洗　麦门冬一升，去心　人参二两　甘草二两　粳米半升

上七味，以水一斗，煮取七升，去滓，内粳米，煮米熟，汤成去米，温服一升，日三服。

**【按】**此病后，气阴不足，虚羸少气；余热上逆，胃失和降，而气逆欲吐。

此方由白虎加人参汤化裁而来，竹叶甘寒利小便，清心除烦；石膏清余热；半夏降逆止呕；人参益气，麦冬生津，合甘草粳米以和胃。本方益气生津清热，凡是余热不清，气阴已伤，脉滑数略虚者，即可用之。

## 三、白虎汤及其衍生方小结

白虎汤为治疗阳明无形热盛的主方，阳明病提纲曰"胃家实"。胃家实，乃是一病机概念。胃，指病位；实乃邪气盛，是指病机或疾病性质而言。"胃家实"，既包括阳明热结，也包括阳明之无形热盛，不能片面地理解"胃家实"皆大便硬。或曰"胃家实"，阳明病为邪实，三阳经亦皆为邪实，似乎"胃家实"作为阳明病的提纲证，不具特异性。不然，阳明病之"胃家实"，除热邪更盛之外，尚有病位之不同，故与太阳、少阳有别。

热盛阳明可吐利，热邪外淫可身大热；热伤津液可津亏液耗；壮火食气可伤气，致气脱或亡阳；热邪入血可耗血动血，吐衄发斑；热陷心包可烦躁、谵语、昏狂；热邪入肝则引动肝风而痉厥，变化多端。因而后世依据其不同变化，以白虎汤进行加减，

创立了许多名方，如白虎加苍术汤、化斑汤、银翘白虎汤、清瘟败毒饮、玉女煎等，丰富发展了中医学。

白虎汤不仅用于外感热病，亦广泛用于内伤杂病。其应用指征，若‘四大’皆备的典型白虎汤证，容易把握，若不典型者，颇费思忖。我们掌握的指征有二：一是脉洪大；二是有一二个可用热盛解释的症状，即可用白虎汤。这个热盛，不见得都有壮热、体温高，有些体温并不高。这时，判断阳明热盛，主要靠脉，脉洪大，即是阳明热盛，再依脉解症、解舌，病机吻合者，诊断即明，就可用白虎汤主之。

## 第四节　承气汤及其衍生方

### 【概述】

张子和称“治病只有汗、吐、下三法，无第四法”。意在强调三法的重要性。三法之中，尤以下法为重，其治疗范围较汗吐为广。承气汤是下法中最具代表性的方子，应深入继承发扬。

1. 下法应用范围

下法可“去菀陈莝”。这个陈莝，具有广泛含义，凡热与糟粕相结、痰涎壅塞、水饮泛滥、瘀血阻闭、寒实内结、宿食内停、湿热蒸迫、虫积等，皆属陈莝范畴，皆可视其脉证下而逐之。

现代医学的高热、昏迷、脑中风、心衰、肾衰、呼吸衰竭、急腹症、吐泻、精神分裂症、出血等危重急症，皆可视其脉证，以下法治之。

2. 下法应用指征

（1）脉。应用下法者，脉当沉实，亦可沉数实有力，沉而滑数有力。倘若邪气郁闭重者，脉可沉伏、迟、小、细、涩，甚至脉厥。这些脉象，颇似阴脉，与阴脉之别在于按之有力，且有奔冲激荡、躁扰不宁之象。

（2）症。因邪气搏击于内，可外干皮肉筋、脉、骨、孔窍，引起肢痛、麻痹、痿蹇、官窍失聪、衄血、发斑、高热等；上可达颠，内可干于五脏六腑。干于胃肠者，可脘腹胀满硬痛、呕吐、呕血，腑气不通而便结，热迫津泄而热结旁流；邪干于肺则喘咳、呼吸困难、咯血；邪干于心则烦悸、躁狂、昏谵；邪干于肝者，可狂怒、动风、痉厥、肿胀；邪干于肾则骨痿不立、小便不通、厥逆等等，恶象丛生。

临床见沉实可下之脉，又见上述由于实邪引起的一二急迫之症，即可用下法以逐邪，令其气血畅达，臻于和平。

至于舌象，若属外感热病范畴引起的下证，则遵从温病学的舌诊变化规律即可；若属杂病之下症，则舌诊意义大减，当以脉解舌。

## 一、大承气汤

《伤寒论》第208条云："阳明病，脉迟，虽汗出不恶寒者，其身必重，短气，腹满而喘，有潮热者，此外欲解，可攻里也。手足濈然汗出者，此大便已硬也，大承气汤主之。"

《伤寒论》第209条云："阳明病，潮热，大便微硬者，可与大承气汤。"

《伤寒论》第212条云："伤寒病，若吐、若下后不解，不大便五六日，上至十余日，日晡所发潮热，不恶寒，独语如见鬼状。若剧者，发则不识人，循衣摸床，惕而不安，微喘直视，脉弦者生，涩者死。微者，但发谵语者，大承气汤主之。若一服利，则止后服。"

《伤寒论》第215条云："阳明病，谵语，有潮热，反不能食者，胃中必有燥屎五六枚也；若能食者，但硬耳，宜大承气汤下之。"

《伤寒论》第217条云："汗出谵语者，以有燥屎在胃中，此为风也。须下者，过经乃可下之，下之若早，语言必乱，以表虚里实故也，下之愈，宜大承气汤。"

《伤寒论》第238条云："阳明病，下之，心中懊憹而烦，胃中有燥屎者，可攻。腹微满，初头硬，后必溏，不可攻之。若有燥屎者，宜大承气汤。"

《伤寒论》第240条云："病人烦热，汗出则解，又如疟状，日晡所发热者，属阳明也。脉实者，宜下之；脉浮虚者，宜发汗。下之与大承气汤，发汗宜桂枝汤。"

《伤寒论》第241条云："大下后，六七日不大便，烦不解，腹满痛者，此有燥屎也。所以然者，本有宿食故也，宜大承气汤。"

《伤寒论》第242条云："病人小便不利，大便乍难乍易，时有微热，喘冒不能卧者，有燥屎也，宜大承气汤。"

《伤寒论》第251条云："得病二三日，脉弱，无太阳，柴胡证，烦躁，心下硬。至四五日，虽能食，以小承气汤，少少与，微和之，令小安，至六日，与承气汤一升。若不大便六七日，小便少者，虽不受食，但初头硬，后必溏，未定成硬，攻之必溏。须小便利，屎定硬，乃可攻之，宜大承气汤。"

《伤寒论》第252条云："伤寒六七日，目中不了了，睛不和，无表里证，大便难，身微热者，此为实也，可下之，宜大承气汤。"

《伤寒论》第253条云："阳明病，发热汗多者，急下之，宜大承气汤。"

《伤寒论》第254条云："发汗不解，腹满痛者，急下之，宜大承气汤。"

《伤寒论》第255条云："腹满不减，减不足言，当下之，宜大承气汤。"

《伤寒论》第256条云："阳明少阳合病，必下利，其脉不负者，为顺也。负者，失也，互相克贼，名为负也。脉滑而数者，有宿食也，当下之，宜大承气汤。"

《伤寒论》第320条云："少阴病，得之二三日，口燥咽干者，急下之，宜大承气汤。"

《伤寒论》第321条云："少阴病，自利清水，色纯青，心下必痛，口干燥者，可下之，宜大承气汤。”

《伤寒论》第322条云：“少阴病，六七日，腹胀，不大便者，急下之，宜大承气汤。”

《金匮要略·痉湿暍病脉证》曰：“痉为病，胸满口噤，卧不着席，脚挛急，必龂齿，可与大承气汤。”

《金匮要略·腹满寒疝宿食病脉证》曰：“腹满不减，减不足言，当须下之，宜大承气汤。”

问曰：“人病有宿食，何以别之？”师曰：“寸口脉浮而大，按之反涩，尺中亦微而涩，故知有宿食，大承气汤主之。”

“脉数而滑者，实也，此有宿食，下之愈，宜大承气汤。”

“下利不欲食者，有宿食也，当下之，宜大承气汤。”

《金匮要略·呕吐哕下利病脉证治》曰：“下利三部脉皆平，按之心下坚者，急下之，宜大承气汤。”

“下利，脉迟而滑者，实也，利未欲止，急下之，宜大承气汤。”

“下利脉反滑者，当有所去，下乃愈，宜大承气汤。”

“下利已差，至其年月日时复发者，以病不尽故也，当下之，宜大承气汤。”

《金匮要略·妇人产后病脉证治》曰：“病解能食，七八日更发热者，此为胃实，宜大承气汤主之。”

“产后七八日，无太阳证，少腹坚痛，此恶露不尽，不大便，烦躁发热，切脉微实，更倍发热，日晡时烦躁者，不食，食则谵语，至夜即愈，宜大承气汤主之。热在里，结在膀胱也。”

大黄四两，酒洗　厚朴半斤，炙，去皮　枳实五枚，炙　芒硝三合

上四味，以水一斗，先煮二物，取五升，去滓，内大黄，更煮取二升，去滓，入芒硝，更上微火一两沸，分温再服。得下，余勿服。

**【按】**《伤寒论》《金匮要略》载大承气汤条文共计30条。其核心内容是讲大承气汤的应用问题。欲全面了解大承气汤的应用，还应该掌握大承气汤的使用禁忌及其传变。因本篇着重讲经方的应用，故未讲其禁忌传变，但作为学习经方者，宜忌应全面掌握，才能正确运用。

仲景究竟提出了哪些应用大承气汤的指征？这个指征，就是标准。标准明确了，临床就可根据这个标准来运用，凡符合这个标准的就可以用，不符合这个标准的就不能用。所以，标准是非常重要的。

1. 传统提法

自上学时老师就告诉我们，大承气汤的特点就是“痞、满、燥、实、坚”。当时也就囫囵吞枣地记住了，并未仔细琢磨。临证既久，觉得这几个特点并不严谨。

痞：“但满而不痛者，此为痞”。满，即胀满，二者有重叠，都是胀满的感觉。

燥：津亏不濡而燥，主要表现为口干舌燥，舌苔黄、灰、黑而干，甚则起芒刺；

大便干结成燥屎。

实：这是指病的性质而言，大承气汤所治者为实证。把实字再细化来分析，实即胃家实。然胃家实又分阳明无形热盛与有形热结两大类，大承气汤之实，准确地说应是阳明热结。所结之物，应是宿食、糟粕，而非水、痰、瘀、湿等。

实，尚包括症之实。症之实，主要指腹部胀满、疼痛、拒按，大便结或热结旁流。

坚，主要指腹部胀满疼痛且坚硬，与急腹症的板状腹同。坚，尚包括大便坚硬。

“痞、满、燥、实、坚”这五个特点，主要是燥实两点，痞满与坚，是腹部症状的程度不同而已，已可包涵于燥、实之中。至于热型、汗出、小便等情况，这五个特点尚未涵盖，故这个总结、归纳、提炼，尚有缺陷。

**2. 仲景的标准**

仲景提出阳明病的标准为“胃家实”。胃是病位，包括手足阳明；实是疾病性质，涵盖了全部阳明病的特点。但这个标准广泛，非特指大承气汤，所以对大承气汤的标准，还应进一步细化。仲景针对大承气汤，提出脉征、潮热、腹征、小便自利、手足濈然汗出等五点特征。

（1）脉征。仲景列出了八种脉象：脉迟，脉实，脉滑数，寸口脉浮而大按之反涩、尺中亦微而涩，三部脉皆平，脉迟而滑，脉滑，脉微实。

实、滑、滑数、微实，这都是实脉，脉实则证实，这不难理解。

迟本主寒，何以反用大承气汤下之？缘邪气郁闭之甚，气血不得外达以鼓荡血脉，致脉沉迟，甚至脉沉伏、小、细、迟、涩乃至厥。这些本为阴脉，但与阴脉不同之点在于按之必有一种奔冲激荡、不肯宁静之感，此为邪郁闭之甚也，不仅不是阴脉，恰恰是邪盛之实脉。

平脉，即仲景于《辨脉法》中所云：“寸口、关上、尺中三处，大小浮沉迟数同等。”所谓平脉，是三部脉平均之平，而不是正常平人之平。

（2）潮热。仲景在多条中反复强调日晡潮热问题。此因日晡阳入于阴，本热郁于里，卫外之阳又入于里，则里热更甚，致发潮热，这个症状反映里之实热盛而已。里热盛，也可全身热，或胸腹灼热，潮与不潮，不是关键指征。

（3）手足濈然汗出问题。手足汗，应是手足心多汗，手足心乃阴经所过，热邪蒸迫阴分而手足心多汗。第253条“汗多者，急下之”。看来大承气汤证也不见得必须手足汗出。

（4）小便利的问题。这个症状，是为了鉴别热与血结还是热与糟粕相结。阳明热结者，热迫津液旁渗，故小便利。其实热结阳明，伤津而燥，既然津伤而燥，小便也不能独善其身，也可小便涩少淋痛。看来小便利不是大承气汤的主要特征。

（5）腹征。腹胀满痛或硬，是大承气汤证的主要指征。

（6）其他症状。谵语、如见鬼状、循衣摸床、喘冒、目睛不了了、咽干口燥、痉等，都是热结甚，引起不同脏腑的症状。治病必求其本，还得以大承气汤泄其阳明热结，诸症随之而解。所以上述诸症，都是阳明热结派生症，而不是大承气汤的特异性指征。

3. 我们提出如下标准

概括起来就是脉征、腹征、舌征，合之曰三征。

（1）脉征。脉沉实。脉沉数，沉滑数，沉数大搏指，沉而躁数，沉弦滑数有力，或沉迟、细、小、涩，按之必有一种奔冲激荡不肯宁静者，皆属沉实之脉。

（2）舌征。舌红且苍老坚敛，或红绛；苔白干或黄干，或灰、黑而干，甚则起芒刺。舌诊在温病中符合率较高，在内伤杂病中，符合率较低。

（3）腹征。腹胀满疼痛、拒按，或硬痛，便干或热结旁流，褐色稀水，臭秽。

三征权重；脉征约占70％，腹征约占20％，舌征约占10％。

至于潮热否、手足汗否、小便利否，皆非必见之症。喘、冒、目不了了、谵语、狂躁、动血、痉厥等，乃浊热程度不同，波及脏腑不同，而出现的不同见证，亦非使用大承气汤的必见之症，其病机未变，皆可予大承气汤主之。热结祛，则五脏安。

## 二、大承气汤衍生方

### 小承气汤

《伤寒论》第208条曰："阳明病，脉迟，虽汗出不恶寒者，其身必重，短气，腹满而喘，有潮热者，此外欲解，可攻里也。手足濈然汗出者，此大便已硬也，大承气汤主之。若汗多，微发热恶寒者，外未解也，其热不潮，未可与承气汤。若腹大满不通者，可与小承气汤，微和胃气，勿令至大泄下。"

《伤寒论》第209条曰："阳明病，潮热，大便微硬者，可与大承气汤。不硬者，不可与之。若不大便六七日，恐有燥屎，欲知之法，少与小承气汤，汤入腹中，转矢气者，此有躁屎也，乃可攻之。若不转矢气者，此但初头硬，后必溏，不可攻之，攻之必胀满不能食也。欲饮水者，饮水则哕，其后发热者，必大便复硬而少也，以小承气汤和之，不转矢气者，慎不可攻也，小承气汤。"

《伤寒论》第213条曰："阳明病，其人多汗，以津液外出，胃中燥，大便必硬，硬则谵语，小承气汤主之。若一服谵语止者，更莫复服。"

《伤寒论》第214条曰："阳明病，谵语，发潮热，脉滑而疾者，小承气汤主之。"

《伤寒论》第250条曰："太阳病，若吐、若下、若发汗后，微烦，小便数，大便因硬者，与小承气汤，和之愈。"

《伤寒论》第251条曰："得病二三日，脉弱，无太阳柴胡证，烦躁心下硬。至四五日，虽能食，以小承气汤，少少与，微和之，令小安。"

《伤寒论》第374条曰："下利、谵语者，有燥屎也，宜小承气汤。"（《金匮要略·呕吐哕下利病脉证治》篇所载同）

大黄四两，酒洗　厚朴二两，炙，去皮　枳实三枚，大者，炙

上三味，以水四升，煮取一升二合，去滓，分温二服。初服汤当更衣，不尔者尽饮之，若更衣者，勿服之。

【按】

1. 小承气汤乃比大承气汤证轻、剂小，故曰小承气汤。大黄通下热结，枳实、厚朴消胀，助大黄通便消满和胃气。

2. 应用小承气汤要点

（1）本方以脘腹胀满气滞为主，燥结为次，故去芒硝之泻下。

（2）“脉滑而疾”，说明热结尚轻，未至迟，故可予小承气汤和其胃气。

第251条“脉弱”。果见弱脉，肯定不能用承气下之。此脉之弱当为病已二三日，无太阳、柴胡证，邪已退而正未复，脉较前略显弱而已，非真弱脉。然胃中邪未尽，已能食，心下尚略硬，予小承气汤，但要“少少与之”，服药量应少，微和更衣即可。

**调胃承气汤**

《伤寒论》第29条曰：“若胃气不和谵语者，少与调胃承气汤。”

《伤寒论》第70条曰：“发汗后恶寒者，虚故也；不恶寒但热者，实也，当和胃气，与调胃承气汤。”

《伤寒论》第94条曰：“太阳病未解，脉阴阳俱停，必先振栗汗出而解。但阳脉微者，先汗出而解；但阴脉微者，下之而解。若欲下之，宜调胃承气汤。”

《伤寒论》第105条曰：“伤寒十三日，过经谵语者，以有热也，当以汤下之。若小便利者，大便当硬，而反下利，脉调和者，知医以丸药下之，非其治也。若自下利者，脉当微厥，今反和者，此为内实也，调胃承气汤主之。”

《伤寒论》第123条曰：“太阳病，过经十余日，心下温温欲吐，而胸中痛，大便反溏，腹微满，郁郁微烦，先此时自极吐下者，与调胃承气汤。若不尔者，不可与。但欲呕，胸中痛，微溏者，此非柴胡证，以呕故知极吐下也。”

《伤寒论》第207条曰：“阳明病，不吐不下，心烦者，可与调胃承气汤。”

《伤寒论》第248条曰：“太阳病三日，发汗不解，蒸蒸发热者，属胃也，调胃承气汤主之。”

《伤寒论》第249条曰：“伤寒吐后，腹胀满者，与调胃承气汤。”

甘草二两，炙　芒硝半斤　大黄四两，清酒洗

上三味，切，以水三升，煮二物至一升，去滓，内芒硝，更上微火一二沸，温服之，以调胃气。

【按】

1. 何谓调胃承气汤？调胃，当然是调和胃气，使臻中和；承气者，六腑传化水谷，胃之水谷，经消磨腐熟之后传化于肠，六腑之气相承接，水谷方能传化，故六腑之气以降为顺，以通为补。若胃肠之气不得相承，胃气逆则吐，肠腑不降则便结，六腑气机逆乱。调胃承气者，乃调和胃气，以复六腑气机传承之功能。

胃因何不和，肠因何不传承？因浊热内传阳明使然。浊热内结，上扰于心而心烦、谵语，浊热外淫则身热，胃气逆而吐，气机滞而胸痛、腹胀满。与调胃承气汤下其热结，烦、谵、热、吐、痛、胀皆随之而解。

何以知为热结阳明？仍依前述之脉征、舌征、腹征来判断。以其证轻，故不用大承气汤；因其气滞轻，不用小承气汤；因燥热较著，故用调胃承气汤。虽亦依脉、舌、腹三征来判断，然其轻重缓急，尚须医者临证权衡。

2. 调胃承气汤证，若轻者、缓者，则“少与”，即小量服之。若相对较重、较急者，仲景又有“顿服”法，力雄而速。

3. 第 94 条乃战汗。战汗者，先寒战，战后发热，继而汗出。寒战之时，脉阴阳俱停。停者乃脉伏如停。曰阳微、阴微，乃指阳脉略伏或阴脉略伏，而非微弱之微。

战汗可因邪阻而不得汗，如温疫之邪伏募厚，予达原饮，溃其伏邪，表里气通，可战而汗解；亦可因正气虚、胃气弱，无力祛邪，当扶正益胃气，正强奋与邪争而战汗，如小柴胡汤之蒸蒸而振。此条之战汗，乃燥热内结，予调胃承气汤祛其燥热，使胃气能承降，以通为补，也是益胃也，促其战汗。

**厚朴三物汤**

《金匮要略·腹满寒疝宿食病脉证》曰：“痛而闭者，厚朴三物汤主之。”

厚朴八两　大黄四两　枳实五枚

上三味，以水一斗二升，先煮二味，取五升，内大黄，煮取三升，温服一升，以利为度。

**【按】**痛而闭者，六腑之气闭而痛，且便亦闭。厚朴三物汤与小承气汤药同而量不同。小承气汤厚朴二两、枳实三枚，本方厚朴八两、枳实五枚。小承气满意在去满实，故君大黄；厚朴三物满意在行气，故君厚朴。

**厚朴大黄汤**

《金匮要略·痰饮咳嗽症脉证并治》曰：“支饮胸满者，厚朴大黄汤主之。”

厚朴一尺　大黄六两　枳实四枚

上三味，以水五升，煮取二升，分温再服。

**【按】**

1. 此与小承气汤、厚朴三物汤，皆药同而量异。

| 方名 | 厚朴 | 枳实 | 大黄 |
|---|---|---|---|
| 小承气汤 | 二两 | 三枚 | 四两 |
| 厚朴三物汤 | 八两 | 五枚 | 四两 |
| 厚朴大黄汤 | 一尺 | 四枚 | 六两 |

厚朴一尺，约合 30g，一两折合 16.625g。

药虽同而量异，则功用各有侧重。厚朴大黄汤重在下，厚朴三物汤重在破滞气，小承气汤通下破滞兼之。

2. 支饮胸满用厚朴大黄汤，必脘腹胀且大便不通。肺与大肠相表里，腑气通则肺气降。此以通下除滞而治饮邪壅肺，且气滞者。

**厚朴七物汤**

《金匮要略·腹满寒疝宿食病脉证》曰：“病腹满，发热十日，脉浮而数，饮食如故，厚朴七物汤主之。”

厚朴半斤　甘草　大黄各三两　大枣十枚　枳实五枚　桂枝二两　生姜五两

上七味，以水一斗，煮取四升，温服八合，日三服。呕者加半夏五合，下利去大黄，寒多者加生姜至半斤。

【按】此方为桂枝汤去芍药合小承气汤，乃表里双解之剂。发热脉浮数，表有热也，桂枝、甘草、生姜、大枣，即桂枝汤去芍药，加生姜以解其外；腹满者，肠有积也，然饮食如故，予枳实、厚朴、大黄，乘其胃结未甚而攻之，成表里双解之剂。后世诸多表里双解之方，如防风通圣散等，法皆依此。

**大黄甘草汤**

《金匮要略·呕吐哕下利病脉证治》曰：“食已即吐者，大黄甘草汤主之。”

大黄四两　甘草一两

上二味，以水三升，煮取一升，分温再服。

【按】六腑主饮食的受纳、传导，腑气以降为顺，以通为补。肠腑不通，胃气亦不降；胃气逆，则食已即吐。大黄通其肠腑，甘草缓其急，下窍通，胃即降，吐即止。此方虽小，然乃下法方根之一，依此方根加味，组成众多下法方剂。

**大黄附子汤**

《金匮要略·腹满寒疝宿食病脉证》曰：“胁下偏痛发热，其脉紧弦，此寒也，以温药下之，宜大黄附子汤。”

大黄三两　附子三枚　细辛二两

上三味，以水五升，煮取二升，分温三服。若强人煮取二升半，分温三服。服后如人行四五里，进一服。

【按】

1. 脉紧弦，乃寒邪收引凝泣之象。则此胁痛，乃寒凝所致。若仅是寒凝胁痛，温散可也，何以又加大黄？必是寒闭热郁，大便不通，故加大黄通之。

2. 热在何处？从本条语气来看，当是胁痛且热，此热指胁热，非表热。

热从何来？脉弦紧，乃阴寒痹结，此热，乃阳气被郁所致。附子、细辛温阳祛寒散结；大黄寒下，使郁热下出而解。故寒热并用，散下并举。

3. 附子三枚，用量甚重，乃阳虚寒痹甚也。

4. 服法。“如人行四五里进一服”。行四五里约半小时，即半小时一服，服药之急迥异一般，推知其寒痹而胁痛急，故频服，求其速。

5. 煎法特殊。曾研究桂枝汤以水七升，煮取三升用时，大约须半小时。此以水五升煮取二升，大约亦须半小时，后内他药。应久煎减附子之毒性，该方并未久煎。且曰“强人煮取二升半”，煎煮时间缩短至20分钟左右，意在取其温散之力更强。鉴于安全起见，仍以久煎为妥。

6. 此方开寒热并用温下法之先河，其脉当如何？脉当弦紧而数，弦紧寒结，数乃热郁，见此脉，可寒热并用。

**大黄牡丹汤**

《金匮要略·疮痈肠痈浸淫病脉证并治》曰："肿痈者，少腹肿痞，按之即痛如淋，小便自调，时时发热，自汗出，复恶寒，其脉迟紧者，脓未成，可下之，当有血。脉洪数者，脓已成，不可下也，大黄牡丹汤主之。"

大黄四两　牡丹一两　桃仁五十个　冬瓜仁半升　芒硝三合

上五味，以水六升，煮取一升，去滓，内芒硝，再煎沸，顿服之。有脓当下，如无脓当下血。

**【按】**

1. 为何成肠痈

仲景在本条中，讲了肠痈形成的两个阶段。

第一阶段为寒遏营卫。临床表现为恶寒、时热、自汗、腹痛、脉迟紧。迟紧之脉，乃寒邪凝泣之象。以脉解症，上述症状因何而见？乃寒凝营卫，则营卫不得敷布，卫不能温煦而恶寒，表失卫护而自汗，卫阳被郁于内而为热，营卫不通而少腹肿痛。至于小便自利，反映三焦尚可通调，膀胱尚能气化，病位在肠，而不在膀胱。此痛如淋，是指下腹痛而言，淋可下腹按之痛，肠痈亦可小腹按之痛，乃似淋非淋。若果为淋，何言小便自调？

第二阶段：脉由迟紧转为洪数。洪数乃热盛之脉，缘寒郁化热，致热盛，热盛腐败气血致为痈脓。

2. 治法

原文中提出，"脓未成，可下之""脓已成，不可下也"。我们觉得，下与不下，不以脓成否为凭，当以脉征、舌征、腹征为据。

第一阶段脉迟紧，是寒束营卫，法当温散，不可下。第二阶段脉洪数，乃热盛腐败气血，痈脓已成，则当下。不因脓已成而不可下。该方将息法中云："有脓当下，如无脓当下血。"这段话的意思是，有脓者，以本方下之后，则下脓；无脓者，以本方下之后，当下血。据此可见，有脓无脓皆下之。前面讲的脉迟紧当散不当下，若脉滑数有力或大，脓已成或未成，皆当下。天津南开医院急腹症研究中心以下法治阑尾炎，疗效肯定，即使化脓穿孔合并腹膜炎，照用下法，何言脓成不可下？参前之肺痈一段，后世治痈诸法，思路可开阔，不必为本条之可下不可下所囿。正如尤在泾所言："大黄牡丹汤，肠痈已成未成皆得主之。"

麻子仁丸

《伤寒论》第247条曰："趺阳脉浮而涩，浮则胃气强，涩则小便数，浮涩相搏，大便则硬，其脾为约，麻子仁丸主之。"（《金匮要略》所载同）

麻子仁三升　芍药半斤　枳实半斤，炙　大黄一斤，去皮　厚朴一尺，炙，去皮

杏仁一升，去皮尖，熬，别作脂

上六味，蜜和丸，如梧桐子大，饮服十丸，日三服，渐加，以知为度。

【按】

1. 趺阳脉浮，主胃中有热；涩主脾阴不足；脾不能为胃行其津，故曰脾约。肠道失润而便结，津液旁渗而小便数。

2. 本方乃小承气汤加麻子仁、杏仁、芍药而成。方用小承气汤泄热结，行气导滞；加芍药滋脾阴，麻仁润肠燥，杏仁降肺润肠，缓下之。

3. 服法。“渐加”以小量开始服用。“以知为度”，当以便已软为度。

4. 临床常见，一有便秘，医者辄用此方，且有的长期服用，此欠妥。便秘原因甚多，此方仅适用于胃热脾阴虚者，非治便秘之通剂。

**蜜煎方及土瓜根、猪胆汁方**

《伤寒论》第 233 条曰：“阳明病，自汗出，若发汗，小便自利者，此为津液内竭，虽硬不可攻之，当须自欲大便，宜蜜煎导而通之。若土瓜根及大猪胆汁，皆可为导。”

食蜜七合

上一味，于铜器内，微火煎，当须凝如饴状，搅之勿令焦著，欲可丸，并手捻作挺，令头锐，长二寸许。当热时急作，冷则硬。以内谷道中，以手急抱，欲大便时乃去之。

土瓜根方已佚。

猪胆汁方：又大猪胆一枚，泻汁，和少许法醋，以灌谷道内，如一食顷，当大便出宿食恶物，甚效。

【按】此津亏便秘，以外治法治之，甚效。也可不论寒热虚实，凡便秘者，皆可用之，乃治标之法，非治本之剂。

## 三、承气汤及其衍生方小结

下法是逐邪外出的重要大法，涵盖广泛。承气类仅诸下法之一，属寒下法，主要治疗热结阳明诸证。热结于里，浊热之毒不得泻，不仅引起胃肠功能紊乱，且上迫心肺，下窜肝肾，又可热陷营血，淫热于五体官窍，致病广泛。仲景对下法的宜忌进行了详尽论述，提出潮热、手足濈然汗出、小便自利、胃有燥屎而硬满胀痛、脉证等，为承气汤的应用指征。

我们将仲景关于承气类诸条加以概括，提出了应用承气汤的三征：即脉征、舌征、腹征。凡符合此三征者，宜下；凡不符合此三征者，忌下。掌握此三征，则可灵活运用承气诸方。

本节仅论述了承气类衍生方十首，如桃仁承气汤、大陷胸汤等未列本节中，将在其他章节中论述。

## 第五节　逐瘀诸方

### 一、瘀血的概念

瘀血又称蓄血、衃血。凡离经之血积于体内，或血泣滞不行、不畅者，皆为瘀血。瘀血既成之后，反过来又能阻遏气血的运行，导致脏腑、经络、组织器官的功能失调，形成广泛病变。因此，瘀血既是病理产物，又是重要的致病因素。

### 二、瘀血形成原因

1. 气阻血瘀

凡气机不畅者，皆可造成瘀血。影响气机运行的原因，不外邪阻与正虚两类。邪阻者，包括六淫、七情、不内外因及内生五邪。正虚，包括阴阳气血之虚。

2. 寒凝血瘀

寒主收引凝泣，寒客血脉则血凝泣而不行，致成瘀血。

3. 热烁血瘀

热陷血分，伤津耗液，血稠浊而行迟，形成瘀血。或热伤血络，血溢为瘀。

4. 外伤损伤血络致血瘀

### 三、瘀血的临床表现

瘀血，常随所瘀病位不同、兼邪之异、正虚之别、程度之殊，有很大差别。

瘀血带有共性的一些表现。

1. 疼痛。疼处不移、多为刺痛，夜剧。

2. 癥瘕。瘀血与气、痰、寒相互搏结，形成癥瘕痞块。

3. 瘀血阻塞，引起肢体疼、麻、拘挛、痿废、水肿。

4. 瘀血不去，新血不生，导致血枯而不荣不华，肌肤甲错、毛发焦枯脱落、唇甲色暗、面色黧黑，舌暗或瘀斑。瘀血亦可引起骨蒸痨热。

5. 瘀血阻塞经脉，血不循经，导致出血，女子经水不调，崩漏或闭经，影响胎孕。

6. 瘀血阻塞病位不同，症状各异。

（1）阻于心者，胸痛胸闷、不寐、狂躁、健忘、痴呆。

（2）阻于肺者，胸痛憋气、呼吸不利、咯血。

（3）阻于肝者，胁痛痞块、痉挛。

（4）阻于胃肠者，脘腹胀满、硬痛、吐利、呕血便血。

### 四、瘀血诊断要点

瘀血的临床表现亦纷纭繁杂，需知道瘀血的诊断要点：

1. 脉

典型的瘀血脉象为涩。因瘀血阻塞，脉道不利，故脉涩，但又不可以未见涩脉而否认瘀血的存在。随瘀血阻塞的程度不同，脉亦异。如《金匮要略·水气病脉证并治》曰："沉滑相搏，血结胞门。"血结，何以脉滑？这是因瘀血阻痹的程度不同。如石阻水道，轻者，水流经时，与石搏击，激起浪花，则脉滑；阻痹重者，水难畅通，则脉涩。所以瘀血无定脉，不可因脉不涩而否认瘀血。

2. 舌

舌暗、瘀斑、瘀点，舌下血络紫暗，可视为瘀血。

3. 疼痛

痛处不移，刺痛为多，夜剧。

4. 其他

癥瘕痞块，唇甲色暗、面暗，再参酌其他症状及体征，仔细分析，若难遽断者，亦可活血化瘀药少量以试之。

## 五、瘀血的治疗

"见血休治血"，这话虽是针对出血证而言，但对瘀血证亦适用。因为形成瘀血的原因有多种，根据"治病必求其本"的原则，祛除致瘀之因，瘀血自散。当然，瘀血既已形成，在治本的同时，都加活血化瘀之品，使瘀血消散。

近代对活血化瘀的研究很活跃，成为中医治疗很多疾病的重要手段。

本节所涉及的主要是逐瘀诸方，属下法范畴。因桃核承气汤已于桂枝汤衍生方中论及，此不复赘。

## 六、逐瘀诸方

### 抵当汤

《伤寒论》第124条曰："太阳病，六七日，表证仍在，脉微而沉，反不结胸，其人发狂者，以热在下焦，少腹当硬满，小便自利者，下血乃愈。所以然者，以太阳随经，瘀热在里故也，抵当汤主之。"

《伤寒论》第237条曰："阳明病，其人喜忘者，必有蓄血。所以然者，本有久瘀血，故令喜忘。屎虽硬，大便反易，其色必黑者，宜抵当汤下之。"

《伤寒论》第257条曰："病人无表里证，发热七八日，虽脉浮数者，可下之。假令已下，脉数不解，合热则消谷善饥，至六七日，不大便者，有瘀血，宜抵当汤。"

《金匮要略·妇人杂病脉证并治》曰："妇人经水不利下，抵当汤主之。"

水蛭熬　虻虫各三十个，去翅足，熬　桃仁二十个，去皮尖　大黄三两，酒洗

上四味，以水五升，煮取三升，去滓，温服一升，不下更服。

【按】

1. 合观抵当汤各条，共提出如下重要症状。

（1）少腹硬满。满是自觉症状；硬是切诊的感觉，其下必有实物。

（2）小便自利。即使小腹硬且脉沉结，亦未必是下焦蓄血，因热与湿结，病在气分，小腹亦可硬满，如何区别？湿热搏结者，病在气分，湿热熏蒸而身黄；气化不利，则小便不利。而下焦蓄血，是热结血分，不碍气化，故小便自利，以此别之。若阳明胃家实，亦可少腹硬满，小便自利，何以别之？仲景云："屎虽硬，大便反易，其色必黑"，此为蓄血也，以此别之。

（3）发狂。乃瘀热上熏，逼乱神明。凡狂躁且有蓄血指征者，皆可依此参照施治。

（4）喜忘。因瘀血阻塞脑络所致。现多种脑病喜忘者，皆可依此参照治之。

（5）屎硬反易色黑。可因胃肠出血或其他脏器之出血溢于胃肠所致，若有蓄血指征，则此种出血乃因瘀血阻塞，血不循经所致。可参照抵当汤法治之。

（6）脉。第124条曰脉微而沉，第125条曰脉沉结，第257条曰脉浮数可下。

瘀热搏结于里者，气血不得畅达，脉当沉。结者，当包括缓中一止之结脉，但此处之结，应为郁结之意。瘀热阻闭，脉失舒缓而郁结。所以，典型的抵当汤证脉象应为脉沉结。

因瘀热阻痹程度不同，因而瘀血无定脉。第124条之微而沉，气血不得外达而脉沉；瘀热内结，气血不能充盈鼓荡血脉而脉微。此微，非真虚脉，乃大实有羸状也，沉取必有力。

第257条之脉浮数，是瘀热相较尚轻，里热外淫而发热，其热尚有外达之势，故脉尚浮数。若已见小腹硬满、发狂、便硬、小便自利等瘀热的指征，即使脉浮数，亦可乘其瘀热未坚而破之，非必待脉沉结、瘀热已痼方破之。

（7）发热问题。第106条云："其外不解者，尚未可攻。"何以此条尚发热且脉浮数，而云"可下之"？

外不解者，即太阳表证未解。太阳表证的特点是必恶寒，而第257条仅言发热七八日，未言及恶寒，属但热不寒者，此属阳明病之热型。此热何来？乃阳明里热外淫所致，予抵当汤，逐其瘀热，瘀热除，外之身热随之而解，不可误认为此热为表证未除而妄予解表。有表固不可下，而此热非表故可下。

2. 结胸与下焦蓄血问题。外邪入里，可与水结而成结胸，亦可水热结于膀胱而为五苓散证；若热陷与血相结，结于下者，轻者为桃核承气汤证，或妇人热入血室，重者为抵当汤证。

能否热陷与血相结而结于上，成结胸证呢？可以，叶氏《温热病篇》称为血结胸，予桂枝红花汤治之。若血结胸之重者，亦可参抵当汤法予之，刘渡舟老师就曾以抵当汤治冠心病，我们临床中以水蛭、土鳖虫等治冠心病瘀血重者，亦从抵当汤化裁而来。

3. "血实者宜决之"，水蛭、虻虫为破血逐瘀之峻剂，桃仁、大黄活血化瘀泄热。四药相合逐瘀之力最强，共奏泄热逐瘀之功。

4. 抵当汤证指征。通过上述分析，抵当汤证的指征，应概括为四点：

（1）小腹硬满；

（2）发狂或喜忘；

（3）脉沉结；

（4）小便自利。

凡具此特征者，抵当汤即可酌而用之。

**抵当丸**

《伤寒论》第126条曰："伤寒有热，少腹满，应小便不利，今反利者，为有血也，当下之，不可余药，宜抵当丸。"

水蛭二十个，熬　䗪虫二十个，去翅足，熬　桃仁五十个，去皮尖　大黄三两

上四味，捣分四丸，以水一升，煮一丸，取七合服之。晬时当下血，若不下者更服。

**【按】**

1. "伤寒有热，少腹满"，若热与水结者，当小便不利；热与血结者，小便自利，知为蓄血，当下之。

2. 未言少腹硬、或如狂发狂，乃瘀热较轻，瘀势轻于抵当汤而重于桃核承气汤，故予抵当丸主之。

**下瘀血汤**

《金匮要略·妇人产后病脉证治》曰："师曰：产妇腹痛，法当以枳实芍药散，假令不愈者，此为腹中有干血着脐下，宜下瘀血汤主之，亦主经水不利。"

大黄三两　桃仁二十个　䗪虫二十枚，去足熬

上三味，末之，炼蜜和为四丸，以酒一升，煮一丸，取八合，顿服之，新血下如豚肝。

**【按】**枳实芍药散，治"产后腹痛，烦满不得卧"。以枳实行滞气，芍药和血止痛。若瘀血已重，则枳实芍药散力薄难以胜任，故予下瘀血汤。大黄、桃仁、䗪虫，下血力猛，以丸制者，缓其性，以酒煎者，助其行血。

**鳖甲煎丸**

《金匮要略·疟病脉证并治》曰："病疟，以月一日发，当十五日愈，设不差，当月尽解，如其不差，当云何？师曰：此结为癥瘕，名曰疟母，急治之，宜鳖甲煎丸。"

鳖甲十二分，炙　乌扇三分，烧。即射干　黄芩三分　柴胡六分　鼠妇三分，熬　干姜　大黄　桂枝　石韦去毛　厚朴　紫葳即凌霄　半夏　阿胶各三分　芍药　牡丹去心　䗪虫各五分　葶苈　人参各一分　瞿麦二分　蜂窠四分，炙　赤硝二十分　蜣螂六分，熬　桃仁二分，去皮，研

上二十三味，为末，取煅灶下灰一斗，清酒一斛五升，浸灰，俟酒尽一半，着鳖甲于中，煮令泛烂如胶漆，绞取汁，内诸药，煎为丸，如梧子大，空心服七丸，日三服。

【按】

1.“此结为癥瘕”。凡肝脾之肿硬，腹部硬块，皆为癥瘕，而疟母仅癥瘕之一。从现代医学可知，癥瘕包括很多种病，当然也包括肿瘤、结核、肝硬化等按之肿硬者。凡具瘀血指征，正虚邪著，久而不去，此方可用，故此方应用甚广。

2.本方扶正祛邪，但以活血化瘀攻邪为重，临床用时，又非短期可以取效。故长期服用时，应时刻固护正气。

本方以软坚散结、活血化瘀消癥为主，当属消法范围，但与抵当汤类关联较紧，故列于此，便于比较鉴别。

**大黄䗪虫丸**

《金匮要略·血痹虚劳病脉证并治》曰：“五劳虚极羸瘦，腹满不能饮食，食伤、忧伤、饮伤、房室伤、肌肤甲错，两目暗黑。缓中补虚，大黄䗪虫丸主之。”

大黄十分，蒸　黄芩二两　甘草三两　桃仁一升　杏仁一升　芍药四两　干地黄十两　干漆一两，烧，令烟尽　䗪虫一升，去翅足，熬　水蛭百枚，熬　蛴螬百枚，熬　䗪虫半升，熬

上十二味，末之，炼蜜和丸，小豆大，酒服五丸，日三服。

【按】

1.“虚极羸瘦”，一派极虚之象，然方用大黄䗪虫丸，重用破瘀之品，此即“大实有羸状”者也。瘀血不去，新血不生，肌肉失养而削瘦，肌肤失润而甲错，瘀血停滞而目暗黑。此即俗称干血劳者。

既为干血劳，那么骨蒸劳热、盗汗、闭经、咳喘咯血、心悸怔忡、虚烦不寐、心绪不宁、气短乏力等，当相继而见。

2.何以知为瘀血所致？前已于瘀血诊断要点中述及。但仔细阅读《伤寒论》《金匮要略》，仲景尚提出很多其他瘀血特征，值得深入领悟。如：如狂发狂、小腹硬满急结、肌肤甲错、两目暗黑、健忘、但欲漱水不欲咽、小便自利、暮则发热、手掌热、唇口干燥、大便干色黑反易、经水不利、少腹如敦，这些症状都有很大的诊断价值。但诸多瘀血指征，据何以确诊？仍当以前之瘀血诊断要点为据。

3.虚实有真假，何以知其真假？关键在脉。沉取有力者为实，沉取无力者为虚，此为诊脉之纲要。正如景岳所云：“千病万病，不外虚实，治病之法无逾攻补，欲察虚实，无逾脉息，虚实之要，莫逃乎脉。”

4.缓中补虚：大黄䗪虫丸，集四味破血剔络之虫药，伍以大黄、桃仁、干漆、杏仁，破血解瘀力雄；干地黄、芍药滋养阴血；黄芩清热，甘草和中。祛邪即以扶正，祛瘀即以生新，寓补于破，即缓中补虚。

## 七、逐瘀诸方小结

逐瘀属下法范围，亦为“去菀陈莝”法。本节所集诸方，皆热与血结者。瘀热在里，可上攻、下迫、内窜、外淫，引起广泛病变。

其诊断要点，由两组特征所组成：

1. 热盛于里。当有烦躁或狂，口干便结，舌红苔黄，脉沉数实。

2. 瘀结于内。胸腹硬痛，小便自利，唇舌暗，脉沉结。

两组特征备者，泄热逐瘀诸方，即可择而用之。

## 第六节　逐饮诸方

【概述】

逐饮属下法范围，用于水饮泛滥，症情急迫，且邪实正气亦实者。

### 一、水湿痰饮的异同

水湿痰饮皆为邪气，水、饮、痰皆为内生者，而湿有内生与外客两种。内生者，皆为津液停蓄而化为水湿痰饮；而外客者，则因气候及饮食居处，湿重而侵犯人体。

水湿痰饮，本属阴邪，然其转化不同，因而临床表现各异，治法有别。

水与饮，常混称，内可干于脏腑，外可溢于肌肤。其性本阴，但又可与热相结。

湿乃弥漫氤氲之气，皆因缘于脾虚，脾虚不化而内湿生，内湿方招致外湿。湿可内犯脏腑，外可客于经络、肌肤。湿邪以脾胃为中心，稽留气分。湿盛则阳微。湿有寒化、热化两途。湿邪化热化燥后，方可入营入血。因湿为弥漫之邪，且因脾虚而生，故湿无下法，水、饮、痰若下证备者，可下之。

痰，《内经》本无痰，《金匮要略》始有痰饮一词，此痰乃饮之一种，后世才有独立之痰。痰的成因广泛，凡虚实寒热，能使津液停蓄者，皆可为痰。痰转化亦多，可为寒痰、湿痰、燥痰、热痰、风痰、食痰、虚痰、顽痰等。其为病亦广，故有“百病皆生于痰”“无痰不作祟”“怪病多痰”云云。

总之，水湿痰饮，有同有异，大都是约定俗成，有些概念不是很清晰。

### 二、逐饮之指征

水饮痰泛溢，干于脏腑，出现重要功能障碍，且脉实者，可予下法逐之。

### 三、逐饮诸方

**大陷胸汤**

《伤寒论》第134条曰：“太阳病，脉浮而动数，浮则为风，数则为热，动则为痛，数则为虚。头痛发热，微盗汗出，而反恶寒者，表未解也。医反下之，动数变迟，膈内剧痛，胃中空虚，客气动膈，短气躁烦，心中懊侬，阳气内陷，心下因硬，则为结胸，大陷胸汤主之。”

《伤寒论》第135条曰：“伤寒六七日，结胸热实，脉沉而紧，心下痛，按之石硬者，大陷胸汤主之。”

《伤寒论》第136条曰：“伤寒十余日，热结在里，复往来寒热者，与大柴胡汤。

但结胸，无大热者，此为水结在胸胁也，但头微汗出者，大陷胸汤主之。”

《伤寒论》第137条曰：“太阳病，重发汗而复下之，不大便五六日，舌上燥而渴，日晡所小有潮热，从心下至少腹硬满而痛不可近者，大陷胸汤主之。”

《伤寒论》第149条曰：“伤寒五六日，呕而发热者，柴胡汤证具，而以他药下之，柴胡证仍在者，复与柴胡汤，此虽已下之，不为逆，必蒸蒸而振，却发热汗出而解。若心下满而硬痛者，此为结胸也，大陷胸汤主之。”

大黄六两，去皮　芒硝一升　甘遂一钱匕

上三味，以水六升，先煮大黄，取三升，去滓，内芒硝，煮一两沸，入甘遂末，温服一升，得快利，止后服。

**【按】**

1. 病因病机及应用指征

统观上述五条，仲景对大陷胸汤证阐述得很清楚。

（1）病因。原为太阳病或少阳病，外邪未解，误下后，邪气因入与水相结于胸胁，而成结胸。

（2）主症。心下硬满疼痛，甚至从心下至少腹，皆硬满而痛不可近。

次症：头汗出，舌燥而渴，日晡小有潮热，短气烦躁，心中懊侬，颈项强等。

应见之症：水结在胸胁，当胸胁亦痛不可近，呼吸困难，大便当硬等。

（3）脉沉而紧，此实脉。水热互结，阻遏气机，亦如承气汤证之脉，沉弦数、沉弦滑、沉迟、细、小、涩，而按之躁动不宁者，皆可见。

临床凡见胸胁腹硬痛且脉实者，不论是心肺病变还是急腹症，此方皆可参照应用之。

2. 如何判断是热与水结

误下后，表邪入里，可有多种转归，如白虎汤证、承气汤证、麻杏石甘汤证、五苓散证、桃核承气汤证、抵当汤证、泻心汤证、栀子豉汤证、脏结证、血结胸证、葛根芩连汤证、黄疸证、三阴证等，何以知此为水与热结？有水，当有口渴、小便不利、水逆、咳唾引痛不能转侧、脉弦等；有热，可烦躁、身热、舌红苔黄、脉沉躁数等。倘水热互结重者，脉沉、弦、紧、迟、小、细、涩，按之必有躁动不宁之感。

3. 煎服法

大黄先煎，则泻下力缓，概“治上者制宜缓”之意。“得快利”，乃本方最佳药效标准，故止后服，不可过剂。

**大陷胸丸**

《伤寒论》第131条曰：“病发于阳而反下之，热入因作结胸。病发于阴，而反下之，因作痞也。所以成结胸者，以下之太早故也。结胸者，颈亦强，如柔痉状，下之则和，宜大陷胸丸。”

大黄半斤　葶苈子半斤，熬　芒硝半斤　杏仁半升，去皮尖，熬黑

上四味，捣筛二味，内杏仁、芒硝，合研为脂，和散，取如弹丸一枚，别捣甘遂末一钱匕，白蜜二合，水二升，煮取一升，温顿服之，一宿乃下。如不下更服，取下

为效。禁如药法。

【按】此亦结胸，但病位在上，以方中加葶苈子泻肺水，杏仁降肺气可知。治上宜缓，取丸者缓也。芒硝、大黄之量较大陷胸汤少，症情比大陷胸汤证亦缓。

颈亦强者，水热阻隔，经腧不利也。

取下为效，即最佳药效标准。下后是否就痊愈了？那倒未必，余证再观其脉证，随证治之可也。

**小陷胸汤**

《伤寒论》第138条曰："小陷胸病，正在心下，按之则痛，脉浮滑者，小陷胸汤主之。"

黄连一两　半夏半升，洗　瓜蒌实大者一枚

上三味，以水六升，先煮瓜蒌，取三升，去滓，内诸药，煮取二升，去滓，分温三服。

【按】此乃痰热互结者，此方清热化痰宽胸。此本不属逐饮者，因皆为结胸，亦附于此。

此方虽言在心下，实则胸脘不利，如痰热蕴肺，咳喘唾黄痰者；痰热阻滞心脉而胸闷、胸痛、心悸者；痰热停蓄于胃而脘痞满胀痛、恶心不欲食者，脉见滑数，皆可用之。

**大黄甘遂汤**

《金匮要略·妇人杂病脉证并治》曰："妇人少腹满如敦状，小便微难而不渴，生后者，此为水与血俱结在血室也，大黄甘遂汤主之。"

大黄四两　甘遂　阿胶各二两

上三味，以水三升，煮取一升，顿服，其血当下。

【按】此产后，水与血结在少腹，至少腹满如敦，水结而小便微难。方以大黄下血，甘遂泻水，阿胶护阴。此方大黄四两，甘遂二两，且顿服，药重力峻。下其血，血得下，为最佳药效。此方用于"生后者"。产后多虚，尚用此猛剂，必是体实病实者，否则贸然攻之恐损正气。

大陷胸汤用甘遂，以末服之，量仅一钱匕；十枣汤，大戟、芫花、甘遂三药等份为末服之，才一钱匕，甘遂仅1/3钱匕；而此方二两，殊重。我们临床用甘遂皆煨为末，从0.3g服起，逐日递增，水泻为度。以谨慎为好。

**葶苈大枣泻肺汤**

《金匮要略·肺痿肺痈咳嗽上气病脉证治》曰："肺痈，喘不得卧，葶苈大枣泻肺汤主之。"

《金匮要略·肺痿肺痈咳嗽上气病脉证治·附方》曰："治肺痈胸满胀，一身面目浮肿，鼻塞清涕出，不闻香臭酸辛，咳逆上气，喘鸣迫塞，葶苈大枣泻肺汤王之。"三日一剂，可至三四剂，此先服小青龙汤一剂，乃进。

《金匮要略·痰饮咳嗽病脉证并治》曰："支饮不得息，葶苈大枣泻肺汤主之。"

葶苈熬令黄色，捣丸，如鸡子大　大枣十二枚

上，先以水三升，煮枣取二升，去枣入葶苈，煮取一升，顿服。

【按】水饮、脓血壅迫于肺，肺气逆甚而不得卧，以葶苈泻肺水，破坚逐邪，急开之法。合大枣防其伤正，且使药力留于上，防其直趋于下。

其脉当数实，或滑数，或弦滑有力者。

**甘遂半夏汤**

《金匮要略·痰饮咳嗽病脉证并治》曰："病者脉伏，其人欲自利，利反快。虽利，心下续坚满，此为留饮欲去故也，甘遂半夏汤主之。"

甘遂大者三枚　半夏十二枚，以水一升，煮取半升，去滓　芍药五枚　甘草如指大，一枚，炙

上四味，以水二升，煮取半升，去滓，以蜜半升，和药汁煎取八合，顿服之。

【按】留饮停蓄，心下坚满，状似结胸，然较结胸为轻，因饮从利而减也。利而续坚满，留饮未尽，已有欲去之势，以甘遂、半夏，因势导之。甘草反甘遂，欲相反以相激，期一战而平也，芍药、甘草、白蜜，安中且制药毒。

其脉伏，必伏而有力。

**己椒苈黄丸**

《金匮要略·痰饮咳嗽病脉证并治》曰："腹满，口舌干燥，此肠间有水气，己椒苈黄丸主之。"

防己　椒目　葶苈　大黄各一两

上四味，末之，蜜丸如梧子大，先食饮，服一丸，日三服，稍增。口中有津液，渴者，加芒硝半两。

【按】腹满，乃腹间有水气。水聚于下，无复上承，则口舌干燥。防己利尿去水，椒目去十二种水且利尿，葶苈、大黄泻水除闭。口中有津仍渴者，知胃热甚，故加芒硝泄其热。

**木防己汤**

木防己去石膏加茯苓芒硝汤

《金匮要略·痰饮咳嗽病脉证并治》曰："膈间支饮，其人喘满，心痞坚，面色黧黑，其脉沉紧，得之数十日，医吐下之不愈，木防己汤主之。虚者即愈，实者三日复发，复予不愈者，宜木防己汤去石膏，加茯苓、芒硝汤主之。"

木防己三两　石膏十二枚，如鸡子大　桂枝二两　人参四两

上四味，以水六升，煮取二升，分温再服。

木防己去石膏加茯苓芒硝汤

木防己　桂枝各二两　人参　茯苓各四两　芒硝三合

上五味，以水六升，煮取二升，去滓，内芒硝，再微煎，分温再服，微利则愈。

【按】

1. 饮阻膈间，上迫于肺而喘满，下蓄于胃而痞坚，水色泛而面黑。此病可见于肺衰或心衰者。

2. “虚者即愈，实者三日复发”。此虚实指邪气而言。予木防己汤后，脉由沉紧转见虚缓之象，乃邪气已去，正尚未复，故云“虚者即愈”。实者，指已服木防己汤，邪势暂挫而未除，水饮重聚而复发，脉仍实，故曰“实者三日复发”。

3. 木防己、桂枝，辛开苦降行水散结。石膏清痞坚之伏阳化热。加人参，病日久，且吐下之余定无完气，故加人参扶正。

饮复聚，仍痞坚，非石膏所能清解，故去之，加芒硝，软坚泄热，茯苓利水，防己、桂枝由芒硝引导，使水下泄，故“微利则愈”。

**十枣汤**

《伤寒论》第152条曰：“太阳中风，下利呕逆，表解者，乃可攻之。其人漐漐汗出，发作有时，头痛，心下痞硬满，引胁下痛，干呕短气，汗出不恶寒者，此表解里未和也，十枣汤主之。”

《金匮要略·痰饮咳嗽病脉证并治》曰：“脉沉而弦者，悬饮内停，病悬饮者，十枣汤主之。”

“咳家，其脉弦，为有水，十枣汤主之。”

“夫有支饮家，咳烦，胸中痛者，不卒死，至一百日或一岁，宜十枣汤。”

芫花熬　甘遂　大戟

上三味，等份，分别捣为散，以水一升半，先煮大枣肥者十枚，取八合，去滓，内药末，强人服一钱匕，羸人服半钱，温服之，平旦服。若下少病不除者，明日更服，加半钱。得快下利后，糜粥自养。

**【按】**

1. 十枣汤，乃逐水峻猛之剂，必水饮盛，症情急者，方可用之。加大枣顾护脾胃。

2. 合观诸条，其脉、症、病机，皆已明确。

（1）主症。心下痞硬满，引胁下痛，证似结胸，因胸中痛；干于胃则呕利；上干于颠而头痛；水阻三焦，营卫不和而汗出。

（2）脉。沉而弦。

（3）病机。悬饮内停。

临证见主症，脉沉弦，即可诊为悬饮内停，而用十枣汤治之。

3. 最佳药效为“得快下利”。临床用之可水泻。水泻过度，亦伤人正气，一般应少量渐加为妥。我们一般从0.4g开始服，未泻者，次日再加。

**白散**

《伤寒论》第141条曰：“寒实结胸，无热证者，与三物小陷胸汤，白散亦可服。”

白散方

桔梗三分　巴豆一分，去皮心，熬黑研如脂　贝母三分

上三味为散，内巴豆，更于臼中杵之，以白饮和服。强人半钱匕，羸者减之。病在膈上必吐，在膈下必利。不利进热粥一杯；利过不止，进冷粥一杯。

**【按】**前之逐饮诸方皆寒下，此乃热下。

1. “寒实结胸”，此乃证也。寒实指寒邪与痰饮相合；结胸，病名，当具结胸证特征。故应见胸胁及心下硬满疼痛，脉应沉迟弦紧或兼滑，舌应白滑。见此三者，即可诊为寒实结胸，白散可酌而用之。

2. 方中巴豆，辛热大毒之品，攻逐寒饮，泻下冷痰，破其凝泣，力在芒硝、大黄、甘遂、大戟之上。我们曾以巴豆饲白鼠，剖后肠烂如泥。但大毒之药，多有奇功，我们偶亦用巴豆霜，确有奇效。曾有一乡医，擅治小儿发热、肺炎、惊风等，就是两包小药，一包红的，似有朱砂；一包兰的，似有青黛，皆含少量巴豆霜，疗效甚佳，就医者盈门，颇有盛誉。大毒之药，多畏而不用，岂知大毒大用，如砒霜治白血病，正是无限风光在险峰，药在人用耳。

此方不可小视，对寒痰凝聚者有奇效，但以巴豆霜，少量追加为妥。不泻喝热粥，下多喝冷粥，所言不讹，我们也遵法用之。

### 四、逐饮诸方小结

逐饮法，属下法范畴，实则包括逐饮、逐水、逐痰。湿虽与水、饮、痰同性，然湿邪弥漫，无逐湿法。

饮、水、痰等蓄积于中，可内干脏腑，外淫经络肌肤，上干清窍，下注浊窍，为病广泛。其证情迫急者，温之化之犹恐不及，必以下法逐之。

以下法逐之者，必证实脉实方可用之，误泻则含冤伤正，甚至殒命，当慎之。以小量追增为妥。

## 第七节　清热泻火诸方

### 一、火与热的概念

火与热，性质相同，火热相通，故常火热并称。但其成因、临床表现及治疗，又有差异，故有火热之分，二者有同有异。

1. 中西医关于热的异同

西医的发热，概念很明确，就是以体温高低为标准，当体温超过37℃时，即称为发热，程度有高低之分，热型有高低、弛张、稽留之别。

中医热的概念，是指一组特异症状而言，如口渴、烦躁、面赤、溲黄、便结、舌红、苔黄、脉数等，其体温可高可不高，不以体温之高低为唯一标准。体温不高者，只要上述特异指征备，即可称之为有热；体温高，甚至高热者，中医亦可称之为有寒、或有湿、有瘀、阳虚、气虚、阴虚、血虚等，所以中西医关于热的概念不可等同，但有重叠。外感发热者，西医测体温高，中医的外感发热多数体温亦高，常用身热、肌肤如烙，或体若燔炭来描述，但不是所有外感发热统称为有热。

2. 火与热的异同

中医所称的火与热，虽性质相同，又常相通，但又有区别。

俗称火为热之极，热为火之渐，这是指火热程度不同而言。究竟到什么程度为渐，到什么程度为极，并无明确的标准，而且临证也不这么用。如热邪炽盛，可入营入血，痉厥动风、迫血妄行、体若燔炭，热邪之盛已极矣，仍称为热，而不称为火。而火盛被称为燔灼之火或燎原之火时，此时体温未必高。所以，用热的程度——渐与极，来区分火与热，并不确切。

火与热如何区分？热，通常指全身热证而言，其中以外感六淫引起的全身热证者为多；然亦有内伤出现全身热证者，也以热称，如内伤发热等。而火，一般指局部热证明显，且有上炎之势者，多称为火，如咽喉肿痛溃烂、牙痛、耳鸣以及疮疡等。以火相称者，属七情郁结化火者为多，如肝郁化火，虽有热证，但体温常不高。火与热，有同有异，并无严格界限。

## 二、火热的分类

人身有生理之火与病理之火。

1. 生理之火

又称少火，即人身之阳气，少火之气生，是维系人体生命活动之火，犹自然界的太阳，天运当以日光明。

2. 病理之火（分虚实两大类）

实热、实火：实者，乃邪气盛。因邪气盛而化热、化火者，皆称实热、实火。河间所云之六气化火、五志化火，皆实热、实火之属。

虚热、虚火：虚乃正气夺也。因正气虚而引发的火与热，称虚火、虚热。正气虚，包括阴阳气血、津液之虚。

热乃八纲之一，为病广泛且多变，因而分类甚多。清热泻火法，则针对实热、实火而治的一种方法。

## 三、火热的临床特点

火热可因引发的原因、程度、病位、兼邪的不同，临床表现颇为繁杂，但有其共性可循。

1. 火热燔灼于外者，脉浮数或浮大数疾。热深伏于里者，脉可沉数，或沉迟、涩、小、细，但按之必有一种躁动不宁之感。

2. 舌红或绛，苔白，或黄、灰、黑而干，甚则起芒刺。

3. 症见身热烦躁，谵语昏狂，口干渴饮，口秽喷人，气粗而喘，胸脘灼热，溲赤便结，或下利臭秽。热闭于内者，可见恶寒肢厥等。

## 四、火热的治则

总的原则为实者泻之，虚者补之。由于火热引发的原因不同、兼邪不同，又当相兼而治。

清热泻火法，即“热者寒之”。是针对实火、实热而立者。伤寒中所论之热，乃由外邪所引发。其在表者，汗而发之；若邪已入里，热势弥漫者，主以白虎汤类；热与糟粕相搏结者，主以承气类；热与水结者，主以五苓散、大陷胸汤、木防己汤等；热与血结，主以桃核承气汤、抵当汤等，此皆退热之法，前已论之。尚有少阳之热，寒热错杂等，另述。本节所说的清热泻火法，主要用于实热、实火，以苦寒折之者。

## 五、栀子豉汤

《伤寒论》第76条曰：“发汗吐下后，虚烦不得眠，若剧者，必反复颠倒，心中懊侬，栀子豉汤主之。”

《伤寒论》第77条曰：“发汗，若下之，而烦热、胸中窒者，栀子豉汤主之。”

《伤寒论》第78条曰：“伤寒五六日，大下之后，身热不去，心中结痛者，未欲解也，栀子豉汤主之。”

《伤寒论》第221条曰：“阳明病，脉浮而紧，咽燥口苦，腹满而喘，发热汗出，不恶寒反恶热，身重。若发汗则躁，心愦愦反谵语；若加温针，必怵惕烦躁不得眠；若下之，则胃中空虚，客气动膈，心中懊侬，舌上胎者，栀子豉汤主之。”

《伤寒论》第228条曰：“阳明病，下之，其外有热，手足温，不结胸，心中懊侬，饥不能食，但头汗出者，栀子豉汤主之。”

《伤寒论》第375条曰：“下利后，更烦，按之心下濡者，为虚烦也，宜栀子豉汤。”（《金匮要略》同此）

栀子十四个，擘　香豉四合，绵裹

上二味，以水四升，先煮栀子，得二升半，内豉，煮取一升半，去滓，分为二服，温进一服，得吐者止后服。

**【按】**

1. 病因病机

栀子豉汤证乃表邪未解，汗吐下后，热郁胸膈。

胸膈，位在上焦，乃心肺所居。肺主气属卫，心主血属营。热郁胸膈，气机窒塞，热不得透转气分而解，最易逼热入营，致逆传心包，神昏谵语。

其言虚烦，胃中空虚等，此虚非正虚，乃指邪热内扰，未与水、饮、痰、瘀、食等实邪相结。

2. 临床表现

对栀子豉汤证，仲景提出了三组症状：

一组，神志症状：虚烦不得眠，反复颠倒，心中懊侬，烦躁，心中愦愦，谵语，怵惕。

二组，气结症状：胸中窒，心中结痛，腹满而喘，客气动膈，身重。

三组，热症：烦热，身热不去，咽燥口苦，发热汗出，不恶寒反恶热，其外有热，手足温，饥不能食，心下濡，但头汗出。

三组症状是密切相关的。由热郁胸膈，必然有热邪的表现，故见第三组症状；既然是郁热，就必然有气机郁结的表现，故见第二组症状；热郁于内，不得外达，必上攻、下迫、内窜，内窜于心，则见第一组症状。在温病中，这是热邪欲陷心包或已陷心包表现。上攻于肺则喘，下迫于胃则饥不欲食、心下濡、胃中空虚客气动膈等。

3. 脉当如何？

有热，脉当躁数；气郁，脉沉数；病位在胸膈，居上，故阳脉当沉数或沉而躁数。舌当红，苔当干黄。

4. 栀子豉汤证诊断要点

脉沉数、沉弦数、沉而躁数；胸中窒，或心中结痛；烦躁不得眠，心神不宁或谵语。

见此三点，即可以栀子豉汤主之。

5. 栀子苦寒，体轻而浮，清而透，既可清宣上焦郁热，又可清泻三焦之火从小便出，寒而不遏。有别于黄芩、黄连之苦寒沉降者。豆豉味辛轻薄，既可宣热透泄，又可和降胃气。辛以开郁，苦以降泄，此辛开苦降之祖方。辛开清宣，气机畅通，郁热外达，则不至于逼热入营而神昏谵语。故治温病，关键在扼守阳明，阳明属气分，气机畅，则热可透达于外而解，不致使热内陷营血。即使热乍陷营分，亦重在透，使内陷之热透转气分而解，给邪以出路。

6.“得吐者，止后服”。吾屡用栀子豉汤未见吐者。读经总得以事实为据，实践是检验真理的唯一标准。既然不吐，也就不必强解其吐。

## 六、栀子豉汤衍生方

### 栀子甘草豉汤、栀子生姜豉汤

《伤寒论》第76条曰：“发汗吐下后，虚烦不得眠，若剧者，必反复颠倒，心中懊侬，栀子豉汤主之。若少气者，栀子甘草豉汤主之；若呕者，栀子生姜豉汤主之。”

栀子甘草豉汤

栀子十四个，擘　甘草二两，炙　香豉四合，绵裹

上三味，以水四升，先煮栀子、甘草，取二升半，豆豉，煮取一升半，去滓，分二服，温进一服。得吐者，止后服。

栀子生姜豉汤

栀子十四个，擘　生姜五两　香豉四合，绵裹

上三味，以水四升，先煮栀子、生姜，取二升半，内豉，煮取一升半，去滓，分三服，温进一服，得吐者，止后服。

【按】此皆栀子豉汤的衍生方。在栀子豉汤证的基础上，觉少气不足以息者，加甘草，益气和中；增呕者，加生姜，降逆和胃止呕。

少气何用不加人参、黄芪？以其气虚轻微且人参、黄芪温，若重者亦可加之。呕何不加半夏、竹茹？亦因其呕轻且半夏燥，生姜降逆和胃且可宣散，助郁热之透达。

**栀子厚朴汤**

《伤寒论》第79条曰："伤寒下后，心烦腹满，卧起不安者，栀子厚朴汤主之。"

栀子十四个，擘　厚朴四两，炙，去皮　枳实四枚，水浸，炙，令黄

上三味，以水三升半，煮取一升半，去滓，分二服，温进一服，得吐后，止后服。

【按】此方由栀子豉汤去豆豉，小承气汤去大黄，二方相合而成。

栀子豉汤因热郁胸膈而烦躁、反复颠倒，与本条之心烦、卧起不安者同。何以去豆豉？因豆豉辛开解郁，使郁热外透，然本方已有枳实、厚朴，行气破滞，足抵豆豉之辛开，故去之。

何以加枳实、厚朴？因郁热已波及脘腹，出现气滞腹满，故加枳实、厚朴，破滞消满。未用大黄者，尚未便秘、燥屎，仅气滞耳，若便硬者，亦可加之。

脉当如何？因气滞明显，故脉可沉弦滞；又有热郁，故沉弦滞中见躁数。

**栀子干姜汤**

《伤寒论》第80条曰："伤寒，医以丸药大下之，身热不去，微烦者，栀子干姜汤主之。"

栀子十四个，擘　干姜二两

上二味，以水三升半，煮取一升半，去滓，分二服，温进一服。得吐者，止后服。

【按】我们作为临床医生，见此病人如何处措？只能得知两点：一点是病史，曾患伤寒，并以丸药大下之；二是得知症状，身热不去，微烦。仅凭这两点，是难以开方的，尤其开不出栀子干姜汤这样的方子。我们只能以方测证，用栀子，必是伤寒下后热郁胸膈；用干姜，必是脾阳已虚，加干姜以温脾阳。阳郁胸膈见身热，此热已非表热，表热当恶寒，今但热不寒，是阳明热型，故此热不属太阳表热。烦，可因多种原因引起，热扰可烦，阳虚亦可烦。此烦伴身热，且用栀子，当为热扰而烦。据何而用干姜？仲景只言曾大下，未言脾阳虚的具体表现，推想可见脘痞不舒、下利等。

脉当如何？热郁上焦，阳脉当沉数；脾虚，关当沉减。

**枳实栀子豉汤**

《伤寒论》第393条曰："大病差后劳复者，枳实栀子豉汤。"

枳实三枚，炙　栀子十四个，擘　香豉一升，绵裹

上三味，以清浆水七升，空煮取四升，内枳实、栀子，煮取二升，下豉，更煮五六沸，去滓，温分再服，覆令微似汗。若有宿食者，内大黄如博棋子五六枚，服之愈。

【按】大病差后，正气未复，只宜静养。若劳复，则劳力伤气，劳神耗血，房劳伤肾，致正虚邪复，死灰复燃。见何症？仲景未言，以方测之，既用栀子，胸膈当热，

见心烦不寐等；用枳实行滞气，当有脘腹胀满之见症。脉当沉弦滑数。方后将息法云“覆令微似汗”，非为解表，乃开达气机，宣通玄府，使郁热得透。若宿食停滞，脘满嗳腐不欲食，大便不爽或便干者，加大黄去其宿食。大黄合枳实，有小承气汤意。

**栀子柏皮汤**

《伤寒论》第261条曰："伤寒，身黄发热者，栀子柏皮汤主之。"

肥栀子十五个，擘　甘草一两，炙　黄柏二两

上三味，以水四升，煮取一升半，去滓，分温再服。

**【按】**此乃湿热熏蒸三焦，蕴而发黄者。栀子、黄柏，均为苦寒之品，苦可燥湿，寒可清热。

脉当濡数，舌红苔黄腻，可伴烦热口苦、头汗、溲黄不利等。

**栀子大黄汤**

《金匮要略·黄疸病脉证并治》曰："酒疸，心中懊侬，或热痛，栀子大黄汤主之。"

栀子十四枚　大黄二两　枳实五枚　豉一升

上四味，以水六升，煮取二升，分温三服。

**【按】**何谓酒疸？"心中懊侬而热，不能食，时欲吐，名曰酒疸。""夫病酒黄疸，必小便不利，其候心中热，足下热，是其证也"。"酒疸，心中热，欲吐者，吐之愈。"

既为酒疸，乃湿热蕴蒸而成，上症当皆可见，以栀子清利之。热痛者，乃湿热蕴久化热成实，故予大黄清泄之。热郁于内，总得透达于外而解。郁热外透之路有三，上吐、下泻、外透，皆郁热外达之路。栀子豉汤既吐且透，又加大黄下之，三门洞开，何虑郁热不消。

## 七、大黄黄连泻心汤

《伤寒论》第154条曰："心下痞，按之濡，其脉关上浮者，大黄黄连泻心汤主之。"

《伤寒论》第164条曰："伤寒大下后，复发汗，心下痞，恶寒者，表未解也，不可攻痞，当先解表，表解乃可攻痞。解表宜桂枝汤，攻痞宜大黄黄连泻心汤。"

《金匮要略·惊悸吐衄下血胸满瘀血病脉证治》："心气不足，吐血衄血，泻心汤主之。"

《金匮要略·妇人杂病脉证并治》："妇人吐涎沫，医反下之，心下即痞，当先治其吐涎沫，小青龙汤主之。涎沫止，乃治其痞，泻心汤主之。"

大黄二两，黄连一两，上二味，以麻沸汤，二升渍之，须臾绞去滓，分温再服。

**【按】**

1. 据林亿校正云，大黄黄连泻心汤，应有黄芩一两，煎服法同，可知大黄黄连泻心汤应与泻心汤为一方，故合而论之。

2. "心下痞"，视所用药物，乃热痞耳，热盛于中而关上浮，以麻沸汤渍之者，取其气味俱薄，以清泻中上，而不直泻下趋。

3. 吐血衄血以泻心汤主之，乃热盛迫血妄行。言“心气不足”，乃心之阴不足。

4. 脉当数实，方可予苦寒清泻之。

## 八、大黄黄连泻心汤衍生方

**附子泻心汤**

《伤寒论》第155条曰：“心下痞，而复恶寒汗出者，附子泻心汤主之。”

大黄二两　黄连一两　黄芩一两　附子一枚，炮，去皮，破，别煮取汁

上四味，切三味，以麻沸汤二升渍之，须臾绞去滓，入附子汁，分温再服。

【按】此治热痞而阳虚者。热壅于内而心下痞，阳不足而恶寒汗出。泻心汤以治热痞，附子以益卫阳，亦寒热并用之剂。

卫根于肾，生于中，宣于上，达于表而温分肉、充皮肤、肥腠理、司开阖者，则称为卫。本条俗以卫阳虚解之，岂有独在表之卫阳虚，而脾肾之阳皆不虚乎？独大河有水而小河干乎？显然与常理不合。所以本条乃热痞在中，而肾阳虚于下，属寒热错杂而胃热肾寒者。方以泻心汤清其中，附子温下，肾阳盛则卫阳固，恶寒自汗止。

**葛根黄芩黄连汤**

《伤寒论》第34条曰：“太阳病，桂枝证，医反下之，利遂不止，脉促者，表未解也；喘而汗出者，葛根黄芩黄连汤主之。”

葛根半斤　甘草二两，炙　黄芩三两　黄连三两

上四味，以水八升，先煮葛根，减二升，内诸药，煮取二升，去滓，分温再服。

【按】表证误下，表未解，邪热内陷阳明，喘而下利不止。

该证有两组症状：一组为表证；一组为热陷阳明。

表证：本桂枝证，下后何以知表证未解？当有寒热、头身痛、自汗等。脉促，不足以说明表证仍在。促非数中一止，乃脉迫急也。若有表证者，此促乃其气上冲，仍可解表；而热陷阳明者，脉亦可促，此促似数急之脉，乃病进也。所以仅凭促脉，难言表未解。表未解，必寒热身痛。

热陷阳明，上迫于肺而喘且汗出，下迫大肠而利遂不止。阳明热盛，黄芩、黄连清之，表未解者葛根散之。且葛根乃阳明经药，可入阳明，提取下陷之热邪，断太阳入阳明之路，有逆流挽舟之意。

脉当如何？热盛阳明则当滑数，表热未解，当浮，故脉当浮滑数。

**黄芩汤、黄芩加半夏生姜汤**

《伤寒论》第172条曰：“太阳与少阳合病，自下利者，与黄芩汤；若呕者，黄芩加半夏生姜汤主之。”

黄芩汤方

黄芩三两　芍药二两　甘草二两，炙　大枣十二枚，擘

上四味，以水一斗，煮取三升，去滓，温服一升，日再夜一服。

黄芩加半夏生姜汤方

黄芩三两　芍药二两　甘草二两，炙　大枣十二枚，擘　半夏半升，洗　生姜一两半，切。一方三两

上六味，以水一斗，煮取三升，去滓，温服一升，日再夜一服。

**【按】**本条为太少合病而自下利者。既为太少合病，当有太阳证与少阳证的表现，但仲景并未描述，仅呕可属少阳，但太阳亦呕，如太阳伤寒之“体痛呕逆”，桂枝汤之“鼻鸣干呕”，若以方测证，黄芩清胆热，亦清心、肺、胃热。芍药、甘草和阴，大枣培中，并无治表之药，而是重在清胆胃之热。有的温病家推崇此方为治温之主方，《医方集解》称黄芩汤为“万世治痢之祖”。看来此方的主要功能在清热和阴，倒不必拘于太少合病云云。

若呕者，乃胃热上逆，加半夏、生姜，和胃降逆止呕治其标也。

**白头翁汤**

《伤寒论》第371条曰：“热利下重者，白头翁汤主之。”（《金匮要略》同此）

《伤寒论》第373条曰：“下利欲饮水者，以有热故也，白头翁汤主之。”

白头翁二两　黄柏三两　黄连三两　秦皮三两

上四味，以水七升，煮取二升，去滓，温服一升。不愈，更服一升。

**【按】**本证为肝经湿热下迫大肠而利者。湿热阻碍大肠气机而下重。白头翁苦寒，泄热凉血；秦皮苦寒，清肝胆、大肠之湿热；黄连、黄柏，清热燥湿，四药相合，共奏清热燥湿、凉血解毒、坚阴止利之功。

**白头翁加甘草阿胶汤**

《金匮要略·妇人产后病脉证并治》曰：“产后下利虚极，白头翁加甘草阿胶汤主之。”

白头翁　甘草　阿胶各二两　秦皮　黄连　柏皮各三两

上六味，以水七升，煮取二升半，内胶令消尽，分温三服。

**【按】**产后虚极，予甘草、阿胶益气养血；又合并湿热下利，予白头翁汤清利湿热，这是偶方。

皆知苦寒伤正，滋腻碍湿，二者是相辅相成并行不悖，还是互相掣碍？吴鞠通于《温病条辨·卷二·湿温》第四十三条中提出：湿温“润之则胶滞阴邪，再加柔润阴药，二阴相合，同气相求，遂有锢结而不可解之势”。吴鞠通是明确反对湿证加阴柔药者。而仲景此条恰恰湿热之中加了阴柔滋润的阿胶，是耶？非耶？

湿从何来？皆津液停蓄而化为水湿痰饮，四者同源异流。邪水盛一分，真水少一分。犹水浇地，水溢出则成邪水，而禾田水少则干枯。路志正老师提出“湿盛则燥”，化湿之时，可加养阴生津之品。如龙胆泻肝汤泄肝胆湿热，方中尚加生地；甘露饮治胃中湿热，方中竟加二地、二冬；真武汤治阳虚水泛，方中仍加酸寒之白芍，可见湿盛者，并非皆禁用阴柔之药。

何种情况下，湿盛可加阴药？

一是苔白厚而干，湿未化而津已伤，化湿之时，须加养阴生津之品；

二是苔黄腻而舌已绛，乃湿遏热渐入营，此时化湿之中，须加甘寒、咸寒清营养阴之品；

三是湿热见脉细数、或细数而促急之脉，乃湿热伤阴，当化湿之时加养阴之品。

四是素体阴虚，或夙疾阴虚，又感湿热，则化湿之时，当加养阴之品。

仲景此方，为我们提供了清利湿热与养阴生津同用之范例。

**黄连阿胶汤**

《伤寒论》第303条曰："少阴病，得之二三日以上，心中烦，不得卧，黄连阿胶汤主之。"

黄连四两　黄芩二两　芍药二两　鸡子黄二枚　阿胶三两

上五味，以水六升，先煮三物，取二升，去滓，内胶烊尽，小冷，入鸡子黄，搅令相得，温服七合，日三服。

**【按】**本条为少阴热化，火旺水亏者。常人当心肾相交，水火既济，阴平阳秘，精神乃治。今水亏火旺，致心烦不得卧寐。

若仅依症状来看，很多原因都可引起心烦不寐，如何判断是肾水亏心火独亢呢？须平脉辨证。心火亢，当寸脉旺；肾水亏，当尺脉细数。

寸旺，可见于几种情况：

一是心火盛寸脉数盛，按之有力，此为心经实火，法当清心泻火，如泻心汤、栀子豉汤。

二是肾水亏，阴虚不能制阳，阳浮于上，寸脉浮数大，然按之虚，尺脉沉细数。法当滋阴潜阳，方如三甲复脉汤。

三是肾阳虚，格阳于上，寸浮大而虚，尺脉沉细无力；法当引火归原，如白通加猪胆汁汤或张锡纯之来复汤。

四是郁火上冲，寸脉旺，关尺沉而躁数，法当清透郁火，方如新加升降散。

五是肾水亏而心火旺，寸滑数盛且按之有力，尺沉细数，法当泻南补北，方如黄连阿胶汤。

以上仅从心肾论心烦不寐者，至于其他寒热虚实、五脏相干等，因素颇多，要在灵活辨证，方无定方，法无定法。

## 九、清热泻火诸方小结

火热原因颇多，治疗方法甚繁，而本节之清热泻火诸方，是指用苦寒药所治之实热、实火。而实热实火，因其引发的原因不同，病位各异，程度相殊，兼夹有别，因而其治亦颇繁。以上列举仲景所用苦寒泻火数方，亦仅示人以规矩，河间以火立论，创寒凉派，其源概出自《内经》与仲景。吾辈应以河间为楷模，发皇古义出新说，为中医之振兴、发扬而奋斗。

实热实火的诊断标准有三：脉、舌、证，已于本节概述中叙之，其中，尤以脉为重。倘能掌握这一标准，料临床诊治不会出大错。

# 第八节　小柴胡汤及其衍生方

## 【概述】

少阳病乃《伤寒论》六病之一，其代表方剂为小柴胡汤，该方为《伤寒论》之主干方，应用极广。但少阳病、小柴胡汤证，又自古疑窦丛生，争议不休。笔者几十年来，对少阳病及小柴胡证亦不断揣摩，窃有所悟，书之以俟高明。

### 一、小柴胡汤

《伤寒论》第 37 条曰："太阳病，十日已去，脉浮细而嗜卧者，外已解也。设胸满胁痛者，与小柴胡汤。"

《伤寒论》第 96 条曰："伤寒，五六日，中风，往来寒热，胸胁苦满，嘿嘿不欲饮食，心烦喜呕，或胸中烦而不呕，或渴，或腹中痛，或胁下痞硬，或心下悸，小便不利，或不渴，身有微热，或咳者，小柴胡汤主之。"

《伤寒论》第 97 条曰："血弱气尽，腠理开，邪气因入，与正气相搏，结于胁下。正邪分争，往来寒热，休作有时，嘿嘿不欲饮食。脏腑相连，其痛必下，邪高痛下，故使呕也，小柴胡汤主之。"

《伤寒论》第 99 条曰："伤寒四五日，身热，恶风，颈项强，胁下满，手足温而渴者，小柴胡汤主之。"

《伤寒论》第 100 条曰："伤寒，阳脉涩，阴脉弦，法当腹中急痛，先予小建中汤，不差者，小柴胡汤主之。"

《伤寒论》第 101 条曰："伤寒中风，有柴胡证，但见一证便是，不必悉具。凡柴胡汤病证而下之，若柴胡证不罢者，复与柴胡汤，必蒸蒸而振，却复发热汗出而解。"

《伤寒论》第 104 条曰："伤寒十三日不解，胸胁满而呕，日晡所发潮热，已而微利，此本柴胡证，下之以不得利，今反利者，知医以丸药下之，此非其治也。潮热者，实也，先宜服小柴胡汤以解外，后以柴胡加芒硝汤主之。"

《伤寒论》第 144 条曰："妇人中风，七八日，续得寒热，发作有时，经水适断者，此为热入血室，其血必结，故使如疟状，发作有时，小柴胡汤主之。"

《伤寒论》第 148 条曰："伤寒五六日，头汗出，微恶寒，手足冷，心下满，口不欲食，大便硬，脉细者，此为阳微结，必有表，复有里也。脉沉，亦在里也，汗出为阳微，假令纯阴结，不得复有外证，悉入在里，此为半在里半在外也。脉虽沉紧，不得为少阴病，所以然者，阴不得有汗，今头汗出，故知非少阴也，可与小柴胡汤。设不了了者，得屎而解。"

《伤寒论》第 149 条曰："伤寒五六日，呕而发热者，柴胡汤证具，而以他药下之，柴胡证仍在者，复与柴胡汤，此虽已下之，不为逆，必蒸蒸而振，却发热汗出而解。

若心下满而硬痛者，此为结胸也，大陷胸汤主之。但满而不痛者，此为痞，柴胡不中与之，宜半夏泻心汤。”

《伤寒论》第229条曰：“阳明病，发潮热，大便溏，小便自可，胸胁满不去者，与小柴胡汤。”

《伤寒论》第230条曰：“阳明病，胁下硬满，不大便而呕，舌上白胎者，可与小柴胡汤。上焦得通，津液得下，胃气因和，身濈然汗出而解。”

《伤寒论》第231条曰：“阳明中风，脉弦浮大而短气，腹都满，胁下及心痛，久按之气不通，鼻干不得汗，嗜卧，一身及面目悉黄，小便难，有潮热，时时哕，耳前后肿，刺之小差，外不解，病过十日，脉续浮者，与小柴胡汤。”

《伤寒论》第266条曰：“本太阳病，不解，转入少阳者，胁下硬满，干呕不能食，往来寒热，尚未吐下，脉沉紧者，与小柴胡汤。”

《伤寒论》第379条曰：“呕而发热者，小柴胡汤主之。”

《伤寒论》第394条曰：“伤寒差以后，更发热，小柴胡汤主之。”

《金匮要略·黄瘅病脉证并治》曰：“诸黄，腹痛而呕者，宜柴胡汤。”

《金匮要略·呕吐哕下利病脉证治》曰：“呕而发热者，小柴胡汤主之。”

《金匮要略·妇人产后病脉证治》曰：“产妇郁冒，其脉微弱，呕不能食，大便反坚，但头汗出，所以然者，血虚而厥，厥而必冒。冒家欲解，必大汗出，以血虚下厥，孤阳上出，故头汗出。所以产妇喜汗出者，亡阴血虚，阳气独盛，故当汗出，阴阳乃复。大便坚，呕不能食，小柴胡汤主之。”

柴胡半斤　黄芩三两　人参三两　半夏半升，洗　甘草炙　生姜各三两，切　大枣十二枚，擘

上七味，以水一斗二升，煮取六升，去滓，再煎取三升，温服一升，日三服。若胸中烦而不呕者，去半夏、人参，加瓜蒌实一枚；若渴，去半夏，加人参，合前成四两半，瓜蒌根四两；若腹中痛者，去黄芩，加芍药三两；若胁下痞硬，去大枣，加牡蛎四两；若心下悸，小便不利者，去黄芩，加茯苓四两；若不渴，外有微热者，去人参，加桂枝三两，温覆微汗愈；若咳者，去人参、大枣、生姜，加五味子半升，干姜二两。

**【按】**

1. 少阳病的本质

少阳病，有多种证型，而小柴胡汤证乃少阳病本证，其他证型皆少阳病之变证。故本文着重讨论少阳病的小柴胡汤证。

关于少阳病的本质，自成无己至吾师刘渡舟，皆云少阳病位在半表半里，即太阳与阳明之间；其性质属热，为半表半里之热证，这已形成少阳病的主流见解。

我认为少阳病的性质是半阴半阳、或半虚半实证，是个病理概念，而不是病位概念，也不是单纯的热证。因其性质为半阴半阳，所以其传变有寒化、热化两途，热化则兼太阳或阳明，或三阳并见；寒化则传入三阴。吾将从以下11个方面论述我的观点。

这不是纯理论之争，而是涉及对少阳病本质的认识，以及临床实践的应用。

关于少阳病本质，仲景主要于《伤寒论》第97条及第148条中阐明。

（1）血弱气尽。尽，穷也。血弱气尽，是正气虚弱，气血皆虚，这就明确指出了少阳病半虚半阴的一面。这个血弱气尽，是素体虚，还是邪入后耗伤正气而虚？从经文语气来看，是素体正虚，导致邪气因入，正虚是导致邪入的前提，即“邪之所凑，其气必虚。”

（2）邪气因入。邪气因入，则是少阳病半实或半阳的一面。

何邪所入？邪入，当指外邪而言，依三因分类，当指六淫。《伤寒论》虽也论及湿、暍、温热之邪，但六经病主要由风寒引发，故此邪入，当指风寒而言，少阳病亦然。

既云少阳病因风寒外袭所发，言半实犹可，何以又云半阳？狭义阳证指热而言。少阳病虽有素体正虚，但毕竟少阳属阳经病，正气虽弱尚强，尚可与邪争，故尔，邪入与正气相搏，风寒化热，形成少阳病热结的半阳一面。且胆与三焦皆内藏相火，邪入，少阳郁结，枢机不利，相火郁而化热，这也是形成少阳热结的一个因素。

少阳病，既有血弱气尽的半虚半阴的一面；又有邪入，少阳郁结化热的半实半阳的一面，这就决定了少阳病的性质属半阴半阳，或半虚半实。这是一个病机概念，而不是病位概念；是虚实相兼，而不是单纯热证。

（3）发病方式。少阳病，可由太阳传入，亦可由阳明传入，亦可厥阴阳复转入少阳。但第97条所云之少阳病，乃因“血弱气尽，腠理开，邪气因入，与正气相搏，结于胁下”。这种发病方式，是外邪直入少阳。正气强者，外邪首犯肌表，正邪相争，邪胜正却，方可入里。而直入者，恒因正气弱，外邪方可直驱入里，形成直入少阳。这恰恰说明少阳病有正虚的一面。

邪入于何处？“结于胁下”，胁下乃少阳之分野，胆经所循行，故邪结少阳，致枢机不利。既有正虚，又有邪结少阳，于是形成了少阳病半虚半实，或半阴半阳之属性。

（4）阳微结。仲景于《伤寒论》第148条中提出“阳微结”一词，这是对少阳病病机、性质的高度概括。

“阳微结”一词，可有不同解读。一种是把“微”作为少解，意指少阳病的病机是少阳气机略郁结，或指少阳郁结较轻。这种解读欠妥，因少阳病既有气尽血弱，又有邪入而结，是半虚半实，而上述解读只言郁结的一面，未言虚的一面，所以欠妥。另一种解读是“微”作衰弱解，意即少阳病既有阳气衰弱的一面，又有阳气郁结的一面。这种解读与仲景于第97条中所述的精神一致，既有血弱气尽，即阳微的一面；又有邪气因入，结于胁下，即阳结的一面，此即阳微结。阳微结，揭示了少阳病半阴半阳、半虚半实的本质。

仲景在第148条中，不仅提出“阳微结”这一概念，而且还提出“纯阴结”这一概念，并对二者进行比较鉴别。

何谓“纯阴结”？纯阴者，乃纯阴无阳也。纯阴者何以结？阳衰阴寒内盛，寒主收引凝泣，致阴寒凝结，气血津液皆凝泣不行，此即纯阴结。

二者如何鉴别？仲景提出两条鉴别指征：一是脉象，一是症状。

第一：脉象。

仲景于第148条提出三种脉象，即细、沉、沉紧。

细："脉细者，此为阳微结"，阳微结，是指少阳病的病机，所以这句话，显然指少阳病脉细。反过来，即少阳病脉当细。纯阴结者，乃少阴证，少阴之脉当微细，而少阳之脉虽细不微。

少阳病为何脉细？有两个原因。一是血弱气尽，血虚不能充盈，气虚不能鼓荡，因而脉细。另一因素是少阳郁结，疏泄失司，气血不得畅达，不能充盈鼓荡于脉，因而脉细。少阳与少阴皆可脉细，但少阴脉之细微甚于少阳。

沉：仲景云："脉沉亦在里也。"纯阴结者，纯为里证，其脉沉而细微。少阳病，"必有表，复有里也"，也有里的一面，故脉亦当沉，虽沉，不似纯阴结之细微。

沉紧：仲景云："脉虽沉紧，不得为少阴病"。关于沉紧脉，其意义有多种。少阴病与少阳病皆可见沉紧脉。《伤寒论》第283条即少阴脉紧，曰："病人脉阴阳俱紧，反汗出者，亡阳也，此属少阴。"若为客寒闭郁者，当无汗，应散寒发汗；今反汗出，则此阴阳俱紧，非客寒闭郁，乃阳衰阴寒内盛而紧，阳衰，虚阳浮动，肌表不固而汗，故云此为亡阳，属少阴。

沉紧：仲景于第148条云："脉虽沉紧，不得为少阴病。所以然者，阴不得有汗，今头汗出，故知非少阴也。"可是在第283条中又云："病人脉阴阳俱紧，反汗出者，亡阳也，此属少阴。"同为紧脉，前言汗出非少阴，后言汗出属少阴，其不前后抵牾？曰非也。外寒客于肌表的太阳伤寒，当脉紧无汗；若外寒入于里，亦可脉紧无汗，皆当辛温发汗散寒。若少阴病阳衰阴寒内盛者，脉亦可紧，此即第148条中所说的纯阴结。纯阴结者，乃纯阴无阳，阴寒内盛，收引凝泣，气血津液皆凝泣不行，故无汗。而阴寒内盛，虚阳浮越者，则可汗出，头汗或全身皆汗，或大汗，此为亡阳之脱汗。无汗者，称亡阳证、少阴证；有汗者，亦称亡阳证、少阴证，这是少阴证的不同阶段、不同证型。无汗者，阳衰阴寒内盛；有汗者，阴寒格阳于外，呈格阳、戴阳，为阴阳离决。所以，亡阳证，非必皆有脱汗，有的阳气衰减直至死亡亦无汗，有的就出脱汗。我所以说仲景于第148条及第283条所说的并不矛盾，是指少阴病的不同阶段、不同证型而言，并不抵牾。

寒实者，阳虚阴寒内盛者，阴盛格阳者，三者脉象如何区分？寒实者，沉紧有力，阳虚阴盛者紧细无力，格阳者脉浮虚。

前论阴证脉沉紧，而少阳证，亦可脉沉紧，如第266条云："本太阳病不解，转入少阳者，胁下硬满，干呕不能食，往来寒热，尚未吐下，脉沉紧者，与小柴胡汤。"甚至热结于内者，脉亦可紧。如第221条云："阳明病，脉浮而紧，咽燥口苦，腹满而喘，发热汗出，不恶寒反恶热，身重……栀子豉汤主之。"甚至热结者，亦可脉紧，如第135条云："结胸热实，脉沉而紧。"

看来，寒热虚实皆可脉紧，如何别之？

太阳伤寒脉紧，因寒邪闭郁肌表，寒邪收引凝泣而脉紧，或为浮紧，或为沉紧，必按之有力。寒袭于里者，寒邪收引凝泣，脉沉紧。阳虚阴寒内盛者，阴寒亦收引凝泣而脉紧，紧而无力。热邪闭郁而脉紧者，因热邪阻隔，气机不畅，气不能煦，血不能濡，脉亦可拘急为紧，甚至沉、细、迟、涩而紧，然其中必有一种躁动不宁之感。若阳虚阴盛格阳于外者，脉转浮大而虚，并不紧。

在第148条中少阳病出现细、沉、紧三种脉象，其形成机理，皆因阳微结而造成。阳微结，乃既有阳微，又有阳结。阳微者，气血不能充盈鼓荡血脉，而脉细、沉、紧；阳结者，气血不能畅达，血脉不得气之煦、血之濡，故尔细、沉、紧。这个细、沉、紧，因有正虚的因素在内，必按之减。

第二：症。

从症状上，仲景于第148条中提出阳微结与纯阴结的相互鉴别。

曰："阳微结，必有表，复有里也。""纯阴结，不得复有外证，悉入在里"。这里提出第一个鉴别点是有无外证。

第二个鉴别点提出有无汗的问题。曰："汗出为阳微（结）"，"阴不得有汗。今头汗出，故知非少阴也，可与小柴胡汤。"

何谓外证？曰："头汗出，微恶寒，手足冷。"何谓里证？曰："心下满，口不欲食，大便硬。"

阳微结与纯阴结，都具有里证，所不同者，在于有无外证。

外证中，手足冷、微恶寒，阳微结者可见，纯阴结者亦可见。严格讲，纯阴结者应为畏寒；阳微结者，恶寒、畏寒皆可见，以阳微为主者则畏寒，以阳结为主者则恶寒。可是在临床上，典型的恶寒与畏寒尚好辨；若不典型者，二者亦不易区分，因畏寒与恶寒，都得衣向火后有不同程度缓解。所以，微恶寒与手足冷，为阳微结与纯阴结皆有，剩下的就是一个头汗问题了。

少阳证可头汗，是因少阳郁结，少阳郁热上熏而头汗。纯阴结，则气血津液凝泣，阳不布，津不敷，不得有汗，其脉当沉紧。这种沉紧，是按之无力。但纯阴结者，虚阳浮动时，亦可有头汗，甚至全身大汗，此曰脱汗。其脉当浮大而虚，已无沉紧之脉。仲景所说的纯阴结，是指阳未浮动者。仲景把沉紧与头汗并论，可见是阳未浮越，故不当有汗。

（5）病位问题。前已明确，少阳病性质属半虚半实证，但虚在何处，实在何处？第148条云："半在里，半在外也。"

假如把少阳病作为居于太阳与阳明之间的病位来讲。那么，半在外，就应在太阳；半在里，就应在阳明，这与太阳阳明合病有何区别？

外指何？乃少阳病半实、半阳的一面，亦即阳结的一面。

阳结何处？结于少阳，即胆与三焦阳结。若外指太阳，则为太少合病，治当太少两解，方以柴胡桂枝汤主之。而少阳病本证即小柴胡汤证，主以小柴胡汤，无须加桂枝汤，故知少阳病在外的一半，并不在太阳。若外指阳明，则为少阳阳明合病，应主以大柴胡汤。而少阳本证禁下，不得加入泻下之芒硝、大黄，故知少阳病在外的一半非指阳明。既不在太阳，又不在阳明，此半在外之外，乃指少阳。少阳位居何处？当在阴阳交界之处，位居太阳、阳明之后，三阴之前，故少阳病出则为三阳，入则为三阴。

在里的一半，乃指少阳病半虚半阴的一面。腑为阳，脏为阴；表为阳，里为阴。三阳经病主阳盛，三阴经病主阴寒，少阳病虚寒的一半属阴证，所以“半在里”之里，应指三阴经。正如《景岳全书·伤寒典·六经症》所言，阳经病以此二阳三阴之间也，由此渐入三阴，故为半表半里之经。景岳之言非常正确。但三阴经，有厥、少、太之分，里指何经？太阴为三阴之首，当指太阴。所以少阳病的实质，是由少阳郁结与太阴脾虚两部分组成。当然，少阳病亦可传厥阴、少阴，但以太阴为首传且多见；而且少阳病出现的里证为“心下满，口不欲食”，乃太阴之症。所以少阳病的本质，是由少阳的阳气郁结与太阴脾虚两部分组成，此即半在表半在里也。

（6）《伤寒论》六经病传变次序。《素问·热论》云：“伤寒一日，巨阳受之……二日阳明受之……三日少阳受之。”《伤寒论》亦以一日太阳、二日阳明、三日少阳为序。

《伤寒论》主要是论述阳气的盛衰，太阳为大阳，乃阳气盛；阳明乃阳盛极；少阳为小阳、弱阳，阳气始萌而未盛，最易因邪侵、克伐致阳馁而兼阴证，呈半阴半阳证。少阳居阴阳交界之处，出则为阳，入则为阴。所谓入则为阴，是少阳病已届阴经，故少阳病排序，理应在阳明与太阴之间，而不是在太阳与阳明之间。假如少阳病的半表半里，理解为太阳与阳明之间，那么，《伤寒论》三阳经就应以太阳→少阳→阳明为序，显然与《伤寒论》排序相悖。《伤寒论》之太阳→阳明→少阳→三阴的排序是依阳气盛衰变化而列。太阳为大阳，阳气盛；阳明为阳极，阳极而弱，则为弱阳，即少阳，呈阳微而结；阳衰则转入三阴，少阳界于阴阳交界之处，乃半阴半阳证，故少阳主枢。

少阳为阳经之枢。阳气的升发、敷和，赖胆之春生之气。天地间禀此阳气之升发，方有春生、夏长、秋收、冬藏；人身赖此阳之升发，才能生长壮老已，故《内经》称“凡十一脏，皆取决于胆”。阳气根于肾，温煦全身，激发各脏腑器官的功能。但肾阳是通过三焦来升腾布散于周身。《难经·六十六难》云：“三焦者，元气之别使也，主通行三气，经历五脏六腑。”《灵枢·本脏》曰：“肾合三焦膀胱，三焦膀胱者，腠理毫毛其应。”肾阳由三焦而布散全身，内至脏腑器官，外至孔窍、肌肤、毫毛。由此可见，少阳主枢的作用是阴阳升降出入之枢，阳气升、出，则可温煦周身，激发各个组织器官的功能，人体生命活力就旺盛，呈现一派生机勃发的状态，此即出则为阳。若阳气萧索，阳气则为降、为入，生机索然，呈现阴寒状态，此即入则为阴。在病理情况下，阳气出与邪争则热，成阳热之状；阳馁而退，邪气盛则为寒。正邪屡争而互不能胜，则为寒热往来。

（7）少阳病传变。因少阳病属半阴半阳、半虚半实证，所以少阳病有寒化热化两途。阳盛则传阳经，如第97条曰：“服柴胡汤已，渴者属阳明，以法治之”。第103条曰:“太阳病，过经十余日，反二三下之，后四五日，柴胡证仍在者，先与小柴胡。呕不止，心下急，郁郁微烦者，为未解也，与大柴胡汤，下之则愈”。第104条:“潮热者，实也，先宜服小柴胡汤以解外，后以柴胡加芒硝汤主之”。第179条:“少阳阳明者，发汗利小便已，胃中燥烦实，大便难是也。”

少阳病热化，除传阳经外，亦可传入阴经，传入手厥阴，则热陷心包，见神昏；传入足厥阴，则肝热化风，见痉厥、舌蹇囊缩；传入足少阴，则耗血动血。这部分病证,《伤寒论》中绝少论及，而温病学补其未备。《伤寒论》是以论阳气盛衰为中心，所以阐述少阳传三阴时，主要谈寒化问题。

少阳寒化，则传三阴经，如第270条云:“伤寒三日，三阳为尽，三阴当受邪。”为什么三阴受邪？仲景于第97条云:“脏腑相连，其痛必下，邪高痛下，故使呕也。”

“脏腑相连”。少阳可传于脏。少阳病，包括胆与三焦，皆为腑，胆与肝相表里，三焦与心包相表里。胆属木，木能疏土；肾主水，为木之母；金克木，为木之所不胜；木生火，为心之母，胆与五脏相连。三焦与心包相表里，三焦与肾相合，为气化之总司，水液之道路，元气之别使，辖上焦之心肺、中焦之脾胃、下焦之肝肾，与各脏腑皆密切相关。从理论上讲，少阳病三阴皆可传。

少阳病寒化，内传三阴，究竟传于何脏呢。仲景云:“其痛必下，邪高痛下，故使呕也。”痛作病解。孰为高？孰为下？以脏腑论，腑为阳，脏为阴，阳为上，阴为下。所以少阳病可下传相表里之脏，即胆传肝、三焦传心包。若以生克关系而论，克者为上，被克者为下。少阳属木，木能克土，所以木为上，土为下，则少阳病当传脾胃。传于脾胃的指征为“故使呕也”。呕，恰为脾胃的见证。所以，少阳传三阴，首传太阴。

太阴为三阴之首，三阴之门户，所以少阳传入三阴，首见脾胃病变。为什么少阳病寒化首传太阴？具以下四点理由：

理由一：少阳病发病的内因是“血弱气尽”导致外邪直入少阳。脾胃为生化之源，气血虚，缘于脾胃虚所致。所以少阳病始发，即有脾胃虚的因素。邪之所凑，其气必虚，哪儿虚就往那儿传。今脾虚，故传脾。

理由二：少阳病已发，首见脾胃虚的症状。第96条所列之少阳病典型症状中，即有“嘿嘿不欲饮食，心烦喜呕。”不食、喜呕，皆脾胃症状。可见典型之少阳病，必兼脾胃虚寒，此乃少阳病半阴、半虚的一面。

理由三：第270条云:“伤寒三日，三阳为尽，三阴当受邪。其人反能食而不呕，此为三阴不受邪也。”呕与不能食，是太阴病的症状，第273条即云:“太阴之为病，腹满而吐，食不下。”少阳病传至三阴，即首见太阴病的症状。若无呕与不食，可知三阴不受邪。

理由四：太阴为三阴之门户，为三阴之首，屏蔽三阴，所以少阳病传三阴，太阴首当其冲。故《金匮要略》云:“知肝传脾，当先实脾。”小柴胡汤中人参、生姜、甘草、大枣，即实脾也；少阳热结，黄芩清之，柴胡疏之；阴阳不调，而以半夏交通阴阳。若虚著者，则小柴胡汤加干姜。

半夏泻心汤，亦以人参、甘草、大枣扶正培中，干姜温阳，黄芩、黄连清热，半夏交通阴阳，小柴胡汤与半夏泻心汤，方义相通，皆为和法。

诚然，因脏腑相连，邪高痛下，少阳病可传之于脾。然肝胆相连，腑病亦可传之于肝。少阳病寒化，则可由腑传脏，成厥阴病。

厥阴为阴尽阳生之脏，主春升之气。春，阳乍升，始萌未盛，阳升不及或受克伐，最易损伤阳气，肝阳馁弱而为寒。然肝又内寄相火，肝阳馁，相火郁，则郁而化热，呈寒热错杂证。故厥阴病消渴，气上撞心，心中疼热，乃郁热上攻所致；饥而不欲食，食则吐蚘，下之利不止，乃脏寒所为。故曰厥阴病寒热错杂。

少阳病与厥阴病，皆有阴阳不调，寒热错杂，但少阳病在腑，以热结为主；厥阴病在脏，以寒为主。若少阳寒化，则内传于脏，呈厥阴病，二者颇多雷同。因皆有虚寒的一面，所以皆有呕吐、不食的表现；皆有寒热错杂，所以少阳有寒热之往来，厥阴有厥热胜复；少阳有神情默默，肝为罢极之本，亦有精力不济；少阳有郁热上冲而口苦、咽干、目眩，肝亦有郁火上攻而消渴、气上撞心，心中疼热，二者机理相通。所以少阳病的主方小柴胡汤，与厥阴病的主方乌梅丸，其方义亦多雷同。小柴胡汤以人参、生姜、甘草、大枣扶正，乌梅丸以附子、生姜、桂枝、细辛、川椒以温阳、乌梅、当归补肝之体、人参补肝之气，亦在于扶正；小柴胡汤以黄芩、柴胡舒解热结，乌梅丸以黄连、黄柏清其郁火，皆在于清热祛邪。二者病机颇多雷同，二者方义亦颇多雷同。所以少阳病不仅可传脾，亦可传肝。当少阳寒化至阳衰时，亦可为少阴证。

（8）小柴胡汤方义。少阳病本证即小柴胡汤证，故小柴胡汤为少阳病之主方。从小柴胡汤的组成方义分析，亦体现了少阳病的本质为半阴半阳、半虚半实证。

小柴胡汤有三组药物组成，一是柴胡配黄芩，二是人参配甘草、大枣、生姜；三是半夏。

柴胡配黄芩，是针对少阳郁结化热的半阳、半实的一面。柴胡是本方的君药，《神农本草经》云：柴胡“味苦平，无毒。治心腹肠胃中结气，饮食积聚，寒热邪气，推陈致新。”解少阳之郁结，复少阳升发、舒启之性，使枢机调畅。邪入少阳，郁结而化热，“火郁发之”，柴胡清透郁热；黄芩苦寒，清泄少阳之邪热。二药合用，则经腑并治，清热解郁，复少阳疏泄条达之性。

党参配生姜、甘草、大枣，健脾益气，培补中州，是针对少阳病半虚、半阴的一面，亦即针对太阴脾虚的一面，且有知肝传脾，“当先实脾”之意。柴胡、黄芩祛邪，人参、甘草、生姜、大枣扶正，故小柴胡汤亦属扶正祛邪之方。

半夏虽有降逆止呕的作用，但小柴胡中的半夏，主要作用在于交通阴阳、调和阴阳。《内经》半夏秫米汤治阴阳不交之不寐，即半夏具交通阴阳之功。少阳病，半阴半阳，枢机不利，阴阳不调，寒热往来，故以半夏调和阴阳。《神农本草经》云半夏“治伤寒，寒热，心下坚”。即取半夏交通阴阳之功。心下坚，心下者，胃也。心下坚满，痞塞不通，缘于阴阳不交所致。阴阳相交谓之泰，阴阳不交谓之痞。半夏泻心汤以半夏为君，即取其交通阴阳以消痞。所以，小柴胡汤之半夏，重在交通阴阳。方依法立，法从机出。从小柴胡汤方义亦可推知，少阳病为半阴半阳、半虚半实的病机。

（9）少阳病禁忌。少阳病禁汗吐下。第264条云："少阳中风，两耳无所闻，目赤，胸中满而烦者，不可吐下，吐下则悸而惊。"第265条云："伤寒，脉弦细，头痛，发热者，属少阳。少阳不可发汗，发汗则谵语，此属胃。胃和则愈，胃不和，烦而悸。"

第98条为小柴胡汤禁例，曰："得病六七日，脉迟浮弱，恶风寒，手足温。医二三下之，不能食，而胁下满痛，面目及身黄，颈项强，小便难者，与柴胡汤，后必下重。本渴饮水而呕者，柴胡汤不中与也，食谷者哕。"

汗吐、下三法，乃祛邪之法，是针对实证者设。少阳病，虽有邪实的一面，尚有血弱气尽正虚的一面，是半阴半阳、半虚半实证，本当扶正祛邪，虚实兼顾。若只知汗、吐、下以祛邪，不顾正虚，则病不愈，反变证丛生，故禁。

第98条为小柴胡汤疑似证。得病六七日，当传厥阴。厥阴乃阴尽阳生之脏，脉浮而手足温，乃阳始萌而乍升。脉迟弱而恶风寒，因始萌之阳未盛，腠理温养未充，故恶风寒。但毕竟脉已浮，手足温，此恶风寒与纯阴结者有别；虽恶风寒且脉浮，但毕竟阳气始萌未盛，脉尚迟弱，与太阳表证有别，医者误下则伤阳，里更虚。下后见不能食，此脾胃伤；胁下满痛，乃肝胆馁弱而失疏泄；而目及身黄者，胆虚而精汁不藏；颈项强者，经腧不利；小便难者，三焦气化失司。本渴，乃阳虚气化不利，津液不敷。但又饮水而呕者，乃水饮内停。二三下之，已呈纯阴结，尚以为胁下满痛、呕不能食为少阳病，妄予小柴胡汤清泄胆热，则更伤胃阳，致胃伤而哕。

通过对少阳病禁忌的分析，进一步说明少阳病的本质是半阴半阳、半虚半实。虽有半实，但不能误作纯实证，而用汗吐下，因毕竟还有半虚的一面。小柴胡汤虽有扶正培中的作用，但又不能用于脏寒的纯虚证，因小柴胡毕竟有清泄少阳热结的一面，苦寒伤正。

（10）战汗问题。第101条云："凡柴胡汤病证而下之，若柴胡证不罢者，复与柴胡汤，必蒸蒸而振，却复发热汗出而解。"

"振"是振栗，即寒战。

"必蒸蒸而振，却复发热汗出而解。"先是寒战，继之发热汗出，这是战汗，是战汗较轻者。

战汗的发生，见于两种原因：一是邪气阻隔，表里不通，正气不能外出与邪相争。待溃其邪气，表里通达，正气奋与邪争，则战汗而解。一种是正虚不能驱邪，正邪相持而互不能胜，待益其胃气，正气得复，则正气奋与邪争，亦战汗而解。本条之战汗，即属后者。这种战汗的发生，正说明小柴胡证既有正虚的一面，又有邪实的一面，邪正相持，反复分争，又互不能胜。复与柴胡汤，柴胡、黄芩可清解少阳郁热，疏其郁结，挫其邪势；人参、生姜、甘草益胃气，扶其正气。正气增，邪气挫，正气奋与邪争，蒸蒸而振，战而胜之，阴阳调和，阳施阴布，却复发热汗出而解。少阳病本忌汗，却又喜汗解。忌汗者，乃忌汗法之强发其汗；此乃不汗而汗之正汗也。何谓汗？阳加于阴谓之汗，必阳施阴布，阴阳调和乃能正汗出。见此正汗，知表里已和，正气已复，邪气已退，阴阳调和矣，故云汗出而解。

这种战汗而解的方式，正说明少阳病的本质是半阴半阳、半虚半实。

（11）少阳病脉象。少阳病本证为小柴胡汤证，所以，本条所言之少阳病脉象，是指以小柴胡汤证为代表的少阳病脉象。从脉象的分析，亦揭示少阳病半阴半阳、半虚半实的属性。

第37条："脉浮细"，邪衰未靖，而脉浮；正虚未复，而脉细。半虚半实，虚多实少。

第100条："阳脉涩，阴脉弦。"阳涩，气血虚；阴弦肝胆郁结。弦应肝胆，为阳中之阴脉，半阴半阳。

第140条："太阳病下之……脉弦者，必两胁拘急。"此太阳误下邪陷少阳，阳微结，脉乃弦。

第148条："脉细、沉、沉紧"，此阳微结，正虚而细、沉、阴凝而沉紧。

第266条："脉沉紧"，沉主气。正气虚，无力鼓荡血脉而沉者，沉而无力；邪阻而气结，不得鼓荡血脉者，沉而有力。脉紧，气血敛束之象，有力者寒凝，无力者阳虚阴盛而收引。少阳病半阴半虚，脉可沉紧；半阳者，为少阳郁结，气血不得畅达，脉亦可沉紧，皆阳微结之脉。

第231条："脉弦浮大"，三阳合病，浮为太阳，大为阳明，弦为少阳。

第265条："伤寒脉弦细，头痛发热者，属少阳"。弦为少阳郁结，细为正气不足。符合血弱气尽，邪气因入与正气相搏，结于胁下而少阳郁结之病机。

第266条："本太阳病不解，转入少阳者……脉沉紧者，与小柴胡汤。"此阳微结而沉紧。

第271条："伤寒三日，少阳脉小者，欲已也。"小乃细而短，邪退正虚也。

综上所述，少阳病本证有多种脉象，主要有弦、紧、细、沉。弦紧乃相类之脉，皆阳微结，收引凝泣有失舒缓之象；沉细为气尽血弱，或气机郁结，脉失充盈鼓荡所致。所以，少阳证，应以弦脉为主脉，或兼紧、细、沉。

弦乃阳中之阴脉，为血脉拘急，欠冲和舒达之象，故弦为阳中伏阴之脉。经脉之柔和，赖阳气之温煦，阴血之濡养，当阳气或阴血不足时，脉失温煦濡养而拘急，则为弦；或因气机不畅、邪气阻隔，气血不得畅达，亦可使脉失阳气之温煦、阴血之濡养，拘急而弦，故仲景称"弦则为减"。《诊家枢要》云："弦为血气收敛，为阳中伏阴，或经络间为寒气所入。"

弦脉有常脉、病脉、真脏脉三种。

常脉：春脉弦。肝胆应春，故肝胆之常脉亦弦。春令，阴寒乍退，阳始升而未盛，温煦之力未充，《内经》称之谓"其气来软弱"，故脉尚有拘急之感而为弦。胆为少阳、小阳；肝为阴尽阳生之脏，与春相应，阳气始萌而未盛，故脉亦弦。常脉之弦，当弦长悠扬、和缓。

病脉之弦，有太过与不及。弦且盈实，如循长竿，曰太过。不外气逆、邪阻及本虚标实三者。弦而无力为不及，或兼细、涩、紧，乃正虚使然。

少阳病为气尽血弱，且邪入而少阳郁结，其脉当弦，或弦而减，或弦兼细、数、沉、紧。

小结：通过上述11条理由，论证了少阳病的本质为半阴半阳、或半实半虚，而非纯热证；少阳病的病位在阴阳交界之处，出则三阳，入则三阴，而非居于太阳阳明之间。当然，除上述11条理由之外，后面的讨论，亦涉及少阳病的本质问题，宜合看。

明确了少阳病的这一病机、本质，则少阳病的治则应扶正祛邪、调和阴阳。小柴胡汤乃少阳本证之主方。

**2. 小柴胡汤证诸症的机理分析**

小柴胡汤证为少阳病之本证，其他皆为兼证或变证，所以首先要把小柴胡汤证的临床诸症讨论清楚。

通过前面的讨论，小柴胡汤证的本质为半阴半阳，或半虚半实，它的临床诸症，亦由此病机而决定。

（1）少阳病提纲证。《伤寒论》第263条云："少阳之为病，口苦，咽干，目眩也。"此即少阳病提纲证。此提纲证，注家多以少阳热盛解之，余以为不然。少阳本证，当为半阴半阳、半虚半实，并非纯热；且少阳病有寒化、热化两途。作为提纲证，不仅要概括少阳热证的特点，亦应概括少阳病半虚半阴及其变证的特点。所以，口苦、咽干、目眩，并非皆因热而发，少阳的寒证、虚证皆可见。能全面概括少阳病各证型的共同特点，方可称为提纲证。所以，仅以热解之，有失偏颇。

①口苦：很多医家多以口苦为少阳病的主症，云"尤以口苦最可辨为少阳病"。口苦以胆热蒸迫胆气上溢多见。《素问·奇病论》曰："有病口苦……病名曰瘅瘅……故胆虚气上溢而口为之苦。"瘅，热也。口苦可因胆热而作，然亦可因胆虚而作。胆虚者，中精不藏，胆气上溢而口苦，可见口苦有虚有实。《素问·阴阳应象大论》曰："南方生热，热生火，火生苦，苦生心。"此言口苦可因心火而作，非必胆也。

《金匮要略》百合病口苦，乃虚热而作，非必胆也。

《景岳全书·卷二十五·口舌》曰："口苦口酸等证，在原病式则皆指为热，谓肝热则口酸，心热则口苦……绝无虚寒之病矣，岂不谬哉。凡以思虑、劳倦、色欲过度者，多有口苦舌燥、饮食无味之症。此其咎不在心脾，则在肝肾。心脾虚，则肝胆邪溢而为苦；肝肾阴虚，真阴不足而为燥。"指出口苦可因热，亦可因虚寒而作，非必胆也。

少阳病之口苦，可因胆热而作，亦可因胆虚而发。所以，少阳病提纲证之口苦，皆以胆热解释，有失片面。

②咽干，虚实寒热皆有，非必胆热。从略

③目眩，虚实寒热皆有，非必胆热。从略

所以，口苦、咽干、目眩，非必胆热所独有。临床就不能见此证辄清胆热，尚须辨证论治。

再者，既为提纲证，则凡少阳病此三症皆应见之，但事实上并非如此。临床应用小柴胡汤，可三症皆见，亦可仅见二症、一症，或三症皆无。即使三症皆见，亦未必是小柴胡汤证，亦可因其他病位之寒热虚实而作。只能说少阳病多见此症，而非绝对。

（2）少阳病主症。《伤寒论》第96条列出了少阳病本证的主症为："往来寒热，胸胁苦满，嘿嘿不欲饮食，心烦喜呕。"

①伤寒三阳病证，热型各不同，太阳病为寒热并作，阳明病为但热不寒，少阳病为往来寒热。所以，往来寒热为少阳病具特征性之热型。

为什么出现往来寒热？仲景于第97条中云："正邪分争，往来寒热"，正与邪争则热，正与邪分则寒。

正气为何与邪有分有争？这取决于正气的强弱。正气强，与邪相争而热；正气虚，不能胜邪，战之馁怯而退，邪气盛则寒。待正气蓄而强，复出与邪争，则又热；战而不胜，再退则再寒，于是寒热往来反复出现。一日可数次，乃至一二十次。

少阳病之寒热往来特点是先寒后热，不同于内伤杂病中先热后寒者。内伤杂病中，由于正气虚弱，阳气浮动而阵烘热，热后汗出而身冷。阴虚者，阴不制阳而阳易动，当烦劳、情绪波动，或昼夜阳升之时，阳气浮动而烘热，如火热烘烤状，周身躁热，伴面赤、心烦。热后汗出，阳随汗泄，周身又觉飒冷，一日可数作。气虚者，烦劳则气浮，气浮而热，热则汗出，汗则阳气衰而寒，张锡纯所云之大气下陷病者，即见寒热往来一症。血虚者，气无依恋而且易动，气动则热，继之而汗、而寒。阳虚者，虚阳亦可升动，当烦劳、焦虑时，亦可扰动浮阳而见热、汗、寒。张锡纯论肝虚而脱者，亦有寒热往来一症。

其他如疟之寒热往来，热入血室之寒热如疟，湿热蕴阻之寒热往来，肝胆郁热之寒热往来，邪伏募原之寒热往来，奔豚之寒热往来，均可视为少阳病之变证，皆可依小柴胡汤法治之。至于《伤寒论》小汗法之寒热如疟，是寒热并作，一阵寒热，一阵缓解，交替出现，其状如疟，乃太阳表证，而非少阳证。

②胸胁苦满一症，有多种描述，如胸胁满、胸胁苦满、胸胁逆满、胸中窒、胸中痛、胁痛、胁下满痛，胁下满、胁下硬满、胁下支满等，原因颇多。

《内经》中关于胸胁胀痛有很多论述，如:《灵枢·五邪》曰："邪在肝，则两胁中痛。"

《素问·缪刺论》曰："客于足少阳之络，令人胁痛不得息。"

《素问·气交变大论》曰："岁火太过，炎暑流行……甚则胸中痛，胁支满胁痛。""岁火不及，寒乃大行……民病胸中痛，胁支满，两胁痛。""岁金太过，燥气流行……民病两胁下，少腹痛。"

《素问·举痛论》曰："寒气客于厥阴之脉……故胁肋与少腹相引而痛。"

《素问·脏气法时论》曰："肝病者，两胁下痛引少腹，令人善怒"。"心病者，胸中痛，胁支满，胁下痛。”

《素问·热论》曰：“伤寒……三日，少阳受之。少阳主胆，其脉循胁终于耳，故胸胁痛而耳聋。”

《灵枢·胀论》曰：“胆胀者，胁下痛胀，口中苦，善太息。”

《素问·刺热篇》曰：“肝病热者……胁满痛”，“热病先胸胁痛，手足躁”。“热病先眩冒而热，胸胁满。”

《灵枢·经脉》曰：“胆足少阳之脉……是动则病口苦，善太息，心胁痛不能转侧。”

《素问·缪刺论》曰：“邪客足少阳之络，令人胁痛不得息，咳而汗出。”

《素问·厥论》曰：“少阳之厥，则暴聋颊肿而热，胁痛。”

《素问·至真要大论》曰：“厥阴之胜……胃脘当心而痛，上支两胁……少腹痛。”

《素问·六元正纪大论》曰：“木郁之发……民病胃脘当心而痛，上支两胁。”

《素问·气穴论》曰：“背与心相控而痛……背胸邪系阴阳左右，如此其病前后痛涩，胸胁痛而不得息，不得卧。”等等。

《伤寒论》第37条：“少阳枢机不利而胸满胁痛。”第152条：水停胸胁而“胁下痛。”第160条：阳虚水泛“胁下痛。”第98条：脾虚湿阻“胁下满痛。”第140条：太阳误下邪陷“脉弦者，必两胁拘急。”第167条：“病胁下素有痞，连在脐傍痛引少腹，入阴筋者，此名脏结，死。”《金匮要略》腹满篇，寒实内结“胁下偏痛”，“胁痛里急”，“胁下拘急而痛。”阳虚寒逆之“两胁疼痛。”《金匮要略》五脏风寒篇，谷气壅塞之“胁下痛。”《金匮要略》痰饮篇之留饮“胁下痛引缺盆。”《金匮要略》妇人杂病篇，热入血室“胸胁满如结胸状。”积冷结气之“两胁疼痛。”

总之，胸胁胀满疼痛之原因颇多，病因有寒热虚实之殊，病位有五脏之异，而非少阳病所特有。

③“心烦喜呕，嘿嘿不欲饮食”，其原因亦颇多，更非少阳病所独有。

通过分析，上述诸症，皆非少阳病所独有，这就出现了一系列问题，即少阳病如何把握，小柴胡汤如何运用，“但见一证便是”如何理解等。

**3.但见一证便是问题**

所谓但见一症便是，不必悉具，一般都理解为见少阳病提纲三症及小柴胡汤四主症，共七症，见其一即可用小柴胡汤。这种理解是片面的。上述已对小柴胡汤诸症进行了分析，可见这些症状可因多种原因而引起，非独小柴胡汤证所专有。因此，但见一症即用小柴胡汤，显然是片面的。

另外，“但见一症便是，不必悉具”，对原文的解读也是断章取义。《伤寒论》第101条云：“伤寒中风，有柴胡证，但见一证便是，不必悉具。”前提是有伤寒中风之太阳表证。太阳表邪是否传入少阳成小柴胡汤证，据何而断呢？若具小柴胡汤证七症之一，即可断为已入少阳，成小柴胡汤证，可予小柴胡汤治之；若未见，则未入少阳，小柴胡汤不可予。此与《伤寒论》第4条、第5条的主旨是相衔接的。

《伤寒论》第5条："伤寒二三日，阳明、少阳证不见者，为不传也。"伤寒二三日，按伤寒的自然传变规律，二日当传阳明，三日当传少阳。可是临床实际中传还是没传？要根据具体情况具体分析。若阳明、少阳证已见，则知已传阳明、少阳；若阳明、少阳证不见，则虽已二三日，亦未传阳明少阳。

《伤寒论》第4条："伤寒一日，太阳受之，脉若静者，为不传。颇欲吐，若躁烦，脉数急者，为传也。"太阳病可内传阳明、少阳，脉数急为热盛，热盛则传。本为太阳病，脉已数急，且又见躁烦，是传入阳明；若见颇欲吐，是传入少阳。此处即明确指出，欲吐，是少阳病主症之一，但见一症，即可判为已传少阳，不必悉具。第5条是以阴性的症状及脉来判断是否传变，第4条是以阳性脉症来判断是否传变，从正反两个方面，对传变问题详加论证，务在谨守病机，这就是"但见一症便是"的含义。

许多医家对第101条的理解，抛开了"伤寒中风"这一始发病，单摘一句"但见一证便是"，认为一证是指口苦，或指寒热往来，或指心烦喜呕，或指胸胁苦满，莫衷一是。其错，皆在断章取义。

小柴胡汤应用甚广，典型的小柴胡汤证，使用小柴胡汤容易掌握；若不典型的小柴胡汤证，则未必能准确把握。

**4. 小柴胡汤或然症分析**

小柴胡汤的或然症，见于第96条小柴胡汤项下。共提出了七项或然症。这些加减症虽多，亦非全部，仅举例而已。分析这些或然症，对了解少阳证传变的变化及治疗的相应变化，可举一反三，给人以启迪，示人以规矩。

小柴胡汤证何以加减症颇多？原因有二：

一是少阳病包括胆与三焦。胆主春生之气，主升发、疏泄，且内藏精汁，主决断。各脏腑功能皆仰赖此春生之气，方能气机调畅，生机勃发，故曰："凡十一脏，取决于胆也。"因而在病理情况下，胆病可影响各脏腑而出现众多病变。三焦，为水道、原气之别使，气化之总司，历五脏六腑，功能重要，且联系广泛，故病变时，病证纷纭。

二是少阳病的性质是半阴半阳、半虚半实，界于阴阳之间，为阴阳出入之枢，出则三阳，入则三阴，可热化，亦可寒化，故或然症多端。

（1）"若胸中烦而不呕者，去半夏人参，加瓜蒌实一枚。"

胸中烦，多因于热，然邪扰或阳虚者亦有之。去半夏、人参者，知中气尚强，脾不受邪，胃气未逆，故不呕。以瓜蒌实治其心烦，因瓜蒌甘寒，清化热痰，宽胸散结，知此心烦乃因痰热而作。胸中之热何来？因邪犯少阳，少阳郁结化热。此热乃郁热，郁热不得外达，必上攻、下迫、内窜，出现诸多病变。此胸中烦，亦因少阳郁火上迫，且烁液成痰，痰热内扰而烦，故以瓜蒌清涤之。

这一或然证提示，中气实，少阳不传三阴。少阳热化，则可上攻、下迫、内窜。胸中烦，仅是少阳郁火诸多症状之一，举例而已，其他诸症，当触类旁通。

（2）"若渴，去半夏，加人参，合前成四两半，瓜蒌根四两。"

渴，原因甚多，津液亏，阳虚不能气化，邪气阻遏津液不布，皆可渴。少阳病致渴的原因有三：一为少阳郁结，三焦为不通，津液不能上承；二为少阳热盛，津液被耗；三为中气虚馁，生化不足，及脾虚不运。从用药分析，去半夏之燥，知非水饮所阻；加人参益气生津，在于健脾以化生、转输，补少阳病之半阴、半虚；加瓜蒌根以清热生津，泻少阳病之半阳、半实。推而广之，津亏或不布，可口渴，亦可诸孔窍干，或筋脉失润而拘挛或脏腑失濡而见广泛病变，肺津亏则干咳或喘，胃津亏则干呕不食，大肠失润则便艰等，皆可举一反三。

（3）“若腹中痛者，去黄芩，加芍药三两。”

腹痛原因颇多，寒热虚实皆可腹痛。少阳病致腹痛，原因有三：一是太阴脾虚而腹痛；二是少阳热传阳明而腹痛；三是少阳木郁，木陷土中而腹痛。依所用药物来看，去黄芩之苦寒，加芍药之酸收，乃治土虚木陷之腹痛，芍药味酸入肝，补肝之体，泻肝之用。痛泻要方治腹痛下利用芍药，即寓此义。

（4）“若胁下痞硬，去大枣，加牡蛎四两。”

胁下乃少阳之分野。痞硬者，痞塞不通且硬结，乃气血痰瘀热凝聚而痞硬。牡蛎软坚，以柴胡引之，能去胁下之硬。

（5）“若心下悸，小便不利者，去黄芩，加茯苓四两。”

心下悸，小便不利，有多种原因。少阳病而兼此症者，一由胆郁疏泄不及而小便不利，胆火上犯而心悸；一可因三焦不通，水饮内蓄而小便不利，水饮上凌而心下悸。从所用药物来看，去黄芩，知非少阳郁火致悸；加茯苓，健脾利水，安神，当属饮泛所致，故心下悸且小便不利。由此可知，少阳病可夹饮，而饮凌于肺则咳喘，上干于颠而晕眩，饮干于心而悸、心神不安，饮注胃肠而下利、不食、脘腹满等诸症丛生，不一而足，皆可触类旁通。

（6）“若不渴，外有微热者，去人参，加桂枝三两，温覆微汗出。”

在少阳病的基础上，点出“不渴”这一阴性症状，何意？少阳热化可外传阳明，阳明热盛则伤津，口渴，正如第97条所云：“服柴胡汤已，渴者属阳明”；阳明热淫于外则身当热。点出口不渴，说明少阳病未传阳明，则此身热亦非阳明外淫所致。何以身热？从加桂枝，且温覆取微汗来看，当属太阳表邪，类于柴胡桂枝汤法。可是，少阳病本有寒热往来之热，今又加一身微热，二者皆是有热，如何能区分开此热为少阳，彼热为太阳？第146条用柴胡桂枝汤，指明其表证为“发热微恶寒，支节烦痛”。可是少阳病发热亦有恶寒，亦可因经络不通而肢节痛。仔细琢磨起来，从文字表面分析好说，但临床实际却难以区分。究竟该如何分清少阳与太阳之热？少阳之往来寒热，是先寒后热，寒与热，是分别而作，且寒热阵作，寒热之后有间歇，间歇期，则无寒亦无热。而太阳之热，是寒热并作，且寒热持续无间歇，表邪不去，寒热不止。那么，寒热不止时，又显不出少阳病的寒热往来，当然，我所说的“热”，不是指体温高低，而是中医的热象。

这个表热是哪里来的？一是太少合病，一是太少并病，或始为太阳，传入少阳；或始为少阳，传于太阳，或少阳正气复，邪气外达而外出太阳。由此可见，少阳病位于阴阳交界之处，外出三阳，内入三阴。外出太阳，此条可证。

（7）“若咳者，去人参、大枣、生姜，加五味子半升，干姜二两。”

咳的原因甚多，外感内伤、五脏六腑，皆能令人咳。少阳病致咳，可因少阳之热犯肺；亦可三焦不利，水饮犯肺而咳。去人参、大枣、生姜者，非因脾虚所致。加干姜者，温散饮邪，五味子敛肺气，亦泻木亢，故此咳当为饮邪上犯所致。

从仲景所列举的小柴胡汤或然证来看，说明小柴胡证属半虚半实、半阴半阳，可寒化、热化，寒化则入三阴，热化则外出三阳。深入了解小柴胡汤证的实质，利于我们临床正确运用小柴胡汤，并扩而充之，守绳墨而废绳墨，随心所欲，不逾矩。

**5. 不典型小柴胡汤证的分析**

具有少阳提纲三症，又有少阳病的四大主症者，可称为典型的少阳本证，即小柴胡汤证。相关条文包括第96、97、101、148诸条，前已论及，不赘。对不典型的小柴胡汤证，仲景举出14条。通过对不典型少阳证的分析，对我们正确使用小柴胡汤，并扩展其使用空间，将有很大裨益。

（1）第37条云：“太阳病，十日以去，脉浮细而嗜卧者，外已解也。设胸满胁痛者，与小柴胡汤。脉但浮者，与麻黄汤。”

太阳病，十多日，太阳之表已解，脉浮细嗜卧，乃邪去正未复。

“设胸满胁痛者，与小柴胡汤”。本条，仲景突出点出了“胸满胁痛”作为使用小柴胡汤的指征，这与“但见一证便是”的精神一致。这里引出了两个问题。

一是太阳病已解，遗有胸满胁痛，便用小柴胡汤，那么少阳病七症中的其他六症是否并见？从条文中可知，其他六症未必皆见。

二是在伤寒中风基础上，但见胸满胁痛是否就可用小柴胡汤？亦未必，前已述及，胸满胁痛原因颇多，即使是在伤寒中风基础上见此证，尚有水饮、结胸、脏结、寒逆、积冷结气，热入血室等，皆可见此证，并非概用小柴胡汤。那么，何种情况下可用小柴胡汤？余以为当在伤寒中风基础上，见胸满胁痛，脉见弦者，方可用小柴胡汤。

（2）第99条云：“伤寒四五日，身热，恶风，颈项强，胁下满，手足温而渴者，小柴胡汤主之。”

伤寒四五日，当传太阴、少阴，但阴寒之症未见，知未传阴径。身热恶风、颈项强，为太阳证；胁下满，为少阳证；手足温而渴，为阳明证，故为三阳合病。

三阳合病，何以独取少阳？太阳当汗，阳明当清下，皆非少阳证所宜。少阳主枢，枢机舒转，邪可外达而解。小柴胡汤之柴胡，《神农本草经》谓其治“寒热邪气”，治少阳邪气，未尝不治在表之邪气。试观近之柴胡注射液，治外感发热疗效肯定，即非特指少阳发热。黄芩，《神农本草经》谓其治诸热。清胆热，亦未尝不清阳明之热。所以，三阳合病，主以小柴胡汤，既解少阳之邪，亦兼太阳、阳明之邪，三阳相兼。

第219条曰：“三阳合病，腹满身重，难以转侧，口不仁，面垢，谵语遗尿，发汗则谵语，下之则额上生汗，手足逆冷，若自汗出者，白虎汤主之。”此亦三阳合病，何以不用小柴胡汤而用白虎汤清解阳明？此证颇似暑入阳明，阳明热外淫则兼表，内淫则兼少阳，故云三阳合病，实为阳明独盛，故以白虎汤清之。阳明热清，太少亦平。

（3）第100条曰："伤寒阳脉涩，阴脉弦，法当腹中急痛，先予小建中汤。不差者，小柴胡汤主之。"

"阳脉涩，阴脉弦"，阴阳有两种解释：一为寸为阳，尺为阴；一为浮为阳，沉为阴。涩乃气血虚，气虚不能鼓荡，血虚不能充盈，故尔脉涩。气主煦之，血主濡之，经脉失于气血之温煦濡养而拘急，故痛。此外，阴阳之意以浮阳沉阴，莫如寸阳尺阴为胜。

为何先予小建中汤，不差者，再予小柴胡汤？这有两种可能：一是试验性治疗，一是分步治疗。因阳涩阴弦且腹痛，可因气血虚，经脉拘急而腹痛；亦可因气血虚而脉涩，少阳郁结而脉弦，木克土而腹痛。若为前者，则以小建中汤培中调阴阳，桂枝甘草加生姜、大枣、饴糖以化阳培中，温煦经脉；倍芍药合甘草，酸甘化阴以柔经脉，腹痛自消。《金匮要略》虚劳篇，小建中汤治虚劳里急腹中痛，与本条同。然予小建中汤腹痛不差，说明辨治有误，故改从少阳治之，此即试验性治疗。试验性治疗在《伤寒论》中不乏其例，如第209条，小承气汤试燥屎法，即为试验性治疗。

另一种可能是分步治疗，因知肝传脾，当先实脾，所以先予小建中汤培中，后以小柴胡汤解木之郁结，分步治疗法。此法，在《伤寒论》中亦屡见不鲜，如先表后里，或先里后表诸法，皆是。

从本条用小柴胡汤来看，少阳之提纲证及小柴胡汤四大主症皆未提，只有脉与腹痛，可见用小柴胡汤，非必诸证皆见。

当然，小柴胡汤可用于外感，亦可用于内伤。若内伤杂病中用小柴胡汤，未必往来寒热等症必具，本条开首即明言为伤寒，显属外感范畴，亦未必少阳七症必具，此条竟少阳病七症中，一症皆无，亦用之，看来重点在于脉象。

阳涩阴弦，乃气血虚，少阳郁结，正与第97条所揭示的血弱气尽，少阳郁结之半阴半阳、半虚半实之病机相吻合，由此可见，弦脉是少阳病的主脉。

（4）第104条曰："伤寒十三日不解，胸胁满而呕，日晡所发潮热，已而微利，此本柴胡证，下之以不得利，今反利者，知医以丸药下之，此非其治也，潮热者，实也。先宜服小柴胡汤以解外，后以柴胡加芒硝汤主之。"

外感病，当日传一经，七日愈，故第8条云，太阳病七日以上自愈。若传经尽不愈，当再传经，十二日愈，故第10条云："风家，表解而不了了者，十二日愈。"此条两度传经尽仍不解，故云"伤寒十三日不解"。

伤寒不解，"胸胁满而呕"，邪在少阳；"日晡所发潮热。"邪在阳明，呈少阳阳明证。

"已而微利"，"已"作何解？当做已经、已然解。意为因其日晡潮热，有阳明热证，已然微下。"利"作下法解。谓已经予轻微泻下。

"此本柴胡证"。言该证虽为少阳阳明，但以少阳病为主。少阳禁下，故"下之以不得利"。本不利，"今反利者，知医以丸药下之。"古以丸药下者，多含巴豆。少阳禁下，下之“非其治也”。“潮热者，实也。”潮热，为阳明胃家实的热型；实也，指胃家实，有燥屎。

少阳阳明，且已潮热，何不以大柴胡汤治之？因此证本柴胡证，已有半阴、半虚的一面，且又以丸药下之，复伤脾胃，反下利，乃虚其虚也，故非其治。丸药下之，一误；设再予大柴胡汤下方，则二误，故未予大柴胡汤，更未予承气汤，反予小柴胡汤，何也？虽有潮热，胃家实，但以小柴胡证为主。小柴胡汤可清少阳之热，亦兼清阳明之热，葛根芩连汤即用黄芩。且服小柴胡汤后，“上焦得通，津液得下，胃气因和，身濈然汗出而解”。这是服小柴胡汤后，少阳郁结解，三焦通畅，肺得肃降，胃气和降，津液得以敷布，正汗濈然而出。津液布，汗可出，必胃气和，便亦通，阳明之实随之而解。所以，用小柴胡汤以解外邪，而不用大柴胡汤通下。设予小柴胡汤后，阳明之实未靖，再予小柴胡汤加芒硝，微下之，亦不用大柴胡汤之芒硝、大黄、枳实之重下，免伤胃气。

本条启示，伤寒传变日数，乃指一般程序而言，非必一日一经，要在辨证论治。虽已十二日，若柴胡证仍在者，仍以小柴胡主之，日数可不拘泥。

少阳阳明，若少阳阳明皆重者，予大柴胡汤双解之；若以少阳证为主而兼阳明者，予小柴胡汤，解少阳之结，亦可兼和胃气，不可骤用峻泻伤胃。纵使服小柴胡汤后，阳明胃实未已，亦宜小柴胡加芒硝汤微下之，不可遽予峻下伤胃。体现处处顾护胃气的精神。

（5）第144条：“妇人中风，七八日，续得寒热，发作有时，经水适断者，此为热入血室，其血必结，故使如疟状，发作有时，小柴胡汤主之。”

疟之寒热，先寒后热，发有定时；热入血室者，亦寒热发作有时，此少阳病特征性热型，故诊为少阳证，予小柴胡汤主之。

经水适断，少阳之邪乘血室空虚而入，热与血结，成热入血室证。

第143、144、145三条皆论热入血室，综合来看，热入血室证有四个诊断要点：

一是经水适来适断；

二是感受外邪，热陷血室，血热相结；

三是出现少阳病的寒热如疟，胸胁苦满，如结胸状；

四是出现谵语，如见鬼状的神志症状。

少腹急结、硬痛否？仲景未言，可见血结未甚，故尔少腹症状并不突出。仍予小柴胡汤，且未加活血之品，亦证明血结未甚。若血结较重，亦可加活血之品，因仲景是以小柴胡汤主之。“主之”，为主矣，言外之意，可随证加减。所以，陶隐庵以小柴胡汤去人参、大枣加生、地桃仁、楂肉、丹皮或犀角等。叶天士对血结重者，用小柴胡汤去甘药，加延胡、归尾、桃仁。夹寒者加肉桂心，气滞者加香附、陈皮、枳壳等，皆小柴胡汤随证加减之例。

少阳病热陷血室，血结未甚者，用小柴胡汤有逆流挽舟之意，提取下陷之热邪从外而解。

本条诊为小柴胡汤证，并未提口苦、咽干、目眩及心烦喜呕，嘿嘿不欲饮食，可见这些症状非必皆见。

（6）第149条："伤寒五六日，呕而发热者，柴胡汤证具。而以他药下之，柴胡证仍在者，复与柴胡汤。此虽已下之，不为逆，必蒸蒸而振，却发热汗出而解。若心下满而硬痛者，此为结胸也，大陷胸汤主之。但满而不痛者，此为痞，柴胡不中与之，宜半夏泻心汤。"

本条提出少阳病误下之变。

伤寒五六日，本当传于厥少二经，然仍呕而发热，邪尚在少阳，故云柴胡汤证具。第379条亦云："呕而发热者，小柴胡汤主之。"

是否见呕而发热二症，即可断为小柴胡证？未必。凡胃热、伤暑、湿热壅胃、胃中郁火、食积化热、热伤胃阴等，皆呕而发热，非皆小柴胡汤所宜。当呕而发热，且脉弦者，方可断为少阳病。那么，少阳七症中的其他症必见否？未必。

"呕而发热"，此热，亦非必往来寒热，乃但热不寒，属阳明热型。此热，可因少阳热化而传入阳明，故但热不寒。虽传阳明，未成热结，无须下之。黄芩清热，半夏、生姜降逆止呕，柴胡、生姜散邪除热，人参、甘草、大枣培中扶正，切合病机。由此看来，小柴胡汤证的热型，非必寒热往来，但热不寒者亦可。

少阳病误下后，柴胡证仍在者，复与柴胡汤。若下后心下满而硬痛者，热与水结于胸脘，必以大陷胸汤逐其水热互结，小柴胡汤不中与也。若下后热乘虚而陷，成寒热错杂之痞症，当予半夏泻心汤主之。

何以成痞？卦云：阴阳相交谓之泰，阴阳不交谓之痞。少阳病，本已太阴脾虚，误下之脾益伤。脾斡旋一身之气机，使阴升阳降，水火既济。脾虚，斡旋失司，阳不降，积于上而为热；阴不升，积于下而为寒，于是阴阳不交，寒热错杂，中焦痞塞。病位在土，已不在木，故予半夏泻心汤，而小柴胡汤不中与也。

半夏泻心汤与小柴胡汤，方证虽异，然机理相通。半夏泻心汤因脾虚热陷，阴阳升降不利，形成寒热错杂。小柴胡汤乃脾虚，热结少阳，阴阳出入乖戾，形成半阴半阳。二方组成颇似，因皆有脾虚，故皆用人参、甘草以益气扶正；皆有热，故用黄芩，或黄芩、黄连；皆阴阳不调，故用半夏交通阴阳；半夏泻心以干姜易生姜，去柴胡，脾寒重于少阳病。

此条四点启示：

一为少阳病误下可三变：柴胡证仍在者，复与柴胡汤；实者，热陷水结，成结胸；虚者热陷成痞。

二为少阳病内传三阴，当先传脾，此即"邪高痛下"。

三为判断少阳病尚在否？可据呕而发热为指征，然必脉弦，他症非必具。

四为少阳病热型，非必往来寒热，但热不寒者有之。

（7）第229条："阳明病，发潮热，大便溏，小便自可，胸胁满不去者，与小柴胡汤。"

本条伤寒医家多以少阳阳明并病解。“胸胁满不去”，乃少阳未解。“不去”，从语气来分析，本为少阳病，已传阳明，然少阳之邪未尽，胸胁满未除，故云少阳阳明。

我认为此条不是少阳阳明并病，而是少阳病似阳明而非阳明，提出相互鉴别。

潮热、小便自可，是阳明病胃家实的表现，当大便硬或热结旁流，此大便溏，知非胃家实。如第191条“固瘕，必大便初硬后溏。所以然者，以胃中冷，水谷不别故也”;《金匮要略》曰:“大肠有寒者，多鹜溏。”可见，便溏是虚寒的表现，而非阳明胃家实。

“与小柴胡汤”，从语意来看，不同于“小柴胡汤主之”。“主之”者，是以小柴胡汤为主，当尚有为辅者，可有加减。而“与”者，可径予小柴胡汤，而无须加减。从“与小柴胡汤”语气中，可悟出此条乃纯少阳病小柴胡汤证，非少阳阳明，亦不须在用小柴胡汤时尚须加减兼顾阳明证。

小柴胡汤证亦可潮热吗？可。《苏沈良方》把小柴胡汤在《伤寒论》中所治的发热，总结为四种热型，即：一为身热；二为往来寒热；三为潮热；四为瘥后发热。所以，不典型的小柴胡汤证，亦可见潮热。

（8）第231条:“阳明中风，脉弦浮大而短气，腹都满，胁下及心痛，久按之气不通，鼻干不得汗，嗜卧，一身及目悉黄，小便难，有潮热，时时哕，耳前后肿，刺之小差，外不解，病过十日，脉续浮者，与小柴胡汤。”

此为三阳合病，浮为太阳，大为阳明，弦为少阳。

“表未解，鼻干，不得汗”，指太阳表证未解。

“胁下及心痛，久按之气不通，耳前后肿”，乃少阳郁热。

“短气，腹都满，嗜卧，一身及目悉黄，小便难，有潮热，时时哕”，为阳明胃热夹太阴脾湿，熏蒸发黄。

三阳合病，枢机不利，三焦不通，因而湿热内蕴。所以治疗从疏解少阳为主，调畅气机，通利三焦。当与第99条之分析互参。

（9）第229条:“阳明病，发潮热，大便溏，小便自可，胸胁满不去者，与小柴胡汤。”

与小柴胡汤者，必少阳病未解。何以知之？胸胁满不去。这里没有再提小柴胡证的其他指征，惟独指出胸胁满一症。看来，胸胁满是少阳病最具特征性的指征。但仅据胸胁满就可遽断少阳病吗？尚不可。前已述及外感病胸胁满者，原因颇多，非必少阳病所独有。当见脉弦，又见胸胁满，方可诊为少阳病，予小柴胡汤。

潮热乃阳明热型，少阳未解当寒热往来，能两种热型并存吗？不可能，潮热是但热不寒，热如潮，日晡甚；而寒热往来是先寒后热，既寒既热，所以两种热型不能并见。此条，仲景明确指出是潮热，与小柴胡汤，可见发热、潮热、但热不寒者，亦为不典型少阳病的几种热型，非必寒热往来。

（10）第230条:“阳明病，胁下硬满，不大便，而呕，舌上白苔者，可与小柴胡汤。上焦得通，津液得下，胃气因和，身濈然汗出而解。”

首曰阳明病，何以为据？胁下硬满而呕，皆少阳之征；不大便，少阳枢机不利；舌苔白者，更非阳明热征。无一症属阳明热盛之征，反曰阳明病，何也？因其呕且不大便，似阳明而非阳明，实乃少阳阳微结所致，故予小柴胡汤。

少阳病本禁汗，何以又汗出而解？此与“温病忌汗，又最喜汗解”同理。所禁者，乃辛温发汗；所喜者，乃阴阳调和，表解里和之正汗也。

阴阳和可正汗出，阴阳和亦可大便通，故此条之大便不通，待三焦通，津液得下，胃气因和，大肠腑气得行、津液得润，自然大便得解，非阳明热结之必予攻下方可。

本条所示之小柴胡汤的指征有四，即胁下硬满、不大便、呕、苔白，少阳七症的余症皆未提，然必兼脉弦方可确诊。

不大便者临床常见，有的十余日一解，腹无所苦，饮食照进，此类便秘，枢机不利是一重要原因，此亦为治便秘开一门径。

（11）第266条：“本太阳病不解，转入少阳者，胁下硬满，干呕不能食，往来寒热，尚未吐下，脉沉紧者，与小柴胡汤。”

此条虽未言胸满、心烦，他症皆备，是比较典型的小柴胡证。其脉沉紧，有类于弦，皆阳微结，收引凝泣之象。

（12）第379条：“呕而发热者，小柴胡汤主之。”

呕，皆胃气上逆所致，寒热虚实，脏腑相干，皆可致呕，非为少阳所独有。发热，外感内伤皆可见，亦非少阳所独有。呕而发热用小柴胡汤者，以方测证，当为少阳病。少阳病的其他见证，或为仲景省略，或为只要见呕与发热，即可用小柴胡，其他症可有可无。

我认为，纵使少阳证的其他症皆无，仅呕而发热，在使用小柴胡汤时，还应见脉弦，否则还不可贸然用之。

（13）第394条：“伤寒差以后，更发热，小柴胡汤主之。脉浮者，以汗解之；脉沉实者，以下解之。”

伤寒差后更发热，可见于下列四种情况：

一为差后，复感外邪，外邪可在太阳、阳明或少阳；

二为差后余邪未尽而复燃；

三为正虚而生虚热。包括阴阳气血虚衰，阳气浮动而为热；

四为差后劳复、食复。食复者，食积化热，或食积与余邪相结。劳复者，包括劳心者耗伤阴血，劳力耗气，房劳耗精。

所以差后发热，原因有多种，病机不同。本条提出三种：脉浮者，邪犯肌表，汗而解散之；脉沉实者，里之邪实，以下解之；主以小柴胡汤者，当为邪郁少阳。

伤寒差后，当有正虚未复，复感于邪。小柴胡汤扶正祛邪，差后热者正相宜。邪在少阳，固可予小柴胡汤。若正虚而邪在表者，亦可予小柴胡汤，扶正祛邪。邪在表，固当汗解，然小柴胡汤亦可汗解，如第101条与第149条：“复与柴胡汤，必蒸蒸而振，却发热汗出而解”。第230条“身濈然汗出而解”。当然，这个汗出，不是发汗法，而是阴阳调和自然汗出之正汗。

本条启示：正虚而兼外感发热，皆可宗小柴胡汤法，扶正祛邪。

本条用小柴胡汤的指征，一是伤寒差后正虚；一是邪气因入。此与第97条之“血弱气尽，邪气因入”精神一致，至于少阳病七症，几乎一项也没有，但由于病机相同，故仍可予小柴胡汤。

（14）《金匮要略》黄疸病篇曰：“诸黄，腹痛而呕者，宜柴胡汤。”

腹痛而呕，病在少阳。小柴胡汤疏解少阳郁结，使木升发而不下陷土中，呕痛可除；三焦畅，水道通，湿可去，黄可消。

此腹痛而呕，必兼脉弦，方可诊为少阳郁结，予小柴胡汤。

（15）《金匮要略》妇人产后病篇：“产妇郁冒，其脉微弱，呕不能食，大便反坚，但头汗出。所以然者，血虚而厥，厥而必冒。冒家欲解，必大汗出。以血虚下厥，孤阳上出，故头汗出。所以产妇喜汗出者，亡阴血虚，阳气独盛，故当汗出，阴阳乃复。大便坚，呕不能食，小柴胡汤主之。”

郁冒，指昏冒，神志不清。《素问·至真要大论》曰：“郁冒不知人者，寒热之气乱于上也。”此条言产后血虚，孤阳上出，气乱于上而郁冒，此与少阳病之“血弱气尽”相合。呕不能食，大便反坚，此少阳郁结使然。既有血虚而厥之半阴、半虚，又有邪气因入，少阳郁结之半阳半实，与少阳病之病机吻合，故予小柴胡汤扶正祛邪，疏解少阳。

少阳病七症虽无郁冒，然与目眩理出一辙，故小柴胡可治郁冒。郁冒予小柴胡汤者，脉当兼弦。

通过上述对非典型小柴胡汤证的分析，可得出如下结论：

1. 小柴胡汤证，非必七症皆具。七症中，最具特征意义的症状，依次排序为脉弦、胸胁苦满、往来寒热、呕吐、不欲饮食。

2. 热型非必寒热往来，亦可见发热、潮热。

3. 小柴胡汤证若兼表热，或三阳合病，以少阳证为主者，可予小柴胡汤统治。

4. 其脉当弦，或兼细、沉、紧。因少阳病性质半阴半阳、半虚半实，故其弦必不劲，当弦而按之减。

## 二、小柴胡汤衍生方

少阳证处于阴阳交界之处，外出为三阳，内入为三阴；因而少阳病的变证兼证颇多；且少阳误治，亦促其传变，所以少阳病之主方小柴胡汤之变化及类方亦多。后世更仿小柴胡汤，演变出众多方剂。

**柴胡桂枝汤**

《伤寒论》第146条曰：“伤寒六七日，发热微恶寒，支节烦疼，微呕，心下支结，外证未去者，柴胡桂枝汤主之。”

桂枝一两半，去皮　芍药一两半　黄芩一两半　人参一两半　甘草一两，炙　半夏二合半，洗

大枣六枚，擘　生姜一两半，切柴胡四两

上九味，以水七升，煮取三升，去滓，温服一升。本云人参汤，作如桂枝法，加半夏、柴胡、黄芩；复如柴胡法，今用人参半剂。

**【按】**此少阳病兼太阳表证证治。

伤寒六七日，“发热微恶寒，支节烦痛”，此外证未去；“微呕，心下支结”，内传少阳，呈太少并病。外则桂枝汤主之，内则小柴胡汤主之，各取其半，合之曰柴胡桂枝汤。

少阳病，外证未解，用柴胡桂枝汤。若把少阳病“半在里半在外也”之外，解为太阳证，岂不直接用小柴胡汤即可，何必还加桂枝汤？可见少阳病的外证，非指太阳表证，而是指少阳郁结。其里，乃指太阴脾虚。所以“本云人参汤。”人参汤即理中汤，温中健脾，即针对少阳病半虚半阴的一面，扶正以祛邪。然毕竟有少阳郁结及太阳表虚的一面，纯予人参汤，有失偏颇，故又云：“作如桂枝法。”桂枝法乃辛甘化阳，酸甘化阴，乃阴阳双补之剂，桂枝、生姜，辛以散邪，宜于正虚，阴阳不足者；若兼外邪，亦有扶正祛邪之功。发汗太过，表未解而气阴虚者，桂枝汤加人参、白芍、生姜，一变而为桂枝新加汤，更增其扶正之力。本条云，“今用人参作半剂”，即桂枝汤加人参，其治法，与桂枝新加汤如出一辙，故曰“作如桂枝法”。这里强调的是法，重在扶正以祛邪。又云“加半夏、柴胡、黄芩”，成小柴胡汤，扶正兼解少阳郁结，故“复如柴胡法”。

本云以下的这一段话，再次印证了小柴胡汤有太阴脾虚，在里之半阴半虚的一面。本为太少并病，予柴胡桂枝汤太少病解即可。而本云下的一段话，却从人参汤谈起，强调了少阳病脾胃虚寒的本质；然脾虚寒，又兼太阳之表，故在人参汤的基础上加减，曰“作如桂枝法”；又因邪传少阳，故加柴胡、黄芩、半夏，“复如柴胡法”。这与小柴胡证“血弱气尽”之本质是一致的。

**柴胡桂枝干姜汤**

《伤寒论》第147条曰：“伤寒五六日，已发汗而复下之，胸胁满微结，小便不利，渴而不呕，但头汗出，往来寒热，心烦者，此为未解也，柴胡桂枝干姜汤主之。”

柴胡半斤　桂枝三两，去皮　干姜二两　瓜蒌根四两　黄芩三两　牡蛎二两　甘草二两，炙

上七味，以水一斗二升，煮取六升，去滓，再煎取三升，温服一升，日三服。初服微烦，复服汗出便愈。

《金匮要略》疟病附方：柴胡桂姜汤，治疟寒多微有热，或但寒不热。服一剂如神。

**【按】**此方少阳病兼太阳表证及太阴脾寒者。

伤寒五六日未解，汗之津液外泄，阳气随之；下之，津液下泄，阳气亦陷，致津气两伤，邪陷少阳。少阳郁结而胸胁满微结，往来寒热，头汗出，心烦；三焦气化不利而渴，小便不利。

太阳表证何在？仲景语焉不详，第146条柴胡桂枝汤为少阳病兼太阳表证，曾有

“发热微恶寒，肢节烦疼”的太阳表证，本条亦少阳病兼太阳表证，当亦有“发热微恶寒，肢节烦疼”的表证，未言者，乃述于前而略于后，省略之笔。再者，“复服汗出便愈”，既用汗法，其有表证可知。

何以干姜易生姜？概因下后伤脾胃之阳，致寒饮不散，胸胁满结不解，故以干姜温振脾阳，此与柴胡加芒硝汤下阳明燥热相对应，一为阳明燥热，一为太阴虚寒。

有的医家提出，伤津是内燥，应转属阳明，非桂枝干姜所宜。而本证确是水饮与津伤内燥并见者，方中用甘寒之瓜蒌根，清热生津止渴；牡蛎咸寒，清热益阴，且软坚散结。加桂枝者，一可通阳化气，使三焦气化得行，水饮当去；一者解太阳之邪。加干姜者，温太阴之脾寒。此方亦寒热并用，各司其属，相反相成。

既然太阴脾寒，何以去人参？少阳证有半阴半虚的一面，气尽血弱，兼有脾虚，又下后伤脾，吾意不应去人参，更何况人参益气健脾，尚可生津，故不必去之。

为何渴而不呕？第97条云：“渴者属阳明。”本条亦渴，是否属阳明？非也，此渴乃汗下，津伤而渴，非阳明热盛津伤而渴。二者如何区分？邪传阳明者，胃热盛，当呕，或呕不止，如第103条之大柴胡证，即“呕不止。”本条虽渴，然无呕，知非邪传阳明。所以，特别点出不呕这一阴性症状，具有鉴别意义。

**柴胡加龙骨牡蛎汤**

《伤寒论》第107条曰：“伤寒八九日，下之，胸满烦惊，小便不利，谵语，一身尽重，不可转侧者，柴胡加龙骨牡蛎汤主之。”

柴胡四两　龙骨　黄芩　生姜切　铅丹　人参　桂枝　茯苓各一两半　半夏二合半，洗　大黄二两　牡蛎一两半，熬　大枣六枚，擘

上十二味，以水八升，煮取四升，内大黄，切如棋子，更煮一两沸，去滓，温服一升。本云柴胡汤，今加龙骨等。

**【按】**此伤寒误下，邪入少阳，郁热扰心者。

伤寒八九日，误下正伤邪陷。邪陷少阳，枢机不利而胸满，三焦郁结而小便不利，胆火扰心而烦惊、谵语。阳主动，阳气旺，则身轻健矫捷；阳气内郁，阳不能实四肢，则一身尽重，不可转侧。枢机不利，予小柴胡汤和解少阳，通利三焦；大黄导郁热下行；龙骨、牡蛎、铅丹重镇安神祛惊；桂枝、茯苓通阳气化以利水道，茯苓亦兼安心神。

**柴胡加芒硝汤**

《伤寒论》第104条曰：“伤寒十三日，胸胁满而呕，日晡所发潮热，已而微利，此本柴胡证，下之以不得利，今反利者，知医以丸药下之，此非其治也。潮热者，实也。先宜服小柴胡汤以解外，后以柴胡加芒硝汤主之。”

柴胡二两十六铢　黄芩一两　人参一两　甘草一两，炙　生姜一两，切　半夏二十铢　大枣四枚，擘　芒硝二两

上八味，以水四升，煮取二升，去滓，内芒硝，更煮微沸，分温再服，不解更作。

**【按】**本伤寒，多日不解，热邪内陷少阳见胸胁满而呕；热陷阳明则潮热，当大

便硬。今大便不硬更利，与阳明胃家实不同，何也？知医以丸药下之。度其所用下剂，或含巴豆辛热之品，致虽下而阳明燥热不解，仍发潮热。柴胡加芒硝汤，以柴胡和其外，芒硝和其里。因燥热未甚，不用大黄；气结不重，未加枳实、厚朴，力逊于大柴胡汤。

**大柴胡汤**

《伤寒论》第103条曰："太阳病，过经十余日，反二三下之，后四五日，柴胡证仍在者，先予小柴胡汤。呕不止，心下急，郁郁微烦者，为未解也，与大柴胡汤，下之则愈。"

《伤寒论》第136条曰："伤寒十余日，热结在里，复往来寒热者，与大柴胡汤。"

《伤寒论》第165条曰："伤寒发热，汗出不解，心中痞硬，呕吐而下利者，大柴胡汤主之。"

《金匮要略·腹满寒疝宿食病》篇曰："按之心下满痛者，此为实也，当下之，宜大柴胡汤。"

大柴胡汤：

柴胡半斤　黄芩三两　芍药三两　半夏半升，洗　生姜五两，切　枳实四枚，炙　大枣十二枚，擘

上七味，以水一斗二升，煮取六升，去滓，再煎，温服一升，日三服。一方加大黄二两。若不加，恐不为大柴胡汤。

【按】大柴胡汤是由小柴胡汤去人参、甘草，加大黄、枳实、芍药而成。少阳病本证，其本质为半阴半阳、半虚半实，其传变有热化、寒化两途。因而，少阳病误下，可有多种转归：误下后，柴胡证仍在，或大结胸证，或心下痞证，或正虚而惊悸证，或成大柴胡汤证等。误下后究竟变为何证？原则为"观其脉证，随证治之。"大柴胡已去人参、甘草，说明少阳病已然热化，呈少阳郁热之实证、热证，且传入阳明，已无少阳病半虚半阴的一面。柴胡、黄芩，清解少阳郁热；枳实、大黄，寓小承气汤意，泄阳明之实热；半夏生姜，且生姜用量增大，和胃止呕。何以加芍药？芍药酸寒，酸入肝，益肝体，泻肝用。少阳已然热化，木用已亢，故加芍药以平肝胆气逆，且能缓急止痛。大柴胡汤与小柴胡汤，已有本质上的区别。

何以区分大小柴胡汤证？主要见于以下四点：

（1）腑实证重。小柴胡证仅胸胁苦满，心下支结，呕吐不食；大柴胡证为热结在里，心中痞硬，心下满痛，呕不止，下利或便硬，腹征为重。

（2）热型。小柴胡证为往来寒热，阳明热结著者，但热不寒，或潮热。

（3）舌征。小柴胡证尚苔白，而大柴胡证当舌红、苔黄。

（4）脉征。小柴胡证脉弦，或弦而减；大柴胡主下当脉沉弦实。

## 三、小柴胡汤及其衍生方小结

通过上述对少阳病小柴胡汤本质及应用的讨论，可得出如下结论：

1. 少阳病本证，即小柴胡汤证，其性质为半阴半阳，或半虚半实证。

2. 少阳病，位居阴阳交界之处，有寒化热化两途，阳气转盛则热化，外传三阳；阳气转衰则寒化，内传三阴，因而兼证甚多，变化繁杂。

3. 典型小柴胡汤证，为少阳病提纲三症，加小柴胡汤证四大主症，共七症。七症具备者，固易诊断，而不典型的小柴胡汤证，能正确诊断却非易事。七症中，其诊断价值权重，依次为：脉弦、胸胁苦满、往来寒热、口苦、心烦喜呕、目眩、嘿嘿不欲饮食、咽干。

4. 我诊断小柴胡汤证的依据有两点：

一为脉弦，弦可见沉、拘紧、数、按之减。少阳气郁而弦，气郁而沉，少阳火郁而数，血弱气尽而按之减。我把此种脉象，作为小柴胡汤证的典型脉象。

二为七症中，但见一症，又见弦脉，即可诊为少阳病，予小柴胡汤主之。无论外感内伤，皆如此，其他症可见可不见。

## 第九节　温阳类诸方

### 【概述】

凡以温热药为主，具有温阳散寒、回阳救逆、温通经脉作用，用于治疗阳虚寒盛的方剂，统称为温阳类方。温阳剂属八法中的温法，即《素问·至真要大论》所云之“寒者热之。”

整部《伤寒论》是以寒伤阳为主线，以固护阳气为宗旨，“留得一分阳气，便有一分生机。”因此，《伤寒论》中温阳救逆之方尤多。

寒邪伤阳的病位，可外客五体，包括皮肉筋脉骨，内袭五脏六腑及其组织官窍。

寒邪外客的方式，可由表逐经传变，渐入脏腑；亦可因正气素虚，或误治伤阳，致寒邪直入三阴。

寒邪伤人，既可兼邪，又可兼正虚，尚可兼宿疾，还有寒热、虚实的相兼与真假，不同的传变与转化，合病与并病等。

由于阳虚，还可衍生出阴盛格阳、阳虚水泛、阳虚血瘀、阳虚不固、阳虚湿化等。

在纷纭变幻、错综复杂的临床表现中，如何探求其本，寻觅其真谛，关键在于脉诊。然脉亦繁杂多变，真能了然亦非易事。但诊脉关键在于沉取有力与无力，沉而有力者为实，沉而无力者为虚。倘虚实能够分清，再结合其他三诊所得，仔细推敲斟酌，绝大部分病者皆可明确其证，则法从证出、方依法立，如此诊治，料不至出大错。

温阳方，已在桂枝汤证中涉及一部分，此节主要谈温脏腑之阳者。

### 一、四逆汤

《伤寒论》第29条曰：“伤寒，脉浮，自汗出，小便数，心烦，微恶寒，脚挛急，反与桂枝汤欲攻其表，此误也，得之便厥……若重发汗，复加烧针者，四逆汤主之。”

《伤寒论》第91条曰：“伤寒，医下之，续得下利清谷不止，身疼痛者，急当救里。后身疼痛，清便自调者，急当救表。救里宜四逆汤。”

《伤寒论》第92条曰：“病发热头痛，脉反沉，若不差，身体疼痛，当救其里，四逆汤方。”

《伤寒论》第225条曰：“脉浮而迟，表热里寒，下利清谷者，四逆汤主之。”

《伤寒论》第323条曰：“少阴病，脉沉者，急温之，宜四逆汤。”

《伤寒论》第324条曰：“少阴病，饮食入口即吐，心中温温欲吐，复不能吐。始得之，手足寒，脉弦迟者，此胸中实，不可下也，当吐之；若膈上有寒饮，干呕者，不可吐也，当温之，宜四逆汤。”

《伤寒论》第353条曰：“大汗出，热不去，内拘急，四肢疼，又下利厥逆而恶寒者，四逆汤主之。”

《伤寒论》第354条曰：“大汗，若大下利而厥冷者，四逆汤主之。”

《伤寒论》第372条曰：“下利，腹胀满，身体疼痛者，先温其里，乃攻其表。温里宜四逆汤，攻表宜桂枝汤。”（《金匮要略》载同此）

《伤寒论》第377条曰：“呕而脉弱，小便复利，身有微热，见厥者难治，四逆汤主之。”（《金匮要略》载同此）

《伤寒论》第388条曰：“吐利，汗出，发热，恶寒，四肢拘急，手足厥冷者，四逆汤主之。”

《伤寒论》第389条曰：“既吐且利，小便复利而大汗出，下利清谷，内寒外热，脉微欲绝者，四逆汤主之。”

甘草二两，炙　干姜三两半　附子一枚，生用，去皮，破八片　猪胆汁半合

上四味，以水三升，煮取一升二合，去滓，分温再服。强人可大附子一枚，干姜四两。

**【按】**

1. 四逆汤证本质

纵观上述所载四逆汤证的12条经文，关键的一条是第323条，其他各条皆可看成是四逆汤的变证和或然证。

第323条中，首先冠以“少阴病”。既然冠以少阴病，就当具备少阴病“脉微细，但欲寐”的特征。

何谓但欲寐？欲寐、非寐也，乃昼不精夜不瞑。何以但欲寐？经云，阳气者，精则养神。阳气旺者，思维敏捷，形体矫健，精力旺盛；阳气衰者，不能养神，必思维呆痴，行动迟缓，精力皆衰，似醒非醒，似睡非睡，迷迷瞪瞪，昏昏噩噩的状态。少阴病的本质恰是少阴阳衰，故但欲寐。

脉乃血脉，血以充盈，气以鼓荡。少阴病阳衰，无力鼓荡充盈，脉必沉细无力。

脉微细，但欲寐，深刻而准确地反映了少阴病的本质。

2. 四逆汤变症及或然证

其他各条共提出身疼痛、下利、发热、呕吐、厥逆、恶寒、大汗出、小便数、脚挛急、脉浮、弦迟等，这些症状，皆四逆汤证的变证和或然证。

（1）厥逆。阳衰不能温煦四末而肢厥。

（2）恶寒。确切地说，应是畏寒，得衣向火可解。因阳虚不能温煦所致。

（3）大汗出。阳虚不能固摄而大汗；当阴盛格阳而阳浮时，虚阳迫津外泄，亦可大汗出，称脱汗。

（4）小便数。阳虚不固而小便数。

（5）发热。阳虚而热者，缘于虚阳浮越所致。这种热，可以是自觉症状，也可体温高达39℃以上。可持续发热十数日，或数十日。发热部位可为全身性的，亦可是局部的，如头热、面热、舌热、口腔热、胸中热、背热如焚、五心烦热，或溲热、魄门热等。热时往往不伴随畏寒、恶寒。但可身热肢厥，或上热下寒。当虚阳浮越于上时，可出现面色黯而颧红如妆。

（6）吐利。阳虚，脾胃运化失司而吐利。

（7）身疼痛。其痛，颇似痹病，然非外邪所客，皆因阳虚筋骨失于温养而痛。

（8）脚挛急。脚挛乃筋之病，筋拘急而挛。筋挛的部位，可为全身性的，此为痉；或局部的，可在四肢，或胸腹，或头面。筋之拘，或为转筋，或为虚痉，或为振颤，或为抽搐痉挛，或挛缩不伸等。

筋之柔，必气以煦之，血以濡之。气属阳，血属阴。阳气虚，筋失温煦，筋亦拘挛，而为上述诸症。

以上诸症，非必阳衰时皆见。故称上述诸症为四逆汤证之变症和或然症。

（9）脉象。关于少阴本证的脉象，仲景提出了多种。

第92条："脉反沉。"阳虚不能鼓荡气血充盈于脉，故脉沉，且当沉细无力。

第225条："脉浮而迟"。迟，当迟而沉细微，乃阳衰不能鼓荡而迟。浮者，乃阳虚阴盛，虚阳浮动而浮，此浮必按之无力。

第281条："少阴之为病，脉微细。"此为少阴本病本脉。此微细，当沉取为准。微，乃浮细无力。此微，当以弱脉看，即沉细无力。

第285条："少阴病，脉沉细数。"此沉细数必当无力。无力而数，则此数非热，乃因虚而数，愈虚愈数，愈数愈虚。《濒湖脉学》云：数脉"实宜凉泻虚温补"，这是非常重要的一句话。同为数脉，数而有力者为实热，宜寒凉清泄；数而无力者为虚，不仅不能凉泻，反应温热之药补之。同为数脉，一为寒泄，一为温补，冰炭迥异，其区别就在沉取有力无力。故本条之数，乃因虚使然。

第286条："少阴病，脉微。"此微，非浮取而见，乃沉取而得，实为弱脉。

第323条："少阴病，脉沉者。"此沉，仅指脉位，当进而说明为沉而微细。

第377条："呕而脉弱"，即沉细无力。《濒湖脉学》云："沉细如绵真弱脉。"

第389条："脉微欲绝"，此阳衰较沉细微更甚，故尔欲绝也。

综观上述所列诸脉，当以沉细微为四逆汤证本脉。若兼浮，乃虚阳外浮；若兼数，乃因虚而数；若兼迟，亦阳衰而迟；若细微欲绝，乃阳衰之甚也。所以少阴本证之脉，当为沉细微。

3. 方义

少阴病为阳衰阴寒内盛，非纯阳之品，不足以回阳救逆破其阴凝。附子辛甘大热，上助心阳以通脉，下补肾阳益火之源，为回阳救逆第一药。干姜辛热，走而不守，入脾胃，温中散寒，助附子温阳散寒，相须为用。甘草甘温，温中益气，调和诸药，缓干姜、附子之峻烈，防脉暴出，且解附子之毒。

4. 舌诊问题

仲景言舌寥寥无几。舌诊主要在温病学中发展完善起来的，所以舌诊在温病学中价值较大。而将舌诊直接移用至杂病中，则舌证符合率大减，粗估不足40％。所以在杂病中，要以脉解症，以脉解舌。如少阴病，舌应胖淡而滑，然亦可见舌暗红、舌绛、舌光绛无苔、舌绛裂等。皆因阳虚阴盛，血行凝泣而舌红暗、绛；阳虚不能气化，津液不能上承而舌干裂瘦小无苔。此等舌，就不能以温病的热入营血或肝肾阴伤来解，要以脉解舌，而非依舌定证。

5. 四逆汤应用标准

（1）脉沉细微；

（2）可用阳衰解释的一二见症。

见此二特征，即可用四逆汤治之。

## 二、四逆汤衍生方

**四逆加人参汤**

《伤寒论》第385条曰："恶寒，脉微而复利，利止，亡血也，四逆加人参汤主之。"

甘草二两，炙　附子一枚，生，去皮，破八片　干姜一两半　人参一两

上四味，以水三升，煮取一升二合，去滓，分温再服。

**【按】**恶寒脉微，乃四逆汤证；复利，乃阳虚不摄而利。若利止，仍恶寒脉微，乃阳虚阴脱，津液内竭，无利可下之危候，故曰"亡血也"。本方以四逆汤回阳救逆固脱，加人参，益气生津固脱。临床见四逆汤证，无亡血者，余亦常加红参，助其回阳。后世之参附汤，即此意，不以亡血否为限。

**茯苓四逆汤**

《伤寒论》第69条曰："发汗，若下之，病仍不解，烦躁者，茯苓四逆汤主之。"

茯苓四两　人参一两　附子一枚，生用，去皮，破八片　甘草二两，炙　干姜一两半

上五味，以水五升，煮取三升，去滓，温服七合，日二服。

**【按】**本太阳病，误汗误下，损伤阳气。"病仍不解"，非太阳表证不解，乃少阴阳衰，当见恶寒、厥逆、下利、脉微细等，治以四逆汤回阳。加人参者，益气生津；加

茯苓者，宁心安神，渗泄阴浊。

烦躁之因甚多，邪扰于心者，可烦躁，正虚心无所倚者可烦躁。病位在心者可烦躁，五脏相干者可烦躁。不可烦躁皆以火论，此乃阳虚，亦可烦躁。究为何因，当以脉断。

**干姜附子汤**

《伤寒论》第61条曰："下之后，复发汗，昼日烦躁不得眠，夜而安静，不呕，不渴，无表证，脉沉微，身无大热者，干姜附子汤主之。"

干姜一两　附子一枚，生用，去皮，切八片

上二味，以水三升，煮取一升，去滓，顿服。

【按】误下误汗，阳虚阴盛，以脉沉微可知。不呕、不渴、无表证者，指无太阳、少阳、阳明三阳经证，病在阴也。"昼日烦躁不得眠，夜而安静"者，昼主阳，已虚之阳得时令之助而动，则烦躁不得眠。夜主阴，阳本虚，又逢入夜阴盛，则阳衰而静。此静，非安舒静卧，乃委靡之状，但欲寐也。"身无大热者"，既已明言无表证，则此身无大热显然不是指表证而言，乃指虚阳浮越之热也。身无热，阳未浮，故无需甘草之缓以防阳越，直用干姜、附子，回阳救逆破阴凝。

附子生用，未久煎，且顿服，取回阳破阴之迅捷。吾意用附子，还是用炮附子久煎为妥，余曾用炮附子8g未久煎，而出现唇舌麻、心律不齐、恶心呕吐。若附子量大时，不仅久煎，尚可少量多次分服。

**通脉四逆汤**

《伤寒论》第317条曰："少阴病，下利清谷，里寒外热，手足厥逆，脉微欲绝，身反不恶寒，其人面色赤，或腹痛，或干呕，或咽痛，或利止脉不出者，通脉四逆汤主之。"

《伤寒论》第370条曰："下利清谷，里寒外热，汗出而厥者，通脉四逆汤主之。"(《金匮要略》同此)

甘草二两，炙　附子大者一枚，生用，去皮，破八片　干姜三两，强人可四两

上三味，以水三升，煮取一升二合，去滓，分温再服，其脉即出者愈。面色赤者，加葱九茎；腹中痛者，去葱，加芍药二两；呕者，加生姜二两；咽痛者，去芍药，加桔梗一两；利止脉不出者，去桔梗，加人参二两。病皆与方相应者，乃服之。

【按】此论少阴病阴盛格阳的证治。

1."少阴病，下利清谷，手足厥逆，脉微欲绝"，皆少阴阳衰阴盛之征。"外热，身反不恶寒，其人面色赤"，皆阴盛格阳，虚阳浮越之象。"里寒外热"，里寒是本，外热是假象，此阴阳格拒之重危证。

通脉四逆汤乃四逆汤加大剂量而成，附子用大者一枚，干姜由一两半增至三两，意在破阴回阳，引火归原，使浮游之火下归宅窟。阳气复，气血通达而脉复，故称通脉四逆汤。

2.脉象。阴盛格阳或戴阳，若脉仍沉细微者，可径用通脉四逆汤回阳救逆，引火

归原。若阴寒盛，格阳于外，脉亦浮，或浮大，按之沉细无力；或阳浮于上，阳脉浮大而虚，尺微细欲绝者，当于通脉四逆方中，加山茱萸以敛其真气，加生龙骨、牡蛎以镇摄浮阳，防止阴阳离决脉暴出而亡。

3. 诸或然症

（1）若面赤者加葱。此虚阳浮越于上，曰戴阳。加葱以宣通阳气，破其阴凝之格拒。汉时葱小，加九茎，若现在市售之葱，九茎恐有三斤，量过重，宜减量用之。

（2）腹痛去葱加芍药。腹痛之因，寒热虚实皆有。去葱者，知此腹痛非寒凝所致。芍药酸寒，养阴柔肝，缓急止痛，必因阴血虚而腹痛者用之。证本阴，何不用温热药以止痛，反用阴柔酸寒之芍药？概阳既衰，阴无不损者，故于大量热药中加芍药，以解痉挛和阴血而止痛。

（3）呕者加生姜。生姜温胃散寒，降逆止呕，故用之。

（4）咽痛者，去芍药加桔梗一两。咽痛非必因火、而阴寒凝痹二阳者亦不鲜见。加桔梗以利咽开结。

（5）利止脉不出者，去桔梗之升提开肺，加人参以益气生津，固脱复脉。

“病皆与方相应者，乃服之”。这是治疗的总原则，后世演为方证相应。

**白通汤**

《伤寒论》第314条曰：“少阴病，下利，白通汤主之。”

《伤寒论》第315条曰：“少阴病，下利脉微者，与白通汤。”

葱白四茎　干姜一两　附子一枚，生，去皮破八片

上三味，以水三升，煮取一升，去滓，分温再服。

**【按】**四逆汤本下利脉微，白通汤亦下利脉微，皆少阴虚寒下利，二方有何不同？白通汤是四逆汤减干姜量，以葱白易甘草。甘草甘缓，而葱白辛散，通阳气，破阴凝。生活中可见有人吃葱后出汗。何以汗出？必阳气通，阴凝解，玄府开，阳可升腾敷布而汗，此即葱白通阳之佐证。该方用葱，意亦通阳破阴凝。第317条中面赤者加葱，此方亦加葱，想必也有阴盛格阳之面赤。

**白通加猪胆汁方**

《伤寒论》第315条曰：“少阴病，下利脉微者，与白通汤。利不止，厥逆无脉，干呕，烦者，白通加猪胆汁汤主之。服汤，脉暴出者死，微续者生。”

葱白四茎　干姜一两　附子一枚，生，去皮，破八片　人尿五合　猪胆汁一合

上五味，以水三升，煮取一升，去滓，内胆汁、人尿，和令相得，分温再服。若无胆，亦可用。

**【按】**

1. 白通汤治少阴病阴盛戴阳证。在白通汤证的基础上，进而出现“下利不止，厥逆无脉，干呕烦者”，予本方治之。

利不止，是真阳衰微不能固摄所致。厥逆无脉，不仅亡阳，且阴液亦竭，故尔无脉。阴寒上干心胃而呕烦。

2. 何以与白通汤未效？非药不对症，乃阴寒格拒使然。所谓格拒，其表现有两种：一是拒不受药，服后即吐，必予反佐，伏其所主，先其所因。一种是阴阳离决。

格阳戴阳，本为阴盛格阳，虚阳浮越。予热药回阳，引火归原，治疗正确，本无瑕疵。当虚阳已浮之时，再用纯阳之品，恐火未归原而虚阳更加浮越，形成阴阳离决之势。因毕竟四逆辈皆辛热之品，辛则能行、能散，则推荡阳更加升散，致成阴阳离决之势。

何以判断已成阴阳离决之势？主要有两点，一是颧更加浮艳；二是脉浮大，即脉暴出，这是回光返照的表现。这时人亦较精神，也想进食，此称除中。

欲避免回阳之时阳更浮越，就须用反佐法，其始则同，其终则异，避免格拒。此法不如加山茱萸、生龙骨、生牡蛎效佳。

**通脉四逆加猪胆汁汤**

《伤寒论》第390条曰："吐已下断，汗出而厥，四肢拘急不解，脉微欲绝者，通脉四逆汤加猪胆汁汤主之。"

甘草二两，炙　干姜三两，强人可四两　附子大者，一枚，生，去皮，破八片　猪胆汁半合

上四味，以水三升，煮取一升二合，去滓，内猪胆汁，分温再服，其脉即来。无猪胆，以羊胆代之。

**【按】**"吐已下断"，即吐利停止。若属阳复，必见四肢转暖，脉由微渐起，乃入坦途。若虽吐下止，而厥不回，汗不止，四肢拘急，脉微欲绝，乃阳亡阴竭，已无物可吐、可下，使吐利断。若骤补其阳，必虚而不受，反使阴阳离决。通脉四逆加猪胆汁，反佐之法，伏其所主先其所因，制成糖衣裹着的炮弹，则无格拒之虞。

**当归四逆汤**

《伤寒论》第351条曰："手足厥寒，脉细欲绝者，当归四逆汤主之。"

当归三两　桂枝三两，去皮　芍药三两　细辛三两　甘草二两，炙　通草二两　大枣二十五枚，擘

上七味，以水八升，煮取三升，去滓，温服一升，日三服。

**【按】**此乃阴虚血弱证治。阳虚，四末不温而手足厥寒；血弱而脉细欲绝。

阳虚手足厥寒，本当用四逆汤以回阳，但辛热之品，虽可回阳，亦可耗伤阴血，于血弱者不宜。血弱者，本当用当归、白芍以养血，但单纯养血，又不足以回阳，两相掣碍，又须两相兼顾。本方养血通阳，乃两相兼顾者。辛热回阳者不宜，则改以桂枝、细辛、通草以通阳；血虚者，以当归、白芍、大枣养阴血；甘草调和诸药。

本证虽有阳虚，但其虚未甚，尚未见吐利、厥逆、大汗、阳浮、喘喝欲脱、心中憺憺大动等阳欲亡之征兆，故予温经通阳。若阳衰欲亡者，必以回阳救逆为急务。病情不甚急者，尚可兼顾；若病情急者，只能单刀直入，不可能面面俱到，统筹兼顾。

**当归四逆加吴茱萸生姜汤**

《伤寒论》第352条曰："若其人内有久寒，宜当归四逆加吴茱萸生姜汤。"

当归三两　芍药三两　甘草二两，炙　通草二两　桂枝三两，去皮　细辛三两　生姜半斤，

切　吴茱萸二升　大枣十五枚，擘

上九味，以水六升，清酒六升和，煮取五升，去滓。温分五服。

【按】此方乃当归四逆汤合吴茱萸汤意。吴茱萸增一升，生姜减二两，去人参，加大枣二枚，且加清酒六升煎。

当归四逆汤本为阳虚血弱者设，治“手足厥寒，脉微细欲绝者”。本方是在当归四逆汤的基础上，又兼内有久寒者。

内有久寒，何以知之？脉已然细欲绝，为阴脉，内有久寒亦当见此阴脉，或沉细且拘。所异者，当有久寒之症状，可见脘腹寒痛、呕吐痰涎，或腹痛如疝，便结或下利等。

本方是在当归四逆汤养血通脉、温经散寒的基础上，重用吴茱萸温肝暖胃散寒；生姜温胃散寒，降逆止呕；更用清酒煎药，以增其温通散寒之功。

## 三、真武汤

《伤寒论》第82条曰：“太阳病，发汗，汗出不解，其人仍发热，心下悸，头眩，身瞤动，振振欲擗地者，真武汤主之。”

《伤寒论》第316条曰：“少阴病，二三日不已，至四五日，腹痛，小便不利，四肢沉重疼痛，自下利者，此为有水气，其人或咳，或小便不利，或下利，或呕者，真武汤主之。”

茯苓三两　芍药三两　白术二两　生姜三两，切　附子一枚，炮，去皮，破八片

上五味，以水八升，煮取三升，去滓，温服七合，日三服。若咳者，加五味子半升、细辛一两、干姜一两；若小便利者，去茯苓；若下利者，去芍药，加干姜二两；若呕者，去附子，加生姜，足前为半斤。

【按】

1. 第82条，本太阳病，发汗不解，何以仍发热？有的医家将此热解为过汗伤阳而虚阳浮越之热。若果为虚阳浮越，证属阴盛格阳，法当予白通汤加猪胆汁，而此证并未用白通汤，而是用真武汤，可见此热非阴盛格阳。

本条何以发热？乃因水饮内停，营卫不和而热，虽有表证，实无表邪。观前之第28条，仍头项强痛，翕翕发热，方用桂枝去桂加茯苓白术汤，水饮除，三焦通，营卫和，表证自解。因是水饮引起的表证，所以发汗不解。

本条亦是水饮停蓄，三焦不通，营卫不和而发热。与桂枝去桂加茯苓白术汤所不同者，肾阳虚耳，故加附子以温少阴之阳。

2. 其心下悸、头眩、身瞤动、振振欲擗地者，皆阳虚水饮所作。饮凌于心而心下悸，饮凌于颠而头眩，阳虚经脉失养而身瞤动、振颤动摇欲仆。

3. 第316条，与第82条相互补充，同为阳虚水泛，腹寒则经脉拘而腹痛，气化不行而小便不利，清阳不实四肢而沉重酸痛，阳虚不固而下利。

4. 或然症。水饮变动不居，或然症亦多。咳者，寒饮犯肺，以干姜、细辛、五味

子温化寒饮。小便不利，乃阳虚不能气化，当重在温阳、通阳，而不重在分利，故去茯苓。吾意未必去之，当加桂枝以通阳化气。

下利者去芍药，加干姜，温振脾阳。若呕者，去附子，加生姜至半斤。生姜固可温胃散寒止呕，但毕竟本证属少阴寒证，是由于肾阳虚不能制水，致水泛上干于胃而呕，附子不应去之。

5.方义。证为阳虚水泛，所以阳虚为本，水泛为标。附子温少阴之阳，治其本；茯苓、白术培土以制水，且兼利水治标；生姜散寒饮。

为何加芍药？解释有三：

一种解释是芍药佐附子之刚燥。可是四逆辈附子生用，其性较本方用炮附更刚烈，何不用芍药佐之？附子汤用附子二枚，量比真武汤大一倍，何不用白芍佐之？他方皆不佐，独本方附子量小且炮制后用，反倒佐之，讲不通。

二种解释是芍药利尿。本证是阳虚气化不利而小便不利，利尿药那么多，为何偏偏选一酸寒的芍药来利尿，也难以讲通。

三种是芍药益阴。阳虚气化不利而小便不利，阴气本盛，何以还须养阴？水泛者乃邪水，邪水的产生，亦是津液停蓄而生为水湿痰饮。“邪水盛一分，真水少一分”，津液既已化为阴水，则正水必少，此时加芍药，乃益其真阴，固其正水也。

湿盛则燥，所以化湿之时，常加养阴生津之药。邪水盛一分，则真水少一分，所以化饮之时，常加护阴之品，二者同理。

## 四、真武汤衍生方

### 附子汤

《伤寒论》第304条曰：“少阴病，得之一二日，口中和，其背恶寒者，当灸之，附子汤主之。”

《伤寒论》第305条曰：“少阴病，身体痛，手足寒，骨节痛，脉沉者，附子汤主之。”

《金匮要略》妇人妊娠篇曰：“妇人怀孕六七月，脉弦发热，其胎愈胀，腹痛恶寒，少腹如扇。所以然者，子脏开故也，当以附子汤温其脏。”

附子二枚，炮，去皮，破八片　茯苓三两　人参二两　白术四两　芍药三两

上五味，以水八升，去滓，温服一升，日三服。

**【按】**

1.此方虽未讲水泛诸症，但从方义分析，亦有温阳制水之功，义同真武，故列为真武汤之衍生方。

2.少阴病，背恶寒，手足寒，阳虚也。身痛、骨节痛，筋骨失于温养也。脉必沉细微，故知诸症皆阳衰寒盛所致。至于水饮泛溢，虽未明言，亦尽在不言中。

3.妇人妊娠，少腹如扇，若扇当动词讲，则少腹恰如扇搧；若当形容词讲，则少腹胀满，如扇之张大。折叠扇扇把小，扇面宽，少腹如扇面那样张开，那样胀大。以

其脉微细，故知阳虚寒盛所致。

4. 此方附子二枚、白术四两，且加人参，虚寒甚于真武汤。用芍药者，意同真武汤。真武汤附子、白术量少于附子汤，且未加人参，但加生姜，重在温散水气，二方各有侧重。

## 五、麻黄细辛附子汤

《伤寒论》第301条曰："少阴病，始得之，反发热，脉沉者，麻黄细辛附子汤主之。"

麻黄二两，去节　细辛二两　附子一枚，炮，去皮，破八片

上三味，以水一斗，先煮麻黄，减二升，去上沫，内诸药，煮取三升，去滓，温服一升，日三服。

**【按】**麻黄细辛附子汤是温阳散寒的一张重要方子，可用于三种情况：

一是太少两感，表里双解；

二是寒邪直入少阴；

三是阳虚寒凝，纯虚无邪者。

1. 用于太少两感

（1）本条开首即冠以"少阴病"，就应具少阴病的特征。这个特征可概括为两点：

第一点是脉沉细微，或脉沉弦无力、脉沉细数无力、脉迟无力，或尺脉微等，意同沉细微，皆肾阳衰。

第二点是可用肾阳衰解释的衰竭症状，如但欲寐、畏寒蜷卧、厥逆背寒、呕吐下利、小便不利、头晕目眩等。

只要具备上述两点，即可断为少阴病，肾阳虚衰。由于虚衰的程度不同，兼证之殊，病位有别，因而症状相异，但其本质皆为肾阳虚，可统归于少阴病。

（2）"始得之"问题。麻黄细辛附子汤证，皆称太少两感。太阳病与少阴病之间是什么关系？可有两种关系：一是太少合病，二是太少并病。

第一种：始得之，从麻黄附子甘草汤来推算，应该是得病的第一天。

得病第一天，即现太少合病，既有太阳表实证，又有少阴之阳衰证。临床中，这种病证可能吗？除非危重病，既有太阳表证，又出现如此衰竭的少阴病，一般疾病不会如此迅速恶化衰竭。除非素体阳虚又感寒者，所以基本可以除外太少合病。

第二种：并病。若始得病为太阳病，一日之内由于太阳病的传变，就出现阳气衰竭的少阴病，除非危重病，如暴发型流脑、中毒菌痢等，一般不会如此迅速进入衰竭状态。所以一日之内太阳并少阴的可能性亦极少。

可能性较大的，应是少阴并太阳，平素就体弱阳虚，又感太阳表证，形成太少并病，这种情况是常见的、大量的，这就是阳虚外感。

（3）为何发热？少阴病，以肾阳衰为本，应呈现一派虚寒之象，如畏寒肢冷、委靡蜷卧等，不当发热，今发热，故为反。

此热何来？有两种解释，一是风寒客于太阳，故称太少两感，表里同病。一是少阴虚寒，格阳于外，虚阳外浮而发热，二者皆可出现反发热。

若为太阳表证之热，当恶寒发热伴头身痛等。本条未言恶寒、头身痛否，可理解为仲景省略之笔，以反发热，点出太阳表证。

太阳表证，有表实与表虚之分，阳虚外感，当为虚人外感，解表应用桂枝汤，《伤寒论》中多次提到救里用四逆汤，救表用桂枝汤，何以此方不用桂枝而用麻黄？想必是表寒重，故用麻黄解表。

表寒当汗解之，可是麻辛附汤未言汗，但据麻黄附子甘草汤“微发汗”，推知麻辛附汤亦当微发其汗。

**2. 用于寒邪直入少阴**

“邪之所凑，其气必虚”。阳虚者，阴必凑之，故肾阳衰者，寒邪可直入少阴。此时麻辛附汤亦可用。附子温肾阳治本。细辛散寒，且领麻黄直入于肾，散肾经之寒从表而解。“肾合三焦膀胱，三焦膀胱者，凑理毫毛其应”。麻黄、细辛开达玄府，散寒邪从肾外达毫毛而解，此亦逆流挽舟之法。

**3. 用于少阴阳虚寒凝，纯虚无邪者**

麻黄本散寒解表发汗，但少阴纯虚无邪者，本方亦可用之，但此时麻黄的作用不同。阳虚寒凝者，麻黄可解寒凝，且发越阳气，鼓舞阳气之升发、敷布，而非解表散寒。仲景于《金匮要略》痰饮篇云：“麻黄发其阳故也。”观《金匮要略》水气病篇之桂甘姜枣麻辛附汤，乃转环一身之大气。大气者，即人身之阳也，如乾坤之一轮红日，少阴阳虚寒凝者犹用麻黄，此时之麻黄，非为解表散寒，乃发越鼓荡阳气之升腾。肾阳衰而寒凝者用麻黄，亦即此意。故麻辛附汤，亦用于纯虚无邪之少阴阳衰寒凝者。

**4. 用于格阳戴阳证**

格阳戴阳，是阴盛格阳。虚阳已然浮越，敛之犹恐不及，还敢用麻黄、细辛之辛散走窜之品吗？此时用麻黄、细辛，意在破阴凝之格拒，交通阴阳。阳中有阴，阴中有阳，使阴阳互交而不格拒，虚阳自敛。

本条之“反发热”，亦是阴盛格阳而热。此时用麻黄、细辛，即破其阴凝，交通阴阳。观通脉四逆汤加减：“面色赤者，加葱九茎。”白通汤“加葱白四茎”。即使汉代葱没有现代的葱大，但九根葱也够多的。葱辛温发散，已然格阳尚且重用，意在破阴凝，交通阴阳。麻黄亦辛散，格阳证用之，意在破阴凝，交通阴阳，故麻辛附汤，亦用于格阳证。

格阳证用麻辛附汤，是度仲景之意，吾临证时，还是用四逆、通脉加猪胆汁法，恒加山茱萸、龙骨、牡蛎，仿张锡纯之来复汤法。

对格阳证的理解，多是指阳虚阴盛，虚阳浮越于外，形成真寒假热证。但馁弱之阳，亦可被隔拒于局部，在阳虚阴盛的基础上，出现局部的热象，如舌热、咽热、手足心热、二阴热等。此即积阴之下必有伏阳，此乃阳虚阴凝而阳郁，此亦可称为格阳，是阳虚阴凝而阳被阻隔于局部。这种局部的热，不应清之，关键在于破其阴凝，使阳得以通达，此热自解。此即麻黄、细辛破阴凝，交通阴阳之意。

## 六、麻黄细辛附子汤衍生方

### 麻黄附子甘草汤

《伤寒论》第302条曰："少阴病，得之二三日，麻黄附子甘草汤微发汗。以二三日无证，故微发汗也。"

《金匮要略·水气病脉证并治》曰："水之为病，其脉沉小，属少阴。浮者为风，无水胀者为气。水发其汗即已。脉沉者，宜麻黄附子汤；浮者，宜杏子汤。"

麻黄二两，去节　甘草二两，炙　附子一枚，炮，去皮，破八片

上三味，以水七升，先煮麻黄一两沸，去上沫，内诸药，煮取三升，去滓，温服一升，日三服。

**【按】**

1. 本条究竟是太少两感，还是纯粹的少阴证？一般皆认为是太少两感，其依据有二：

一是方中有麻黄，麻黄解表散寒发汗。

二是微发汗，汗法是针对表证的，所以认为此条是太少两感。

我的见解是此条可以是太少两感，而用此方微发汗；也可以纯为少阴阳虚寒凝，没有太阳表证，此方亦可用之。这个问题涉及汗法的应用范围、机理、意义等一系列理论问题。

2. 使用麻黄问题。本条明明讲是"少阴病，得之二三日"，而非少阴太阳合病得之二三日。少阴阳虚寒凝，属于纯为阳虚而无客寒者，能用麻黄辛散之品吗？能用汗法发其汗吗？能！

麻黄除解表散寒发汗、平喘止咳利尿的功能之外，还可散里寒，解寒凝，发越鼓舞阳气之升发敷布。正如尤在泾于《金匮要略心典》曰："麻黄非独散寒，且可发越阳气，使通于外，结散阳通，其病自愈。"

少阴阳虚阴盛者，阴寒内盛亦必凝痹气血，阳气不得敷布升发，此时用麻黄附子甘草汤，附子回阳治其本，麻黄鼓舞发越阳气，使其升发敷布。所以麻黄可用于表寒证、里寒证，亦可用于纯虚无邪的阳衰寒凝证。不必一见有麻黄，就扯出个表实来，否则用麻黄就不好解释，于是自古以来，就把此条解为太少两感证，失于片面。

3. 发汗问题。皆知表证可汗，其实里证亦可汗，纯虚无邪者亦可汗。

"阳加于阴谓之汗"，汗分正汗与邪汗。正汗出，必阴阳充盛，且升降出入正常，方能作汗。阳气根于肾，生于中焦，宣发敷布于上焦，通过三焦经络，直达外之腠理毫毛。这种正汗出，恰恰反映了阴阳已然调和。

经云："地气上为云，天气下为雨。"张锡纯据《内经》之旨，曰："人身之汗，犹天地之雨也。天地阴阳和而后雨，人身阴阳和而后汗。""发汗原无定法，当视其阴阳所虚之处而调补之，或因其病机而利导之，皆能出汗，非必发汗之药始能汗也。"白虎汤、承气汤、清营汤、复脉汤等，皆可发汗。所以从一定意义上来讲，汗、吐、下、

温、清、补、和、消八法，皆可令阴阳调和而自然汗出。正如《医学心悟》云："盖一法之中，八法备焉；八法之中，百法备焉。"又云："凡一切阳虚者皆宜补中发汗，一切阴虚者皆宜养阴发汗，夹寒者皆宜温经发汗，伤食者皆宜消导发汗。"这就是发汗原无定法，八法皆可为汗法，亦视其用之何如耳。

本条之"微发汗"，恰为阴阳调和之正汗。正汗出，标志阴阳已然调和，此即测汗法。所以本条之"微发汗"，不应狭隘地理解为解表，又牵强地扯出太阳表证，因而认为本条为太少两感。本方温阳解寒凝，照样可使阴阳调和而自然汗出。

把本条中用麻黄及发微汗两个问题弄清楚了，那么该方、该法就不局限于太少两感狭隘范围了，阳虚表寒者可用，阳虚里寒者可用，阳虚寒凝纯虚无邪者亦可用，这就大大拓展了以此方为代表的汗法应用范围。

4. 无证问题。是无里证还是无表证？若指无里证而有表证，此方可用否？可用。既然冠以少阴病，就必然具备少阴病的特征。前已述及，少阴病的特征有二：一是脉沉微细；一是可用阳虚解释的一二症，如吐利、畏寒、肢厥、但欲寐等。这些阳衰症状可还不明显，但脉必沉细微。若症没有，脉也不微，那么少阴证也就不存在了。既然冠以少阴证，症状不明显，能反映少阴病本质的只有脉微了。少阴阳虚，本不应汗，仲景已明确提出脉微不可汗，此条，因里证尚不著，故予温阳发汗，表里双解。

若无表证，仅有里证者，本方可用否？可用。但此时用麻黄，已不为发汗散寒解表，而在于发越阳气解寒凝。

以上讨论，应明确两个问题：

一是阳虚兼表者，可表里双解，扶正祛邪；

二是无表者，纯为里阳虚者，此方可用，汗法亦可用，不必囿于太少两感的狭小范围，凡里证有客寒者可用，里证纯虚无客寒而阳虚阴凝者亦可用，使本方、本法的应用范围得以拓展。

**桂甘姜枣麻辛附汤**

《金匮要略·水气病脉证并治》曰："气分，心下坚，大如盘，边如旋杯，水饮所作，桂枝去芍药加麻辛附子汤主之。"

桂枝三两　生姜三两　甘草二两　大枣十二枚　麻黄二两　细辛二两　附子一枚，炮

上七味，以水七升，煮麻黄，去上沫，内诸药，煮取二升，分温三服。当汗出如虫行皮中则愈。

**【按】**本方实乃桂枝去芍药汤与麻黄细辛附子汤合方。桂枝去芍药汤，见于《伤寒论》第21条，太阳病误下伤阳而脉促胸满者；麻黄细辛附子汤见于《伤寒论》第301条，太少合病者。一为手少阴阳虚，一为足少阴阳虚。阳虚寒凝，水饮不化，积于心下而硬满如盘。所谓气分，即水饮乘阳之虚，而结于气分者。方以辛热通阳而化其饮，阳行饮散而气化令行，阳施阴布而汗出，玄府开，阴阳和而愈。

此方接前一条，云"大气一转，其气乃散"。大气者，乃人身之阳也，大气转寰，犹红日高悬，"离照当空，阴霾自散"。

吾临床凡见阳虚阴盛，脉弦而无力者，此方屡用之。

## 七、理中汤

《伤寒论》第277条曰：“自利不渴者，属太阴，以其脏有寒故也，当温之，宜服四逆辈。”

《伤寒论》第386条曰：“霍乱，头痛，发热，身疼痛，热多欲饮水者，五苓散主之；寒多不用水者，理中丸主之”。

《伤寒论》第396条曰：“大病差后，喜睡，久不了了，胸上有寒，当以丸药温之，宜理中丸。”

《金匮要略·胸痹心痛短气病脉证治》曰：“胸痹，心中痞气，气结在胸，胸满，胁下逆抢心，枳实薤白桂枝汤主之，人参汤亦主之。”

人参　干姜　甘草，炙　白术各三两

上四味，捣筛，蜜和为丸，如鸡子黄许大，以沸汤数合，和一丸，研碎，温服之，日三四，夜二服。腹中未热，益至三四丸，然不及汤。

汤法：以四物依两数切，用水八升，取三升，去滓，温服一升，日三服。若脐上筑者，肾气动也，去术，加桂四两；吐多者，去术加生姜三两；下多者，还用术；悸者，加茯苓二两；渴欲得水者，加术，足前成四两半；腹中痛者，加人参，足前成四两半；寒者，加干姜，足前成四两半；腹满者，去术，加附子一枚。服汤后，如食顷，饮热粥一升许，微自温，勿发揭衣被。

**【按】**

1. 发热问题。第386条冠以霍乱。第382条云“呕吐而利，此名霍乱”。所以，本条的症状当有吐利、头痛发热、身疼痛、不欲饮水。

头痛、发热、身疼痛，颇似表证的表现；而吐利不用水，是里虚寒的表现。为何未用救表宜桂枝汤，救里用四逆汤呢？此热究竟因何而热？既然不用桂枝汤以救表，则此热非表热可知；用理中汤治此热，当属脾胃虚寒而气浮于外，这种热，同于李东垣用补中益气汤甘温除热法。

2. 喜睡，且久不了了，阳虚也。阳气者，精则养神，阳虚则喜睡。

3. 胸痹以人参汤主之，同于理中汤。皆阳虚阴乘阳位而胸痹，故以理中汤温阳健脾益气而治之。

4. 诸或然证加减法。亦示人观其脉证，知犯何逆，随证治之之法。

5. 最佳药效为腹中热，未热者加之，这是用理中丸的最佳药效标准。

## 八、理中汤衍生方

### 甘草干姜汤

《伤寒论》第29条曰：“伤寒，脉浮，自汗出，小便数，心烦，微恶寒，脚挛急，反与桂枝汤欲攻其表，此误也，得之便厥，咽中干，烦躁吐逆者，作甘草干姜汤与之，以复其阳。”

《伤寒论》第30条曰：“证象阳旦，按法治之而增剧，厥逆、咽中干、两胫拘急而谵语。……更饮甘草干姜汤，夜半阳气还，两足当热。”

《金匮要略·肺痿肺痈咳嗽上气病脉证治》曰：“肺痿，吐涎沫而不咳者，其人不渴，必遗尿，小便数，所以然者，以上虚不能制下故也。此为肺中冷，必眩，多涎唾，甘草干姜汤以温之。若服汤已渴者，属消渴。”

甘草四两，炙　干姜二两

上㕮咀，以水三升，煮取一升五合，去滓，分温再服。

**【按】**干姜甘草汤的三条经文，共提出下列病名及症状：肺痿，这是病名。症状有：自汗出、小便数、心烦、微恶寒、脚挛急、厥、咽中干、烦躁吐逆、谵语、不渴、必遗尿、眩、多涎唾等。

1.何谓肺痿？肺痿，首见于《金匮要略》一书。但肺痿究属何病，表现如何？仲景语焉不详，致后世莫衷一是，众说纷纭。中医内科学第三版统编教材云：“肺痿，指肺叶痿弱不用，临床以咳吐浊唾涎沫为主症。”肺叶痿弱不用，言其病机，而医生临床所能见者，仅咳吐浊唾涎沫一症。但是，临床是否见有咳吐浊唾涎沫一症即可诊断为肺痿呢？显然不能，因为除肺痿有此症以外，五苓散证亦有吐涎沫；吴茱萸汤证亦有吐涎沫；水在肺亦有吐涎沫。以吐涎沫为主症者非止一端，显然不能一概以肺痿而论。

如何理解肺痿病呢？必须从仲景所述原文进行分析，关于肺痿的病因病机，仲景曰：“或从汗出，或从呕吐，或从消渴，小便利数，或从便难，又被快药下利，重亡津液，故得之。”由于重亡津液，耗伤肺阴，阴伤则虚热内生，这就是仲景所说的：“热在上焦者，因咳为肺痿。”这个上焦之热，是因于重亡津液所致，必然是一种虚热。虚热内生则进而伤气，使肺气耗散。于是阴亏、虚热、气耗这三者就构成了肺痿的病理基础。肺为水之上源，肺气为热所伤，则津液不能四布，既不能洒陈于六腑，又不能输精于皮毛，肺脏本身也得不到津液的滋润，则进而加剧了肺的阴虚、虚热、气耗，形成了恶性循环，导致五脏六腑的一系列病变。根据肺痿的这一病理变化，不难推断肺痿的症状当有口干舌燥、痰中带血、骨蒸盗汗、气短喘促、语声低怯、皮毛干枯消瘦、失精亡血等。

经上述分析，似乎可以认为肺痿就是肺脏以阴虚内热为主要病理改变的一种病证了。难怪日人丹波元简在《金匮要略玉函要略辑义》一书中说：“肺痿非此别一病，即是后世所谓劳嗽耳。”《妇人良方》亦说：“劳嗽寒热盗汗，唾中有红腺，名曰肺痿。”持此论者颇有人在，似乎肺痿就是劳嗽，已为世所公认。可是仲景为什么不将肺痿列入虚劳篇中，而别列一篇曰肺痿呢？二者显然有所区别。

二者有何区别呢？关键就在于一个“痿”字。用肺痿一词来命名此病，深刻地反映了此病的症结所在。痿者萎也，犹草木之枯萎而不荣。痿字有两种含义，一是指肺的功能低下，有痿弱、馁弱的意思；另一种是指肺脏本身的器质病变，有肺叶萎缩的意思。从肺痿病来看，这两种含义都有，所以仲景称之为肺痿。当然劳嗽与肺痿，都可以存在程度不同的器质与功能的病变，但肺痿的病理改变，必然较劳嗽更为严重，也可以说肺痿是在劳嗽的基础上进一步发展恶化而形成的。那么，恶化到什么程度就不再称为劳嗽而改称为肺痿呢？从临床角度来看，标准有二：一是口中反有浊唾涎沫；一是息张口短气。

口中反有浊唾涎沫的“反”字，是反常之意，本不该有的而有了谓之反。因为劳嗽是以阴虚为主的病证，往往是干咳少痰，或痰中带血，不应有大量浊唾涎沫且唾之不已。而肺痿病，既然是从劳嗽发展而来，当然也必然具有劳嗽的一系列症状，如骨蒸盗汗，痰中带血、干枯削瘦等。但仲景没有泛泛地描述这些症状，而惟独提出了反有浊唾涎沫这一特征性的症状，这个反字，正是针对劳嗽提出来的。毋庸置疑，吐涎沫这一症状，也就成了劳嗽与肺痿的重要鉴别标准之一了。至于其他骨蒸盗汗等不具有特异性的症状，则意在言外，无须赘述了。当然，就《金匮要略》原文来看，肺痿是与肺痈相提并论，相互比较而言的，似乎反字是针对肺痈而言，但是肺痈亦有“时出浊唾”一症。既然二者都有吐浊唾的表现，也就无所谓反与常了，所以我认为这个反字不是针对肺痈，而是针对劳嗽提出来的，至于肺痿与肺痈的鉴别，主要依据脉之数实与数虚以及有无吐脓血等症。

肺痿为什么会出现口中反有浊唾涎沫这一特异症状呢？这是由于肺痿是在劳嗽的基础上，病情进一步恶化，使肺的功能由低下进一步发展至痿弱不用的情况时，才出现吐涎沫这一症状。因为肺主津液，肺叶既已萎弱不用，则饮食游溢之精气，不能输布于诸经，反聚之而为浊唾涎沫。正如《临证指南医案·肺痿》篇所说：“肺热干痿，则清肃之令不行，水精四布失度……变为涎沫，侵肺作咳，唾之不已，故干者自干，唾者自唾，愈唾愈干，痿病成矣。”

肺痿与劳嗽相鉴别的另一标准，就是仲景在《金匮要略》首篇第五条中所说的“息张口短气者，肺痿，吐沫”。一般情况下，劳嗽虽然也可以出现呼吸困难，短气，但其程度没有肺痿严重，待劳嗽发展成肺痿时，其呼吸更加困难，不得不借助于张口抬肩来进行呼吸时，就可以认为劳嗽已经转化成肺痿了。然而就脉象而言，肺痿与劳嗽都可以出现虚数的脉，二者不足以鉴别，只是对肺痈的脉实数有鉴别意义。不言而喻，反吐浊唾涎沫、息张口短气及脉虚数这三个症状，必然同时出现，因为是在同一病理基础上产生的。

劳嗽转成肺痿之后，治疗应着重养阴清热，益气生津，所以《肘后方》提出以麦门冬汤治疗肺痿，后世医家多从之。

除重亡津液致肺痿者外，仲景又提出肺中冷致肺痿，其症状表现为：“吐涎沫而不咳者，其人不渴，必遗尿小便数……头眩多涎唾。”肺中冷，制节无权，则上虚不能制下，故遗尿小便数；阳虚浊阴上干而头眩。这种肺痿，必然有阳气虚衰的其他症状，如自汗、畏寒、肢冷等。其来源可由于形寒饮冷或误治伤肺，也可以由虚热肺痿进而损伤阳气，阴病及阳转化而来。只要肺痿出现阳气衰微的表现，即应予甘草干姜汤，辛甘化阳以温肺复气。但是，肺痿以阴虚者多，而阳虚者少，或可把阳虚之肺痿看成是肺痿的一种变证。综上所述，我们可以得出如下几点结论：

（1）肺痿不同于劳嗽，肺痿是在劳嗽的基础上进一步恶化而形成的。

（2）肺痿既有肺气萎弱不用的功能性改变，又有肺叶萎缩的器质性改变。

（3）肺痿与劳嗽的鉴别之点就在于有无吐浊唾涎沫及息张口抬肩。

（4）肺痿除吐浊唾涎沫、息张口短气、脉虚数等症以外，尚应有骨蒸盗汗、五心烦热、痰中带血、干枯消瘦或声哑喉痹等症。

（5）肺痿除因重亡津液形成的虚热型之外，尚有因形寒饮冷伤肺及阴病及阳所造成的虚寒型肺痿，此属肺痿的一种变证。

（6）虚热型肺痿当以养阴清热益气之剂为主，如麦门冬汤；虚寒型肺痿，当以温肺益气之剂为主，如甘草干姜汤。

2. 干姜甘草证之病机为脾肺阳虚，所以诸症皆依此病机解之。自汗出、小便数、遗尿、多涎唾，皆阳虚不摄也；恶寒者，阳虚不温也；脚挛急、两胫拘急，乃阳虚不能温煦，筋挛而拘急；阳虚心神不宁而烦躁、谵语；阳虚气化不利，津不上承而咽干；眩乃阳不上达，阴霾反干于上也；阳虚胃气逆而吐逆。甘草干姜汤温脾肺之阳，诸症随之而解。

**甘姜苓术汤**

《金匮要略·五脏风寒积聚病脉证并治》曰："肾着之病，其人身体重，腰中冷，如坐水中，形如水状，反不渴，小便自利，饮食如故，病属下焦，身劳汗出，衣里冷湿，久久得之。腰以下冷痛，腹重如带五千钱，甘姜苓术汤主之。"

甘草　白术各二两　干姜　茯苓各四两

上四味，以水五升，煮取三升，分温三服，腰中即温。

**【按】**尤在泾曰："肾受冷湿，着而不去，则为肾著。"

此病之因，缘于"身劳汗出，衣里冷湿，久久得之"。劳则气耗，汗出伤阳，久则湿浸。脾主湿，湿不化而下流肾府，故身重，腰冷痛，腹重坠，一派湿盛之状。

"反不渴，小便自利，饮食如故"，乃鉴别症状。不渴者，津可上承；小便自利者，气化得行；饮食如故者，胃可受纳腐熟，说明水湿未碍三焦气化。水湿在何处？乃湿伤肾之外府，即湿聚于腰也，故称肾著病。方用茯苓、白术、甘草健脾渗腰间之湿，干姜温脾阳，方义通于理中汤。腰中温，乃最佳药效标准，同于理中丸之腹中热。

**大建中汤**

《金匮要略·腹满寒疝宿食病脉证》曰："心胸中大寒痛，呕不能饮食，腹中寒，上冲皮起，出见有头足，上下痛而不可触近，大建中汤主之。"

蜀椒二合，炒去汗　干姜四两　人参二两

上三味，以水四升，煮取二升，去滓，内胶饴一升，微火煎取一升半，分温再服，如一炊顷，可饮粥二升，后更服，当一日食糜，温覆之。

**【按】**

1. 此中焦虚寒，中土无权，厥气上冲，冲于上则心胸中大寒痛；逆于中，则上冲皮起，出见有头足，上下痛而不可触近，呕不能食。蜀椒、干姜温脾，人参、饴糖安中。中土旺，厥气潜，诸症消。

2. 此证之脉，当沉伏紧弦，按之减。

**干姜人参半夏丸**

《金匮要略·妇人妊娠病脉证并治》曰："妊娠呕吐不止，干姜人参半夏丸主之。"

干姜　人参各一两　半夏二两

上二味，末之，以生姜汁糊为丸，如梧桐子大，饮服十丸，日三服。

**【按】**妊娠中虚，寒饮内生，胃气逆而呕吐不止。方以干姜、人参温中补虚，取理中汤意；以半夏、生姜蠲饮降逆止呕。

**半夏干姜散**

《金匮要略·呕吐哕下利病脉证治》曰："干呕、吐逆、吐涎沫，半夏干姜散主之。"

半夏　干姜等份

上二味，杵为散，取方寸匕，浆水一升半，煮取七合，顿服之。

**【按】**此阳明寒逆，运化失司，津停为涎，气逆而呕。干姜温中散寒，半夏蠲饮止呕。

吴茱萸汤治厥阴寒逆，此治阳明寒逆，二者何以别之？厥阴寒逆者，脉当弦减，伴胸胁胀满、颠顶痛，甚者烦躁；阳明寒逆脉当缓而减，脘腹痞满寒痛。

## 九、吴茱萸汤

《伤寒论》第243条曰："食谷欲呕，属阳明也，吴茱萸汤主之。得汤反剧者，属上焦也。"

《伤寒论》第309条曰："少阴病，吐利，手足逆冷，烦躁欲死者，吴茱萸汤主之。"

《伤寒论》第378条曰："干呕，吐涎沫，头痛者，吴茱萸汤主之。"（《金匮要略》载同）

《金匮要略·呕吐哕下利病脉证治》曰："呕而胸满者，吴茱萸汤主之。"

吴茱萸一升，洗　人参三两　生姜六两，切　大枣十二枚，擘

上四味，以水七升，煮取二升，去滓，温服七合，日三服。

**【按】**

1. "食谷欲呕，属阳明也"，阳明之呕，有寒热两大证型。阳明虚寒者，胃失和降，上逆而呕，主吴茱萸汤。吴茱萸暖肝温胃，人参、大枣补中，生姜散寒止呕，共奏暖肝温胃、降逆止呕之功。

2. 属上焦问题。若胃热而呕者，予吴茱萸汤反剧，属误治。若胃寒而呕予吴茱萸汤反剧者，仲景言其属上焦也。如何理解"属上焦"？

《内经》肺主气，主治节，肺气降则胃气降。吴茱萸汤虽治胃，但未予宣降肺气，

气机仍逆，故呕反剧。

《伤寒论》第230条曰:“上焦得通，津液得下，胃气因和，身濈然汗出而解。”这里提出上焦通则胃气和的问题。

叶天士《温热论》曰:“再人之体，脘在腹上，其他位处于中，按之痛，或自痛，或痞胀，或素属中冷者，虽有脘中痞闷，宜从开泄，宣通气滞，以达归于肺。”这里也提出中焦有脘腹胀痛痞满与肺的关系，必宣通气滞，开达肺气，肺降则胃亦降，气顺则脘痞胀痛自止。

薛生白《温热病篇》曰:“湿热证，呕恶不止，昼夜不差，欲死者，肺胃不和，胃热移肺，肺不受邪。”此条亦明确提出肺与胃的关系。

根据上述引述条文，如何理解本条之“得汤反剧者，属上焦也”？肺与胃的关系主要表现在气机的升降顺逆上，所以治胃的同时，须兼顾于肺。

吴茱萸汤分别见于阳明、少阴、厥阴三篇，阳明虚寒何以不用理中汤，少阴寒逆犯胃何以不用四逆汤，厥阴寒逆犯胃何以不用乌梅丸，偏偏用吴茱萸汤呢？吴茱萸汤有何特殊之处吗？

吴茱萸温而散，《神农本草经》谓其“温中、下气、止痛，逐风邪，开腠理。”《本草备要》言其“宣祛风寒湿，开郁”。又曰，“吴茱萸专入肝，而旁及脾肾”。方中又重用生姜之辛散，而未用干姜、附子之温阳，所以吴茱萸汤的特点是温而散。散什么？散客寒，本为太阴或少阴或厥阴阳虚之人，又形寒饮冷，寒邪直入厥阴，寒逆犯胃而呕吐涎沫清水，烦躁欲死，颠顶痛甚。其脉当沉弦而紧，不任重按。所以，我认为吴茱萸汤证是寒邪直入厥者。

## 十、乌头剂诸方

乌头剂方共五首，乌头桂枝汤已述于前，此处仅剩四首乌头剂方。

**乌头煎**

《金匮要略·腹满寒疝宿食病脉证》曰:“腹痛，脉弦而紧，弦则卫气不行，即恶寒；紧则不欲食。邪正相搏，即为寒疝。绕脐痛，若发则白汗出，手足厥冷，其脉沉紧者，大乌头煎主之。”

乌头大者五枚，熬，去皮，不㕮咀

上以水三升，煮取一升，内蜜二升，煎令水气尽，取二升。强人服七合，弱人五合，不差，明日更服，不可日更服。

**【按】**疝，从山，其形突起，其硬如岩，曰疝。寒疝者，乃因寒而发，名曰寒疝。

何以知疝因寒而发？因其脉弦紧也。沉紧，乃阴寒凝泣收引之象，为阴脉。阴寒凝于里则寒疝绕脐痛，不欲食；阴寒痹于外，则卫阳不通而恶寒；阳不达于四末而手足厥冷。汗乃五液之一，津汗同源。痛甚则汗出，俗称白毛汗，即此白津者也。

寒盛若此，非常用之温阳散寒剂可解，必雄烈之乌头，破其阴凝，通其阳痹。一剂乌头五枚，量殊重，然观其服法，乃三日之量，一日折合乌头1.7枚。蜜煎减其毒。

**赤丸**

《金匮要略·腹满寒疝宿食病脉证》曰："寒气厥逆，赤丸主之。"

乌头二两，炮　茯苓四两　细辛一两　半夏四两

上四味，末之，内真朱为色，炼蜜为丸，如麻子大。先食酒饮下三丸，日再夜一服；不知，稍增之，以知为度。

【按】寒气厥逆，乃下焦阴寒之气厥而上逆也。攻于脘腹则疝痛，攻于胸则胸中寒痛。茯苓、半夏降其逆，乌头、细辛散其寒，珍珠护心而镇冲。

**乌头汤**

《金匮要略·中风历节病脉证并治》曰："病历节不可屈伸疼痛，乌头汤主之。"

乌头汤，亦治脚气疼痛不可屈伸。

麻黄　芍药　黄芪　甘草各三两，炙　乌头五枚，㕮咀，以蜜二升，煎取一升，即出乌头

上五味，㕮咀四味，以水三升，煮取一升，去滓，内蜜煎中，更煎之，服七合，不知，尽服之。

【按】本方温经祛寒，除湿止痛。寒湿之邪，非麻黄、乌头不能除，黄芪、芍药、甘草扶其正，助其散邪。

**乌头赤石脂丸**

《金匮要略·胸痹心痛短气病脉证治》曰："心痛彻背，背痛彻心，乌头赤石脂丸主之。"

蜀椒一两，一法二分　乌头一分，炮　附子半两，炮，一法一分　干姜一两，一法一分　赤石脂一两，一法二分

上五味，末之，蜜丸如梧桐子大，先食服一丸，日三服。不知，稍加服。

【按】阳气衰，阴寒盛，窃于阳位而心痛，外应于背而心痛彻背。阴寒痼结，内外之气相引而背痛彻心，心痛彻背。乌头、附子、生姜、蜀椒，皆辛热之品，同力逐阴邪振阳气；赤石脂以安心气。

何为知？乌头桂枝汤条下曰，其知者，如醉状，得吐者为中病，即药不瞑眩，其疾弗瘳。乌头毒性大，最佳药效与中毒量很接近。所以吾用乌头，以川乌为多，以其毒性较草乌略轻。煎时配以生姜、甘草或蜜，且久煎，以减毒性。用量宜小剂分次分服，不知加之，恐引起中毒。1 剂量可在 15～30g，吾常用 15g 上下。

## 十一、温阳类诸方小结

温阳诸方分为四逆汤类、理中汤类、真武汤类、吴茱萸汤类、乌头剂类、麻黄细辛附子汤类。

1. 四逆汤治少阴阳衰阴盛者，应用标准有二。一是脉沉细微；二是有一二可用阳衰解释的症状，即可用之。若阴盛格阳者，当引火归原，加反佐法，防其阴阳离决。

2. 麻黄细辛附子汤类。若少阴病中，外感寒邪，或寒邪直中少阴，取麻黄细辛附子汤法，扶阳散寒；纯为肾阳虚而无客寒者，予麻黄细辛附子汤温阳解寒凝。若阳虚

血弱者，取当归四逆汤法，养血通阳。

3. 真武汤类。少阴阳虚不能制水而水泛者，见眩、悸、喘、肿、小便不利等，观脉尺弱阳弦者，即可用真武汤法，温阳培土以制水。

4. 理中汤类。治脾阳虚，脾不运化，升降失司而吐利、脘腹胀痛而冷、倦怠无力，脉见沉缓无力，即可用之。

5. 吴茱萸汤类。若肝胃阳虚，寒客厥阴犯胃而呕吐涎沫、头痛、胸胁脘腹胀痛，弦紧而减者，可予吴茱萸汤温肝暖胃散寒。

6. 乌头类方。阳虚寒痹而痛重者，其痛或在肢体，或在胸腹，脉沉伏弦紧者，可用乌头剂，散寒止痛。

以上温阳诸方虽未全备，然大法已具，当观其脉证，师其意，用其法，灵活化裁。

## 第十节　寒热并用诸方

**【概述】**

寒热并用诸方，即寒药热药并用，治寒热错杂诸证者。

方有奇偶。单一病机者，奇方可也；然两个以上病机并立者，则制当偶之。寒热并用诸方，属偶之制也。

奇方因其病机单一，尚较易把握；而偶方则如阳春白雪，辨证遣方皆难，这部分内容，属中医殿堂中的顶层，也是我毕生追求的制高点。仲景约近半方剂皆偶之剂，如桂枝汤，既化阳，又化阴；既扶正，又祛邪。药仅五味，却寓深意。深入理解这部分偶方，对提高辨证论治水平大有裨益。

本节，重点讨论乌梅丸及泻心汤类。

### 一、乌梅丸

乌梅丸于《伤寒论》《金匮要略》中凡二见：

《伤寒论》第338条曰："伤寒，脉微而厥，至七八日肤冷，其人躁无暂安时者，此为脏厥，非蛔厥也。蛔厥者，其人当吐蛔。今病者静，而复时烦者，此为脏寒，蛔上入其膈，故烦，须臾复止，得食而呕，又烦者，蛔闻食臭出，其人常自吐蛔。蛔厥者，乌梅丸主之。又主久利。"

《金匮要略》曰："蛔厥者，当吐蛔，今病者静而复时烦，此为脏寒，蛔上入其膈，故烦，须臾复止，得食而呕，又烦者，蛔闻食臭出，其人常自吐蛔。蛔厥者，乌梅丸主之。"

乌梅丸组成、制法及服法：

乌梅三百枚　细辛六两　干姜十两　黄连十六两　当归四两　附子六两，炮，去皮
蜀椒四两，出汗　桂枝去皮，六两　人参六两　黄柏六两

上十味，异捣筛，合治之，以苦酒渍乌梅一宿，去核，蒸之五斗米下，饭熟捣成泥，和药令相得，内臼中，与蜜杵二千下，丸如梧桐子大。先食饮服十丸，日三服，稍加至二十丸。禁生冷、滑物、臭食等。

从上述经文中，可提出一系列问题。

1. 脏厥与蛔厥的关系

传统观点认为，脏厥与蛔厥是病机不同的两个并立的病名。脏厥是独阴无阳的脏寒证，而蛔厥是寒热错杂证。其理由是脏厥的临床表现为“脉微而厥，至七八日肤冷，其人躁无暂安时者，此为脏厥”。此显系但寒无热之阳衰证。

蛔厥是寒热错杂证，理由是蛔厥者烦，烦从火、从热，故蛔厥属寒热错杂证。乌梅丸是寒热并用之方，故乌梅丸治蛔厥，而不治脏厥。所以后世将乌梅丸局限于治蛔厥及久利，而把“乌梅丸为厥阴篇之主方”这一重要论断湮没了。

我们认为脏厥与蛔厥，虽病名不同，然病机一也。脏厥是独阴无阳，本质为脏寒无疑；蛔厥，仲景亦言“此为脏寒。”二者既然皆为脏寒，病机是相同的，也就没有本质的差别。脏厥言其病名，脏寒乃其病机。脏厥与蛔厥的不同就在于是否吐蛔。在脏寒的基础上，有吐蛔一症者，曰蛔厥；无吐蛔者，曰脏厥。

2. 寒热错杂形成的机理

肝为刚脏，内寄相火，心包亦有相火。相火者，辅君火以行事，随君火以游行全身。当肝寒时，阳气馁弱，肝失升发、疏达之性，则肝气郁。当然，这种肝郁，是因阳气馁弱而郁，自不同于情志不遂而肝气郁结者，此为实，彼为虚。既然阳气虚馁而肝郁，则肝中相火也不能随君游行于周身，亦为郁，相火郁则化热。这就是在阳气虚馁的脏寒基础上，又有相火内郁化热，因而形成了寒热错杂证，正如尤在泾所云：“积阴之下，必有伏阳。”治疗这种寒热错杂证，因其前提是厥阴脏寒，所以乌梅丸中以五味热药温肝阳，人参益肝气，乌梅、当归补肝体；黄连、黄柏清其相火内郁之热，形成补肝且调理寒热之方。

蛔厥可在脏寒的基础上形成寒热错杂证，脏厥就不能在脏寒的基础上形成寒热错杂证吗？当然亦可，故亦应以乌梅丸主之。

前云脏寒是独阴无阳证，不应有热。独阴无阳，是言厥阴脏寒的病机。厥阴之脏寒，自不同于少阴之脏寒。肾为人身阳气之根，而其他脏腑的阳气，乃阳气之枝杈。若独阴无阳，必肾阳已亡，根本已离，此为亡阳证，当用四逆汤回阳。若肾阳未亡，仅某一脏腑的阳气衰，犹枝杈阳衰，根本未竭，未至亡阳。所以肝的脏寒，与肾亡阳的脏寒是不同的，不应混淆。既然阳未亡，则馁弱之阳必郁而化热，同样形成寒热错杂。所以，蛔厥有寒热错杂，而脏厥同样寒热错杂。故二者本质相同，皆当以乌梅丸主之。据此可知，乌梅丸不仅治吐蛔之蛔厥，亦治脏厥，故称乌梅丸为厥阴病之主方。

3. 厥阴病，为何易出现阳气馁弱之脏寒证

这是由厥阴的生理特点所决定的。肝主春，肝为阴尽阳生之脏，寒乍尽，阳始生，犹春之寒乍尽，阳始萌。阳气虽萌而未盛，乃小阳、弱阳。若春寒料峭，则春之阳气

被戕而不升，生机萧索；若人将养失宜，或寒凉克伐，或药物损伤，皆可戕伤肝始萌之阳而形成肝寒。肝寒，则相火内郁，于是形成寒热错杂。

4. 厥阴篇的实质

俗皆谓厥阴篇驳杂，实则井然有序。厥阴病的本质是肝阳虚，导致寒热错杂。肝中之阳，乃春生少阳之气，始萌未盛，故易受戕伐而肝阳馁弱，形成脏寒。然又内寄相火，相火郁而化热，于是形成寒热错杂之证。

厥阴篇提纲证，即明确指出厥阴病寒热错杂的本质。曰："厥阴之为病。消渴，气上撞心，心中疼热，饥而不欲食，食则吐蛔，下之利不止。"此提纲证，即是寒热错杂，见消渴、气上撞心、心中疼热三症，乃相火内郁而上冲所致；饥而不欲食，食则吐蛔，下之利不止，则为脏寒之征，此即寒热错杂。既为寒热错杂，则有寒化与热化两途，所以，厥阴篇中通篇皆是围绕寒热进退之演变而展开阐述。如何判断其寒热进退？仲景提出四点主要指征：

（1）厥热之胜复。厥阴篇从第326～381条，共56条。第326～329条论厥阴提纲证及欲愈的脉、时、证。第330～357条以手足厥几日及热几日，判断寒热之进退、转化。若但厥不热，则为独阴绝阳之死证。若但热不厥，乃病从热化。其中，瓜蒂散、茯苓甘草汤、麻黄升麻汤等，乃厥阴篇肢厥之鉴别条文。

（2）下利。第358～375条为以下利为指征，判断厥阴病之寒热胜复。热化者便脓血，主以白头翁汤；热入阳明下利谵语者，大承气汤；寒化者，阳虚下利清谷，主以通脉四逆汤。

（3）呕哕。第376～381条以呕哕判断寒热之进退。第359条为寒热错杂之呕，主以干姜黄芩黄连人参汤。寒化而呕者四逆汤、吴茱萸汤；阳复而脏病移腑者，小柴胡汤主之。

（4）以脉之阴阳，判断寒热之进退，散见于全篇。

其他如咽痛、饮食、烦躁、汗出等，亦皆用以判断寒热之进退。

由此可见，厥阴篇的实质是在脏寒的基础上，形成寒热错杂证。既然寒热错杂，就有寒化热化两途，因而厥阴病全篇，皆是以不同指征，从不同角度，判断寒热之进退，井然有序。

5. 乌梅丸的方义

俗皆以乌梅丸仅治蛔厥，所以在解释乌梅丸方义时，皆奔蛔虫而来，曰蛔"得酸而安，得辛则伏，得苦而下"。此解失去了乌梅丸的真谛。

厥阴篇的本质是因肝阳虚而形成寒热错杂证，治之亦应在温肝的基础上调其寒热，寒热并用，燮理阴阳。所以乌梅丸中以附子、干姜、川椒、桂枝、细辛五味热药以温阳，益肝之用；人参益肝气；乌梅、当归补肝之体；黄连、黄柏泄其相火内郁之热，遂形成在补肝为主的基础上，寒热并调之方。

乌梅丸实由数方组成。蜀椒、干姜、人参乃大建中之主药，大建中脏之阳；附子、干姜，乃四逆汤之主药，功能回阳救逆；肝肾乃相生关系，子寒未有母不寒者，故方含四逆，亦虚则补其母；当归、桂枝、细辛，含当归四逆汤主药，因肝阳虚，阳运痹阻而肢厥，以当归四逆汤通阳；黄芩、黄连、人参、干姜、附子，寓泻心之意，调其寒热，复中州斡旋之功，升降之职。乌梅丸集数方之功毕于一身，具多种功效，共襄扶阳调寒热，使阴阳臻于和平，故应用广泛。若囿于驱蛔、下利，乃小视其用耳。

因厥阴病的实质是寒热错杂，其演变有寒化热化两途，所以厥阴全篇都是讨论寒热转化问题。寒热错杂者，有寒热多少之别，故有乌梅丸、麻黄升麻汤、干姜黄芩黄连人参汤；寒化者，有轻重之殊，方有当归四逆汤、吴茱萸汤、四逆汤等；热化有白虎汤、承气汤、白头翁汤、栀子豉汤等。

## 二、我对乌梅丸的应用

厥阴病的实质是肝阳馁弱，形成寒热错杂之证，肝阳馁弱，则肝用不及，失其升发、疏泄、条达之性，因而产生广泛的病证。

### （一）肝的疏泄功能

主要体现在下列几个方面：

1. 人的生长壮老已整个生命过程，皆赖肝之春生少阳之气的升发疏泄。犹自然界，只有春之阳气升发，才有夏长、秋收、冬藏。无此阳，则生机萧索，生命过程必将停止、终结。

2. 调畅全身之气机。升降出入，无器不有，升降息，则气立孤绝；出入废，则神机化灭。周身气机之调畅，皆赖肝之升发疏泄。百病皆生于郁，实由肝郁而发。肝阳虚，肝即郁，木郁而导致五郁。当然，五郁有虚实之分。

3. 人身血的运行、津液的输布代谢、精的排泄、月经来潮、浊物排泄等，皆赖肝的升发疏泄。

4. 木能疏土，促进脾胃的运化功能、促进胆汁的生成与排泄。

5. 调畅情志。肝藏魂，肝主谋虑，胆主决断，肝与人之情志紧密相关。

6. 肝藏血，调节周身之血量及血的循行。

7. 肝与胆相表里，肝主筋、爪，开窍于目，在液为泪。

8. 肝经所循行及络属各部位的病变。

9. 奇经八脉皆附隶肝肾，故奇经病多与肝相关。

10. 肝为罢极之本。

肝具广泛功能，故肝失舒泄、敷和之性，则必然影响上述各项功能，产生广泛病变。而厥阴篇中只限于肝阳馁弱而产生的寒热错杂之病变，实为肝病的一小部分，并非肝病之全部。如肝热生风、内窜心包、下汲肾水、入营入血及真阴耗竭等，皆未论及。温病补其不足，实为仲景之功臣。凡肝阳馁弱寒热错杂而产生的上述各项功能失常，皆可用乌梅丸为主治之，因而大大扩展了乌梅丸的应用范围。

### （二）乌梅丸的应用指征

1. 脉弦按之减，此即肝馁弱之脉。弦脉亦可兼濡、缓、滑、数、细等，只要弦而按之无力，统为肝之阳气馁弱之脉。

2. 症见由肝阳虚所引发的症状，只要有一二症即可。

两条具备，即可用乌梅丸加减治之。

## 三、半夏泻心汤

《伤寒论》第149条曰："伤寒五六日，呕而发热者，柴胡汤证具，而以他药下之，柴胡证仍在者，复予柴胡汤。此虽已下之，不为逆，必蒸蒸而振，却发热汗出而解。若心下满而硬痛者，此为结胸也，大陷胸汤主之。但满而不痛者，此为痞，柴胡不中与之，宜半夏泻心汤。"

《金匮要略·呕吐哕下利病脉证治》曰："呕而肠鸣，心下痞者，半夏泻心汤主之。"

半夏半升，洗　黄芩　干姜　人参　甘草炙，各三两　黄连一两　大枣十二枚，擘

上七味，以水一斗，煮取六升，去滓，再煎取三升，温服一升，日三服。

**【按】**

1. 此论少阳证误下后之转归。

伤寒五六日，邪入少阳，出现"呕而发热"，本当予小柴胡汤治之，然误下，可见三种不同转归。

第一种：柴胡证尚在，仍呕而发热，可继予小柴胡汤治之。药后蒸蒸而振，却发热汗出而解者，乃战汗之轻者。

第二种：误下后，少阳热陷，与水相结，出现"心下满而硬痛"，此结胸证，先予大陷胸汤治之。

第三种：误下后，脾胃气伤，热乘虚内陷，形成寒热错杂、升降失司之痞证，予半夏泻心汤主之。

2. 仲景所论，乃少阳误下成痞。然杂病中痞证颇多，并无外感误下等因，其痞何来？

卦云，阴阳相交谓之泰，阴阳不交谓之痞。痞者，痞塞不通也。

阴阳相交者，乃升已而降，降已而升，阴阳升降不已。人身阴阳之升降，赖脾之斡旋，阴气上升，阳气下降，升降不息，故脾为升降之枢。倘脾胃虚，则升降失司，中焦痞塞不通而为痞。阳不降，积于上而为热；阴不升，积于下而为寒，因而形成上热下寒，寒热错杂证。

3. 临床如何把握半夏泻心汤的使用指征呢？据何而云上热，据何而言下寒？仲景只给出了三个症状，即痞满、呕吐、肠鸣。很多原因都可出现此三症，不可能统统用半夏泻心汤治之。所以，对半夏泻心汤还要进一步领会、分析。

我临床应用半夏泻心汤，主要把握其病机为湿热蕴阻脾胃，升降失司。主要指征为：

（1）脉濡数。濡主湿，数主热，这是湿热相合之脉。见此脉，则湿热的诊断起码可确定50％～80％。

（2）舌苔黄腻。这是湿热的典型舌象，但有近半数舌苔不典型，见苔薄白或微黄，并不厚腻，或舌无明显变化。

（3）症状。心下痞满，或兼胃胀痛，或恶心呕吐不欲食，或脘凉，或肠鸣下利，或便滞不爽，身困倦等。

湿为阴邪，此即寒也；热乃阳邪，此即寒热错杂证。

4. 半夏泻心汤证。其根本原因是脾虚，升降失司，故以人参、炙甘草、大枣健脾，黄芩、黄连苦寒清热，干姜辛热祛寒，半夏交通阴阳，共奏辛开苦降之功，以复升降运化之职。

半夏泻心汤是小柴胡汤去柴胡加黄连，以干姜易生姜而成。小柴胡汤治正虚邪客，枢机不利，阴阳出入不利；半夏泻心汤治脾虚升降失司，皆着眼于气机之升降不利。

## 四、半夏泻心汤衍生方

**生姜泻心汤**

《伤寒论》第157条曰："伤寒，汗出解之后，胃中不和，心下痞硬，干噫食臭，胁下有水气，腹中雷鸣，下利者，生姜泻心汤主之。"

生姜四两　甘草三两，炙　人参三两　干姜一两　黄芩三两　半夏半升，洗　黄连一两　大枣十二枚，擘

上八味，以水一斗，煮取六升，去滓，再煎取三升，温服一升，日三服。

**【按】**本方乃半夏泻心汤减干姜之量，加生姜而成。彼为脾虚，升降失司，寒热错杂成痞；此亦脾虚，失降失司，寒热错杂成痞。所异者，生姜泻心汤，从病机来说，夹有食滞，胁下有水气。其症状表现，心下除痞满以外，尚有硬感，且干咳食臭，腹中雷鸣，下利。

作为临床医生，如何判断此证有食滞呢？可据心下痞硬、干噫食臭知之。脾胃尚弱，饮食过多，遂成饮停食滞。有形之邪居于中，故心下硬；食积作腐，故干噫食臭。据何以判断有水气呢？据腹中雷鸣、下利可知。水饮下注肠间，则雷鸣下利。

脉象与半夏泻心汤有何区别？半夏泻心汤当脉濡数；而生姜泻心汤脉当濡弦滑数，滑为食积，弦为饮也。

**甘草泻心汤**

《伤寒论》第158条曰："伤寒中风，医反下之，其人下利，日数十行，谷不化，腹中雷鸣，心下痞硬而满，干呕心烦不得安。医见心下痞，谓病不尽，复下之，其痞益甚，此非结热，但以胃中虚，客气上逆，故使硬也，甘草泻心汤主之。"

《金匮要略·百合狐惑阴阳毒病证治》曰："狐惑之为病，状如伤寒，默默欲眠，目不得闭，卧起不安，蚀于喉为惑，蚀于阴为狐。不欲饮食，恶闻食臭，其面目乍赤、乍黑、乍白。蚀于上部则声嗄，甘草泻心汤主之；蚀于下部则咽干，苦参汤洗之；蚀于肛者，雄黄熏之。"

甘草四两，炙　黄芩三两　干姜三两　半夏半升，洗　大枣十二枚，擘　黄连一两　人参三两

上六味，以水一斗，煮取六升，去滓，再煎，取三升，温服一升，日三服。

【按】

1. 甘草泻心汤，即半夏泻心汤加甘草一两而成。二方大同小异。大同者，皆脾胃虚弱，湿热蕴阻，升降失司。小异者，此方脾虚重于半夏泻心汤，因脾胃本虚，重予下之，使症状加重，致心下硬。因何而硬？仲景云："但以胃中虚，客气上逆，故使硬也。"加大甘草用量，意在补虚。

2.《金匮要略》以此方治狐惑。此亦湿热上蚀于喉而声嘎；蚀于阴而阴部溃烂；湿热蕴于中而默默欲眠，目不得闭，卧起不安，不欲饮食，恶闻食臭。湿热搏结有胜负，热胜则面赤，湿胜则面黑，脾胃虚面不华而白。方取甘草泻心汤，亦健脾清化湿热，复其升降之职。

3. 半夏泻心汤、生姜泻心汤、甘草泻心汤，三方皆大同小异。大同皆脾胃虚弱，湿热蕴阻，升降失司。所谓寒热错杂，实乃湿热蕴结。湿为阴邪，为寒；热为阳邪，为热，故湿热蕴结，即寒热错杂。

小异者，甘草泻心汤脾虚甚，生姜泻心汤夹水，皆为半夏泻心汤之衍生方。

**黄连汤**

《伤寒论》第173条曰："伤寒，胸中有热，胃中有邪气，腹中痛，欲呕吐者，黄连汤主之。"

黄连三两　炙甘草三两，炙　干姜三两　桂枝三两，去皮　人参二两　半夏半升，洗　大枣十二枚，擘

上七味，以水一斗，煮取六升，去滓，温服，昼三夜二。

【按】此治上热下寒腹痛欲呕者。

1. 本条首冠以伤寒二字，概泛指此证由外邪所致，非专指太阳伤寒而言。

2. "胸中有热，胃中有邪气"，是言其病机。而病机，是辨证的结果，不是辨证的依据。仲景所给出的症状，只有"腹中痛""欲呕吐"两点。腹痛呕吐原因甚多，何以知其为上热下寒？临床如何判断？当据脉舌而断。

胸中热者，因是伤寒外邪传变所致，此热当为实热，故寸脉当滑数。胃中有邪气者，此邪气，据方中用干姜、桂枝、半夏测之，此邪乃寒湿，脉当关脉弦紧且减，舌苔黄腻。

3. 本方乃半夏泻心汤去黄芩增黄连加桂枝而成，症由心下痞易为腹中痛。加桂枝者，功偏温通阳气且降逆，温通之力胜于半夏泻心汤，宜于寒热上下格拒而腹痛者；半夏泻心汤清热之力胜于黄连汤，宜于湿热壅塞于中而心下痞者。

4. 本方只煎1次，不必去滓再煎，是取其气胜，以分消走泄；半夏泻心汤是去滓再煎，取其味胜辛开苦降。服法一昼夜分五次服，亦小量频服之意。

**干姜黄芩黄连人参汤**

《伤寒论》第359条曰："伤寒，本自寒下，医复吐下之，寒格，更逆吐下，若食入口即吐，干姜黄芩黄连人参汤主之。"

干姜　黄芩　黄连　人参各三两

上四味，以水六升，煮取二升，去滓，分温再服。

**【按】**此寒热上下格拒而吐利者。本为脾阳虚而寒下，复经吐下，吐下之余，定无完气，脾更伤。脾伤则升降失司，于是寒热格拒，致食入口即吐。人参健脾，干姜温脾，黄芩、黄连清热燥湿降逆。

半夏泻心汤，黄连仅一两，此方增至三两，清热苦降之力重，可见热重于半夏泻心汤证。

何以不用半夏？以半夏降逆止呕，交通阴阳，用之并无不可。

# 第二章　时　方

仲景之后历代诸方，概称时方。数以十万计，虽良莠混杂，然不乏名方，实补经方之未逮。这类时方，我们能掌握者甚少，有些虽也常用，但缺乏个人见解，了无新意，故不论之，如四君子汤、四物汤、二陈汤、平胃散之类。能有点个人见解者，寥寥无几。此篇中仅对窃有所悟者述之。

## 一、升降散（《寒温条辨》）

对温病的治疗，历代创立了许多有效方药，极大地丰富了中医学宝库。在诸多方药中，本书首推杨栗山之升降散。杨氏以升降散为治温总方，其余14方，皆升降散之加减。对杨氏治温15方，蒲辅周先生甚为赏识，于《蒲辅周医疗经验集》中悉予转录。赵绍琴老师对升降散倍加赞誉，加减灵活，应用极广。我受老师影响，应用升降散也颇多，疗效确切。余用升降散，主要掌握郁热这一关键，而不囿于温病一端。

### 1. 火郁证概述

“火郁发之”，首见于《素问·六元正纪大论》。郁者，抑遏之谓；火郁，乃火热被遏伏于内不得透发。发之，是火郁证的治则，即疏瀹气机，使郁火得以透达发越之意。

火郁非一病之专名，乃一系列病证的共同病机。凡因火热被郁遏于内不得发越而引起的一系列病证，皆可称为火郁证。因火与热同性，故火郁又常称为热郁。

（1）火郁的病因病机。人身之气，升降出入，运行不息，神明变化所由生也。一旦气机郁遏不达，升降出入不畅，阳气失其冲和之性，即郁而化热，此即“气有余便是火”之谓。费伯雄曰：“凡郁病必先气病，气得流通，何郁之有。”

气机何以被郁？一为邪气阻滞，二为七情所伤，三为正虚无力升降，致阳气郁而化火。《医碥》曰：“六淫、七情皆足以致郁”，又曰：“气不足亦郁而成火，东垣所谓阳虚发热也。”由此可见，形成郁热的原因非常广泛，六淫七情、气血痰食、饮食劳倦、正气虚馁，凡能影响气机升降出入者，皆可使阳郁化热而为郁热。

（2）火郁的临床特点。因火郁证包括范围甚广，且致郁因素不同，所郁部位有别，郁闭程度不等，正气强弱之殊，兼杂邪气之异，因而表现得纷纭繁杂。尽管千差万别，但由于都具火郁于内这一共同病理基础，故临床有其共性可循。下面从脉、舌、神、色、症几个方面加以叙述。

①脉：典型的火郁脉为沉而躁数。若见到这种典型的火郁脉，则火郁症的诊断起

码可以肯定50%～90%。

沉主气，由于气滞不畅，气血不能外达以鼓荡血脉，故脉沉。凡火郁证，皆有气郁不畅这一共同病理改变，故脉皆当沉。恰如《四言举要》所云："火郁多沉。"

躁数之脉，乃火热被遏伏之象。火热属阳，主动。火热被郁于内，必不肯宁静，奔迫激荡，致脉沉而躁数。此脉在火郁证的诊断中，具有极为重要的意义。

关于躁数脉，在《内经》《伤寒论》中都有很多重要论述。《内经》曰："有病温者，汗出辄复热，而脉躁疾，不为汗衰，狂言不能食……名阴阳交，交者死也""汗出而脉尚躁盛者死"。《伤寒论》曰："脉数急者，为传也。"数急即躁数之脉。

脉躁数，乃热邪亢盛，阴不制阳，阳亢无制，主病进。它不仅作为热病是否传变的一个重要判断指征，而且是热病判断生死转归的一个重要指征，可见其意义之重要。

我们多年来临床反复体验，躁脉的意义确如经典所言，不仅作为热病传变、转归的判断依据，甚至据脉数的程度，还可大致判断体温变化的程度及发展变化的时间。如有的患儿体温在40℃左右，若其脉虽数已趋缓和，可以判断此热不足虑，一经清透之后，少则半日，多则一日，体温就可趋于正常；也有的体温已然正常，但脉尚躁数，可预知不愈半日，体温将复又升高。甚至可据躁数程度，大致估计体温升高的度数，此已屡试不爽。

火郁脉，因郁闭程度及火热盛衰的不同，也有很多变化。若热郁而伸，已有外达之势者，脉可由沉位渐浮起，呈浮数、浮洪之脉。若郁闭重者，脉可见沉细、沉迟、沉涩、沉而促结，甚至脉伏、脉厥。脉虽细、迟、涩、结，但绝非阴脉，按之必有一种躁急不宁之象。如《医家心法·诊法》曰："怫郁之脉，大抵多弦涩迟滞，其来也必不能缓，其去也必不肯迟，先有一种似数非数躁动之象。"《寒温条辨》云："温病脉沉涩而小急，此伏热之毒，滞于少阴，断不可误为虚寒。"

②舌：火热郁闭，不得外达而上灼，其舌当红。由于火郁轻重之不同，舌红程度亦有差别。轻者，舌质可无改变，但必不淡；郁热初起者，可舌边尖红，或舌尖起粟点；重者红；再重则绛而少津，甚至绛紫干敛，或舌蹇。

③神色：面色当红而滞，总有一种热邪怫郁不达的红而暗滞之感。

④神志：轻者心烦少寐，重则谵语、狂躁，甚至昏厥。

⑤症：内呈一派热象，如渴喜冷饮、口哕喷人、气粗喘促、胸腹灼热、溲赤便结或下利臭秽等。外呈一派寒象，如恶寒肢厥，甚至通体皆厥，或脘腹冷、背冷等。

由于热郁部位不同，尚兼有不同脏腑见证。如心经郁热，见烦躁不寐、谵狂昏厥、斑疹疮疡、口舌生疮等；肺经郁热，见咽痛咳喘、胸闷胸痛等；肝经郁热，见头晕目眩、胁肋胀痛、烦躁易怒、抽搐瘛疭等；脾经郁热，见身热倦怠、呕吐下利、脘腹胀满、牙痛龈肿等。

（3）火郁的治疗。火郁的治疗，概括起来就是清透二字。有热固当清，有郁固当透。

"火郁发之"，王冰以汗训发，失于偏狭。发之，固然包括汗法，然其含义，远比汗法要广。凡能畅达气机，使郁热得以透发者，皆谓之发。张景岳喻之“如开其窗，揭其被，皆谓之发”。

如何使气机畅达？原则是“祛其壅塞，展布气机”。首先要分析致郁之因，采用针对性的措施，以祛其壅塞，使气机得以展布。如外感致郁者当散邪，气滞致郁者当疏达，血瘀致郁者当活血，食积致郁者当消导。凡此，皆谓祛其壅塞，展布气机。清热透邪，当贯彻火郁的全过程。若不知火郁之机理，见热即清，过于寒凉，以期截断扭转，往往冰伏气机，反使郁热内走。瞿文楼曰：“温虽热疾，切不可简单专事寒凉。治温虽有卫气营血之别，阶段不同，但必须引邪外出。若不透邪，专事寒凉，气机闭塞，如何透热，又如何转气？轻则必重，重则无法医矣。”

2. 组成、主治

龚廷贤《万病回春·瘟疫门》有：“内府仙方”一首：“僵蚕二两，姜黄、蝉蜕各二钱半，大黄四两，姜汁打糊为丸，重一钱一枚。治肿项大头病、虾蟆病。大人服一丸，小儿减半，蜜水调服，立愈。”杨栗山于《伤寒温疫条辨》云：“是方不知始自何氏，二分晰义，改分量服法，名为赔赈散，予更其名曰升降散。”“炼蜜丸又名太极丸”。改后之升降散为：白僵蚕酒炒二钱，全蝉蜕去土一钱，广姜黄去皮三钱，川大黄生四钱，合研匀。病轻者分四次服，最重者分两次服。黄酒两盅，蜜一两，调匀冷服。杨氏将其列为治温15方之总方，主治病证计有：“表里三焦大热，其证不可名状者，此方主之。如头痛眩晕，胸膈胀闷，心腹疼痛，呕哕吐食者；如内烧作渴，上吐下泻，身不发热者；如憎寒壮热，一身骨节酸痛，饮水无度者；如四肢厥冷，身凉如冰，而气喷如火，烦躁不宁者；如身热如火，烦渴引饮，头面浮肿，其大如斗者；如咽喉肿痛，痰涎涌盛，滴水不能咽者；如遍身红肿发块如瘤者；如斑疹杂出，有似丹毒风疮者；如胸高胁起胀痛，呕如血汁者；如血从口鼻出或目出，或牙缝出、毛孔出者；如血从大便出，甚如烂瓜肉，屋漏水者；如小便涩淋如血滴点作疼不可忍者；如小便不通，大便火泻无度，腹痛肠鸣如雷者；如便清泻白，足重难移者；如肉瞤筋惕者；如舌卷囊缩，或舌出寸许，绞扰不住，音声不出者；如谵语狂乱，不省人事，如醉如痴者；如头痛如破，腰痛如折，满面红肿，目不能开者；如热盛神昏，形如醉人，哭笑无常，目不能开者；如手舞足蹈，见神见鬼，似疯癫狂祟者；如误服发汗之药变为亡阳之证而发狂叫跳，或昏不识人者。外证不同，受邪不一，凡未曾服过他药者，无论十日、半月、一月，但服此散，无不辄效也。”

升降散所治计约70余证，包括了叶氏所说的卫气营血各个传变阶段的病变。以其受邪则一，故皆予升降散治之。

3. 方义

（1）用僵蚕、蝉蜕的意义。升降散以僵蚕为君，辛咸性平，气味俱薄，轻浮而升，善能升清散火，祛风除湿，清热解郁，为阳中之阳。蝉蜕为臣，甘咸性寒，升浮宣透，可清热解表，宣毒透达，为阳中之阳。二药皆升而不霸，无助热化燥、逼汗伤阴之弊。

温病的本质是郁热。“火郁发之”，务使郁伏于里之热邪透达于外而解，这就是治温病三字诀中的“透”。僵蚕、蝉蜕，二药皆升浮宣透，故可透达郁热。温病初起之表证，皆是热郁阳遏不达所致，故温病初起，僵蚕，蝉蜕即可用之。若热邪深陷气分，乃至血分，其热邪闭郁的程度更重，虽已无表证，亦当透达郁热。僵蚕、蝉蜕，功在疏透郁热，非为表证之专设，故杨氏治温 15 方中皆用之，充分体现了透邪外达贯穿于温病治疗的始终这一学术思想。

张锡纯为近代温病名家，以善用白虎著称。其治温病共列九方，除治温病阴伤之滋阴清燥汤、滋阴固下汤二方外，其余七方，皆用蝉蜕，也体现了透邪外达的原则。张氏于《衷中参西录》中，并未提及《伤寒温疫条辨》，或未见此书，然其见解，与杨氏如出一辙。张氏除用蝉蜕透散之外，更随症加用薄荷、连翘等，助其透散之力。

（2）用姜黄的意义。温病本质是郁热。热邪何以被郁？关键在于气机郁滞，郁热外出之路不畅。欲使郁热得以透达于外而解，必须展布气机。姜黄气辛味苦性寒，善能行气活血解郁。气机畅达，热乃透发。

杨氏 15 方中，计有升降散、增损双解散、加味凉膈散、增损大柴胡汤四方用姜黄，其余各方未用。温病本质是郁热，毫无疑问，都存在不同程度的气滞，基于此，姜黄皆可用之，不必删去。

（3）用大黄的意义。大黄苦寒降泄，清热泻火，通腑逐瘀，擅降浊阴，推陈致新。温病乃里有郁热，故用大黄以清热泻火，使里热下趋而解。

僵蚕、蝉蜕透热；姜黄行气血而调畅气机，以利热邪外达；大黄降泄，使热下趋。四药性味虽然各异，但都是集中解决郁热这一主要矛盾。郁热是各种温病、各个传变阶段的共同本质，必以升降散为治温之总方。

①温病表证阶段用大黄问题。温病初起，表证未解，何以遽用大黄？不虑其引邪入里乎？答曰：温病初起之表证，实乃里之郁热使然，与伤寒邪客肌表不同，虽有表证，实无表邪。只有里热清，表证始解。其邪本不在表而在里，也就不存在什么引邪入里的问题。

或问：到气才可清气，何以初起即用气分药？曰：大黄虽亦入血，但主要为治阳明热结之要药，毫无疑问，亦属气分药。但温病初起并不忌用，恰恰说明温病初起就是郁热在里，而且是以气分热盛为主要病变。卫分证只不过是个里热之标象而已，不存在什么卫分阶段，也就不存在清气法的上限问题。所以，初起即用大黄清泄其在里之热。叶氏风温，屡用栀子豉汤，亦不拘于自己所说的上限，而是全力清透里热。

②邪犯上焦用大黄问题。吴氏三焦治则，强调治上勿犯中下，何以温病初起邪犯上焦即用大黄？曰：吴氏三焦治则，貌似法度森严，实则胶柱刻板，脱离实际。里热炽盛，燔灼三焦，充斥内外，何以局限于上焦，而中下二焦毫无干系？温病始终以热郁气分为主要病变环节，故有的医家强调，阳明为成温之渊薮，主以白虎、承气二法，正是此理，何以能画地为牢，把治上勿犯中下当成戒律。总缘对温病之郁热在里这一本质认识不真、不切、不敢始即率尔撤其里热，故尔层层设防，步步退却，仍未脱却先表后里之禁锢，惟恐引邪深陷。还是杨栗山认识得透彻，曰：“伤寒以发表为先，温

病以清里为主，此一着最为紧要关隘。”若囿于“先解其表，乃攻其里，此大谬也”。热与糟粕相结，“开导其里热，里热除而表证自解矣”。何其透彻，快哉。

③温病下利用大黄问题。大黄为治疗热结阳明之主药。有燥屎而大便硬，或热结旁流，大黄为必用之品。若温病尚无热结，或伴有下利，升降散中之大黄还用否？曰：仍当用之。大黄非专为燥屎而设。有以泄热而用者，有以解毒而用者，有以祛瘀逐痰而用者，有以疏泄结气而用者。杨栗山于《伤寒温疫条辨·卷三·大便自利》项下云：“若温病怫热内盛，发热烦渴，小便色赤，大便自利，升降散主之。”“内热甚而利不止，燥闷狂乱者，增损三黄石膏汤加酒大黄，腹满痛更加之。”

温病下利，乃里热下迫所致。其利，色当深褐，味当臭秽，或如酱，或如藕泥，或脓血杂下，或如烂肉，可日下数行、数十行，乃至百余行。撤其里热，下利自止，非必下证悉具方下之。故有“温病下不嫌早”之说。至于大黄用量，可据症情而斟酌，总以热邪下泄之路通畅为宜。

（4）升降散加减。温病由于郁热程度、兼夹邪气、邪袭病位、正气强弱等诸多不同，因而应用升降散时，尚须依据具体情况，灵活加减。

因湿遏热郁者，加茵陈、滑石、佩兰、菖蒲等；温邪袭肺者，加豆豉、栀子、连翘、薄荷、牛蒡子等；情志怫逆致热郁者，加玫瑰花、代代花、绿萼梅、川楝子等；瘀血致郁者，加赤芍、丹皮、桃仁、红花、紫草等；痰浊蕴阻而热郁者，加瓜蒌、川贝、黛蛤散、杏仁、竹沥等；食积中阻热郁者，加三仙、鸡内金、炒枳壳、焦槟榔等；阳明腑实热瘀者，加芒硝、枳实；郁热重者，加石膏、知母、黄芩等；热郁津伤者，加芦根、花粉、石斛等；气血两燔者，加石膏、知母、黄芩、水牛角、生地、丹皮、赤芍等；热郁兼气虚者，加西洋参、生黄芪、山药等；肝经郁热上扰者，加桑叶、菊花、苦丁茶、胆草、栀子、石决明等。总之，加减颇多，应用甚广。

（5）新加升降散。余用升降散，恒加豆豉 10g、栀子 7g、连翘 15g、薄荷 4g，助其清透之力，名之曰新加升降散。

①加栀子、豆豉，乃受叶天士治风温诸案之启发。上焦心肺所居，包括卫气营血各个传变阶段。上焦气机畅达，则郁伏之热可透达于外而解；若气机窒塞，则逼热入营，出现逆传心包。所以，解决好气分郁热至为关键。栀子豉汤，辛开苦降，为宣透胸膈郁热之主方。虚烦不得眠，反复颠倒，已露热淫心营之端倪；胸中窒，乃气机窒塞不通。此时若不辛以开郁，宣畅气机，必逼热入营，出现神昏谵语或狂躁。所以升降散加栀子豉汤，增其宣泄郁热之力。

②重用连翘者，受张锡纯之启发。张氏称连翘“升浮宣散，流通气血，治十二经血凝气聚”“治外感风热，用至一两必能出汗，且发汗之力甚柔和，又甚绵长”。张氏曾治一少年风温初得，俾单用连翘一两煎汤服，彻夜微汗，翌晨病若失。余取其清热解毒，入心经且散热结，升浮宣散，透热外达。

③少加薄荷者，取其辛凉宣散，辛以解郁，疏风热而外达。

凡郁热者，不论外感内伤、内外儿妇各科，余皆以此方化裁，颇觉得心应用。

（6）杨氏治温15方。杨栗山治温15方，曰：“轻则清之，神解散、清化汤、芳香饮、大小清凉散、大小复苏饮、增损三黄石膏汤八方；重则泻之，增损大柴胡汤、增损双解散、加味凉膈散、加味六一顺气汤、增损普济消毒饮、解毒承气汤六方；而升降散其总方也，轻重皆可酌用。”兹将各方抄录于下。

①增损大柴胡汤。温病热郁腠理，以辛凉解散，不致入里而成可攻之证，此方主之，乃内外双解之剂也。

柴胡四钱　薄荷二钱　陈皮一钱　黄芩二钱　黄连一钱　黄柏一钱　栀子一钱　白芍一钱　枳实一钱　大黄二钱　广姜黄七分　白僵蚕酒炒三钱　金蝉蜕十个

呕加生姜二钱　水煎去渣，入冷黄酒一两，蜜五钱，和匀冷服。

②增损双解散（温病主方）

白僵蚕酒炒三钱　全蝉蜕十二枚　广姜黄七分　防风一钱　薄荷一钱　荆芥穗一钱　当归一钱　白芍一钱　黄连一钱　连翘去心一钱　栀子一钱　黄芩二钱　桔梗二钱　石膏六钱　滑石三钱　甘草一钱　大黄酒浸二钱　芒硝二钱

水煎去渣，冲芒硝入，蜜三匙，黄酒半酒杯，和匀冷服。

③加味凉膈散（温病主方）

白僵蚕酒炒二钱　蝉蜕全十二枚　广姜黄七分　黄连二钱　黄芩二钱　栀子二钱　连翘去心　薄荷　大黄　芒硝各三钱　甘草一钱　竹叶三十片

水煎去渣，冲芒硝，入蜜酒冷服。若欲下之，量加硝黄。胸中热，加麦冬。心下痞，加枳实。呕渴加石膏。小便赤数，加枳实、厚朴。

④增损三黄石膏汤（温病主方）

表里三焦大热，五心烦热，两目如火，鼻干面赤舌，黄唇焦，身如涂朱，燥渴引饮，神昏谵语，服之皆愈。

石膏八钱　白僵蚕酒炒三钱　蝉蜕十个　薄荷二钱　豆豉三钱　黄连、黄柏盐水微炒　黄芩　栀子　知母各二钱

水煎去渣，入米酒、蜜冷服。腹胀疼或燥结，加大黄。

⑤神解散

温病初觉憎寒体重，壮热头痛，四肢无力，偏身酸痛，口苦咽干，胸腹满闷者，此方主之。

白僵蚕酒炒一钱　蝉蜕五个　神曲三钱　金银花二钱　生地二钱　木通、车前子炒研　黄芩酒炒　黄连　黄柏盐水炒　桔梗各一钱

水煎去渣，入冷黄酒半小杯，蜜三匙，和匀冷服。

⑥清化汤

温病壮热憎寒，体重舌燥口干，上气喘息，咽喉不利，头面浮肿，目不能开者，此方主之。

白僵蚕酒炒三钱　蝉蜕十个　金银花二钱　泽兰叶二钱　广皮八分　黄芩二钱　黄连　炒栀子　连翘去心　龙胆草酒炒　元参、桔梗各一钱　白附子炮　甘草各五分

大便实加酒大黄四钱。咽痛加牛蒡子研炒一钱。头面不肿去白附子。水煎去渣，入蜜酒冷服。

⑦大清凉散

温病表里三焦大热，胸满胁痛，耳聋目赤，口鼻出血，唇干舌燥，口苦自汗，咽喉肿痛，谵语狂乱者，此方主之。

白僵蚕酒炒三钱　蝉蜕全十二枚　全蝎去毒三个　当归、生地酒炒　金银花、泽兰各二钱　泽泻　木通　车前子炒研　黄连姜汁炒　黄芩　栀子炒黑　五味子　麦冬去心　龙胆草酒炒　丹皮　知母各一钱　甘草生五分

水煎去渣，入蜂蜜三匙，冷米酒半小杯，童便半小杯，和匀冷服。

⑧小清凉饮

温病壮热烦躁，头沉面赤，咽喉不利，或唇口颊腮肿者，此方主之。

白僵蚕炒三钱　蝉蜕十个　银花、泽兰、当归、生地各二钱　石膏三钱　黄连　黄芩　栀子酒炒　牡丹皮　紫草各一钱

水煎去渣，入蜜、酒、童便冷服。

⑨加味六一顺气汤（温病主方）

治同前证。少阴厥阴病，口燥咽干，怕热消渴，谵语神昏，大便燥实，胸腹满硬，或热结旁流，绕脐疼痛，厥逆脉沉者，此方主之。

白僵蚕酒炒三钱　蝉蜕十个　大黄酒浸四钱　芒硝二钱五分　柴胡二钱　黄连　黄芩　白芍　甘草生各一钱　厚朴一钱五分　枳实二钱

水煎去渣，冲芒硝，入蜜酒，和匀冷服。

⑩大复苏饮

温病表里大热，或误服温补和解药，以致神昏不语，形如醉人，或哭笑无常，或手舞足蹈，或谵语骂人，不省人事，目不能闭者，名越经证；及误服表药而大汗不止者，名亡阳证，并此方主之。

白僵蚕三钱　蝉蜕十个　当归三钱　生地二钱　人参　茯苓　麦冬　天麻　犀角镑磨汁入汤和服　丹皮　栀子炒黑　黄连酒炒　黄芩酒炒　知母、生地各一钱　滑石二钱

水煎去渣，入冷黄酒、蜜、犀角汁和匀冷服。

⑪ 小复苏饮

温病大热，或误服发汗解肌药，以致谵语发狂，昏迷不省，燥热便秘，或饱食而复者，并此方主之。

白僵蚕三钱　蝉蜕十个　神曲三钱　生地三钱　木通　车前子炒各二钱　黄芩　黄柏　栀子炒黑　黄连　知母　桔梗　牡丹皮各一钱

水煎去渣，入蜜三匙，黄酒半小杯，小便半小杯，和匀冷服。

⑫ 增损普济消毒饮

太和年，民多疫疠，初觉憎寒壮热，体重，次传头面肿盛，目不能开，上喘咽喉不利，口燥舌干，俗名大头瘟。东垣曰：半身以上，天之阳也，邪气客于心肺，上攻

头面而为肿耳。经谓清邪中于上焦，即东垣之言益信矣。

元参三钱　黄连二钱　黄芩三钱　连翘去心　栀子酒炒　牛蒡子炒研　蓝根如无以青黛代之　桔梗各二钱　陈皮　甘草生各一钱　全蝉蜕十二个　白僵蚕酒炒　大黄酒浸各三钱

水煎去渣，入蜜酒童便，冷服。

⑬ 解毒承气汤

温病三焦太热，痞满燥实，谵语狂乱不识人，热结旁流，循衣摸床，舌卷囊缩，及瓜瓤疙瘩瘟，上为痈脓，下血如豚肝等证，厥逆脉沉伏者，此方主之。

白僵蚕酒炒三钱　蝉蜕全十个　黄连一钱　黄芩一钱　黄柏一钱　栀子一钱　枳实麸炒二钱五分　厚朴姜汁炒五钱　大黄酒洗五钱　芒硝三钱另入

⑭ 芳香饮

温病多头痛、牙痛、心痛、胁痛，呕吐黄痰，口流浊水，涎如红汁，腹如园箕，手足搐搦，身发斑疹，头肿舌烂，咽喉痹塞等证。此虽怪怪奇奇，不可名状，皆因肺胃火毒不宣，郁而成之耳。治法急宜大清大泻之。但有气血损伤之人，遽用大寒大苦之剂，恐火转闭塞而不达，是害之也，此方主之。其名芳香者，以古人元旦汲清泉以饮芳香之药，重涤秽也。

元参一两　白茯苓五钱　石膏五钱　蝉蜕全十二个　白僵蚕酒炒三钱　荆芥三钱　天花粉三钱　神曲炒三钱　苦参三钱　黄芩二钱　陈皮一钱　甘草一钱

水煎去渣，入蜜酒冷服。

纵观杨氏所列各方，反映了一个重要学术观点，即温病本质是郁热在里，所以各方都以清透为主，全力解决里热这一主要矛盾。

清：轻者八方，皆用黄芩、黄连、栀子，或加石膏、知母、金银花、连翘等清热。重者六方，在以黄芩、黄连、栀子清热的基础上，更增芒硝、大黄以逐热，或并用木通、竹叶、车前子、泽泻等引热从小便而出。

透：十五方皆用僵蚕、蝉蜕以透热，有的更增薄荷、豆豉、桔梗、牛蒡子、荆芥、防风等，增强疏透之力。疏达气机，选姜黄、枳实、厚朴、陈皮等。

热陷血分者，加用丹皮、泽兰、紫草、当归等凉血活血。

滋：热盛阴伤者，加用生地、元参、麦冬、白芍、花粉等清热滋阴。

所列各方，大同小异，都可看成是由升降散加减而成。要在悟透升降散的法度、方义，则其余 14 方之机理、方义，可触类旁通。

## 二、补中益气汤（《脾胃论》）

### 1. 气虚发热的机理

气虚发热，以甘温法治之，乃东垣一大发明，代表方为补中益气汤。

关于气虚发热，东垣称阴火、贼火，其机理在《脾胃论》《内外伤辨惑论》等著作中都有说明，但阐述得不够清晰，致后人多有歧义。在统编五版教材《中医内科学》中，曾并列了七种病机，曰气郁、湿热、阴虚、血虚、气虚、阳虚等。因歧义颇多，故不避冗长，详论之。

东垣于《脾胃论·卷中·饮食劳倦所伤始为热中论》曰：“若饮食失节，寒温不适，则脾胃乃伤；喜怒忧恐，损耗元气，既脾胃气衰，元气不足，而心火独盛。心火者，阴火也，起于下焦，其系系于心。心不主令，相火代之。相火者，下焦包络之火，元气之贼也。火与元气不两立，一胜则一负。脾胃气虚则下流于肾，阴火得以乘其土位。故脾证始得，则气高而喘，身热而烦，其脉洪大而头痛，或渴不止，其皮肤不任风寒，而生寒热。”这段话，是东垣解释由于脾虚而产生阴火的机理，读起来有点绕，没说清楚。东垣对阴火机理的阐述，说法有几种：

第一，饮食劳倦损伤脾胃，元气耗伤，升降失司，这是阴火的始发环节。

第二，“脾胃气虚，则下流于肾”，这是阴火发生的第二个环节。是什么东西下流于肾？东垣于《内外伤辨·辨寒热》项下云：“乃肾间受脾胃下流之湿气，闭塞其下，致阴火上冲，作蒸蒸燥热。”湿气下流肾间，闷塞其下，就是阴火发生的第二个环节。

湿气下流肾间，为什么就产生阴火呢？因肾中有相火，相者，乃辅君之臣，在生理情况下，此相火伴君火游行于全身、辅君以行事，发挥温煦激发的功能。当脾湿下流于肾时，则闭塞气机，肾中相火不能升降出入，失却其伴君游行于全身、辅君行事的功能，相火郁而成火热，东垣把这种火称为阴火。阴火上冲则出现气高而喘、身热而烦等诸症。

脾湿下流之阴火，与下焦湿热之二妙丸证有别，前者为脾虚所产生的虚火，后者为下焦湿热相合之实证。

脾湿下流之阴火，与肾水亏而相火妄动，及肾阳衰而龙雷之火飞腾，三者虽皆为虚火，但病机不同，治则亦异。前者为脾胃气虚所致，当健脾升清，培补元气；肾水亏者，当滋阴以配阳；阳虚而龙雷火动者，当引火归原。

第三，“元气不足，心火独盛”。前面已明言，脾虚湿气下流，阴火上冲，此处为什么又蹦出个“心火独盛”呢？揣度东垣之本意，可能是为了解释气高而喘、心热而烦、头痛或渴、脉洪大等心经火盛诸症。心火乃君火，主一身之阳，犹天空之太阳，温煦激发全身脏腑器官的功能。在病理情况下，亦用心火一词，乃指心火旺、心火盛等，一般指心经实火而言，此火可上灼、下迫、内陷，引起口糜淋痛、疮疡、瞀瘛、躁狂、昏谵、动血等，法当清热泻火。而东垣此处所言之心火，乃脾湿下流，阴火上冲。心肾皆属少阴，且有经络相通，肾中阴火沿经络上达于心，于是心火独盛。但心不受邪，包络代心受邪，导致心包络之相火亦随之上冲，故曰：“心火者，阴火也，起于下焦”“相火者，下焦包络之火”，自与心经实火有别。

第四，“心不主令，相火代之”，这是指心之君火与肾中相火之间的关系。正常情况下“君火以明，相火以位”，即红日当空，天运朗朗，肾中相火即安于水中。若君火衰，心不主令，则阴霾痹空，肾中相火起而代之，称为龙雷之火飞腾，焚原燎屋，不可水灭，不可直折，当引火归原，使“离照当空，阴霾自散”，龙雷之火潜于水中，安于其位。

东垣所说的气虚发热是脾虚所致，此与阳衰的发热不同。扯出一个心不主令、相火代之，是对气虚发热的混淆，把读者搞懵了。

第五，东垣又扯出了血虚引发阴火的问题，于《脾胃论·脾胃盛衰论》曰："饮食不节，劳役所伤，以致脾胃虚弱，乃血所生病"；于升阳散火汤解中亦云："此病多因血虚而得之。"血虚而热，自与脾虚湿气下流不同，猜度东垣之意，在于解释气虚为热的机理。血虚不能内守，气失依恋，因而气浮荡而为热。东垣所指之血虚，仍指脾虚生化不足而荣血虚者，着眼于脾虚而言。其实，脾虚则气虚，已虚之气易浮动而热，不必再扯上血虚，徒生歧义。

第六，《脾胃论·饮食劳倦所伤始为热中论》中，又提出热中问题。中，乃指脾胃；所谓热中，即脾胃热。脾胃何以热？曰："阴火得以乘其土位"，故脾胃热。又云："心火下陷土中"，故成热中。二者是不同的，阴火乘土者，当培土以制阴火；心火下陷土中者，当清心泻火，二者本质不同，治法相殊。

第七，东垣于《内外伤辨惑论·辨阴证阳证》篇中又提出冲脉火逆的理论，曰："谓脾胃之气不足，而反下行，极则冲脉之火逆而上，是无形质之元气受病也，系在上焦，心肺是也。"这里指的阴火上冲，是冲脉之火上逆。《内经》有"冲脉为病，逆气里急"的记载，但无冲脉火逆的论述。这无疑给气虚发热又多了一种解释，多一个枝蔓，多一分疑惑。

第八，东垣于火郁汤条中又云："胃虚过食冷物，抑遏阳气于脾土，火郁则发之。"寒遏阳郁为热，首当温散其寒，此与甘温除大热有别。

总之，东垣对甘温除大热的机理提出了多种解释，我认为没有讲清楚，反把人搞糊涂了，有点欲明反晦。

那么，应如何理解脾虚而阴火上冲呢？尤在泾于《金匮要略心典·痰饮篇·小青龙汤》项下注云："土厚则阴火自伏"，真乃一语破的，简洁而明了。

关于五行生克的理论，往往理解得不够全面。五脏配属五行，金木水火土各代表一脏，是代表了该脏的全部功能。如水与木的关系，一般只云水能涵木，但是肾阳以温煦肝阳、肾精以充养肝血，则鲜有论者。土能克水，此水代表肾的全部功能，肾乃元阴元阳所居，土能克水，既能制约肾水之泛滥，又能制约肾中相火之上冲，这就是"土厚则阴火自伏"的道理，也是土虚而阴火上冲的病机，其治疗大法，自当培土以制阴火。倘能如此理解，就无须再扯上湿气下流、心火独盛、君不主令、血虚、冲脉火逆、寒遏等，枝蔓愈繁，滋惑愈多。

2. 临床应用

关于补中益气汤的应用，后世发生了演变，现多用于三种情况：一是虚人外感，用以扶正祛邪；二是用于因气虚而长期、反复发热者，用以甘温除热；三是用于治疗脾虚中气不足的内伤杂证，如倦怠、乏力、头昏、头沉、胸闷气短、脘腹胀满、食谷不馨、自汗畏风、易致外感、九窍不利、便溏白带、脉弱舌淡等。而东垣创立此方时，是用以治疗疫病流行的。李杲所处的年代，正值宋金元战乱，饥荒连年，疫病流行，东垣于《内外伤辨惑论》云："都人不受病者万无一二，既病而死者，继踵而不绝。都门十有二所，每日各门所送多者二千，少者不下一千，似此者几三月。”且大梁、东平、太原、凤翔病伤而死，无不然也。可见疫病流行，夭枉之惨烈。惜医者不识，误作外伤风寒表实之证治之，医杀之耳。东垣指出此“皆由中气不足，乃能生发耳”，创补中益气汤治之。因一般之脾虚中气不足之证，不属郁热范畴，故不论之，本文重点讨论补中益气汤甘温除大热的机理和临床应用。

3. 组成

黄芪病甚劳役，热甚者一钱　甘草以上各五分，炙　人参去芦，三分。有嗽去之

以上三味，除烦热之圣药也。当归身二分、酒焙干或日干、以和血脉。橘皮不去白、二分或三分以导气，又能益元气，得诸甘药乃可，若独用为泻脾胃　升麻二分或三分。引胃气上腾而复其本位，便是行春升之令　柴胡二分或三分、引清气行少阳之气上升　白术三分、除胃中热利腰脊间血。

上件药㕮咀，都作一服，水二盏，煎后一盏，量气弱、气盛，临病斟酌水盏大小，去渣，食远稍热服。如伤之重者，不过二服而愈。若病日久者，以权主加减法治之。（下略）

4. 方义

气虚发热的病机，关键在于脾虚不能制下焦之火，导致阴火上冲。所以治此阴火，法当健脾升清。方以黄芪、人参、白术、甘草健脾益气，补肺固表，升阳举陷，培土以制阴火。当归和血，陈皮理气防滞。脾以升为健，用升麻、柴胡者，升举脾之清阳，脾气复而阴火自敛。

5. 气虚发热的临床特点和使用指征

气虚发热，具有以下特点：

第一，发热病程可长可短，长者可数月、数年。

第二，间断发热，每隔数日或数月发热1次，每次发作可持续三五日或七八日。体温一般在38℃以下，亦有高达39℃以上者；亦有仅是自觉发热症状，体温不高。

第三，每次发作，一般都有明显诱因，或烦劳，或外感。经云：“阳气者，烦劳则张。”劳，包括劳心、劳力、房劳；烦，指情绪波动，或休息不好，易于发作，至于外感因素，另论。

第四，一日之中，多于晨起日升至午前为著，因阳气虚，不能固于其位而易升浮，上午正当阳升之时，故阳易升浮而热著。

第五，伴有气虚的症状，如倦怠肢困、精神不振、心慌气短、自汗畏风等。所畏之风，非室外旷野之风，乃畏户牖缝隙之风。

第六，脉虚，这是判断气虚发热的关键指征。所谓脉虚则正虚，然正虚又有阴阳气血之分。一般而言，阴虚者脉细数，且伴虚热之征；阳虚者脉微细，伴寒象；血虚者，一般都兼有气虚、阳虚，伴不华、不荣之象，脉多细无力；气虚者脉虚，伴气虚之见症。

气虚之脉，主要特征是脉沉取无力。其无力的程度，有轻重之别，轻者吾称之为脉减或逊，明显者称沉取无力。其脉位可浮可沉，因气虚无力鼓荡血脉，故脉可沉，

虚的程度较轻者，脉亦可不沉。若脉浮而按之无力者，乃气虚而浮动之象，此时于益气升阳方中，加收敛之品，防其脱越，常于方中加白芍，重者加山茱萸、五味子。至于脉见弦、滑、数者，只要沉取无力，皆以虚看。脉的分部，若寸部无力，乃清气不升；关脉无力，乃肝脾虚；尺部无力，属肾气虚，或肾阳虚，再结合其他三诊来断。

脾虚则百病由生，而补中益气汤乃健脾益气之代表方，故应用甚广。此处所言，仅限于甘温除大热者。

6. 关于气虚发热与外感发热的讨论

东垣将内伤发热与外感表证发热截然分开，并著《内外伤辨惑论》详辨之。

若典型的外感发热，属实证；典型的内伤发热属虚证，当然不能混淆。但虚人外感而热，与纯为气虚发热者，就难以区分。我们常见体虚而外感发热者，予补中益气汤加苏叶或荆芥、生姜治之，其效颇彰。正虚或占八九，表邪或占一二，这种虚人外感发热能与气虚发热截然区分吗？表证的特点之一是恶风寒，但气虚发热者亦恶风寒，所以东垣于《内外伤辨惑论·辨外感八风之邪》篇中曰："或有饮食劳役所伤之重者，二三日间特与外伤者相似。"仅从症状而言，东垣用了一个"特"字，强调二者特别相似。既然特相似，就难以截然区分。

从发病时间上，外感发热与内伤发热有别。内伤发热可反复发作，或十天半月，或一二月发热一次；而外感发热，则感邪即热，无反复发作史。但是正虚之人易于外感，或一二月感冒发热一次，这与气虚的反复发热也难区分。

东垣描述的气虚发热证象白虎，见"气高而喘，身热而烦，其脉洪大而头痛，或渴不止，皮肤不任风寒而生寒热"，东垣所治者为疫病，现在临床像这样典型的少，而以长期反复低热者多。

气虚发热的临床表现，虽与外感发热多有相似之处，鉴别的关键在脉，脉可数，亦可浮大洪数，但按之无力者，必属正虚。正如东垣于《内外伤辨惑论·暑伤胃气论》中所云："证象白虎，惟脉不长实为辨耳，误服白虎汤必死。"但是气虚外感发热者，亦可见浮大数虚之脉。所以从临床症状、发热时间及脉象三个方面，都难于将二者截然区分，治法方药上也无根本差异。东垣所创的补中益气汤，是纯为脾虚而阴火上冲者，并无外邪。方中主要由两部分药物组成，一组是人参、黄芪、白术、甘草，健脾益气；一组是升麻、柴胡，升发脾之清阳，因脾以升为健，故用之。一组是当归，以和血，橘皮以防滞。然升麻、柴胡皆辛味升浮之品，既可升发脾之清阳，又兼有疏达外邪之功，纯为脾虚者可用，若气虚兼有外邪者亦可用。若外邪比重多点，则在升麻、柴胡的基础上，量加荆芥、苏叶、防风、羌活、生姜一二味即可。通过以上论述，可得出一个结论，就是纯虚的脾虚阴火上冲与虚人外感，在有无外邪的问题上，是难以像《内外伤辨惑论》那样截然区分的。这样，也就扩大了补中益气汤的应用范围，纯虚者可用，正虚外感者亦可用。

关于脉虚大浮数者，已有气浮于外的表现，要防其脱越，此时再单纯用补中益气汤就非所宜，当在补中益气汤的基础上加收敛之品，如白芍、五味子、山茱萸等，或加龙骨、牡蛎以潜镇，防止正气之脱越。

## 三、升阳散火汤（《内外伤辨惑论》）

1. 组成

升麻　葛根　独活　羌活　白芍药　人参以上各五钱　甘草炙　柴胡以上各二钱　防风二钱五分　甘草生二钱

上件㕮咀，如麻豆大，每服称五钱，水二盏，煎至一盏，去渣，大温服，无时，忌寒凉之物。

2. 功用

原文："治男子妇女四肢发困热，肌热，筋骨闷热，表热如火燎于肌肤，扪之烙手。夫四肢属脾，脾者土也，热伏地中，此病多因血虚而得之也。又有胃虚，过食冷物，郁遏阳气于脾土之中，并宜服之。"《脾胃论》中亦载此方，惟柴胡八钱。文中多"发困"及"火郁则发之"，其他大同小异。

分析：据原文描述，只有两个症状：一是热，四肢、肌、筋骨皆热，且这种热不仅是自我感觉发热，而且客观可诊得，扪之烙手；一是困，《内外伤辨惑论》言肢困，《脾胃论》言发困。若肢困，一般指四肢酸沉重、无力；若发困，一般指全身症状而言，出现困乏、倦怠、身重无力、头沉嗜睡状。

病机：造成热、困这两组症状的原因，东垣提出了两条：一是"此病系因血虚而得之"，另一原因是"或胃虚，过食冷物，抑遏阳气于脾土"。

血虚能发热吗？可以，血能恋气，或曰血能守气。血虚，则气失依恋，则气浮荡。气属阳，气浮荡则热。

血为什么虚？缘于脾胃虚，生化不足，致血虚。若果为血虚而热困，法当益气养血，如八珍汤、归脾汤、人参养荣丸、黄芪建中汤之类，何以大量用风药，且血虚气浮，再用大量风药，不虑其气升浮无虞而脱吗？我觉得以血虚立论，与方义不合。揣度东垣为什么提出血虚问题，概因血不内守方致气浮，意在解释身热的问题。但血虚之因，主要因脾虚生化不足所致，东垣用本方，健脾升清化湿，还是着眼于脾虚，故用之。

为什么困？"阳气者，精则养神"。阳气旺，人即敏捷矫健，精力旺盛。阳不升，则人精神委顿，倦怠乏力；脾主四肢，清阳实四肢，若清阳不达，则四肢困乏无力。阳气不能升达的原因有两类，一是邪阻，清阳不得升达；一是正虚，清阳无力升达，二者一虚一实，以脉沉取有力无力别之。除清阳之外，血虚亦可造成肢困。经云："足受血而能步，掌受血而能握，指受血而能摄"，且血为气之母，血虚则气不足，亦可肢困。血虚多因生化不足，所以东垣虽言血虚，实则仍着眼于脾虚，故于该方用数味风药以升清健脾。

原因二是"胃虚，过食冷物，抑遏阳气于脾土。火郁则发之"。胃虚，是指平素脾胃虚，又过食生冷，抑遏脾胃阳气，所以称为郁火。郁火外淫肌肤、筋骨、四肢则热，清阳不达而困。

据上分析，升阳散火汤证的机理就比较明确了，就是脾胃虚，寒湿郁遏脾胃之阳，形成火郁证。至于血虚，亦是脾胃虚，生化不足所致。既然病机为脾胃虚、寒遏阳郁，那么治法就应健脾升清散寒，故方用人参、甘草健脾；升麻、柴胡、葛根、羌活、独活、防风升清化湿散寒，透达郁火；白芍和阴，生甘草和中泻火。脾以升为健，升清的目的，亦着眼于健脾。

问曰：升阳散火汤证有无表邪？有无恶风寒？从东垣所述，并无恶风寒及表邪，前已引述，东垣于《内外伤辨惑论·辨外感八风之邪》中云："或有饮食劳役所伤之重者，二三日间，特与外伤者相似。"据此推知，该证当亦有恶风寒的表现。当然，火郁阳不外达，可以恶风寒；邪客肌表者亦可恶风寒。那么，此证究竟有无表邪？前已分析，尚不能截然区分。对典型的表实证恶风寒，与脾虚外失卫护的恶寒自然易于区分，但对虚实相兼者，脾虚无表邪者，此方风药可升清、化浊、透散郁火；若正虚兼有表邪者，诸风药就可疏散表邪，相兼而治，此方亦可用。

尽人皆知，人参败毒散治虚人感冒，方用柴胡、甘草、羌活、独活、人参、茯苓、生姜、川芎、桔梗、前胡、枳壳、生姜、薄荷，皆升散之品，既可升清解郁，又可疏散外邪。此方与升阳散火汤并无多大差异，此可用以治虚人外感，彼也照样可以。

再如火郁汤（《兰室秘藏》），方由升麻、葛根、柴胡、防风、白芍、甘草组成。治五心烦热，是火郁于地中，四肢者，脾土也，心火下陷于脾土之中，郁而不得伸，故经云："火郁则发之。"这与东垣的饮食劳倦伤脾始为热中的解释相同。这个热中是心火下陷土中，还是下焦阴火上冲犯脾，东垣两种解释都有。心火通常指心经实火，若果是脾虚而心经实热下陷，治当健脾升清伍以清热泻火，东垣之升阳益胃汤即此证之代表方剂。而东垣所说的"心火独盛"，又指阴火，乃"脾胃气虚，则下流于肾，阴火得以乘其土位"。若果为阴火乘土而热中，当培土以制阴火，代表方为补中益气汤。从火郁汤组成来看，升麻、葛根、柴胡、防风四味升散之药，伍以芍药甘草和其营，亦防其升散伤阴，方中并无人参、黄芪、茯苓、白术等健脾益气之药，可见脾虚不著，宜于"过食生冷，抑遏脾胃阳气"，阳郁而为热者。故用四味风药，散寒化湿升发清阳。升麻葛根汤、九味羌活汤、神术散等与火郁汤类同，彼治外感时疫，火郁汤当亦可予之；反过来火郁汤用于寒湿郁遏脾阳，而神术散、九味羌活汤、升麻葛根汤等亦可用之。此类方剂并无严格界限。若囿于东垣所说的内伤外感不可混同之说，则有读死书之嫌了。

## 四、防风通圣散（《宣明论方》）

1. 组成

防风　荆芥　连翘　麻黄　薄荷　川芎　当归　白芍炒　白术　山栀　大黄酒蒸　芒硝后下，各五钱　石膏　黄芩　桔梗各一两　甘草二两　滑石三两

如末，每服二钱，水一大盏，生姜三片，煎至六分，温服。

2. 方义

本方为解表、清热、攻下三者并用之方，主治风寒外束，实热内结，表里三焦俱实者。见憎寒壮热、胸腹胀满疼痛、大便秘结等，麻黄、防风、荆芥、薄荷，皆辛散之品，以逐表邪；大黄、芒硝、石膏、黄芩、栀子、滑石清泄三焦实热；川芎、当归、白芍养血活血，白术燥湿，甘草调和诸药。清透并举，故亦治火郁之常用方，临床运用时，可据具体情况，加减变通。

论温病发展史，皆云唐宋以前皆遵仲景之麻桂剂无效，云："古方今病不相能也"，是河间创辛凉之法治温病，开温病治疗之先河，故有后世"伤寒宗仲景，热病崇河间"之说。其实仲景亦多清透并举、表里双解之方，如葛根芩连汤、麻杏石甘汤、大柴胡汤、大青龙汤、越婢汤等皆是。唐宋以前的大夫治温病，舍仲景清透、双解之法不用，偏用麻桂剂予之，那不能怨仲景，只能怪那些大夫没学好《伤寒论》。写温病学发展史者，也不必抑仲景而抬河间，说什么古方今病不相能，是河间开辛凉治温之先河云云。

## 五、连苏饮(《湿热病篇》)

1. 组成

薛生白《湿热病篇》第17条原文："湿热证，呕恶不止，昼夜不差，欲死者，肺胃不和，胃热移肺，肺不受邪也，宜川连三四分，苏叶二三分，两味煎汤，呷下即止。"

该方原无方名，为便于引述，吾称之为连苏饮。

2. 方义

薛氏在自注中云："肺胃不和，最易致呕，盖胃热移肺，肺不受邪，还归于胃。必用川连以清湿热，苏叶以通肺胃，投之立愈者，以肺胃之气，非苏叶不能通也。分数轻者，以轻剂恰治上焦之病耳。"

薛氏提出湿热证呕吐的病机为"肺胃不和，胃热移肺，肺不受邪，还归于胃"，于是造成剧烈呕吐。如何理解这一病机，是彻底明了连苏饮方义的关键。

首先要了解薛氏湿热证的辨证论治体系。薛氏于《湿热病篇·第一条》自注中提出了湿热证的辨证论治体系，该体系为正局与变局。

正局，是指湿热相合者，其病位以"阳明太阴经者居多。中气实则病在阳明，中气虚则病在太阴"。其发病原因是内外合邪，表里同病。薛氏云："太阴内伤，湿饮停聚，客邪再至，内外相引，故病湿热。此皆先有内伤，再感客邪。"

正局的临床特征为："湿热证，始恶寒，后但热不寒，汗出，胸痞，舌白，口渴不引饮。"薛氏将此称为"湿热证之提纲也"。在二经之里者，因湿热阻遏气机则胸痞；津液不能敷布而口渴不引饮；在二经之表者，始恶寒，后但热不寒，汗出，"故胸痞为湿热必有之证，四肢倦怠、肌肉烦痛，亦必并见"。

所谓二经之表者，"乃太阴阳明之表，而非太阳之表。太阴之表四肢也；阳明之表肌肉也，胸中也"。关于脾主四肢，胃主肌肉，经典已明示，凡学中医者人皆知之。可是胸中为阳明之表，则鲜为人知。

叶氏《温热论》对湿热郁遏中脘者曰："虽有脘中痞闷，宜从开泄，宣通气滞，以达归于肺。"为什么中焦之湿浊要达归于肺呢？

《伤寒论》第243条曰："食谷欲呕，属阳明也，吴茱萸汤主之。得汤反剧者，属上焦也。"呕本胃气上逆，乃阳明之病，得汤反剧，何以归属上焦？上焦虽心肺所居，呕乃气逆，而主气者肺也，所以，上焦实指肺而言也。仲景也提出胃与肺的关系问题。

《灵枢・口问》曰："谷入于胃，胃气上注于肺。"《灵枢・五癃津液别》曰："饮入于胃……上归于肺。"

从《内经》《伤寒论》到温病，皆提到胃与肺的关系。水谷入胃，其精皆上传于肺，制节令行；邪犯肺者，亦下传中焦。胃中热结者，当下之而解；胃中无形热郁者，当假道于肺透散而解，故胸为胃之表。肺气不宣，胃中之邪不得假道于肺而解，必返还于胃，胃气逆而上，故呕恶不止。欲透胃中郁热，必苏叶辛香以宣通肺气，黄连以清降，遂成辛开苦降之剂，与火郁当清透之大法吻合。

3. 临床应用

我在学习《湿热病篇》该条时；薛氏云："呷下即止""投之立愈"，颇引人瞩目。薛氏所处时代，并无职称及荣誉称号评审，故无为晋职而作之嫌；且薛氏已名声雀噪，亦无哗众取宠之需，如此盛赞连苏饮之疗效，实乃垂教后世的经验之谈。

俗皆知"诸逆冲上，皆属于火"，治呕多以苦降之剂以泻火，或加重镇以降逆，鲜知"宣通气滞，达归于肺者"。薛氏之胸为胃之表，以宣通肺气透邪外达而治呕，不仅开治呕之另一法门，且理论上亦有创见。

此方另一特点是用量特小，一剂药才5～7分，这在中医方剂中是绝无仅有的。王孟英云："此方药止二味，分不及钱，不但上焦宜小剂，而轻药竟可以愈重病，所谓轻可去实也。"

自我临床20年，粗懂了"火郁发之"之理后，亦用连苏饮治火郁呕吐，其疗效突兀，诚如斯言。湿热蕴遏于胃而呕吐者可用，若纯为火热郁胃者，亦可用之。开始时依法煎汤频呷，后改为散剂冲服代茶饮。因味苦又改为轧细装胶囊，皆效。因我是国家药审委员，略知新药开发的要求，故与药理、制剂专家及我的研究生合作，将此方开发为中药新药，称"连苏止呕胶囊"。吾之博士研究生张再康，曾以此药治癌症化疗呕吐，皆有著效。

## 六、薛生白四号方（《湿热病篇》）

本方出自薛生白《湿热论》第4条。曰："湿热证，三四日即口噤，四肢牵引拘急，甚则角弓反张，此湿热侵入经络脉隧中。宜鲜地龙、秦艽、威灵仙、滑石、苍耳子、丝瓜络、海风藤、酒炒黄连等味。"

薛氏自注云："此条乃湿热夹风者。风为木之气，风动则木张，乘入阳明之络则口噤，走窜太阴之经则拘挛，故药不独胜湿，重用息风，一则风药能胜湿，一则风药能疏肝也。选用地龙、诸藤者，欲其宣通脉络耳。"

此条无方名，薛所列诸药仅举例而已，因属《湿热论》第四条之方，姑曰薛氏四号方。

1. 湿热证，外感病有之，内伤病中亦有之。二者的区别在于，内伤中之湿热证，以内湿为主，起病缓，少有外感寒热症及典型外感病之传变；病程长，可经年累月不愈。外感病之湿热证由外邪引发，或内湿外湿相召，较之内伤病，其发病急，传变快，病程短，初起有外感寒热表现。外感病之湿热证，伤寒中有之，温病中亦有之。伤寒中如白虎加苍术汤、茵陈蒿汤、白头翁汤、栀子柏皮汤、茵陈五苓散等皆是。温病分温热与湿热两类，湿热证居温病之半。

温病学的建立，叶天士创立了温热类温病卫气营血辨证论治体系，而薛生白创立了湿热类温病正局与变局的辨证论治体系，二者共为温病学的奠基人。可惜薛氏的正局与变局辨证论治体系，后人多荒疏，几至湮没，竟以吴鞠通三焦辨证当成湿热类温病的辨证论治体系，甚至说："温热遵叶氏，湿热遵吴瑭。"其实，三焦辨证，还形不成一个独立完整的辨证论治体系，余于拙著《温病求索》中论之，此不赘。

2. 薛氏提出外感病三纲鼎立，曰："湿热之病，不独与伤寒不同，且与温病大异。温病乃少阴太阳同病，湿热乃阳明太阴同病。""太阴内伤，湿饮停聚，客邪再至，内外相引，故病湿热。"

湿热证辨证论治规律为正局与变局。薛氏云："湿热证属阳明太阴经者居多，中气实则病在阳明，中气虚则病在太阴。病在二经之表者，多兼少阳三焦；病在二经之里者，每兼厥阴风木。以少阳厥阴同司相火，阳明太阴湿热内郁，郁甚则少火皆成壮火，而表里上下，充斥肆逆，故是证最易耳聋、干呕、发痉、发厥。而提纲中不言此者，因以上诸症，皆湿热证兼见之变局，而非湿热证必见之正局也。"

3. 本条乃湿热引发的痉证。薛氏以风木之气解之，即肝风走窜经络，吾却疑之。

本条的痉证，病位在"经络脉隧中"，并未涉肝，故非肝风走窜经络。何故致痉？痉乃筋之病也，筋之柔，须气以煦之，血以濡之。今湿热侵入经络脉隧，阻遏气血之运行，筋失气之温煦，血之濡润，故筋脉拘而为痉。法宜宣通经络中之湿热，而非"息风"。观《金匮要略·痉湿暍病脉证并治》，太阳病致痉，有刚柔之分。此痉，乃邪客肌表，经络不通而痉，即非肝风内动致痉，法用解表通经，而非平肝息风，意同本条。

4.《温病条辨》卷二·六十五条："湿聚热蒸，蕴于经络，寒战热炽，骨骱烦疼，舌色灰滞，面色萎黄，病名湿痹，宣痹汤主之。"

宣痹汤：苦辛通法

防己五钱　杏仁五钱　滑石五钱　连翘三钱　山栀三钱　薏苡仁五钱　半夏三钱，醋炒　晚蚕砂三钱　赤小豆皮三钱

水八杯，煮取三杯，分温三服。病甚加片子姜黄二钱，海桐皮三钱。

薛氏四号方与宣痹汤意通，可互参。

5. 应用指征

使用指征有三：一是脉濡数，濡主湿，濡即软也，数主热，或兼弦、滑。二是舌

红，苔白腻，或白腻而黄。三是病位在经络脉隧，出现肢体痹痛、胀僵、麻痹不仁，拘挛、痿软、半身不遂、㖞斜等，有可用湿热阻痹解释的一二症，即可用之。

## 七、三甲复脉汤（《温病条辨》）

《温病条辨》卷三·十四条曰："下焦温病，热深厥甚，脉细促，心中憺憺大动，甚则心中痛者，三甲复脉汤主之。"

三甲复脉汤：咸寒甘润法

炙甘草六钱　干地黄六钱　生白芍六钱　麦冬五钱，不去心　阿胶三钱　生牡蛎五钱　生鳖甲八钱　生龟板一两

**【按】**

1.《温病条辨》之加减复脉汤、一甲复脉汤、二甲复脉汤、三甲复脉汤、大定风珠等，皆吴瑭由仲景之炙甘草汤化裁而来，为治温病后期肝肾阴伤之总方。伤寒后期，仲景详于阳衰，而略于阴亏，吴瑭补仲景之未备，且创一系列治肝肾阴伤之方，实为仲景之功臣，后人之楷模。

2. 三甲复脉汤实由加减复脉汤化裁而来，故其病机、主症当前后互参。

加减复脉汤为"热邪劫阴之总司也"。既然三甲复脉汤由加减复脉汤化裁而来，所以就需要将加减复脉汤、救逆汤、一甲复脉汤、二甲复脉汤诸条所记述的病机和症状捋清，方能最后理清三甲复脉汤的病机和主症。

**加减复脉汤**

《温病条辨》卷三·一条曰："风温、温热、温疫、温毒、冬温，邪在阳明久羁，或已下，或未下，身热面赤，口干舌燥，甚则齿黑唇裂，脉沉实者，仍可下之。脉虚大，手足心热甚于手足背者，加减复脉汤主之。"

《温病条辨》卷三·三条曰："温病耳聋，病系少阴，与柴胡汤者必死。六七日以后，宜复脉辈复其精。"

《温病条辨》卷三·四条曰："劳倦内伤，复感温病，六七日以外不解者，宜复脉法。"

《温病条辨》卷三·五条曰："温病已汗而不得汗，已下而热不退，六七日以外，脉尚躁盛者，重与复脉汤。"

《温病条辨》卷三·六条曰："温病误用升散，脉结代，甚则脉两至者，重与复脉，虽有他症，后治之。"

《温病条辨》卷三·七条曰："汗下后，口燥咽干，神倦欲眠，舌赤苔老，与复脉汤。"

《温病条辨》卷三·八条曰："热邪深入，或在少阴，或在厥阴，均宜复脉。"

加减复脉汤方：甘润存津法

炙甘草六钱　干地黄六钱　生白芍六钱　麦冬五钱，不去心　阿胶三钱　麻仁三钱

水八杯，煮取八分三杯，分三次服。剧者加甘草至一两，地黄、白芍八钱，麦冬

七钱，日三夜一服。

**救逆汤**

《温病条辨》卷三·二条曰："温病误表，津液被劫，心中震震，舌强神昏，宜复脉法复其津液。舌上津回则生，汗自出，中无所主者，救逆汤主之。"

救逆汤：镇摄法

即于加减复脉汤内去麻仁，加生龙骨四钱，生牡蛎八钱，煎如复脉法。脉虚大欲散者，加人参二钱。

二甲复脉汤：辛凉合甘寒法

《温病条辨》卷三·十三条曰："热邪深入下焦，脉沉数，舌干齿黑，手指但觉蠕动，急防痉厥，二甲复脉汤主之。"

二甲复脉汤：咸寒甘润法

即于加减复脉汤内，加生牡蛎五钱，生鳖甲八钱。

**大定风珠**

《温病条辨》卷三·十六条曰："热邪久羁，吸烁真阴，或因误表，或因妄攻，神倦瘛疭，脉气虚弱，舌绛苔少，时时欲脱者，大定风珠主之。"

大定风珠方：酸甘咸法

生白芍六钱　阿胶三钱　生龟板四钱　干地黄六钱　麻仁二钱　五味子二钱　生牡蛎四钱　麦冬六钱，连心　炙甘草四钱　鸡子黄二枚，生　生鳖甲四钱

水八杯，煮取三杯，去滓，再入鸡子黄，搅令相得，分三次服。喘加人参；自汗者加龙骨、人参、小麦；悸者加茯神、人参、小麦。

纵观上述各条，可归纳出以下结论：

（1）病机。诸方皆为"热邪劫阴者设。"

（2）脉。各条中分别提出不同脉象。

1条脉虚大，5条脉尚躁盛，13条脉沉数，16条脉气虚弱。诸脉不同，何者为是？虚大者，乃阴虚阳浮也。脉躁盛，乃独阳无阴之脉，其躁盛，亦必按之虚。脉沉数者，因属虚证之数，则当数而无力，愈虚愈数，愈数愈虚。脉细促者，细乃阴虚，促乃急迫也，亦必细数无力。脉气虚弱者，恰为虚证之脉。从诸脉分析来看，加减复脉汤及其衍生方之脉，皆当细数而虚。若因阴虚而阳浮者，脉当虚大。

（3）舌。1条口干舌燥、齿黑唇裂，7条舌赤苔老，13条舌干齿黑，16条舌绛苔少。

典型者，应舌光绛而干敛。气分之邪未尽者，可有干老之苔。

（4）症。厥、心中憺憺大动、心中痛、身热面赤、口干舌燥、手足心热、耳聋、身热不退、神倦、舌强神昏、心中震震、手指蠕动、瘛疭、时时欲脱。这些症状，并非全部，乃择其要而已。

诸症，皆当以肝肾阴虚来解。水不上承心火而心中憺憺大动、心中震震、心中痛、神昏、咽干口燥、耳聋等；水亏阳动而手足心热、身热面赤、时时欲脱；水亏筋失柔而手指蠕动、瘛疭。其厥者，非热深厥亦深，乃阴虚阳浮，阳已失温煦四末之功用，

故厥，心失所养而昏愦，亦以滋肝肾法治之，待阴气复，阴阳得以顺接，则厥亦愈。

3. 临床使用指征

从上述对加减复脉汤及其衍生方之脉舌症的分析，可以将其临床使用指征归纳如下：

（1）病史。属温病后期，真阴耗伤者。

（2）脉细数虚。若阴虚阳浮者，脉当虚大，或阳浮大而虚，阴细数。

（3）舌当光绛干敛。

（4）症见可用肝肾阴亏解释的一二症，如痉、厥、神昏、瘛疭、心动乱、身热、面赤、欲脱等，即可使用本方。

4. 临床应用

因笔者长期在中医门诊工作，因而热病后期肝肾阴亏者少见，较多者为杂病中肝肾阴亏而用三甲复脉汤者。凡发热、中风、冠心病、高血压、失眠、神志不宁、目干涩痛、耳聋、动血发斑、肝风等，只要符合肝肾阴虚者，均酌而用之。我们掌握的指征有两点：

（1）脉象。可见于三种不同之脉象：一是脉细数而虚；二是尺脉旺，此阴不制阳，而相火旺；三是阳脉浮大而虚，尺细数，此阴亏阳浮。

（2）症。可由肝肾阴虚解释的一二症：如发热动血、中风、目干涩痛、耳鸣、头晕、失眠、心神不宁、心动悸或痛、痉挛转筋等，皆可酌而用之。

至于舌诊，典型者，可光绛干敛，但因属杂病范围，舌诊价值明显降低，故不作为主要指征。

## 八、理阴煎（《景岳全书》）

原文：此理中汤之变方也。凡脾肾中虚等证，宜刚燥者，当用理中、六君之类；宜温润者，当用理阴、大营之类。欲知温补，当先察此。此方通治真阴虚弱、胀满呕哕、痰饮恶心、吐泻腹痛、妇人经迟血滞等证。又凡真阴不足，或素多劳倦之辈，因而忽感寒邪，不能解散，或发热，或头身疼痛，或面赤舌焦，或虽渴而不喜冷饮，或背心肢体畏寒，但脉见无力者，悉是假热之证。若用寒凉攻之必死，宜速用此汤，然后加减以温补阴分，托散表邪，连进数服，使阴气渐充，则汗从阴达，而寒邪不攻自散，此最切于时用者也，神效不可尽述。

熟地三五七钱或一二两　当归二三钱或五七钱　炙甘草一二钱　干姜炒黄色，一二三钱或加肉桂一二钱。

水二盅，煎七八分，热服。此方加附子，即名附子理阴煎；再加人参，即名六味回阳饮，治命门火衰，阴中无阳等证。若风寒外感，邪未入深，但见发热身痛，脉数不洪，凡内无火证，素禀不足者，但用此汤加柴胡一钱半或二钱，连进一二服，其效如神。若寒凝阴盛而邪有难解者，必加麻黄一二钱，放心用之，或不用柴胡亦可，恐其清利也。此寒邪初感温散第一方，惟仲景独知此义。第仲景之温散，首用麻黄、桂枝二汤，余之温散，即以理阴煎及大温中饮为增减，此虽一从阳分，一从阴分，其脉若异，然一逐外出，一托于内，而用温则一也，学者当因所宜，酌而用之。若阴盛之时，外感寒邪，脉细恶寒，或背畏寒者，乃太阳少阴证也，加细辛一二钱，甚者再加附子一二钱，真神剂也，或并加柴胡以助之亦可。若阴虚火盛者，其有内热不宜用温，而气血俱虚，邪不能解者，宜去姜桂，单以三味加减与之，或只加人参亦可。若脾肾两虚，水泛为痰，或呕或胀者，于前方加茯苓一钱半，或加白芥子五分以行之。若泄泻不止及肾泄者，少用当归，或并去之，加山药、扁豆、吴茱萸、破故纸、肉豆蔻、附子之属。若腰腹有痛，加陈皮、木香、砂仁之属。

**【按】**

1. 余临床断续有长期高热不退属阴分虚者，西医屡治无效，甚至引起二重感染者，虽亦知养阴退热，有的疗效并不满意。苦索中见此方，甚奇之。

景岳世袭官宦人家，料不致为衣食而医；且当时并不评职称及荣誉称号等，亦不必为名而医。景岳是罕见的学识渊博医学大家，却言此方神效，绝非哗众取宠，必是感叹此方之卓效而出此言，我读而信之。但临证如何把握运用呢？经反复实践、揣摩，渐有所悟。

2. 阴虚发热者，其热有虚热、实热之分。虚热者，滋阴以配阳，虚热则消。实热者，有实热与阴虚并见者，有热陷阴分者。以病位而言，热有在表、在五体、在五脏六腑者。阴虚，有津亏、液亏、血亏、真阴亏之分，其病位有五脏六腑之别。其程度有热重而阴亏轻、有热与阴亏并重、有热轻阴亏重之别。且热邪尚有互夹，阴虚亦有相兼，能准确辨识这繁杂的诸证，亦非易事。

3. 本方之功效为温补真阴，以阴虚为主，兼有脾肾阳虚者。方中熟地重用三五七钱至一二两，这在阴虚有热的诸方中，实属罕见，意在大补真阴滋肾水，昭然可见。医以当归二三钱或五七钱，用以补血，其意亦明。熟地滋腻，而当归血中气药，二药相伍，则熟地滋而不腻，当归则养血而不助热，相得益彰，大补阴血以治本。何以又佐干姜、肉桂辛热之品？干姜温脾阳，使化源不竭；肉桂壮命火，使阳生阴长，且引火归原。使以甘草者，既可培中，又调和诸药。

4. 临床应用

对阴虚发热者，近年常用此方。我们主要以脉象为依据。

阴脉浮大动数而减，阳脉数而减者，此方用之。阴脉浮大动数，乃水亏不能制阳而相火动，此方滋阴以配阳；减者，兼阳气虚也，稍加干姜、肉桂，使阳生阴长。此热，可为虚热；亦可为客热，但客热不甚者。这里所说的热不甚，是脉不数实，不等于体温不高。

另一种情况是阳脉浮大数，而阴脉沉细数，此阴亏阳浮于上，用此方时，恒加山茱萸、龙骨、牡蛎、龟板等。

若阴脉浮大动数，而阳脉弱者，恒于本方加人参、黄芪等，滋阴益气。

若阴脉浮大洪数有力者，则本方去干姜、肉桂，加知母、黄柏以泻相火。

至于以此方治胀满呕哕、痰饮恶心、吐泻腹痛等，尚缺乏临床体会。但对阴虚高热不退者，本方确有奇效，故录之。

5. 理阴煎与复脉汤

温病后期以肝肾阴伤为主，吴瑭创加减复脉汤，滋补肝肾之真阴，为“热邪劫阴之总司”。复脉汤所治，亦有阴虚发热问题。

《温病条辨》卷三·一条云：“身热面赤，口干舌燥，脉沉实者，仍可下之。脉虚大者，手足心热甚于手足背者，加减复脉汤主之。”此热，显系阴虚阳浮之虚热。脉虚大，即浮而大，按之虚。乃肝肾阴虚，不能制阳，阳浮而脉虚大；虚阳浮而身热。以加减复脉汤，滋阴以敛阳。

《温病条辨》卷三·四条曰：“劳倦内伤，复感温病，六七日以外不解者，宜复脉法。”这条显然是讲的客热，仍予复脉法治之。言复脉法，而未言复脉汤，意在方可加减而不离法，视其热之轻重耳。

《温病条辨》卷三·八条曰：“热邪深入，或在少阴，或在厥阴，均宜复脉。”乃热陷阴分者，亦以复脉法，托邪外出。

《温病条辨》卷三·十九条曰：“邪气久羁，肌肤甲错，或因下后邪欲溃，或因有阴得液蒸汗。正气已虚，不能即出，阴阳互争而战者，欲作战汗也，复脉汤热饮之。虚盛者加人参，肌肉尚盛者，但令静，勿妄动也。”此阴虚之人，予复脉汤，正复奋与邪争而战汗者。复脉汤本为滋阴之品，并无发汗作用，然阴液复，亦可战而汗出，正是天地阴阳和而后雨，人身阴阳和而后汗者。

复录复脉汤诸条，意在与理阴煎对看，相互发明。复脉汤之退热，是滋补肝肾真阴；理阴煎之退热，是温补肝肾真阴，令汗从阴达。

## 九、地黄饮子（《宣明论方》）

《黄帝素问宣明论方·卷二·诸证门·喑痱证主肾虚》载：内夺而厥，舌喑不能言，二足废不为用，肾脉虚弱，其气厥不至，舌不仁。经云喑痱，足不履用，音声不出者，地黄饮子主之，治喑痱，肾虚弱厥逆，语声不出，足软不用。

熟干地黄　巴戟去心　山茱萸　石斛　肉苁蓉酒浸，焙　附子炮　五味子　官桂　白茯苓　麦门冬去心　菖蒲　远志去心，等份

上为末，每服三钱，水一盏半，生姜五片，枣一枚，薄荷五七叶，同煎至八分，不计时候。

关于此方之病机，河间于《素问玄机原病式》论曰：“所以中风瘫痪者，非谓肝木之风实甚，而卒中之也；亦非外中于风尔。由乎将息失宜，心火暴甚，肾水虚衰，不能制之，则阴虚阳实，面热气怫郁，心神昏冒，筋骨不用，而卒倒无所知也。”

【按】

1. 病机

河间云：“将养失宜，心火暴盛，肾水虚衰，不能制之。”这是由于将养失宜，导

致肾水亏，水亏不制阳，阳浮而心火亢，心火亢则神不藏，卒倒无知。心火亢刑金，津液不布，灼而为痰。金不制木则木亢，肝风陡张，致眩冒昏仆；肝风夹痰走窜经络而偏枯喑痱。

2. 方义

此证征结在于水亏不能制阳，故方中以熟地、山茱萸、巴戟天、肉苁蓉、五味子滋肾填精；石斛、麦冬滋水上源，金水相生；菖蒲、远志、茯苓化痰开窍安神；附子、肉桂引火归原。且善补阴者，必于阳中求阴，使阳生阴长，而源泉不竭，则水能生木，木不生风而风自息矣。

3. 临床应用指征

（1）脉弦尺弱

（2）腰膝酸软，舌强言謇，半身不遂等症。

4. 应用范围

因此方以滋补肾阴为主，兼温肾阳，故对肾阴阳两虚者宜之。

（1）用于一般肾虚证，见腰膝酸软，头昏沉，精力不济，或性功能低下者；

（2）用于中风喑痱，肢体不遂、痿厥痹挛者。

## 十、可保立苏汤（《医林改错》）

《医林改错·下卷·论小儿抽风不是风》可保立苏汤：此方治小儿因伤寒、瘟疫、或痘疹、吐泻等证，病久气虚，四肢抽搐，项背后反，两目天吊，口流涎沫，昏沉不省人事，皆效。

黄芪一两五钱　党参三钱　白术二钱　甘草二钱　当归二钱　白芍二钱　枣仁三钱（炒）　山萸一钱　枸杞子二钱　故纸一钱　核桃一个（连皮打碎）水煎服

此方分量，指四岁小儿而言；若两岁，分量可以减半；若一岁，分量可用1/3；若两三个月，分量可用1/4，又不必拘于剂数。余治此症，一日之间，常有用两三剂者。服至不抽，必告知病家，不可因不抽即停，必多服数付，气足方妥。

【按】

1. 此方较冷僻，不见方书收载，吾因敬佩清任先生诸逐瘀汤之效，故对该书诸方信而不疑，遇小儿慢脾风，用此方辄效。临证50余年来，此方屡用，惭有所悟，应用益广，故论之。

2. 王氏于《论小儿抽风不是风》中，对小儿抽风有明确论述。曰：“殊不知项背反张，四肢抽搐，手足振掉，乃气虚不固肢体也；两目天吊，口噤不开，乃气虚不上升也；口流涎沫，乃气虚不固津液也；咽喉往来痰声，非痰也，乃气虚不归原也。”所列二十症，皆气虚风动之兆。

抽风即痉也，凡痉，皆筋之病。筋须气以煦，血以濡。吐泻久病气大亏，筋无以温煦而拘挛，遂成抽搐瘛疭，必大补元气以息大风，此方主之。

3. 方义

此方健脾益气，养血补肾，治疗脾肾两虚，气血不足，尤以气虚为甚者，重用黄芪补气息大风。

4. 应用指征

（1）脉微细无力，或弦虚、浮而无力，面色青㿠不华；

（2）可用气虚解释的一二虚风见症。

5. 应用范围

（1）气虚风动之抽搐，可全身或局部抽搐；可频繁抽搐，一日可数次至一二十次。

（2）多动症，不宁腿、舞蹈症、肌无力等属气虚风动者。

## 十一、达原饮（《温疫论》）

槟榔二钱　厚朴一钱　草果仁五分　知母一钱　芍药一钱　黄芩一钱　甘草五分

上，用水二盅，煎八分，午后服。

【按】

1. 疠气问题

又可“疫者，感天地之疠气”。吴氏提出，六淫乃天地之常气；而疠气者，别于六淫，乃天地间别有一种杂气。

中医将外感病邪统归于六淫。对六淫致病，理法方药都形成完整体系，而六淫之外的第七淫——疠气，是种什么邪气，其理法方药的体系是什么？后人茫然。又可提出疠气这一理论是很先进的，他发现这种疠气不同于一般六淫之邪，具很强的传染性，且症状相似，故认为天地间别有一种邪气，称之为疠气。但疠气的辨证治疗，还是要纳入中医理论体系之中，医者方能具体操作，否则，思路很前瞻，临床却无法操作。曾有人认为中医的三因学说太落后了，应予改造，提出物理因素、化学因素、生物因素的新三因学说，这固然先进，可与现代科学接轨，但临床如何操作？老中医可能一见就傻眼，何脉主物理，何药治化学，全然不知。一个新的学说，还必须纳入中医固有理论体系中，方能辨证论治，方能临床具体操作。若脱离了中医理论体系，谁知道你是西医、东医、南医、北医？疠气学说亦是如此，实则属湿热秽浊之气，而形成不了第七淫。

2. 温疫初起的临床表现及病机

吴氏曰：“温疫初起，先憎寒而后发热，日后但热而不憎寒也。初得之二三日，其脉不浮不沉而数，昼夜发热，日晡益甚，头疼身痛。”

病机乃疠气自口鼻而入，舍于募原。募原者，内近胃腑，外近肌肉，为半表半里，表里之气阻隔不通而寒热头身痛。

3. 方义及加减

方义：吴氏云：“槟榔能消能磨，除伏邪为疏利之药，又除岭南瘴气。厚朴破疠气所结。草果辛烈气雄，除伏邪盘踞。三味协力，直达其巢穴，使邪气溃败，速离募原，是以为达原也。热伤津液，加知母以滋阴；热伤营气，加芍药以和血；黄芩清燥热之余，甘草为和中之用，以后四味，不过调和之剂耳。”

加减：吴氏云：“凡疫邪游溢诸经，当随经引用，以助升泄，如胁痛、耳聋、寒热、呕而口苦，此邪热溢于少阳经也，本方加柴胡一钱。如腰背项痛，此邪热溢于太阳经也，本方加羌活一钱。如目痛、眉棱骨痛、眼眶痛、鼻干不眠，此邪溢于阳明经也，本方加干葛一钱。”

又曰：“用达原饮三阳加法，因有里证，复加大黄，名三消饮，消内、消外、消不内不外也，此治疫之全剂。”

三消饮：槟榔、草果、厚朴、白芍、甘草、知母、黄芩、大黄、葛根、羌活、柴胡，姜枣煎服。

4. 应用指征

（1）脉数实或濡数；

（2）舌苔厚腻而黄，或如积粉；

（3）症见寒热、头身痛或单热不寒。

5. 应用范围

此方本治温疫初起者，然门诊罕见此病，而多见高热不退，或发热经月甚至数月不退，输液消炎，甚至用激素，效仍差者，转请中医诊治。此等病人，只要符合上述三点应用指征，疗效甚佳，往往一二剂则热退。

上学期间，都背诵严苍山、秦伯未所编之汪昂《汤头歌诀正续集》，所载达原饮方歌与吴氏达原饮有出入。歌曰：“达原厚朴与常山，草果槟榔共涤痰，更用黄芩知母入，菖蒲青草不容删。”歌诀中增常山、菖蒲、青皮，去白芍；又将方中青皮误记为青蒿。初临证时，即以此方治之，其效亦佳。后读原著方知有别，但既然用之尚得心应手，且亦合病机，于是将错就错，基本按此方用了下去，亦算歪打正着吧。

## 十二、寒痉汤（自拟方）

1. 组成

桂枝 9～12g，生姜 9～15g，细辛 6～9g，炙甘草 6～9g，麻黄 6～9g，炮附子 10～30g，大枣 6～10 枚，全蝎 6～10g，蜈蚣 5～15 条。

2. 煎服法

炮附子先煎 1 小时，加余药再煎 30 分，共煎两次，分服。约 2～3 小时服 1 煎，加辅汗三法，令其汗出。汗透，即正汗出，停后服；未透继服。汗后，再观其脉证，随证治之。若不令其发汗者，则 1 剂两煎，早晚饭后分服，不加辅汗三法。

3. 方义

此方实由桂枝去芍药汤、麻黄细辛附子汤、止痉散三方相合而成。

桂枝去芍药汤，见于《伤寒论》第 21 条：“太阳病，下之后，脉促胸满者，桂枝去芍药汤主之。”此下之后阳虚，心阳不振而脉促胸满，以桂枝、甘草温振心阳，去芍药之阴柔酸敛，佐生姜、大枣益胃气。

麻黄细辛附子汤见于《伤寒论》第301条："少阴病，始得之，反发热，脉沉者，麻黄细辛附子汤主之。"前已论及，此方可用于三种情况：一是太少两感，二是寒邪直入少阴，三是少阴阳虚寒凝。

桂甘姜枣麻辛附汤，见《金匮要略·水气病脉证并治》："气分，心下坚，大如盘，边如旋盘，桂甘姜枣麻辛附汤主之。"此方温阳散寒，桂枝温振心阳，附子温补肾阳，麻黄发越阳气，细辛启肾阳，鼓舞阳气之升腾敷布。麻黄、细辛、桂枝、生姜，散寒解寒凝，甘草、大枣益胃气。此方功用，重在转其大气，即仲景所云："大气一转，其气乃散"，大气者，人身之阳也，犹天之红日，"离照当空，阴霾自散"。寒痉汤取桂甘姜枣麻辛附汤，意即取其温阳散寒解寒凝。

止痉散，由全蝎、蜈蚣组成，取其解痉，搜剔入络。三方相合，其主要功效为温阳散寒解痉。

4. 应用范围

《素问·举痛论》曰："寒气客于脉外则脉寒，脉寒则缩蜷，缩蜷则脉绌急，绌急则外引小络，故卒然而痛。"这段经文揭示了一个重要问题，即寒客血脉，由于寒邪收引凝泣，脉可缩蜷、绌急，气血不得畅达而引发疼痛。这个疼痛，可痛在外，包括皮肉筋脉骨；可痛在里，包括五脏六腑及其关联的组织器官。气血不通，不仅引起疼痛，还必然引起相应脏腑、组织器官的功能障碍，如寒客五体，引起肢体的痛、僵、麻、不仁、拘挛、萎废；寒客于肺脉则咳喘胸闷、呼吸不利；寒客心脉则心悸、疼痛、昏厥；寒客胃脉则脘痛、吐利不食；寒客肾脉则腰痛、冒眩、水肿、小便不利；寒客肝脉则胁痛、痉厥等，引发广泛病变。

欲祛寒，使血脉畅通，必辛温发汗散寒，不论寒在表在里，皆当汗之，本方即据《内经》之旨温阳散寒解痉，故名曰寒痉汤。

5. 应用指征

应用该方的要点有三：即痉、寒、痛。

痉：是指脉痉，脉见沉弦拘紧者，余称之为痉脉。此脉乃寒邪收引凝泣所致，见此脉，寒凝的诊断就可确定80%。

寒：寒是指全身的恶寒或畏寒，亦可是局部的寒象，如肢冷、背冷、腰冷、腹冷、头冷、臂冷等。此皆阳虚寒凝，阳气不能温煦所致。此症在寒凝的诊断中，其权重可占10%。

疼痛：或全身痛、头痛、腰痛、骨节痛，或局部疼，如头痛、胸痛、腰痛、脘腹痛等，此皆寒主收引凝泣，气血不通而痛。此证在寒凝诊断的权重占5%。其余舌征、体征、症状可占5%。此乃约略之意而已。

如高血压、冠心病、肾病、胃肠病、风湿免疫病等，凡符合上述特征者，皆可以寒痉汤温阳发汗，散寒解痉。汗透寒散后，并非一汗而愈，当观其脉证，随证治之。

# 第三章 医案百例

选取百例医案，意在以实践佐证我们对前述诸方的理解和应用。

**例1 麻黄汤**（太阳伤寒）

杨某，男，21岁，学生。

2007年3月12日初诊：发热4天，体温38.5℃，恶寒、无汗，头身痛，食差，便可。

脉紧数。舌稍红，苔薄白。

证属：寒邪束表。

法宜：发汗散寒。

方宗：麻黄汤。

麻黄9g，桂枝9g，杏仁10g，炙甘草6g，生姜6片。

2剂，水煎服，3小时服1煎，温覆取汗，得畅汗停后服。隔日告曰，服1煎，即得汗而解，余药未服。

**【按】**笔者屡用麻黄汤发汗治表寒者，其效颇捷，主要掌握发热、恶寒、无汗、脉紧。寒束于表而脉紧者，多沉而不浮。寒主收引敛泣，气血痹阻，故而脉沉。正如《四诊抉微》所云："表寒重者，阳气不能外达，脉必先见沉紧""岂有寒闭腠理，营卫两郁，脉有不见沉者乎"。故知，沉亦主表。脉紧数者，数脉从紧，不以热看。因寒闭阳郁而脉数，紧去数自已，故不加寒药清热。太阳主一身之表，为诸经之藩篱，卫护于外。风寒外袭，太阳首当其冲，营卫两郁，太阳经气不利，卫阳不能温煦而恶寒、无汗、头身痛；阳郁化热而发热；肺气被束则胸满而喘；胃气逆而呕逆。以麻黄汤发汗解表散寒，寒去则腠理开，溱溱而汗，诸症随之而解。

麻黄汤乃辛温发汗代表方，不仅可散在表之寒邪，亦可散在五体、五脏、六腑及各脏腑所连属的组织、器官之寒，应用广泛，不能仅囿于散表寒之狭小范围。应用之指征即痉、寒、痛。若据证加减，则麻黄汤衍生出众多散寒之方，应用范围更加广阔。

麻黄汤何以能发汗散寒解表，亦必"阳加于阴"始能汗，同样，如《汗法临证发微》汗出机理一节所云，是一个涉及全身脏腑器官经络的复杂过程，是阳气与津液通过纹理网络系统宣发敷布于周身的过程。麻黄发越阳气，桂枝通阳，杏仁利肺气，甘草和中。肺气利，则三焦通，卫气方能布于周身；膀胱气化行，经脉通，方能"水精四布，五经并行，合于四时五脏阴阳，揆度以为常”。此时方能“阳加于阴”，腠理开，阳施阴布，汗液出，寒邪散，病乃痊愈。所以，麻黄汤之发汗，同样是一调节全身阴阳升降出入的复杂过程。其他汗法，概莫例外。阴阳和，病自愈。

### 例 2　麻黄汤（寒痹胸阳）

李某，男，26 岁。

2006 年 10 月 22 日初诊：1 个月前冒雨感冒，感冒愈后，觉胸闷憋气，心慌、精力不济。查心肌酶（—）。心电图 ST：$V_2$ ~ $V_3$ 抬高，大于 2mV，Ⅲ，aVF 下降，大于 1mV。诊为心肌炎。

脉沉紧，舌略暗红，少苔。

证属：寒痹胸阳。

法宜：辛温散寒。

方宗：麻黄汤。

麻黄 9g，桂枝 12g，杏仁 10g，炙甘草 8g。

2 剂，水煎服。

嘱：3 小时服 1 煎，温覆令汗。

10 月 24 日二诊：药后得汗，胸闷憋气已除，心慌亦减，仅中午人多而心慌一阵，他时未再慌，精力亦好转。脉阳弦无力，尺弦，舌稍暗少苔。方取苓桂术甘汤加附子。

桂枝 12g，炙甘草 9g，白术 10g，茯苓 15g，炮附子 15g。

2006 年 10 月 29 日三诊：服第 1 剂时，心慌重，持续约 2 小时，继服所剩 3 剂，未再心慌，仅偶有心慌，他症已除。脉仍阳弦无力，尺弦。舌略暗红。上方加生晒参 12g，生黄芪 12g、丹参 15g。上方加减，共服 21 剂，症除，脉弦缓，心电图恢复正常。

**【按】**脉沉紧，显系寒邪凝泣之脉。吾以脉解症，以脉解舌。症见胸闷、憋气、心慌、精力不济，皆寒邪痹郁使然。胸阳被遏，气机不畅而胸闷、憋气；邪扰于心，心君不宁而心慌。舌虽略暗红，因脉为阴脉，故此舌不以热看，乃寒凝血脉行泣使然。

寒从何来？概因冒雨感寒，表寒虽去，而伏郁于里之寒邪未已，仍呈寒凝之象，故发汗祛邪。

汗法皆云邪在表者，汗之祛其在表之邪，鲜有云寒在里者当汗。余曰，寒在经、在脉、在筋、在骨、在腑、在脏者，亦可汗而解之，驱邪外出。本案外无表证，知寒不在表，诸症皆是在里之象，故亦汗而解之。汗后，脉之紧象及胸闷憋气、心慌诸症随之而缓。实践证明，对本例寒凝于里者，汗之仍然有效。

汗后，阳脉弦而无力，阴脉弦而有力，乃寒去，阳虚之象显露。此脉意义同于胸痹之阳微阴弦。阳微者，上焦阳虚；阴弦者，下焦阴寒盛。阳虚而阴寒上干，痹阻阳位，故胸痹而痛。

既为胸痹，何以不用瓜蒌薤白剂？而用苓桂术甘加附子？瓜蒌薤白剂，乃痰阻阳郁者，非阳虚证，故用瓜蒌宽胸涤痰，以薤白、白酒宣通阳痹。此方之治，乃偏于实证者，不可虚实不辨，凡见胸痹之象即率而用之。此案乃阳虚，阴寒乘于阳位，当宗人参汤法。方中桂枝、甘草辛甘化阳，以振心阳，更加附子温少阴心肾之阳，此即“离照当空，阴霾自散。”下焦厥寒上乘，必夹水饮浊邪上泛，故方中茯苓、白术培土以制水。《金匮要略》治胸痹之人参汤，乃脾阳虚，故培中制水；本案阴弦乃肾寒，故取附子以暖肾祛寒，二者略有差异，然皆为虚寒者设。

服第一剂时，心慌加重，持续两个小时，何也？非药不对证，设若药证不符，当愈服愈重，反倒继服症减，说明药证尚符。初服心慌加重，当为格拒之象，热药乍入，寒热相激，致一时心慌加重，当施以反佐，或不致格拒。继服阳复寒除，故诸症得缓。

### 例3　麻黄汤（胸痹）

童某，女，22岁。

2008年4月14日初诊：胸闷痛半月，无咳喘。心电图、胸透正常。

脉沉弦拘紧，舌可。

证属：寒邪闭郁。

法宜：发汗散寒。

方宗：麻黄汤。

麻黄7g，桂枝9g，杏仁9g，炙甘草7g，生姜6片。

2剂，水煎服。加辅汗三法，取汗。

4月16日二诊：药后汗透，胸已不闷痛，咽尚窒、脉弦拘。上方加桔梗10g。2剂，水煎服，不加辅汗三法。

**【按】**胸闷的原因甚多，肺、心、胸的寒热虚实可引发，五脏相干亦可引发。

中医的核心特色、精髓，就是辨证论治。而每个证，皆须包括四个要素，即定性、定位、定量、定势，合称为四定。

此案的性质是什么？所谓性质，函括病因、病机，这是诸证中最重要的一个要素。本案脉沉弦拘紧，此即痉脉。

脉何以痉？《素问·举痛论》曰：“寒客于脉外则脉寒，脉寒则缩蜷，缩蜷则脉绌急，绌急则外引小络，卒然而痛。”这段经文明确指出了因寒客而脉缩蜷绌急，因而脉痉。反过来，我们临床中诊得脉痉，即可断为寒邪所客，此即病因。胸为阳位，乃清阳所居，清阳升降出入，敷布周身。一旦寒邪所客，则清阳被遏，升降出入窒碍，气机不畅，致胸闷，此即病机。

病位如何确定？要脉诊结合脏腑辨证和经络辨证。脏腑在脉上定位，左手寸关尺，分别为心、肝、肾；右脉寸关尺，分别为肺、脾、命门。但脉诊的脏腑定位尚有争议，并不统一。如大肠脉位何在？依脏腑相表里、经络相络属关系来讲，大肠应在寸；若依功能来讲，大肠传导饮食，当归脾胃，应于关脉候之；若依所居部位而言，大肠位居下焦，应于尺脉候之。我们据《内经》《难经》的理论，上以候上，中以候中，下以候下。如寸脉数，知热在上焦，但热在肺、在心、在胸膈？并不明确，还要结合脏腑辨证及经络辨证来确定病位。如寸数而见咳喘，可诊为热在肺；若寸数而见心烦不寐或昏谵，则可诊为热在心；若既无心、又无肺的症状，则可诊为热扰胸膈。

程度如何辨？程度是一个模糊而又必须非常清楚的要素。言其模糊，是因其难于量化；言其清楚，是指医者必须明确病之轻重缓急。如肺热而喘用石膏清之，应用多少？病重药轻，则杯水车薪；病轻药重，反伤正气。所以医者必须对病之程度心中有数，故俗云“医者之秘，秘在量上”。

病势如何判断？经典中关于病势，有大量吉凶顺逆的判断。如何判断其吉凶顺逆，除症状体征外，关键在于脉诊。脉实则邪实，脉虚则正虚。如发热，体温虽高，然脉已见和缓之象，则邪退正复，病当愈，为顺、为吉；若体温并不甚高，但脉躁数，促急，此邪进正退，独阳无阴，为逆、为凶。

上述四点，即思辨的过程中所须确定的证的四个要素。此四要素明确了，则证的诊断也就明确了。这虽是一个完整的诊断，但未必是一正确诊断。正确与否，最终还要经过实践的检验。病减轻或已愈，则诊治正确，或基本正确；反则反之。正确与否，关系疗效标准，中医的标准，包括病人的症状及体征，尤其脉象，还要结合西医的检查，综合判断。

以上所言，即中医辨证论治的主要思辨过程，诸病皆如此。

本案脉紧，知为寒束。其病位何在？既无寒热、无汗、身痛之表证，又无心肺的见症，仅胸闷而止，知其病位在胸。症不重、病程不长，脉虽痉，正气尚强，故知病之势为吉为顺。治则当实者泻之；治法当辛温发汗散寒，方取麻黄汤治之。此案用麻黄汤，非治太阳表实，乃治里证之寒痹胸阳。结果，汗透病解而愈。

### 例4　麻黄汤加减（寒邪痹郁，一汗再汗）

王某，女，60岁。

2009年10月13日初诊：头胀晕、目干已四五个月，近日牙痛，其他可。血压（-）。脉沉伏而拘。舌可，苔微黄。

证属：寒邪痹郁。

法宜：散寒升阳。

方宗：麻黄汤。

麻黄9g，桂枝10g，生姜10g，炙甘草7g，川芎8g，羌活8g。

2剂，水煎服。加辅汗三法，取汗。

10月16日二诊：药后汗透，头已不胀，眼亦不干。脉仍沉伏而拘。舌同上。上方加细辛6g。4剂，水煎服。

10月20日三诊：晚饭后仍觉头胀痛。患者云，用汗法后，汗出则觉头脑清亮，不汗出则效果不大，因此每次服药皆自行用发汗法发汗，近3天未头痛目干。然脉仍沉拘，舌红少苔。上方加白芍10g。4剂，水煎服，后未再诊。

【按】一诊脉沉伏而拘，此乃寒凝之脉，其头胀痛，乃寒凝经脉不通而痛；其目干，亦因寒凝经脉，阴血不能上濡而干，故予麻黄汤发汗散寒。因寒未涉肺无咳喘，故去杏仁。头为至颠，至颠之上惟风可到，故方中加川芎、羌活，升阳散寒。

一汗而症著减，不汗则效不著。病人又自行发汗4次，未见过汗伤阴、亡阳或内传之变，反觉身轻松，头清凉。这就提出一个重要问题，即发汗的度的问题。究竟汗法的最佳标准是什么？吾提出发汗法的最佳标准是正汗，这是依据仲景桂枝汤将息法的标准提出来的。只要见正汗出就停后服，不必尽剂。但仲景于第48条中还提出了一项已发汗，但汗出不彻，仍须继续发汗的标准，曰："以汗出不彻故也，更发汗则愈。何以知汗出不彻？以脉涩故知也。"本案即已汗后，脉仍沉伏而拘，意同脉涩，当属汗出未彻者，理应更发汗。但仲景又有汗后不可再汗之诫，所以二诊时，未敢再用辅汗三法令其再汗。但不发汗，效果并不好，病家自行连续发汗4次，合初诊的1次发汗当连续发汗5次之多，反倒症除身爽，未见变故。

若脉涩为汗出不彻，此人连续5次发汗，脉仍沉拘，还是汗出不彻须更发汗吗？显然不可能将发汗作为常法。此屡汗脉仍拘，当转而扶正，或温阳益气，或益精血，不当屡汗，以防变故。临床确有一汗再汗而脉仍痉者，后继当如何治疗，确须探讨，并敬俟明者。

### 例5 荆防败毒散（刚痉）

孙某，男，2.5岁。

1978年3月5日初诊：昨因玩耍汗出感受风寒，于晨即恶寒发热，喷嚏流涕，体温39.8℃，灼热无汗，头痛烦躁，手足发凉，突然目睛上吊，口噤手紧，抽搐约3分钟。今晨来诊，面色滞。

舌苔白，脉弦紧数。

证属：风寒外束，发为刚痉。

法宜：散寒疏风解表。

方宗：荆防败毒散。

羌独4g，独活4g，柴胡4g，前胡5g，荆芥3g，防风5g，桔梗4g，枳壳3g，茯苓6g，葛根6g，僵蚕6g。

2剂，水煎服。3小时服1煎，多饮暖水，温覆，取汗，汗出透停后服。

翌日晨再诊，昨日连服3煎，持续周身汗出，至晨热退，抽搐未作。

【按】痉的基本病理改变是筋脉拘急。正如《素问·玉机真脏论》所云："筋脉相引而急，病名曰瘛。"尤在泾云："痉者强也，其病在筋。"吴鞠通于《温病条辨·解儿难》中更明确指出："痉者，筋病也。知痉之为筋病，思过半矣"，真是一语破的。抓住痉为筋之病这一本质，就掌握了理解痉证的关键。痉证无论寒热虚实，轻重缓急，各种不同原因所诱发，皆因筋脉拘挛所致。没有筋的拘挛牵引，就不会发生痉病。

筋脉的柔和，需阳气的温煦、阴血的濡润，二者缺一不可。造成阳气不得温、阴血不得濡的原因，不外虚实两大类。实者，或为六淫、痰湿气血阻于经脉，或因惊吓、恚怒、忧思、虫积、食滞等扰乱气机，使阳气不布，阴精不敷，筋脉失养而拘急为痉；虚者，可因正气素虚，或邪气所耗，或汗、吐、下、失血，或因误治伤阴亡阳，使阴阳气血虚弱，无力温煦濡养筋脉，致筋急而痉。

治痉之法，要在祛除致痉之因，此“治病必求其本”之谓。诚如吴鞠通所言：“只治致痉之因而痉自止，不必沾沾但于痉中求之。若执痉以求痉，吾不知痉为何物。”

此案之痉，乃汗出腠理开疏，风寒袭于肌表，致腠理闭郁，邪壅经络，阴阳气血不能畅达，致筋失温煦濡养而痉。治当宣散表邪，祛其壅塞，气血通达，其痉自止。方用荆防败毒散而未用葛根汤者，二者机理相通，惟败毒散较和缓些，少些偏弊，于稚嫩之体更相宜。

### 例 6　桂二麻一汤（发汗法治偏汗）

杜某，女，29 岁。

2010 年 11 月 1 日初诊：患者诉产后受风后出现后背及腰、腿凉，半身出汗 5 个月。卧则在上边的一侧半身出汗，立则上半身出汗，动则汗甚。劳累则头部不适、胃中不舒。食可，睡眠一般，大小便正常。

舌苔白，脉沉弦拘。

证属：风寒痹郁，营卫不和。

法宜：调和营卫，宣散风寒。

方宗：桂二麻一汤。

桂枝 10g，白芍 10g，炙甘草 7g，生姜 6 片　大枣 7 枚，麻黄 5g，杏仁 9g，当归 12g。

水煎服 3 剂，3 小时服 1 煎，加辅汗三法取汗。汗出停后服。

11 月 8 日二诊：药后已汗出，全身凉、半身出汗等症状缓解，未诉明显不适。舌可苔白，脉沉弦拘减。症状虽缓解，然脉沉弦拘减，阳气未复，宗：黄芪桂枝五物汤加附子。

生黄芪 15g，桂枝 10g，白芍 10g，炙甘草 8g，白术 12g，炮附子 12g（先煎）。

水煎服，5 剂。

**【按】**邪汗是以汗出异常为主症的一类病证，包括自汗、盗汗、大汗、阵汗、汗出不彻、头汗、手足汗、偏汗、阴汗、脱汗、黄汗等。此患者半身出汗当属邪汗。究其原因，其脉沉弦拘，当属寒邪痹郁，营卫不和。卫不通则寒，卫不固则汗。此患者应用桂二麻一汤主之，加辅汗三法取汗。

汗法，是中医治疗疾病的八法之一，是驱邪外出的重要法则。张锡纯曰：“人身之有汗，如天地之有雨，天地阴阳和而后雨，人身阴阳和而后汗。”人身之阴阳和，必须具备两个条件：一是阴阳充盛，二是阴阳升降出入道路畅通，方能高下相召，阴阳相因，阳加于阴而为汗。而阴阳的充盛和升降出入道路畅通，乃是一个极为复杂的过程，是一个全身的脏腑器官、经络血脉、肌肉筋脉骨，直至肌肤、毫毛都协同参与的过程，其中任何一个环节的障碍，都可导致汗出的异常。发汗法，就是通过发汗，调动全身的机能，使阴阳调和且升降出入道路通畅，而使正汗出的一种治疗方法。因此患者应用桂二麻一汤发汗，宣散寒邪，调和营卫，使寒邪得解，营卫调和，阴阳升降出入正常，正汗出而病解。

此案何以用桂二麻一汤？缘于产后受风，产后多虚，取桂枝汤轻补阴阳，调和营卫；脉又沉弦拘，乃寒主收引之象，予麻黄汤小剂汗之，故取桂二麻一汤主之。

### 例 7　桂枝汤（营卫不和而汗出）

张某，男，39岁。

2009年3月30日初诊：因血压高，服降压药后出汗，现仍夜间阵汗，心急，已四五年，他可。超声：二尖瓣脱垂、反流。

脉右缓，左反关。舌嫩红，少苔。

证属：营卫不和。

法宜：调和营卫。

方宗：桂枝汤。

桂枝12g，白芍12g，炙甘草8g，大枣7枚，生姜5片　生黄芪15g。

3剂，水煎服。加辅汗三法，取汗。

4月2日二诊：药后得微汗，自汗止，心尚欠安。上方加茯苓18g、浮小麦30g。7剂，水煎服。

【按】《濒湖脉学》言缓脉，曰："缓脉营衰卫有余，或风或湿或脾虚。"此人之汗，虽与服降压药物扩张血管的作用有关，但依中医辨证来看，以其脉缓，当属脾虚而营卫不足，肌表不固而汗出。若果为卫强，而桂枝、甘草辛甘化阳以助卫，岂不卫更强，实其实也，犯勿实实之戒。所以桂枝汤所治之自汗，非卫强，而是营卫两虚者，故以桂枝、甘草固卫，芍药、甘草助营，生姜、甘草、大枣益中。

何以用发汗法以止汗？有两种解释：一种是风伤卫，汗之以散风，使营卫和谐；一种是卫强，汗之以折卫之强，使营卫相和。而吾所言之汗出机理，非风袭，非卫强，而是营卫两虚。汗法乃祛邪之大法之一，营卫两虚，本属虚证，何以又用汗法，岂不犯虚其虚之戒？余于《汗法临证发微》一书中已述。汗有邪汗正汗之分，汗法有狭义汗法与广义汗法之别。汗出机理为阳加于阴谓之汗，必阴阳充盛，且阴阳升降出入畅通乃能汗。本案用桂枝汤，非疏风，非折卫强，乃轻补阴阳，令阴阳充、营卫足，阴阳和而正汗出。此正汗出，标示阴阳已和，营卫已充，故自汗自止。只有悟透正汗出的机理，才能明白桂枝汤治自汗的道理，才不至于用卫强营弱来解自汗，才不致有卫强反以桂枝、甘草实其卫的错误解释。

此案之自汗，乃营卫两虚使然，更加黄芪益气固表以实卫，切合病机，故药后汗止。

## 例 8　桂枝汤（阳虚营卫不和）

尹某，男，22 岁，学生。

2005 年 5 月 23 日初诊：头阵痛、头昏已两年，胸闷，口糜。

脉弦细虚数。舌嫩红，少苔。

证属：营卫两虚。

法宜：调和营卫。

方宗：桂枝汤。

桂枝 10g，白芍 10g，炙甘草 7g，生姜 4 片，大枣 7 枚。

7 剂，水煎服。

5 月 30 日二诊：头昏痛减，胸未闷，仍口糜。脉弦缓，左尺偏旺，舌嫩红，苔少。左尺偏旺，乃相火动，上方 7 剂，加服知柏地黄丸 2 盒，每服 2 丸，日 2 次。

五一假后来告，头已不昏痛，口糜退。

**【按】**桂枝汤为《伤寒论》之首方，功能调和营卫，解肌发汗，治太阳中风证。《伤寒论》三纲鼎立，当为中风、伤寒、温病。阳明为成温之渊薮，所以温病的论治在阳明篇，大法为非清即下，非下即清。伤寒、中风，由于阴阳寒热转化，而见于六经。太阳中风，实乃虚人外感，桂枝汤为扶正以祛邪。其解肌发汗，实乃益胃气、助营卫，自然而出之正汗，非强发其汗。桂枝汤辛甘化阳，酸甘化阴，而以生姜、甘草、大枣及啜粥温覆，以助胃气，使正复乃汗出驱邪外出。桂枝汤助营卫，益胃气，轻补阴阳之剂，称其为补剂、和剂为妥，归于解表发汗剂，有失其本义。观《金匮要略》虚劳篇，共列八方，而桂枝汤加减者居其四，而且所治皆虚劳较重之证。散见其他篇中以桂枝汤加减调补阴阳者，更是俯拾皆是，可见桂枝汤作为调补阴阳的重要价值。《伤寒论》《金匮要略》的大部分方子，皆可看成桂枝汤方及法的衍生方，难怪许多医家都盛赞桂枝汤为群方之首，诚有至理。

本案，脉弦细虚数，正是阴阳两虚之脉，细为阴虚，虚乃阳虚，数乃因虚而数。阴阳两虚，经脉失于温养拘急而弦。寸口经脉可弦，头之经脉亦可失于温养而拘、而痛。故方选桂枝汤，调营卫，益阴阳，治其头痛。胸闷者，胸阳不振使然，桂枝、甘草通心阳，胸闷自除。

## 例 9　新加桂枝汤（正虚中风）

李某，男，20 岁，学生。

2005 年 12 月 28 日初诊：两月前，曾胃不适、咽痛、头昏、脉弦减，诊为肝虚而予乌梅丸方服之而愈。前日外感发热，体温 37.7℃，恶寒，肢冷，咽干，流涕。

脉弦无力。舌尚可，苔薄白。

证属：阳气不足，风寒袭表。

法宜：益气温阳，调和营卫。

方宗：新加桂枝汤。

桂枝10g，白芍12g，炙甘草6g，党参12g，生姜6片，大枣6枚，干姜6g。

元旦假后告曰，药后已愈。

**【按】**两个月前，因胃不适、咽痛、头昏、脉弦减，诊为肝虚，予乌梅丸而症除。何以用乌梅丸？因脉弦而减，弦主肝，减乃阳气弱，故诊为肝虚，实为肝阳虚馁，此即以脉定证。上述诸症如何解释？胃不适，乃木虚不能疏土；头昏，乃清阳不升；咽痛，乃肝虚，相火郁而化热，上灼于咽而咽痛，此与厥阴病之“消渴，气上撞心，心中疼热”同理，故予乌梅丸而症除。

症除而肝阳未复，致易外邪所客，前日又见寒热肢冷、咽干流涕，脉仍弦而无力。脉当取太过与不及，弦而无力者，脉力不及，故为虚；寒热肢冷、咽干流涕，乃风寒袭表，故诊为虚人外感。

《伤寒论》第62条云：“发汗后，身疼痛，脉沉迟者，桂枝加芍药、生姜各一两，人参三两新加汤主之。”本案虽无“发汗后”之病史，但脉弦无力，亦为正虚外感。桂枝新加汤，乃扶正祛邪之方，故遵而用之，更加干姜者，以温振中阳。

何以不仍用乌梅丸？因有表邪。何以不用麻黄附子细辛汤？因其表虚。用桂枝新加汤益气温阳，调和营卫，扶正以祛邪。后世之人参败毒散，补中益气佐以表散等方，亦可酌而用之。

### 例10　桂枝附子汤（阳虚营卫不和）

朱某，女，20岁，学生。

2002年11月17日初诊：自暑假即断续发热恶风寒，自汗，体温在37.8℃左右，头痛，身倦，不欲食。

脉弦细按之减。舌略淡，苔白。面色不华。

证属：阳虚，风客于外，营卫不和。

法宜：温阳调和营卫。

方宗：桂枝附子汤。

桂枝9g，白芍9g，炙甘草6g，生姜4片，大枣6枚，炮附子10g，党参12g。

2剂，水煎服，3小时服1煎。啜粥，温覆，取微汗。

11月19日二诊：药后未汗，已不恶风，体温37℃，自汗，口苦。经行1日，腹无急结。脉弦细按之减。舌尚可，苔薄白。

证属：少阳微结。

方宗：小柴胡汤。

柴胡9g，黄芩7g，党参12g，生黄芪12g，半夏9g，炙甘草6g，生姜4片，大枣6枚。

3剂，水煎服。药后告愈。

**【按】**脉弦细按之减，乃少阴之脉；发热、恶风寒、自汗，乃营卫不和，太阳表虚之征，故此证亦可称太少两感。

麻黄附子细辛汤治太少两感，当属少阴阳虚而太阳表实者。以附子温阳，扶正以祛邪。细辛启肾阳，鼓舞阳气之升腾敷布，且散肾寒；与麻黄相配，又可散太阳之表寒。麻黄辛温而散，解太阳表寒；因细辛之引领，亦可散直入少阴之寒，使之从里达表而解，亦为逆流挽舟之意。

桂枝加附子汤证，亦为太少两感，与麻黄附子细辛汤所不同者，彼为少阴阳虚而太阳表实；此为少阴阳虚而太阳表虚。故一用麻黄细辛解表寒；一用桂枝汤调和营卫以解肌。

二者于脉象上如何别之？因皆有阳虚的一面，所以沉取皆无力。而麻黄附子细辛汤在阳虚的基础上，又有外寒所客，其脉当弦拘紧而沉无力；桂枝加附子汤，乃营卫两虚更加阳气馁弱，其脉缓或浮弱，沉取无力。此案脉弦细按之减，弦为减，按之减，皆阳弱之脉；细乃营血不足，故诊为阳虚且营卫不足，予桂枝加附子汤治之。

阳虚者禁汗，何以本案又用辅汗三法，发其汗，岂不有背经旨？仲景所言之阳虚禁汗者，乃指狭义汗法，汗之伤阳，故禁。而本案是扶正发汗，附子温阳扶正，桂枝汤阴阳双补亦扶正，加温覆啜粥助胃气，使阴阳复而汗出，自不同于强汗者，虽阳虚而不禁，仍可汗之，故仲景于桂枝加附子汤方后云："将息如前法。"

二诊，服桂枝加附子汤后虽未汗，然恶风寒已除，知表已解。又见口苦，当属少阳之见证，故改予小柴胡汤治之。因脉尚弱且自汗，故加黄芪，助党参扶正且固表止汗，药后而愈。

## 例 11　桂枝龙骨牡蛎汤加附子（阳虚汗颤）

敦某，男，22 岁，学生。

2006 年 10 月 23 日初诊：自幼即汗多手颤，以头汗为多，他无所苦。

脉弦按之减，舌嫩红少苔。

证属：阳虚汗颤。

法宜：温阳固表息风。

方宗：桂枝龙骨牡蛎汤加附子。桂枝 10g，白芍 20g，炙甘草 9g，大枣 6 枚，炮附子 15g，生龙骨 30g，生牡蛎 30g，浮小麦 30g。

11 月 6 日二诊：上方共服 14 剂，汗颤著减，脉力较前增，上方继服 14 剂。告愈。

**【按】**因脉弦而减，故诊为阳虚。仲景云："弦则为减。"弦脉本为温煦不及之脉，故曰减。此案之"弦按之减"之减，是指弦脉按之力逊，乃阳虚之象。阳虚不固而汗，阳虚风动而手颤，机理同于真武汤之"筋惕肉瞤，振振欲僻地"。因阳虚不能温煦筋脉，筋脉绌急而手颤，此亦属虚风。

桂枝龙骨牡蛎汤治虚劳，脉极虚芤迟者，取其平补阴阳且安神。此案亦为阳虚而汗颤，取桂枝龙骨牡蛎汤加附子，增温阳之力；倍芍药，增其益阴之用，多年之疾，竟获著效。

### 例12　桂枝加厚朴杏子汤（风寒客表，肺失宣降）

张某，女，5岁。

2004年11月23日初诊：夙有喘疾，以往余曾多次诊治。昨玩耍汗出，感受风寒，入夜咳嗽有痰，尚未喘，阵微汗出恶风，体温37.3℃，不欲食、神态倦，便较干。

脉弦数按之减。舌可，苔中稍厚。

证属：太阳中风，肺失宣降。

法宜：解肌发汗，宣降肺气。

方宗：桂枝加厚朴杏子汤。

桂枝7g，白芍7g，生姜4片，炙甘草6g，大枣5枚，杏仁7g，厚朴6g，紫菀7g。

2剂，水煎服，4小时服1煎，啜粥，温覆，取微汗。

11月26日二诊：药后见汗，恶风、发热已除。咳减未已，痰多，不欲饮食。脉弦滑。予健脾化痰降气。

橘红6g，半夏5g，茯苓9g，炙甘草5g，杏仁6g，紫菀7g，浙贝8g，党参8g，焦三仙各8g，鸡内金8g，冬瓜仁12g，鱼腥草15g。

4剂，水煎服。

**【按】**桂枝加厚朴杏子汤，本治喘者，本案虽夙有喘疾，此前经多次治疗，已有好转，此次外感，仅咳，未引发宿疾而喘。虽咳不喘，然亦可用桂枝加厚朴杏子汤，因咳与喘，病机相通，皆因肺失宣降所致，故此方亦可为治咳之剂。

桂枝汤证，本应恶风、自汗、脉缓，然本案脉弦数按之减，何以亦用桂枝汤加厚朴、杏子？盖桂枝汤所治之外感，乃虚人外感，桂枝汤辛甘化阳、酸甘化阴，轻补阴阳，更加生姜、甘草、大枣、啜粥，益胃气，扶正以祛邪。《金匮要略》虚劳篇八方，竟有四方皆桂枝汤加减，用以治虚劳，故桂枝汤扶正之功昭然。本案虽非缓脉，然弦数按之减，与缓脉同义，皆为正气不足，故用桂枝汤调营卫，扶正以祛邪。加厚朴、杏子、紫菀以降肺气。

### 例13　黄芪建中汤加味（虚劳）

边某，女，32岁。

2009年5月11日初诊：患者诉畏寒，口糜，食欲差，一年行经两次，自述曾患十二指肠溃疡，因久利而消瘦。查患者恶病质，体重约35kg，发脱，面削，面㿠白泛青。

舌红赤无苔。脉弦如寻刀刃，按之虚，尺脉稍盛。

证属：气阴不足而肝失柔。

方宗：黄芪建中。

炙黄芪12g，白芍15g，桂枝8g，炙甘草7g，大枣7枚，饴糖30毫升（烊化），山萸肉 12g，乌梅 6g。

6 月 13 日二诊：上方共服 28 剂。脉弦已缓，面尚青气浮，舌虽红已不赤，症稍轻。依 5 月 25 日方加山药 12g。

9 月 5 日诊三诊：上方加减，共服 74 剂。脉弦稍滑，舌可。体重 50kg，踝已不肿，面色红润，饮食、睡眠具可，大小便正常，与病初判若两人，上方 14 剂调补。

**【按】**《金匮要略》曰："虚劳里急，诸不足，黄芪建中汤主之。"清代著名中医温病大家叶天士为黄芪建中汤治虚劳提出具体指征：

（1）久病消瘦；

（2）胃纳不佳，时寒时热，喘促短气，容易汗出；

（3）脉虚无力；

（4）有操劳过度史。阴虚内热者忌用。

此患者久病，现畏寒、口糜、食欲差、乏力，一年行经两次，极度消瘦，体重约 35kg，发脱，面削，面皖白泛青，舌红赤无苔，脉弦如寻刀刃，按之虚，尺脉稍盛。当属阴阳气血诸不足，尤以阴虚肝脉失柔为主。阳虚则畏寒、面白；脾虚运化失常则食欲差，化源不足，阴阳气血皆亏，故极度消瘦；精血亏虚，发失所养则发落；阴虚肝脏失柔而面泛青色，脉弦如寻刀刃；阴亏不能制阳则尺脉稍盛。未纯用补阴补阳药物，而是用治病求本之法，用黄芪建中汤，补气，健运中焦，以恢复脾胃运化功能，则化源充足，气血自生，阴阳自调。《灵枢·终始》篇说："阴阳俱不足，补阳则阴竭，补阴则阳脱，如是者，可将以甘药，不可饮以至剂。"此方正合此义。因为脾胃居于中焦，位于四脏之中，生化营卫，通行津液，为后天之本。若中脏失调，则必以此汤温健中脏，故名建中。脾欲缓，急食甘以缓之，以甘补之，故以饴糖甘温养脾，黄芪益气补中，甘草、大枣入脾和中，以甘助甘，加强"缓补"之功力，为辅药。桂枝辛散温润，白芍酸寒敛阴，柔肝护脾（土中泻木），取津液不通，收而行之之意，共为佐药。生姜辛散温胃，能益卫阳，为使药。营出中焦，卫出上焦，卫为阳，益之必以辛；营为阴，补之必以甘。方中辛甘合化生阳，酸甘合化生阴，使脾胃健，营卫通，津液行，精血生，补中土以灌四旁，全身健壮，虚劳诸症自愈。另外此患者见如寻刀刃的真脏脉，故加山萸肉、乌梅养肝阴、柔肝敛肝。此患者用此方加减治疗 3 个月，诸症消失，体重增至 50kg。由此体会到经方的神奇疗效。

### 例 14　黄芪建中汤加减（营卫不和而腹痛）

邓某，女，8 岁。

2010 年 12 月 27 日初诊：患者间断腹痛 3 月余，多于进食或餐后或夜间空腹时疼痛，疼痛较剧，无腹泻。其母诉近 3 个月来，体质差，稍有不慎即发烧、流涕、咽干、咳嗽，曾反复应用头孢类或大环内酯类抗生素。近两天再次现鼻塞、流黄涕、咳嗽、咳黄痰，食欲欠佳，睡眠一般，夜间盗汗，近 3 天未排便。曾查腹部 B 超提示腹腔淋巴结肿大，应用抗生素效果欠佳。后于北京儿童医院等地就诊，曾做 24 小时胃 PH 值等检查，未见明显异常。考虑“反流性胃炎”，予吗叮啉等口服，效果欠佳。另外患儿有皮肤干燥、瘙痒史5年余，冬季出现，曾于省二院诊为皮脂腺发育不良。精神欠佳。

脉弦数无力，舌略淡嫩苔白，面色萎黄。

证属：阴阳两虚，营卫不和。

方宗：黄芪建中汤加减。

黄芪12g，桂枝8g，白芍18g，炙甘草9g，生姜5片，大枣6枚，饴糖15mL。

4剂，水煎服，日1剂。

2011年1月1日二诊。患者腹痛明显减轻，诉偶有夜间腹部隐痛，可自行缓解，不影响睡眠。咳嗽、流涕症状基本缓解，精神转佳，已能正常玩耍、上学。仍有皮肤瘙痒。舌淡嫩，苔白，脉弦数减。上方改白芍15g，加生麦芽12g。

【按】经云：阴阳和者必自愈。今阴阳两虚，阳病则阴阳失和，阳病不能与阴和，则阴以其寒独行，脾胃虚寒为里急，为腹中痛，而实非阴之盛也；阴病不能与阳和，则阳以其热独行，故时有发热、咽干等，实非阳之炽也。营卫不和，肺失宣降，致咳嗽、流涕；肌表不足，则皮肤干痒；卫不足以固腠理，则自汗盗汗；阴阳气血亏虚则面色不华。若以寒攻热，以热攻寒，寒热内贼，其病益甚。正如《灵枢·终始》所说“阴阳俱不足，补阳则阴竭，补阴则阳脱，如是者，可将以甘药，不可饮以至剂。”故《心典》谓“欲求阴阳之和者，必于中气，求中气之立者，必以建中也。”故甘草、大枣、胶饴之甘以建中而缓急；干姜、桂枝之辛以通阳调卫气；重用芍药滋阴配阳，酸敛和营气；黄芪甘温益气，增强建中之力，振肌表之正气。全方合用，辛甘化阳，酸甘化阴，使脾胃健，营卫通，津液行，精血生，阴阳和则病愈。

### 例15　芍药甘草汤加味（肝肾阴虚而痹痛）

王某，女，18岁。

2004年10月22日初诊：双膝痛已10年，无寒热、红肿。近因体育课考试，跑后痛剧，夜常痛醒，不能上学，且手腕亦痛。查抗链“O”略高。

脉弦细数，舌红少苔。

证属：肝肾阴虚，经脉绌急而痹痛。

法宜：养阴柔筋。

方宗：芍药甘草汤。

生白芍40g，炙甘草12g，山茱萸30g，丹皮10g，怀牛膝10g。

11月26日二诊：上方共服21剂，痛减约7/10，且次数减少，睡中未再痛醒，已复学。脉转缓滑且略显不足，舌已可，因脉已现不足之象，改当归四逆汤主之。

当归15g，桂枝12g，白芍30g，炙甘草10g，山茱萸30g，细辛5g，通草8g，鸡血藤30g，生黄芪15g。

12月24日三诊：上方共服21剂，痛已止，他可。上方继服14剂，停药。

【按】脉弦细而数，且舌红少苔，细乃阴不足。阴亏经脉失濡脉乃弦，筋脉绌急而痛剧。其数也，因阴虚阳盛而为数，非实热为数。法宜养阴柔筋止痛，方宗芍药甘草汤。芍药、甘草汤酸甘化阴，缓挛急疼痛。加山茱萸者，以其补肝肾、涩精气。张锡纯曲直汤用之，以治肝虚痹痛，本案遵而用之。

二诊脉缓滑按之不足，已显正虚，故以当归四逆汤加味，养血通阳。

痹因邪阻者有之，但正虚者亦有之，补益气血、滋补肝肾、温阳通经等补正之法，亦治痹之一大门径，要在辨其虚实。

## 例16 葛根汤（寒客经脉）

王某，男，31岁。

1980年11月20日初诊：背凉紧痛已四五年，常敲打以求暂缓，胸闷不畅。

脉弦紧，舌可。

证属：寒痹经脉。

法宜：发汗散寒。

方宗：葛根汤。

葛根18g，麻黄9g，桂枝12g，白芍12g，生姜6片，炙甘草7g，大枣6枚。

2剂，4小时服1煎，温覆取汗。待遍身漐漐微似汗，则停后服。

11月22日二诊：药后得透汗，背紧痛骤减，周身轻松。脉转弦缓，知寒邪已去，愈。

**【按】**背紧凉痛，乃寒客太阳经腧，经气不利而紧痛，故以葛根汤，散寒通经，汗透而愈。

葛根汤本治新感，此寒袭经腧，久羁不去，其证备者，虽恙已数载，亦当断然汗之，不可因日久沉痼而踟蹰。

## 例17 葛根汤（寒邪犯胃）

杨某，男，30岁。

2008年11月17日初诊：胃脘疼痛，饭前饭后均痛，食不化，不能吃肉食已3个月。头晕痛，项强。

脉沉弦拘紧而数，舌红苔白。

证属：寒邪犯胃。

法宜：散寒和胃。

方宗：葛根汤。

葛根15g，麻黄9g，桂枝10g，白芍10g，生姜10片，炙甘草8g。

2剂，水煎服，2小时服1煎，温覆令汗，得汗停后服。

2002年12月24日，因陪他人来诊，云服前药二次即汗出，胃痛、头痛项强已除。

**【按】**皆云表证当汗，汗以解表，然胃痛而用汗法者鲜，此案即以汗法治胃痛者。

胃痛原因甚多，虚实寒热皆有，此案何以知为寒邪所客？因其脉沉弦而拘紧。《素问·举痛论》曰："寒气客于脉外则脉寒，脉寒则缩蜷，缩蜷则脉绌急，绌急则收引小络，故卒然而痛。"本案脉沉弦拘紧，亦寒邪收引凝泣之象。其数者，数从紧，乃寒痹阳郁使然。

寒邪犯胃的途径有二：一是按经传变，由表寒按经逐渐传胃；一是形寒饮冷，寒邪直犯于胃。此案并无太阳表证阶段，当属寒邪直犯于胃。

客寒犯胃，寒不除则脉不缓，必缩蜷绌急而痛，法当以汗法散寒。葛根汤乃桂枝汤加麻黄，发汗散寒；葛根入阳明胃经，轻宣解肌，提取下陷阳明之寒邪从肌表而解，故取葛根汤发汗散寒。里证照样可用汗法，此例可证。

### 例18　葛根汤（中风后遗症）

马某，男，57岁。

2002年12月20日初诊：

1990年患脑梗，经救治后基本恢复，仅下蹲时右下肢痛且软。近20日血压持续在170/100mmHg左右，加大降压药量亦不效。现觉头晕头痛，项强，眼冒金花，小便不利，他可。

脉沉紧有力，舌淡暗。

证属：寒邪凝痹。

法宜：散寒发汗。

方宗：葛根汤。

葛根15g，麻黄9g，桂枝10g，白芍10g，生姜10片，炙甘草8g，大枣6枚。

2剂，水煎服，2小时服1煎，温覆令汗，得汗停后服。

12月24日二诊。药后得汗，腿痛无力、头晕痛、项强已除，尚小便不利（前列腺肥大）。血压145/95mmHg，脉转弦缓。舌淡暗。继予散寒息风解痉。

葛根15g，麻黄6g，桂枝9g，防风10g，赤芍12g、白芍12g，桃仁12g、红花12g，钩藤15g，地龙15g，全虫10g，蜈蚣15条，怀牛膝15g，琥珀粉2g（分冲）。

7剂，水煎服，无须再汗。降压西药减半，后未再诊。

**【按】**患脑梗已3年，血压持续高，并有右下肢痛且无力、头晕痛等症。以其脉沉紧有力，乃诊为寒邪凝痹，方宗葛根汤发汗散寒。

恙已数载，寒邪久羁，脉缩蜷绌急而血压升高；寒客经脉，经脉不通而右腿痛且无力，吾称此为伏邪。

温病有新感与伏气温病。我不赞成伏气温病之说，此已详辨于拙著《平脉辨证温病求索》中，不赘。我所言之伏邪，与温病中所言之伏邪不同，其最大不同在于，吾所言之伏邪，是感而即发；温病所言之伏邪，乃感而不发，过时乃发。

寒邪未除，不论其年月长短，不论其病位在里在外，皆当汗而解之。故汗法应用甚广，何能将其仅限于表证。此案虽数载之疾，汗后腿痛无力、头晕痛、项强等，随汗解而除，用麻黄等血压不仅未升高，反而降低，可见汗法切合此证。

### 例 19　小青龙汤（寒痹心脉）

胡某，男，50 岁。

2004 年 4 月 19 日初诊：10 个月前突感胸痛、胸闷、短气、怵惕、惊悸、无力、畏寒、下肢凉。ECG：T 波广泛低平、$V_5$ ~ $V_6$ 倒置。血压：170/105mmHg。

脉沉而拘紧，按之有力，舌尚可。

诊为寒痹心脉，主以小青龙汤，嘱停西药。处方：

麻黄 4g，桂枝 9g，细辛 4g，干姜 4g，半夏 9g，白芍 10g，五味子 4g，茯苓 15g，炮附子 12g，红参 12g，炙甘草 6g。

该方加减，共服药 110 剂，至 8 月 9 日来诊，症状消失。ECG 正常，血压 130/80mmHg。

10 月 4 日又来诊一次，一直无何不适，劳作如常人。ECG 正常，血压稳定于 120/80mmHg。

**【按】**为何诊为寒痹心脉？因脉沉而拘紧。沉主气，邪实者，阻遏气机，气血不能畅达以充盈鼓荡血脉，脉可沉，然必沉而有力。阳虚者、无力鼓荡血脉，脉亦可沉，然必沉而无力。该人脉沉而有力，当属实证，且沉而拘紧，乃寒收引凝泣，致拘紧，故断为寒痹心脉。若脉沉实如弹石，毫无和缓之象者，却非实脉，乃肾之真脏脉，为无胃气也，乃大虚之脉，此亦至虚有盛候。

何以知有内饮？因有短气、惊悸，此乃阴盛水液停蓄而为饮，或素有饮邪，外寒引动内饮。

何以断为病位在心？此依据脏腑、经络辨证。因胸痛闷且怵惕惊恐，乃神志之症，心主神、主血脉，故断为病位在心。

小青龙汤主“伤寒表不解，心下有水气”。若寒邪束表，麻、桂自可解散表邪，但须“覆取微似汗，不须啜粥，余如桂枝法将息”。

桂枝汤将息法，是温覆、啜热粥，以助药力。其最佳药效标准是“遍身漐漐，微似有汗者益佳，不可令如水流漓，病必不除。”太阳中风本有自汗，服桂枝汤复求其汗，二汗有何不同？太阳中风之汗乃邪汗，是因风伤卫，营弱卫亦弱，腠理不固而自汗。而桂枝汤所求者乃正汗，正汗标准有四：微微汗出，遍身皆见，持续不断，随汗出而身凉脉缓。邪汗恰与此相对。

正汗的出现，必须阳敷阴布，此即“阳加于阴谓之汗”。据此汗，则可推知已然阴阳调和，臻于和平，此即测汗法。

欲以小青龙汤解其表寒，化其内饮，亦必见此正汗，此即仲景所云“覆取微似汗”之意。

服法，亦宜遵桂枝汤法，“若不汗，更服依前法；又不汗，后服小促其间，半日许令三服尽。若病重者，一日一夜服，周时观之。服一剂尽，病证犹在者，更作服。若汗不出，乃服至二三剂”。若按惯常服法，一日一剂，早晚分服，则难达此正汗。

此案何以不加辅汗三法以发汗散寒？因路远，不便随时把握病情变化，故未着意求汗，而且麻黄用量亦少。不发汗，寒邪能祛吗？此类病证，以发汗散寒效果为佳，常可取突兀之疗效。条件不允许，则转而求其次，逐渐温散，看来亦可使寒邪渐散，但不如汗法快捷有效，实不得已而为之。

### 例20　小青龙汤（寒饮伤肺咳喘）

盖某，男，43岁。

2007年11月5日初诊：于今年8月23日劳累汗出恣饮冷水后，咳喘气短，胸憋闷，说话时咳喘剧，痰不多，流涕。

脉弦紧寸沉。舌可，苔白厚腻。

证属：寒饮伤肺，肺失宣降。

法宜：散寒宣肺化饮。

方宗：小青龙汤。

麻黄9g，桂枝10g，细辛7g，半夏12g，干姜8g，白芍10g，五味子4g，杏仁12g，川朴10g，生姜10片。

3剂，水煎服。加辅汗三法，取汗。

11月9日二诊：药后汗透，咳喘、胸憋除。脉弦缓，左减。舌可，苔白。

桂枝10g，茯苓15g，白术10g，炙甘草6g，干姜7g，炮附子12g，半夏10g。

7剂，水煎服。

**【按】**劳累汗出，寒饮激肺，肺气被遏而失宣降，致咳喘憋闷。小青龙散寒化饮，宣畅肺气，开达玄府，于证切合，更加辅汗三法，令其汗透邪散，汗透而解。再诊，紧除，知寒已散；脉减，知阳未充，故以苓桂术甘汤温化寒饮，更加干姜、附子以复阳。

### 例21　小青龙汤加味（阳虚寒饮痹阻清阳）

姜某，女，72岁。

2002年9月10日初诊：咳嗽月余，咽痒则咳，夜剧，痰不多。胸闷、心悸、咽塞、寐差，便可。西医诊为冠心病心绞痛，陈旧心梗，房颤。

脉沉微涩，参伍不调。舌淡绛，苔少许，斑驳。

证属：阳虚，寒饮痹阻胸阳。

法宜：温阳化饮。

方宗：小青龙汤。

麻黄5g，细辛5g，白芍10g，干姜5g，桂枝10g，半夏10g，炙甘草7g，五味子5g，炮附子12g，紫菀12g。

7剂，水煎服。

10月11日二诊：上方共服14剂，后7剂加葶苈子12g、射干9g、桃仁12g，红花12g。咳减半，已不觉胸闷、心悸。尚有咽痒、咳，夜重，寐差。脉沉小紧数，舌嫩绛苔少。

证属：寒饮未尽，蕴而化热。

法宜：温化寒饮，佐以清热。

上方加石膏15g、知母5g，4剂水煎服。

10月15日三诊：服药后，汗出多，咳随之而减，已去十之八九，胸亦豁然，尚微咳，寐差。脉弦缓，心律已整。舌嫩红少苔。

方宗：千金苇茎汤。

葛根18g，薏苡仁15g，杏仁10g，冬瓜仁18g，前胡10g，紫菀12g，桃仁10g，大贝12g，款冬花12g，半夏9g，夜交藤18g。

7剂，水煎服。

**【按】**此案得汗后，咳顿减，胸豁然，脉亦由沉小紧数而转缓，当为阳气来复，奋与邪争，汗而邪解，正气已复之征。

初诊脉沉微而涩，参伍不调，乃少阴之脉，正气虚衰，予温阳化饮，方宗小青龙汤。本为阳衰，并无寒实表证，此时用麻黄、桂枝，不虑其耗散虚阳乎？盖麻黄、桂枝固可解表散寒发汗，然麻黄亦能发越阳气，桂枝通阳，令阳气振奋通达。且阳虚阴凝者，伍以干姜、附子回阳，此时用麻黄、桂枝，能鼓舞、振奋阳气，解寒凝，而不致耗其虚阳。

二诊时，脉转沉小紧数，沉小紧者，知阴凝未已，然脉已数，知为阳见复，热已萌，故于前方加石膏15g、知母5g。阳复奋与邪战，久伏之邪汗而解之，咳嗽、胸闷、心悸、房颤诸症豁然，此邪退正复之佳象。

何以能汗？经云："阳加于阴谓之汗"，必阳气敷布，蒸腾阴液，方能作汗。阳根于肾，由三焦而布于腠理毫毛，通行于周身，外达毫毛孔窍，乃能蒸腾气化，故汗而解之。阳气者，若天与日，何处无阳通达，阴寒必闭塞其处。咳而胸闷、心悸，乃阳馁而上焦阳不达也，故胸阳痹，诸症生。离照当空，阴霾自散，诸症乃痊。由此可见，正是由于麻黄、桂枝能鼓舞、通达阳气，乃能解表、散寒、解寒凝，其宣肺、止咳、平喘、利尿诸功用，亦因其鼓舞阳气使然。故麻黄、桂枝内外之阴寒凝结皆可用，非必有表始用。

### 例22　大青龙汤［表闭热郁（干燥综合征）］

郭某，男，56岁。

2002年11月4日初诊：3年前因下肢重度湿疹曾输大量激素（药名不详），渐至全身干燥无汗，虽盛暑及发热时，亦无一丝汗出，燥热殊甚，心中烦乱、急躁，面赤，阵发心速，口、咽、鼻、目皆干，咳嗽痰黏难咳，身重乏力，下肢冷，吞咽难，便可，曾多处求医未效，中药皆为清热养阴之品，计约200余剂。血沉97mm/h，免疫球蛋白

33g/L，北京协和医院诊为干燥综合征、肺纤维化。予泼尼松12片/日，定期复查减量。此次因外感高热不退，邀会诊。诊：恶寒无汗，发热39.3℃～40.5℃，已8日，头身痛，身沉重乏力，烦躁殊甚，清窍皆干，心率110次/分。

脉紧而躁数。舌绛干无苔，面赤。

证属：寒束热郁，阴分已伤。

法宜：散寒清热，兼以养阴。

方宗：大青龙汤。

麻黄12g，桂枝9g，炙甘草9g，杏仁10g，石膏30g，知母6g，生地18g，生姜6片，大枣6枚。

3剂，水煎服，4小时服1煎。

11月6日二诊，上药连服3煎，只在胸背部见汗，余处无汗，4年多来首次见汗，欢喜异常。恶寒已解，体温降至38.3℃，心中躁烦明显减轻。清窍干燥如故，心率97次/分。脉弦数，舌绛红而干。因其汗出不彻，继予上方加知母8g，玄参18g。

11月8日三诊：上方连服3剂，胸背汗较多，腹部亦见汗，头及四肢皆无汗。恶寒，身痛除，体温降至37.4℃，心中躁烦减轻。脉滑数而盛。舌绛干。

证属：气血两燔，阴分已伤。

法宜：清气凉血，佐以活血养阴。

方宗：清瘟败毒饮。

生石膏30g，知母7g，甘草7g，赤芍12g，丹皮12g，青蒿18g，生地15g，元参15g，紫草30g，连翘15g，水牛角30g，羚羊角4g。

10月30日四诊：迭经1年的断续治疗，基本守上方，曾因阳亢加炙鳖甲、生牡蛎；因痰黏难咳，加海浮石、川贝、竹沥水等，共服150余剂。血沉降至24mm/h，免疫球蛋白23g/L，心率在70～80次/分之间。强的松减至10mg/日。汗出较多，躯干可湿衣衫，面部及上肢有汗，耳后头部及下肢无汗，干燥现象明显减轻，仅口鼻尚觉微干。心中躁烦及头面热已除。

11月17日五诊：噩耗传来，因高热往院。可能是出对领导人的关照，用了许多进口的昂贵抗生素，导致二重感染、心衰，住院5日而亡。

**【按】**长年无汗，腠理闭塞，适逢外感，恶寒无汗，发热身重且脉紧，属于寒闭肌表，故予大青龙汤开其腠理，散其外寒；脉又躁数，心中躁烦，乃热郁于里，故予石膏、知母清之；舌干绛无苔，长期热郁，阴分已伤。故加生地凉血养阴，乃表里双解之剂。

表解之后，脉滑数而盛且舌干绛，故诊为气血两燔、瘀热互结、阴分已伤，转用清瘟败毒饮，清气、凉血、化瘀。因舌干绛，恐方中苦寒之品伤阴，故去之，加青蒿透阴分之热。迭服150余剂，诸症方渐减轻，但下肢及后头部始终无汗。

此病吾所见不多，但都有长期服养阴生津之剂而不效的病史。依我管见，有的属阳虚津液不布；有的属瘀血阻塞，三焦不通；有的属瘀热内蕴，煎烁阴液，非必津液不足，故尔养阴生津而不效，当辨清干燥之病机，因证施治方效。

### 例 23　五苓散（饮邪上干）

李某，男，35 岁。

2007 年 11 月 16 日初诊：头晕两年，无呕吐及物旋，转颈时晕重。诊为颈椎病。

脉弦减，舌可。

证属：饮邪上干。

法宜：通阳化饮。

方宗：五苓散。

桂枝 12g，茯苓 15g，白术 12g，泽泻 30g，猪苓 15g。

3 剂，水煎服。2 小时服 1 煎，多饮暖水，取微汗。

11 月 19 日二诊：药后已汗，头晕未犯，已无不适。脉弦减，舌可，苔白薄腻。上方加干姜 6g、半夏 12g。

7 剂，水煎服。

12 月 7 日三诊：头未再晕。脉弦、舌可。

证属：少阳枢机不利。

方宗：小柴胡汤。

柴胡 9g，黄芩 9g，党参 12g，半夏 10g，生姜 6 片，

大枣 6 枚，炙甘草 6g。

7 剂，水煎服。

【按】五苓散证，《伤寒论》《金匮要略》中共载 11 条，剔除重复的 2 条外，剩 9 条。所主病证多为两类，一是太阳表热入腑，水热互结；一是水气上冲。

太阳表热入腑者，表现的症状有两组，一是表热不解；二是水液代谢失常，出现消渴与小便不利。热与水结而热不易除；水与热结而水弥漫三焦，水道不利而渴、小便不利。水与湿同类，湿温有“湿遏则热伏，热蒸则湿横”，其理相通。温病治湿热相合者，有分消走泄法，仲景治水热互结之五苓散证乃通阳利水法。

若无太阳表热，因阳虚气化不利，水饮内停而水气上冲者，亦以五苓散通阳利水。如《金匮要略》曰：“假令瘦人脐下有悸，吐涎沫而癫眩，此水也，五苓散主之。”此条即无太阳表热。

本案即属寒水之气上冲而引发的头晕。以其脉弦而减，弦为阳中之阴脉，弦为虚，弦为减，弦亦主饮。阳虚气化不利而饮蓄，上干则头晕眩，故本案取五苓散治之。

五苓散中桂枝通阳气化以利水，茯苓、白术培土以制水，泽泻、猪苓利下焦之水饮。水去，热无所倚而易散，阳通则水易化。其服法为“多饮暖水，汗出愈”。汗之出，前已述及，必肾中阳气，通过纹理网络系统，直达腠理毫毛。阳运周身，犹红日朗朗，阴霾自散，晕眩自除。

### 例24　五苓散加附子（阳虚气化不利）

沈某，男，39岁。

2009年10月23日初诊：患者症见腰酸痛，头晕，神疲，乏力，手心热出汗，大便正常，夜尿多，每晚4～5次，时有尿频，尿急，并有阴囊潮湿近两年，饮食睡眠可。曾查前列腺B超示有钙化点。

舌淡胖苔白，脉沉滞徐稍减。

证属：阳虚气化不利。

方宗：五苓散加附子。

桂枝12g，茯苓15g，白术10g，泽泻15g，猪苓12g，炮附子12g（先煎），炙甘草9g。

水煎服，7剂。

11月2日二诊：患者腰酸痛、头晕、乏力等症状基本缓解，阴囊潮湿症状减轻，仍有尿频，尿急。舌淡胖苔白，脉沉缓滑稍减。上方加半夏10g、陈皮8g，20剂，水煎服。

【按】《伤寒论》中有关五苓散的条文共8条，包括原文第71、第72、第73、第74、第141、第156、第244、第386条。《伤寒论》中五苓散方除第386条为治疗霍乱外，余皆是针对太阳蓄水证而设。其主要症状为：口渴、小便不利、有或无表证。如第71条"若脉浮，小便不利，微热消渴者"、第72条"烦渴者"、第73条"汗出而渴者"、第74条"有表里证，渴欲饮水，水入则吐者"、第141条"意欲饮水"、第156条"渴而口燥，烦，小便不利者"。吾在临床运用五苓散时强调要详析五苓散之病机。《伤寒论》原文要旨：认为五苓散证的病机在于"气化失司，气不化水"。气化失司，水津不布，水液潴滞，则见小便不利；同样气化失司，水不化气，也可表现为尿多之证。因此，掌握了五苓散之病机，在临床上便可灵活运用，治疗多种疾病。吾曾用本方加减治疗一尿崩证患儿亦有效。此患者因阳虚气化不利出现尿频、尿急、夜尿频多等。"阳气者精则养神，柔则养筋"，今患者阳虚，神失所养，故头晕、神疲、乏力，虚阳郁走窜阴经而手心热。舌淡胖苔白，脉沉滞徐稍减，为阳虚之证。故用五苓散加附子温阳化气利水，用药7剂症状明显减轻。二诊时尚有尿频、尿急等，舌淡胖苔白，脉沉缓滑稍减，为阳虚饮停之证，故加半夏、陈皮以燥湿健脾，使脾健湿去。

### 例25　桃核承气汤（热入血结）

花某，女，42岁。

1998年3月4日初诊：10日前外感寒热，服感冒药后，寒热已解。现小腹胀痛拒按，经过6日未行，烦躁不安，心神不定，时有幻觉，寐不安，多噩梦，头昏，不欲食，便干结，已4日未解，小便自利。

脉沉弦而数。舌红暗，苔微黄。

证属：蓄血证。

法宜：逐瘀泄热。

方宗：桃核承气汤。

桃仁 12g，桂枝 10g，大黄 6g，芒硝 10g（分冲），炙甘草 7g。

3 剂，水煎服，日 3 服。

3 月 7 日二诊：药后便下，经行，诸症皆除。脉弦滑，停药。

【按】此太阳表邪随经入腑，与血相结，成蓄血症；热入血室，亦热与血结，二者有何异同？

同者：

1. 皆有外感病史。

2. 皆有热与血结。

3. 皆有谵语、如见鬼状、如狂、发狂等神志症状。

异者：

1. 热与血结程度不同，热入血室者轻，无少腹急结硬满；膀脘蓄血者重，有少腹急结、硬痛；血结已甚，当予攻逐。

2. 热入血室者，与月经有关，恰值月经适来适断；膀胱蓄血者，与月经无直接关系，可有宿瘀血。

3. 热结部位不同，热入血室者，位在胞宫，乃妇人病；若男子热入血室，其病位尚有争议，可笼统地称为血盖下焦。膀胱蓄血者，位在膀胱，男女皆有。

4. 神志症状程度不同，热入血室者轻，可谵语，如见鬼状；膀胱蓄血者重，可如发狂。

5. 热入血室者有寒热；膀胱蓄血者，非必有寒热，可兼有腑实便结。

6. 治法有别，热入血室者，热乍与血结，刺期门或以小柴胡汤和解少阳，提取下陷之热邪，有逆流挽舟之意；膀胱蓄血者，当破瘀泄热，用桃核承气汤或抵当汤，逐其瘀热。

妇人热入血室，其病位在胞宫，无歧义。问题在于阳明篇第 216 条亦有热入血室，且未特指是妇人，当然男子就不能排除在外。可是男子无胞宫，其血结何处？血室指何？有云精室者，有云膀胱者，有云冲脉者，纷争不一。我觉得倒不必纠缠于解剖部位，应重在热入血室的诊断。在外感病的基础，出现寒热如疟及谵语，如见鬼状，又无阳明热结腑实的表现，即可诊为热入血室，热与血结，予刺期门，或小柴胡汤提取下陷之热邪。因热入血室者，血结未甚，未必有少腹急结、硬满之腹征，若有腹征，酌加活血之品可也。

### 例 26　麻杏石甘汤合升降散（热郁于肺）

尚某，女，学生。

2006 年 4 月 28 日初诊：发热 1 周，体温 39℃，咳嗽，不恶寒，胸骨痛，鼻塞，月经方净，无腹痛胀硬，便可。

脉沉滑数兼弦，舌偏淡暗苔白。

证属：热郁于肺。

法宜：清透肺热。

方宗：麻杏石甘汤合升降散。

麻黄 7g，石膏 20g，杏仁 9g，炙甘草 6g，僵蚕 12g，蝉蜕 6g，姜黄 9g，大黄 4g，栀子 9g，豆豉 10g，连翘 15g。

3 剂，水煎服，1 日 4 服。

4 月 30 日二诊：药后微汗出，热退，偶咳。脉缓滑，舌可，停药。

**【按】**外感 7 日，邪已化热，郁伏于里。何以诊为郁热？以其脉沉而滑数。沉主气、主里，乃气机郁遏，热邪内郁。热郁于肺，肺失宣而咳，咳重而胸痛。麻杏石膏汤清宣肺热，升降散清透郁热，更合以栀子豉汤加连翘，清透胸膈之郁热。三方相合，热透肺宣而愈。

本方之所以汗出者，非解表发汗所致，仍清透肺热使然。肺得宣降，三焦通调，阳施阴布乃自然汗出，当属广义汗法之中。麻黄虽为解表发汗之品，然麻黄配石膏，则发汗之力已弱，重在宣肺；石膏配麻黄，则清胃之力已减，重在清肺。所以此例之汗出，主要是通过清宣肺热使然，故可列为广义汗法。

### 例 27　升降散合白虎汤（郁热高烧）

李某，男，18 岁。

2010 年 5 月 5 日初诊：发烧 1 个月，体温在 39℃～40℃之间。发热时恶寒，头痛，无汗，乏力。曾神昏两小时，食少，饮不多，便可。昨身起红血色丘疹，面部为多不痒，按之退色，无涕泪。麻疹史其家长说不清。在省某院住院 1 日，做过多项检查，白细胞 $45\times10^9$/L，中性粒细胞 9.9 %，无明确诊断。

脉浮弦数。舌嫩红，苔薄白。

证属：郁热。

法宜：清透郁热。

方宗：升降散合白虎汤。

僵蚕 15g，蝉蜕 9g，姜黄 9g，大黄 4g，生石膏 18g，知母 6g，连翘 18g，薄荷 5g。

3 剂，水煎服，加辅汗三法，取汗。

5 月 7 日二诊：药后汗透热退疹消，他症亦除。白细胞 $54\times10^9$/L，中性 38%。脉弦数减，舌同上。

证属：少阳证。

法宜：和解少阳。

方宗：小柴胡汤。

柴胡 9g，黄芩 8g，半夏 9g，党参 12g，青蒿 15g，炙甘草 6g，大枣 5 枚。

3 剂，水煎服。

【按】高热持续 1 个月，伴恶寒、无汗、头痛、脉浮弦数，乃热已盛，表未解。僵蚕、蝉蜕气味俱薄，轻浮宣散，透热外达；姜黄行气血，展布气机，使郁热外达之路畅通；大黄清热泻火，通腑逐热，使里热下趋；连翘散心经热结；石膏、知母清解热郁；薄荷开宣玄府，使热外达，共奏清热解表之功。汗透热清，脉弦数而减，证转少阳，予小柴胡汤和解表里，仍加青蒿以透热，而为善后。

辛凉清透剂用于温病初起者。温病忌汗，辛凉清透剂的作用在于宣解肺气之膹郁，本不属狭义发汗法，而是通过宣解肺郁，使卫可布、津可敷，自然汗出，属广义汗法，此即温病忌汗又最喜汗解。然本案辛凉清透加辅汗三法，一变而为狭义发汗法，岂不有违温病忌汗之诫乎？非也。因本案虽已热盛，然表气闭郁，以恶寒无汗可知。热盛表闭，热不得透达，加辅汗三法，意在开宣肺郁，使热得透达，此乃汗法之变通。一汗腠理开，热透而解。而温病初起，但热不寒且自汗出，表未闭，而是肺气闭。既然表未闭，知表无邪，不须发汗，故辛凉宣透剂无须加辅汗三法。

### 例 28　白虎汤（阳明气分热盛多汗）

谢某，男，34 岁。

1984 年 4 月 28 日初诊：自汗兼盗汗年余，夜间因盗汗湿衾褥，常晾晒于院中，犹尿床般。昼则自汗，尤于劳累、进餐和情绪激动时，则汗从腋下如水流。无身热，烦躁，口渴。

脉洪大。舌质红，苔微黄。

予白虎汤清其气分热邪。

生石膏 40g，知母 6g，浮小麦 30g，生甘草 7g。

4 剂，汗止脉缓，烦渴亦除。

【按】汗出之因甚多，虚实寒热皆有。俗云，阳虚自汗，阴虚盗汗。阳虚卫阳不固，固可自汗；阴虚者阳亢，迫津外泄，亦可盗汗。然不可囿于此言，尚须辨证论治。此案自汗盗汗兼有，以其脉洪大，知为气分热盛，热迫津泄而多汗，故予白虎汤治之获愈。既为阳明热盛迫津外泄而为汗，径予白虎汤清热治本可也，不必加止汗之浮小麦。然原案如此，故录之。

### 例 29　白虎汤（哮喘）

张某，男，53 岁，干部。

1972 年 12 月 8 日初诊：哮喘夙根 10 年有余。1972 年冬，因感冒引起哮喘急性发作，予抗生素、激素、副肾素等，症状未能缓解。端坐呼吸不能平卧，汗出以头部为甚，烦躁不安，身无热，亦不渴，大便干。

脉洪大，苔白微黄。

此阳明热盛，蒸迫于肺而作喘。

予白虎汤：

生石膏 40g，知母 9g，生甘草 7g，粳米 1 把。

3 剂汗止，喘轻，已能平卧，大便已通，脉亦敛缓。

【按】白虎汤乃《伤寒论》阳明热盛之主方。温病用于气分无形热盛。余于外感热病中用之，内伤杂病中亦用之。

《伤寒论》中白虎汤共三条，脉见浮滑、滑。症见表有热、里有寒（热）、腹满身重、难以转侧、口不仁、面垢、谵语、遗尿、自汗出、厥等。后世概括为四大症：大热、大汗、大烦渴、脉洪大。这个概括很有见地，已成后世医家之共识。余以为，以此四大作为白虎汤的主症，较《伤寒论》条文中所述脉症易于把握。

临证中，若四大具备者，断然用白虎汤，鲜有不效者。然四大俱备的典型白虎汤证并不多见，尤于杂症中如是。若四大未备，仅具其一二或二三症，可否用呢？后世医家见解不一。吴鞠通于《温病条辨》中指出的白虎四禁。曰："白虎本为达热出表，若其人脉浮弦而细者，不可与也；脉沉者，不可与也；不渴者，不可与也；汗不出者，不可与也。常须识此，勿令误也。"张锡纯对此提出异议，曰："吴氏谓脉浮弦而细者，此诚不可用也。至其谓脉沉者、汗不出者、不渴者皆禁用白虎，则非是。"这就把吴氏的白虎四禁打破了三禁。刘渡舟老师于《伤寒论》十四讲中提出：四大之中"尤以烦渴和汗出而为使用本方主要之依据。"余临证管见，四大之中以脉洪大为必备之主症，其他三大或有或无，或见其他症状如头昏头痛、心悸惊怵、不寐、胸闷、憋气、喘咳、咳血、烦躁、恶心、衄血等，只要是脉洪大，皆予白虎汤主之。

本案之喘而汗出脉洪大，并无大热，大烦渴，因脉洪大，断为阳旺热盛，蒸迫于肺而作喘，迫津外泄而为汗，故予白虎汤而获效。

### 例 30　白虎加苍术汤［阳明热盛夹湿（猩红热）］

张某，女，5 岁。

2007 年 1 月 12 日初诊：发热住院两周，诊为川崎病。发热身起红疹，曾疑为猩红热。热则服退热药，大汗出。因高热不退出院，转求中医治疗。体温 39.2℃，发热时腹中痛，无恶寒，目赤，眉棱处痛，渴不多饮，不欲食，多睡，便可。血沉 80mm/h，白细胞 $18 \times 10^9$/L。

脉濡滑数且大，舌红苔少。

证属：阳明热盛夹湿。

法宜：清热化湿。

方宗：白虎加苍术汤。

生石膏 18g，知母 4g，炙甘草 6g，苍术 8g，青蒿 15g。

4 剂，水煎服。日 3 服。

1 月 15 日二诊：昨夜未热，身起红疹，3 小时后退。精神委顿，多眠睡，腹痛，食少，便可。脉数无力，已不涌大。舌稍红，苔少。上方加西洋参10g，麦冬9g。4剂，水煎服，日3服。

1月19日三诊：未再发热起疹。目赤，腹痛，多汗，便干。血沉25mm/h，白细胞$14\times10^9$/L。脉沉弦数急，舌稍红，苔白少。

证属：少阳阳明。

法宜：少阳阳明双解。

方宗：大柴胡汤。

柴胡6g，黄芩6g，半夏5g，大黄4g，芒硝10g（分冲），白芍7g，枳实6g，石膏12g，炙甘草5g。

2剂，水煎服。3小时服1次，便下停后服。

3月9日四诊：因鼻塞、便干来诊，询及前证，云药后便下愈。

**【按】**初诊，因脉滑数而大，且但热不寒，汗出，故诊为阳明气分热盛。何以诊为夹湿？苔少，无胸痞，似无夹湿之指征。因其脉濡，且渴不多饮，故诊为夹湿。余所称之濡脉，非指浮而柔细者，乃濡即软也，主湿。见此脉，故云夹湿。高热历半月不退者，盖因湿热缠绵而热不退。必化其湿，湿去热孤，则热易除。故方选白虎加苍术汤，更加青蒿化湿升清而透热，服之热退。

二诊因脉已有不足之象，且精神委顿，津气已伤，故加西洋参、麦冬。

三诊何以诊为少阳阳明证？因脉沉而弦，此脉乃少阳郁结之象；脉沉而数急，且舌红，乃热郁于内之脉；腹痛、便结，乃阳明腑实之症，故诊为少阳阳明证，予大柴胡汤双解之。

少阳郁结何来？阳明经热可传入少阳，而成少阳证，虽无往来寒热、胸胁苦满、口苦、呕吐等少阳七症，以其脉沉弦，故仍可诊为少阳证。脉虽弦，按之有力，并无少阳证半虚半阴的一面，故去人参、姜、枣，无需扶正。阳明腑证何来？因经热不解，与糟粕相结，可转为腑证。因脉沉而数，且有腹痛、便结之阳明腹征，故诊为阳明腑证。少阳郁结与阳明腑实并病，故诊为少阳阳明证，予大柴胡汤主之。

### 例31　竹叶石膏汤［阳明热盛，津气已虚（风心病）］

张某，女，52岁。

2009年3月6日初诊：风心病史5年，目前气短，活动后尤甚，双下肢有风湿结节，并凹陷性水肿，未服西药。血沉最高100 mm/h。

脉洪滑。舌红，苔白少。

证属：热盛阴虚。

法宜：清热生津。

方宗：竹叶石膏汤。

生石膏30g，知母6g，生地15g，麦冬15g，半夏12g，炙甘草9g，西洋参15g，竹叶10g。

3月20日二诊：上方共服14剂，气短减轻，结节消，双下肢已无浮肿。血沉50mm/h。脉洪滑有力。舌嫩红，苔少。唇略暗。上方加防己10g。

【按】竹叶石膏汤出自《伤寒论》，由白虎汤化裁而来，治余热未清，气津两伤者。此案何以用竹叶石膏汤？因脉洪滑，乃阳明气分热盛之脉，应予白虎汤清热。然患者年近花甲，且久病气短心慌，气阴亦伤，故予竹叶石膏汤清热益气阴，于证相符，故效。

### 例32　调胃承气汤［咯血（空洞性肺结核咯血）］

朴某，女，34岁，朝鲜族人。

1978年5月12日初诊：患肺结核已13年，两肺共有3处空洞，咯血盈碗而入院，入院已5日。先后予维生素K、安络血、抗血纤溶芳酸、垂体后叶素等，出血乃不断，1日数次咯血或成口咯血，或1次半碗余。中医会诊：大便7日未解，腹硬满按之痛，舌苔黄燥，脉沉数实。予调胃承气汤：

生大黄10g，芒硝15g，炙甘草6g。

仅服1煎，大便即下，咯血立止。后予清热、通腑、养阴之剂，痰中血丝亦无。

【按】此例咯血因阳明腑实所致。肺与大肠相表里，气化相通。腑气不通，浊热上蒸于肺，肺气不降，气逆帅血而上，故咯血。予调胃承气汤通其腑，泄其浊热，肺之肃降之令行，气降则血降，故血立止。

### 例33　调胃承气汤加味（阳明腑实高热不退）

张某，男，53岁，干部。

1977年4月22日初诊：高热40℃，入院后又持续10天。曾做了各种检查，未明确诊断，仍是高热待查，用过多种高级抗生素，热依然不退，请余会诊。灼热无汗，头痛肢凉，口舌干燥，腹胀满疼痛拒按，大便已7日未解，舌红苔燥黄，脉沉实数。此典型的阳明腑实，予调胃承气汤加减。

生大黄12g，芒硝30g，玄参30g，生甘草6g。

2剂，6小时服1煎。

下午开始服药，仅服1剂便解，初为硬便，后为溏便，共便3次。腹胀痛顿轻，周身微微汗出，身热渐降。至夜半体温已降至正常，翌晨病若失。嘱余剂停服，糜粥调养，勿油腻厚味，恐食复。

【按】阳明热结，身热燔灼，必逐其热结。腑气通，气机畅，阳可敷，津可布，阳加于阴，乃溱溱汗出，此乃正汗，标志里解表和，阴阳已调。承气汤本非汗剂，然逐其热结，气机畅达，阴阳升降出入复常，不汗而汗，当为广义汗法。此即张锡纯所云："发汗原无定法，当视其阴阳所虚之处而调补之，或因其病机而利导之，皆能出汗，非必发汗之药始能汗也。"又曰："白虎汤与白虎加人参汤，皆非解表之药，而用之得当，虽在下后，犹可须臾得汗。不但此也，即承气汤，亦可为汗解之药，亦视乎用之何如耳。”又云：“寒温之证，原忌用黏腻滋阴，而用之以为发汗之助，则转能逐邪外出，是药在人用耳。”本案汗出，确如张氏所言。

### 例 34　三物白散（胃脘寒积）

王某，女，55岁，干部。

2010年4月23日初诊：阵发剑突下疼痛一年余，常于紧张和活动后发生。胃胀，偶有呕逆。此次发作有受寒、冷饮史。近两年来咽部不适，音哑、咽干。曾患中耳炎，仍时有耳鸣、听力下降。近十日腰痛，他可。

脉沉迟略滑。舌红，苔白满布。

证属：寒积。

法宜：先去其寒积，待吐下后再温中健胃。

方宗：三物白散。

桔梗9g，大贝9g，干姜8g。

1剂，水煎服。另巴豆霜0.2g，分2次冲服，中病即止，不必尽剂。

吐泻后服下方：

柴胡9g，白芍9g，生晒参12g，陈皮9g，苍术7g，厚朴7g，生姜6片，炙甘草6g，半夏9g，白术10g，干姜7g，川椒5g。

3剂，水煎服。

4月26日二诊：药后呕吐白黏痰约200mL，并腹泻五六次，初为稀便，后为水样便，口服凉粥后缓解。吐泻后全身自觉轻松，胸及心下疼痛明显减轻，咽亦不痛。目前轻微咳嗽，他可。脉关尺沉而无力，两寸滑大。

证属：阳虚于下，痰聚于上。

法宜：先吐上焦之痰，再温下焦之寒。

瓜蒂6g，轧细，先服2g，令其吐。若半小时后不吐，继服1g；半小时后不吐，再服1g，得吐则止。

5月7日三诊：药后呕吐4次，为进食的药液及少量痰涎。吐后胃部不适缓解。

【按】吐，下为八法中二法，其用由来已久。至今，下法已少用，吐法更罕见。《素问·阴阳应象大论》曰：“其高者，引而越之；其下者，引而竭之；中满者，泻之于内。”此案有受凉饮冷史。脉沉迟而滑，乃寒痰蓄积于中，致心下痛、胃胀、呕逆；寒痰痹阻二阳则喑哑、咽干。予三物白散逐其寒痰，吐白黏痰约200mL，得泻然便中无黏痰。痰去胸及心下痛明显减轻，咽亦不痛。然两寸尚滑大，乃上焦之痰未除，又予瓜蒌散吐之。药后虽吐，然吐痰不多，胃中已舒。吐下之法，用之得当，其效如鼓，尚须努力继承。

### 例 35　小柴胡汤（少阳病）

常某，女，21岁，学生。

2005年5月13日二诊：寒热往来，每日数作，体温在37.8℃～38.9℃之间，已6日，咳嗽恶心，不欲食，头昏。今月事来潮，腹不痛，量如常。

脉弦数。舌可，苔薄腻。

证属：邪结少阳。

法宜：和解少阳。

方宗：小柴胡汤。

柴胡12g，黄芩9g，半夏9g，党参12g，生姜6片，炙甘草6g，大枣6枚，青蒿15g。

3剂，水煎服，6小时服1煎，日4服，温覆取汗。

数日后，校内相遇，云药后即愈。

【按】脉弦数，乃少阳热结之脉，且寒热往来、头昏、恶心、不欲食等，亦皆少阳见证，诊治不难。

恰月经适来，何以不诊为热入血室？因热入血室者，当具四点特征：一是外感寒热，二是月经适来适断，三是有神志症状，四是有小腹胀痛、硬满。热入血室，是热陷血室与血相搏结，或成血瘀，使经未完而断、涩少；或热迫血行，使经未期而至，或经水过多；伴小腹胀、痛、硬满，或胸胁下满如结胸状等。此案虽逢经水适至，但并无经期不适，亦无神志症状，故不诊为热入血室，仍诊为少阳热结。临床女子外感，当问月经情况，防其热入血室。

### 例36　小柴胡汤（邪伏少阳）

张某，男，20岁，学生。

2006年10月6日初诊：发热半年余，晨起约37.2℃，渐热至37.7℃，至午后3点渐退。热高时微恶寒，头晕，乏力，有痰，食便可。曾用抗生素、中药清热解毒类，未效。

脉弦略数，舌尚可。

证属：邪郁少阳不解。

法宜：和解少阳。

方宗：小柴胡汤。

柴胡12g，黄芩9g，半夏9g，党参12g，炙甘草6g，生姜6片，大枣6枚，青蒿18g。

4剂，水煎服，日3服。

10月9日二诊：昨日上午36.9℃，今日上午36.5℃，未再恶寒，头晕、乏力已除。脉弦缓。舌可，继予补中益气汤4剂，善后。

【按】何以低热半年，邪郁少阳稽留不去？缘于正气弱，不足以驱邪外出，致病势缠绵。小柴胡汤证本质即半阴半阳，半虚半实，本已有“血弱气尽”，无力驱邪外出。小柴胡汤之“嘿嘿”者，即疲劳乏困倦息，体力不济，精神委靡不振，懒于活动、言语，此即“嘿嘿”状，乃正气不足使然。正虚无力驱邪，致邪久羁不愈。小柴胡汤扶正祛邪，方证相符，故效；而寒凉解毒，戕伤正气，邪更稽留不去，故不效。

何以午前热，午后渐退？午前阳气渐盛，少阳本有热，又得时令阳升之助，故尔热渐高；午后阴渐盛，热势敛，故尔午后热渐退，此乃天人相应也。

### 例 37　小柴胡汤（少阳病）

霍某，男，24 岁，本校学生。

2002 年 3 月 8 日初诊：外感 1 周，始寒热，现但热不寒，体温 38.2℃，头昏无力，恶心不欲食，咳嗽有痰，便可。

脉弦按之不实。舌稍红，苔白。

证属：小柴胡汤证。

法宜：疏解少阳。

方宗：小柴胡汤。

柴胡 12g，黄芩 9g，党参 12g，半夏 9g，炙甘草 6g，生姜 5 片，大枣 6 枚。

2 剂，水煎服，日 3 服。

3 月 12 日二诊：药后热除，咳尚未瘥，有痰。脉弦按之不实，两寸较弱。

证属：土不生金，肺虚而咳。

法宜：培土生金。

方宗：补中益气汤。

党参 12g，生黄芪 12g，茯苓 12g，升麻 5g，柴胡 7g，当归 12g，炙甘草 6g，紫菀 12g。

3 剂，水煎服。

该生随我出诊，知药后咳除，已愈。

**【按】**始寒热，当邪在太阳。然已 1 周，邪入少阳。

何以诊为少阳病小柴胡汤证？因其脉弦，且按之不实。弦乃少阳郁结之象；按之不实者，缘于少阳病有“血弱气尽”，半阴半虚的一面，故脉虽弦，按之不实。发热而呕、不欲食、头昏无力、苔白，皆少阳病之见证。

已然但热不寒，何以不诊为热入阳明？且阳明热盛，亦可因胃热而呕、头昏。若诊为阳明经热，无脉洪、苔黄、口渴、大汗等象，故非阳明经热之白虎汤证。若诊为阳明腑实，无脉沉实、苔黄燥，及阳明腑征，故非阳明腑实。因脉弦且按之不实，恰为少阳证之脉。少阳病之热，可往来寒热，亦可身热、潮热，故诊为少阳证，而不诊为阳明病。

小柴胡汤证兼咳者，本应依第 96 条所示，“去人参、大枣、生姜，加五味子半升，干姜二两”。本案未遵此法加减，而予补中益气汤者，因脉不实且寸弱。少阳病之半阴、半虚，实指脾虚而言，故弦而不实；寸弱者，寸为阳位，脾虚清阳不升，肺气不足而寸弱，故此咳当为脾肺气虚而咳。予补中益气汤，健脾益气升清，培土生金。

### 例 38　小柴胡汤（热入血室）

刘某，女，19 岁，学生。

2007 年 2 月 5 日初诊：发热 4 日，即刻体温 38.4℃。经行 2 日，提前约 1 周，小腹胀痛，寐则多梦。素经调寐实。

脉弦数。舌稍红，唇红。

证属：少阳郁热，乍入血室。

法宜：疏解少阳，提取下陷热邪。

方宗：小柴胡汤。

柴胡 12g，黄芩 9g，半夏 9g，党参 10g，半夏 9g 生姜 6 片，炙甘草 6g，大枣 6 枚，红花 9g。

2 剂，水煎服，日 4 服。

春节开学后，相见告曰，药尽而愈。

**【按】**此尚未成热入血室，然已有月经先期，且小腹胀痛，寐不安，知少阳郁热乍入血室。为防其热与血结而成热入血室证，予小柴胡汤，可疏解少阳，又有逆流挽舟、提取下陷之热邪之功，仿陶氏法加红花活血以防血结。

### 例 39　小柴胡汤加味（少阳咳）

陆某，男，26 岁。

2006 年 9 月 17 日初诊：感冒发烧已愈，遗有咳嗽 9 日未痊，胸满。曾静点头孢等未效。

脉弦。舌可，苔白。

证属：少阳郁结而咳。

法宜：疏解少阳。

方宗：小柴胡汤。

柴胡 12g，黄芩 9g，半夏 10g，党参 10g，炙甘草 6g。

干姜 6g，五味子 6g。

2 剂，水煎服，药后已愈。

**【按】**外感虽愈，以其脉弦、胸满，知少阳之邪未解。

少阳病而致咳，可见于四种原因：

1. 少阳气郁，肺气失于疏泄，则肺气逆而为咳；

2. 少阳郁结热化，木火刑金，则肺气逆而咳；

3. 少阳郁结，三焦不利，水液停蓄，上干于肺而咳；

4. 少阳寒化，肺气虚、肺阳虚，肺失宣降而为咳。

本条之咳，从所用药物分析，干姜温肺，五味子敛肺气之耗散，当为少阳寒化、肺之阳气虚而咳。

何以不去人参？少阳寒化，肺气虚寒而咳，法当培土生金。人参补益脾肺之气，故无须去之。

少阳寒化，何以不去黄芩？少阳热结未除，故用黄芩。寒化是少阳证半阴、半虚的一面，权重加大，呈现太阴虚寒加重，当见呕吐、不食、心下痞满、肠鸣下利等，故加干姜。

黄芩、干姜同用，亦寒热并用，且有人参、半夏相伍，亦寓半夏泻心汤意。黄芩清少阳结热，干姜温太阴虚寒，人参培补中气，半夏交通阴阳，且降逆化痰止呕，与病机吻合。

### 例 40　小柴胡汤加减（少阳热结，热传阳明）

王某，女，31 岁。

2002 年 8 月 30 日初诊：低热月余，体温波动在 37.2℃ ~ 37.3℃，曾输液，抗炎未愈，乏力、太息，他可。淋巴细胞 51%，异形淋巴 40%。查骨髓，排除白血病。

脉弦滑，右关偏旺，舌偏红苔白少。

证属：少阳郁热，热传土位。

法宜：清解少阳热结。

方宗：小柴胡汤。

柴胡 12g，黄芩 9g，半夏 10g，生姜 5 片，炙甘草 7g，大枣 6 枚，青蒿 18g。

9 月 10 日二诊：上方连服 10 剂，已 4 日未热。尚太息、呵欠。正值经期，乳胀。脉弦细，舌可。上方去青蒿，加党参 12g，橘叶 9g、当归 12g。7 剂，水煎服，未再来诊。

**【按】**脉弦滑，少阳郁结，热偏盛；右关偏旺者，右关土位，脾胃所居，弦而旺者，少阳之热入于阳明。低热月余未解者，乃邪羁少阳，故宗小柴胡汤疏解少阳热结，加青蒿者，升发少阳，且透热外达。虽有乏力、太息似气虚之象，然脉无虚象，且右关偏旺，乃热势较著，故去人参。

第 96 条小柴胡汤加减法云，“外有微热者，去人参，加桂枝三两，温覆微汗愈”。桂枝辛温，解肌发汗，当治太阳表热者。本案脉弦滑，且右关旺，热偏盛，虽有微热，不宜辛温，故以辛凉芳香之青蒿易之，与病机更符。

二诊脉转弦细者，热除而正气不足已显，郁结未舒，故仍予小柴胡汤，加党参、当归扶正，橘叶解郁消胀。

### 例 41　小柴胡汤加减（热入血室）

孟某，女，11 岁。

2006 年 8 月 29 日初诊：发烧已 5 日，体温 39.5℃左右，往来寒热、头晕、胸闷、恶心、不欲食、嗜睡。恰月经初潮，小腹痛，血较多，夜则谵语。

脉弦数，舌红苔灰黄。

证属：热入血室。

法宜：清解少阳，佐以凉血活血。

方宗：小柴胡汤。

柴胡12g，黄芩9g，半夏9g，党参10g，生姜5片，炙甘草6g，大枣6枚，青蒿30g，丹皮10g，紫草18g，水牛角30g，羚羊角3g。

2剂，水煎服。日4服。

8月30日二诊：药后畅汗，寒热除，尚头昏、胸痞、恶心、不欲食、倦怠，经血已少，腹已不痛。脉弦数已缓，舌红，苔黄腻。

证属：少阳郁结，三焦不利，湿热内泛。

法宜：疏达枢机，畅利三焦，清热化浊。

方宗：小柴胡汤合甘露消毒饮。

柴胡9g，黄芩9g，半夏9g，茵陈18g，滑石15g，藿香10g，石菖蒲8g，连翘12g，紫草15g

3剂，水煎服。日3服。

9月1日三诊：已无不适，经净。脉弦缓，苔退。停药。

**【按】**脉弦数，少阳热结。往来寒热、头晕、胸满、恶心、不欲食等，皆少阳郁结之症。恰经适至，且腹痛谵语，故诊为热入血室。热陷血室，迫血妄行而经量多，故予小柴胡汤加丹皮、紫草凉血活血；加水牛角、羚羊，清心肝之热且凉血，凉而不遏。

太阳腑证中的桃核承气汤证，与热入血室的小柴胡汤证，皆为热陷血分，与血搏结，二者何异？桃核承气汤乃热与血结，瘀热皆重，症见小腹急结，其人如狂，以桃核承气汤泄热化瘀；其重者，小腹硬满，其人发狂，以抵当汤破血逐瘀。而热入血室者，乃热乍入血分，可血热搏结而成瘀，亦可血热搏结而迫血妄行。纵使成瘀，亦血结未甚，不重在活血化瘀。仲景以小柴胡汤治之者，实有逆流挽舟之意，提取下陷之热邪，从少阳达表而解。若血结已甚，亦应加活血化瘀之品。正如叶天士《外感温热篇》所云："如经水适来适断，邪将陷血室……仲景之小柴胡汤，提出所陷热邪，参枣扶胃气，以冲脉隶属阳明也，此与虚者为合治。若热邪陷入，与血相结者，当从陶氏小柴胡汤去参、枣，加生地、桃仁、楂肉、丹皮或犀角等。"

二诊何以改清热化湿？因少阳郁结，三焦气化不利，水液停蓄，易生湿浊，与热相合，而为湿热。小柴胡汤合甘露消毒饮者，一解足少阳热郁，一清利三焦湿热，相辅而成，皆治在少阳。

### 例42　小柴胡汤合葛根芩连汤（三阳合病）

王某，男，22岁，学生。

2005年8月26日初诊：恶寒发热，热后阵汗，汗后又寒，寒热往来，头身痛，胸胁满，恶心，口渴，腹痛，下利水泻，今日上午已泻七八次。已4日。曾输液消炎未愈。即刻体温39.4℃。

脉沉弦滑数。舌嫩绛，苔薄白。

证属：三阳合病下利。

法宜：少阳阳明并治。

方宗：小柴胡汤合葛根芩连汤。

柴胡 15g，黄芩 10g，半夏 10g，葛根 15g，黄连 9g，白芍 12g，炙甘草 6g。

3 剂，水煎服，日 4 服，1 日半服尽。翌日热退利止而愈。

【按】寒热如疟，阵汗出，头身痛，太阳之邪未解；胸胁满、恶心、脉弦，少阳郁结；口渴、腹痛，下利，且脉滑数，阳明热盛，此三阳合病。三阳合病，以少阳为主者，主以小柴胡汤，如第 99 条；以阳明为主者，则治从阳明，如第 219 条。此少阳阳明并重，故少阳阳明兼治，方宗小柴胡汤合葛根芩连汤。因热已盛，故去人参、姜，枣之温补。加白芍者，因腹痛，以其泻木和阴，缓急止痛，意取痛泻要方及芍药汤用芍药之意。

既为三阳合病，取少阳阳明合治，独舍太阳乎？三阳合病，本应主以小柴胡汤，既解少阳郁结，亦兼疏太阳之邪；何况葛根芩连汤本治太阳阳明合病而下利，重用葛根半斤，意在提取下陷阳明之热从肌表而解；二方皆兼顾太阳，非舍而不论。

### 例 43　柴胡桂枝汤（太少合病）

张某，女，22 岁，学生。

1995 年 6 月 25 日初诊：前日夜发热，体温达 40℃，热而汗出，汗后又恶寒，往来如疟。头痛，身痛，饮食即吐，胸闷，心悸，气短，口干。今月经乍行，少腹不痛胀，无幻觉谵语，胁不胀痛，小便自利。

脉浮弦数疾而濡。舌微红，苔白中微黄。

证属：太少合病。

法宜：太少双解。

方宗：柴胡桂枝汤。

柴胡 12g，黄芩 9g，党参 10g，半夏 10g，生姜 6 片，炙甘草 6g，大枣 6 枚，桂枝 10g，白芍 10g，青蒿 18g。

2 剂，水煎服，4 小时服 1 煎。

6 月 27 日二诊：药后畅汗，寒热除，头身痛、恶心亦解，尚头昏、胸闷、心悸、短气。脉沉而濡缓。舌淡红，苔薄腻。查：心电图、心肌酶无异常。

证属：脾虚湿蕴。

法宜：温化湿邪。

方宗：苓桂术甘汤。

桂枝 12g，茯苓 15g，白术 12g，炙甘草 8g，泽泻 15g，半夏 10g。

4 剂，水煎服。

【按】头痛，身痛，寒热乃太阳病；胸闷，呕吐等乃少阳病，故曰太少合病。心悸气短，乃少阳郁火扰心。方予柴胡桂枝汤，太少双解。

药后畅汗者，非发汗法，乃表解里和之正汗，正如第203条所云："上焦得通，津液得下，胃气因和，身濈然汗出而解。"

二诊乃热退，转为阳虚湿盛，少阳本虚之象显露，予苓桂术甘汤温化之。外感见胸闷、心慌、气短，须防心肌炎，应提高警惕。

### 例44　柴胡桂枝汤（太少合病）

曹某，女，22岁，学生。

2004年9月27日初诊：昨夜发热38.2℃，微恶风寒，无汗，口干，咽痛，不欲食，便干，少腹胀，腰痛，经未行。

脉沉弦数，舌可。

证属：太少合病。

法宜：和解少阳，散表之邪。

方宗：柴胡桂枝汤。

柴胡12g，黄芩9g，党参10g，半夏10g，生姜6片，炙甘草6g，大枣6枚，桂枝10g，白芍10g。

2剂，水煎服，6小时服1煎，服后温覆取微汗。得汗，停后服。

翌日告，得汗症解。

【按】寒热、无汗、腰痛，乃太阳表证；口干、咽痛、不欲食、少腹胀、便干，乃少阳郁结。脉沉弦数者，沉主气，弦主少阳郁结，数主热，诊为少阳热结，兼太阳表证，乃太少合病。

此案并无往来寒热、胸胁苦满、呕吐、口苦、目眩诸症，何以诊为少阳郁结？因脉沉弦数，此少阳热结之脉。咽痛口干者，少阳郁火上灼；不欲食者，木郁不能疏土；少腹胀者，乃经脉不利；便干者，非阳明燥屎，乃三焦不利，津液不布，大肠失濡所致。此虽非典型之少阳证，然少阳证之脉已备，且诸症皆可以少阳热结的病机解释，故少阳证的诊断可以成立。其实临床上典型少阳证少，而不典型少阳证多，当善辨识。

### 例45　柴胡加龙骨牡蛎汤（精神错乱）

王某，女，47岁。

2011年6月13日初诊：睡眠欠佳11年，近7天精神错乱，多疑多虑，语无伦次，行为异常，异常亢奋，间断发热伴抽搐，体温37.9℃。查脑电图、脑电地形图均正常，现服氯丙嗪、苯海索。

脉弦滑略数。舌嫩红略暗，苔黄。

证属：痰热内蕴少阳，神魂不宁。

法宜：疏解少阳，清热化痰，安魂宁神。

方宗：柴胡加龙骨牡蛎汤。

柴胡10g，黄芩12g，半夏12g，党参12g，茯苓15g，菖蒲9g，郁金9g，竹茹10g，常山7g，青蒿8g，生龙骨25g，生牡蛎25g，大黄5g。

7月22日二诊：上方共服35剂，未再发热抽搐，情绪可稳定，睡眠、精神、食欲均好转，生活如常人，晨起便急。脉弦滑，舌可。上方加白术9g，去大黄。14剂，水煎服。

**【按】**柴胡加龙骨牡蛎汤，主烦惊、谵语，皆神志不宁之症。脉弦主胆郁，滑数主痰热，故诊为痰热内蕴少阳。痰热扰心，则神志不宁。后世之黄连温胆汤，即清化痰热，治虚烦不眠、惊悸不宁、癫痫等症，本案亦治胆经痰热，二者方异义通。

## 例46　麻黄附子细辛汤（阳虚感寒）

韩某，女，23岁，学生。

2008年3月14日初诊：昨始恶寒发热，体温37.8℃，面红热，头痛，咽痛，耳痛。月经先期10日，将净，无少腹不适。

脉弦细紧数减。舌淡红，苔薄白。

证属：阳虚感寒。

方宗：麻黄附子细辛汤。

炮附子9g，细辛5g，麻黄5g，桂枝9g，白芍10g，大枣5枚，炙甘草6g，生黄芪12g，党参12g，白术10g，炮姜5g。

3剂，水煎服，日3服。

**【按】**脉弦紧乃寒束，细而减乃阳虚，与少阴脉微细意同；其数者，乃因虚而数。故诊为阳虚感寒。

面红而热，热盛者有之，阳浮者有之，此案缘何面红而热？以脉定证，脉乃阴脉，则此面红热乃阳虚阴盛，阳浮使然。方中附子、干姜、人参、黄芪、甘草，皆温阳益气之品，引火归原；麻黄、细辛、桂枝通阳而解寒凝。因虑其辛散助其阳浮，故方中加白芍酸敛之品以佐之，甘草以和之。

## 例47　麻黄附子细辛汤（太少两感）

付某，女，31岁。

2002年7月24日初诊：发热已20余天，曾输液、消炎、抗病毒、服清热解毒之方，未效。伴恶寒，无汗，头身痛，乏力，纳呆。即刻体温38.2℃。

脉沉细弦涩，左脉无力。舌可，面晦。

证属：阳虚感寒。

法宜：温阳散寒。

方宗：麻黄附子细辛汤。

麻黄6g，炮附子15g，细辛5g。

2剂，水煎服。日3服，得汗停后服。

7月27日二诊：服药1剂得汗，恶寒解，头身痛除。昨日午后体温37.1℃，身有微热感，他无不适。脉舌如上，阳仍未复，予益气温阳。

生黄芪12g，党参12g，白术9g，茯苓12g，炙甘草7g，当归12g，柴胡8g，升麻5g，炮姜5g，炮附子12g。

4剂，水煎服。

药后热退，已无不适，脉尚弱，嘱服补中益气丸半月，以善其后。

【按】阳虚之体，虽于暑天，因贪凉饮冷，亦可感寒。脉弦细涩无力，乃阴脉；寒热无汗，头身痛，仍寒邪闭郁，故予麻黄附子细辛汤，温阳散寒，太少同治。二诊尚有微热者，非外感余热未尽，因脉仍弱，故此微热乃阳虚易动而热，仍予温补。

### 例48　麻黄附子细辛汤（少阴表证）

徐某，男，22岁，学生。

2004年10月5日初诊：昨夜恶寒发热，体温39.4℃。头痛，身痛，呕吐，手足凉。夜间已发汗，恶风寒已解，仍发热，即刻体温38.7℃。

脉左沉细无力，右沉弦拘紧。舌可，苔白。

证属：少阴感寒。

法宜：温阳散寒。

方宗：麻黄附子细辛汤。

麻黄6g，炮附子12g，细辛5g，吴茱萸6g生姜6片，炙甘草7g。

2剂，水煎服。6小时服1煎。药后得微汗，病除。

【按】脉沉细无力，乃少阴脉；且左肝右肺，左脉沉细无力，肝阳亦虚，故此证实为少阴厥阴两虚。右沉弦拘紧者，乃寒束之象。右脉主气、主肺，寒袭肌表，肺气不宣，故右脉拘紧。头痛、身痛、恶寒，手足凉，乃寒袭肌表，故此证诊为少阴表寒。方以麻黄附子细辛汤温阳散寒；加吴茱萸、生姜以温肝散寒。

麻黄附子细辛汤，立方宗旨是温阳散寒，余常用于三种情况：

一是阳虚，寒束肌表者，此方温阳散寒。

二是阳虚，寒邪直中少阴，而不在表，见阴冷阴缩、小腹寒痛、四肢厥冷、头痛等。附子温阳；细辛启肾阳，散沉寒，且引麻黄直达于肾，散直入于肾经之寒达于肌表而解。

三是纯为阳虚阴寒凝泣者，麻黄附子细辛汤仍然可用，此时用麻黄，已非散客寒，而是发越阳气解寒凝，伍细辛之启肾阳，相辅为用，鼓舞阳气之升发布散。所以，纯阳虚者，此方亦可用，此时麻黄、细辛量宜小。

### 例49　麻黄附子细辛汤（寒疝）

张某，男，31岁，消防队员。

1959年6月3日初诊：余大学实习时，随名医孙华士老师学习。一男体壮，中午合房，窗牖未闭，房事后风寒乘虚袭入少阴，尿道抽痛甚，牵引小腹。来诊时两腿分开很宽，蹶踽而行，对阴器不敢稍碰。脉弦细拘紧。余予小建中汤，不效。孙华士老师改用麻黄附子细辛汤，竟1剂而愈。

【按】房事后，肾气乍虚，精窍开，外邪乘虚而客。寒主收引，致尿道抽痛。初诊误以为房事后阴精亏，筋脉失柔而拘急，故予小建中汤，治其“虚劳里急，腹中痛”。孙华士老师以其脉拘紧有力，乃客寒所袭，故取麻黄附子细辛汤，温经散寒。辨证切当，竟1剂而瘳。此案给我印象至深，对我理解寒邪直中三阴颇多启迪。

### 例50　麻黄附子细辛汤［阳虚寒凝（高血压）］

王某，男，35岁。

2008年10月13日初诊：头紧懵，腓酸，寐不安。患高血压两年，服降压药控制在150/100mmHg。

脉弦拘而迟。舌淡，苔白。

证属：阳虚寒凝。

法宜：温阳散寒解痉。

方宗：麻黄附子细辛汤。

麻黄8g，炮附子18g，细辛7g，干姜8g，半夏15g，茯苓15g，全虫10g，蜈蚣12条。

3剂，水煎服。加辅汗三法，取汗。停服西药。

10月16日二诊：药后得汗，降压药已停。头顶尚紧，寐已可，腓不酸。血压140/115mmHg，脉弦迟无力。舌淡。上方加吴茱萸7g。

11月3日三诊：上方共服14剂，蜈蚣加至15条。头略沉，他症除。血压120/80mmHg，脉弦缓减。上方继服14剂。

【按】脉弦拘而迟，乃阳虚寒凝之象。温阳散寒，合以蜈蚣、全虫，搜剔解痉。血脉舒缓，血压自可下降。

### 例51　麻黄附子细辛汤合息风解痉［寒邪凝痹（高血压）］

王某，女，44岁。

2006年11月24日初诊：高血压已3年，高时血压170/110mmHg，服卡托普利、尼群地平、倍他乐克、舒乐安定，血压控制在140/90mmHg。平素头胀，心悸，臂酸麻，咽跳动（轻度痉挛），失眠。ECG大致正常，TCD脑供血不足。

脉沉弦，拘紧而急。舌可。

证属：寒邪凝痹。

法宜：温阳散寒解痉。

方宗：麻黄附子细辛汤合息风解痉之品。

炮附子15g，麻黄8g，细辛6g，桂枝12g，干姜6g，防风9g，葛根15g，生姜6

片，僵蚕 12g，蝉蜕 9g 全蝎 10g，蜈蚣 15 条。

3 剂，水煎服。2～3 小时服 1 煎，啜粥、温覆取汗。汗透停后服，未汗继服。

11 月 27 日二诊：服药 3 煎得汗。头晕、心悸除，臂麻减轻，睡眠如前，大便干。血压 130/85mmHg。脉弦拘，紧急之象已除。仍予上方，加肉苁蓉 18g，7 剂，水煎服，不再刻意求汗。

**【按】**高血压乃西医病名，而中医分析此病的病机，则寒热虚实皆有，原因甚多，并非三法五法所能涵盖，更非镇肝息风汤一方所能包揽，要在辨证论治，谨守病机。

本案头胀、心悸、臂麻、失眠、咽跳感等，仅从症状看，说不清是什么病机，当然也就不能立法处方。究竟什么原因出现上症及血压高，当进而诊脉。脉见沉弦拘紧而急，此乃寒邪收引凝泣之脉。其急者，乃寒束阳郁之象，阳气被束而不肯宁静，则奔冲挣扎，脉见躁动之象，称之为急。《伤寒论》第 4 条："脉数急者，为传也"，即载有急脉。

诊脉可明其证，证属寒邪凝痹。寒邪凝痹何以见上症？寒痹经脉不通，则头胀、臂麻；寒扰心神而心悸失眠；寒痹二阳则喉痹，阳被束而动。

寒凝何以血压高？因寒凝而脉缩蜷、绌急，外周阻力增高，故可血压升高。

依脉可定其证，为寒邪凝痹。治疗的关键在于解除寒凝状态。寒邪去，则脉缩蜷、绌急自然解除，则脉舒缓，气血畅达，诸症得除，血压亦降了下来。

方取麻黄附子细辛汤，加桂枝、葛根等，温阳发汗散寒。因脉处于痉挛状态，故于散寒发汗的基础上，更增全蝎、蜈蚣、僵蚕、蝉蜕以解痉，故取方名曰寒痉汤。汗后症减且血压亦降，证明发汗散寒解痉法是符合病机的，是经得起实践检验的。

汗后之变，可观其脉证，知犯何逆，随证治之。若脉仍紧涩者，乃汗出未彻，可二汗、三汗。若脉已变，则脉变证变，再随证治之可也。

### 例 52　再造散（阳虚感寒）

付某，女，21 岁，学生。

2003 年 12 月 29 日初诊：素体虚弱，外感后，恶寒无汗，发热，体温 37.9℃，周身痛，腰痛，足冷，胃中嘈杂胀满。

脉沉无力，寸独大，按之虚。舌淡灰。

证属：阳虚外感。

法宜：温阳散寒。

方宗：再造散。

生黄芪 12g，党参 12g，炙甘草 6g，桂枝 9g，炮附子 15g，干姜 6g，羌活 6g，荆芥 5g，麻黄 3g，川芎 7g 白芍 12g，细辛 4g，大枣 6 枚，肉桂 5g。

2 剂，水煎服。日 3 服。

12 月 30 日二诊：药后热已退。尚恶风，身酸楚，腰痛，足冷。服药后咽痛。脉舌同上，继予引火归原。

生黄芪12g，党参12g，白术9g，炙甘草6g，炮附子12g，肉桂5g，干姜5g，半夏10g，山茱萸15g。

2剂，水煎服。

2006年5月22日三诊：相隔3年多。外感4天，因才工作，不敢请假，自己吃了点成药，拖延至今。现已但热不寒，且有微汗，尚头晕恶心，咽痛，身痛，懈怠无力，膝下冷。体温37.6℃。脉沉弦细拘滞。舌淡胖，苔白润。

证属：阳虚寒凝。

法宜：温阳散寒。

方宗：桂枝加附子汤。

桂枝10g，白芍10g，炙甘草7g，生姜5片，大枣6枚，炮附子12g，党参12g。

2剂，水煎服。日3服。

数日后双休日来告已愈。嘱，早服人参归脾丸，晚服金匮肾气丸，坚持服1～2个月。

**【按】**发热、恶寒、无汗、身痛、腰痛，当属太阳表实，予麻黄汤。然脉沉无力，寸独大按之虚，知为阳虚阴盛，虚阳升浮，又兼感外寒，故予再造散，益气温阳散寒。

脉沉无力乃阳气虚；寸脉虚大，乃阴寒内盛，虚阳浮越于上，法当温暖下元，引火归原，故方中加肉桂，与附子、干姜相伍，以使浮游之火下归宅窟。白芍之酸收，升散之中有收，防其阳越。

二诊服再造散后，热虽退，然增咽痛。此咽痛，非为热盛，乃虚阳所致。引火归原，虽可温暖下元，使浮游之火下归宅窟，但毕竟所用之药性皆辛热，温下之时，亦可格拒，反使阳浮，故尔咽痛。仲景白通汤加人尿、猪胆汁反佐之，以防格拒。余遵仲景法，加山茱萸合白芍，酸收以敛浮阳，防其格拒。

阳旺阴弱之脉，可见于五种情况：

1. 阳浮大而虚，尺无力者，此为下焦阴寒，虚阳浮越于上，当引火归原，法如白通汤加人尿猪胆汁。

2. 阳浮大而虚，尺细数者，此为阴虚不能制阳，阳浮于上，法宜滋阴潜阳，仿三甲复脉汤主之。

3. 阳脉数实，尺细数者，此心火旺而肾水亏，法当泻南补北，方宗黄连阿胶汤。

4. 阳脉洪大，尺细数者，此上焦气分热盛，下焦肾水不足，法宜滋下清上焦气分之热，方宗玉女煎。

5. 阳脉盛而尺弱无力者，此上热下寒，法当清上温下，方宗附子泻心汤法。

脉若难以遽断，当进而查舌，阳虚者，舌当淡胖；阴虚者，舌当红绛；再结合神色、症，不难分辨。

### 例53　吴茱萸汤（厥阴头痛）

张某，女，47岁，会计。

1977年7月23日初诊：颠顶痛已13年，时好时犯，屡治不效。夏夜于室外乘凉，感受风寒，头剧痛，颠顶尤甚，痛欲撞墙，面色青，手足冷，恶心，吐清水，无嗅味。

脉沉弦紧。舌质略紫暗，苔白润。

诊为厥阴头痛，予吴茱萸汤：

吴茱萸12g，党参12g，生姜15g，炙甘草6g，大枣4枚。

配合针刺上星透百会、合谷、太冲。2剂而痛缓，6剂痛止。后予逍遥散加吴茱萸，至今未发。

【按】吴茱萸汤暖肝散寒，温胃降逆，治厥阴头痛，余屡用屡效。概肝阳虚衰，阴寒内盛，或肝阳虚，外寒直中厥阴者，吴茱萸汤皆可用之。厥阴寒逆，干于颠顶则头痛，乘于胃则下利吐涎沫，逆于胸胁则胸满胁痛，淫于下则阴缩少腹痛。肝属厥阴风木，其政舒启，其德敷和，主春生升发之气，春生之气得以升发，周身之气机才能生机勃发。肝阳一衰，五脏六腑之气机升降出入皆可乖戾，由兹引发广泛病变，如筋挛瘛疭、痹痛、胸痹、脘腹痛、吐利、肢厥、躁烦等。

余运用吴茱萸汤治疗头痛的指征有四：

1. 疼痛部位主要在颠顶，旁及他处。这种头痛或剧或缓，时轻时重。重者可面色发青，有的可绵延十余年，每次生气或受风寒时易发。

2. 呕吐涎沫。其呕，多呈干呕或恶心，或呕吐，其吐涎沫，多为吐清水，无酸腐食嗅味，有的多唾，有的是舌下及两颊时时涌出清水。

3. 手足凉。其程度有轻有重。

4. 脉常是弦、弦紧、弦迟。

凡具此四条，均可诊为厥阴头痛，以吴茱萸汤治之，常可取得突兀之疗效。

### 例54　吴茱萸汤（妊娠呕吐）

赵某，女，27岁。

1972年3月12日初诊：禀赋素弱，妊娠3个月，呕吐不止，吐出皆为清水，饮食难进，肢冷无力。

脉沉弦细无力，舌淡苔白。

予吴茱萸汤散厥阴寒逆，温中下气。

吴茱萸7g，生姜10g，党参9g，白术8g，半夏8g。

2剂吐止，饮食得进，足月分娩。

【按】妊娠呕吐，胎热固多，然亦有因于寒者。《金匮要略》即以干姜人参半夏丸治妊娠呕吐不止，为中虚而有寒饮者设。此肢冷而吐，且脉呈弦象，中阳不足，肝亦寒逆，故予吴茱萸暖肝散寒，温中下气。东垣云，浊阴不降，厥气上逆，膈塞痞胀满，非吴茱萸不可治也。

## 例 55　参附汤［亡阳（中毒性消化不良）］

靳某，男，6岁。

1964年2月18日初诊：吐泻5日，身冷如冰，呼之不应，呼吸微弱，肛门如洞，断续有暗红色粪水渗出，面色如土。全家围于床前，嚎啕大哭，呼天抢地。诊之寸口脉无，趺阳脉微，知一丝胃气尚存。急予参附汤救之。

红参15g，炮附子10g，干姜5g。

浓煎，不断地一滴一滴抿入口中，经半日两煎服尽，阳气竟回，身温目睁，肢体亦可移动，寸口脉虽微弱，然已可触知。继予上方加赤石脂10g，回阳救逆，固涩下元。1剂后洞泄亦止。三诊上方又加山萸肉15g，2剂，阴阳两兼，药尽而愈。

**【按】**急症亡阳者，尚易治，久病亡阳者难治，参附、四逆辈可回阳救逆，起死回生，已屡用不爽。

亡阳证，俗皆称大汗淋漓，其实非必皆然。阳亡不固固可汗泄，然亦可因阳亡津液不得气化敷布而无汗。此例即亡阳无汗可为佐证。

## 例 56　参附汤［真寒假热（肺癌）］

刘某，男，79岁，铁路退休工人。

1982年1月3日初诊：两个月前，因高热39℃以上，持续不退而住院。初以为外感，治疗未效；继之胸片发现肺部阴影，以肺炎治疗未效；又经9次查痰，7次发现癌细胞，并经气管镜检查确诊为肺癌。因治疗无望而转回家中。诊时仍高热39.3℃～39.8℃，身热而畏寒肢冷，蜷卧，口中干热如开水烫，渴喜冷饮，且一次食冰糕两支，觉得心中舒服，咳嗽痰多，呕吐，胸闷气短，大便干结，神识尚清，面色黧黑而两颧浮红。

舌淡暗无苔且润，脉数大持之虚。

此阴盛格阳，真寒假热证。予参附汤：

红参10g，炮附子12g，干姜5g，白术10g，山茱萸15g。

另用吴茱萸面，醋调敷足心。

1月5日二诊：服上方2剂，身热竟退，尚肢冷畏寒蜷卧，口已不热，且畏食冰糕；仍咳嗽多痰，便干。两颧红色已消，脉尚数已不大，按之无力。此浮阳已敛，虚寒本象显露。仍予温阳救逆，引火归原。

红参10g，炮附子12g，肉桂6g，干姜6g，山茱萸15g，肉苁蓉15g，炙甘草6g。

此方进退连服15剂，春节后已可背上马扎，自行到大街上晒太阳。

**【按】**真寒假热，乃阴阳行将离决，缘于阳气虚衰，阴寒内盛，虚阳不能固于其位而浮越。浮于外者谓之格阳，浮于上者谓之戴阳。其临床特点为外呈一派热象，内显一派寒象。景岳曾细致描述其临床特征，谓"假热亦发热，其证则亦为面赤躁烦，亦为大便不通小便赤涩，或为气促咽喉肿痛，或为发热脉见紧数等征"。"其内证则口虽干渴必不喜冷，即喜冷者饮亦不多……或气短懒言，或色黯神倦，或起倒如狂而禁之则止，自与登高骂詈者不同，此虚狂也”。“凡假热之脉，必沉细迟弱，或虽浮大紧数而无力无神。”此热，自觉燥热殊甚，欲卧泥地，欲入井中。经此案，始知假热体温亦可高。

寒热真假，务在辨清孰真孰假。辨别关键在于脉，正如景岳所云：“察此之法，当专以脉之虚实强弱为主。”脉之强弱，以沉候为准，虽身热如火，脉洪大数疾，若沉取无力，即为假热。虽身冷肢厥，昏愦息微，脉沉小细迟紧，若沉取有力而见躁者，即为假寒。若脉症尚难判明，则当进而察舌。舌淡胖嫩滑，必是阳虚阴盛，真寒假热；舌红绛苍老坚敛、干燥少津，必是热结于内，真热假寒。然亦有阴寒盛而舌红者，此阳虚寒凝，气血运行不畅，致血凝泣而舌红，此红多兼嫩暗，必不干敛、苍老。此乃吃紧之处，医者望留意于此。

本案以参附汤益气回阳。阳越于外，施之辛热，防其阳未复而浮越之阳更形脱越，故加山茱萸敛其耗散之真气，且固其本元。吴茱萸敷足心者，引热下行之意。

## 例 57　参附汤［真寒假热（肝癌）］

孙某，男，57 岁，工程师。

1985 年 5 月 13 日初诊：肝癌术后，胁部留一引流管，终日流黄绿色液体，云绿脓杆菌感染，高热 39℃～40℃，持续 1 个月不退，已用多种进口抗生素，高热不见稍减。人已瘦弱不堪，备受折磨，痛不欲生，遂请中医诊治。

阳脉大按之虚，尺脉沉细拘紧而涩。

此阴盛格阳，予桂附八味丸治之。

炮附子 12g，肉桂 6g，熟地 12g，山茱萸 12g，山药 12g，泽泻 10g，丹皮 10g，茯苓 12g。

上方共服 6 剂，热退身凉，阳脉敛而阴脉复。

**【按】**阴盛格阳者，赵献可《医贯》称龙雷火动，此火得湿则焫，遇水则燔。每当浓云骤雨之时，火焰愈炽。不可水灭，不可直折，当引火归原，惟八味丸，桂附与相火同气，直入肾水，据其宅窟而招之，同气相求，相火安得不引之而归原。

龙雷火动之真寒假热证，其脉之特点为阳脉大而尺脉沉细。此种阳强阴弱之脉，可见于三种情况：

一是心火旺而肾水亏，水亏不能上济心火，心火独亢而不下交，呈现水火不济、心肾不交。其阳脉之大也，必按之有力；其尺脉之细也，按之必细数。治之当泻南补北，代表方为黄连阿胶鸡子黄汤。

一是阴虚不能制阳，阳浮而大按之虚，其阴脉当细数躁急。治当滋阴潜阳，方如三甲复脉汤之类。

一是阴盛格阳，由于阳气虚衰，阴寒内盛，虚阳浮越于外，成为格阳、戴阳。尺脉当沉细无力，或沉细拘紧无力；阳脉浮大按之虚。治当引火归原，使浮游于外之阳得以下归宅窟。方如白通汤、白通加猪胆汁汤，桂附八味之类。

此三者脉象，皆阳旺而阴弱，然病机、治则迥异，差之毫厘，谬之千里。若脉象难以遽断，当进而察舌。水亏火旺者，舌红而坚敛苍老；阴虚阳浮者，舌当嫩而光绛无苔；阴盛格阳者，舌当淡嫩而润，或淡嫩而黯。

### 例 58　参附汤加味［真寒假热（麻疹）］

赵某，男，17 个月。

1965 年 2 月 4 日初诊：发热 3 日，体温高达 41.7℃，体胖面白，舌淡苔滑，脉疾无力，喘促肢冷，烦躁哭闹不得稍安，疹淡稀隐隐。此阳虚不能托疹，予参附汤加味，以回阳益气托疹。方予：

炮附子 6g，人参 6g，鹿茸 4.5g，当归 6g。

浓煎频服。2 剂服尽，面色由青白转红，肢冷亦除，麻疹 1 日即布满全身，热亦降。

**【按】**余 1963 年至 1971 年，8 年多任大庆油田总院儿科专职中医师，负责儿科全科会诊。8 年里，全部看的是急症、危症。当时大庆油田几十万人会战，地处北大荒，自然条件恶劣，生活条件也非常艰苦，儿科发病率甚高。当时尚无麻疹疫苗，每至冬春麻疹流行，儿科 180 张病床爆满，常走廊、大厅都加满了床，患儿每年病死者达 500 余名。有一类白胖的患儿，都是高热 41℃以上，面色㿠白，舌淡肢冷，麻疹出不来，喘憋呼吸困难，脉搏可达 200 次 / 分以上，但按之无力。余初不识此证，套用通常的表疹方法，7 例皆亡。后读《中医杂志》的一篇报道，始知此为阳虚之体，当予温补回阳以托疹，余仿效之，之后 11 例皆活。此案乃其中 1 例耳。

高热 41℃以上，因儿科大夫都知道不能用物理降温及退烧药，否则麻疹立刻收敛，造成疹毒内攻，故都仰仗中医表疹。此类患儿诊为阳虚，以其面色㿠白、舌淡、脉疾无力，故予回阳托疹。由此可见，阳虚发热，照样可高达 40℃以上，不可见体温升高辄云热盛，妄用寒凉。属阳虚寒盛者有之，莫重蹈余之覆辙。前车之鉴，当谨记。

### 例 59　参附汤合葶苈大枣泻肺汤［阳虚水泛（风心病，心衰，心包积液）］

王某，男，57 岁。

2009 年 1 月 5 日初诊：风心病 8 年，目前心功能不全，心包积液，肺水肿。每日服螺内酯、地戈辛、布美他尼等药，仍喘憋、气短、不能平卧，尿少，下肢明显凹陷性水肿，觉心下热。

脉弦迟无力。舌暗红，苔少。

证属：阳虚水泛。

法宜：温阳泻水。

方宗：参附汤合葶苈大枣泻肺汤。

炮附子 30g，红参 15g，葶苈子 15g，山茱萸 18g。

4剂，水煎服。

1月9日二诊：患者症状减轻，已可平卧，未再憋醒，腹中有气，上攻亦轻，心下已不热，尿量增多，下肢肿消，腿冷已除。脉尚未起，上方改炮附子50g，加桂枝12g、茯苓18g。

5月15日三诊：上方加减，共服药4个月。之间曾因感冒，病情有所反复，继续治疗，又转趋稳定。现已无何不适，体征已消，可上五楼。

**【按】**风心病心衰，服多种药，心衰难以纠正。以其脉弦迟无力，乃阳衰阴盛之脉。阳虚水泛，则尿少水肿，上迫于肺而喘憋气短，不能平卧。其心下热者，乃积阴之下，必有伏阳。阳虽馁弱，但已弱之余阳，仍可积于一处而为热，故心下热。舌暗红者，乃阳虚血运不畅，血泣而红，此红不可误为热盛。

此证关键在于扶阳，离照当空，阴霾自散，故以参附汤主之。加葶苈大枣泻肺汤者，以其水势盛，上逼于肺而喘不卧，故取葶苈泻肺水，且葶苈亦有强心之功。何以去大枣？因已用人参护其正，可不必再加大枣之滋腻。何以加山茱萸？因山茱萸善能收敛元气，振作精神，固涩滑脱。此案虽为阳虚，当用附子，又虑其虚阳易浮，防其水病脉暴出者死，故尔加山茱萸以监之，此法取自张锡纯之来复汤。历经4个月，共服120余剂，阳复而症消。对风心病，中医确可缓解症状，尚难彻底治愈，当慎养。

### 例60　附子理中汤［亡阳（中毒性消化不良）］

李某，男，2.5岁。

1964年3月12日初诊：麻疹已退，下利十余日，日趋加重，水泻无度，渐肛门不收，视之如洞，粪水外淫，难分便次，味腥色青，手足厥逆，周身欠温，闭目不睁，呼之不应。寸口脉已无，趺阳脉时隐时现，症已极危，阖家抱头痛哭。急予附子理中汤，回其垂绝之阳。

炮姜3g，炮附子4.5g，人参6g，肉蔻4.5g，炙甘草6g。

浓煎频喂。

半日许，趺阳脉已出，手足转温，但有粉红色血水从肛门流出。此阳虚不能摄血，仍当回阳。宗前法加阿胶6g。次日精神好转，已能睁眼，再依前法加茯苓6g，生黄芪6g，3剂而愈。

**【按】**疹后本宜养阴清余热，然下利无度，导致亡阳，故不拘常法，急以附子理中汤挽其垂绝之阳。下粉红色血水者，乃阳不摄阴，脾不统血，仍当回阳摄阴。检讨原方，若加赤石脂，不仅能止泻固脱，尚能止血，更为妥帖。

凡重症当诊趺阳脉。趺阳主胃气，虽寸口脉已绝，只要趺阳未绝，说明胃气尚存，尚有生机，有挽救之希望。若趺阳已绝，难以复生。

### 例61　四逆汤加味（阳虚发热）

魏某，女，66岁。

2006年8月5日初诊：10天前发热，体温40℃左右，遍身红疹，痒，不恶寒，输液后，烧未退，增脘腹膨胀不能食，已1周未进食。便本干，服泻药后，便稀如垢油，昨晚39.5℃，服退热药汗出始退。身软无力，搀扶来诊，即刻体温39.2℃。

脉沉细数无力。舌绛，中无苔，两边有苔。面泛青黄。

证属：阳虚发热。法当：温阳，引火归原。

方宗：四逆汤。

炮附子15g，干姜6g，炙甘草7g，红参12g，生黄芪15g，山萸肉15g。

水煎服，3剂。日3服。

8月7日二诊：昨晚体温38℃，自已无发热恶寒之感，脘腹胀满已轻，饮稀粥1碗。大便昨2次，仍稀色褐，小便清如水。脉弦数，按之减，继予上方加干地黄15g，五味子6g，4剂，水煎服。日3服。

8月10日三诊：药后未热，甚觉疲倦，手足冷，脘腹略满，食增。1日可进粥、面片三四碗，大便溏，已不稀。日一二次。脉弦缓滑，力稍逊。舌嫩红苔薄白。

炮附子12g，干姜5g，红参12g，白术10g，炙黄芪12g，茯苓12g，山药15g，益智仁6g，山萸肉12g，五味子5g。

7剂，水煎服，日1剂。

**【按】**高热，然脉无力，故诊为阳虚发热。脉虽数，因数无力，故不以热看，仍诊为阳虚。《濒湖脉学》论数脉，“实宜凉泻虚温补”。数而有力者为实，宜寒凉之药泻火；数而无力者为虚，宜温热之药扶阳益气；同为数脉，一虚一实，天壤之别，冰火迥异。指下微妙之变化，诊治截然不同。

本为阳虚之体，输液寒入，又复泻下通便，致重伤脾阳，脘腹膨满不食，下利色褐。

阴寒内盛，阳浮于外故热，亦真寒假热。阳越者，本当脉浮虚而大，面色如妆，然此脉沉细无力，面青黄，或因阳虽虚未至脱。

舌赤绛无苔者，本为肝肾阴亏的典型舌象，然不以肝肾亏来看待。何故？吾以脉解舌。阳虚阴寒内盛者，寒则收引凝泣，血亦瘀滞不行，故尔舌绛；无苔者，阳虚不能蒸腐，胃气不布，故尔无苔，这就是以脉解舌。若脉数实者乃热盛，热邪煎烁阴液而血泣舌绛，此绛当以热入营血来看。若脉细数，肝肾阴亏而舌绛，当嫩绛或干敛，此阴液亏耗而血凝致舌绛。今脉沉细无力，乃阳虚之脉，舌绛亦以阳虚看，阳气复，血行畅，舌绛自转红活。

加山茱萸者，阳虚而浮，药皆辛热，恐虚阳暴脱，故加山茱萸以收之、亦反佐法也。二诊更加干地黄、五味子者，虑其热久阴伤，且下利亦伤阴，故以二药佐之。

### 例62　四逆汤加减［阳虚阴盛（胰腺炎）］

刘某，男，30岁。

2011年1月7日初诊：患胰腺炎3个月，尚带引流管。腹胀，间断呕吐，不能进食，全身无力，站立困难，两人搀扶而来。低热 37.6℃。查 CT “胰腺大”（自述），血红蛋白 80g/L。

脉沉细微数疾。舌淡红，苔白厚。

证属：阳微，阴霾痹塞。

法宜：温阳。

方宗：四逆汤。

炮附子 15g，干姜 8g，红参 12g，吴茱萸 6g，炙甘草 7g。

1 月 17 日二诊：上方共进 9 剂。精神好转，腹胀减轻，未再呕吐。仍低热，不欲食，体温 37.5℃～37.8℃，引流管仍保留。乏力，大便不成形，日三四次。脉沉弦细疾无力，右脉较前有力。上方加白术 9g、薏苡仁 18g。

2 月 18 日三诊：上方共服 24 剂，引流管已拔出近半月，腹部胀痛缓解，偶有呕吐，约三五日吐一次。便溏，日六七次，仍乏力，血红蛋白 82g/L。脉沉细微疾。舌可苔白。

炮附子 12g，干姜 8g，红参 12g，吴茱萸 6g，白术 10g，肉蔻 10g。

3 月 7 日四诊：乏力明显减轻，自行来诊。无呕吐、腹泻。脉弦细数无力，舌可。上方加黄连 7g，14 剂，水煎服。

【按】脉沉细微，乃少阴之脉，何以数疾？此数非热，乃虚甚也，愈虚愈数，愈数愈虚。阳虚阴霾痹空，致腹胀、呕吐、全身无力。故取四逆汤回阳，“离照当空，阴霾自散”。

胰腺炎惯以大柴胡汤主之，其实虚者寒者皆有，不可把活泼的辨证变成僵死的套路。

### 例 63　乌梅丸（寒热错杂）

冀某，女，54 岁，工人。

1993 年 9 月 17 日初诊：寒热往来五年余，昼则如冰水浸，自心中冷，寒栗不能禁；夜则周身如焚，虽隆冬亦必裸卧，盗汗如洗。情志稍有不遂，则心下起包块如球，痞塞不通，胸中憋闷，头痛，左胁下及背痛。能食，便可。年初经绝。脉沉弦寸滑。曾住院 11 次，或诊为绝经期综合征，或诊为内分泌失调，或诊为植物神经功能紊乱、神经症等。曾服中药数百剂，罔效。此寒热错杂，厥气上冲，乃乌梅丸证。方予乌梅丸主之。

乌梅 6g，细辛 4g，干姜 5g，川椒 5g，桂枝 10g，黄连 10g，黄柏 6g，党参 12g，当归 12g，炮附子 15g（先煎）。

2 剂寒热除，汗顿止，心下痞结大减，4 剂而愈。5 年后得知生活正常，未再发作。

【按】厥阴篇，是由于肝虚而形成的寒热错杂证，以厥热胜复判断阴阳进退、寒热之多寡。此案昼夜寒热往复，同于厥阴病之手足寒热胜复。心下痞结者，乃厥气上逆；汗泄者，以阳弱不能固护其外，致津泄为汗。脉弦者，以弦则为减，乃阳弱不能温煦，经脉失柔而脉弦。寸滑者，伏阳化热上逆，致上热下寒，寒热错杂。张锡纯曾论肝虚证见寒热往来。乌梅丸用肉桂、细辛、附子、川椒、干姜温煦肝阳，当归补肝体，人参益肝气，黄连、黄柏折其伏热。乌梅敛肺益肝，敛肝虚耗散之真气。方与病机相合，疗效显著。

## 例 64　乌梅丸（奔豚气）

杨某，女，52 岁。

2008 年 10 月 31 日初诊：半年前惊吓后出现气逆，自觉有气自小腹向上冲逆，嗳气，当地医院诊断为胃肠功能紊乱。来诊时诉气逆，自觉有气自小腹向上冲逆，嗳气、嘈杂，纳食少，胃脘胀硬，仅能食半个馒头和一小碗粥，心烦寐少，常年胃脘怕冷，胃胀硬，脉弦虚，舌暗红少苔。患者素体阳气不足，阴寒停聚中焦，阳气不达故胃脘怕冷，胃胀硬，又逢惊恐，气机逆乱，阴寒随逆乱之气上冲，则气逆、嗳气、脾胃阳虚，运化无力则纳少、心烦、胃中嘈杂，“胃不和则卧不安”，故寐少，诊断为奔豚气，证属肝阳不足、虚寒上逆，治宜温肝散寒降逆，方宗乌梅丸。

乌梅 8g，细辛 6g，吴茱萸 7g，炮附子 15g，桂枝 12g，干姜 6g，川椒 6g，生晒参 12g，当归 12g，黄连 9g，蒲公英 30g，生黄芪 20g。

7 剂，水煎服，日 1 剂。

11 月 7 日二诊：胃冷减轻大半，胃脘胀满，已不硬，气自小腹向上冲逆感觉明显减轻，寐可，仍有嗳气，时呃逆，纳食增，能食 1 个馒头和 1 碗粥，脉弦细无力，证仍属肝阳不足、虚寒上逆，上方改桂枝 18g，加云茯苓 15g、白术 10g，21 剂。

2008 年 12 月 8 日，其丈夫来石办事，诉上药自行服用 1 个月已无明显不适。

**【按】**奔豚是指病人自觉有气从少腹上冲胸咽的一种病证。由于气冲如豚之奔突，故名奔豚气。通常认为奔豚气主要是由于七情内伤，寒水上逆所致，其病理是由下逆上，而有气、寒、水之别。仲景论及奔豚有心阳虚而逆者桂枝加桂汤，肝郁化热、气逆上奔豚汤，肾阳虚寒水上逆之茯苓桂枝甘草大枣汤，未曾提及乌梅丸治疗奔豚证。实则肝寒不能制冲，冲气上逆，亦可发为奔豚。

《内经》曰：“升降出入，无器不有，升降息，则气立孤绝；出入废，则神机化灭。”肝应春，肝之阳气犹自然界，只有春之阳气升发，才有夏长、秋收、冬藏。无此阳，则生机萧索，生命过程必将停止、终结。人的生长壮老已整个生命过程，皆赖肝之春生少阳之气的升发疏泄；周身气机之调畅，人身血的运行、津液的输布代谢、冲任的调达、精血的排泄、月经来潮、浊物排泄等，皆赖肝之升发疏泄。肝之阳气不足，则阴寒孳生，停聚于内，而生“百病”；阳气不得升发，气机郁滞逆乱，清阳不升，浊阴不降，阴寒上冲则生奔豚。

乌梅丸为《金匮要略》厥阴病篇的主方，方中乌梅味酸，收敛肝逆乱之气，以固本元，故以为君；附子、干姜、蜀椒、桂枝、细辛皆辛热或辛温，加入肝经圣品吴茱萸，功能扶阳温肝；当归补肝之体，党参、黄芪，益肝之气，补肝之用。正所谓“离照当空，阴霾自散”，肝阳得复，则阴寒可降可散，而肝之升发疏泄正常。然“积阴之下必有伏阳”，气机逆乱、阴寒停聚，容易瘀滞化火，黄连苦寒，泄郁伏所化之热。

一诊时，弦虚无力，弦主肝，虚软无力为阳虚，辨证为肝阳馁弱，故以乌梅丸温补肝阳，其人胃中嘈杂，为胃中郁火偏盛，故加入蒲公英合黄连清化中焦伏火；二诊时，症状减轻，脉弦细无力，证仍属肝阳不足、虚寒上逆，其中桂枝加量，又加云茯苓化寒饮，取桂枝加桂汤和茯苓桂枝甘草大枣汤之意，以温顾中阳，阴寒得降，前后服用1个月得效。正所谓“邪之所凑，其气必虚”，阳气不足则阴乘阳位而上逆，阳气得复，则阴寒自散。

### 例65　乌梅丸（下利）

王某，女，23岁，

学生。2002年12月17日初诊：腹痛下利，时作时止，已4年。

脉沉紧无力，舌淡苔白。

证属：厥阴下利。

法宜：温肝阳，调寒热。

方宗：乌梅丸。

乌梅8g，炮附子12g，干姜6g，川椒6g，桂枝10g，细辛5g，当归10g，党参12g，黄连9g，苍术10g，云茯苓12g。

1月17日二诊：上方共服31剂，症除，脉已起。上方继服7剂

2月28日三诊：因放寒假停药，复又腹痛下利，脉弦细无力，舌淡苔白，上方加肉蔻9g。

3月28日四诊：上方共服21剂，已无任何不适，停药。此乃本校学生，半年后相遇，云下利未作，已愈。

**【按】**肝热下迫而作热利，称厥阴下利，主以白头翁汤；而肝寒疏泄不及，升降失司而下利，亦为厥阴下利。斡旋失司，升降悖逆，阴不升而积为寒，阳不降而蕴为热，致寒热错杂，腹痛下利。必复肝阳，调寒热，复其升降之职，则下利乃愈，故方选乌梅丸，从厥阴而治。

### 例66　乌梅丸［嗜睡（脑出血后遗症）］

尹某，男，44岁。

2005年4月12日初诊：6个月前车祸，颈椎受伤，出现嗜睡，终日睡不醒，每日睡16小时尚觉困，疲惫不堪，主持开会，讲一会儿就睡着了。项痛且响。

脉弦濡，阳脉稍差。舌嫩红。

证属：肝阳馁弱，清阳不升。

法宜：温肝升清。

方宗：乌梅丸。

乌梅 7g，炮附子 12g，桂枝 10g，干姜 5g，细辛 5g，川椒 5g，当归 15g，党参 12g，黄连 9g，黄柏 4g，生黄芪 12g，川芎 8g，葛根 18g，水红花子 18g。

14 剂，水煎服。

5 月 6 日二诊：嗜睡已轻，每日约睡 10 个小时，乏力亦减，饮食增。颈尚不适，转动时响。脉弦，阳脉按之减，舌可。上方加巴戟天 12g。14 剂，水煎服。

另：自然铜 10g，血竭 10g，土元 10g，乳香 10g，没药 10g，樟脑 2g，冰片 1g，共轧细面，酒调敷颈。

8 月 5 日三诊：上方共服 28 剂，日睡 8 个小时，精力如昔，颈亦不痛，尚响。原方继服 15 剂，以固疗效。

**【按】**为什么会产生嗜睡？缘于阳气不精。经云："阳气者，精则养神。"阳气旺则神昌。神之昌，表现在三个方面，一是思维敏捷，二是形体矫健；三是脏腑器官的功能旺盛，此即神昌。

神不昌，皆阳不精，或表现为神情呆顿，或倦怠嗜卧但欲寐，或脏腑器官功能低下，一派萧索之状。

阳不精，无非两大类原因，一是阳气衰，不能温煦激发人体的功能，致神情萧索委顿；一是邪气阻遏，阳气不得升降出入而敷布周身，致阳不精，亦产生神不昌之诸症。二者虽皆表现为阳不精而神不昌，但有虚实之别。实者，脉沉取有力；虚者，脉沉取无力，以此别之。本案脉沉弦迟减，乃阳虚之阴脉。沉主气，阳虚无力鼓荡而脉沉；弦为减，为寒，弦而无力为阴寒之脉；迟而减，乃阳虚之象，故此嗜睡，断为阳虚阴盛使然。

本案脉弦减寸弱，乃肝虚清阳不升，头失清阳之奉养，故神靡而嗜睡，阳气不运而懈怠。乌梅丸加葛根以升清，且舒颈腧；加生黄芪益气升清；加川芎、水红花子以活血通经。外敷之面药，活血化瘀止痛，疗颈外伤。一阳升，生机勃发，故精力恢复。

### 例 67　乌梅丸加味（眩晕）

徐某，男，37 岁。

2009 年 11 月 6 日初诊：6 个月前劳累后出现头晕，复视，省级医院查血流变：血黏稠度高；MRI：右侧中脑脑梗死，右侧胚胎型大脑后动脉，诊断为脑供血不足，高脂血症，给予活血化瘀等药物静点治疗复视好转，仍头晕不解来诊。目前头晕、中午头昏沉，精力不济，后头部、颈项后麻木，眼酸胀，口甜，纳可，寐佳，便调。

脉弦无力，尺旺。舌偏红晦。

证属：肝阳馁弱，清阳不升。

方宗：乌梅丸佐升清之品。

乌梅 9g，当归 10g，葛根 12g，细辛 3g，党参 12g，炮附子 9g（先煎），桂枝 10g，黄芪 12g，炙甘草 6g，黄连 10g，柴胡 6g，黄柏 6g，川芎 9g。

7 剂，水煎服。

11月16日二诊：脉弦滑稍减，诉服第三剂时则症状明显减轻，目前上症均消失。上方5剂继续服用，如仍无症状可停药。

【按】一诊：脉弦无力，尺旺，弦主肝，无力主阳虚，尺旺为君火不明、相火不位之象。依头、颈、眼症状可进一步确定，病在肝经循行部位，予乌梅丸温补肝阳加升清气之品。其中乌梅酸，敛其散越之气，以固本元，故以为君；附子、干姜、蜀椒、桂枝、细辛皆辛热或辛温，功能扶阳温肝，令肝舒启、敷布；当归补肝之体，黄芪、党参益肝之气，皆助肝之升发疏泄；黄连苦寒，泄相火郁伏所化之热。又本案尺脉滑，肾阳妄动之象，以黄柏潜降肾阳，苦以坚阴。柴胡此处6g，取其升发之性，加入葛根，益气升清，引药上达头面，川芎为头痛之圣药，可行走经络，通络止痛。二诊症状完全消失，但脉仍弦滑数减，弦主肝，滑为阳气复，减为阳气尚虚之象，故以原方继续服用以固正气。

总之，应用乌梅丸所掌握的主要指征有二：其一是脉弦按之无力。弦为肝之脉，弦为减，乃阳中之阴脉。春令，阴寒未尽，阳气始萌而未盛，脉欠冲和舒启之象而为弦。肝虚者，温煦不及，致脉拘急而弦。其弦，可兼缓、兼滑、兼数等，然必按之减，甚或弦而无力，无力为虚。其二是肝经循行部位或肝所连脏腑出现疾病的症状，或胁脘胀痛，或呕吐、嗳气，或胸痛、心悸，或头晕昏厥，或痉挛转筋，或阴痛囊缩，或懈怠无力，或寒热交作等。数症可并见，或仅见一症，又具上述之脉象，即可用乌梅丸治之。此案尺脉旺者为相火妄动之象，治当加黄柏潜降肾阳，必要时可加入知母，苦以坚阴。

### 例68　乌梅丸加味（冠心病心绞痛）

张某，女，54岁。

2008年10月24日初诊：胸痛、心悸3个月。3个月前因劳累出现胸痛、心悸症状，持续10～20分钟可缓解，曾就诊于当地医院，冠状动脉造影提示：右冠状动脉50%狭窄，心电图：窦性心律，Ⅰ、Ⅲ、aVL、aVF、$V_4$、$V_5$、T波低平。来诊时胸痛、心悸，闻声则惊怵，活动则心痛加剧，伴有汗出，头晕痛，耳鸣，低头时后头紧，多汗，脉弦涩无力，右脉因血管造影损伤，已不足凭。舌绛，舌中无苔。诊断为胸痹，证属厥阴虚馁，治以温补厥阴。方选乌梅丸加味。

乌梅7g，炮附子15g（先煎），桂枝10g，干姜5g，川椒5g，细辛5g，当归12g，党参12g，生黄芪12g，黄连9g，生龙骨18g，生牡蛎18g。

14剂，水煎服，日1剂，日2服。

11月6日二诊：仍胸痛、心悸，活动则心痛加剧，闻声则惊怵，汗出、头晕痛、耳鸣减轻，无后头紧，舌仍绛，苔少，脉弦涩无力。

上方加桃仁12g、红花12g、生蒲黄12g（包煎）。

14剂，服法同前。

12月4日三诊：胸痛、心悸症状明显减轻，无惊怵、头晕、耳鸣，舌转嫩红，脉转缓滑，尺不足，上方加巴戟天12g、肉苁蓉12g。

2009年1月9日四诊：上方服用35剂，症状完全消失，能操持家务，一般活动后无胸痛心悸症状，舌淡红，脉缓滑，心电图：窦性心律，大致正常，停药。

**【按】**乌梅丸乃厥篇之主方，惜多囿于驱蛔、下利，乃小视其用耳。厥阴经包括手足厥阴经，然足经长手经短，足经涵盖手经，故厥阴篇主要讨论肝的问题。“肝为罢极之本”，本案过劳肝气虚馁，肝虚则魂不安，闻声则惊，如人将捕；厥寒上逆则头晕痛，耳鸣；心包为心之宫城，心之外护，代心传令，代心受邪。厥阴虚馁，主要指足厥阴肝经，而手厥阴心包经含于其中，手足厥阴皆寒，脉绌急而心痛，神不宁则心悸。脉弦主肝，无力乃虚寒，涩乃阴盛血行凝泣，舌绛，亦血行凝泣之征。乌梅丸乃寒热并用之偶方。附子、干姜、蜀椒、桂枝、细辛皆辛热或辛温，功能扶阳温肝，令肝舒启、敷和。当归补肝之体，人参益肝之气，皆助肝之升发疏泄。黄连、黄柏苦寒，泄相火郁伏所化之热。乌梅味酸，敛其散越之气，以固本元，故以为君。乌梅丸温补肝阳，增龙骨、牡蛎，安神魂且止汗。虽有血泣未加活血之品，以阳虚而血凝，血得温则行，故首诊未加活血之品。二诊、三诊服温阳之剂后舌仍绛，仍胸痛，心悸，则加活血之药。四诊时，经温阳活血，瘀血渐行，胸痛心悸减轻，舌色由绛转红润，脉转缓滑，知寒凝渐退，阳气渐复，然尺脉仍按之不足，乃肾气亏虚之象，加入巴戟天、肉苁蓉，填补肾元，终获痊愈。

运用本方，基本遵守原方药味与分量，亦有灵活加减。若无真气脱越之象，乌梅常减量。热重者加大寒药用量，或少加龙胆草；寒重时加大附子用量，或加吴茱萸；气虚重时加黄芪；阴血虚重者则加白芍；肾气虚者加巴戟天，淫羊藿；清阳不升加柴胡；兼有瘀滞加桃仁、红花。

另外本案舌绛，实为阳虚，不得上达温煦，气机为阴寒凝塞，而血行郁滞所致，不可见舌绛红少苔就以为阴虚阳热，而一味滋阴清热，以致滋腻碍胃、阳气更损。此即平脉辨证，平脉解症，平脉解舌。

## 例69 乌梅丸化裁

李某，男，37岁。

2009年11月28日初诊：自觉冷气在体内走窜2年，遇寒冷诱发，每发作寒气起于右下肢，经睾丸、腰部向胃脘、头部走窜，遗精数年，右侧重睾丸凉、抽痛3年，胃脘痛4年，腹泻便溏每日3～4次10余年，腰酸腰冷3年，头晕头凉3年，耳朵不自主抽动3年，身体倦怠，睡眠质量差，经常失眠，西医曾诊断为：慢性胃炎、慢性结肠炎、慢性睾丸炎、慢性精索炎、颈椎病、腰椎间盘突出、脑供血不足、植物神经功能紊乱。

脉弦缓而减，舌淡红苔白。

证属：肝虚，一阳不举，阴寒内盛。

方用：乌梅丸化裁。

乌梅9g，桂枝10g，当归12g，橘核10g，炮附子12g（先煎），川椒6g，党参12g，吴茱萸4g，干姜6g，细辛6g，黄连9g，生黄芪12g。

14剂，水煎服。

12月12日二诊：内窜冷气、胃脘痛、腹泻、腰冷痛、头晕、遗精、睾丸痛、耳朵动、乏力、睡眠均明显改善过半，仍会阴胀痛，自觉冷气从会阴向上冲逆，脉弦缓减，上方桂枝加量为15g。

12月26日三诊：诸症状又明显减轻，目前精神可，头不晕，偶有冷气感，遗精止、腹泻止、胃脘不痛稍凉，腰冷已不痛，耳朵不动，睾丸不痛，寐可，脉弦稍减，上方继服调养，嘱咐勿过劳，慎房事。

**【按】**肝的疏泄功能，主要体现在下列几个方面：

1. 人的生长壮老已整个生命过程，皆赖肝之春生少阳之气的升发疏泄。犹自然界，只有春之阳气升发，才有夏长、秋收、冬藏。无此阳，则生机萧索，生命过程必将停止、终结。

2. 调畅全身之气机。升降出入，无器不有，升降息，则气立孤绝；出入废，则神机化灭。周身气机之调畅，皆赖肝之升发疏泄。百病皆生于郁，实由肝郁而发。肝阳虚，肝亦郁，木郁而导致五郁。当然，五郁有虚实之分。

3. 人身血的运行、津液的输布代谢、精的排泄、月经来潮、浊物排泄等，皆赖肝的升发疏泄。

4. 木能疏土，促进脾胃的运化功能、促进胆汁的生成与排泄。

5. 调畅情志。肝藏魂，肝主谋虑，胆主决断，肝与人之情志紧密相关。

6. 肝藏血，调节周身之血量及血的循行。

7. 肝与胆相表里，肝主筋、爪，开窍于目，在液为泪。

8. 肝经所循行及络属各部位的病变。

9. 奇经八脉皆附隶肝肾，故奇经病多与肝相关。

10. 肝为罢极之本。因此肝经病变可引起广泛的病证。

乌梅丸为《伤寒论》厥阴篇的主方，厥阴病的实质是肝阳馁弱，相火郁而化热，形成寒热错杂之证，肝阳馁弱，则肝用不及，失其升发、疏泄、条达之性，因而产生广泛的病证。凡肝阳馁弱，寒热错杂而产生的上述各项功能失常，皆可用乌梅丸为主治之，扩展了乌梅丸的应用范围。

本例患者从头到脚均有病证，可谓“百病缠身”，医者往往不知从何下手，平脉弦缓而减，兼病人症状为循肝经而发之症，断定此案证属肝阳馁弱，西医诊断8种疾病，“悉百病一宗”，以乌梅丸温补肝阳坚持服用，终获疗效。方中乌梅为酸，敛其散越之气，以固本元，故以为君；附子、干姜、蜀椒、桂枝、细辛皆辛热或辛温，功能扶阳温肝；当归补肝之体，黄芪、党参益肝之气，皆助肝之升发疏泄；黄连苦寒，泻相火郁伏所化之热；橘核、吴茱萸，亦入肝经，理气止痛，祛除虚寒阴结睾丸之疝痛。二诊，患者阴气上冲，脉仍弦减，为阳气不足，阴寒上逆之奔豚气，重用桂枝，温阳降逆，取桂枝加桂汤意。三诊，症状大减，脉仍弦减，为阳气未得完全恢复，故守方继续调养。

### 例 70 乌梅丸化裁（胃脘痛）

白某，女，45 岁，石家庄市肉联厂职工。

2008 年 11 月 21 日初诊：1 年前劳累后出现胃脘隐痛，纳凉加重，小腹胀痛且凉，无腹泻，无恶心呕吐，时便秘，西医诊断为胃炎，给予奥美拉唑服用，停用则疼痛发作，晨醒后面肿胀，纳可，月经持续时间长。

脉弦减，舌胖大苔腻。

证属：肝阳馁弱。

治宜：温补厥阴。

方宗：乌梅丸。

乌梅 8g，黄连 9g，生黄芪 12g，炮附子 12g（先煎），党参 12g，细辛 6g，当归 12g，干姜 5g，桂枝 9g，柴胡 8g，川椒 5g。

7 剂，日 2 服，日 1 剂。

12 月 20 日二诊：脉弦数有力，舌淡红，苔薄白，因咳嗽来诊，诉上方应用 14 剂，目前停药 2 周，未服西药，上述症状消失，未复发。

【按】乌梅丸乃厥阴篇之主方，惜因囿于驱蛔、下利，小视其用。肝乃阴尽阳生之脏，阴寒乍退，阳气始萌而未盛，阴阳交争最易因阳气馁弱，阴寒尚盛而形成虚寒之证。肝应春，必待阳气升，始能升发疏泄，犹天地间，必春之阳气升，始有万物生机之勃发。肝阳虚，阳不生发敷布，则见脘腹冷痛等症。然肝中又内寄相火，当肝阳虚而不得升发疏泄之时，已馁之相火亦不得敷布，郁而为热，此即尤在泾所云："积阴之下必有伏阳。"一方面是阳虚阴寒内盛，一方面是相火内郁而化热，这就是造成厥阴病寒热错杂的病机。

一诊：脉弦减。弦为肝之脉，弦为减，乃阳中之阴脉。春令，阴寒未尽，阳气始萌而未盛，脉欠舒启之象而为弦。肝虚者，温煦不及，致脉不及，致脉拘急而弦。其弦，可兼缓、兼滑、兼数等，然必按之减，甚或弦而无力，无力为虚，加之肝经症状，辨证为肝阳馁弱，方用乌梅丸化裁。其中附子、干姜、蜀椒、桂枝、细辛皆辛热或辛温，功能扶阳温肝，令肝舒启、敷和；当归补肝之体，加入生黄芪、党参益肝之气，皆助肝之升发疏泄，加入柴胡更助肝气升发条达；黄连苦寒，泻郁伏之热之火；乌梅为酸，敛其散越之气，以固本无，故以为君。诸药相合温肝调肝，肝阳复而诸症消。二诊脉已有力，为肝之阳气恢复，故肝阳馁弱所致胃脘及肝经不适症状消失。

### 例 71 乌梅丸合吴茱萸汤（寒热错杂）

李某，女，35 岁，农民。

1995 年 7 月 26 日初诊：周身皆麻，阴部亦麻且抽痛，阵阵寒战，时虽盛夏犹须着棉，继之又燥热汗出，须臾缓解，每日数作，颠顶及两侧头痛，牵及目系痛，已半年余，月经尚正常。

脉沉细涩。舌淡苔白。

予乌梅丸合吴茱萸汤治之：

乌梅 6g，桂枝 9g，当归 10g，炮附子 10g，干姜 6g，川椒 5g，细辛 4g，吴茱萸 6g，黄连 9g，黄柏 5g。

据引荐的同村学生述，服 2 剂即大减，4 剂服完基本正常，因路远未再复诊。

**【按】**厥阴证，厥热胜复，亦即寒热交作。夫寒热往来，原因甚多，少阳证、邪伏募原、伤寒小汗法等，皆可寒热往来，其他如大气下陷、肝阳虚馁、肾阳衰惫等亦可寒热往来。

少阳证之寒热往来，皆云邪正交争，诚然。少阳证之半表半里，本非部位概念，而是半阴半阳证。出则三阳，入则三阴，少阳居阴阳之交界处。表为阳，里为阴，故称半表半里。君不见伤寒少阳篇，位居阳明之后、太阴之前乎。阳为邪盛，阴乃正虚。半阴半阳者，邪气尚存，正气已虚。正无力驱邪，故邪留不去；正虽虚尚可蓄而与邪一搏，故邪虽存亦不得深入，致邪正交争。正气奋与邪争则热，正虚而馁却则寒，邪正进退，胜复往来，故有寒热交作。所以，小柴胡汤的组成，一方面要扶正，一方面要袪邪。人参、甘草、生姜、大枣益气健中，扶正以袪邪；柴胡、黄芩清透邪热；半夏非为燥湿化痰而设，乃交通阴阳之品，《灵枢经·邪客》之半夏秫米汤，即意在交通阴阳，使阴阳相交而安泰。从方义角度亦不难理解少阳证的半阴半阳之属性。再者，少阳证解之以“蒸蒸而振”，此战汗之轻者。战汗形成，无非两类，一是邪气阻隔，正气郁伏而不得与邪争；一种是正虚无力驱邪，必待扶胃气，正蓄而强，方奋与邪争而战。小柴胡汤证之战汗，即属后者。以汗解之方式，亦不难理解少阳证半阴半阳之属性。

厥阴证何以寒热往复？乃肝之阳气虚惫使然。肝属木主春，其政舒启，其德敷和，喜升发、条达、疏泄；肝又为风木之脏，内寄相火。春乃阳升之时，阳气始萌而未盛，易为阳升不及。肝气通于春，乃阴尽阳生之时，其阳亦始萌而未盛，最易为阳气不足而春气不升，致生机萧索。厥阴阳气虚馁而为寒，故乌梅丸以众多辛热之品，共扶肝阳，以使肝得以升发舒启。

肝寒何以又热？肝者内寄相火。肝阳虚馁，不得升发疏泄，肝中之阳气亦不得舒达敷布，则虽弱之阳，郁而为热，此即尤在泾所云：“积阴之下必有伏阳”之理。郁伏之火热上冲，则消渴、气上撞心、心中痛热、善饥、时烦；郁火外泛则肢热；肝阳虚馁而不疏土，则饥而不欲食，得食而呕，食则吐蛔，下之利不止；阳虚不敷而肢厥、肤冷、躁无暂安时。阳虚阴寒内盛之际，同时可存在虚阳不布而郁伏化热之机，致成寒热错杂，阴阳交争，出现厥热胜复的表现。此厥热胜复，可表现为四肢之厥热，亦可表现为周身之寒热交作，或上下之寒热交作。表现尽可不同，其理一辙，悟明此理，则对乌梅丸法的理解，大有豁然开朗、别有一番天地之感。

乌梅丸乃厥阴篇之主方，若仅以其驱蛔、治利，乃小视其用耳。厥阴病之表现，纷纭繁杂。阳弱不升，郁火上冲，可头脑晕、头痛、目痛、耳鸣、口渴、心中热疼；经络不通而胁肋胀痛、胸痛、腹痛、肢痛；木不疏土而脘痞不食、呕吐、嗳气、下利；肝为罢极之本，肝虚则懈怠、困倦、委靡不振、阴缩、抽痛、拘挛转筋；寒热错杂，则厥热胜复或往来寒热，诸般表现，不一而足。

在纷纭繁杂诸症中，如何辨识为肝之阳气虚呢？应掌握的辨证要点为脉弦按之无力。弦为阳中之阴脉，为血脉拘急，欠冲和舒达之象，故弦为阳中伏阴之脉。经脉之柔和条达，赖阳气之温煦、阴血之濡养。当阳虚不足时，血脉失于温养而拘急，致成弦象。故仲景称："弦则为减。"减乃不足也，阴也。《诊家枢要》曰："弦为血气收敛，为阳中伏阴，或经络间为寒所入。"脉弦按之无力乃里虚之象，弦主肝，故辨为肝之阳气虚惫。若弦而按之无力兼有数滑之象，乃阳虚阴盛之中兼有伏阳化热，此即乌梅丸寒热错杂之典型脉象。厥阴亦有阴阳之进退转化，寒化则阴霾充塞，肢厥、畏寒、躁无暂安、吐利、汗出、内拘急、四肢痛，脉则转微，弦中更显细微无力之象；若热化，则口渴咽干、口伤烂赤、心中热痛、便脓血等，脉则弦数。阴阳之进退，亦依脉象之变化为重要依据。

临床见弦而无力之脉，又有厥阴证中一二症状，即可辨为厥阴证，主以乌梅丸。乌梅丸中肉桂、细辛、川椒、干姜、附子等温煦肝阳，以助升发；黄连、黄柏清其阳郁之热，寒热并用，燮理阴阳；人参补肝之气，当归补肝之体，乌梅敛肝之真气，此方恰合厥阴证之病机。此方寓意深邃，若能悟透机制，应用极广，仅以其驱蛔、治利，过于偏狭。《方解别录》序云："元明以来，清逐淆乱，而用药者专尚偏寒、偏热、偏攻、偏补之剂，不知寒热并进、攻补兼投，正是无上神妙之处。后世医家未解其所以然，反谓繁杂而不足取法。"偶方的应用，恰似天上神妙的交响乐，阳春白雪，较之奇方，别有一番境地。

本案寒战燥热交作，即厥阴病之厥热胜复。身麻者，乃血不通，犹人之蹲久而脚麻。血何以不通？缘肝失疏泄，致血不通而麻。阴何以抽痛？肝经环绕阴器，肝寒，经脉缩蜷、绌急，故抽痛。肝开窍于目，目系急而痛。

脉沉细涩，乃精血虚之脉。肝藏血，肝体阴，精血亏，肝用不及，致肝馁弱而失舒启条达之性，虽脉非弦减，亦属肝虚之脉，故仍予乌梅丸治之而效。

## 例 72　半夏泻心汤［脘痞（胃火）］

梁某，女，34 岁。

2009 年 3 月 16 日初诊：

食后胃胀十几日，自诉夙有胃火。

脉关尺沉减，寸旺。舌淡。

证属：寒热错杂。

宗半夏泻心汤主之。

半夏12g，党参15g，黄连9g，炙甘草8g，大枣7枚，干姜6g，肉桂5g，白术9g，云茯苓15g。

7剂，水煎服。

3月27日二诊：胃已安，经前小腹不舒，舌淡，脉弦细无力。上方加吴茱萸5g，10剂。

4月6日三诊：食甜食时胃酸，他可，舌稍淡红少苔，脉弦滑欠实。上方加乌贼骨20g，7剂。

**【按】**患者脉象为寸旺于阳而关尺沉减，寸旺于阳知有上热，关尺沉减知为脾胃虚而下寒。概脾胃斡旋一身之气机，使阴升阳降，水火既济。脾胃虚弱，斡旋失司，阳不降，积于上而为热；阴不升，积于下而为寒，于是阴阳不交，寒热错杂，中焦痞塞而出现胃胀。故此患者当属寒热错杂之证。方取半夏泻心汤加减以寒热平调，消痞散结。以半夏为君，即取其交通阴阳以消痞。亦以人参、甘草、大枣扶正培中，白术、茯苓健脾去湿，干姜、肉桂温阳，黄连清热。用药7剂，胃胀症状缓解。

### 例73　半夏泻心汤加减［呕血（十二指肠球部溃疡）］

方某，男，26岁，教师。

1987年6月23日初诊：连日来胃脘不适，复因工作劳累强忍，突然胃脘痛剧呕血。入院后予止血、输血等法治疗。呕血未止，已下病危。西医议用冰水灌胃，腹部冷敷，令血管收缩以止血。刻诊：面色苍白，胃脘痞塞，气短微喘，精神委靡，便褐而溏。

脉濡数，舌苔黄腻。

予半夏泻心汤加减：

半夏10g，党参12g，炮姜6g，黄连6g，黄芩8g，生大黄5g。

2剂血止，后继宗原法调理而愈。

**【按】**半夏泻心汤之主症为心下痞。《伤寒论》治心下痞，《金匮要略》治“呕而肠鸣，心下痞者”，痞，即痞塞不通也。阴阳相交谓之泰，阴阳不交谓之痞。

阴阳为何不交？缘于脾虚也。上为阳，下为阴。脾居中焦，界于阴阳之间，为阴阳交通之要道。脾主斡旋一身之气机，使阴升阳降，水火既济。若脾虚不得斡旋，则阴阳不得相交，痞则由兹而生。阳积于上而为热，阴积于下而为寒，致成上热下寒之证。升降失司，则痞塞、吐利、肠鸣等症随之而起。脾主运化，主湿，运化失职，湿浊中生。

余临床掌握半夏泻心汤的使用指征为：脉濡滑数或濡滑、濡数，舌苔黄腻，症见心下痞塞，或伴吐利、肠鸣、嗳呃、不食等。即予半夏泻心治之。

半夏泻心汤关键在于脾虚不能斡旋，故以人参、甘草、大枣，健脾益气，复其斡旋之机。中焦痞塞，上热下寒，以黄芩、黄连苦降清热，以干姜辛热祛寒。辛开苦降，调其寒热。半夏交通阴阳，且化浊降逆。其出血者，因脾不统血所致。更加大黄者，合黄芩、黄连，成大黄黄连泻心汤意，苦以坚阴。

**例 74　泻心汤合身痛逐瘀汤加减**［上热下瘀（下肢深静脉血栓）］

高某，女，46 岁。

2004 年 4 月 23 日初诊：去年 10 月左髌骨骨折，已愈合。今年 3 月 7 日起，左腿痛肿且暗紫，连及腰背，头痛胃胀。经查，为左下肢深静脉血栓。

脉沉涩两寸旺。舌可，苔黄糙。

证属：瘀血阻塞，化热上扰。

法宜：活血通络，清泄上热。

方宗：泻心汤合身痛逐瘀汤。

黄芩 10g，黄连 12g，酒大黄 5g，川牛膝 15g，桃仁 12g，红花 12g，赤芍 12g，䗪虫 12g，水蛭 10g，丹皮 12g，炮山甲 15g，穿山龙 18g，地龙 15g。

7 剂，水煎服。

另：血竭 30g，乳香 20g，没药 20g、自然铜 20g，三七 20g，共为细面，装胶囊，每服 3 粒，日 2 次。

5 月 21 日二诊：上方共服 28 剂，左腿痛止。肿消，暗紫已退，头痛胃胀未作，左腿尚感无力。脉转沉涩略数，舌可。瘀滞未消，仍宗上方，去泻心汤，加蜈蚣 6 条、知母 6g、防己 9g，继服 14 剂，面药同上。

**【按】**骨折虽愈，然脉沉涩，知瘀血未去，经脉未通，故仍痛；血瘀而暗紫，水液运行受阻而肿，故以化瘀通经为法。两寸旺者，乃血瘀于下，阳不下交，阳积于上，蓄而化热，致寸旺头痛。血瘀当逐，热盛当清，故清上逐下，活血通经。血瘀舌本当暗，然此舌不暗，乃瘀血未及于上，故脉涩。舌虽不暗，亦诊瘀血。

二诊，痛、肿、紫暗已除，然脉尚沉滞，知症虽轻，然瘀血未尽，仍予活血通经。腿无力者，本当补肾壮骨，然脉沉滞，此案无力不以肾虚看，乃瘀血阻滞，气血不通使然，故未补肾，仍予活血通经。

**例 75　旋覆代赭汤**（嗳气）

袁某，女，27 岁。

2010 年 1 月 11 日初诊：患者食凉则嗳气七八年，口秽，乏力，他可。

舌嫩红，苔白。脉弦数减。

证属：肝阴不足，土虚木乘。

法宜：养阴柔肝，平肝降逆。

方宗：旋覆代赭汤。

白芍 18g，炙甘草 7g，桂枝 9g，代赭石 15g（先煎），旋覆花 12g（包煎） 竹茹 9g，党参 12g。

1 月 18 日二诊：患者药后嗳气、乏力症状明显减轻，未诉其他不适。舌稍红暗，脉弦细数。上方7剂调理。另佩兰15g，煎水漱口。

**【按】**仲景旋覆代赭汤出于《伤寒论》，原治“伤寒发汗，若吐、若下、解后，心下痞硬，噫气不除者。”此患者脉弦细数为肝阴不足之象，减为虚、为不足之征；阴不足，肝失柔，肝气上逆，胃失和降则嗳、呕；肝乃罢极之本，肝虚则疲乏无力。用旋覆代赭汤加减作为胃虚木乘主方。旋覆花、代赭降肺气，平肝逆；党参、甘草扶中气；并桂枝、白芍建中，冀肝阴渐充，升降复常；竹茹除烦止呕。7剂后症状明显减轻。佩兰辟秽化浊，含漱缓解口秽症状。

## 例76　大黄黄连泻心汤（热痞）

范某，男，21岁。

2011年2月21日初诊：心下痞满，食后难下，纳呆，寐差，排便不畅。

脉弦滑数，舌红苔白。

证属：热壅于胃。

法宜：清泄胃热，以除痞。

方宗：大黄黄连泻心汤。

黄芩9g，黄连12g，大黄6g。

3剂，以开水浸泡10分钟，去滓分3次服，日3服。

2月25日二诊：症减尚未已，脉弦滑略数，上方加蒲公英30g，4剂，服如上法。

**【按】**心下痞满原因甚多，热痞仅其一也。何以知为热痞？因脉弦滑数，滑数乃阳热之脉，弦乃气滞，故尔成痞。仲景此方之脉，曰“其脉关上浮者”，关主中焦，胃热盛而脉浮，示其病机为热壅于胃；滑数亦热，故仍予大黄黄连泻心主之，竟获著效。

## 例77　木防己汤［水热互结（冠心病心衰）］

周某，男，65岁。

2004年5月7日初诊：喘促端坐，心中慌乱，面唇及手臂色如紫茄，下肢肿（+++），整日吸氧。西医诊为冠心病心衰，每日服呋塞米。

脉沉滑数实大。舌暗红。

证属：水热互结。

法宜：清热逐水。

方宗：木防己汤。

木防己12g，生石膏30g，葶苈子18g，椒目10g，桂枝12g，红参12g，泽兰15g，生蒲黄12g。

9月17日二诊：上方加减，共服76剂，已无不适，吸氧及西药早已停，可上三楼，可料理家务，伺候老伴。脉大见和缓，面、手肤色已正常。停药调养。

**【按】**《金匮要略》痰饮篇曰：“膈间支饮，其人喘满，心下痞坚，面色黧黑，其脉沉紧，得之数十日，医吐下之不愈，木防己汤主之。”心下痞坚、喘满、面黑，皆与心衰之状相符。此例除上症具备外，尚有严重水肿、不得卧，脉沉滑数实大，乃水热互结之实证，故予木防己汤合己椒苈黄丸治之，清热泻水，诸症渐平。重者，亦可予大陷胸汤逐其水饮，以缓其急。因病笃且年高，恐峻泻正脱，故未予大陷胸，改予木防己汤合己椒苈黄丸加减。

心衰一证，虚实寒热均有，热盛而心衰者并不罕见，并非皆用参附回阳。中医重在辨证，治则治法是在辨证之后，因证而立法处方，岂能未经辨证就得出亡阳的结论，而妄予温热回阳？这种通病，俯拾皆是，如冠心病、高血压、痴呆等，许多老年病都称其为正虚邪实，或本虚标实，因老年正气已衰，故云本虚。实则老年病属邪实者屡见不鲜，岂可把灵活的辨证当成僵死的教条，贻误后人。

### 例 78　桂甘姜枣麻辛附汤合血府逐瘀汤加减［阳虚寒凝（冠心病）］

靳某，男，66 岁。

2003 年 9 月 8 日初诊：两年前急性心梗，入院抢救缓解，现心绞痛频发，穿衣脱衣皆可诱发，行走十几步即胸痛、喘憋，天突处噎塞，半夜 1 点后，可连续嗳气 3 个小时，下肢冰冷，服异山梨酯（消心痛）可缓解。

ECG：T 波广泛低平，$V_4$ ~ $V_5$ 倒置。Q 波低平，Ⅱ、Ⅲ、aVF 均不正常。

脉沉而涩滞，舌暗，面色黧黑。

此属阳虚寒凝，血行瘀滞。

予桂甘姜枣麻辛附汤合血府逐瘀汤加减。

麻黄 5g，桂枝 12g，细辛 9g，炮附子 30g，制川乌 10g，干姜 5g，川椒 5g，赤芍 12g，桃仁 12g，红花 12g，生蒲黄 10g，水蛭 10g，川芎 8g，当归 12g，桔梗 10g，元胡 12g，红参 12g。

依此方前后加减，炮附子渐加至 90g，川乌至 15g。共服药约 250 剂。

2004 年 4 月 27 日二诊：查 ECG：T 波：Ⅰ、Ⅱ、Ⅲ、aVL、F、$V_4$ ~ $V_5$ 尚低，除遗留之 Q 波外，心电图已大致正常。天突处尚有噎塞、嗳气。每天扫院扫街，可骑车一二十里，面部渐露红色，舌暗除。

因症未全消，且脉仍沉涩未起，乃寒凝血泣未除，嘱其仍须服药。又服约 220 余剂，至 2005 年 10 月 25 日，脉转缓滑，面色转红，症除，精力佳，又依前面配面药，以资巩固。已近年余情况良好。

**【按】**此例经两年多的治疗，服药近 500 剂，总算有了显著疗效，可见有些沉寒痼冷者，贵在坚持。

此例顽固噫气，该症持续半年余，而且临床常有些冠心病患者伴有此症。

《素问·宣明五气篇》曰："五气所病，心为噫"，"五脏气，心主噫。"

《灵枢·口问》曰："人之噫者，何气使然？岐伯曰，寒气客于胃，厥逆从下上散，复出于胃，故为噫。"

《素问·脉解》曰："所谓上气走心为噫者，阴盛而上走于阳明，阳明络于心，故曰上走心为噫也。”

《素问·五脏生成》曰：“心之合脉也，其荣色也，其主肾也。”

肾为心之主。肾寒，厥气上逆，上干于胃，阳明络于心，致心气病而为噫，故冠心病者屡现此证。可见《内经》早已认识到心与噫的关系。温阳下气是治噫的一大法则。

### 例 79　乌头赤石脂丸［寒痹胸阳（冠心病）］

韩某，男，64 岁。

2002 年 2 月 26 日初诊：心梗已 8 年。心电图：Ⅰ、$V_4$ ~ $V_6$、ST-T 改变。胸闷胸痛牵背，心慌气短，疲劳困倦，腰痛，口干。服异山梨酯、活心丹、丹参滴丸等。

脉弦紧而结。

证属：寒痹胸阳。

法宜：温阳散寒。

方宗：乌头赤石脂丸。

炙川乌 15g，炮附子 15g，桂枝 12g，干姜 6g，川椒 6g，细辛 6g，茯苓 15g，白术 10g，半夏 12g，元胡 12g，五味子 4g。

3 月 19 日二诊：上方加减，共服 21 剂，附子加至 30g，胸痛、憋气、心悸、气短已著减。脉转弦缓，舌苔白厚。上方加菖蒲 10g、苍术 12g、川朴 9g、红参 12g。

3 月 16 日三诊：上方加减，共服 28 剂，症已除，心电图大致正常，脉转弦缓，舌可。继予苓桂术甘汤加味善后。

**【按】**脉弦紧属阴脉，乃寒凝收引之象，故此胸背痛闷断为寒痹所致。其结者，乃阴寒干格血脉，致气血阻遏而结。方取乌头赤石脂丸，振阳气而逐阴寒，增细辛、桂枝通阳，加茯苓、白术、半夏以降厥寒之逆，增五味子反佐，防大队辛热耗散真气。

再诊脉已转弦缓，知寒凝之象已缓，然舌苔白厚，乃湿浊内生，加菖蒲、苍术、厚朴以化浊，加红参以扶正。

累计服药 50 剂，寒解湿化而症除，继予苓桂术甘汤健脾化饮通阳以善后，终获显效。

原方为丸，1 丸日 3 服，不知再服。本案改丸为汤剂，其力更雄，直破阴凝，尤宜于寒凝重者。

### 例 80　乌头桂枝汤加减［阳虚寒凝，血脉瘀泣（雷诺病）］

高某，男，73 岁。

2004 年 6 月 14 日初诊：素畏寒，胸以上皆憋闷，常气聚成球，呼吸窒塞不通，胸脘憋痛。十指苍白疼痛，着凉尤甚，恙已五载，久治未愈。心电图大致正常。诊为雷诺病。

脉沉弦迟涩。舌淡暗，苔白。

证属：阳虚寒凝，血脉痹泣。

法宜：温阳散寒，活血通经。

方宗：乌头桂枝汤。

炮附子 18g，炙川乌 12g，干姜 6g，细辛 6g，桂枝 12g，白芍 12g，当归 15g，川芎 8g，桃仁 12g，红花 12g，红参 12g，炙甘草 7g。

9 月 3 日二诊：上方加减，共 72 剂。胸憋闷除，手痛未作，肤色已正常。胃脘不舒，他可。

上方加生黄芪 15g、白术 10g、防风 8g、蝉蜕 7g，继服 15 剂。

**【按】**脉沉弦迟涩，乃阳虚阴凝，血行瘀泣，阴浊上窃阳位而胸闷窒塞，寒饮聚而成球。寒凝血泣，血脉不通、致指苍而痛，着凉尤甚。乌头桂枝汤，温阳散寒，活血通经止痛，连服七十余剂，终得阳复脉通。草乌毒性大，故吾后来单用川乌，其毒较草乌稍缓。

## 例 81　真武汤合桂枝甘草汤［阳虚饮泣（更年期综合征）］

李某，女，48 岁。

2011 年 7 月 30 日初诊：心烦、腿重、胸部闷塞近 5 年，双下肢无力，喜蜷卧，睡眠欠佳。查 CT、心电图、下肢血流图均正常。西医诊为“更年期综合征”，用诸多药物，疗效不佳。

脉阳弦阴弱。舌稍红，苔白。

证属：阳虚饮邪上干。

方宗：真武汤合桂枝甘草汤。

炮附子 12g，茯苓 15g，白芍 12g，干姜 7g，白术 12g，桂枝 9g，炙甘草 9g。

7 剂，水煎服。

8 月 5 日二诊：胸闷、心烦，下肢无力、腿烦、寐差明显缓解。脉阳弦阴弱。上方加红参 12g，7 剂，水煎服。

8 月 20 日三诊：患者每日下午手足憋胀，无其他不适。脉沉弦略数，舌可。上方加当归 12g、鸡血藤 15g。

9 月 25 日四诊：上方共服 14 剂，诸症缓解，外出旅游 10 天，跋山涉水，未见不适。

**【按】**首诊脉阳弦阴弱，阴弱乃肾阳虚也；弦主水饮上干。阳虚水饮上泛，痹阻胸阳，则胸闷心烦；肾阳不足，筋骨失于温养而腿重、无力、蜷卧。真武汤有扶阳祛寒镇水之功，桂枝甘草汤振奋心阳，二方相合，使心肾阳充饮化，故诸症得安。

## 例 82　苓桂术甘合真武汤加减［寒凝脉痉（高血压病、冠心病）］

张某，女，57 岁。

2009 年 10 月 20 日初诊：患者症见头痛，胃部不适，双下肢沉重略浮肿。察其舌淡苔腻，诊其脉缓滑减。既往有高血压病及冠心病病史。即刻测血压190/120mmHg，目前口服硝苯地平、卡托普利、异山梨酯等。

证属：阳虚寒饮阻遏所致。

法宜：温化寒饮。

方宗：苓桂术甘合真武汤。

炮附子15g，干姜8g，桂枝12g，茯苓15g，白术12g，半夏12g，泽泻30g。

7剂，水煎服。

10月27日二诊：药后未效，仍见晕痛，食差，腿沉重肿，胸部憋闷，察其舌淡苔白，诊其脉沉弦细涩拘减。测其血压185/100mmHg。

证属：阳虚寒邪凝滞。

法宜：温阳散寒解痉。

方宗：麻黄附子细辛汤。

麻黄10g，桂枝10g，细辛6g，葛根15g，炮附子15g，生姜15g，蝉蜕10g，全蝎10g，蜈蚣10条。

3剂，3小时服1煎，取汗。

10月30日三诊：药后汗已出，未透，头懵，胸闷，心里揪，不寐。舌淡苔白，脉沉弦细拘，尺差。血压200/100mmHg。上方加僵蚕15g、地龙15g，服如前法。

11月2日四诊：汗已透，头痛、头懵等症状缓解，自觉心下闷，整夜不寐，他症不著。舌淡苔白，脉沉弦缓减。查血压130/80mmHg，曾口服降压0号，每晚1粒。

桂枝12g，炮附子15g（先煎），干姜7g，茯苓15g，白术12g，半夏30g，泽泻30g，炙甘草10g。

4剂，水煎服。后未再诊。

**【按】**此为高血压病患者，为何用汗法？治疗高血压病的报道甚多，多从肝热、肝阳、痰热、阴虚、阳虚、阴阳两虚等立论，以汗法温阳散寒解痉治之者鲜见。汗法，俗皆谓治表证，表证当汗。其实表证非皆当汗，里证亦非皆禁汗。此案并非新感。亦无恶寒、无汗、脉浮等表证，纯属里证，何以汗之？因寒痹于里，故汗之以祛邪。高血压病可因外周血管痉挛，阻力增高而引发，此与寒凝血脉收引凝泣，出现脉弦紧拘滞的痉脉，机理是相通的。温阳散寒发汗，解除寒邪之凝泣，可由痉脉而转为舒缓，推想可降低外周血管阻力，从而降低血压。

此案何以知寒客于里？据脉而断。脉沉弦拘紧，呈阴寒痹郁凝泣之象。寒主收引，寒主凝泣，寒客则气机凝滞，血脉不畅，故脉沉弦拘紧泣滞，此种脉象笔者称之为痉脉。见此脉，可断为寒邪凝痹，若见表证者，为寒闭肌表；若见里证者，为寒凝于里，皆当汗而解之。

此案主以麻黄附子细辛汤加减，温阳散寒，解痉。更辅以辅汗三法令其汗。虽属辛温宣散之法，且麻黄升压，但服药后血压不仅未升高，反渐降。后未再诊。虽无追踪观察，难言远期疗效，但起码临床有效是肯定的。

方中蜈蚣、全虫二药，息风解痉，此痉非抽搐之痉证，乃指寒凝血脉痉挛之痉，二者病机相通。解痉，则血脉舒缓，血压自可降低。僵蚕、地龙亦有息风解痉之功。此方，散寒解痉，吾名之曰寒痉汤，用之常可见突兀之疗效。

### 例 83　五积散（寒邪凝滞）

张某，女，51 岁。

2004 年 11 月 5 日初诊：高血压已 10 余年，服卡托普利、五福心脑康、地奥心血康、异山梨酯、硝苯地平等药。血压 220/120mmHg（昨乘夜车来石就诊）。心电图 ST-T 改变。头痛晕，胸背痛，胸闷憋气，心悸如蹦，颈如绳扎，难受时出汗，他尚可。

脉沉弦紧滞，舌淡苔白。

证属：寒邪凝滞。

法宜：散寒解痉。

方宗：五积散。

麻黄 6g，苍术 12g，赤芍 12g，当归 12g，川芎 8g，桂枝 10g，干姜 5g，茯苓 15g，川厚朴 9g，陈皮 9g，半夏 10g，生姜 10 片，葱白 2 茎　僵蚕 12g，蝉蜕 9g。

2 剂，水煎服。2 小时服 1 煎，啜粥、温覆令汗，汗后停后服。西药继续服。

11 月 8 日二诊：药后汗少未彻，症如前。血压 170/95mmHg。脉尚沉弦紧滞，舌淡苔白。寒邪未解，仍予上方，改麻黄 8g，2 剂，服如上法。

11 月 12 日三诊：药后已汗，头晕痛、胸闷痛、憋气著减，尚心悸、背痛，夜尿 2～4 次。脉弦劲尺沉，紧滞之象已除。舌仍淡。血压 180/100mmHg。

证属：肾阳虚，肝风张。

法宜：温肾化饮，平肝息风。

炮附子 12g，桂枝 10g，细辛 5g，麻黄 5g，茯苓 15g，白术 10g，泽泻 18g，怀牛膝 18g，紫石英 18g，生龙骨 30g，生牡蛎 30g，代赭石 30g，地龙 15g，蜈蚣 15 条，全蝎 10g，僵蚕 15g，生石决明 30g。

11 月 22 日四诊：上方服 10 剂，症已不著。脉滑，舌可。血压 140/80mmHg，停用他药。因脉滑主痰，故予上方加半夏 12g、瓜蒌 18g、薤白 15g、胆星 18g、枳实 10g。去附子、麻黄、细辛、桂枝、紫石英。

12 月 6 日五诊：上方共服 14 剂，时有烘热，汗欲出，他症已不著。脉滑兼数，舌可。血压 140/80 mmHg。上方加黄连 10g，20 剂，带药回原籍。

**【按】**此案先后四变。初因脉沉弦紧涩且舌淡，属寒邪凝滞之痉脉，故予五积散发汗。一诊汗不彻，脉痉未解，二诊继汗。三诊汗透寒解，脉弦而劲，此肝风内旋，故平肝息风；尺沉乃肾阳虚，合以温肾化饮。医者皆知肾阴不足，木失水涵，肝阳化风；而肾阳虚，寒饮上泛者亦可引动肝风。何也？厥气上逆，血脉失去阳之温煦，拘挛而脉弦劲，方用麻黄附子细辛汤，温阳散寒；合五苓散，通阳气化饮泄浊，此治本也。脉已弦劲，故加虫药以解痉，加金石介属以潜降，此治标，标本两顾。一二三诊皆云寒，然又有不同。一二诊脉沉弦紧滞有力，乃寒实凝痹，故发汗散寒；三诊是尺沉肾阳不足，此寒为阳虚而寒，属虚寒，因客寒去而本虚显，故二者不同。

四诊转脉滑，知寒去风平而痰蕴，故改化痰息风。痰从何来？因原为寒盛、阳虚，津液不化而聚痰，故寒去复又痰显。

五诊脉滑兼数，且感烘热汗出，乃痰蕴欲化热，故加黄连以清热，防其热起。

初因血压太高，未敢停用西药。四诊时症已缓，故停西药，停后血压尚可，故带药回家继服，以固疗效。

以上皆为汗法治高血压者。用汗法，笔者掌握的主要指征就是脉沉弦拘紧。因寒主凝泣收引，若血脉凝泣收引，即形成沉弦拘紧之脉，笔者称此脉为痉脉，这与西药的外周血管阻力增高而血压升高的机制有相通之处。故见此脉，笔者即以散寒解痉法治之。

寒邪在表者，当汗；寒邪在里者，亦当汗。吾用汗法，恒加辅汗三法，即频服，啜粥、温覆。否则，虽用麻桂等辛温发汗剂，亦未必汗出。

汗出的标准是正汗，即“遍身漐漐微似有汗者益佳，不可令如水流漓”。若虽见汗，然汗出不彻，且脉仍痉者，则再汗之。本例即一诊汗不彻，二诊再汗。《伤寒论》第48条曰：“何以知汗出不彻，以脉涩故知之。”此涩，亦类于脉痉。若汗已彻，但脉仍痉者，仍用辛温发散之品，但不用辅汗三法，则不出汗，恐一汗再汗而伤阳或伤阴，但仍可起到散寒的功效。

若寒在里，兼阳虚、阴虚者，则扶正散寒，寒去而正不伤。脉沉弦拘紧，必辨其沉取有力无力。有力寒实，无力正虚。寒实散寒，正虚扶正，不可虚虚实实。

### 例84　清瘟败毒饮［血热妄行（过敏性紫癜）］

王某，女，10岁。

1982年4月27日初诊：四肢满布紫癜，躯干散在，不痒，已3个月。血小板 $18\times10^9$/L，诊为过敏性紫癜，曾服激素，停后又犯。

脉滑数且大，舌红苔微黄。

证属：血热迫血妄行。

法宜：凉血散血。

方宗：清瘟败毒饮。

水牛角30g，黄芩9g，黄连9g，栀子9g，生石膏18g，知母5g，连翘12g，赤芍10g，丹皮10g，紫草18g，槐花30g，生地12g，元参18g，竹叶5g。

6月7日二诊：上方共服27剂，10天天瘀斑消，20日后不再起。脉已和缓。

6月30日三诊：停药后下肢又有几个红点瘙痒，疑紫癜又起。但瘀点凸起且痒，中心有叮咬之痕迹，似蚊叮咬所致，未予开药，嘱回家观察，未再来诊。因相互已熟，尚有往来，知已结婚生子，一直健康。

【按】紫癜本属火热迫血妄行所致，但火有虚实之分，不可概以实火论之。此案脉滑数且大，属实火无疑。火热迫血妄行而发斑，此与温病热入血分者同，法宜凉血散血，方宗清瘟败毒饮。热清斑消，直至结婚生子，一直健康。

### 例 85　新加升降散（火郁心悸）

李某，男，28 岁。

2009 年 11 月 23 日初诊：患者症见心悸，心率达每分钟 120 次，脐周按之热痛，寐差，多梦。

舌略暗红，脉沉弦滑数。

证属：火热内郁。

方宗：新加升降散。

僵蚕 12g，蝉蜕 7g，姜黄 9g，大黄 4g，连翘 15g，栀子 12g，豆豉 12g，麦冬 15g。

7 剂，水煎服。

11 月 30 日二诊：患者上述症状明显减轻，现仍觉胸闷，脉舌同前。上方加枳实 9g、丹参 15g、金银花 15g，7 剂。

**【按】**用升降散，主要掌握郁热这一关键，凡有郁热者，不论外感内伤、内外儿妇各科皆用之，不局限于治温的狭窄范围。升降散善能升清降浊，行气活血，透发郁热，不仅为治温之总方，亦为治郁热之总方。方以僵蚕为君，辛咸性平，气味俱薄，轻浮而升，善能升清散火，祛风胜湿，清热解郁，为阳中之阳。蝉蜕为臣，甘咸性寒，升清宣透，可清热解表，宣毒透达，为阳中之阳。姜黄为佐，气辛味苦，行气活血解郁。大黄为使，苦寒泻火，通腑逐瘀，推陈致新，擅降浊阴。连翘重用，乃取张锡纯用药之意，以其升浮宣散，透表解肌，散热结，治十二经血凝气聚，且能发汗。栀子豉汤合升降散并重用，则增强了开达郁结、清透郁热的功能。本案一诊因脉沉滑数，沉主气滞，滑数为热，故诊为郁热伏郁于里。热邪郁伏于内，不能外达，扰于心神则心悸、不寐、多梦；热郁于腹则脐周热痛；应用新加升降散 7 剂，症状明显减轻。

### 例 86　新加升降散加减（发颐神昏）

刘某，男，11 岁。

1993 年 5 月 12 日初诊：5 日前患腮腺炎，右颊部肿大，高热不退，已住院 3 日，体温仍 40.5℃。昨晚出现惊搐、谵语、神识昏昧。其父母与余相识，异常焦急，恳请往院诊视。碍于情急，姑以探视身份赴院诊治。脉沉数躁急，舌暗红苔薄黄而干。大便 2 日未解，睾丸无肿大。此少阳郁热内传心包，予新加升降散加减。

僵蚕 9g，蝉蜕 3g，姜黄 5g，大黄 4g，淡豆豉 10g，焦栀子 7g，黄芩 8g，连翘 12g，薄荷 5g，马勃 1.5g，板蓝根 10g，青蒿 12g。

2 剂，汗透神清热退，颐肿渐消。

**【按】**此为热郁少阳，少阳郁火循经上行而发颐。少阳枢机不利，郁热不得透达，逼热内陷心营而见谵语、悸搐、神识昏昧。经云“火郁发之”，王冰以汗训发，过于偏狭。发者，使郁火得以透发而解之意。景岳喻为开窗揭被，赵绍琴老师喻为吃热面，须抖搂开热才可散。火郁的治则，赵绍琴老师总括为“祛其壅塞，展布气机”，气机畅达，热自易透达于外而解。

如何“祛其壅塞，展布气机？”视其阻遏气机之邪不同，部位之异，程度之别而祛之。寒邪者当辛温散之，湿邪者当化之，气滞者当疏之，热结者当下之，瘀血者当活血祛瘀。邪去气机畅达，郁火自易透于外而解。

透邪固为其要，然既有火热内郁，亦当清之，故余治郁火，概括为“清透”二字。透者，即祛其壅塞，展布气机，清者即清泻郁伏之火热。郁火之清，不同火热燔灼者，不能过于寒凉，以防冰伏气机，使郁热更加遏伏，必以透为先，佐以清之。

此案是少阳郁火、内逼入心，故以透散少阳郁火为主，热得透达，神自清。王孟英曰:“凡视温证，必察胸脘，如拒按者，必先开泄。”虽舌绛神昏，但胸下拒按，即不可率投凉润，必参以辛开之品，始有效也。柳宝诒亦云:“凡遇此等重症，第一为热邪寻出路。邪虽入营，以其郁热未解，不可率用凉开，亦必求其透转，疏瀹气机，透发郁火。”

### 例 87 新加升降散合涤痰之品（郁火躁狂）

王某，女，31 岁，教师。

1998 年 4 月 12 日初诊：因长期夫妻不和，忿而成疾已 4 个月。烦躁不寐，骂詈毁物，新生幼儿亦弃之不顾。尤恶与夫见，见则恶语相向，厮打毁物。其夫避之犹恐不及，长期躲藏在外，惟靠其母苦予周旋。曾多处求医，服用大量镇静药，效不著，请余诊治。

脉沉滑数，舌红苔白。

证属：郁火夹痰，扰乱心神。

法宜：化痰清心，透达郁火。

方宗：新加升降散合涤痰之品。

僵蚕 12g，蝉蜕 4g，姜黄 9g，大黄 5g，栀子 12g，淡豆豉 12g，连翘 15g，瓜蒌 30g，枳实 9g，石菖蒲 8g，天竺黄 12g。

上方加减共服 30 余剂，狂躁已平，夜能入寐，暑假后已恢复工作

【按】重阳则狂，火热重，神失守，则狂躁不羁，夜难成寐。以脉沉滑数，乃郁火夹痰扰心，故予新加升降散中佐以清化痰热之品。

### 例 88 升降散合清解汤（高热不退）

李某，男，19 岁，学生。

2010 年 5 月 5 日初诊：发热 1 个月余，体温在 39℃～40℃之间，头痛，发热时微恶寒，无汗，乏力，食少，无恶心，无多饮，曾神昏 2 个小时。昨日身起红疹，按之

退色，不痒，以面部为多。曾住省某院查脑电图、心电图、心肌酶、肝肾功能均正常。白细胞 $45 \times 10^9$/L，中性 91.9 %，无明确诊断。

脉浮弦数。舌嫩红，苔薄。

证属：郁热。

法宜：清透郁热。

方宗：升降散合清解汤。

僵蚕 15g，蝉蜕 9g，姜黄 9g，大黄 4g，生石膏 18g，知母 6g，连翘 18g，薄荷 5g。

3 剂，水煎服，3 小时服 1 煎，多饮暖水取汗。

5 月 7 日二诊：患者汗透热退，疹消，他症除。脉弦数软。舌可。证转少阳。方宗：小柴胡汤加减。

柴胡 8g，黄芩 8g，半夏 9g，青蒿 15g，党参 12g，炙甘草 6g，大枣 6 枚。

3 剂，水煎服。

**【按】**高热月余，以其脉浮弦数，数则热盛，弦则气郁，浮则热淫于外。发疹者，乃热邪外达，淫于血络而为疹。方取升降散，透解郁热，合以清解汤，清热透达。此方善能汗解而不强汗，清热而不凉遏，透达而不耗散，王而不霸，诚为良方。

何以发热经月不退？盖因郁热，法当以透为先，过于寒凉，致气机冰伏，热反不得透达而解。

二诊汗透热退疹消，然脉尚弦数而软，少阳枢机未和，故予小柴胡汤调理善后。

### 例 89　连苏饮（火郁呕吐）

赵某，男，5 岁。

1999 年 6 月 12 日初诊：患儿呕吐不止，腹胀痛，不能饮食，便艰。西医诊为不全性肠梗阻，因不愿手术，采用保守治疗未效。登门求诊时，其父携一铁罐，防止吐于屋地。

脉沉而滑数，舌红，苔薄黄。

证属：胃中郁热。

法宜：宣透胃中郁热。

方宗：连苏饮。

黄连 2g，苏叶 2g，大黄 3g。

2 剂，捣碎，开水冲泡，代茶频饮。

次日电告，回家即服此药，1 剂尚未服完，夜半即便通呕止，今晨已基本正常。嘱将所剩之药服完，豁然痊愈。

**【按】**此为胃中郁火兼腑气不通，故胃气逆而呕吐甚。连苏饮辛开苦降，更加大黄泻火通腑。透热通下，皆给邪以出路，邪去而安。

### 例90 连苏饮（火郁呕吐）

张某，女，28岁。

2009年3月16日初诊：患者7天前无明显诱因出现恶心、呕吐、腹泻，曾按急性胃肠炎经西药治疗后，目前仍有恶心欲吐，间断腹泻。

脉沉数疾，舌红少苔。

证属：火郁。

方宗：连苏饮。

苏叶2g，黄连1.5g。

2剂，捣碎，开水冲服，频呷。两剂呕泄止。

【按】患者7天前患急性胃肠炎治疗后余邪未尽，入胃化热，火邪上攻则吐，下迫则利，其脉沉数而疾，知为火郁阳明，故予连苏饮治之。连苏饮，乃辛开苦降之方，辛以开郁，苦以降上逆之火。王孟英曰："川连不但治湿热，乃苦以降胃火之上冲；苏叶味甘辛而气芳香，通降顺气独善其长。"

### 例91 补中益气汤（气虚发热）

李某，女，44岁。

2008年9月22日初诊：倦怠乏力，劳累则热，身如烙，体温不高，已三四年。口干有痰，胸闷。

脉弦缓而减。舌淡齿痕，苔灰白。

证属：气虚发热。

法宜：益气升阳。

方宗：补中益气汤。

生晒参12g，白术10g，生黄芪12g，茯苓15g，柴胡8g，升麻6g，桂枝9g，炙甘草9g，半夏10g。

1月9日二诊：相隔两月余再诊。上方共服21剂，后未再热。近因失眠，每日仅睡3个小时，且腰痛、经量多。脉沉无力，舌淡齿痕。

证属：心脾两虚。

方宗：归脾汤。

党参12g，茯苓15g，生黄芪12g，白术10g，炙甘草8g，当归12g，远志9g，炒枣仁30g，桂圆肉15g，炒杜仲15g，川断18g。

10剂，水煎服。

【按】经云："阳气者，烦劳则张。"气虚不固而易浮动，烦劳扰其虚阳，则阳张而热，此即土虚不能制阴火，土厚则阴火自伏。补中益气，健脾升阳，脾运健，阳气充，阴火自息。此即甘温除大热之旨，乃东垣的一大发明。

## 例 92　补中益气汤加减（气虚发热）

牛某，女，12 岁。

2009 年 9 月 22 日初诊：患者反复发热史两年余，体温最高时可达 39℃，常于劳累时发生。7 天前患者因“感冒”再次出现恶寒发热，体温 38.4℃，当天热退。1 天前患者又出现恶寒发热，体温 38.2℃，伴鼻塞，轻微咽痛，微有汗。面少华。

舌可，苔白，脉弦缓无力。

证属：气虚外感。

方宗：补中益气汤。

生黄芪 12g，党参 12g，白术 10g，茯苓 12g，当归 12g，柴胡 8g，升麻 6g，炙甘草 7g，苏叶 5g，生姜 6 片，大枣 7 枚。

14 剂，水煎服。

10 月 20 日二诊：患者服上方后曾热退，去学校上学后再次出现发热，体温 38.5℃左右，恶寒不明显，汗少，舌可，面晦，脉弦无力。上方 7 剂，苏叶、生姜另包，感冒时加入。

10 月 27 日三诊：患者仍发热，体温 38.5℃，不恶寒，微汗出，活动后汗多，食尚可，二便调，经未行，舌可苔白，面少华，脉弦数无力。上方加炮附子 12g（先煎），青蒿 15g（后下），日 3 服。

10 月 31 日四诊：患者体温持续 38.2℃左右，头晕，无恶寒，无恶心，诉活动后微汗，食可，大便正常。

处方：生黄芪 12g，生晒参 12g，白术 10g，茯苓 15g，当归 10g，柴胡 10g，升麻 6g，炙甘草 7g，青蒿 15g，滑石 12g，黄芩 9g，熟地 12g。

10 剂，水煎服，日 3 服。

11 月 7 日五诊：患者昼夜体温在 38℃左右，不恶寒，微汗，不恶心，稍头晕，面㿠白，脉弦稍数，尺弦细。上方改柴胡为 12g，加苏叶 6g、金银花 18g、连翘 15g，10 剂，日 3 服。

11 月 21 日六诊：患者体温 37.7℃左右，无其他不适，于省三院做多项检查均未发现异常。面色㿠白，脉沉弦数减。

柴胡 12g，生黄芪 12g，党参 12g，白术 10g，茯苓 15g，当归 10g，炙甘草 7g，升麻 5g，生姜 5 片，炮姜 5g，炮附子 9g，熟地 15g。

10 剂，水煎服。

2010 年 1 月 2 日七诊：患者低热，体温在 37℃左右，无不适，脉弦濡滑略数，沉取阳无力，尺弦细，舌微红。上方改柴胡为 9g，加龟板 18g，7 剂。

1 月 9 日八诊：近日未再出现发热，无不适，脉弦滑数减。左尺沉取弦细数急。上方 7 剂。

1 月 16 日九诊：患者无不适，体温正常，舌根苔稍多，脉弦滑略数稍减，沉取尺略弦细，上方7剂。

1月23日十诊：患者体温正常，未再出现发热，无任何不适，经已行，量少，脉舌同上，依11月21日方，去附子、生姜，加山萸肉15g、肉桂5g、龟板18g，7剂，水煎服。

【按】此患者首诊时已反复发热两年余，面色少华，脉弦缓无力为阳气不足之象。经云："阳气者，烦劳则张。"阳气本当卫外而为固，阳气虚而不能固于其位，烦劳扰动虚阳，虚阳升腾而为热，这也就是本案每遇烦劳则发热的道理。另外患者有恶寒、发热、鼻塞、流涕等表证，故考虑为气虚外感，给予补中益气汤加减，甘温益气，驱邪外出。三诊时加附子补火以生土。青蒿清透郁热。四诊时增尺旺，此相火旺之脉，故用补中益气汤合理阴煎加减，甘温除热同时加熟地等补阴以制相火。尺脉何以旺？因脾肺气虚，上虚不能制下，因而相火妄动，故用补中益气汤加减甘温益气，补土制火。另外，脾胃为后天之本，脾胃气虚，生化乏源，肾失滋养，亦可致肾阴亏虚，相火妄动，故用熟地等滋阴平相火。此方加减治疗1个月余，体温正常，并得以保持。

**例93　补中益气合升降散加减**［气分热郁，肝气虚馁（系膜增生性肾小球肾炎）］

付某，女，52岁。

2009年7月30日初诊：自2009年3月始，每日午后低热37.5℃左右，无力，消瘦，体重已减20斤。服抗结核药后食差，足软无力，手足酸痛麻，二便可。于北大一院查：血沉68mm/h，24小时尿蛋白1.23g/24h，类风湿（–）。肾穿诊为轻度系膜增生性肾小球肾炎。

脉右弦数，左脉无力。

证属：肝虚，气分郁热。

法宜：补肝，清透气分郁热。

方宗：补中益气合升降散。

柴胡9g，生黄芪12g，党参12g，当归12g，白芍12g，乌梅8g，炮附子12g，僵蚕12g，蝉蜕7g，姜黄9g，大黄4g，生石膏18g，黄芩9g，青蒿18g。

5剂，水煎服，日3服。

8月10日二诊：上方加减，共服14剂，只有1天体温37℃，其他皆低于37℃，食欲好转，体重增加2斤，手足恶触物，艰于行走，疑为末梢神经炎。脉弦缓而减。舌嫩，苔驳。

证属：阳虚血弱，经脉不通。

方宗：当归四逆汤。

当归12g，桂枝10g，白芍12g，细辛5g，炙甘草8g，通草6g，生黄芪12g。

10月24日三诊：上方加蜈蚣5条，共服40剂，一直未热，足麻减。口周痤痱，便干色暗。脉弦缓滑数。予阳和汤主之。

麻黄 4g，熟地 12g，鹿角胶 15g，肉桂 4g，炮姜 4g，白芥子 9g，肉苁蓉 18g，巴戟天 12g。

7 剂，水煎服。

**【按】**脉分左血右气，左肝右肺。本案长期低热，右脉弦数，弦主郁，数主热，乃热郁气分；左脉无力，乃肝虚，故诊为肝虚，气分郁热。气分郁热，以升降散加味清透之；肝虚以人参、黄芪、附子补肝之阳气，以当归、白芍、乌梅补肝之体，以柴胡升发肝之清阳，亦益肝之用。寒热并用，补泻兼施，皆随机而用之。此即以脉定证，法由证出，方依法立，灵活变通。

### 例 94　补中益气汤合理阴煎加减（阳气虚，肾水亏）

刘某，男，51 岁。

2009 年 11 月 30 日初诊：患者发热 10 天，体温 37.9℃ ~ 39℃，不觉恶寒，咳嗽，后半夜较重，痰鸣，不欲食，恶心，无汗，便可。

舌稍暗晦苔白。脉浮弦数，沉取阳无力，尺弦细数。

证属：阳气虚，肾水亏。

方宗：补中益气汤合理阴煎。

熟地 40g，知母 6g，当归 12g，生黄芪 12g，炮姜 7g，生晒参 12g，白术 12g，升麻 6g，柴胡 9g。

5 剂，日 3 服。

12 月 4 日二诊：患者白天发热，体温 39℃左右，夜间不热，恶寒不著，无汗，仍咳嗽痰多，头晕，近两日加重，恶心，无食欲，每日约能睡三四个小时，脉舌同上。证同上，仍宗前法。方宗：补中益气合理阴煎。

熟地 40g，山茱萸 30g，当归 12g，干姜 7g，肉桂 5g，炙甘草 9g，生黄芪 12g，红参 10g，白术 10g，升麻 7g，葶苈子 12g，泽泻 15g。

5 剂，水煎服，日 3 服。

12 月 8 日三诊：患者发热减轻，体温 37.4℃，咳嗽加重，咳剧时出汗，痰多，头晕，咳不成寐，便稀，日两次。脉浮取弦数，沉取阳无力，促数急，舌晦。上方加茯苓 15g、半夏 12g、前胡 12g，7 剂。

12 月 14 日四诊：患者目前体温 36.8℃，无力，须搀扶而行，不欲食，咳嗽，痰多，有汗，舌嫩红少苔，润。脉弱无力，左尺弦细数无力，右尺已平。

证属：阳气虚馁，肾水未复。

法宜：益气温阳，佐以益阴。

熟地 28g，山茱萸 12g，当归 12g，干姜 8g，红参 15g，炮附子 15g（先煎），炙甘草 9g。

7 剂，水煎服。

12 月 21 日五诊：患者未再出现发热，咳嗽减轻，食增，大小便正常，舌同上，脉阳弱，尺尚细数。

证属：阳气虚馁，阴水未复。

上方加五味子 7g、龟板 25g（先煎），7 剂。

2009 年 12 月 28 日六诊：患者未热，咳轻，痰少，食增，精力增，头晕紧，他尚可。舌嫩绛，苔白少驳，脉阳弦细无力，尺弦细。依 12 月 14 日方加炙黄芪 12g、茯苓 15g、五味子 7g，14 剂，水煎服，进一步调理而愈。

**【按】**该患者曾因发热两个月而长期大量应用激素，致骨质疏松，鼻梁塌陷而停用。素体质虚弱，有慢性咳嗽咳痰史数年。此次无明显诱因出现高热、咳嗽等不适，诊其脉，阳无力，阴弦细数。无力为虚，阳脉无力，为阳虚中气不足之象；尺以候肾，弦细数为肾阴不足之征，故考虑患者气虚发热兼肾阴不足。气少阴亏而生内热，故发热；正虚邪陷，故发热久久不愈；肺气不足，宣降失常则咳嗽咳痰；脾气亏虚，运化失常则不欲食，胃失和降则恶心；阴亏无以作汗则无汗。故用补中益气汤合理阴煎加减。甘温补益中气以退虚热，滋肾水以平相火。服药 28 剂而愈。

### 例 95　补中益气汤合理阴煎加减（长期发热）

殷某，男，12 岁。

2011 年 4 月 29 日初诊：反复发热 1 个月余，伴腹胀、腹痛，体温高时达 40.3℃。脐周疼痛，恶心，呕吐，四肢酸痛，恶寒。曾于省二院、省人民医院等住院。查抗链 O<200，伤寒 H、O（–），副伤寒甲（–），副伤寒乙 1∶80，斑疹伤寒（–），血常规、血沉、胸片（–），彩超示腹部淋巴结大，肺支原体抗体（–），SAT（–），巨细胞病毒 DNA<200，一直无明确诊断。曾静点头孢类、阿奇霉素等，已花数万元未愈，仍有反复高热、腹痛、腹胀、呕吐、便秘。

脉弦数，沉取阳弱尺旺。舌可。

证属：气虚于上，相火妄动于下。

法宜：益气升阳，滋阴降火。

方宗：补中益气汤合理阴煎。

生黄芪 10g，党参 10g，白术 8g，当归 15g，柴胡 8g，升麻 5g，熟地 30g，干姜 5g，肉桂 4g，山茱萸 15g，肉苁蓉 15g。

5 月 14 日二诊：上方加减，共服 14 剂，体温恢复正常，腹痛、腹胀、呕吐、便秘等症均除，脉亦和缓。再服上方 7 剂，以固疗效。随访 1 个月，未再出现发热等症。

**【按】**补中益气汤乃东垣名方，治饮食劳倦、内伤元气、虚热内生、状类伤寒者。遵《内经》“劳者温之”“损者益之”之旨，以甘温之补中益气汤，健脾益气以制阴火。

理阴煎出自《景岳全书》，曰“此方通治真阴虚弱，胀满呕哕，痰饮恶心，吐泻腹痛，妇人经迟血滞等证。又凡真阴不足，或素多劳倦之辈，因而忽感寒邪，不能解散，或发热，或头身疼痛，或面赤舌焦，或虽温而不喜冷饮，或背心肢体畏寒，但脉见无力者，悉属假热之证。若用寒凉攻之必死，宜速用此汤，照后加减以温补阴分，托散表邪，速进数服，使阴气渐充，则汗从阴达，而寒邪不攻自散，此最切于时用者也，神效不可尽述。”

本案阳脉弱，乃脾肺气虚，故以补中益气汤补之；尺脉旺，乃相火动，故予理阴煎温补真阴。药后寒热、腹胀痛、恶心、呕吐均除。

初用理阴煎时，虽知阴虚外感当滋阴解毒，惯用加减葳蕤汤等方，而理阴煎重用熟地三五七钱或一二两，恐恋邪且窒碍气机，多年来，从不敢用。后因见外感寒热而尺脉旺者，此为水亏相火旺，试用此方，果然见效。使用渐多，心里有点底了，也就敢用了。我使用此方所把握的指征，主要是尺脉旺。若尺脉动数有力者，取大补阴丸，不用干姜、肉桂，而用知母、黄柏、龟板；若尺旺按之偏虚者，用此方；若尺旺而阳脉弦劲化风者，与三甲复脉合用；若尺细数或动数而寸大者，取玉女煎，皆以脉为凭，灵活化裁。

### 例 96　理阴煎加黄芪（阴虚外感）

刘某，男，38 岁。

2011 年 1 月 28 日初诊：发热微恶寒 2 日，体温在 39℃ ±，服退热药后缓。周身酸痛，纳呆，偶咳痰少。

脉浮弦数，沉取寸弱尺躁动。舌红苔白。

证属：肺气虚，水亏相火动。

法宜：温补真阴，益肺气。

方宗：理阴煎加黄芪。

熟地 50g，山茱萸 30g，当归 12g，肉桂 4g，炮姜 4g，生黄芪 12g。

2 剂，日 3 服。

1 月 29 日二诊：药后汗出，今晨体温 37.2℃，未服退热药。未见腹胀。脉浮弦数按之无力，尺躁动已轻。舌偏暗，苔灰厚。

熟地 30g，山茱萸 20g，当归 12g，肉桂 4g，炮姜 4g，生黄芪 12g，党参 12g，白术 10g，茯苓 15g。

2 剂，水煎服，日 3 服。

2 月 19 日三诊：春节假后来诊，上药服后汗出热退。

**【按】**患者年方 38 岁，并非年老久病之人；且寒热仅两日，原非重症，仅寻常感冒发烧而已，何以初诊即取理阴煎，大剂温补真阴，熟地竟用至 50g，不虑其恋邪滋腻乎？虽非重症，然脉见寸弱而尺躁动。寸弱乃上焦气虚；尺躁动乃肾水亏，相火妄动之象。水既亏，重用熟地、山茱萸，补真阴且敛浮火；加炮姜、肉桂者，取阳生阴长之意；寸弱乃脾肺气虚，佐黄芪益脾肺之气。此温补真阴以托散表邪之法，补仲景之未逮。

### 例97 地黄饮子加味［肝肾虚而虚风动（帕金森病）］

刘某，女，66岁。

2008年7月14日初诊：患者诉右手及双下肢震颤近10年，下颌震颤半个月，震颤在肢体处于静止状态时显著，头晕，多于体位变动时发生。既往有高血压、冠心病、糖尿病病史。

脉弦细，尺减。舌嫩红，苔白驳。

此为肝肾虚而虚风动。治以地黄饮子加减。

熟地15g，山茱萸15g，麦冬12g，五味子6g，远志9g，茯苓15g，肉苁蓉12g，巴戟天12g，肉桂5g，炮附子7g（先煎），天麻15g，全蝎9g，蜈蚣6条，龟板18g（先煎）。

7剂，水煎服。

7月24日二诊：症状同上，舌同上，脉弦细无力，阳稍旺，尺弱。上方加生黄芪30g，僵蚕15g，改蜈蚣12条，7剂，水煎服。

8月1日三诊：上方共服14剂，患者症状无明显减轻，舌嫩红，苔白少，脉弦尺无力。

证属：脾肾虚，虚风内动。

拟补肾，益气、平肝息风。

熟地15g，山茱萸18g，麦冬12g，五味子6g，茯苓15g，肉苁蓉12g，巴戟天12g，肉桂6g，炮附子9g（先煎），生黄芪60g，当归12g，白芍15g，全蝎10g，蜈蚣20条，天麻15g，僵蚕15g。

7剂，水煎服，日3服。

12月5日三诊：上方渐加生黄芪至120g，炮附子至15g，共服药4个月，颤止，他症除。脉弦细无力，舌偏淡，上方继服10剂，以固疗效。

**【按】**患者主因肢体震颤，头晕而就诊，此患者老年女性，肾气渐衰，诉肢体震颤，头晕，初诊脉弦细而尺减，此脉为无力之脉，为肝肾不足之象。肝在体为筋，筋脉需阴血的濡养，阳气的温煦方能功能正常。肝肾阴阳两虚，筋脉失养，虚风内动而出现肢体震颤；肝肾不足，脑失所养而头晕。给予地黄饮子加减。方中熟地滋养肝肾之阴，山茱萸补益肝肾，既能益精，又可助阳，肉苁蓉、巴戟天温壮肾阳，配伍附子、肉桂等温养下元，摄纳浮阳，引火归原；麦冬、五味子滋养肺肾，金水相生，壮水济火；龟板填补精髓，滋阴养血；天麻息风止痉，祛风通络，平抑肝阳；蜈蚣、全蝎等息风。远志、茯苓开窍化痰，诸药合用共奏补益肝肾而息风的作用。患者三诊、四诊、五诊等出现脉弦尺无力或兼弦细之象，考虑脾肾不足，虚风内动，在原方基础上加用黄芪、党参等药，黄芪用量曾达120g，取得良效，概黄芪补气之功最优，且能助血上行以养脑髓，并托蜈蚣等直达颠顶而息风。此患者前后就诊15次，肢体震颤、下颌颤，头晕等症状基本缓解。另外患者在就诊期间，曾出现泻痢，服用拜糖平后全身皮疹、口腔糜烂等病情变化，均经辨证论治，给予治愈。

### 例98　地黄饮子加味（肝肾不足，虚风内动）

旺某，男，57岁。

2008年11月17日初诊：患者诉头晕沉，心慌，手颤，寐差，每日睡眠3个小时左右，已半年，左腿重烦。面晦暗。

舌淡苔白，脉弦徐减尺差。

证属：肾虚风动。

方宗：地黄饮子。

熟地15g，山茱萸15g，五味子6g，菖蒲9g，远志10g，茯苓15g，肉苁蓉15g，巴戟天15g，肉桂7g，炮附子15g，蜈蚣10条，全蝎10g，天麻15g。

7剂，水煎服。

11月28日二诊：上述症状减轻，舌淡胖苔腻，脉弦缓，上方加白术12g、泽泻18g、桂枝12g、干姜6g，改蜈蚣为15条，7剂。

12月5日三诊：症状减轻，面晦暗，舌淡灰，脉弦缓，上方加当归12g，10剂。

12月12日四诊：患者头晕、心慌、手颤等症状减轻，睡眠好转，每日6小时左右，但觉头懵。舌淡苔白，脉弦缓滑。上方加防风10g、羌活9g、蔓荆子12g，川芎8g、10剂。

3月16日五诊：上方加减，共服62剂。患者已无头晕、手颤等不适，舌同上，脉弦缓滑，上方加砂仁5g，14剂，水煎服，日1剂。

**【按】**肝在体合筋，肾在体为骨，内寄元阴、元阳，为脏腑阴阳之根本；阳虚不能温运气血上荣头面清窍则头晕沉，面晦暗；肝肾阴阳两亏，筋脉失养，虚风内动则手颤；心失所养，心神不宁则心慌、失眠。舌淡苔白，脉弦徐减尺差皆为肝肾不足之象，而以肾阳不足为主。故此证辨为肝肾不足，虚风内动，而以阳虚为主。给予地黄饮子加减，补益肝肾息风。二诊时患者症状减轻，但舌淡胖苔腻、脉弦缓为脾虚湿困之象，故加白术、泽泻、桂枝、干姜等温阳健脾利湿。四诊时患者诉头懵，脉见缓滑象，考虑为脾虚湿困，清阳不开，故加防风、羌活、蔓荆子、川芎升发清阳，祛风除湿，至九诊时共服药62剂，诸症缓解。

### 例99　三甲复脉汤（阴虚阳动，走窜心经）

范某，女，81岁。

2006年2月27日初诊：两手心痛，沿手少阴心经及手阳明大肠经，上窜至肩，已两月余。夜痛甚，彻夜不能眠，手肿，旋屈皆痛，心悸动，胃欠和，口干。

脉浮大而涌。舌嫩红，苔白腐。

证属：阴虚阳亢而化风，风阳走窜经络。

法宜：滋阴潜阳息风。

方宗：三甲复脉汤。

炙鳖甲 18g，败龟板 30g，生龙骨 18g，生牡蛎 18g，白芍 18g，山茱萸 30g，干地黄 15g，五味子 6g，炒枣仁 30g，阿胶 15g，首乌藤 18g，丹皮 10g，炙百合 30g，地龙 15g。

3 月 11 日二诊：上方共服 14 剂，脉敛，痛止，安眠，心稳。上方继服 10 剂。

【按】浮大涌动，乃阳盛之脉。阳何以盛？从阳求阴，乃阴虚不制，阳失依恋而升动，致脉大而涌，此类阴虚阳搏之动脉。浮大类洪，洪如波涌，此则如喷涌，振幅大。其弦者，乃阳亢化风。风阳走窜于心则心经痛，心乱不稳，神不宁而彻夜不寐。法宜滋阴潜阳息风，方宗三甲复脉汤。方中息风之品无多，以阴复阳潜风自息，滋阴潜阳，即以息风。

### 例 100　三甲复脉汤加味［肝肾阴虚，肝风走窜（冠心病、高血压、痛风）］

贾某，男，49 岁。

2007 年 1 月 13 日初诊：患有高血压、冠心病、心动过速、痛风史，本次痛风是第 3 次发作。现足痛，行走困难，汗多，头晕，心悸，胸闷痛，烦躁寐差。心电图：T 波广泛低平、倒置。心率 120/ 分。血压 150/100mmHg。尿酸 471umol/L。

脉沉弦细数。舌嫩绛红，少苔。

证属：肝肾阴虚，肝风走窜。

法宜：滋肝肾，平肾息风。

方宗：三甲复脉汤。

生龙骨 30g，生牡蛎 30g，炙鳖甲 30g，败龟板 30g，生白芍 18g，干地黄 15g，山茱萸 15g，五味子 5g，怀牛膝 10g，桂枝 10g，炙甘草 8g，丹参 18g，浮小麦 30g，蜈蚣 10 条，全蝎 10g，天麻 10g。

8 月 6 日二诊：上方加减共服 120 剂，西药全停。痛风止，他症除。心率 72 次 / 分，血压 115/80mmHg。心电图 4 次均正常。脉弦缓略细。舌淡红。停药观察。

【按】本案以痛风为主，伴有头晕、心悸、胸闷痛、烦躁寐差等症，因何所致？脉细数，乃阴虚之脉，且舌亦绛红无苔，符合阴虚之判断；弦主风，乃阴虚阳亢而化风，所以此证乃肝肾阴虚肝风走窜。肝风窜于经脉则足痛，行走困难；肝风上窜于头则头晕，肝风走窜于心则心悸、胸痛、烦躁、寐差。治当滋阴潜阳，平肝息风，方宗三甲复脉汤。三甲复脉汤虽有滋阴潜阳之功，但息风之功尚逊，故加全蝎、蜈蚣、天麻，搜风剔络，其力更雄，不仅痛风止，且血压、心电图皆恢复正常。

# 平脉辨证脉学心得

李士懋　田淑霄　著

# 自　序

我与老伴——我的大学同学田淑霄教授，皆为1956年入学的北京中医学院（现名北京中医药大学）首届中医大学生。在半个多世纪的不断学习思悟、临床磨砺、相互切磋中，逐渐形成了以脉诊为中心的辨证论治方法，对脉诊也萌生了一些自己的见解，于是合写了一本关于脉学的小册子——《脉学心悟》；并以我们的观点，对《濒湖脉学》进行了阐释与探求，名曰《濒湖脉学解索》。相隔15年，再读这些观点，看法依然，且老而弥坚。

在此二书中，我们主要提出了下列与传统观点不大一致的看法：

1. 传统观点认为，四诊中切诊居末，我们认为切诊居四诊之首。在望闻问的基础上，切诊在疾病诊断中的权重，可占50%～90%。因而形成了我们以脉诊为中心的辨证论治方法。

2. 传统观点认为脉有假，故有“舍证从脉”与“舍脉从证”之论。我们认为脉无假，任何一种脉象的出现，都有其必然的生理、病理基础，只存在如何识脉的问题，而不存在所谓假脉、舍脉的问题。

3. 传统观点脉诊以阴阳为纲。我们认为阴阳为纲过于笼统，故尔提出以虚实为纲，各种脉象，皆以沉取有力无力以别虚实。这也可看成是阴阳为纲的具体化、实用化。

4. 提出脉诊形成的原理，皆因气血变动所致。明此理，诸脉也就可以了然胸臆，不为其纷纭繁杂所惑。

5. 提出以恒动观看待脉象。脉是不断运动变化的，脉变则证变、治亦变。真正做到谨守病机，当从脉着眼。

6. 提出脉象形成的七要素，即脉位、脉体、脉力、脉率、脉律、脉幅、脉形，所有纷杂之脉皆由此七要素所构成。而七要素的变化，根源于气血的变化。分清此七要素并明其理，则诸脉可融会贯通，而不必拘于诸脉之形迹，达到守绳墨而废绳墨，出神入化，随心所欲不逾矩。

7. 关于脏腑在脉上的分布，认为不宜机械刻板，提出上以候上，中以候中，下以候下，要结合脏腑、经络、六经、卫气营血、三焦及正局变局（湿热病）辨证法，以确定病位。

8. 脉症关系，认为据脉以述病证，虽因医生经验多寡而异，但以脉定病、定症，不是一个普遍规律。夸大脉诊的作用是谬误；视脉形同虚设，同样是谬误。

9. 脉的删繁就简，提出《濒湖脉学》的27部脉中，濡、伏、牢、革、长、短可删。

10. 在各脉中，也斗胆提出了许多自己的看法，如沉主表、浮主里；以至数分诸脉，当以脉象为据，不应以至数为中心；濡脉即软也，非浮而柔细；代脉非止有定数，并阐明其病机。

11. 在脉诊注意事项中，突出西医治疗对脉象的影响，应引起注意，以免误诊、误治。

中华民族先人对脉诊做了艰苦卓绝的探索。《内经》成书以前，就已有脉诊专书，《素问》引述《揆度》《脉法》二书可以为证。《内经》汇集了当时的各种脉诊学说，有遍诊法、色脉诊法、经络诊法、尺肤寸口诊法、寸尺诊法等。《难经》确立了寸口诊法。仲景引述《平脉辨证》等书，首列《辨脉法》与《平脉法》，形成了以脉诊为中心的辨证论治体系。历代脉诊专书不啻百部，各医家著述亦皆论脉，在不断争鸣扬弃中，趋向简化、明了、实用。自古论脉详且尽矣，本不容吾等无名之辈置喙。但在50余年不断学习、实践中，萌生了些有别于传统的见解，故尔斗胆写了出来。我们不仅这么说，实践中也是这么做的，这在拙著《相濡医集》《冠心病中医辨治求真》《中医临证一得集》中所列医案中可以体现。

二书出版后，《脉学心悟》曾在《河北现代中医报》及《中国中医药报》全文连载，并重印。幸得读者及编辑厚爱，贵社与余商再版，我们建议将《脉学心悟》与《濒湖脉学解索》合刊。除增“以脉诊为中心的辨证论治方法形成过程”一节外，全文虽有增改，但观点依然，改动不大。望能继续得到广大读者垂爱，以期引起中医界对脉学的重视，不断提高辨证论治水平，振兴中医学。敬请指正。

李士懋　田淑霄<br>2014年1月20日<br>书于相濡斋

# 脉学心悟

## 前 言

自《内经》《难经》至今，脉学论著甚多，详且尽矣，本不容置喙。但在大学时，因受秦伯未、赵绍琴诸恩师影响，潜心脉学三十余载，窃有所悟。多年来，几欲成书，唯恐谬误，几拾几辍，终又不肯死而为憾；况且，我夫妻二人皆早已晋为教授，料不致有“为晋职而作”之嫌，还是横下一条心写了出来，名之曰《脉学心悟》。

既为心悟，就不苟因循沿袭，悟多少，写多少；悟成什么样，就写出什么样。不避标新立异之讥，不惮背经杜撰之贬，斗胆谈谈我们自己的看法。

全书分上下两篇。上篇谈脉学中与传统观点不同的几个问题，下篇重在谈各脉的脉象、脉理，而不着意讨论某脉主某病、某症，以免胶柱鼓瑟、按图索骥之弊。理明，自能融会贯通。

因水平所限，谬误难免。倘因此书之鸣而荡起一点回响，也总比“炒冷饭”为好。

李士懋　田淑霄
1993 年 8 月 10 日
书于相濡斋

## 上 篇

### 一、以脉诊为中心的辨证论治方法形成过程

古云：“中医难，难在识证。”而识证的关键在于脉诊，脉诊可以定性、定位、定量、定势。我们学习中医半个多世纪以来，在漫长的学习、实践过程中逐渐形成了以脉诊为中心的辨证论治方法。

临床中，常碰到一些疗效差、甚至久治不愈的病人，心中茫然不知所措，甚感愧疚，都因辨证论治水平不高，所以努力学习经典及名著，又难于一蹴而就，心中仍难

了了，苦闷之情常萦绕心头。

如何提高辨证论治水平？临床前十几年，我们辨证主要倚重舌诊。因舌诊比较直观，易于观察，且望舌能洞观五脏六腑，所以辨证中以舌诊为重。然临证既久，发现一些舌症不符的现象，如再障患者舌淡胖大，怎么补也不好，改予凉血散血方愈；有的冠心病患者舌暗红或光绛，滋阴清热活血无效，改予温阳通脉而瘥；有的舌绛而裂，养阴反剧，温阳舌反渐红活苔布；有的苔黄厚，清热化湿不愈，温阳化湿而瘳。舌证不符的医案，动摇了我们以舌诊为中心的辨证论治方法，转而渐渐倚重脉诊。

临床辨证，虽曰四诊合参，但四诊的权重不同。自古皆云，望而知之谓之神，望什么呢？望神、望色、望形态。我现在应诊的患者，急性病及危重病较少，而慢性病及疑难病较多，病人的形色神常无显著变化，望舌又常出现舌症不符的现象，难以将望诊作为辨证的主要依据。闻而知之谓之圣，闻诊无非闻声味，一些慢性病人亦很难出现声味的显著变化，所以闻诊亦难作为辨证论治的主要手段。问诊，那是必须问的，要知道病人之所苦所欲。但是有的病人症状很少，如就是个头痛，没有其他症状，无法仅据问诊辨其寒热虚实；有的病人主诉一大堆，能说上半个钟头，甚至有些怪异的症状，如有一病人从腰至下肢，有流砂或流粉条之感，从上到下无处不难受，使辨证茫然不知所措。且仅据症状，也很难判定其病机，所以问诊也有相当大的局限。常遇有些人请我开个方子，治疗某病，或说的是一些症状，或说的是西医诊断，我很无奈，未诊脉，寒热虚实不明，确难拟方。

我倚重脉诊，一是受大学恩师的影响，很多老师都强调脉诊。陈慎吾老师讲，一摸脉，就可知道病的性质。学生时虽无体会，但给我的印象颇深。在学习经典时，从《内经》到《伤寒论》《金匮要略》，都非常重视脉诊。如《内经》云："微妙在脉，不可不察"；"气口成寸，以决死生。"很多疾病的性质、吉凶顺逆皆以脉断，内容非常丰富。《难经》中论脉的篇幅约占全书的四分之一，确定了寸口诊法，并予全面论述，为后世所宗。仲景于《伤寒论》，开首即设《辨脉法》与《平脉法》论脉专篇。仲景于《伤寒论》原序云："撰用《素问》《九卷》《八十一难》《阴阳大论》《胎胪药录》并《平脉辨证》，为《伤寒杂病论》，合十六卷。"平者，凭也。古已有凭脉以辨证的专著，仲景引之，列平脉法专篇。凭脉辨证的指导思想，贯穿于《伤寒论》的各篇之中，每卷都将脉诊置于突出位置，曰"辨某病脉证并治"。每个病都有大致相似的临床表现，但病机又各不相同，因而一病之中有若干证。证是如何确定的？仲景谓之"脉证并治"，是依脉的变化来确定证。证即疾病某一阶段的病机总和，法依病机而立，方依法而出，这就形成了完整的以脉为中心的辨证论治体系。纵观《内经》《难经》《伤寒论》《金匮要略》及历代名家所论及医案，无不以脉为重。由于几十年专注于脉诊，窃有所悟，逐渐形成了在望闻问的基础上，以脉诊为中心的辨证论治方法。

这种以脉诊为中心的辨证论治方法逐渐形成后，我们曾多次反思，这个路子走得对不对？唯恐由于片面，钻进了牛角尖，像统计学说的，带来系统性误差。反复验证于临床，按这种方法辨证论治，多能取得预期效果。尤其对一些疑难久治不愈的病人，常有一些新的见解，另辟蹊径，取得突兀疗效。因而更坚定了我们以脉诊为中心的辨证论治方法，且老而弥坚。

我们重视脉诊，但不赞成两种倾向：

一是夸大脉诊作用。病家不须开口，一摸便知病情根由。一诊脉，便滔滔不绝地叙述病人的症状，随即处方用药，常使病人连连点头，佩服得不得了。而我看病时，也常遇到有些病人，不叙述症状，上来就让你摸脉，让你讲病情。需要费半天唇舌给病人解释，有的病人拂袖而去。有时硬着头皮来讲他的病情，常不够确切。对一诊脉便述病情的大夫，我非常羡慕，曾扮作患者去偷艺，见多是说了许多症状，其中有一二症状包含其中，病人连连点头称是，也难于直指病人疾苦。一个症可见于多种脉象，一种脉象又可见多个症状，难以诊脉就准确描述病人症状。《脉学辑要》说得好，"安可以万变之症，预隶于脉乎。"不可否认，根据脉诊，确可描述一部分症状，随医生经验多寡而异。但作为一个普遍规律，以脉定症是不可取的。更有甚者，一诊脉便说出西医诊断，如肝炎、肾炎、冠心病等；还有的一诊脉就诊断肿瘤，并振振有词地描述有几个肿瘤，有多大，在什么部位。我自愧不如，也不信，疑其哗众取宠而已。真理跨越一步就变成谬误。夸大脉诊的作用，不是弘扬中医，大有糟蹋中医之嫌。

脉诊的运用，只在望、闻、问的基础上，获得对该病的初步印象，再进而诊脉，判断疾病的性质、病位、病势及程度。正如《脉学辑要》所说："已有此证，当诊其脉，以察其阴阳表里、虚实寒热，而为之处措。"若舍望闻问三诊，硬要凭脉说症，按图索骥，无异盲人瞎马。

一是否定脉诊的作用，认为脉诊就是摸个心率、心律、强弱大小，对诊治没多大作用。更有甚者说，摸脉就是装装样子，争取点时间，想想该开个什么方，诊脉形同虚设。这主要是医者对脉诊缺乏深入了解，也不会用，反云葡萄酸，贬低脉诊。掌握脉诊困难，多因其难而弃之，以致对脉诊更荒疏。

现在中医看病，大致有四种类型：

一是据西医诊断用中药，如病毒感染发热，则用药多是清热解毒之类，意在消炎、抑菌、抗病毒。一诊为癌症，就把中医具有抗癌作用的半枝莲、白花舌蛇草等大量堆积。

二是搜罗几个偏方、秘方来治病，无异守株待兔，碰上了或许有效，这在中国很普遍，不识字的老妪也常知几个偏方，有的也有效，但毕竟不能称为医生。

三是看病形成固定而僵死的套路，一见胃病就大量健脾行气之品，名之曰对某病的治疗规律，虽有一定疗效，但难于灵活辨证，囿于一隅之见。

四是力主辨证论治，但辨证方法有别，有的侧重望诊，有的侧重舌诊，有的侧重问诊，有的侧重腹诊，还有的侧重目诊、手诊、夹脊诊等，见仁见智。而我在四诊基础上，侧重脉诊，形成以脉诊为中心的辨证论治方法，这是半个多世纪以来，不断学习、实践，逐渐总结出的一套方法，我觉得行之有效，故深信不疑。

当前讨论纯中医、铁杆中医问题，我自诩为铁杆中医。所谓纯中医，并不是拒绝现代科学的诊查手段，这可看成中医四诊的延伸，西医可用，中医也可用，我从不拒绝，只是因学得不够而遗憾。西医的检查、诊断，对我们了解病情，判断疗效、预后，非常有益，我仍在努力学习。但我辨证用药时，绝不用西医理论掺和，严格按中医理论体系辨证论治，这就是纯之所在。

任继学先生曾云："不到六十不懂中医"，诚如所言。中医博大精深，确又难学，浅尝辄止，难以探其深奥。初品茶者只知苦，初饮酒者只道辣，弥久方知其甘醇芬芳，沁人心脾。中医更是如此，浅学难入奥堂。中医的巨大优势，首先在于深邃的理论优势，其次在于博大的实践优势。在急症以及慢性病、疑难病中，都突显其巨大优势，我们是业医五十多年才逐渐品出了点滋味。中医的理论精华归结为一点，就是辨证论证。辨证论治水平愈高，则临床疗效愈好。所以我们毕生追求的就是提高辨证论治水平，在不懈追求中，形成了以脉诊为中心的辨证论治方法，在以往发表的拙著中，也都体现了这一思想。

我们临床看病，归结起来，大致有五个特点：

一是严格遵从以中医理论为指导；

二是胸有全局；

三是首辨虚实；

四是以脉诊为中心辨证论治，方无定方，法无定法，动态诊治；

五是崇尚经方。

这本是一个中医大夫应有的素养，算不得什么特点，但在学术异化的现今，这本非特点的特点，却也成了我们的临证特点。

所谓以脉诊为中心，即依脉为主来判断疾病的性质、病位、程度、病势，且以脉解症，以脉解舌及神色。具体运用，详见拙著《相濡医集》《冠心病中医辨治求真》《中医临证一得集》等书所载之医案。

## 二、对脉诊几个理论问题的认识

### （一）脉诊的意义

脉诊，首先用于疾病的诊断。脉诊乃四诊之一，是诊断疾病和判断疾病转归、预后的重要依据，历来为医家所重视。

脉诊，在疾病的诊断中，起着决定性的作用。若用数字来估量，大约可占50%～90%。

或问，自古以来，四诊依其诊断价值来排列，当依次为望、闻、问、切，而本书认为脉诊起着决定性作用，岂不有违古训？不可否认，确与传统观点有差别。笔者认为，望闻问切是四诊在诊断过程中运用的顺序，而不是重要性的先后排列。医者看病，总是先望病人之神色形态，闻其气息音声，问其所苦所欲，再诊其脉，以明确诊断。若论四诊的重要性，当以切诊为先。因为切诊对一个完整诊断的四个要素的判断，都起着重要作用。

中医的一个完整诊断，要有四个要素：一是病性，二是病位，三是程度，四是病势。这四个要素可概括为“四定”，即定性、定位、定量、定势。如患者喘，性质为热，病位在肺，热势较重，诊断就是“肺热壅盛”。而病势如何体现呢？热盛可伤津耗气，热盛可内传心包，可下传阳明，可烁液成痰等，要据脉明其病势，截断逆转，先安未受邪之地，防其传变。具备这四个要素，才算是个完整的诊断，但还未必是个正确诊断。因诊断正确与否，还要以临床实践来检验，主观与客观相符，取得了预期疗效，才能说这个诊断是正确或基本正确的。若越治越坏，主客观不符，虽然诊断是完整的，但却是错误的。在明确诊断的这四个要素中，脉诊一般都起着重要的、甚至是决定性的作用。

1. 关于疾病性质，主要依据脉来判断，这在经典医籍中有很多记载。如:《伤寒论》第 140 条:“太阳病下之，其脉促，不结胸者，此为欲解也。脉浮者，必结胸。脉紧者，必咽痛。脉弦者，必两胁拘急。脉细数者，头痛未止。脉沉紧者，必欲呕。脉沉滑者，协热利。脉浮滑者，必下血。”突出以脉为据。《金匮要略 · 肺痿肺痈咳嗽上气》曰:“脉数虚者为肺痿，数实者为肺痈。”《金匮要略 · 疟病脉证并治》曰:“疟脉自弦，弦数者多热，弦迟者多寒。”《伤寒论》第 27 条曰:“太阳病，发热恶寒，热多寒少，脉微弱者，此无阳也，不可发汗。”《金匮要略 · 脏腑经络先后病脉证》篇:“病人脉浮在前，其病在表；浮者在后，其病在里。”类似的记载，在经典医籍及历代文献中比比皆是，不胜枚举。据笔者五十余年临床实践，对此有深切的体会，而且对脉诊也愈来愈倚重。

疾病的性质，无非是寒热虚实，都可以在脉象上得到反映。反过来，就可根据脉象以推断疾病的寒热虚实。就一般规律而言，证实脉实，证虚脉虚，热则脉数，寒则脉迟，这就是对疾病性质的判断。尤其对一些危重、复杂的病人；或症状很少，缺少辨证足够依据的病人；或症状特多，令人无从着手的病人，这时更要依据脉诊来判断。

2. 关于病位的判断，也主要依据脉象，并结合经络脏腑的症状来判断。如寸部脉象有改变，又出现心经的症状，则可判断病位在心；若出现肺经的症状，则可判断病位在肺，余皆仿此类推。但有些病人，症状在上而病位在下，或症状在下而病位在上，这就更需依赖脉诊进行判断。如一人后头痛 4 日，别无他症，随诊的实习学生以为外感，予辛凉解表剂。余诊其脉尺浮，此为相火旺，淫于膀胱，沿经上灼而后头痛，改用知柏地黄丸而愈。

3. 关于疾病轻重程度，这是个既模糊又确切的概念。说它模糊，是因为难以量化；说它确切，是指医者必须明确病情的轻重，以指导用药治疗。如肺热用石膏，究竟是用 50g，还是 10g，不明确病情的轻重，就无法确定适当药物及用量，病重药轻不成，病轻药重也不成。疾病的轻重程度，也可以从脉上来判断。如脉数有热，越数实有力，热就越重，数轻则热轻。

4. 关于病势的判断，主要依据脉诊。所谓病势，即疾病发展变化的趋势，这种趋势，无非是三种情况：一是逐渐好转；二是邪正相持；三是恶化，病情加重、传变，直至死亡。

关于病势的判断，亦即疾病的转归与预后的判断。疾病不是静止的，有着性质、病位、程度的不断变化。这些变化，决定着疾病的转归和预后。

首先，在疾病过程中，病因是不断变化的。例如外感病中，开始因感受寒邪，寒邪蕴久化热，热邪又可伤阴化燥。由寒到热、到燥的改变，是由于病因的改变，病的性质亦随之而变。这些改变，主要依据脉象的变化来判断。脉紧为寒；待寒邪化热，脉转浮洪数；待伤阴化燥，脉又转为细数。

病性的改变：疾病可由阳证转为阴证，由实证转为虚证，由热证转为寒证等。这种改变，亦主要依据脉象来判断。如原为实脉，逐渐出现按之无力的表现，标志着正气已衰，病性由实转虚。

病位的改变：根据脉象的相应变化，可以判断病位的改变。如《伤寒论》第4条："脉若静者为不传，脉数急者为传也。"标志病位将由浅入深，由表入里，病势加重。又如温病热入营分，热邪内陷营阴，脉沉细数急。当治疗后，脉由沉位而外达于中位、浮位，脉细数逐渐变为洪数，则标志营热已透转气分，病位由深转浅，由里透外。

疾病轻重程度的改变，亦主要据脉以判断。如上例《伤寒论》第4条，太阳病脉由数急到静，病情减轻；数急加重，则病情加剧。

对疾病预后的判断，也倚重于脉。历代文献有很多关于脉的吉凶顺逆、真脏脉、怪脉，有无胃气、神、根等论述，对疾病预后有重要价值。

**（二）脉的从舍**

历来都认为脉有假脉，所以出现"舍脉从证"与"舍证从脉"的问题。笔者认为脉无假，关键在于是否识脉。任何一种脉象的出现，都有其必然的生理、病理基础，都反映了一定的生理病理改变。草率地归之于假脉，舍而不论，是不科学的。

所谓假脉，无非脉证不一，阳证见阴脉，阴证见阳脉；表证见里脉，里证见表脉；寒证见热脉，热证见寒脉；虚证见实脉，实证见虚脉。这些与证不一的脉，不仅不假，恰恰反映了疾病的本质。

阳证见阴脉者，阳极似阴也。例如阳热亢极，反见沉迟、涩、小、细等似阴之脉，此为火热闭伏气机，气血不得畅达而出现的阴脉，此正说明火热郁伏之甚，并非假脉。阴证见阳脉，阴极似阳也，如阴寒内盛格阳于外，脉反见浮大洪数似阳之脉，此正说明阴盛之极也，何假之有？

表证见里脉者，伤寒初起，寒邪外束，气血凝泣，出现沉紧之里脉，乃理势然也。温病初起，温邪上受，首先犯肺，肺气怫郁，气机不畅，气血不能外达以鼓荡血脉，反见沉数之里脉，恰恰反映了温病的本质是郁热。里证而见表脉者，可因里热外淫，或里虚真气浮越于外而脉浮或浮大。

热证见寒脉者，热闭气机，气血不得畅达，脉反见沉迟小涩乃至厥。寒证见热脉者，因寒邪搏击气血，脉紧而数；或阴寒内盛，格阳于外而脉浮大洪数。

实证见虚脉者，乃邪阻气机，血脉不畅，脉见细迟短涩。虚证见实脉者，乃真气外泄，胃气衰竭，经脉失柔，反见强劲搏指之实脉。

此类脉象，何假之有。张景岳说得好，“虽曰脉有真假，而实由人见之不真耳，脉亦何从假哉。”《医论三十篇》亦云：“舍脉，乃脉伏从证，不得不舍，非脉有象而舍之旃。”这段话是很明确的，所谓舍脉，只有脉因邪阻而闭厥，无脉可据时，此时不得不舍脉从证。除此而外，只要可摸到脉象，就不存在舍弃的问题。所以该书又说：“如停食、气滞、经脉不行，或塞闭气机，脉伏不见，惟据证以为治。”脉断然无假，根本不存在什么舍证从脉、舍脉从证的问题。

**（三）脉诊纲要**

脉象确有很多不同的变化，医家将其分为 24 种脉、27 种脉、34 种脉等，另外还有怪脉、真脏脉。而且，两手脉象可各不相同，寸关尺三部亦可各异。除单脉外，常又有很多兼脉，纷纭繁杂，的确难于掌握。如何执简驭繁、纲举目张呢？历代医家都做过许多有意义的尝试，将脉分为阴阳，以浮沉迟数为纲，或浮沉迟数虚实为纲，亦有将浮沉迟数虚实滑涩合为八纲者。景岳独具慧眼，提出以虚实为纲。曰：“千病万病不外虚实，治病之法无逾攻补。欲察虚实，无逾脉息。”又曰：“虚实之要，莫逃乎脉。”脉虚证虚，脉实证实。景岳这一见解，与《内经》《难经》一脉相承。《素问·调经论》曰：“百病之生，皆有虚实。”《灵枢·经脉》曰：“其虚实也，以气口知之。”《灵枢·逆顺》曰：“脉之盛衰者，所以候血气之虚实有余不足。”《难经·六十一难》曰：“诊其寸口，视其虚实。”

脉的虚实，当以沉候有力无力为辨。因沉候为本，沉候为根，沉候的有力无力，才真正反映脉的虚实。对此，《内经》及后世医家都有明确的论述。《素问·至真要大论》曰：“帝曰：脉从而病反者，其诊何为？岐伯曰：脉至而从，按之不鼓，诸阳皆然。帝曰：诸阳之反，其脉何为？曰：脉至而从，按之鼓甚而盛也。”对这段经文，景岳阐述得很清楚。他说：“脉至而从者，为阳证见阳脉，阴证见阴脉，是皆谓之从也。若阳证见阳脉，但按之不鼓，指下无力，则脉虽浮大，便非真阳之候，不可误为阳证，凡诸脉之似阳非阳者皆然也。或阴证虽见阴脉，但按之鼓甚而盛者，亦不得认为阴证。”这就明确指出，即使临床表现为一派阳证，浮取脉亦为洪数的阳脉，但只要按之不鼓，指下无力，就是阴证、虚证。即使临床表现为一派阴证，脉见沉迟细涩等阴脉，但只要按之鼓甚，便是阳证、实证。《医宗金鉴》更明确指出：“三因百病之脉，不论阴阳浮沉迟数滑涩大小，凡有力皆为实，无力皆为虚。”《脉学辑要》亦云：“以脉来有力为阳证，脉来无力为阴证。”《医家四要》云：“浮沉迟数各有虚实。无力为虚，有力为实。”但必须指出，若脉过于强劲搏指，不得作实脉看，恰为胃气衰败、真气外泄之脉。

沉取有力无力，此即诊脉之关键。不论脉分 27 种还是 34 种，皆当以虚实为纲，何其明快。

**（四）脉诊原理**

脉虽纷纭多变，但只要理解脉象形成的原理及影响脉象变化的因素，对诸脉也就能了然胸臆，不为所惑了。

脉的形成原理，一言以蔽之，乃气与血耳。脉乃血脉，赖血以充盈，靠气以鼓荡。正如《医学入门》所云："脉乃气血之体，气血乃脉之用也。"所有脉象的诸多变化，也都是气血变化的反映。气为阳，血为阴。气血的变化，也就是阴阳的变化。诚如《素问・脉要精微论》所云："微妙在脉，不可不察。察之有纪，从阴阳始。"气血是打开脉学迷宫的钥匙。倘能悟彻此理，则千变万化的各种脉象，可一理相贯，触类旁通，而不必囿于众多脉象之分，画地为牢，死于句下。恰如《脉学指南》云："上古诊脉，如浮沉迟数等，名目不多，而病情无遁。后胪列愈伙、指下愈乱，似精反粗，欲明反晦。盖求迹而不明理之过也。"《诊家枢要》亦云："得其理，则象可得而推矣。是脉也，求之阴阳对待统系之间，则启源而达流，由此而识彼，无遗策矣。"

1. 气的变化对脉象的影响

①气盛：气有余，则鼓荡血脉之力亢盛，气血必动数而外涌。气血外涌，则脉见浮、洪、实、大、长、缓纵而大等象。气血动数，则脉见数、疾、躁、促等象。

②气郁：气为邪阻，气机不畅；或情志怫逆，气机郁滞，则气不能畅达以鼓荡血脉，脉见沉、伏、牢、涩、迟、细、短、结乃至厥。气机不畅，阳气不得敷布，经脉失却阳气之温养，致收引拘急，脉见弦、紧、细、涩等象。此等脉象，貌似不足，实则乃邪气亢盛所致。其与虚脉的鉴别，在于按之中有一种奔冲激荡、不肯宁静之象，与虚脉之按之无力者异。这就是以沉取有力无力分虚实。

至于病机相同，为何脉象有沉、伏、涩、短、迟等不同的区分？这是由于气机滞塞的程度、部位不同，引起气机滞塞的原因不同，因而同一病机，产生不同的脉象。脉虽各异，而理却相通。

③气虚：气虚无力鼓荡血脉，则出现脉来无力的缓、迟、微、弱、濡、代、小、短、涩等脉象。气虚不能固于其位，气浮于外而脉浮，可见浮、虚、散、芤、微、濡、革等脉。气虚，则虚以自救，奋力鼓搏，脉可数，然按之无力，愈虚愈数，愈数愈虚。若气虚极，脉失柔和之象，亦可见强劲坚搏之脉，此乃真气外泄，大虚之脉，不可误认作实脉。

2. 血的变化对脉象的影响

①血盛：血为邪迫，则奔涌激荡，血流薄疾，则脉见滑、数、疾、促等象。血流奔涌于外，则见脉浮、洪、实、长等象。

②血瘀：由于邪阻、气滞，血行瘀泣，脉道不利，则见沉、伏、牢、涩、细、小、短、促、结等。

③血虚：血虚不能充盈血脉，则脉细、小、濡、短、涩等。血行不继，则脉歇止而见促、结、代等。血虚不能内守，气失依恋而外越，则脉见浮、虚、微、芤、革、散、动等。血虚经脉失于濡养，则脉拘急而弦。

为了论述清晰，故将气与血分别论述。气与血的病理变化，虽有所侧重，但往往相互影响，密不可分。气血是脉象产生和变化的基础。明白了这个道理，就可以"知其要者，一言而终”。

**（五）脉象的动态变化**

古人对各种脉象，做了很多规定、描述，而且列举了很多形象的比喻，使后人能对各种脉象有个清晰的概念，可谓用心良苦。我们学习脉诊，不仅要了解各脉脉象的界定标准，准确地认脉，而且要掌握脉理及其所主的病证。能正确地识脉，还要以辨证的观点动态地辨脉。各脉不是孤立的、静止的，而是互相联系，有着不断的动态变化。掌握了这种动态变化的规律，就可活泼地看待各种脉象，守绳墨而废绳墨，驾驭整个疾病进程及脉象的各种变化，随心所欲不逾矩，达到出神入化的境地。

例如风温初起，脉可沉而数，可用升降散、银翘散之类。随着郁热的亢盛，热郁极而伸，淫热于外，则脉由沉数变成浮数。热邪进一步亢盛，激迫气血外涌，脉由浮数变为洪数，可用白虎汤治之。热邪亢盛而伤津耗气，则脉由洪数变为芤数，可用人参白虎汤，若气被壮火严重耗伤，则脉由芤而转虚大乃至散，可用生脉散。若正气浮越而脱，则可由阳证转为阴证，脉转为沉微欲绝，可用参附汤、四逆汤回阳救逆。若热邪由卫分逆传心包，脉见沉数而躁急。若热传营血，阴亦耗伤，则脉见沉细数而躁急。温病后期，邪退正衰，肝肾阴伤，脉转为细数无力。若阴竭阳越，脉又可变为浮大而虚。阳越而脱，转为阴阳双亡时，脉又可沉细微弱。

再如气机郁滞，气血不能畅达以鼓荡血脉，随郁滞的程度不同，脉可逐渐转沉，进而出现沉、弦、迟、涩、细、短、结、伏乃至脉厥。这些虽是各不相同的脉象，但由于病机相同，可知上述诸脉是有机联系的，是一种病机动态发展的不同阶段、不同程度所出现的不同变化。这样就可以将诸脉以一理而融会贯通，就可由守绳墨而废绳墨，辩证地、灵活地看待各种脉象，而不必机械、刻板地死于句下。

欲达到守绳墨而废绳墨的境地，就必须了解脉理。理明自可判断各种脉象的意义，进而判断病证的性质、病位、程度、病势。掌握脉理的关键，在于掌握气血的相互关系及变化规律。

**（六）脏腑分布**

一种说法是，浮取以候心肺，中以候脾胃，沉以候肝肾。这种说法，临床不适用，难道心肺的病变都在浮候而不见于中候、沉候吗？肝肾的病变都在沉候而不见于浮候、中候吗？如病人喘而寸脉沉数，当知肺中蕴热，迫肺上逆而作喘。此证非于脉之浮候察得，而是于沉候诊知，何以言心肺之疾独于浮候诊之？

还有一种说法，以寸尺内外分候脏腑。寸口乃区区之地，细如麦秆，再过细地分为内外上下，难于掌握，且近于玄虚，临床也不这样用。

比较一致的意见，是以左右脉按寸关尺分布。左脉寸关尺分别为心、肝、肾；右脉寸关尺分别为肺、脾、命。心包在左寸。两尺有的认为都属肾。

关于腑的分配，胆在左关，胃在右关，膀胱在尺，诸家意见比较一致，大小肠的分布，分歧就比较大。约有三种意见：一种是以表里经络关系来分，心与小肠相表里，且有经络相通，故小肠居左寸。肺与大肠相表里，且有经络相通，大肠居右寸。第二种意见是以气化功能分，大小肠都传化水谷，属胃气所辖，故大小肠居右关。第三种以脏器实体部位来分，大小肠皆属下焦，所以分配于尺部。三焦的分布，有的主张上中下三焦分居寸关尺；有的认为三焦气化取决于肾，应居尺；有的认为三焦与心包相表里，且有经络相通，应居左寸。各执己见，令学者莫衷一是。脏腑的分部，不宜过于机械刻板，不仅玄虚，也不适用。笔者判断脏腑病位，根据寸候上焦病变，包括心、肺、心包及胸、颈、头部；关候中焦病变，包括脾、胃、肝、胆、上腹；尺候下焦病变，包括肾、膀胱、大小肠、女子胞，及下腹、腰、膝、足等。至于判断属何脏何腑的病变，要结合该脏腑及其经络所表现的症状，综合分析判断。如寸数咳嗽，寸数为上焦有热。上焦之热究竟在心、在肺、在胸、在头，尚不能单凭脉以断。察知病人咳嗽，咳嗽乃肺的症状，结合寸数，可断为肺热。若同为寸数，出现心烦不寐的症状，则可断为心经有热。考之于《脉经》，即以寸关尺分主三焦，而没有机械地将寸关尺与脏腑硬行搭配。《脉经》分别三关境界脉候所主曰："寸主射上焦，出须及皮毛竟手。关主射中焦，腹及胃。尺主射下焦，少腹至足。"这种定位的方法，简单、实用、确切，没有故弄玄虚或呆板、繁琐的弊端。

**（七）脉象的删繁就简**

《脉经》以前，虽提出了很多种脉，但缺乏脉象准确、严格的描述，而且名称也不统一，随意性很大。《脉经》始对脉学做了专门的、系统的整理阐述。提出24种脉，并对脉象做了较严格的界定，对后世影响深远。后世医家在《脉经》24种脉的基础上，又增加了许多种脉，分别提出27种脉和34种脉等。仔细研究分析，有些脉象是重复的，彼此之间特征难以区分，而且其病理意义是相同的。所以，后世有些医家做了有意义的删减，如景岳提出正脉16部，计有浮、沉、迟、数、洪、微、滑、涩、弦、芤、紧、缓、结、伏、虚、实，而将《濒湖脉学》中的长、短、濡、促、代、散、牢、革、细、弱、动11部脉删去。这种删繁就简的思路是好的，但具体何脉当删、何脉当留，尚可商榷。

就后世多遵从的《濒湖脉学》中的27部脉而言，可删濡、伏、牢、革、长、短。

1. 濡脉当改称软脉

濡本软，其特征为脉体柔软。后世将濡脉的特征描述为浮而柔细。若果以浮而柔细为濡脉，则与浮细无力之微脉难以区分，而且濡与微所代表的病理意义也是相同的，故以浮而柔细为特征的濡脉当删。濡脉当改称软脉，软脉的唯一特征是脉体柔软，没有浮而柔细的限定。

2. 伏脉可删

伏与沉，都是重按方见，只是伏比沉更深一些，这与沉脉只是程度上的差异，病理意义上没有多大区别，故伏脉可删。

3. 牢脉可删

牢脉特征是沉而弦长实大，与沉实的脉象和病理意义是一致的，故牢脉可删。

4. 长脉可删

太过之长脉，与实脉、弦大有力之脉的脉象特征、病理意义是相同的，故长脉可删。

5. 短脉可删

无力而短之脉，与微、弱的病理意义相同。有力而短的脉，与涩而有力的脉相同，故短脉可删。

6. 革脉可删

革脉的特征是浮大有力，按之空豁，与芤脉相近，而且病理意义相同，故革脉可删。

《濒湖脉学》较《脉经》增加了长、短、牢三部脉。增加的意义不大、可删。笔者又在《脉经》基础上，提出去掉伏、革，并将濡恢复软的名称，共22种脉。这里仅提出供商榷的意见，在下篇对各脉的讨论中，仍保留了《濒湖脉学》中的27部脉。

**（八）脉诊中的注意事项**

关于脉诊中的注意事项，各脉书中都有很多论述，此处只谈一下未曾提及或有不同见解的几个问题。

1. 西药对中医诊脉辨证的影响

很多西药，尤其是中枢神经系统药物、循环系统药物、内分泌系统药物、液体疗法等，都可显著地影响脉象，干扰中医辨证。因而，在诊脉时，要充分考虑这些影响因素，尽量避免错误的判断。我曾会诊一格林巴综合征患者，呼吸已停，心跳尚在。因用激素、兴奋剂、加压输氧、输液及血管活性药物，呈现脉洪大、面赤、舌红而干。据此，诊为阳明热盛，予人参白虎汤。10日后死亡。事后想来，呼吸已停，当属中医脱证范畴，应用参附益气回阳。面赤脉洪，当为西药的影响，予人参白虎恐为误治。中西医结合共同治疗的情况很多，当如何排除干扰，正确辨证论治，有待进一步研究探讨。

2. 下指法

历来强调诊脉当用指目。但对脉体稍阔者，指目难以诊得脉之全貌，莫如用指肚为好。所以我主张以指肚诊脉。

3. 双脉问题

有些病人一侧脉，并列两根动脉，一根于寸口处浮弦细而劲，另一根略沉较粗且和缓，周学海称“二线脉”。两脉之取舍，当以稍粗大者为凭。

4. 指力

三指切脉，指力必须一样，亦即压强需一样，否则辨不出三部脉之独弱独强、独大独小的变化。

5. 素体脉

人有男女老幼、强弱肥瘦之分，素体脉亦不同，诊病脉，必须考虑其素体的差异。

### （九）脉象要素分解

脉象，是由脉位、脉体、脉力、脉率、脉律、脉幅、脉形七个基本要素所组成。由于这七个要素的变动，因而演变出纷纭繁杂的诸多脉象。若每种脉象，都能从七要素入手，加以分解，并弄清影响这些要素变化的原因、机理，则有助于对各种脉象的掌握、理解和融会贯通，不致有如坠五里云雾之感。

1. 脉位

脉位可分浮中沉三候。

脉何以浮？无非是气血搏击于外致脉浮。

气血何以搏击于外？常脉之浮，可因季节影响，阳气升发而脉浮。病脉之浮，可因邪气的推荡，使气血鼓搏于外而脉浮。如热盛所迫，或邪客于表而脉浮。若正气虚弱，气血外越，亦可因虚而浮。同为浮脉，一虚一实，以按之有力无力分之。

何以脉沉？常脉之沉，因于季节变化，阳气敛藏而脉沉。病脉之沉，一可因气血虚衰，无力鼓荡而脉沉；一可因气血为邪所缚，不能畅达鼓荡而脉沉。同为沉脉，一虚一实，以按之有力无力区别之。

2. 脉体

脉体有长短、阔窄之分。

脉长而阔者，健壮之人，气血旺盛，或因夏季阳气隆盛，脉可阔长。病脉之阔而长，可因邪气鼓荡气血，使气血激扬，搏击于脉乃阔而长。正虚者，气血浮动，脉亦可阔长。二者一虚一实，当以沉取有力无力别之。

脉体短而窄者，一因邪遏，气血不能畅达鼓击于脉，致脉体短窄。或因正气虚衰，无力鼓搏，亦可脉体短窄。二者一虚一实，当以沉取有力无力别之。

3. 脉力

脉力分有力无力，当以沉候为准。无论浮取脉力如何，只要沉取无力即为虚，沉取有力即为实。

沉而无力者，阳气、阴血虚衰也，无力鼓击于脉，致脉按之无力。沉而有力者，因邪扰气血不宁，搏击血脉而脉力强。若亢极不柔者，乃胃气败也。

4. 脉率

脉率有徐疾之别。疾者，儿童为吉。病脉之疾，可因邪迫，气血奔涌而脉疾；亦可因正气虚衰，气血皇张，奋力鼓搏以自救，致脉亦疾。二者一虚一实，当以沉取有力无力分之。

脉徐者，可因气血为邪气所缚，不得畅达而行徐；亦可因气血虚衰，无力畅达而行徐。二者一虚一实，当以沉取有力无力分之。

5. 脉律

脉律有整齐与歇止之分。气血循行，周而复始，如环无端，脉律当整。若有歇止，则或为邪阻，气血不畅而止；或为气血虚，无力相继乃见止。二者一虚一实，当以沉取有力无力分之。

6. 脉幅

脉来去（即脉之起落）之振幅有大小之别。常脉振幅大者，气血盛。病脉之振幅大，或因邪迫，气血激扬而大；或因里虚不固，气血浮越而脉幅大。二者一虚一实，当以沉取有力无力别之。

脉幅小者，可因邪遏或正虚，致脉来去之幅度小。二者一虚一实，当以沉取有力无力分之。

7. 脉形

气血调匀，脉当和缓。因时令之异，阴阳升降敛藏不同，脉有弦钩毛石之别，此皆常也。若因邪扰或正虚，气血循行失常，脉形可有弦、紧、滑、代之殊。弦紧皆血脉拘急之象，或因邪阻，或因正虚，经脉温煦濡养不及而拘急。滑乃气血动之盛也。或因气血旺，脉动盛而滑，如胎孕之脉；或邪扰，激荡气血，涌起波澜而脉滑；或正气虚衰，气血张皇而脉滑。二者一虚一实，当以沉取有力无力分之。

脉之变化多端。无非是构成脉象的七要素之变动。七要素的变动，无非是气血的变动。气血之所以变动，无非邪扰和正虚两类。故气血为脉理之源，虚实为诊脉之大纲。倘能知此，则诸脉了然胸臆，不为变幻莫测之表象所惑。

# 下 篇

## 一、浮脉

### （一）脉象

浮脉有两层含义，一是指部位概念，凡轻取而能诊得的诸脉，不论大小迟数，只要脉位在浮位，皆称为脉浮，如虚脉、微脉、洪脉、革脉等。另一种是指具有严格界定的独立脉象。为了对二者加以区分，前者可称为“脉浮”，后者乃称为“浮脉”。

浮脉必须具备下列几个条件：

1. 脉位

位居肌表，轻手而得。所谓轻手而得，是指轻取即可诊得脉之主体、脉之全貌。若轻手虽可触得脉的搏动，但沉按之脉较轻取时或大或细，或强或弱，或弦紧拘急，或动数不宁等等，皆非浮脉。因轻取时所诊得的脉象，并非脉之全体、全貌，反映不了疾病的本质，所以不得称为浮脉。

2. 脉体

浮脉虽轻手可得，但其脉体当不大不小、不长不短。大则属洪、芤、实、革、虚、散之类；细则属微、细、濡之类。

3. 脉力

浮脉当轻手而得，举之有余，按之不足，如捻葱叶，如水漂木。所谓按之不足，是指当中取或沉取时，脉力与浮位相较，略显不足而已。若按之较轻取还有力，则为实脉、牢脉之类。若按之较轻取时明显无力，则属虚脉、芤脉之类，皆非浮脉。

4. 脉幅

脉起落之幅度不大、不小。过大为洪、实之类；过小为细、涩之类。

**（二）脉理与主病**

浮脉，是气血游行于外所致。气血何以游行于外？可见于三种情况：

1. 平脉

肺之平脉浮而短涩。四季中，秋脉当浮，秋属金，与肺相应。秋季，阳气由隆盛而初敛，人亦应之。脉虽浮，已由夏季浮大转见短涩敛降之象，故脉浮而短涩，此为平脉，当知无恙。

2. 邪袭脉浮

此种浮脉，当属实证，多见于外感新病。外感六淫，邪袭肌表，正气拒邪而不得深入，正邪相争于肌表，气血搏击于外而脉浮，如太阳病之脉浮。

3. 热盛脉浮

六气化火，五志化火，或气血痰食蕴久化热，热盛外淫，搏激气血外达肌表，脉亦可浮。此种脉浮，均属实证。

4. 正虚脉浮

这类脉浮，皆属久病、虚证。久病正虚，脉本不当浮，若反见浮者，可有两种情况。一是经适当治疗、将养，正气逐渐恢复而脉浮，此是向愈之兆。如《伤寒论》第290条："少阴中风，脉阳微阴浮者，为欲愈。"第327条曰："厥阴中风，脉微浮为欲愈。不浮为未愈。"另一种是正气虚衰，真气浮越于外而脉浮。所谓正虚而浮，当包括阴阳气血的虚衰。阴虚不能敛阳，阳浮于外而脉浮；血虚不能内守，气失依恋，气越于外而脉浮；阳虚者，阴寒内盛，格阳于外而脉浮；气虚者，不能固于其位，游荡于外而脉浮。正如《四诊抉微》所云："内虚之证，无不兼浮。"

久病脉浮，可有渐浮、暴浮两种形式。渐浮者，或正气渐复而浮；或正气渐耗，真气逐渐浮越于外而脉浮。暴浮者，可见于正气暴脱，真气骤然脱越于外，阴阳离决而脉暴浮，多属回光返照的征象。如《伤寒论》第315条曰："服汤，脉暴出者死。"

由上述可知，浮脉主邪在表，或里热外淫，亦主里虚。

## 二、沉脉

**（一）脉象**

沉脉和浮脉一样，也有两层意思：一是部位概念，凡重按至筋骨乃得之脉，不论大小迟数、有力无力，皆曰沉；一是指沉脉，是具有严格特征的一种脉。为了区分二者，前者可称"脉沉"，后者可称"沉脉"。

正常沉脉，举之不足，按之有余，如绵裹砂，内刚外柔。除位居沉位、重按至筋骨乃得这个特征之外，还须具有"软、滑、匀"的特征。软与匀，是指脉沉之中有舒缓之象，往来和匀，乃有胃气的表现。沉滑者，沉为阴，滑为阳，有阳潜水中之象，此为冬与肾之平脉。

**（二）脉理与主病**

沉脉是非常重要的一部脉，因脉以沉为本，以沉为根。脉以虚实为纲，而虚实的区分，又在于沉候之有力无力。故尔，沉脉极为重要。

脉何以沉？因气血不能外达以鼓荡、充盈血脉，故尔脉沉。

气血何以不得外达？无非两类原因；一类是正气虚衰，气血无力外达，致脉沉；一类是邪气阻遏，气血外达之路窒塞不畅，亦可脉沉。

1. 正虚脉沉

正虚脉沉，可见于阳虚、气虚、血虚、阴虚。阳主动，可推动激发全身之机能，阳虚无力推动激发气血循行，脉乃沉。气为囊龠，鼓荡血脉，气虚则无力鼓荡，故脉沉。血虚者，无力充盈血脉，致脉沉。且血虚往往兼有气虚，气血皆不足，脉失充盈鼓荡，故尔沉。阴虚者，血脉失于充盈，脉亦可沉。正虚而脉沉者，当沉而无力。

当临床见到沉而无力的脉象时，病的性质属虚无疑。但究竟判断为阳虚还是气虚、血虚还是阴虚，这就要结合沉脉的兼脉及望闻问三诊来综合分析判断。阳虚者，脉沉迟无力，伴畏寒肢冷、舌淡苔滑的寒象。气虚者，脉沉无力，伴有气短、无力等虚象。血虚者，脉沉细无力，伴面色无华、心悸、舌淡嫩等症。阴虚者，脉沉细而数，伴虚热、舌红少苔等症。

前论浮脉时，言正虚可致脉浮，此又曰正虚脉沉，岂不矛盾？非也。正虚脉可沉可浮，取决于正虚的程度与方式。阳虚者，虽虚但不甚重时，脉可沉而无力；若阳虚者，导致阴阳格拒时，阳气外脱，脉可由沉而无力转为虚大、洪数、浮散等。若阳虚进一步加重，连浮越之力亦丧失时，则脉可由浮大转为沉而微细欲绝，或脉绝。气虚不甚重时，脉不任重按，或按之无力。若气虚而贼火内炽，则气血因贼火之迫激而外浮，可见洪大虚数之脉。气极虚时，脉可浮散，亦可转为沉而微细欲绝。因血为气之母，故血虚时，往往伴有不同程度的气虚。气血不足，无力鼓荡血脉，而脉沉细无力。若血虚不能内守，气失依恋，则气浮于外而脉虚大。尤其当血暴脱时，气乃外越，出现虚大芤革等脉象。阴虚者，若阳气尚未浮越时，脉象多呈沉细数。若阴虚较重，阴不敛阳而阳越，则脉浮大洪数，或阴竭于下而阳越于上，呈阳旺阴弱之脉。所以，同为正虚，脉可沉亦可浮，乃取决于正虚程度及方式。

2. 邪阻而脉沉

内外之邪阻遏气血外达而导致脉沉，包括六淫、七情及气血痰食等。

（1）六淫外袭，可致脉沉。俗皆云浮脉主表，表证脉浮，六淫外袭，脉皆当浮。然临证既久，悉心体察，发现表证初起，脉竟多不浮，反以沉者为多见。固然，正虚外感之人，脉可不浮；然素体健壮者，外感初起脉亦多不浮。究其原委，盖因邪气闭郁使然。

阴邪袭于肌表者，以阴邪其性凝泣收引，腠理闭郁，经脉不畅，气血不能外达，故脉不仅不浮，反而见沉。如《四诊抉微》云：“表寒重者，阳气不能外达，脉必先见沉紧。”又云：“岂有寒闭腠理，营卫两郁，脉有不见沉者乎。”

新感温病初起，邪袭肺卫，以温邪为阳邪，阳主动，又外袭卫分，脉本当浮。但征之临床，发现温病初起，脉亦多不浮，反而以沉为多见。何以温病初起脉亦多沉？因温邪上受，首先犯肺，肺气怫郁，气机不畅。温邪蕴阻于肺而为热，卫阳不宣而恶寒，气血不得外达而脉沉。故虽为温病初起，脉沉乃理势然也。由此可知，沉脉主表。

当然，并非表证不见脉浮。当外邪化热，热郁而伸时，鼓荡气血外达，脉方见浮。若热势进一步亢盛，则气血为热所迫而外涌，脉不仅浮，且呈洪数之象，此时已由太阳传入阳明，或由卫分传入气分。

浮脉主表，似乎成为亘古不易之定论。所以脉浮与否，成为判断表证有无的主要依据。但通过上述论证，当知表证初起脉并不浮。那么表证当如何判断呢？判断表证有无的主要标志当是“恶风寒”，有一分恶寒有一分表证。《伤寒论》第3条曰：“太阳病，或已发热，或未发热，必恶寒。”当然，热郁、阳虚皆可恶寒，但与表证之恶风寒有别。表证之恶风寒，尚须具备以下特点：第一，发病初期即有恶风寒；第二，恶寒与发热并见；第三，表证不解，则恶风寒不除；第四，发热恶风寒的同时，伴有头身痛、鼻塞咳嗽等症。有符合上述特征的恶风寒，就有表证存在；无此特征的恶风寒，就无表证。所以，表证存在与否，不以脉浮沉为据。

（2）情志怫逆，可致脉沉。情志怫逆，扰乱气机，气血不能畅达，故尔脉沉。沉脉之中，可兼实、弦、细、涩、迟、结等。这些不同脉象的出现，病机相同，都是由于气郁，气血不能畅达所致。由于郁滞程度不同，正气盛衰有别，因而出现沉中兼弦细涩迟等。

（3）痰饮、湿浊、瘀血、食滞、水蓄、积聚、腑实、火郁等诸多有形之邪，皆可阻滞气机，气血不畅，脉道不利而脉沉。由于阻滞的邪气不同，阻闭程度相殊，沉脉可兼滑、弦、细、软、涩、实、结、躁，甚至脉伏、脉厥。因皆属邪实，故皆沉而有力。

## 三、迟脉

### （一）脉象

迟脉皆以至数论，曰一息三至。若仅以至数分，有些问题就难以解释。迟脉分部，脉书皆有寸迟、关迟、尺迟之分。若独寸迟，则当一息三至；关尺不迟，当一息五至，寸与关尺的脉率当不一致。再如，《金匮要略·胸痹心痛短气》篇有“寸口脉沉而迟，关上小紧数”。寸迟当为一息三至，关数当一息六至。寸关尺本一脉相贯，一气而动，三部脉率应是相等的，不可能出现各部至数不一的情况。若坚持以至数分迟数，那么只能得出这样的结论：自古迟脉分部而论是错误的，仲景的寸迟关数是荒谬的。

我们认为，迟数脉的确定，应以脉象为据，而不重在至数。脉的每次搏动，来去皆迟慢，不论至数为三至、四至乃至五至，皆曰迟。

据之临床，事实上一脉三部，至数定然一致，而脉象可各不相同。以脉象论迟，则某部独迟就不难解释了。所以，迟脉的特征，应重在脉象，而不重在至数。

或问，迟脉来去迟慢，涩脉来去艰难，二者如何区分？二者的共同点是来去皆迟慢艰难；异点是涩脉搏起时的振幅小，而迟脉搏起之振幅不小。

**（二）脉理与主病**

脉迟，缘于气血运行迟滞，致使脉之来去皆迟慢。导致气血运行迟滞的原因，不外正气虚衰，气血不振；或邪气阻遏，气血不得畅达。

1. 正气虚衰，气血不振

正气虚衰，包括阴阳气血的虚衰，皆可令气血不振，运行不畅而脉迟。

（1）阳虚脉迟：阳虚不能温煦、推荡气血运行；阴寒内盛，又使气血凝泣不行，故脉来去迟慢。凡肾阳虚、脾阳虚、心阳虚、肝阳虚者，皆可令脉迟。此迟，当沉而无力。

（2）气虚脉迟：气虚，无力鼓动血脉，率血而行，致脉来去迟慢。此迟，必迟而无力。

（3）血虚脉迟：血虚，不能充盈血脉，脉道枯而涩滞不利，故脉来去皆迟慢。如《伤寒论》第 50 条："假令尺中迟者，不可发汗，何以知然，以荣气不足，血少故也。"

阳虚、气虚、血虚，皆可致脉迟而无力。其鉴别之点在于：阳虚者，伴畏寒肢冷、舌体淡胖等症；气虚者，伴气短无力症，而寒象不著；血虚者，伴面色无华、心悸、舌淡、脉迟无力而兼细。

（4）阴虚脉迟：阴虚之脉，多为细数或虚数，迟虽少见，但不是绝对没有。如热邪灼伤津液，血稠浊而行迟，亦可导致脉迟。阴虚脉迟者，舌质红绛少苔，伴阴虚阳亢之热象。

2. 邪气阻遏，气血不畅

六淫外客，七情内伤，气血痰食等，皆可阻滞血脉令脉迟。

（1）寒邪所客：寒为阴邪，其性收引凝泣，气血不得畅达而脉迟，如《金匮要略·痉湿暍》篇："太阳病，其证备，身体强几几，然脉反沉迟。"既为太阳证，脉本当浮，何以反见沉迟？乃风寒之邪客于血脉，气血不得畅达而脉迟。

（2）热邪壅遏：热壅于内，一方面可阻遏气机，使气血不得畅达而脉迟，另一方面，热邪耗伤阴液，血液稠浊而行迟，故尔脉迟。热闭愈重则脉愈迟。如《伤寒论》第 208 条曰："阳明病脉迟……大承气汤主之。"大承气汤乃攻下热结之峻方，竟然脉迟，可知此迟非寒，乃热闭使然。此种脉迟，必按之有力，且有一种躁扰不宁之象。进而察其舌，舌质必老红、苔必老黄，伴胸腹灼热等内热亢盛之象。

（3）气机郁滞：七情所伤，气机郁滞，气血不能畅达，致令脉迟。

（4）痰饮、瘀血、食积阻滞气机，气血不得畅达，亦可致脉迟。

正虚而脉迟者，沉而无力；邪阻而迟者，沉取有力。

## 四、数脉

### （一）脉象

一息六至为数。此以至数论数脉。余以为数脉重在脉象，而不重在至数。脉来去皆快，即为数脉。至于脉的至数，可一息六至，亦可一息五至、七至。《内经》云数脉之象“脉流薄疾”。薄者，迫也；疾者，迅也。脉来去疾速急迫，就是数脉。显然《内经》是以脉之形象而不是以脉之至数论数脉。《脉经》亦云：“数脉去来促急。”也是以“象”论数脉，而不是以至数论数脉。即使脉来一息六至，但来去均无疾迫之感，仍不以数脉论。所以，数脉尤重在脉象。否则，历来脉书都以寸关尺分部论数如何解释？“寸口脉沉而迟，关上小紧数”者，又如何解释？

### （二）脉理与主病

儿童稚阳之体，脉数为平。病脉之数，有阳热亢盛及正虚两类原因所形成。

1. 热盛脉数

阳热亢盛而脉数者，可见于六气化火、五志化火，以及痰饮、湿浊、瘀血、食积等蕴而化火，致阳热亢盛。热盛，则搏击气血，气血行速而脉来疾迫致脉数。

由于引起阳热亢盛的原因不同，所以数的兼脉也不同。气郁化火者，脉多沉数，或沉弦而躁数。外感六淫化热者，脉多洪数，或沉实而数。痰、食蕴久化热，脉多滑数。湿邪蕴而化热，脉多濡数。当然，除兼脉不同外，其他症状和体征亦各有特点，当相互参照，以资鉴别。这类数脉，皆属实热，当数而有力，治当以凉泄为主。

2. 正虚脉数

正虚，包括阴阳气血的虚衰，皆可致数。

（1）阴虚脉数：阴虚不能制阳，则阳相对亢盛，鼓荡气血，脉流薄疾而脉数。此数，多见细数。若阴虚不能内守而阳气浮越者，脉可浮数而大，但不任重按。

（2）阳虚、气虚、血虚者，脉皆可数：因正气虚衰，气血张皇，奋力鼓搏以自救，致脉来急迫，且愈虚愈数，愈数愈虚。此数也，或沉细而数，或浮大而数，然必皆按之无力，治当温补。

## 五、滑脉

### （一）脉象

滑脉之象，往来流利，如贯珠转动，往来前却。《脉经》曰：“往来前却，流利展转，替替然与数相似。”

### （二）相类脉

滑与数，皆往来流利。但滑脉的主要特征是往来前却。前是前进，却是后退。进而复却，如珠之滚动。数脉的主要特征是往来急迫，而滚动之感不著。

### （三）脉理与主病

1. 常脉

（1）平人见滑脉，乃气血旺盛。

（2）肾之平脉沉而软滑。以肾藏精，五脏六腑之精皆聚于肾而藏之。精血同源，肾之精血充盛，脉乃滑。又肾脉沉，乃封藏之象；滑为阳，乃火潜水中，故肾脉沉而软滑为平。

（3）孕妇聚血以养胎，故血盛而滑。

2. 病脉

（1）邪阻：滑为邪盛有余之脉。邪气阻遏，气血欲行而与邪搏击，则激扬气血脉滑。犹如河中有石，水流经时，则与石搏击，激起波澜。故《金匮要略·水气》篇曰："滑则为实。"

可以导致滑脉的邪气很广，热盛、水蓄、血结、气壅、痰饮、食积等皆可致滑。如《伤寒论》第350条：'伤寒脉滑而厥者，里有热，白虎汤主之。"此言热盛致滑。《伤寒论》第256条："脉滑而数者，有宿食也。"此言宿食致滑。《金匮要略·水气病脉证并治》曰："沉滑相搏，血结胞中。"此言血结致滑。《金匮要略·脏腑经络先后病脉证治》曰："滑则为气。"此言气壅而滑。《伤寒论》第138条曰："小结胸，正在心下，按之则痛，脉浮滑者，小陷胸汤主之。"此言痰热致滑。以上皆为邪实而致脉滑。

或问既为邪阻，脉何不沉、迟、细、涩、结而反滑？盖邪阻重者，气机阻滞亦重，气血通行艰，故脉见沉、迟、细、涩、结之类，甚至脉闭伏而厥。若虽有邪阻，但邪阻不甚，气血与邪搏击而波澜涌起，则脉可滑。此滑必按之有力。

（2）正虚脉滑：正虚者，脉本不当滑。气血已亏，鼓荡乏力，脉何由滑也。所以张路玉说："滑脉无无力之象，无虚寒之理。"但是当正气虚衰较重，不能内固而外泄时；或正虚贼火内炽时，脉亦可滑。如《脉学辑要》云：'然虚家有反见滑脉者，乃元气外泄之候。"《脉理求真》亦曰："或以气虚不能统摄阴火，脉见滑利者有之。"此滑当按之无力。

临床因正虚而脉滑者，常见脾虚生痰者，亦滑而无力，或缓滑不任重按。

若脉滑实坚搏弹指，乏和缓之象，乃胃气败。如真心脉，"坚而搏，如循薏苡子，累累然。"此为真脏脉，乃大虚之象，不得误认为实脉。

## 六、涩脉

### （一）脉象

关于涩脉的脉象，较难把握。历代都加了很多限定词，列举了很多比喻。本想把涩脉说得更明确，反倒滋生出许多冗词蔓语，使涩脉模糊难识。

涩脉的本意是往来涩滞，正如王冰在《素问·脉要精微论》注解中所说："涩者，往来不利而蹇涩也。"王叔和改为："涩脉细而迟，往来难且散，或一止复来。"提出了涩脉的五个条件，即细、迟、止、散、往来难。后世多宗此说。如《脉诀汇辨》曰：

"迟细而短，三象俱足。"也就是说，涩脉必须具备迟、细、短三个条件，缺一不可。李濒湖曰："参伍不调名曰涩。"在细迟短三条件上，又加上了至数不齐的"参伍不调"。又曰："散止依稀应指间，如雨沾沙容易散。"在细迟短止的四个条件上，又加上了散与虚软无力。综合起来，涩脉的条件是细、迟、短、止、散、虚、往来难七个要素。可是《素问·调经论》载："其脉盛大以涩。"由句意可知，此涩绝非指尺肤之涩，而是言脉象之涩。涩脉与盛大脉并见，既然盛大，就不会细短，涩脉的条件起码三缺二。可见，短细并非涩脉的必备条件。《灵枢·胀论》曰："其脉大坚以涩者，胀也。"《难经》第58难曰："伤寒之脉，阴阳俱盛而紧涩。"涩当细迟短且无力，而盛紧坚大皆长大有力之脉，何能与涩并见？《伤寒论》第363条曰："寸脉反浮数，尺中自涩者。"涩兼迟，当一息三至，何能与数并见不悖？《伤寒论》第274条曰："阳微阴涩而长者。"涩脉当短，何以与长并存，涩脉的细迟短散虚与上述的数长盛大坚紧是不可能并见的。可见，涩脉未必细散虚。

后世医家又提出："参伍不调名曰涩"，参伍不调，医家多解为三五不调，中有歇止。肺之平脉多浮短而涩，若果有歇止，且三五不调，脉律如此紊乱，肯定不是正常脉，焉能称为平脉？再者，涩脉亦有寸涩、关涩、尺涩之分部，脉本一气相贯，岂能寸脉三五不调，而关尺脉律整齐？所以，涩脉不当有歇止。

"参伍"一词见于《内经》。《素问·三部九候论》曰："形气相得者生，参伍不调者死。"《素问·八正神明论》曰："以日之寒温，月之虚盛，四时气之浮沉，参伍相合而调之。""参伍"，《说文解字》段注："凡言参伍者，皆谓错综以求之。"王冰注："参谓参校，伍谓类伍。参校类伍而有不调，谓不率其常，则病也。"

据《内经》两处用"参伍"一词的意思，是参校类比以推求的意思。"参伍不调"，是指经过参校类比、分析推求，以知人之形与气、人与时令不相调和，此为病。把"参伍"当作"三五"的大写，直译成"三五"已谬；而且《内经》两句原文，并没有三五不调的含义，再衍生出歇止的意思，其谬再矣。参伍不调，《内经》中从未指涩脉而言。至于哪位先生首先发明的"参伍不调名曰涩"，尚无确据，后人随之敷衍出涩脉"三五不调，中有歇止"的错误，人云亦云，谬误流传至今。

综上所述，涩脉当无迟、细、短、散、虚、止这些条件，仅剩下"往来蹇涩"这唯一的特征了。

"往来蹇涩"，若指脉的来去皆艰难，这与迟脉的往来迟慢是一个意思，迟涩二脉就无分别，而是一种脉象。所以，"往来蹇涩"，不是指脉的来去艰难迟慢，而是指脉搏起之振幅小。这是由于气血滞涩，或气血虚衰，不能畅达以鼓荡充盈血脉而形成的脉象。笔者临床即以脉来搏起之振幅小，作为判断涩脉的唯一特征。无论脉体大、细、长、短，脉力有力无力，脉律齐与不齐，脉率或数或迟，只要脉来搏起之振幅小，就是涩脉。此亦即往来蹇涩之意。

**（二）脉理与主病**

涩脉振幅小，因于气血鼓搏不利所致。气血鼓搏不利的原因，无非是气血虚而鼓搏无力；或气血为邪所阻，不能畅达以鼓搏于脉，致脉幅小而为涩。

1. 气血虚而涩

血虚可致脉涩，故涩脉主精亏血少。对此，诸医家均无异议。精血同源，血少无以充盈血脉，故脉来蹇涩。因于血少，故见心痛、怔忡、经闭、艰嗣等。

对于涩主气虚，众医家皆非之。因《内经》云："涩者阳气有余也。"历代医家多宗此说，认为涩为多气。如《脉经》云："脉涩者少血多气。"《千金方》云："脉涩者，少血多气。"《诊家枢要》云："涩为气多血少之候。"《脉确》云："涩脉血少气有余。"果若血少气有余，则鼓荡有力，脉当见浮、芤、革、虚等，而不会出现涩脉，这似乎与《内经》原文相悖。实则《内经》所指的阳气有余，是指气滞而言。如《外科精义》曰："脉涩则气涩也。"《脉学辑要》曰："又有七情郁结，及疝瘕癖气，滞碍隧道而脉涩者。"《脉学阐微》亦云："涩脉多见于情志不遂，血运郁涩所致。"至于涩主气虚，仅有少数医家论及。如《景岳全书》云："涩为阴脉，为气血俱虚之候。"《脉理求真》曰："涩为气血俱虚之候。"由此可见，气血虚，无力鼓搏于脉，致脉之搏幅小而形成涩脉。因虚而涩者，当按之无力。

2. 邪阻气机不畅而脉涩

邪阻气机不畅，气血不能畅达以鼓搏血脉，致脉幅小而形成涩脉。起到阻滞作用的邪气，主要为外邪所客、气滞、血瘀、寒盛、热邪、食积等。如《伤寒论》第48条曰："何以知汗出不彻？以脉涩故知也。"此涩，即表邪郁遏使营卫不畅，阳气怫郁不得发越而致涩。《脉理求真》曰："然亦须分寒涩、枯涩、热涩之殊耳。"指出涩脉可因寒客、阳虚、阴血枯涸、热邪壅塞所致。《脉学辑要》云："食痰胶固中外……七情郁结，及疝瘕癖气，滞碍隧道"，皆可致涩。

正虚之涩，脉涩而无力；邪阻之涩，脉涩而有力。恰如《脉学辑要》所说："脉涩者，宜甄别脉力之有无，以定其虚实耳。"

## 七、虚脉

### （一）脉象

《脉经》云："虚脉，迟大而软，按之不足，隐指豁豁然空。"这里指出了虚脉的组成有四个要素，即浮、迟、大、空。后世医家多宗此说。

古代对虚脉的描述，只有一个要素，即按之无力，并不含有浮、迟、大的意思。《素问·示从容论》曰："今夫脉浮大虚者，是脾气之外绝。"《素问·刺疟》曰："疟证脉大虚。"《素问·五脏生成》曰："黄脉之至也，大而虚。"《内经》是把浮、大、缓作为虚脉的兼脉，则知虚脉本身并不具备浮、大、缓的特征。再者，《金匮要略·血痹虚劳病脉证并治》曰："夫男子平人，脉大为劳，脉极虚亦为劳。"将虚与大对举并论，则知虚未必大。《金匮要略·血痹虚劳病脉证并治》曰："脉极虚芤迟。"迟乃虚之兼脉，知迟非虚脉固有之特征。所以，虚脉的主要特征就是按之无力，至于浮否、迟否、大否，都不是虚脉本身固有的要素。

### （二）相类脉

虚脉的主要特征就是按之无力。与此相似的脉象尚有浮、芤、革、散、微、弱、濡，须加以鉴别。

1. 虚与浮

浮脉轻手而得，举之有余，按之不足。其不足，仅与浮取相比较而言，并非按之无力。而虚脉是按之无力。

2. 虚与芤

芤脉浮大中空有两边。其中空，按之有陡然空豁之感；虚脉虽按之无力，尚未至空豁。

3. 虚与革

革脉形如按鼓皮，浮取时浮大有力，有如鼓皮绷紧之感，但按之豁然，有出无入。虚脉浮取力不足，不似革脉之浮大有力；按之力亦减，尚未至革脉之空豁。

4. 虚与散

散脉浮大极无力，散漫无拘，脉之边际模糊，如杨花散落之飘忽轻虚，踪迹不定。虚脉虽浮无力，然脉之边际尚清，且无力之程度无散脉之甚。

5. 虚与微

微脉浮细无力，其细与无力程度，皆甚于虚脉。

6. 虚与弱

弱脉沉弱无力，不见于浮位，其细与无力程度，亦皆甚于虚脉。

7. 虚与濡

多数脉书皆以浮而柔细称作濡。笔者认为，濡脉就是软脉，非必兼浮细。其软，亦是脉力不足，但不似虚脉无力之甚。若濡果为浮而柔细，则与微脉只是细与无力的程度略有差异，临床上二者难以区分，径可视为一种脉象。

### （三）脉理与主病

虚脉是非常重要的一部脉，因脉以虚实为纲，脉虚则正虚。

虚脉主正气虚。凡阴阳气血亏虚，皆可形成虚脉。阳气虚，血脉搏击无力，则脉虚。阴血虚者，不能内守而阳气浮；阴血不能充盈血脉而脉不任重按，致成虚脉。临床凡见到虚脉，肯定是正气虚衰无疑，至于究竟为阳虚、气虚，抑或阴虚、血虚，则要结合兼脉以及神、色、舌、症等综合判断。

## 八、实脉

### （一）脉象

典型的实脉，是浮中沉皆大而长，搏指有力。但有些实脉并不很典型。或浮取时不著，而中取、沉取时大而有力；或脉大而有力并不长；或浮中沉皆有力，但不甚大。凡此，皆可称为实脉。所以，实脉的主要特征是大而有力，至于浮与长，不是主要特征。

**（二）相类脉**

实脉的主要特点是大而有力。与此相类的脉有沉、牢、洪。

1. 实与沉

沉脉举之不足，按之有余，内刚外柔，不似实脉之三候皆大而有力，即使沉取时较有力，亦不如实脉之大而有力。

2. 实与牢

牢脉位沉而实大弦长，浮中不见。牢脉亦可称沉实脉。

3. 实与洪

洪脉来盛去衰，似波澜涌起，虽浮大，但按之稍减，不似实脉之大而搏指有力。

4. 实与长

长脉过于本位，迢迢悠扬，如揭长竿之末梢，不似实脉之大而搏指。若长脉太过，长大而坚搏，亦即实脉。

**（三）脉理与主病**

1. 邪实

实脉主实证。邪气亢盛，正气奋与邪搏，鼓荡气血，故见实脉。

（1）外感：外感六淫，邪气亢盛，正与邪搏，脉可实。或六淫化火，三焦热盛，搏击气血，鼓荡血脉而脉实。治当清热泻火，或通腑逐热，或发汗祛邪，皆宗“实者泻之”之法以逐邪为务。

（2）内伤：内伤杂病中常可见实脉，这种实脉就比较复杂。若脉实、舌红苔黄，确有热象可据者，属火热亢盛之实证，当清热泻火。若脉实而舌不老红、苔不老黄，无热象可凭者，可因于痰浊、瘀血、食积等，邪气阻隔于里，气机逆乱，正气奋力与邪相搏，气血激荡而脉实。亦可见于肝气横逆，气逆则血逆，气血奔涌，鼓荡血脉而脉实。

2. 正虚

在一些特殊情况下，实脉反主虚证。如胃气衰竭，真气外泄，脉见强劲搏指，失却冲和之象，可见实脉。如《伤寒论》第369条曰：“伤寒，下利日十余行，脉反实者，死。”此时实脉，并非实证，乃胃气衰败，万万不可误予攻伐。

冲气上逆而脉实。张锡纯认为：“八脉以冲为纲”，“上隶于胃阳明经，下连肾少阴经。”当胃虚不固，或肾虚不摄时，冲气上逆，干于气血，脉可实大。张氏曰：“脉弦大按之似有力，非真有力，此脾胃真气外泄，冲脉逆气上干。”治当培元佐以镇摄。

## 九、长脉

**（一）脉象**

长脉过于本位。上过于寸，下过于尺，不大不小，不疾不徐，直上直下，名之曰长。若仅上部脉长，名之曰溢，若仅下部脉长，名之曰覆。关脉位居寸尺之间，上则为寸，下则为尺，无所谓过于本位，所以关脉无长。

### （二）脉理与主病

1. 常脉

脉来悠扬而长，乃气血昌盛之象。强壮高大之人脉可长。此即《内经》所云："长则气治。"

春脉可长，以春为阳气升发之时，气张而脉长。肝应于春时，其政舒启，肝之常脉可长。

平脉之长，当迢迢自若，如揭长竿之末梢，悠扬而长。《诊家正眼》曰："长而和缓，即含春生之气，而为健旺之征。"

2. 病脉

病而见长，当长而搏指有力。因于气血奔冲亢盛，鼓荡血脉而脉长。能够使气血亢盛奔冲的原因，常见于热邪蒸迫及气逆亢盛。

（1）主肝病：肝气亢逆，气血随之而涌，则脉来搏坚而长。如《素问·平人气象论》曰："病肝脉来，盈实而涌，如循长竿，曰肝病。"其症可见头晕、头痛、耳鸣、目眩、胁下胀痛，甚或动风、眩仆等。

（2）阳热亢盛：阳热盛则激荡气血，搏击于脉而脉长。

阳热的形成，可由于六气化火，五志化火，以及气血痰食蕴久化热。虽脉皆长而亢盛，但由于致病因素不同，其症有别，临床当须分辨。

（3）阴证见长脉：阴证渐见脉长，乃正气来复，阴证转阳向愈之征。如《伤寒论》第274条曰："太阴中风，四肢烦痛，阳微阴涩而长者，为欲愈。"长为阳脉，乃气血旺盛之脉，故知欲愈。

（4）正虚脉长：正虚者，脉当细、虚、小、涩之类，何以反长？盖正虚重者，真气外泄，脉反可见浮、大、数、长，或浮大坚搏而长，此长当按之无力。若长而坚搏弹指，乃无胃气也，是真气外泄、大虚之脉。

## 十、短脉

### （一）脉象

短脉的特点是两头短绌，寸尺不能满部。关脉居中，无短。

### （二）脉理与主病

1. 常脉

秋之常脉浮而短涩。肺与秋相应，肺之平脉亦浮而短涩。秋气敛肃，人亦应之，气血内敛，不能充分充盈鼓荡血脉，故脉见短，此乃平脉。

2. 病脉

《素问·脉要精微论》曰："短则气病。"气病不能帅血而行，充盈鼓荡于血脉，致两头短绌而为短脉。所谓气病，包括气虚与气郁两类。

（1）气虚：气虚者，既无力鼓荡血脉，又无力帅血以充盈血脉，致脉短。其短，乃因虚所致，故必短而无力。如《伤寒论》第211条曰："发汗后，若重发汗者，亡其阳，谵语，脉短者死，脉自和者不死。”此即阳虚而短。

（2）气郁：导致气郁的原因，可因七情所伤，亦可因于痰饮、食积、瘀血、火郁等，邪气壅遏，阻滞气机，可致脉短。其短，乃因邪实气郁所作，必短而有力，兼有不肯宁静之感。如杨仁斋云：短脉“无力为气虚，有力为壅，阳气伏郁不伸之象”。

## 十一、洪脉

### （一）脉象

洪脉之象，浮大有力，以大为主要特征。

洪脉古称钩，后世以洪脉相称，钩脉逐渐被洪脉所取代。为什么古代将洪脉称为钩？关于钩的含义是什么？遍查各书，均无满意的解释。余意度之，洪脉盛大，来时如洪波涌起。波涛奔涌之时，浪头前屈，其状如钩，故古人将洪脉以钩相喻，亦即以洪波喻洪脉。

医家多以来盛去衰描述洪脉。来盛，指血脉搏起之时，其势如洪波涌起，满指滔滔，浮大有力。去衰，却难体会。当脉回落之时，脉势皆衰，非独洪脉。所以，去衰并非洪脉独有之特征。

### （二）相类脉

洪脉，以脉大为主要特征。实、芤、革、虚、散亦皆浮大，故须加以鉴别。

1. 洪与实

实脉浮中沉皆大而有力，洪脉大而兼浮，但脉力逊于实脉，且按之力减。

2. 洪与虚

虚脉浮大无力，按之益甚，脉力远逊于洪。

3. 洪与散

散脉其形更浮大，边际模糊，状若无涯，浮游飘忽，极为无力。

4. 洪与芤

芤脉亦浮大，然按之陡然空豁，不似洪脉之有力，按之满指滔滔，无空豁之感。

5. 洪与革

革脉亦浮大，其浮大有如鼓皮之绷紧，缺乏弹性，且按之空豁，不似洪脉之浮大，搏幅亦大，按之有涌盛之感。

6. 洪与大

多数医家将洪与大视为一脉，洪即大。笔者认为，大脉只强调其脉体阔大且有力，不强调脉位之浮沉。洪应兼浮，且脉之搏幅亦大，脉虽有力，尚较柔和，不似大脉之力强，洪大应分之为妥。

### （三）脉理与主病

1. 常脉

夏季与心之常脉应洪。夏季阳气旺盛，气血涌盛于外，鼓荡充盈于血脉，致脉洪。心主火，与夏相应，故心脉为洪。《素问·玉机真脏论》曰：“夏脉者，心也，南方火也，万物之所以盛长，故其气来盛去衰，故曰钩。”

2. 病脉

（1）热盛：外邪入里化热，或五志化火，或痰、湿、食积、瘀血蕴而化热。热盛蒸迫气血，脉流迫疾，鼓击血脉而脉洪。症见壮热、烦渴、大汗，或出血、疮疡等。《难经》第14难曰：“脉洪大者，苦烦满。”《伤寒论》第26条曰：“服桂枝汤，大汗出后，大烦渴不解，脉洪大者，白虎加人参汤主之。”《金匮要略·疮痈肠痈浸淫病脉证并治》曰：“脉洪数者，脓已成，不可下也，大黄牡丹汤主之。”

（2）气虚：饮食劳倦伤脾，脾胃气弱，正气虚衰，阴火内炽，激荡气血而脉洪。《脾胃论》卷中曰：“脾证始得，则气高而喘，身热而烦，其脉洪大而头痛。”此洪，乃因虚所致，故当沉取无力，治以甘温除大热法。

（3）阴虚：阴虚不能内守，阳气浮于外而脉洪。或阴竭于下，阳越于上，阳脉洪大，阴脉沉细。阴虚阳浮者，舌当光绛无苔。

（4）阴寒内盛：阳气衰微，阴寒内盛，格阳于外而脉洪。此洪也，必沉取无力，舌质淡胖。

（5）虫扰：蛔虫扰动气血，气血逆乱，脉亦可洪。《金匮要略·趺蹶手指臂肿转筋阴狐疝蛔虫病脉证治》曰：腹痛有虫，“其脉当沉若弦，反洪大，故有蛔虫。”

《素问·脉要精微论》曰：“大则病进。”丹溪曰：“大，洪之别名。”新病脉大有力为邪盛；久病脉大无力为真气外泄。皆为病势将进一步发展恶化，故曰病进。

## 十二、微脉

### （一）脉象

微脉浮取而见，极细而无力，犹如羹上漂浮之肥油，按之欲绝，如有如无。在有些医籍中，复合脉言微时，很多不是指微脉，而是起形容词作用，有“少许的”‘略微的”意思，此时不作微脉看待。如《素问·平人气象论》曰：长夏胃微软曰平。”亦即略微软弱的意思。若把微看成是微脉，那么既微而软，当是胃气衰而不是平脉了。

### （二）相类脉

微脉浮细无力，与细、弱、濡相类，须加以鉴别。

1. 微与弱

二者都极细而无力，但脉位不同。微脉见于浮位，弱脉见于沉位。

2. 微与细

二脉虽均细，但微较细脉更细。细脉不强调脉位、脉力，只要脉体细，就是细脉。微脉虽细，但脉位必须浮，脉力必须无力，按之欲绝。

3. 微与濡

濡脉的特征，都称其浮而柔细，当然，我不赞同这种看法。因为濡即软，对脉位、脉体、至数都无特殊限定，只要脉有柔软之感，就是濡脉。若果以浮而柔细称为濡，则与微脉较难区分，顶多说微比濡更细、更无力而已，实则可径视为一脉。

### （三）脉理与主病

脉的搏动，依赖阴血的充盈，阳气的鼓动。气血皆衰，脉失血之充盈而细；脉失气之鼓荡而无力；血虚下能内守，气虚不能固于其位而外越，故脉浮，于是形成浮细无力、按之欲绝之微脉。如《脉学阐微》曰：“微为气血不足，阳气衰微之象。”

1. 气血衰弱

气血弱，则无力充盈鼓荡血脉而脉微。如《金匮要略·水气病脉证并治》曰：“微则无胃气。”《金匮要略·呕吐哕下利病脉证治》曰：“微则无气。”

2. 阳气衰微

阳气虚衰，无力鼓荡血脉，脉亦可微。症见畏寒、肢厥、萎靡、嗜卧、吐利、胀满等，少阴篇中恒多见之。如《伤寒论》第281条曰：“少阴之为病，脉微细，但欲寐也。”《伤寒论》第286条曰：“少阴病，脉微，不可发汗，亡阳故也。”

3. 邪去正未复

久病脉微概作虚治。新病邪去正虚未复而脉微，为欲愈之兆。例如《伤寒论》第287条曰：“少阴病脉紧，至七八日，自下利，脉暴微；手足反温，脉紧反去者，为欲解也，虽烦下利，必自愈。”《伤寒论》第254条曰：“脉阳微而汗出少者，为自和也。”《金匮要略·呕吐哕下利病脉证治》曰：“脉微弱数者为欲自止，虽发热不死。”当然，此种脉微，未必都是浮细无力之微脉，亦可指脉见和缓或缓弱无力之脉，此皆为邪去，正气未复，向愈之征。

### （四）微脉主实析

《金匮要略·腹满寒疝宿食病脉证》曰：“寸口脉浮而大，按之反涩，尺中亦微而涩，故知有宿食，大承气汤主之。”脉既已见微，尚用大承气汤，似乎此微当为邪阻无疑。《脉理求真》亦曰：“然有痛极脉闭，脉见沉伏，与面有热色，邪未欲解，并阴阳俱停，邪气不传，而脉俱见微者。若以微为虚象，不行攻发，何以通邪气之滞也。”

微脉主邪实，余以为不然。上述之微脉，乃沉取而见，实为沉伏之脉，或沉涩之脉，并非浮细无力之微脉。景岳云：微脉“当概作虚治。”诚有见地也。

## 十三、紧脉

### （一）脉象

紧脉的主要特征就是左右弹指，不拘于指下一定部位，这个特点，古人喻为“转索”“切绳”“纫箅线”。

所谓“转索”，就是指脉的搏动，犹如绳索之转动，左右弹指无定处。因绳索是数股拧在一起，状如麻花，有凹有凸。当绳索转动而前时，凹凸交替更迭，凸处或转于脉之左侧，则左侧弹指；凸处或转于脉的右侧，则右侧弹指，切之，脉左右弹指，不恒在一处搏动。好像单数脉搏击于切脉手指靠指尖一侧，双数脉搏击于切脉手指靠近手掌一侧。有左右交替弹指之感，所以古人喻为“切绳”“转索”“左右弹指”。至于“如纫箅线”，指竹箅纵横交错编织，凹凸不平，摸之凹凸交替出现，亦如转索无常。

诸比喻中，以转索喻紧脉最为贴切、形象。

紧脉脉位不定，可见于浮位，亦可见于沉位；至数或迟或数。因紧为拘束之象，故脉体一般不大，或竟偏细。脉力可强可弱，因虚实不同而异。其象如切绳，故脉多长而不短绌。

**（二）脉理与主病**

紧脉为拘急敛束之象。脉的调和畅达、正常搏动，取决于气血的和调、畅达。当气血为寒束或邪阻，不能调和畅达，则脉失阳气的温煦鼓荡，以及阴血的充盈濡养，脉即拘急敛束，而呈现紧象。若阳气、阴血下足，无力温养濡润，脉亦可拘急而紧。二者一虚一实，当以沉取有力无力加以区分。

1. 紧脉主寒

紧为诸寒收引之象。寒性凝泣收引，脉急而紧，左右弹指。寒袭于表，则肌表之经脉气血不得畅达，不通而头身痛。寒袭于里，则里之经脉气血不得畅达，经脉拘急收引而胸腹痛。

2. 紧主邪阻

气血为邪气所阻遏，脉失阳气之温煦鼓荡、阴血之充盈濡养，亦可拘急而为紧。如《伤寒论》第355条曰：“病本手足厥冷，脉乍紧者，邪结在胸中……当须吐之，宜瓜蒂散。”此即邪阻气机，脉失阳气之温煦而乍紧，阳不达于四末而手足厥冷。以瓜蒂散吐邪，祛其壅塞，畅达气机，阳气敷布，脉紧自除，肢厥自愈。

（1）宿食阻遏:《金匮要略·腹满寒疝宿食病脉证》曰：“脉紧如转索无常者，宿食也。”又曰：“脉紧，头痛风寒，腹中有宿食不化也。”此即宿食阻隔气机，经脉失于阳气之温煦鼓荡，拘急而紧。头痛风寒者，非风寒所客，乃宿食不化，郁滞气机，阳气不升而头痛，状如风寒，而实为食积，类似伤寒。

同为食积，何以脉可滑、可紧、可涩、可伏？皆因食积阻滞程度不同所致。阻滞轻者，气血尚可通达，但有食阻，激起波澜而脉滑。若阻滞重者，则经脉失于阳气温煦、阴血濡养，则脉拘急为紧。若阻滞再重，则脉可涩、可伏，甚至可厥。

（2）阴浊闭阻:《金匮要略·腹满寒疝宿食病脉证》云：“脉紧大而迟者，必心下坚。脉大而紧者，阳中有阴，可下之。”《金匮要略·痰饮咳嗽病脉证并治》曰：“膈间有支饮，其人喘满，心下痞坚，面色黧黑，其脉沉紧。”阴浊阻滞阳气，经脉失于阳气之温煦鼓荡，故尔脉紧。下其阴浊，阳气得伸，脉紧自去。

（3）热结阻滞:《伤寒论》第221条曰：“阳明病，脉浮而紧，咽燥口苦，腹满而喘，发热汗出，不恶寒反恶热，身重。”一派阳明热结之象，脉反紧，此即热结阻隔气机，气血被缚而不肯宁静，左冲右突，形成左右弹指之紧脉。又如《伤寒论》第135条：“结胸热实，脉沉而紧。”仲景明确指出热实致紧，可知紧亦主热结。

3. 紧脉主虚

（1）亡阳：阳虚阴寒内盛，经脉拘急而为紧。如《伤寒论》283条曰：“病人脉阴阳俱紧，反汗出者，亡阳也，此属少阴。”又如《伤寒论》第67条曰：“伤寒若吐若下后，心下逆满，气上冲胸，起则头眩。脉沉紧，发汗则动经，身为振振摇者，茯苓桂枝白术甘草汤主之。”此亦为阳虚水饮上泛而脉紧。

（2）亡血：阴血虚，不能濡养经脉，致经脉拘紧而为紧。如《伤寒论》第86条曰：“衄家，不可发汗，汗出必额上陷，脉急紧，直视不能瞬，不得眠。”

脉紧皆言其挺劲、有力、弦强。若因邪实、寒盛者，固可挺劲、有力、弦强；若因阳虚而阴盛、正气虚衰乃至亡阳者，脉当紧而无力。故不可概云紧脉挺劲、弦强。

## 十四、缓脉

### （一）脉象

缓脉之象，当不浮不沉，不大不小，不疾不徐，不亢不弱，往来均匀，悠悠扬扬，状如轻风吹拂柳梢，轻舒摇曳。

医家皆以“四至为缓”，余以为不尽然。缓脉重在脉象，而不重在至数。即便至数稍快或稍慢，其象轻舒和缓，即为缓脉。若从容之象已失，纵然四至，亦非缓脉。

### （二）脉理与主病

1. 平脉

正气充沛，气血调和畅达，脉即舒缓，此为有胃气、有神的表现，属于常脉。《素问·平人气象论》曰：“平脾脉来，和柔相离，如鸡践地，曰脾平，长夏以胃气为本。”和柔，即从容不迫也；相离，即匀净分明也。脾胃为后天之本，生化之源，脾胃气旺，气血充盛，故脉缓，此为脾之平脉。

即使病脉，中有和缓之象，为胃气尚存，虽重不惧；若无和缓之象，即胃气已亡，虽轻亦足堪虞。

2. 病脉

（1）营虚卫强：太阳中风脉浮缓，为风伤卫，卫强营弱，营卫不和。寒为阴邪，阴盛则脉拘急而为紧；风为阳邪，阳盛而脉弛纵，故脉缓。其缓也，因气血受风阳之鼓动，故缓而兼浮。

（2）脾虚湿盛：湿性濡，湿盛可令经脉弛张，故脉缓。

湿有内外之分，然皆以脾胃为重心。湿邪外受，必有内湿相合。外湿内湿虽然有别，但又密切相关，均可致脉缓。湿盛者，脉缓且软；脾虚者，脉缓而无力。以脾湿生化不足，气血皆虚，其行徐缓，鼓搏不力，故脉缓。如《诊家枢要》曰：“缓以气血向衰，故脉体徐缓尔。”

（3）热盛脉缓：热盛则令经脉弛纵，致脉缓；热盛迫激血脉而脉大，故热盛者，脉可缓大。如《伤寒论》第278条曰：“伤寒脉浮而缓，手足自温者，系在太阴……以脾家实。”脾家实，即脾经热盛。热盛脉纵，故见缓脉。景岳云：“缓而滑大者多实热。”

## 十五、芤脉

### （一）脉象

芤脉浮大，按之边实而中空，如按葱管。

所谓“边实”，是指脉的上下两边，还是指左右两边？众说不一。《脉理求真》曰：“芤则如指著葱，浮取得上面之葱皮，却显得弦、大；中取减小空中；按之又著下面之葱皮而有根据。”这是明确无误地指上下两边。脉之上边，易于触知；脉之中间，搏指已然无力，有中空之感；再按之至沉，只能更加无力或无，何以沉取反能强实搏指，这是不可能的。再者，脉的下边，贴近筋骨，按之较硬，根本无法在沉按较硬的感觉中，分出哪个是脉的底边，哪个是筋骨。试以葱管置之于桌子上，轻按触知葱管上部；重按至桌，板硬之感上，难以分出葱管底部及桌面。两边，应指脉的左右两边。边实中空，是指中取时的感觉，此时上部之脉管已经按下，搏指之力顿减，现中空之感，而左右两边之脉壁抗指之力尚存，因而呈“边实中空”。

### （二）相类脉

芤、虚、革皆浮而大，按之无力，须加以鉴别。

1. 芤与虚

芤、虚皆浮大无力，但虚脉之无力，甚于芤脉。中取芤脉两边实，但空豁之感甚于虚脉。

2. 芤与革

革脉为弦芤相合之脉，浮大有力，胜于芤脉，且有挺急之感，按之陡然空豁。

### （三）脉理与主病

芤脉的形成，是由于亡血、失精、阴液耗伤，脉道失充而按之中空。气失依恋而外越，故脉浮大中空而为芤。如张景岳云：“芤脉为孤阳亡阴之候，为失血脱血，为气无所归，为阳无所附……总属大虚之候。”

（1）亡血失精

《伤寒论》第246条：“脉浮而芤，浮为阳，芤为阴。”精辟地阐明了芤脉脉理。“芤为阴”，是指芤脉中空，是由于阴液耗损，如亡血失精、伤津耗液等。“浮为阳”，是指芤脉之浮大，由于阴耗阳无所附而外越，于是形成芤脉的浮大之象。在《金匮要略·血痹虚劳病脉证并治》篇中，又进一步阐明了芤脉所主的病证：“脉极虚芤迟，为清谷亡血失精。”“脉芤动微紧，男子失精，女子梦交。”清谷、亡血、失精，均为阴液精血耗伤，血脉失充而中空，气失依恋而外浮，形成浮大中空的芤脉。男子失精，女子梦交，亦为阴虚阳动之征，脉乃见芤。

芤脉以亡血为多见。亡血的原因，可因热盛迫血妄行；情志所伤，气逆血逆，肝血不藏；瘀血阻塞经脉，血不循经；阳虚不摄阴血；气虚不能固摄；阴虚火旺，灼伤阴络；或外伤出血等。因出血原因不同，虽皆可见芤，但兼脉、兼证有别。

出血尚有缓急之分，量有多少之别。缓慢而少量出血，脉多呈细数、微弱之脉，少数亦可见洪大、虚大的脉象。大量急性出血，血暴脱而气暴浮，多见虚大、洪大，芤或革，少数亦有细数虚弱之脉。笔者曾多次于大失血后，即刻诊病人的脉，未诊得典型的芤脉，倒是多见数大或细数之脉。

（2）热盛津伤

《灵枢·邪客》曰："营气者，泌其津液，注之于脉，化以为血。"热盛耗伤津液，脉道失充，阳失依附，可出现芤脉。如《温病条辨》上焦篇第8条曰："太阴温病，脉浮大而芤，汗大出，微喘，甚至鼻孔扇者，白虎加人参汤主之。"《金匮要略·痉湿暍病脉证》曰："太阳中暍，发热恶寒，身重而疼痛，其脉弦细芤迟。"此为暑热伤津耗气，津气两伤，致脉芤而兼弦细迟。

3. 瘀血痈疽

（1）瘀血：《脉诀》首先提出芤主瘀血，曰"寸芤积血在胸中，关内逢芤肠里痈。"关于芤主瘀血，赞同者寥寥无几。《诊家枢要》曰："右寸芤，胸中积血。"《医学入门》曰"芤主瘀血不通。"《濒湖脉学》亦从此说，曰："寸芤积血在于胸。"而大多数医家对芤主瘀血持否定态度，甚至直斥为"邪讹"。李仕材就对李时珍从"伪诀"之言深感遗憾，曰'以李时珍之博洽明通，亦祖述其言为主病之歌，岂非千虑之一失乎。"

芤脉是否主积血，笔者倾向于肯定的。临床曾诊治过多例属于瘀血型的"冠心病"患者，其寸脉出现动脉。其中约半数独左脉动，症见胸中闷痛，常于凌晨憋醒，以血府逐瘀汤加减获效。虽动脉非芤，但二者病理意义相通。芤为亡血气无所依，动为阴虚阳博阳失所附，动可主瘀血，芤当亦可主瘀血。

血脱气浮而脉芤，易于理解。血瘀，脉当涩，何以会出现芤脉？盖一则瘀血不去，新血不生，新血不生而血虚，气失依附而浮越；再者，血瘀既久则化热，热动而气浮，故可造成芤脉。笔者虽未见到胸中积血而出现典型的芤脉，但依动脉而据理推断，芤主积血不无道理，难怪有些医家亦持肯定态度。径斥为"邪讹"，恐有偏颇武断之嫌。

（2）痈疡：关芤，为中焦失血。左关脉芤为肝血不藏，右关脉芤为脾血不摄。肠胃痈疡，乃气血为热邪腐败而为痈脓，致血伤气浮而为芤。尤其痈疡破溃之后，气血大伤易见芤脉。

## 十六、弦脉

### （一）脉象

弦脉的主要特征是指脉来端直以长，直上下行，状如弓弦。弦脉对脉位、至数没有特定要求。脉位可浮可沉，至数可快可慢。典型的弦脉，脉力当满张有力，但亦可出现弦而无力之脉。脉体可细、可不细，或大，但定要长。

### （二）相类脉

弦与长，因脉皆长，故常相混。长脉主要特征是脉体长，过于本位。弦脉虽亦长，但主要特征是指脉象端直如弓弦，直上下行，且脉力强于长脉。

**（三）脉理与主病**

弦为阳中之阴脉，其脉为血脉拘急，欠冲和舒达之象，故弦为阳中伏阴之脉。

经脉之柔和调达，赖阳气之温煦，阴血之濡养。当阳气或阴血不足时，脉失温煦濡养而拘急，则为弦。或因气机不畅，邪气阻隔，气血不得畅达，亦可使脉失阳气之温煦，阴血之濡养，拘急而弦。故仲景称“弦则为减”。《诊家枢要》曰：“弦为血气收敛，为阳中伏阴，或经络间为寒所入。”

弦脉因其脉力强弱不同，分为常脉、病脉、真脏脉三种。

1. 常脉

春脉弦。肝应春，故肝之常脉亦弦。

春令，阴寒乍退，阳气升发之时。此时，阳气始萌而未盛，温煦之力未充，《内经》称之为“其气来软弱”，故脉尚有拘急之感而为弦。肝为阴尽阳生之脏，与春相应，阳始生而未盛，故脉亦弦。

常脉之弦，当弦长和缓，正如《素问·玉机真脏论》所云：“春脉者，肝也，东方木也，万物之所以始生也，故其气来软弱，轻虚而滑，端直以长。”《素问·平人气象论》曰：“平肝脉来，软弱招招，如揭长竿末梢，曰肝平”。揭乃高举之意。手举长竿之末梢，修长且悠扬，喻弦脉之状，甚为妥切。

2. 病脉

弦有太过与不及。

（1）太过：弦脉太过之象，在《素问·平人气象论》中说得很清楚，曰：“病肝脉来，盈实而滑，如循长竿，曰肝病。”盈实而滑，乃有坚意。状如循长竿，为弦长坚挺，已乏柔和之象。

何以脉弦太过？不外气逆、邪阻及本虚标实三者。

气逆：因情志怫逆，气机逆乱，或气机亢逆，或气机郁结，脉皆可弦。气逆者，气升血升，气血搏击于血脉，致脉弦长而强劲搏指。气机郁结者，气血不能畅达敷布，脉失气血之温煦濡养，故拘急而弦。

邪阻：邪气阻遏，气机不畅，气血不得宣发敷布，脉失气血之温煦濡养，故拘急而弦。阻遏气机的邪气很广，除七情之外，尚有六淫及痰饮、瘀血、食积等。

邪客少阳：少阳主枢，乃阴阳出入之枢。少阳为邪所客，枢机不利，阴阳出入乖戾，气血运行失常，脉失气血之温煦濡养，致拘急而弦。疟属少阳，故疟脉自弦。痉乃筋之病，因邪客而气机乖戾，筋失柔而拘急为痉；脉失柔而拘急为弦。故“痉脉按之紧如弦，直上下行”。

肝为厥阴，为刚脏，为阴尽阳生之脏。邪客于肝，阳气之升发失常，阳不胜阴，温煦不及，致脉拘急而弦。

弦主痰饮：痰饮为阴邪。痰饮的产生，缘于阳气不振，温煦不及，故脉弦。且痰饮既已形成，复又阻隔气机使气血不得畅达，脉失温煦濡养故尔脉弦。此即仲景所说：“脉偏弦者，饮也。”

弦主寒、主痛：寒盛则阳损，脉失温煦而脉弦。痛乃因经脉不通而作，既已不通，经脉拘急必矣，此于脉为弦，于症为痛，机理一也。

弦主癥瘕：癥瘕乃气血痰搏聚而成。癥瘕阻滞气血，则脉失温煦濡养而为弦。至于宿食致弦，其理亦如癥瘕，皆缘气机阻滞使然。

本虚标实：肝为刚脏，赖脾胃生化水谷精微的濡养，肾水之滋涵，肾阳之温煦，肝木方能升发条达，脉乃弦而舒缓悠扬。若脾胃虚弱，化生不足，肝失濡养，或肾水不足而失于滋涵，肾阳不足失于温煦，则肝失冲和舒启而亢逆，脉皆可弦。此弦，可弦劲搏指，但不可以弦而有力误认为实证，妄予开破降泄。此乃胃气不足，弦多胃少，本虚标实之证。故仲景明确指出："弦则为减"，减即不足之意。治当培土或益肾，以使肝木条达。

（2）不及：弦而无力为不及，乃正虚所致。所谓正虚，当包括肝气虚、肝阳虚、肝血虚。阳气、阴气不足，脉失温煦濡养而弦。肝气虚者，弦而无力，或弦而不任重按，伴头昏气短、胸胁胀痛、脘满不食、倦怠无力等症。肝阳虚者，脉亦弦而无力，伴畏寒肢冷等寒象。肝血虚者，因血虚常伴气虚，故脉多弦细无力，症见头昏目眩、心悸气短、瘛疭转筋、面色无华等。肝阴虚者，脉多弦急细数，或弦劲搏指，少有弦细无力者。

3. 真脏脉

《素问·玉机真脏论》曰："真肝脉至，中外急，如循刀刃，责责然，如按琴瑟弦。"脉弦劲不柔，失冲和之象，乃胃气已败。同一正虚脉弦，有的可本虚标实，出现弦劲搏指，太过之脉；有的出现弦而无力，本虚标亦虚；有的可出现弦劲不柔，如循刀刃，何以然也？盖因禀赋不同，正气强弱之殊使然。正虚不甚，尚可动员全身之气血，奋力搏击而现本虚标实之脉。若正虚已甚，拼争之力亦弱，则正虚标亦虚。若正气衰败，胃气已绝，脉可弦劲不柔，如循刀刃，乃真气外泄之象，为肝之真脏脉。

## 十七、革脉

### （一）脉象

革脉乃弦芤相合之脉，中空外急，浮取弦大有力，如按鼓皮，沉取则豁然中空。《金匮要略·血痹虚劳病脉证并治》曰："脉弦而大，弦则为减，大则为芤，减则为寒，芤则为虚，虚寒相搏，此名为革。"后世皆宗仲景之说。

### （二）脉理与主病

革脉何以中空？阴血不足，血脉失充，脉中无物故尔按之空。革脉何以外急？乃血虚不能内守，阳气奔越于外，搏击血脉，脉乃浮大而绷急。气越的原因，包括血虚、气虚、阳虚、阴虚四类。

血虚，气无所倚而浮越，搏击于外而为革。气虚，不能固于其位，浮越于外而为革。阳虚，阴寒内盛，格阳于外，搏击血脉而为革。阴虚不能内守，阳浮于外，脉亦为革。这四类原因，其实仲景都早已阐明。

《金匮要略·惊悸吐衄下血胸满瘀血》篇曰："虚寒相搏，此名为革，妇人则半产漏下，男子则亡血。"虚寒，即指阳虚而生寒；亡血，即阴血亡矣，皆可致革。如《诊家枢要》曰："革，气血虚寒。"《脉确》曰："主阴虚失血。"

## 十八、牢脉

### （一）脉象

牢脉居于沉位，弦长实大，坚挺搏指。《医家必读》曰：牢"兼弦长实大，四象合为一脉也，但于沉候取也"。

### （二）脉理与主病

牢脉位沉，弦长实大，乃正强邪盛，正邪奋力交争，激扬气血，鼓搏血脉使然。

诸医家论牢脉，皆云主阴寒坚积。《诊家正眼》曰："以其在沉分也，故悉属阴寒；以其形弦实也，故咸为坚积。"阴寒坚积内盛，则收引凝泣，阻碍气机，气血不得外达，故脉沉；阴寒坚积内盛，正邪交争，搏击血脉，致脉弦长实大而搏指。

阴寒内盛，固可脉牢，若因其脉沉，属于阴位，即云悉属阴寒，则火郁之脉可沉；伏脉位较牢更沉，亦可主火郁，何不以其脉位沉、伏而悉主阴寒，反主火热？可见以脉位来解释，是难以圆通的；以牢脉惟主阴寒坚积，也是片面的。

牢脉不仅主阴寒坚积，亦主气塞、积热、顽痰、食积、瘀血等。因这些邪气，皆可滞塞气机，使气血不得外达而脉沉，正气与邪相搏而见弦长实大有余之象。临床也确有一些见牢脉的病人，并非皆属虚寒之证。《四诊抉微》就提出了与诸家不同的看法，曰："牢为气结，为痈疽，为劳伤痿极，为痰实气促。牢而数为积热，牢而迟为痼冷。"这是很有胆识的见解，不是人云亦云。

若牢而过于坚搏，毫无和缓之象，乃胃气已绝。如肾之真脏脉，即按之如弹石，辟辟然，即属但石无胃之真脏脉。

## 十九、濡脉

### （一）脉象

濡即软。《素问·平人气象论》曰："平肝脉来，软弱招招。"软脉，即是濡脉。

软脉的特点，就是脉来柔软，仿佛水中之棉。所谓软脉，就是脉力逊于平脉，但又强于弱脉。对脉位的浮沉、至数的疾徐、脉体的长短阔窄，都无特定的要求。

《脉经》曰："软一作濡。一曰细小而软"，其形"极软而浮细"。后世脉学皆以《脉经》为准，将浮细无力之脉称为濡。

可是，微脉脉象也是浮细无力，《脉经》称之"极细而软"，《类证活人书》亦曰："极细而软。"《察病指南》曰："极细而浮软。"关于微脉的这些描述，与濡脉是一样的，只是加上了"若有若无"，或"按之欲绝"的描述。濡脉已然如水中之浮棉了，与微脉之"若有若无""按之欲绝"是很相似的。只是在字面上还可勉为区分，到临床上就很难区别了，二者径可视为一脉。所以，濡脉就是脉体柔软。为了与浮而柔细之濡相区分，这种脉体柔软的脉，可称为软脉或柔脉。

**（二）脉理与主病**

此处所说的脉理与主病，是指软脉，而不是通常所指的浮而柔细的濡脉。

软脉的形成，是由于气血鼓荡力弱而脉软。何以鼓荡力弱？可因于气血虚、脾虚、阳虚、湿盛所致。

1. 气血虚

脉赖气血之充盈鼓荡。气血不足，鼓荡之力弱，则脉力减，故按之软。

2. 脾虚

脾为生化之源，脾虚则气血亏，鼓荡之力弱，故脉软。

3. 阳虚

阳主动，温煦推动血脉。阳虚鼓荡力弱，故脉软。阳虚者，常伴畏寒肢冷等寒象。

4. 湿盛

湿为阴邪，其性濡。湿盛者，大筋软短，血脉亦软，按之软。再者，湿阻气机，气机不畅，气血不能鼓荡血脉，亦是湿盛致脉软的一个因素。痰、饮、水等与湿同类，皆可致脉软。

软脉与濡脉主病有异，濡可主阴虚，但软脉一般不主阴虚。

## 二十、弱脉

**（一）脉象**

弱脉居于沉位，按之细而无力。

**（二）脉理与主病**

弱脉是由于阳气、阴血的虚衰，气血无力敷布于外而脉沉；充盈鼓荡无力而脉细无力。弱脉主阳虚、气虚、血虚是肯定的，弱脉是否主阴虚？这里所说的阴虚，是指狭义的阴虚，是指伴有骨蒸潮热、盗汗、五心烦热、颧红、舌绛红少苔的阴虚。一般来说，阴虚内热者，脉当浮而细数，不当见弱脉。

## 二十一、散脉

**（一）脉象**

散脉举之浮大，涣散不收，按之则无，漫无根蒂。其状如杨絮之飘落，轻虚飘忽，踪迹散漫。

**（二）脉理与主病**

1. 常脉

《内经》云：“心脉浮大而散，肺脉短涩而散。”此散乃常脉，当为脉来舒缓不拘之意，为有胃气、有神的表现，与病脉之散不同。若果为散漫无根的散脉，则为死脉，起码也是危重的病脉，根本不是常脉。

临产之际，百脉开，血大下，气浮而散，此为离经之脉，属生理现象，见散勿讶。

2. 病脉

散脉的形成，是由于气血耗散，浮散于外，故涣散不敛，浮而无根，正气虚极，故极无力，按之则无，漫无根蒂，形成散脉。

散脉当分新病和久病。久病，正气渐被耗竭，致真气极虚浮游于外，已属临终状态，势难挽回。故《医宗金鉴》云："散为虚剧。"《脉如》曰：散为元气离散之象。"一般认为久病脉散为死脉。

若新病，津气为暑热耗散而见散脉，或急剧吐泻、大汗、失血，气骤失依附而浮越，出现散脉，尚可救疗，当急收敛浮散之元气。如暑温之津气欲脱，喘而脉散者，予生脉散救之。

## 二十二、细脉

### （一）脉象

细脉的主要特征就是脉体细。至于脉位、脉率、脉力，均无特异限定。

### （二）脉理与主病

细脉的形成，是由于气血不能充盈鼓搏血脉，致脉细。

血脉不能充盈鼓搏血脉的原因，一是因气血虚衰，无力充盈鼓搏；二是因气机郁滞，气血不能充盈鼓搏于脉。二者皆可致细，然虚实不同，以细而有力、无力别之。

因虚而致细者，包括阴、阳、气、血的虚衰，当细而无力。

因实而致细者，包括七情所伤、六淫所客、气血痰食壅塞，皆可阻滞气机，束缚气血，而致脉细。邪阻气滞而细者，有沉按愈觉有力之感。

## 二十三、伏脉

### （一）脉象

伏脉位极深，须重按至骨方能觅得。《脉经》云："极重指按之，著骨乃得。"后世论伏脉，皆宗《脉经》之说。伏脉除脉位的特点之外，对脉体、脉率、脉力等无特异限定。

### （二）脉理与主病

伏脉有虚实两类：

1. 正虚

由于阳气虚衰，无力推荡气血外达以搏击血脉，致脉伏。此伏，当细而无力，伴肢厥、蜷卧、腰脐冷痛等，此属虚寒证。

2. 邪实

（1）寒盛则气血凝泣，气机闭郁，气血不得外达以鼓击血脉而脉伏。其伏，当兼弦紧拘急之象，症见恶寒、肢冷、身痛等。

（2）火热郁伏：火热亢极，气机闭塞，气血不得外达，致脉伏。此乃火极似水，反兼胜己之化。此伏，当兼奔冲不宁躁急之象，症见肢厥等，此热深厥亦深。《冷庐医话》云："如极微之脉，久久寻而得之于指，至骨愈坚牢者，不可认为虚寒，阳匿于下，亢之极点。"

3. 战汗

先战而后汗者为战汗。战汗欲作，先凛凛寒战，唇甲青紫，肢冷脉伏，继而身热汗出。战汗，可因邪气阻遏，正邪交争而作。《伤寒论》第 94 条："太阳病未解，脉阴阳俱停，必先振栗汗出而解。"此即邪郁，正邪交争，战汗而解。"阴阳俱停"实乃脉伏或厥。脉之伏，因邪气闭郁太甚致气血滞遏不达而为伏。《伤寒论》第 101 条、149 条柴胡证误下，其证未罢，"复与柴胡汤，必蒸蒸而振，却复发热汗出而解"，此为战汗之轻者。《温疫论》云："时疫解以战汗"，亦为邪气壅闭而脉伏。溃其伏邪，表里气通，战汗乃解，此类战汗属邪实者。亦有因正虚无力驱邪，正邪相持，待正气来复奋与邪争而战汗者。此种战汗，亦可先是寒战脉伏，其伏必有不足之象。

除正虚、寒盛、热极、战汗可致脉伏外，其他邪气闭阻，亦可致脉伏，如食积、痰饮、瘀血、糟粕以及剧痛等。《脉理求真》曰："伏为阻隔闭塞之候，或火闭而伏，寒闭而伏，气闭而伏。"

## 二十四、动脉

### （一）脉象

动脉之形，独一部脉凸起如豆，无头无尾，滑数躁动。脉位可在关，亦可在寸或尺。《伤寒论》辨脉法：'若数见于关上，上下无头尾，如豆大，厥厥动摇，名曰动也。"

### （二）脉理与主病

《伤寒论》辨脉法："阴阳相搏名曰动。"阴阳相搏有二，一是阴虚阳搏；一是阳亢搏阴，二者一虚一实。

阴虚阳搏：由于阴虚不能制阳，阳动而搏击于脉，故脉凸起如豆，厥厥动摇。《内经》曰："阴虚阳搏谓之崩。"导致血崩或其他部位出血。仲景曰："阳动则发热。"此热乃阴虚内热。

阳亢搏阴：阳热亢盛，搏于阴分，激荡气血外涌而脉动。仲景曰："阳动则汗出。"此乃热盛，迫津外泄而为汗。

惊则脉动：因惊恐者，惊则气乱，气血妄动，搏击血脉，脉亦动。

瘀血痰饮致动：临证确有一些冠心病，而属中医瘀血型者，出现寸动，尤多见于左寸。此动，当因瘀血所致。瘀血何以致动？因瘀血阻滞于血脉，气血流经之时，与瘀血搏击而为动。犹河中之石，水流经之时，激起波澜。临床亦见痰浊壅肺之哮喘病人寸脉动者，此动当因痰饮所致，理同于瘀血致动。

动而按之无力为虚，乃阳气浮越，根本动摇之象。动而按之有力者为实，为阳热亢盛或瘀血痰浊阻滞。

## 二十五、促脉

### （一）脉象

促脉数中时一止。

### （二）脉理与主病

脉何以数中时一止？无非两类原因：

1. 气血虚衰

气血虚衰，无力相继，致脉数中时一止。其数，乃因虚而数，且愈数愈虚，愈虚愈数。此促，必按之无力，如《伤寒论》第349条曰："伤寒脉促，手足厥逆可灸之。"既已手足厥逆，且以灸法回阳，其证属阳衰可知，其促也亦必因虚而促。

2. 邪气阻遏

邪气阻遏，气血不得畅达，气血为邪气羁绊而时一止，故脉促。《频湖脉学》曰："一有留滞，脉必见止也。"真乃一语破的。尝见心律不齐而脉见止者，动辄炙甘草汤、生脉散，竟逾百剂而罔效，盖只知因虚可促，而不知邪阻亦可促也。

阻遏气血而致促的邪气，不仅包括气、血、痰、食，亦包括火热之邪。如《伤寒论》第34条之葛根黄芩黄连汤证，其脉促，乃热遏所致。因邪实而促者，当按之有力。《诊家正眼》曰："促脉之故，得于脏气乖违者，十之六七；得于真元衰惫者，十之二三。或因气滞，或因血凝，或因痰停，或因食壅，或外因六气，或内因七情，皆能阻遏其运行之机，故虽当往来急数之时，忽见一止耳。"

## 二十六、结脉

### （一）脉象

结脉缓中时一止。《伤寒论》第178条曰："脉按之来缓，时一止复来者，名曰结。"

### （二）脉理与主病

结脉之止，亦分两类：

1. 气血虚弱

气血虚衰，无力相继而脉见止。其缓也，因气血虚，运行缓慢而脉缓。缓中时一止，结脉乃成。此结当无力，属虚。

2. 邪气阻遏

邪气阻遏，气血运行滞涩，不能相继而时一止。其缓也，因邪阻气血运行不畅而脉缓。此结当有力，属实。阻遏之邪，当包括气、血、痰、饮、食五者，亦可见于热盛者。

促与结，虽有缓数之异，然皆有歇止。造成歇止的原因，有虚实两类，机理是相同的。当全面分析，不可囿于促为阳、结为阴，而以偏概全。

## 二十七、代脉

### （一）脉象

代脉脉象，皆云动而中止，止有定数。对此，笔者不敢苟同。

代脉，除孕及暴病外，皆认为代为脏气衰败，主死脉。可是临床见许多止有定数的脉，即使是二联律、三联律，亦未必死，而且很多都可经治疗而消除。根据这一临床事实，必然出现两个问题：一是假如代脉为止有定数的脉，这个前提是正确的，那么，称代为死脉就不正确，因止有定数的脉象并非死脉。二是假如代为死脉这个前提是正确的，那么代脉的特征就不是动而中止，止有定数。我认为后者正确，代脉确属脏气衰败的死脉，但其脉象的特征却非止有定数。

何谓代脉？代，乃更代之义，是指不同的脉象相互代替、更换，交错出现。其脉象为乍疏乍数，乍强乍弱，乍动乍止。《灵枢·根结》曰："五十动而不一代者，以为常也，以知五脏之期。予之短期者，乍数乍疏也。"《伤寒论》第 178 条曰："脉来动而中止，不能自还，因而复动者，名曰代阴也。"这说明代脉不仅有更替，还有歇止。假设原为脾之缓脉，在缓脉的脉律中，出现歇止，止后，"不能自还"，不能继续恢复原来的缓脉脉律。因脾气已衰，无力自还，必须由他脏之脉代之而动，出现"更来小数"的脉象。之后才又转换为缓脉脉律，这就是"因而复动"。亦即缓脉歇止之后，不能自还，由"更来小数"的脉来带动，才继续恢复缓脉的脉律。由缓至停，由停至小数，由小数至缓，这就出现了三种脉象的更替，此即代也。《脉诀条辨》曰：若脉平匀，而忽强忽弱者，乃形体之代。"又曰："脉无定候，更变不常，均为之代。"景岳云："凡见忽大忽小，乍迟乍数，倏而变更不常者，均为之代。自王叔和云，代脉来数中止，不能自还，脉代者死，之后以自相传，遂失代之真义。景岳所云极为正确。为了说明问题，借助一点西医知识。假如因功能性的心律紊乱，出现乍强乍弱、乍疏乍数的脉象，并非死脉。若在器质病变的基础上，出现乍疏乍数、乍强乍弱、乍大乍小的代脉，就要引起足够重视。这就说明为什么有些病见代不是死脉，有些病见代却是死脉。

通过上述分析，可得出如下结论：以止有定数来界定代脉的特征，是不确切的。代脉，当为脉无定候，更变不常，出现歇止、疏数、强弱、大小交替出现的脉象，此即为代脉。

### （二）脉理与主病

代脉可分为生理之代、病理之代与正气衰败之死代三种。

1. 生理之代

《素问·宣明五气》曰："五脏应时……脾脉代。"谓脏气随时而更，脉亦随时而更代。春弦、夏钩、秋毛、冬石，此四时之代也。《灵枢·根结》曰："五十动而不一代者，以为常也，以知五脏之期。"此至数之更代。因四季阴阳升降不同，主气不同，人与天应，故脉应时而更代，出现春弦、夏钩、秋毛、冬石的四时之代。

孕脉三月而代，此因胎儿发育，气血相对出现不足，故而脉代。当生化之力增强，代脉自除。

2. 病理之代

病理之代，一般指暴病而言，气血乍损，一时不能相继而出现代脉。此代非脏气衰败之死代。滑伯仁曰："有病而气血乍损，只为病脉。"如霍乱吐泻而脉代，《四言举要》云："霍乱之候，脉代勿讶。"

3. 脏衰死代

脏气衰败的死代，多见于久病之人、元气衰败者。《素问·平人气象论》曰："但代无胃，曰死。"此为死代。《濒湖脉学》曰："五十不止身无病，四十一止一脏绝，四年之后多亡命……两动一止三四日。"这不仅是以至数歇止定代脉，而且是以动止之数来判定死期，失之胶柱。《脉决汇辨》曰："夫人岂有一脏既绝，尚活四年！"诚然。以脉代而判其生死之期，当结合气色形症，综合分析，不能仅据动止之数，此当活看。

# 濒湖脉学解索

## 序

脉学博奥，著述甚多，难以纵览，掌握非易。李氏《濒湖脉学》以七言形式纂为歌诀，简明扼要，朗朗上口，易于背诵。初学者以为入门读物，业医者亦为必备之书，几人手一册，久传不衰。然限于体裁，言简意赅，理难详述，证难尽括，虽熟背如流，意难了然，故须解释，以明其意；兼之歌诀中不无可商榷处，亦当求索，以伸其义，故本书名曰《濒湖脉学解索》。

是书包括《濒湖脉学》及《四言举要》，以人民卫生出版社1956年版为蓝本。首录原文，以保原貌；次对诗文逐句解释。重在脉象、脉理与主病三项。因原文句意有隐显之别，故解索之文亦繁简不一，不求格式之律齐。倘同一问题原书重复出现，为免冗赘，不能屡予阐释，或申之于前，或述之于后，故全书当前后互参，以免有抵牾之嫌。

是书不苟因循，务在坦抒己意，限于水平，疏谬难免，敬恳同仁指正，不胜感激之至。

田淑霄　李士懋

癸酉年仲夏书于相濡斋

## 《濒湖脉学》原序

李时珍曰：宋有俗子，杜撰《脉诀》，鄙陋纰缪，医学习诵，以为权舆，逮臻颁白，脉理竟昧。戴同父常刊其误，先考月池翁著《四诊发明》八卷，皆精诣奥室，浅学未能窥造。珍因撮粹撷华，僭撰此书，以便习读，为脉指南。世之医病两家，咸以脉为首务，不知脉乃四诊之末，谓之巧者尔，上士欲会其全，非备四诊不可。明嘉靖甲子上元日谨书于濒湖舆所。

## 一、浮脉

**【原文】**

**浮（阳）**

浮脉，举之有余，按之不足。(《脉经》)如微风吹鸟背上毛，厌厌聂聂，（轻汎貌）如循榆荚。(《素问》)如水漂木。（崔氏）如捻葱叶。（黎氏）

浮脉法天，有轻清在上之象，在卦为乾，在时为秋，在人为肺，又谓之毛。太过则中坚旁虚，如循鸡羽，病在外也。不及则气来毛微，病在中也。

《脉诀》言：寻之如太过，乃浮兼洪紧之象，非浮脉也。

**［体状诗］**

浮脉惟从肉上行，如循榆荚似毛轻。三秋得令知无恙，久病逢之却可惊。

**［相类诗］**

浮如木在水中浮，浮大中空乃是芤。拍拍而浮是洪脉，来时虽盛去悠悠。浮脉轻平似捻葱，虚来迟大豁然空。浮而柔细方为濡，散似杨花无定踪。

浮而有力为洪，浮而迟大为虚，虚甚为散，浮而无力为芤，浮而柔细为濡。

**［主病诗］**

浮脉为阳表病居，迟风数热紧寒拘，浮而有力多风热，无力而浮是血虚。

寸浮头痛眩生风，或有风痰聚在胸。关上土衰兼木旺，尺中溲便不流通。

浮脉主表，有力表实，无力表虚，浮迟中风，浮数风热，浮紧风寒，浮缓风湿，浮虚伤暑，浮芤失血，浮洪虚热，浮散劳极。

**【解索】**

**［体状诗］**

**（一）浮脉惟从肉上行**

肉之上，皮也，浮脉表浅，位居人体之皮部。

**（二）如循榆荚似毛轻**

此言诊浮脉，指力须轻，如飘落之榆钱那样轻舒，如抚摸羽毛那样柔缓。

仔细玩味，浮有两层含义，须加分别。一种含义是指部位概念，凡轻手而得诸脉，不论大小迟数，皆为浮，如虚脉、微脉、革脉等。例《伤寒论》曰："太阳之为病，脉浮。"不论太阳伤寒之脉浮紧，或是太阳中风之脉浮缓，凡属太阳病，脉皆当浮。此浮也，就是个部位概念。另一层含义是指具有严格界定的独立脉象。为了二者加以区分，前者可称为"脉浮"，后者可称为"浮脉"。

浮脉，必须具备以下几个条件：

第一，脉位。轻取而得，位在肌表。轻取即可触得脉的主体、全貌。若轻取虽可触及脉的搏动，但沉按之，脉较轻取时或大、或细、或有力、或虚弱、或弦紧拘急、或动数不宁等，皆非浮脉。因浮取之象，并非脉之主体、全貌，反映不了疾病的本质，所以不得称为浮脉。

第二，脉体。浮脉虽轻取可得，但其脉体当不大不小，不长不短。过大则属洪、芤、革、虚、散之类；过细则属微、细、濡之类。

第三，脉力。举之有余，按之不足。所谓按之不足，是指当中取、沉取时，与浮取相较，略显不足而已。若按之较轻取时还有力，则为实脉、牢脉之类；按之较轻取过于无力，则属虚脉、芤脉之类，皆非浮脉。

第四，脉幅。脉起落之幅度不大、不小。过大为洪、实类脉，过小为涩、濡类脉。

**（三）三秋得令知无恙**

三秋，乃指初秋、中秋、晚秋，合称三秋。秋季，阳气由夏之隆盛而初敛，人亦应之。脉虽浮，已由夏之浮大转见短涩之象，故秋现浮脉为平脉，当知无恙。

**（四）久病逢之却可惊**

新病脉浮，是正气拒邪而不得深入，正与邪相争于肌表，气血鼓搏于外而脉浮。久病之人，固然正虚居多，但亦有实证，虚实相兼或本虚标实之不同。若确为正气虚衰者，脉本不当浮，若反见脉浮，乃真气浮越于外。所谓久病正气衰，当包括阴阳、气、血的虚衰。阴虚不能敛阳，阳浮于外而脉浮；血虚不能内守，气越于外而脉浮；阳虚者，阴寒内盛，格阳于外而脉浮；气虚者，不能固于其位，荡越于外而脉亦浮。

久病脉浮，可有渐浮、暴浮两种。渐浮者，见于正气渐耗，真气逐渐浮而脉浮；暴浮者，可见于正气衰极，真气骤然脱越于外，阴阳离决而脉暴浮，多属回光返照之象。

是否久病脉浮皆可惊？余以为不尽然。首先要察正气虚实，若虽为久病，但正气尚盛，脉虽浮亦不足虑。若久病正虚而脉浮，亦要区分脉浮之因、脉浮之缓骤、脉浮起之脉象以及脉浮后的病情变化、伴随的症状等，不可概言“久病脉浮皆可惊”。

久病阴虚之人，阴不敛阳，脉常可浮。此阴虚证应见之脉象，不足惊吓。

久病阳虚之人，因阳气虚衰，无力鼓荡血脉，脉本不当浮。若阳气渐复而脉渐浮者，此为向愈之征。如《伤寒论》第278条曰：“伤寒脉浮而缓，手足自温者，系在太阴……至七八日，虽暴烦，下利日十余行，必自止。”此脉浮、手足温、烦，是阳复之征，虽仍下利日十余行，不足虑，必自止。《伤寒论》第290条曰：“少阴中风，脉阳微阴浮者，为欲愈。”少阴寒证乃肾阳衰，今阴脉浮为阳复之象，故欲愈。《伤寒论》第327条曰：“厥阴中风，脉微浮为欲愈，不浮为未愈。”厥阴证脉浮，为阴尽阳生之征，故欲愈。

那么，久病脉浮，什么情况下当惊、什么情况下又不必惊呢？区别标志有三：

第一，脉是渐浮还是暴浮。渐浮且证情亦好转者，为吉、为顺。若脉虽渐浮，而证情持续加重，是病情继续恶化的标志，正虚不能敛藏之脉浮。脉暴出者为凶，为逆，乃阴阳离决之兆，如《伤寒论》第315条曰：“服汤，脉暴出者死，微续者生。”

第二，浮中有无和缓之象。若浮而和缓者，为胃气复。若浮而散大，或浮大而搏指，无柔和之象者，为真气脱越。

第三，伴随的证情好转还是恶化。若脉浮起的同时，证情亦随之好转，肯定是好转的佳兆；若脉虽浮而证情恶化，为真气外越，确属可惊。

[相类诗]

**(一)浮如木在水中浮**

此言浮脉之状，犹水中漂浮之木，喻浮脉位浅居肤。水中之木，轻按柔中较有力，重按入水中则力减，如浮脉举之有余，按之不足。

**(二)浮大中空乃是芤**

芤脉亦轻取可得，但浮而兼大，且按之脉中空。

**(三)拍拍而来是洪脉，来时虽盛去悠悠**

洪脉亦居浮位，然浮而兼大，且来势如波澜涌起之盛大，去则如波澜之跌落，其势悠缓。

**(四)浮脉轻平似捻葱**

此句喻浮脉之状，如捻葱叶，轻捻尚柔韧有力，重按其力则逊。

**(五)虚来迟大豁然空**

虚脉亦居浮位，迟大且按之无力，有空豁之感。

**(六)浮而柔细方为濡**

濡脉浮取可见，且细而柔软。

**(七)散似杨花无定踪**

散脉乃真气散越于外，其脉浮且散大，脉之边际显得模糊不清，极软而无力，犹如杨絮飘落之轻浮悠忽状。

[主病诗]

**(一)浮脉为阳表病居**

浮脉位居肌表，轻取而得，其位为阳，故属阳。

浮脉主表病。邪袭肌表，正气出与邪争，故脉浮。浮脉主表，表证脉浮，几乎为亘古不易之说，医皆从之，余亦从之。然临证既久，悉心体察，发现表证初起，脉竟多不浮，反以沉者为多见。固然，正虚外感者，脉可不浮；然素体健壮者，外感初起脉亦多不浮。

何以表证脉多不浮？盖因邪郁使然。所谓表证，无非因六淫之中阴邪袭于肌表，或温热之邪袭肺所致。

阴邪袭于肌表者，以阴邪其性凝泣收引，腠理闭郁，气血不能外达，故脉不仅不浮，反而见沉。《四诊抉微》曰："伤寒初感，脉必先见沉紧，理势然也。"又云："岂有寒闭腠理，营卫两郁，脉有不见沉者乎。"

新感温病初起，邪袭肺卫，脉本当浮。以温热之邪属阳，主动，又外袭卫分，故当脉浮。但验之于临床，发现温病初起，脉亦竟多不浮，反以沉脉为多见。因温病的本质就属郁热，即使新感温病初起，邪在肺卫阶段，亦属郁热。

为什么说新感温病初起就属郁热呢？因温邪袭入途径不同，所犯部位不同。叶天士明确指出："温邪上受，首先犯肺。"吴鞠通亦曰："温邪上受，自口鼻而入，首先犯肺。"肺既为温邪所伤，则肺气怫郁，不得宣发肃降。卫阳不宣，外失卫阳之温煦而恶寒，温邪郁于肺而为热。正如杨栗山所说："在温病，邪热内攻，凡是表证，皆里热郁结，浮越于外也。虽有表证，实无表邪。"

肺主气，肺气既为温邪所伤而怫郁，则气机郁遏，气血不得外达以鼓荡充盈血脉，故脉不仅不浮，反而见沉。

由是观之，外感初起，无论阴邪外袭，还是温邪犯肺，脉沉乃理势然也，此恰与临证相吻合。

当然，并非表证皆不见浮脉。当外邪化热，郁极而伸，推荡气血外达时，脉方见浮。若热势进一步亢盛，则气血外涌，脉不仅见浮，且呈洪数之象，此时已由太阳传入阳明，或由卫分传入气分了。

俗以脉浮为诊断表证的主要依据，那么，通过上面的论述应明确，表证初起脉多沉，不可以脉不浮而否认表证的存在。判断表证存在与否的主要标志是恶风寒。当然，热郁、阳虚皆可恶寒，故与表证之恶寒须区别。表证之恶寒，具备下列特点：第一，发病初起，即有恶风寒；第二，恶寒与发热并见；第三，表证不解，则恶寒持续不断；第四，发热恶寒的同时，伴有鼻塞流涕、头身痛等表症。有符合上述特征的恶风寒，就有表证，无符合此特征的恶风寒，即无表证。所以，表证的有无，不以脉之浮沉为据。

**（二）迟风数热紧寒拘**

"迟风"，意即浮迟脉主风，主什么风？风分内风外风两大类。外风客于肌表，脉当浮缓，今脉浮而迟，若兼有恶寒、头身痛之表症，可诊为风寒表症；若无此表症，则浮而迟所主者当为内风。因里虚气浮而脉浮，阳气虚衰而脉迟。里虚而虚风内生，出现眩晕、昏瞀、㖞僻不遂等症，即东垣所称之正气自虚而生风。

"数热"，指浮而兼数之脉，新病脉浮数，当主风热，因风热鼓荡气血，涌盛于外，脉可浮数。若热盛无风邪，里热外淫，脉亦可浮数。若久病脉见浮数，当察其沉取有力无力。按之无力者为虚，此浮数乃真气浮越；按之有力者为实，为里热外淫肌表所致。

"紧寒拘"，亦即脉浮而紧，为寒。脉紧的形成，是由于寒邪收引，经脉拘急所致。

**（三）浮而有力多风热**

所谓有力，亦是与虚脉相对而言，浮中自有和缓之象，较为有力而已。若过于有力，已非浮脉，而为革脉、实脉之类。

"风热"二字可合看，亦可分看。合看，则为风热合邪伤人，如风温袭肺的卫分证。若分看，则风伤人，脉可浮；热盛肌表，或里热外淫于肌表，脉皆可浮而有力。

**（四）无力而浮是血虚**

所谓"浮而无力"，是指脉浮取时，可较典型浮脉略显无力，但主要是指沉取时无力。

新病脉浮而沉取无力，主虚人外感。久病脉浮而沉取无力，主里虚，是真气外浮所致。血虚不能内守，气失依恋而外浮，固可脉浮而无力，但阳虚、气虚、阴虚之人，同样可以脉浮而无力。阳虚阴盛，格阳于外；阴虚不能内守，阳浮于外；气虚不能固于其位而外浮，皆可见脉浮而沉取无力。此浮，也绝不能当成表证而误予发散。

**（五）寸浮头痛眩生风**

寸主上焦，由膈至颠。新病寸浮，是邪在上焦，邪扰清空则头痛眩晕。若久病寸浮，首当察其有力无力。若寸浮而无力者，是气浮于上而头痛、眩晕，可因于阴虚不能内守而阳浮；血虚气失依恋而上浮；阳虚阴盛格阳而浮越于上；气虚不能固于其位而升浮于颠。若久病寸浮按之有力者，为气火痰食血等邪干于上焦，阻滞经脉而头痛眩晕。

**（六）或有风痰聚在胸**

胸位于上焦，心肺所居。风痰，可合看，亦可分看。风邪客于上焦，寸固可浮；若痰聚胸中，干格气机，邪正相搏，寸亦可浮。除痰之外，其他邪气聚在胸中者，如火热、瘀血、湿浊等，亦可导致寸脉浮。此种寸浮，必浮而按之有力。

**（七）关上土衰兼木旺**

关主中焦，脾胃肝胆所居。一般来说，左关主肝胆，右关主脾胃。这种脏腑分位，确有一定诊断价值，但又不可拘泥，还要结合临床表现，综合分析判断。

关上浮者，当分按之有力、无力。浮而按之有力者为邪实。如《伤寒论》第154条："心下痞，按之濡，其脉关上浮者，大黄黄连泻心汤主之。"此即表证误下，邪结心下，正邪相争，故关上浮，为邪实。关上按之无力者，或为土衰，或为肝虚，凡阴阳气血之虚，关上皆可浮而无力。

**（八）尺中溲便不流通**

尺浮而症见溲便不通，可分为虚实两类。尺浮而按之有力者，为邪壅下焦，如热结阳明，暑湿交蒸于大肠，可使大便不通；小肠有火，膀胱湿热等，可使小便不利。

若尺浮而按之无力，多属肾虚。肾司二阴，肾阳、肾阴、肾气、肾精不足，皆可导致二便排泄的障碍，见溲便不流通。

## 二、沉脉

**【原文】**

**沉（阴）**

沉脉，重手按至筋骨乃得。（《脉经》）如绵裹砂，内刚外柔。（杨氏）如石投水，必极其底。

沉脉法地，有渊泉在下之象，在卦为坎，在时为冬，在人为肾。又谓之石，亦曰营。太过则如弹石，按之益坚，病在外也。不及则气来虚微，去如数者，病在中也。

《脉诀》言，缓度三关，状如烂绵者非也。沉有缓数及各部之沉，烂绵乃弱脉，非沉也。

［体状诗］

水行润下脉来沉，筋骨之间软滑匀。女子寸兮男子尺，四时如此号为平。

［相类诗］

沉帮筋骨自调匀，伏则推筋着骨寻。沉细如绵真弱脉，弦长实大是牢形。（沉行筋间，伏行骨上，牢大有力，弱细无力）

［主病诗］

沉潜水蓄阴经病，数热迟寒滑有痰。无力而沉虚与气，沉而有力积并寒。寸沉痰郁水停胸，关主中寒痛不通。尺部浊遗并泄痢，肾虚腰及下元痌。

沉脉主里，有力里实，无力里虚，沉则为气，又主水蓄，沉迟痼冷，沉数内热，沉滑痰食，沉涩气郁，沉弱寒热，沉缓寒湿，沉紧冷痛，沉冷牢积。

**【解索】**

［体状诗］

**（一）水行润下脉来沉**

沉为阴脉，属水。“水曰润下”，故沉脉重按乃得。

**（二）筋骨之间软滑匀**

沉脉，位近筋骨。“筋骨之间”，当理解为靠近筋骨，并非在筋与骨之间。

“沉”与“浮”一样，也有两层含义：一是部位概念，凡重按至筋骨乃得之脉，不论大小迟数，有力无力，皆曰沉；一是指沉脉，是具有严格特征的一种脉象。为了区分二者，前者可称为“脉沉”，后者可称为“沉脉”。

正常沉脉，举之不足，按之有余，如绵裹砂，内刚外柔。除重按乃得、居于沉位的特征外，尚须具备“软滑匀”的特征。沉而软匀，是指沉且舒缓，往来和匀，是有胃气的表现。沉而滑者，沉为阴，滑为阳，有阳潜水中之象，此为冬与肾之平脉。

**（三）女子寸兮男子尺，四时如此号为平**

寸为阳，尺为阴。女子属阴，血盛；男子属阳，气盛。阴盛则尺旺寸沉，阳盛则寸旺尺沉，这是性别差异在脉象上的反映。四时皆当如此，乃为平脉。

［相类诗］

**（一）沉帮筋骨自调匀**

沉脉居下，靠近筋骨，脉来调和匀畅。

**（二）伏则推筋着骨寻**

伏脉，须较沉更加重按，将筋推开，附着于骨才得寻见。因气机郁滞殊甚，致气血闭伏而不得外达。其象也，或伏而弦细拘急，躁动不安；或伏而实大搏指、奔冲不宁。

**（三）沉细如绵真弱脉**

弱脉居沉位，其象沉细按之无力，指下软如绵。

**（四）弦长实大是牢形**

牢脉居于沉位，其象弦长实大，按之搏指有力。

［主病诗］

**（一）沉潜水蓄阴经病**

沉脉潜伏于下，主水饮蓄积。水饮阻遏气机，致气血不得外达而脉沉。所言水蓄，当包括水湿痰饮一类阴邪。此沉，因属邪实，当沉而有力。沉脉亦主阴经之病，三阴经病的本证为阳虚阴盛，脉皆当沉。此沉，当沉而无力。

**（二）数热迟寒滑有痰**

沉数，当分有力无力。沉数有力，为热伏于里。正如《四言举要》所云："沉数热伏。"火与热同类，故火郁脉亦沉数。热邪郁伏于内者，脉可沉数而实大，亦可沉数而细小，因于气机郁闭程度不同使然。不论沉数实大，或沉数细小，其中必有一种躁动不宁之象。因火郁为阳邪，阳主动，虽气机郁滞不得外达，在里之火热必奔冲激荡，故脉躁动不宁。

沉数无力，则非热证，而是虚寒之象。愈数愈虚，愈虚愈数。

沉迟，亦当分有力无力。沉迟无力，定为虚寒；而沉迟有力者，或主里之寒实，或主里之热极。里之寒实者，因寒性敛降，气血不得外达而脉沉。此沉迟有力，往往兼有弦紧拘急之象。热极者，乃火极似水，反兼胜己之化。火热闭郁气机则脉沉。气机闭郁，气血不得畅达，脉可见迟。此种沉迟，必有躁动不宁之感，兼有舌红苔老黄、胸腹灼热、二便闭结等热象。

沉滑主痰。痰浊蕴阻，滞塞气机，气血不能畅达于外而脉沉；痰阻气血，气血流经则激起波澜而脉现滑。犹河中有石，水流经过则激起波澜，同出一理。

**（三）无力而沉虚与气**

沉脉是最重要的一部脉。脉以沉为本，以沉为准。无论何病，从邪正关系来讲，都可分为虚实两类。而判断虚实属性的主要标准，就是看脉之沉候有力无力。无论浮取脉象如何，凡沉取有力者为实，沉取无力者为虚。若沉取过于亢盛，按之强劲弹指，毫无和缓之象，乃胃气已绝，不得以实证看。

"无力而沉虚与气"之"虚"，即正气虚。正气，人身之阴、阳、气、血、精、津液。阳虚与气虚者，鼓荡无力，脉可沉取无力。即使阳气浮越而脉浮大数者，亦必重按无力，概属虚证。血虚者，不能充盈血脉，脉见细。但血虚多兼有气虚、阳虚的见证，故脉呈沉细而无力。即使因血虚气失依恋而浮越，脉呈浮而虚大或洪者，亦必沉取无力。精亏之人，多兼有肾气虚衰，故脉亦沉取无力。阴虚者，当细数。若阴虚不能敛阳，阳越于外；或阴竭于下，阳越于上者，脉虽浮大，按之亦必细数而无力。至于津液虚者多见于热病中，热盛津伤或汗吐下失血而耗伤津液。若津液虽伤而气尚未被耗者，脉未必按之无力。只有在津液耗伤而气亦虚时，或气失依恋而脱越时，脉才见按之无力的虚象。所以沉而无力为虚，临证时还要分辨孰虚。

"无力而沉虚与气"中的"气"，当指气虚而言。凡气虚者，无论气因虚而脱、而陷、而浮越，亦无论何经何脏之气虚，沉取定然无力。若气有余而气郁、气滞、气结、气闭者，气机滞塞不舒，气血不能畅达，脉见弦细拘急，或涩迟促结等象，虽沉亦必不虚，按之有力，伴有一种似数非数、挣扎不宁之感。

**（四）沉而有力积并寒**

沉而有力者，绝大多数都属实证，无论浮取、中取其脉象如何。“积”字，应广义理解，不仅指癥瘕积聚之积，而是泛指邪气的聚积。气血夹痰互相搏结而成癥瘕者，脉固沉而有力；但气、血、痰、食、糟粕等邪积于体内，脉亦皆沉取有力。“寒”，是指寒实证而言。若虚寒证，脉就不会沉而有力。“寒”字，亦应广义理解，泛指外邪所客，积于体内。寒邪其性收引、凝泣，气血不得外达，脉固可沉而有力，若六淫中其他邪气客于体内，阻滞气机，脉亦可沉而有力。如阳明腑实之脉就沉而实。若沉而有力，过于强劲搏指，乃胃气衰败，就不能当成实证看待。

**（五）寸沉痰郁水停胸**

寸主上焦，心肺所居。寸沉须分有力无力。上焦正虚，无力充盈鼓荡血脉，寸脉当沉而无力。若邪客上焦，气机滞塞者，寸当沉而有力。“寸沉痰郁水停胸”，仅言及实证者，痰、水与饮、湿、秽浊之气，皆同类，皆可阻滞上焦气机而寸沉。“郁”是指上焦气郁。情志怫逆而伤及气机者，固可致上焦气郁；邪气所客，亦可阻遏上焦气机而寸沉。这些邪气，不仅指水湿痰饮，亦包括六淫、七情、气血痰火湿食诸邪。

寸脉沉，不仅可因上焦病变而引起，中下二焦病变，同样可引起寸沉。寸为阳，尺为阴，阳升阴降，周而往复，生生不已。关脉居中，乃阴阳升降之关隘。若中下二焦正气虚衰，阳气无力升举，寸脉亦可沉而无力；若中下二焦邪阻，阳气不得升举，寸口之脉亦可沉。故寸沉不但主上焦病变，亦可由中下二焦病变所致。

**（六）关主中寒痛不通**

关主中焦，左关肝胆，右关脾胃。

通常说脏腑在三焦的分布，上焦心肺，中焦脾胃，下焦肝肾。为何脉象之脏腑定位，肝又居中焦？从气机升降学说来看，左升右降，肝主升，在左，肺主降，在右。从解剖位置来说，肝之位在右胁，居中焦。所以，脉诊的脏腑分布主要依据气机升降而言，故左关脉属肝，左关沉而无力者，为肝气虚、肝血虚或肝阳虚，治当益肝气、补肝血或温肝阳。右关沉而无力者，为脾胃气虚，或脾胃虚寒。

左关沉而有力者，或为肝胆气滞，或为肝胆邪阻。右关沉而有力者，当属脾胃邪盛，或气机郁结。然过于强劲弹指，毫无柔和之象者，乃胃气衰败，不可误为实证而泻之。

关脉虽分左为肝胆、右为脾胃，有一定诊断价值，但亦不可呆板，尚须结合临证表观，以判断病位。

**（七）尺部浊遗并泻痌，肾虚腰及下元痌**

痌：（tōng）音通，痛也。尺脉沉而无力者，为肾虚寒，症见遗精、阳痿、腰膝冷痛，小腹、阴部、足跟痛，甚或腰膝痿软不支等。肾司二阴，肾虚二阴失司，后阴可为泄利，洞下完谷，亦可阳衰，大肠失于温煦而便秘；前阴可见遗尿、白浊，或肾阳虚，失于气化而小便不利，甚或癃闭等。尺脉沉而有力者，为下焦邪气壅塞，可因水蓄积聚、寒袭、热结、血瘀等。

## 三、迟脉

**【原文】**

**迟（阴）**

迟一息三至，去来极慢。（《脉经》）

迟为阳不胜阴，故脉来不及。《脉诀》言，重手乃得，是有沉无浮。一息三至，甚为易见，而曰隐隐，曰状且难，是涩脉矣，其谬可知。

**[体状诗]**

迟来一息至惟三，阳不胜阴气血寒。但把浮沉分表里，消阴须益火之原。

**[相类诗]**

脉来三至号为迟，小玦于迟作缓持。迟细而难知是涩，浮而迟大以虚推。

三至为迟，有力为缓，无力为涩，有止为结，迟甚为败，浮大而软为虚。黎氏曰：迟小而实，缓大而慢，迟为阴盛阳衰，缓为卫盛营弱，宜别之。

**[主病诗]**

迟司脏病或多痰，沉痼癥瘕仔细看。有力而迟为冷痛，迟而无力定虚寒。寸迟必是上焦寒，关主小寒痛不堪。尺是肾虚腰脚重，溲便不禁疝牵丸。

迟脉主脏，有力冷痛，无力虚寒，浮迟表寒，沉迟里寒。

**【解索】**

**[体状诗]**

**（一）迟来一息至惟三**

此以至数论迟脉，曰一息三至为迟。若仅以至数分，则有些问题就难以解释。首先，迟脉分部，脉迟皆有寸迟、关迟、尺迟之分。若以至数分寸迟，即寸脉独一息三至，而关尺至数当与寸不一。再者，《金匮要略·胸痹心痛短气病脉证治》有：“寸口脉沉而迟，关上小紧数。”寸迟当一息三至，关数当一息六至。寸关尺本一脉相贯，一气而动，数则俱数，迟则俱迟，何能独迟、独数？事实上，寸关尺各部脉动次数是绝对一致的，不可能出现至数不一的情况。所以，若以至数分迟数，那么只能得出这样的结论：自古迟数分部是错误的，仲景的寸迟关数是荒谬的。

余以为迟数脉的确定，应以脉的形象为据，而不重在至数。脉的每一次搏动，来去皆迟慢，不论至数是三至、四至乃至五至，皆曰迟。若脉的每次搏动，来去皆急促，不论至数为四至、五至、六至，皆曰数。

据之临证，事实上一脉三部，其至数定然一致，而脉象可各不相同。以脉象论迟数，则某部独迟、独数或寸迟、关数就不难解释了。所以，迟数之分，应重在脉象而不重在至数。

或问，迟脉来去迟慢，涩脉来去艰难，二者如何区分？二者同点是来去皆迟慢艰难；二者异点是：涩脉搏起时振幅小，且兼细短，而迟脉搏起之振幅不小，亦未必细短。

**（二）阳不胜阴气血寒**

迟脉属阴，主阴寒盛。阴盛的原因，可因阴邪所客，形成寒实证；亦可因阳气虚衰，阴气内盛，形成虚寒证。阴寒盛，气血凝滞，故脉迟。

阴寒盛，尚有气分、血分之分。二者的共同点是都有阴寒的临床特征，不同点在于有无血瘀的表现。伴瘀血者，为血分有寒，因寒性凝泣，血行瘀滞。若瘀血表现不著者，则属气寒。二者往往并见，难以截然分开，仅有侧重而已。

迟脉，不仅主寒，尚主热闭。因热邪郁伏，阻遏气机，气血不得畅达，故尔脉迟。热闭愈重则脉愈迟。如《伤寒论》第208条曰："阳明病脉迟……大承气汤主之。"大承气汤乃攻下热结之峻方，竟然脉迟，故迟亦主热，此火极似水之象。然此种脉迟，按之必有一种似数非数、躁扰不宁之象。进而查其舌，舌质必老红，舌苔必黄，伴胸腹灼热，内热亢盛之象，不可以脉迟误以为寒。

迟脉亦主邪阻。邪阻气机，血脉不畅，故尔脉迟。如《金匮要略》瓜蒌桂枝汤证："太阳病，其证备，身体强几几，然脉反沉迟。"既为太阳证，脉当浮，何以反见沉迟？乃邪客血脉，气血不畅而脉沉迟。又如《金匮要略》热入血室证："热除脉迟……此热入血室也。"此因瘀血阻滞血脉，气血不畅而脉迟。

阴血不足，脉道枯涩不利，脉亦可迟。如《伤寒论》第50条曰："假令尺中迟者，不可发汗，何以知然，以荣气不足，血少故也。"

所以，脉迟主寒，亦主热伏、邪阻、阴血不足。

**（三）但把浮沉分表里**

该句意为浮迟属表寒，沉迟为里寒。实则浮迟不主表而主里，沉迟主里亦主表。寒邪袭表者，固可因寒凝气血而脉迟，但脉并不浮，多为沉迟兼弦紧拘急之象。倘若浮迟，往往是阴寒内盛，虚阳浮越之象。如《伤寒论》第225条曰："脉浮而迟，表热里寒，下利清谷者，四逆汤主之。"此浮迟，以四逆汤主之，显系阴盛阳浮，而非表寒。又如《金匮要略·消渴小便利淋病脉证并治》曰："寸口脉浮而迟，浮即为虚，迟即为劳，虚则卫气不足，劳则荣气竭。"此浮迟，亦非表寒，而是虚证、劳证。卫为阳，阳虚不能固于其位而外浮，荣属阴，阴竭不能内守而阳越，故可见浮迟之脉。此浮而迟，断非表寒。此种脉浮而迟，必按之无力。

沉而迟者主里，亦主表。沉迟无力者当为虚寒；沉迟有力者当属实证，既主里之实证，亦主表之实证。里寒实者可致脉沉迟。火热、痰食、瘀血、水饮、腑实等，皆可阻滞气机，致脉沉迟，此种沉迟，必按之有力。若寒邪袭表，气血凝泣者，脉亦沉迟，而兼弦紧拘急之象。是知，浮迟主里不主表，沉迟主里亦主表。

**（四）消阴须益火之原**

此即“益火之原，以消阴翳。”火之原乃命门之火、火衰而阴霾弥漫，脉当沉迟无力或虚大，治宜温补命火以消阴翳。

［相类诗］

**（一）脉来三至号为迟**

意同前之“脉来一息至惟三”。

**（二）小駃于迟作缓持**

（jue）音决。一种骏马。引作“快”解。

缓为一息四至，较迟脉三至稍快。缓脉亦当重在脉象，而不重在至数。

**（三）迟细而难知是涩**

涩脉兼迟且细，往来艰难。余以为涩脉主要是脉幅小。

**（四）浮而迟大以虚推**

虚脉当浮大而迟，按之无力。若脉虽浮但不大不迟，按之无力者，统归于虚脉。

［主病诗］

**（一）迟司脏病或多痰**

“脏病”，指五脏为病。腑为阳，脏为阴，故脏病当见阴脉，故脉迟。脏病亦有寒热虚实之殊。虚寒者，脉可迟；邪实者，阻遏气机，脉亦可迟。

迟脉非专司脏病，腑病亦可脉迟。如前所述阳明腑实者，其脉迟。

痰属阴邪，故痰病可脉迟。但痰有寒化、热化及兼邪之不同，因而有寒痰、热痰、风痰、湿痰、燥痰等。若为寒痰，固可脉迟；若热痰胶闭，阻遏气机，脉亦可变迟。

**（二）有力而迟为冷痛**

迟而有力为实。寒邪所中者，寒盛则冷，寒主收引，脉拘急，气血凝泣不通，故为痛。

寒邪所中，固可脉迟，然热结、气滞、邪阻者，皆可脉迟，临证尚须鉴别。

**（三）迟而无力定虚寒**

所谓“无力”，当以沉候为准。迟而沉取无力者，定为虚寒无疑，治当温补。

**（四）寸迟必是上焦寒**

上焦有寒者，可迟。然除寒邪以外，外感六淫所客、气血痰火食积等，阻遏上焦气机，皆可使寸迟。故寸迟未必定是上焦有寒。

寸迟亦须分沉取有力无力。寸迟，沉而有力者为实，沉而无力者为虚。

寸迟不独主上焦邪阻或正虚，若中下二焦邪阻或正气不足，清阳不升，寸口亦可脉迟。

**（五）关主中寒痛不堪**

关主中焦。中焦有寒，则关脉迟。同样，关迟亦须查其有力无力，以定虚实。沉迟有力者，不仅主寒，亦主气滞、邪阻。

**（六）尺是肾虚腰脚重，溲便不禁疝牵丸**

尺脉迟，沉取有力者为实。不仅寒客下焦可致脉迟，热结、瘀血等邪阻遏气机，皆可造成尺迟。

尺迟而沉取无力者，当属肾虚。当然，肾虚包括肾阴虚、肾阳虚、肾气虚、肾精虚。尺脉沉迟无力者，当以肾气虚、肾阳虚及肾精虚为多见。肾虚则腰膝酸冷，沉重无力。肾司二阴，肾虚不固，则溲便不禁，或癃闭余沥，或下利完谷不化，五更泻，或便秘，或阳痿、遗精、精冷不育等。或阴寒内盛而成寒疝，少腹疼痛牵引睾丸。

肾气虚或肾阳虚之尺迟，其迟必沉取无力，治当补肾温阳。若尺迟按之兼有弦紧有力之象，乃寒中于下，亦可引起腰腿疼痛、大小便不利、寒疝牵睾等症。以其迟而弦紧，乃客寒所致，治宜温散。

## 四、数脉

**【原文】**

**数（阳）**

数脉，一息六至。（《脉经》）脉流薄疾。（《素问》）

数为阴不胜阳，故脉来太过。

浮、沉、迟、数，脉之纲领，《素问》《脉经》，皆为正脉。《脉诀》七表八里，而遗数脉，止谓于心脏，其妄甚矣。

**［体状诗］**

数脉息间常六至，阴微阳盛必狂烦。浮沉表里分虚实，惟有儿童作吉看。

**［相类诗］**

数比平人多一至，紧来如数似弹绳，数而时止名为促，数见关中动脉形。

数而弦急为紧，流利为滑，数而有止为促，数甚为疾，数见关中为动。

**［主病诗］**

数脉为阳热可知，只将君相火来医，实宜凉泻虚温补，肺病秋深却畏之。

寸数咽喉口舌疮，吐红咳嗽肺生疡。当关胃火并肝火，尺属滋阴降火汤。

数脉主腑，有力实火，无力虚火，浮数表热，沉数里热，气口数实肺痈，数虚肺痿。

**【解索】**

**［体状诗］**

**（一）数脉息间常六至**

此以至数论数脉。余以为数脉重在脉象，而不重在至数。《素问》论数脉之象为“脉流薄疾”。薄者，迫也；疾者，快也。数脉来去皆疾速急迫，这就是以脉象命数脉，而不是以至数论数脉。《脉经》亦曰：“数脉去来促急。”也是以脉象命数。至于脉的至数，可一息六至，亦可一息五至、四至或七至。即使脉来一息六至，但来去均无迫疾之感，仍不以数脉论。所以，数脉尤重在脉象。脉象与至数相较，脉象更有意义。否则，寸关尺独数，以及胸痹之“寸口脉沉而迟，关上小紧数”，就难以理解了。

**（二）阴微阳盛必狂烦**

数为阳胜，阴不制阳。重阳则狂，热扰心神而为烦。

“阴微阳胜”有两种情况：一是阳盛在前，热耗阴伤，而导致阳盛阴微；一是阴微在前，阴不制阳，而阳盛者。

阳先盛者，见于六气化火，五志化火，或痰湿、瘀血、食积等蕴而化热，致阳热亢盛，耗伤阴液。此类由邪实化热而来，其证属实，脉当数实有力，治当以清热泻火为主。疾病的后期，亦可形成以阴虚为主的虚证，此时脉可转为细数。若阴竭阳越，则形成虚大的脉。阴竭于下而阳越于上者，则形成阳旺而阴弱之脉。

阴先微者，见于禀赋阴虚，久病，或劳心、房劳等耗伤阴血，导致阴不制阳，而呈细数之脉，治当以滋阴敛阳为主。或阴竭阳越，脉数而虚大。或阴竭于下，阳越于上，形成阳旺阴弱之脉。

**（三）浮沉表里分虚实**

数脉之虚实，以沉取有力无力来分。数而沉取有力者属实、属热；数而沉取无力者，定然属虚，但非必为热。气虚、血虚、阳虚、阴虚皆可数而沉取无力，而且越数越虚，越虚越数。纵有外邪袭表，即使脉浮数，只要沉取无力，即以虚人外感治之，扶正祛邪，不可误以实证治之，虚其虚也。

数脉如何分表里？一般都讲，浮数为表热，沉数为里热。这样讲，既笼统又片面。不论浮数、沉数，首先要看沉取时有力无力。沉取无力者，即是虚证，且都是里虚证。凡阴阳气血的虚衰，都可出现浮数无力或沉数无力之脉。若正气尚未浮越，则呈沉数无力之脉；若正气已然外浮，则出现浮数或浮数而大且无力之脉。

浮数或沉数，按之有力者，都主表热，也都主里热。浮数者，表有热可浮数；里热外淫肌表者，亦可浮数。沉数者，里热蕴结可沉数；表热郁阻气机，亦可见沉数之脉。这同浮脉主表亦主里、沉脉主里亦主表的机理一样。所以，不能笼统地讲“浮数表热，沉数里热”。

**（四）惟有儿童作吉看**

儿童脉数于成人，可一息六至，因小儿为纯阳之体，然数中必有和缓之象方为吉。

**[相类诗]**

**（一）数比平人多一至**

平人当一息五至，而数乃一息六至。此复言数以至数论。

**（二）紧来如数似弹绳**

紧脉来去拘迫不宁，与数之来去皆薄疾相似，故云“紧来如数”。然紧脉如转索，左右弹指，此与数相异。

**（三）数而时止名为促**

数中时见一止为促脉。

**（四）数见关中动脉形**

脉来厥厥如豆，至数兼数者曰动脉。其位在关者曰动，亦有其位在寸尺者，只要其形如豆，厥厥动摇，皆可以动脉相称，非必见于关中。寸脉见动脉者，反较关上为多。

[主病诗]

**（一）数脉为阳热可知**

数为阳脉，主热盛，这是指数而沉取有力之脉而言，若数而虚者，尚须另当别论。

**（二）只将君相火来医**

君火乃心火。此处所言之君火，泛指实火。

相火的概念，不像君火的含义那样明朗、清晰。一般皆云君火一、相火二，相火内寄于肝肾。但手少阳三焦、手厥阴心包亦寄相火。肾中相火妄动，一般属于虚火。可由于肾阴虚，阴不制阳而相火妄动；肾阳虚，命门火衰，阴寒内盛，阳浮于外者，称龙雷火动，亦属相火妄动。肝之相火旺，其性质有的属于实火，有的属于虚火，有的属于本虚标实。而三焦、心包中之相火动，皆属实火。

“只将君相火来医”，意即当脉数按之有力，宜寒凉泻其实火；而按之无力者，当治虚火。

**（三）实宜凉泻虚温补**

这句话很重要。数脉，首先要区分属实还是属虚。而虚实的区分标准，以按之有力、无力为据。属实者，当用寒凉之品泻火清热；属虚者，或用温热药扶阳，引火归原，或用补法治之。所谓补法，包括补阴、补血、补气、补阳。因虚火的产生，可因气虚、阳虚、血虚、阴虚而产生。若脉诊尚难遽断，须参照舌、症等相鉴别。临床见过一些危重病人，虽然有的体温高达40℃，烦躁、嗜冷、颧赤、脉洪数等一派热象，只要脉沉取无力而舌又淡者，即予以温补，引火归原，断不可误为实火而凉泻。另外，笔者在治疗“再障”病人时，因贫血严重而表现心慌、气短、无力、头晕、舌淡、唇甲色淡等一系列虚象，同时伴有出血、瘀斑及发热的表现，脉可洪数。此时只要脉数而沉取有力者，不论心慌气短等虚症多么显著，都属实热，径予大剂清热凉血之品，一般可随着脉的逐渐和缓，出血倾向渐止，贫血症状亦随之改善。有些连续服清热凉血药逾年，并未见胃败、阳衰的表现。所以，以脉数按之有力、无力，是区分实热、虚热的主要标志。

**（四）肺病秋深却畏之**

数脉主火，肺属金。肺已病而火仍盛，为火乘金。肺气旺于秋，时已至秋，其气肃杀，火气当敛；肺气得时令之助，可以御火邪之乘，数脉当平。若肺病至秋，已得时令之助，仍不能御火势之上炎，脉仍数不已，其病重笃可知，故可畏之。

**（五）寸数咽喉口舌疮，吐红咳嗽肺生疡**

数脉分部而论，独言寸数，即是以脉象定数，而不是以至数定数。因脉乃一气相贯，一脉相通，寸关尺三部，数则皆数，迟则皆迟，若以数论，则独数、独迟谬矣。

寸脉数者，上焦有热。火热炎上，则咽痛、口舌生疮。上灼于肺，则肺气上逆而咳喘，热伤阳络则咯血，热邪蒸腐气血则肺为痈疡。除此而外，上焦火热上灼，尚可出现头晕、头痛、目赤、鼻衄等症。

左寸数属心经有热，可见心烦、少寐、心悸、口舌生疮等症。临床余对有些西医称为”神经症”“心肌炎”“冠心病”而表现心烦、少寐、心悸的患者，只要寸数而有力，或单独左寸数而有力者，皆予清心泻火法治之，常可获效。

右寸数者属肺经有热，常可见咳喘、吐血、咽痛、头痛等症，治宜清泻肺经之火。寸数亦当着意按之有力、无力，以分虚实。实火当泻，虚火当补。

**（六）当关胃火并肝火**

关脉数，则属肝胃之火。左关数为肝胆有热，右关数为脾胃有热。若数而无力者，为虚、为寒。

**（七）尺属滋阴降火汤**

尺脉数为阴不制阳，相火妄动。其数也，当为细数或浮数、动数，可用滋阴降火汤，滋阴以配阳。若尺数按之无力，当属虚，多为肾阳虚、肾气虚或肾精虚。当结合神、形、色、舌症等判断。

尺数而实者，为下焦实热，或为大肠、小肠、膀胱热盛，或为热入血室，或为热邪闭阻经脉等。

## 五、滑脉

**【原文】**

**滑（阳中阴）**

滑脉，往来前却，流利展转，替替然如珠之应指。(《脉经》) 漉漉如欲脱。

滑为阴气有余，故脉来流利如水。脉者，血之府也，血盛则脉滑，故肾脉宜之；气盛则脉涩，故肺脉宜之。

《脉诀》云，按之即伏，三关如珠，不进不退。是不分浮滑、沉滑、尺寸之滑也，今正之。

**[体状相类诗]**

滑脉如珠替替然，往来流利却还前。莫将滑数为同类，数脉惟看至数间。（滑则如珠，数则六至）

**[主病诗]**

滑脉为阳元气衰，痰生百病食生灾。上为吐逆下蓄血，女脉调时定有胎。

寸滑膈痰生呕吐，吞酸舌强或咳嗽。当关宿食肝脾热，渴痢㿗淋看尺部。

滑主痰饮，浮滑风痰，沉滑食痰，滑数痰火，滑短宿食。《脉诀》言关滑胃寒、尺滑脐似冰，与《脉经》言关滑胃热、尺滑血蓄、妇人经病之旨相反，其谬如此。

**【解索】**

［**体状相类诗**］

**（一）滑脉如珠替替然，往来流利却还前**

滑脉之象，如珠转动，往来流利，进而还却。

**（二）莫将滑数为同类，数脉惟看至数间**

滑与数脉，来去皆流利。但滑脉有如贯珠转动之感，数脉来去疾速，转动之感不著。“数脉惟看至数间”，乃言一息六至为数脉，其偏颇已述之于前。

［**主病诗**］

**（一）滑脉为阳元气衰**

滑脉，属邪盛有余之脉。邪气阻遏，气血欲行而与邪搏击，则激起波澜，故脉现滑。此犹河中有石，水过与石相击而激起波澜同理。《金匮要略·水气》篇曰：“滑则为实”，故滑脉属阳。

造成滑脉的邪气很广，热盛、水蓄、血结、气壅、痰饮、食积等皆可。如《伤寒论》第350条曰：“伤寒脉滑而厥者，里有热，白虎汤主之。”《伤寒论》第140条曰：“脉沉滑者，协热利。”此即言热盛致滑。《伤寒论》第256条曰：“脉滑而数者，有宿食也，当下之，宜承气汤。”此言宿食致滑。《金匮要略·水气病脉证并治》曰：“寸口脉沉滑者，中有水气。”此言水蓄致滑。《金匮要略·水气病脉证并治》曰：“沉滑相搏，血结胞门。”此言血结致滑。《金匮要略·脏腑经络先后病脉证》：“滑则为气。”此言气壅为滑。以上皆言邪实致滑。

或问，既为邪阻，脉为何不沉涩反而为滑？盖邪阻重者，气机郁遏，气血不得通达，脉可沉涩。若虽有邪阻，但所阻不甚，邪与气血相激而波澜涌起，故脉可呈滑。此滑必按之有力。

若脉虽滑，但按之无力，此为元气虚衰。正如《脉学辑要》云：“然虚家有反见滑脉者，乃元气外泄之候。”《脉理求真》亦曰：“或以气虚不能统摄阴火，脉见滑利者有之。”

若脉滑实而弹指，乏和缓之象者，乃胃气败，亦当属“元气衰”。如真心脉之“坚而搏，如循薏苡子，累累然。”虽滑而坚搏，已无胃气。

**（二）痰生百病食生灾**

滑脉主痰，亦主宿食。临证见脉滑，究为痰抑或宿食，何以别之？二者皆可有胸脘膨满、呕哕不食、苔厚等，然宿食者，当有伤食史，且嗳腐食臭，病程较短；病痰者，病变更为广泛，以此别之。

**（三）上为吐逆下蓄血**

上部脉滑，主痰浊食滞，壅塞气机，胃气上逆而为呕吐、胸脘痞闷等症。

下部脉滑，主下焦蓄血。所谓蓄血，有两种意思。一是指下焦瘀血，如《金匮要略·水气》篇之“血结胞门”；一是指妊娠，血聚于下而养胎，皆可尺滑。

**（四）女脉调时定有胎**

健康女子，突然经断而脉又滑，此为有胎之兆。受孕后，聚血以养胎，故血盛而脉滑。据临床体检，有些孕妇，停经 40 天即可现滑脉。

**（五）寸滑膈痰生呕吐，吞酸舌强或咳嗽**

寸脉滑，主胸膈有痰。痰浊壅塞气机，肺气不利而咳喘，胸闷；肺气不降，制节失司，气机逆乱，胃气上逆而呕吐吞酸。痰阻舌本而舌强，语言謇涩。

**（六）当关宿食肝脾热**

关脉滑主中有宿食、有痰，或肝脾热盛。

**（七）渴痢㿗淋看尺部**

滑主热盛有余之证。《脉学辑要》云："滑主热实之脉。"尺滑则下焦有热，热盛伤阴，津不上承而渴。热盛大肠，气血壅实，为热所伤而为痢；热伤小肠而为淋。㿗者，疝之一种，阴股或阴囊坠肿胀痛，可因火热而发。

## 六、涩脉

**【原文】**

**涩（阴）**

涩脉，细而迟，往来难，短且散，或一止复来。（《脉经》）参伍不调。（《素问》）如轻刀刮竹。（《脉诀》）如雨沾沙。（通真子）如病蚕食叶。

涩为阳气有余，气盛则血少，故脉来蹇滞，而肺宜之。《脉诀》言指下寻之似有，举之全无，与《脉经》所云，绝不相干。

**［体状诗］**

细迟短涩往来难，散止依稀应指间。如雨沾沙容易散，病蚕食叶慢而艰。

**［相类诗］**

参伍不调名曰涩，轻刀刮竹短而难。微似秒芒微软甚，浮沉不别有无间。

细迟短散，时一止曰涩。极细而软，重按若绝曰微。浮而柔细曰濡。沉而柔细曰弱。

**［主病诗］**

涩缘血少或伤精，反胃亡阳汗雨淋。寒湿入营为血痹，女人非孕即无经。

寸涩心虚痛对胸，胃虚胁胀察关中。尺为精血俱伤候，肠结溲淋或下红。

涩主血少精伤之病，女子有孕为胎病，无孕为败血。杜光庭云：涩脉独见尺中，形散同代，为死脉。

**【解索】**

**［体状诗］**

**（一）细迟短涩往来难**

言涩脉之象，细、迟、短三象兼备，且往来艰难。

**（二）散止依稀应指间**

其来止应指，如散脉之依稀模糊。

**（三）如雨沾沙容易散**

此言涩脉之无力，犹如接触雨点所黏和的沙团，轻按之尚有，稍一用力，则沙团散矣。

**（四）病蚕食叶慢而艰**

此言涩脉之至，犹如病蚕食叶，慢而艰难无力。

［相类诗］

**（一）参伍不调名曰涩**

参伍不调，医家多解为“三五不调，中有歇止”。若迟中果有歇止，与结脉又有何别？再者，肺之常脉为浮短而涩，若果有歇止，且三五不调，歇止脉频繁出现，此脉肯定不正常，焉能称为常脉？第三，涩脉亦有寸涩、关涩、尺涩之分部。脉本一气相贯，岂能寸脉三五不调，而关位、尺位脉律整齐，所以，涩脉不应有歇止，更不应三五不调。

参伍一词，见于《内经》有二。《素问·三部九候论》曰：“形气相得者生，参伍不调者死。”《素问·八正神明论》曰：“以日之寒温，月之虚盛，四时气之浮沉，参伍相合而调之。”《说文解字·段注》曰：“凡言参伍者，皆谓错综以求之。”王冰注曰：“参谓参校，伍谓类伍。参校类伍而有不调，谓不率其常则病也。”据《内经》两处“参伍”的意思，是参校类比以推求的意思。“参伍不调”是指经参校类比推求，以知人之形气不相调和，此为病。把参伍当成三五的大写，直译成“三五”已谬。而且《内经》两句原文，并没有脉律三五不调的意思，更没有歇止的含义。再者，参伍不调于《内经》中，从未直指涩脉。至于哪位首先发明的“参伍不调名曰涩”，尚未查到出处，后人随之敷衍出涩脉三五不调、中有歇止的错误，人云亦云，流传至今。

**（二）轻刀刮竹短而难**

以轻刀刮竹喻涩脉往来之艰难。

**（三）微似秒芒微软甚**

此言微脉与涩脉之别。微与涩皆细而无力，但微脉之细而无力更甚。其细如禾芒。秒，禾芒也，凡物之微细曰秒。其无力之状，无论浮沉，皆介于似有似无之间。涩脉虽亦细而无力，但不似微脉之甚，且主要特征是往来蹇滞、艰难。

关于涩脉的脉象，李濒湖曰：“细迟短涩往来难。”《脉诀汇辨》曰：“迟细而短，三象俱足。”也就是说，涩脉必须具备迟细短三个条件，缺一不可。可是《素问·调经论》曰：“其脉盛大以涩。”由句读可见这个“涩”，不是指尺肤，而是指脉象。涩脉与盛大脉并见，既然盛大，就不会细短，涩脉的条件起码三缺二，何以言涩？《素问·平人气象论》曰：“病在外，脉涩坚者。”《灵枢·胀论》曰：“其脉大坚以涩者，胀也。”《难经·五十八难》曰：“伤寒之脉，阴阳俱盛而紧涩。”涩当迟细短且无力，而盛紧坚大皆大而有力之脉，何以能与涩并见？可见涩脉未必细迟短。那么，究竟什么样才算涩脉呢？我们判断涩脉的标准是脉搏起之振幅小，往来亦艰难。至于脉之长短、宽窄、迟数、有力无力皆不论，这就是涩脉。

［主病诗］

**（一）涩缘血少或伤精**

精亏血少，脉道枯涩而脉来艰难。此涩，当细而涩。《金匮要略·血痹虚劳病脉证并治》曰："男子脉浮弱而涩为无子，精气清冷。"《金匮要略·水气病脉证并治》曰："涩为血不足。"

**（二）反胃亡阳汗雨淋**

反胃即胃反矣。中阳虚衰，胃不纳谷，或纳谷亦不能消磨腐熟，朝食暮吐，暮食朝吐。此即《金匮要略·呕吐哕下利》："涩则伤脾，脾伤则不磨，朝食暮吐，暮食朝吐，宿食不化，名曰胃反。"

亡阳则不能鼓荡血脉，致血行蹇滞而脉涩。阳气者，卫外而为固。阳亡不固，津液外泄而汗如雨。如《伤寒论》第325条曰："少阴病，下利，脉微涩，呕而汗出。"《伤寒论》平脉法："涩者厥逆。"皆为亡阳所致。亡阳之涩，当涩而无力。

或问，《素问·脉要精微论》曰："涩者阳气有余也。"此与亡阳岂不矛盾？涩有寒热虚实之别。此言涩之实证、热证，当涩而有力。热伏于内、痰饮、瘀血或忧思恚怒或六淫外束，脉道失利，皆可脉涩。

**（三）寒湿入营为血痹**

寒湿入营，营血失于畅达，血脉痹阻而脉涩。

**（四）女人非孕即无经**

血少而涩，血瘀亦涩，血枯可经闭，血阻亦可经闭。

涩主孕，见于三月。原有之血聚以养胎，新生之血又不足为继，造成相对血少而脉涩，亦可见代脉。胎至四月以后，生血之力已旺，涩脉自消。

**（五）寸涩心虚痛对胸**

寸涩，当察有力无力以分虚实。寸涩无力者，多为上焦阳虚、气虚、血虚。正气虚，神无所依，故心虚胸痛，乃因虚而痛，寸涩当无力。因实而痛，寸涩当有力。

**（六）胃虚胁胀察关中**

右关脾胃所居，脾胃乃生化之源。营卫出于中焦，营卫充则脉道利。《金匮要略·呕吐哕下利》篇："涩则伤脾。"脾伤，生化不足，营卫不充，脉道不利，故脉涩。

左关主肝胆。若气滞，不能疏达气血，经脉不通，可见脉涩而胁胀。若为肝血虚、肝气虚、肝阳虚，不能充盈鼓荡血脉，亦可见脉涩而胁胀。关脉涩而有力者为实，涩而无力者为虚。

**（七）尺为精血俱伤候，肠结溲淋或下红**

热病耗伤肾阴，则尺涩便结。《伤寒论》第212条脉涩而用大承气汤者，皆土燥水竭，急下存阴之意。若轻者，脉浮涩便秘，用麻仁丸润燥通便。

若热灼下焦阴血，亦可迫血妄行而为溲淋、下红，或腐灼气血而化为脓血。如

《伤寒论》第363条曰：“下利，寸脉反浮数，尺中自涩者，必圊脓血。”

若内伤久病而尺涩者，为精血亏虚，可呈现肾精亏的一系列症状。如《金匮要略·血痹虚劳病脉证并治》曰：“男子脉浮弱而涩，为无子，精气清冷。”

## 七、虚脉

**【原文】**

**虚（阴）**

虚脉，迟大而软，按之无力，隐指豁豁然空（《脉经》）。

崔紫虚云：形大力薄，其虚可知。《脉诀》言，寻之不足，举之有余。止言浮脉，不见虚状。杨仁斋言：状似柳絮，散漫而迟。滑氏言，散大而软，皆是散脉，非虚也。

**［体状相类诗］**

举之迟大按之松，脉状无涯类谷空。莫把芤虚为一例，芤来浮大似慈葱。

虚脉浮大而迟，按之无力。芤脉浮大，按之中空。芤为脱血，虚为血虚。浮散二脉见浮脉。

**［主病诗］**

脉虚身热为伤暑，自汗怔忡惊悸多。发热阴虚须早治，养营益气莫蹉跎。

血不荣心寸口虚，关中腹胀食难舒，骨蒸痿痹伤精血，却在神门两部居。

经曰：血虚脉虚。曰：气来虚微为不及，病在内。曰：久病脉虚者死。

**【解索】**

**［体状相类诗］**

**（一）举之迟大按之松，脉状无涯类谷空**

虚脉的脉象，浮而迟大，松软而无力，按之类似空谷，其大如无涯际。

是否虚脉一定要浮、迟、大、软四者俱备呢？笔者认为未必。

虚脉是非常重要的一部脉。景岳云脉当以虚实为纲。千病万病不外虚实，治病之法无逾攻补，“欲察虚实，无逾脉息”。沉而有力为实，沉而无力为虚，这是诊脉的关键。虚脉的主要特征是沉取无力。其浮取时，脉幅的宽度可大于正常脉，亦可同于正常脉；其至数，可迟于正常脉，可同于正常脉，亦可数于正常脉；脉的张力，可小于正常脉，亦可似于正常脉，只要沉取无力，就是虚脉。《脉学阐微》云：“凡脉重按无力为虚。如重按之力弱于浮取或中取，即谓之无力。”所以虚脉不必大迟软皆见，关键是沉取无力即为虚。

**（二）莫将虚芤为一例，芤来浮大似慈葱**

芤脉虽亦浮大，状如慈葱，有似虚脉，但浮取时其力尚可；重按之，空豁之感甚于虚脉。

［主病诗］

**（一）脉虚身热为伤暑**

外感暑热，伤气耗律。津伤不能内守，气伤不能固于其位，还兼暑热邪气之逼迫，致气浮而脉浮大。然津液已被热耗，津亏血脉不充，致按之无力，而成虚脉。

**（二）自汗怔忡惊悸多**

外感热病，热迫津泄而自汗。津气耗伤，又兼热扰于心，则心神不安而怔忡惊悸。若为内伤杂病，正气亏损而脉虚，表气不固而津泄为汗，神无所倚而怔忡惊悸。

**（三）发热阴虚须早治，养营益气莫蹉跎**

“发热阴虚”，有两层意思，一是外感客热耗伤阴液，形成热盛阴虚，此当清热养阴。二是由于阴虚不能制阳，阳亢而生热，此属阴虚发热，当养阴清热，即壮水之主以制阳光。当发热阴虚证出现虚脉时，主要因阴虚不敛，阳气浮越所致。此时当以养阴敛阳为主。若客热尚盛者，佐以清热，气亦伤者，佐以益气。此即：“养营益气莫蹉跎。”

虚脉在脉诊中有重要意义，是辨识虚证的主要依据。总的来说，虚脉是气浮于外的表现。哪些原因可造成阳气外浮呢？

1. 血虚

《素问·刺志论》曰：“脉虚血虚。”血虚不能内守，气无所依而浮越于外。

2. 阴虚

一般阴虚阳亢时，表现细数脉。当阴虚较重，不能内守，而阳气浮越时，即出现虚脉，此即“阴竭阳越”。

3. 气虚

气虚不能固于其位，气浮越于外而为虚脉。

4. 阳虚

阳虚阴寒内盛，格阳于外，而成虚大之脉。《灵枢·禁服》曰：“虚则为寒。”

5. 暑热伤津耗气

“壮火食气”，故热盛气伤。“阳盛则阴病”，致热邪耗伤津液。气伤不能固于其位而脉浮，津伤不能内守而气越，热邪迫气盛于外，三个因素相合，致成虚脉。如《灵枢·禁服》篇所说：“虚则热中。”

由上可见，虚脉不仅主血虚，亦主阴虚、气虚、阳虚。虚脉总由真气内虚浮越于外所致。

**（四）血不荣心寸口虚**

寸口脉虚，主血虚不能养心，而见心悸怔忡，惊惕不安，寐差多梦，气短头眩等。

寸口脉虚，亦可因阴竭于下、阳越于上所致，阴竭者，舌必光绛。

**（五）关中腹胀食难舒**

右关虚，主脾胃虚弱。脾虚不运，致腹胀、食谷不化、下利等。如《素问·脉要精微论》曰：“胃脉实则胀，虚则泄。”

左关虚为肝气虚衰。肝其政舒启，其德敷和，主春生升发之气。此气一虚，则周身气机萧索，出现胁胀、脘满、懈怠、食谷不馨、头昏等症。

**（六）骨蒸痿痹伤精血，却在神门两部居**

神门指两尺脉。尺脉虚主肾虚不足。肾虚，又有肾阴虚、肾阳虚、肾阴阳两虚、肾气虚、肾精虚之不同。其临床表现有相同的一面，又有不同的一面，难以截然区分。它们的共同表现为腰酸膝软、头晕耳鸣、遗精滑泄等。除上述共同症状外，肾阴虚者，有骨蒸潮热、五心烦热、失眠、盗汗、遗精、早泄等虚热的表现；肾阳虚者，有肢冷畏寒、腰膝酸冷、萎靡蜷卧、阳痿滑精、溲便不禁等虚寒表现；肾阴阳两虚者，则肾阴、肾阳虚的症状并见；肾气虚者，具有肾虚的表现，又无明显寒热症状；肾精虚者，侧重肾的一些基本功能衰减，如生长发育迟缓、智力低下、耳目不聪、骨痿不立、精稀清冷、艰嗣不孕等。

前已述及，凡气血阴阳虚衰，均可出现虚脉，故肾之阴阳气血（精）虚，同样可导致两尺脉虚。肾阴虚，则出现骨蒸劳热；肾气虚或肾阳、肾精虚，则出现痿痹的表现。此即“骨蒸痿痹伤精血”之意。

至于如何区分肾阴、肾阳、肾精、肾气虚，还要结合神色形症舌等综合分析判断。

## 八、实脉

**【原文】**

**实（阳）**

实脉，浮沉皆得，脉大而长微弦，应指愊愊然。(《脉经》)

愊愊，坚实貌。《脉诀》言，如绳应指来，乃紧脉，非实脉也。

**［体状待］**

浮沉皆得大而长，应指无虚愊愊强，热蕴三焦成壮火，通肠发汗始安康。

**［相类诗］**

实脉浮沉有力强，紧如弹索转无常。须知牢脉帮筋骨，实大微弦更带长。

浮沉有力为实。弦急弹指为紧。沉而实大，微弦而长为牢。

**［主病诗］**

实脉为阳火郁成，发狂谵语吐频频。或为阳毒或伤食，大便不通或气疼。

寸实应知面热风，咽疼舌强气填胸。当关脾热中宫满，尺实腰肠痛不通。

经曰：血实脉实。曰：脉实者，水谷为病。曰：气来实强，是谓太过。《脉诀》言尺实小便不禁，与《脉经》尺实小腹痛、小便难之说相反。洁古不知其谬，诀为虚寒，药用姜附，愈误矣。

【解索】

［体状诗］

**（一）浮沉皆得大而长，应指无虚愊愊强**

典型的实脉，是浮中沉三部皆大而长，搏指有力。但有些实脉，并不很典型，或浮取不著，中取沉取时大而有力；或脉大而有力，并不长；或浮中沉皆有力，但不甚大，此皆可归于实脉。所以，实脉的主要特征是按之有力。凡沉取有力者，绝大多数属实脉、实证。所以说绝大多数而不言全部，是因为过于强劲搏指的脉是无胃气的表现，不属实，而属极虚，是真气外泄。

**（二）热蕴三焦成壮火，通肠发汗始安康**

外感热病脉实，属三焦热盛，或通腑逐热，或发汗祛邪，或汗下并用，表里双解，或清热泻火解毒。然同为热盛脉实，何时当汗，何时当下，何时当清，必须辨析清楚，不可含混。若脉沉实，舌苔老黄，腹胀满疼痛拒按，大便硬或热结旁流者，始可用下法逐其热结。此即《伤寒论》第394条曰："脉沉实者，以下解之。"若热邪弥漫而未结实者，当清热泻火解毒。若表邪闭郁，寒热无汗，头身疼痛而脉实者，当予汗解。若表里之热俱盛，可双解之。然热盛而脉已成实脉者，单纯用汗法者寡，因脉实里热已盛，单用汗法未必妥当。

内伤杂证中，亦常见实脉。这种实脉，就比较复杂，有的属实证，有的属虚证，或本虚标实。若脉实，舌红苔黄，确有热象可据者，则属火热亢盛之实证，当清热泻火。若脉虽实而舌不红，苔不黄，无热象可凭者，可因痰浊、瘀血、食积、气逆等因素所造成。因邪气盛，正气奋与邪搏，故可见实脉。但在有些情况下，实脉反主正气虚，如胃气虚衰，真气外泄，脉强劲搏指，失却冲和之象。如《伤寒论》第319条曰："伤寒下利日十余行，脉反实者死。"此实非邪实，若果为邪实下利，未至于死。仲景以非常肯定的语气指出此为死证，则此实脉当为胃气败。脾肾虚，冲气上逆，或夹胃气、肝气，一并上逆，脉亦可实。阴虚阳亢者亦可呈现实脉，此时的实脉主虚，不可误予攻伐。

［相类诗］

**（一）实脉浮沉有力强，紧如弹索转无常**

实脉，浮沉皆大而有力，紧亦有力。但紧脉不似实脉大，且状如牵绳，左右弹指，应指无常。

**（二）须知牢脉帮筋骨，实大微弦更带长**

牢与实，皆大而长，搏指有力。但牢居沉位，按至筋骨乃得；实则浮中沉三候皆见。若将牢脉视为沉实之脉，未尝不可。

［主病诗］

**（一）实脉为阳火郁成，发狂谵语吐频频**

实为阳脉，主火热郁结于里，蒸迫气血，搏击于脉，乃成实脉。但火郁之脉，多为沉实，或沉而躁急之脉。因其郁也，郁乃气机郁滞不通之谓。既然气机郁滞，气血不得外达，故脉沉。热邪闭伏于内，激迫气血，奔冲激荡，故脉躁急。

热伏于内而攻冲，攻于心则心神乱，致谵语狂躁；攻于胃，则胃气逆，呕吐频频。

**（二）或为阳毒或伤食，大便不通或气疼**

阳毒，即火热成毒。毒者，害人之甚也。火热亢极，害人颇甚，乃称阳毒。阳毒可迫血妄行而发斑，上灼于咽而喉烂，蒸腐气血而为疮疡。热结于里而大便不通、疼痛。脉实，亦可由食积壅塞、气机亢逆而形成。

**（三）寸实应知面热风，咽痛舌强气填胸**

寸实，为上焦热盛，或气逆壅塞于胸。上焦热盛，可见面热、咽病，或晕眩而风动。

舌强，是舌体僵硬，语言謇涩不清。心开窍于舌，上焦热盛，烁液成痰，痰热闭阻心包，可见躁狂、谵语、昏愦；痰热阻于舌本，则舌强、舌蹇。

内伤杂病中，寸口脉实，可由气逆于上，填塞于胸，出现胸闷、胸痛、呼吸不利等症。若气逆夹痰阻塞舌本，亦可见舌强语謇、眩仆等症。

**（四）当关脾热中宫满**

左关脉实，为肝热盛，或肝气逆。症见头晕、头痛、目赤、耳鸣、两胁胀痛，甚或肝热生风。右关实，主脾胃热盛，或食积、气壅、胃家实。症见脘腹胀满疼痛、嗳呃、吞酸、呕吐等。

**（五）尺实腰肠痛不通**

尺主下焦，包括肾、大小肠、膀胱、女子胞。脉实则邪实，邪实阻遏气机，不通而痛，故或为腰痛，或为小腹痛，或为下肢痛。大肠不通则便结或下利；小肠不通则为淋涩而痛或癃闭。

## 九、长脉

**【原文】**

**长（阳）**

长脉，不大不小，迢迢自若。（朱氏）如揭长竿末梢为平；如引绳，如循长竿，为病。（《素问》）

长有三部之长，一部之长，在时为春，在人为肝。心脉长神强气壮，肾脉长蒂固根深。经曰：长则气治，皆言平脉也。

**［体状相类诗］**

过于本位脉名长，弦则非然但满张。弦脉与长争较远，良工尺度自能量。（实、牢、弦、紧，皆兼长脉）

**［主病诗］**

长脉迢迢大小匀，反常为病似牵绳。若非阳毒癫痫病，即是阳明热势深。（长主有余之病）

【解索】

［体状相类诗］

（一）过于本位脉名长

长脉过于本位，上过于寸，下过于尺。若仅上部长，名之曰溢；若仅下部脉长，名之曰覆。关脉位居寸尺之间，上则为寸，下则为尺，无所谓过于本位，故关脉无长。

平脉之长，当迢迢自若，如揭长竿之末梢，悠扬而长。病脉之长，长而搏指有力，如循长竿，坚挺而长。

（二）弦则非然但满张

弦虽然也长，但其状如张满之弓弦，不似长脉之迢迢自若，舒缓悠扬。

（三）弦脉与长争较远，良工尺度自能量

弦虽亦长，但其长不如长脉之长。长脉的主要特征是长，而弦脉的主要特征是弦直如弓弦。

［主病诗］

（一）长脉迢迢大小匀

常脉之长，当迢迢自若，大小均匀，不疾不徐。强壮高大、气血旺盛之人，其脉可长。此即《内经》所云："长则气治。"

春脉可长，以春为阳气升发之时，气张而脉长。肝应春，其政舒启，肝之平脉可长。《诊家正眼》曰："长而和缓，即含春生之气，而为健旺之征。"

（二）反常为病似牵绳

病脉之长，当长而搏指，缺乏悠扬舒缓之象，如循长竿。造成病脉之长的原因，多由邪热蒸迫及气机亢逆。

1. 主肝病

肝气亢逆，气血随之而逆，则脉来搏坚而长。如《素问·平人气象论》曰："病肝脉来，盈实而滑，如循长竿，曰肝病。"其症可见头晕、头痛、耳鸣、目眩、胁下胀痛，甚或动风、眩仆等。

2. 阳热亢盛

阳热盛，则激荡气血，搏击于脉而长。阳热的形成，可由于六气化火，五志化火，以及气血痰食蕴久化热。虽脉皆长而亢盛，但由于致病因素不同，其症有别，临床当须分辨。

3. 阴证见长脉

阴证渐见脉长，乃正气来复，阴证转阳，向愈之征。如《伤寒论》第274条曰："太阴中风，四肢烦疼，阳微阴涩而长者，为欲愈。"长为阳脉，故知欲愈。

（三）若非阳毒癫痫病，即是阳明热势深

长脉可由热盛所致。热盛而为阳毒发斑、吐衄、疮疡、溃烂等。痰热扰乱神明而为癫痫狂乱等。阳明热盛脉长，可呈阳明经热，亦可为阳明腑实。

## 十、短脉

**【原文】**

**短（阴）**

短脉，不及本位。(《脉诀》) 应指而回，不能满部。(《脉经》)

戴同父云：短脉只见尺寸，若关中见短，上不通寸，下不通尺，是阴阳绝脉，必死矣。故关不诊短。黎居士云：长短未有定体，诸脉举按之，过于本位者为长，不及本位者为短。长脉属肝，宜于春。短脉属肺，宜于秋。但诊肝肾，长短自见，短脉两头无，中间有，不及本位，乃气不足以前导其血也。

**[体状相类诗]**

两头缩缩名为短，涩短迟迟细且难。短涩而浮秋喜见，三春为贼有邪干。(涩、微、动、结皆兼短脉)

**[主病诗]**

短脉惟于尺寸寻，短而滑数酒伤神。浮为血涩沉为痞，寸主头疼尺腹疼。(经曰：短则气病，短主不及之病)

**【解索】**

**[体状相类诗]**

**(一) 两头缩缩名为短**

短脉之象，寸尺皆短缩，不及本位。

**(二) 涩短迟迟细且难**

涩脉亦短。然涩脉的主要特征是脉之振幅小，往来艰难，指下有不能充分鼓搏之感。至于细迟短，并非涩脉必有之特征。

**(三) 短涩而浮秋喜见**

秋之常脉浮而短涩。肺应秋，故肺之平脉亦浮而短涩。秋气应敛肃，人亦应之，气血内敛，不能充分充盈鼓荡血脉，故脉见短，此乃平脉。

**(四) 三春为贼有邪干**

肝王于春，脉应弦长，以春乃阳气升发之时。若春反见短脉，乃金乘木。从所不胜来者为贼邪，故曰：“三春为贼有邪干。”

**[主病诗]**

**(一) 短脉惟于尺寸寻**

短脉乃尺寸两头不及本位而短缩。

关于短脉形成的机理，《素问·脉要精微论》曰：“短则气病。”滑伯仁曰：“气不足以前导其血也。”致脉道不畅而脉短。

气病，可分为虚实两类：一类是气虚，无力前导其血而充盈鼓荡血脉，致脉短；

一类是气郁邪阻气机不畅，气不能前导其血而充盈鼓荡血脉，致脉短。由此可知，短脉主病亦分虚实两类。

1. 气虚

气虚者，既无力鼓荡血脉，又无力帅血以充盛血脉，致脉短绌。其短，乃因虚所致，必短而无力。

2. 阳虚

阳虚者，无力鼓荡血脉，致脉短细。如《伤寒论》第211条曰："发汗多，若重发汗者，亡其阳，谵语，脉短者死。"此即阳虚而脉短。其短，当微细而短。

3. 气郁

导致气郁的原因，可因七情所伤，亦可因于痰饮、食积、瘀血、火郁等邪气壅遏，阻滞气机，气血不能充盈鼓搏于脉而脉短。其短，乃因邪实气郁所作，必短而有力。杨仁斋曰：短脉"无力为气虚，有力为壅，阳气伏郁不伸之象。"

**（二）短而滑数酒伤神**

饮酒无度，则湿热内生。湿热阻遏气机，则气不能前导其血而脉短，湿遏热伏，热迫于内而滑数，故脉短而滑数。

**（三）浮为血涩沉为痞**

"血涩"，是指阴血枯涩，而不是血瘀涩。血亏则气无所倚而脉浮，血枯涩而不能充分充盈于血脉，故脉短。

痞乃气机滞塞而痞结不通。气滞不能导其血前行，故脉短。

**（四）寸主头疼尺腹疼**

寸短无力者，气血不能上荣，头痛属虚。寸短而沉取涩滞有力者，为气塞，经络不通，气血被遏而不能达于上，头痛属实。

尺短，亦以按之有力、无力分虚实。虚者，气血不荣而腹痛；实者，气血不通而腹痛。头疼腹疼，只是例举而已，他处亦可疼，理出一辙。

## 十一、洪脉

**【原文】**

**洪（阳）**

洪脉，指下极大。（《脉经》）来盛去衰。（《素问》）来大去长。（通真子）

洪脉在卦为离，在时为夏，在人为心。《素问》谓之大，亦曰钩。滑氏曰：来盛去衰，如钩之曲，上而复下。应血脉来去之象，象万物敷布下垂之状。詹炎举言如环珠者非。《脉诀》云，季夏宜之，秋季、冬季，发汗通阳。俱非洪脉所宜，盖谬也。

**［体状诗］**

脉来洪盛去还衰，满指滔滔应夏时。若在春秋冬月分，升阳散火莫狐疑。

［**相类诗**］

洪脉来时拍拍然，去衰来盛似波澜。欲知实脉参差处，举按弦长愊愊坚。（洪而有力为实，实而无力为洪。）

［**主病诗**］

脉洪阳盛血应虚，相火炎炎热病居。胀满胃反须早治，阴虚泄痢可踌躇。

寸洪心火上焦炎，肺脉洪时金不堪。肝火胃虚关内察，肾虚阴火尺中看。

洪主阳盛阴虚之病，泄痢、失血、久嗽者忌之。经曰："形瘦脉大多气者死。"曰："脉大则病进。"

**【解索】**

［**体状诗**］

**（一）脉来洪盛去还衰**

洪脉浮大有力，按之稍减，如洪波涌起，来时盛大，去时势衰。

**（二）满指滔滔应夏时**

洪脉指下扪之盛满，如滔滔之洪波。洪脉应于夏，夏季则气隆盛，人亦应之，故脉洪。心属火，通于夏，故心之常脉洪。《素问·玉机真脏论》曰："夏脉者心也，南方火也，万物之所以盛长也，故其气来盛去衰，故曰钩。"

洪脉古称钩。关于钩的含义是什么？有人比作衣之钩，弯曲之状；有人譬为夏季，万物敷布下垂之状。遍查各书，仍未悟彻其意。余意度之，洪脉盛大，状如洪波涌起，波涛奔涌之时，浪头前曲，其状如钩。是知以钩喻洪，言其势盛大，其形如钩。

洪脉来盛去衰。来盛之状，容易领会；去衰则难以揣摩。脉去之时，相当心搏之舒张期，此时脉力皆衰，非独洪脉。所以，去衰乃诸脉所共有，不是洪脉独具的特征。

医家皆以洪为大。丹溪曰："大，洪之别名。"仔细揣度，大脉强调脉体阔；而洪脉虽亦大，但强调其涌盛之势，二者尚有差别。而且从病理意义上分，洪脉主要是热盛，而大脉主要反映邪盛，故大为病进。所谓邪盛，即除热盛以外，还包括其他邪气。

**（三）若在春秋冬月分，升阳散火莫狐疑**

洪脉乃夏季之脉，因阳气盛于外所致。若在春秋冬月见洪脉，为非时之脉。春季阳气始萌而未盛，秋季肃杀之令已行，冬日阳气敛藏，脉皆不应洪。洪主热盛，若非其时而见之，乃热盛，法当清之。若予"升阳散火"，使火热升腾燔灼，势成燎原，乃原则性错误。

升阳散火法所治之洪脉，乃饮食劳倦伤脾，脾气下陷，阳气不能生发，阴火内炽而上乘，其脉乃洪。其洪，当按之不足，兼见畏寒自汗、少气声怯、懒倦、嗜卧、恶寒不渴等。此即东垣所说之"内伤发热"，其脉洪大而头痛。治以辛甘升阳健脾。脾之清阳升发，上乘之贼火才能敛降。若误以为实热，妄施寒凉，戕伐脾胃，元气更伤，阴火愈炽，必以甘温除之。

［相类诗］

**（一）洪脉来时拍拍然，去衰来盛似波澜**

洪脉来时盛大，如浪涛拍指，脉至如波澜涌起，脉去恰似波涛之回落。

**（二）欲知实脉参差处，举按弦长愊愊坚**

实脉亦大，与洪相类。不同点在于，实脉浮中沉三部皆大而弦长有力；洪脉其力逊于实脉，且按之力减。

愊（Fu，福）。《说文通训定声·颐部第五》曰：愊，假借为腹，犹郁结也。

［主病诗］

**（一）脉洪阳盛血应虚**

洪脉主阳盛，亦主正虚。

1. 热盛

外邪入里化热，或七情郁而化火，或痰饮、湿浊、食积、瘀血蕴而化热。热盛，蒸迫气血，激荡血脉而脉洪。症见壮热、烦渴、大汗，或出血、疮疡等《难经》第 14 难曰、"脉洪大者，苦烦满。"《伤寒论》第 26 条曰："服桂枝汤，大汗出后，大烦渴不解，脉洪大者，白虎加人参汤主之。"《金匮要略·疮痈肠痈浸淫病脉证并治》曰："脉洪数者，脓已成。"

"血应虚"：血为阴，阳盛则阴病。脉洪大者，阳热亢盛，伤津耗液，灼伤阴血，皆属"血应虚"范畴。阴阳是相互制约的，此长彼消，此消彼长。临床当见到阳盛之脉时，也要考虑阴虚的一面；当见到阴盛的脉时，也要想到阳虚的一面。此即"从阳求阴，从阴求阳"。

2. 气虚

饮食劳倦伤脾，脾胃虚弱，阴火上冲而脉洪。《脾胃论·卷中》曰："脾证始得，则气高而喘，身热而烦，其脉洪大而头痛。"此洪当沉而无力，以甘温除大热法治之。

3. 阴虚

阴虚不能内守，阳浮于外而脉洪；或阴竭于下，阳越于上，阳脉洪大，阴脉沉细。阴虚阳浮者，舌当光绛无苔。

4. 阴寒内盛

阳气衰微，阴寒内盛，格阳于外而脉洪。此洪也，必沉取无力，舌胖淡。

5. 虫扰

蛔虫扰动气血，气血逆乱，腹疼呕吐，脉亦可洪。《金匮要略·趺厥手指臂肿转筋阴狐疝蛔虫病脉证治》曰：腹痛有虫，"其脉当沉若弦，反洪大，故有蛔虫。"

**（二）相火炎炎热病居**

相火炎炎，主要指肝肾之相火。阴虚不能制阳，相火妄动；阳衰阴寒内盛，龙雷之火升腾，亦属相火妄动。相火动，激迫气血奔涌，脉皆可洪。此洪，当按之无力。阴虚相火动者，舌多光绛无苔，阴寒内盛相火动者，舌当淡胖。

"热病居"：热病一词，一般理解为外感实热证，不包括内伤虚热者。若将"热病"

与“相火炎”连读，则此相火，当指厥阴心包及少阳三焦、胆之相火，此相火为实热。治当清泄。

**（三）胀满胃反须早治**

脉洪兼胸腹胀满，胃反呕吐，亦有虚实之分。实热盛者，干忤气机而胀满，胃热格拒而胃反，其洪当按之有力。胃气衰，真气已呈外越之势，胀满胃反者，其洪当按之无力。

**（四）阴虚泄痢可踌躇**

阴虚而脉洪者，是阴不制阳，阳气浮越。凡久嗽、失血、泄痢、久病之人见阴虚脉洪，均非吉兆。

泄痢不止而阴伤，或禀赋阴虚复又泄痢，阴伤不能制阳而脉洪者，养阴乃增滑泄，分利则更伤阴，证情棘手，治疗颇费踌躇。当予酸甘佐以咸寒法治之。

**（五）寸洪心火上焦炎**

寸洪为上焦热盛，其热亦有虚实之分，寸洪当有虚实之别。

左寸为人迎，属心。左寸洪而有力，属心经实热，治当清心泻火；左寸洪而无力，属心经虚热。心经虚热，往往因肾水亏，不能上济心火所致，治当滋阴降火，或泻南补北。

**（六）肺脉洪时金不堪**

右寸为气口，属肺。洪为火热亢盛。火能烁金，肺金不堪其凌，而为咳喘、咯血、肺痨等。

左右寸虽分属心肺，但不可胶柱，临床尚须结合症状，以确定病位。

**（七）肝火胃虚关内察**

左关属肝，右关属胃。关洪有力为实热，或气郁化火；关洪无力为正虚。

**（八）肾虚阴火尺中看**

尺脉洪，若洪而不任重按，又表现肾经的症状，则或为肾水亏，水中相火燔灼，或肾阳衰惫，龙雷火动。若尺脉洪而按之有力，属下焦实热，或在大肠、小肠，或在膀胱血室，当结合临床表现来判断。

## 十二、微脉

**【原文】**

**微（阴）**

微脉，极细而软，按之如欲绝，若有若无。（《脉经》）细而稍长。（戴氏）

《素问》谓之小。又曰：气血微则脉微。

**［体状相类诗］**

微脉轻微瞥瞥乎，按之欲绝有如无。微为阳弱细阴弱，细比于微略较粗。

轻诊即见，重按如欲绝者，微也。往来如线属常有者，细也。仲景曰：“脉瞥瞥如羹上肥者，阳气微；萦萦如蚕丝细者，阴气衰。长病得之死，卒病得之生。”

**［主病诗］**

气血微兮脉亦微，恶寒发热汗淋漓。男为劳极诸虚候，女作崩中带下医。

寸微气促或心惊，关脉微时胀满形。尺部见之精血弱，恶寒消疸痛呻吟。

微主久虚血弱之病，阳微恶寒，阴微发热，《脉诀》云崩中日久肝阴竭，漏下多时骨髓枯。

【解索】

［体状相类诗］

**（一）微脉轻微瀲瀲乎，按之欲绝有如无**

微见浮位按之微弱欲绝，似有似无，如羹上之肥者。

**（二）微为阳弱细阴弱，细比于微略较粗**

微当浮取而见，细弱无力，按之欲绝。细脉脉位不定，浮中沉皆可，体细，但较微脉略粗，脉力强于微脉，可有力，亦可无力，但微脉笃定无力。

［主病诗］

**（一）气血微兮脉亦微，恶寒发热汗淋漓**

气血微弱，则无力充盈鼓荡血脉，致脉微。《金匮要略·水气》曰："微则无胃气。"《金匮要略·呕吐哕下利病脉证治》曰："微则无气。"气虚血弱，腠理不固，风邪易入而恶寒发热，津液外泄而汗出淋漓。

阳虚无力鼓荡血脉，脉亦可微，症见畏寒、肢厥、萎靡蜷卧、吐利胀满等，少阴证中恒多见之。如《伤寒论》第281条曰："少阴之为病，脉微细，但欲寐也。"《伤寒论》第286条曰："少阴病，脉微，不可发汗，亡阳故也。"

久病脉微，概作虚治，新病邪去正虚未复而脉微，为欲愈之兆。《伤寒论》第287条曰："少阴病脉紧，至七八日，自下利，脉暴微，手足反温，脉紧反去者，为欲解也，虽烦下利，必自愈。"《伤寒论》第245条曰："脉阳微而汗出少者，为自和也。"《金匮要略·呕吐哕下利》篇："脉微弱数者为欲自止，虽发热不死。"当然，此种脉微，未必都是浮细无力之微脉，亦可指脉见和缓或缓弱之脉，此皆为邪去正气未复，乃向愈之征。

或问，微脉主实证吗？《脉理求真》曰："然有痛极脉闭，脉见沉伏。若以微为虚象，不行攻发，何以通邪气之滞耶？"《金匮要略·腹满寒疝宿食病脉证》亦有："寸口脉浮而大，按之反涩，尺中亦微而涩，故知有宿食，大承气汤主之。"以此看来，似乎微为邪阻，亦主实证。余以为不然。上述之微脉，沉取而见，实乃沉伏、沉涩之脉，并非浮细无力之微脉。景岳云，微脉"当概作虚治"，诚有见地。

**（二）男为劳极诸虚候，女作崩中带下医**

男子见微脉，为诸虚劳极；女子见微脉，乃正虚不固，而为崩中带下诸证。

**（三）寸微气促或心惊**

寸主上焦，心肺所居。肺气虚，奋力呼吸以自救，故气促；心之气血虚，神无所倚而惊怵不宁。

**（四）关脉微时胀满形**

关主中焦，脾胃肝胆所居。脾胃气虚则脘腹胀，肝气虚则胸胁满。

**（五）尺部见之精血弱，恶寒消疸痛呻吟**

尺部脉微，可见于肾阳、肾气、肾精虚。肾阳虚则恶寒肢冷。“消”乃肾消，由肾气虚所致。“疸”乃女劳疸，为肾之精气衰惫。阳虚阴寒内盛，筋脉失于温煦而拘急，致使少腹或睾丸、或腰腿疼痛而呻吟。

## 十三、紧脉

**【原文】**

**紧（阳）**

来往有力，左右弹人手。(《素问》) 如转索无常。（仲景）数如切绳。(《脉经》) 如纫箪线。（丹溪）

紧乃热为寒束之脉，故急数如此，要有神气，《素问》谓之急。《脉诀》言寥寥入尺来。崔氏言如线，皆非紧状。或以浮紧为弦，沉紧为牢，亦近似耳。

［体状诗］

举如转索切如绳，脉象因之得紧名。总是寒邪来作寇，内为腹痛外身疼。

［相类诗］

见弦、实。

［主病诗］

紧为诸痛主于寒，喘咳风痫吐冷痰。浮紧表寒须发越，沉紧温散自然安。

寸紧人迎气口分，当关心腹痛沉沉，尺中有紧为阴冷，定是奔豚与疝痛。

诸紧为寒为痛，人迎紧盛伤于寒，气口紧盛伤于食，尺紧痛居其腹。中恶浮紧，咳嗽沉紧，皆主死。

**【解索】**

［体状待］

**（一）举如转索切如绳，脉象因之得紧名**

紧脉浮取如绳索之转动，按之如绳索之绷紧有力，因而命之曰紧脉。

紧脉之象，往来有力，如转索无常，左右弹指。所谓“如转索”，是指数股拧在一起的绳子，状如麻花，有凹有凸。当绳索转动而前时，凹凸交替更换，凸处或转于左侧，或转于右侧，切之脉不恒在一处搏动。好像单数脉搏击于切脉手指靠指尖一侧，双数脉搏击于切脉手指靠近手掌一侧，有左右交替弹指之感。所以古人譬之曰“切绳”“转索”“左右弹人手”。至于“如纫箅线”，指竹箅纵横交错编织，摸之凹凸交替而现，亦如转索无常。紧脉可见于浮位，亦可见于沉位，其至数不拘，或数或不数。因寒主收引，故脉体一般不大，或竟偏细。其象如切绳，故脉多长而不短绌。

**（二）总是寒邪来作寇，内为腹痛外身疼**

脉紧，乃经脉拘急之象。经脉之柔，必须阳气之温煦、阴血之濡养。阳气或阴血不足，经脉失于温煦濡养，可致脉拘急而紧。若寒盛或邪阻，致阳气、阴血不能达于经脉，亦可致经脉拘急而紧。二者一虚一实，以沉取有力无力分之。

紧脉主寒，为诸寒收引之象。寒性凝泣收引，脉绌急而紧。气血奔迫搏击，左冲右突，致脉如转索无常，左右弹指。

寒袭于表，则表之经脉气血为寒邪所束而不通。不通则痛，故外为头痛、身痛、骨节烦痛等症。外寒束表，经脉拘急而脉紧。

阳虚者，经脉失于温煦而拘急，亦可脉紧。如《伤寒论》第283条曰："病人脉阴阳俱紧，反汗出者，亡阳也，此属少阴。"

邪阻阳气，阴血不能达于经脉者，脉亦可失于温煦、濡养拘急而紧。《金匮要略·腹满寒疝宿食病脉证》曰："脉紧大而迟者，必心下坚。脉大而紧者，阳中有阴，可下之。""脉紧如转索无常者，宿食也。"《伤寒论》第135条曰："伤寒六七日，结胸热实，脉沉而紧，心下痛，按之石硬者，大陷胸汤主之。"上述皆因邪阻而脉紧者。

阴血不足者，亦可因经脉失于阴血濡养拘急而紧。如《伤寒论》第86条曰："衄家不可发汗，汗出必额上陷，脉急紧，直视不能眴，不得眠。"

［主病诗］

**（一）紧为诸痛主于寒**

紧脉主寒。其痛也，皆因寒性凝泣，气血不通使然。

**（二）喘咳风痫吐冷痰**。

喘咳，乃肺气上逆所致。风寒外束，肺失宣降，肺气上逆而为咳喘。其咳喘也，当伴恶寒无汗、头身痛等表实证。其脉，或浮或沉，必紧而有力。即使为沉紧之脉，因伴有表实证，故仍以表寒看待。

若沉紧按之不实或无力者，则为虚寒，阳虚水泛，水饮凌肺，肺气不降而咳喘。肺为水之上源，津液不得敷布，聚而为痰饮。若沉紧有力而咳喘吐冷痰，当为里之寒实。

风痫：乃痫之一种。《圣济总录·卷十五》曰："风痫病者，由心气不足，胸中蓄热，而又风邪乘之，病间作也。其候多惊，目瞳子大，手足颤掉，梦中叫呼，身热瘛疭，摇头口噤，多吐涎沫，无所觉知是也。"《证治准绳》曰："风痫，因将养失度，气血不和或厚衣汗出，腠理开舒，风邪因入之，其病在肝，肝主风。验其证，目青、面红、发搐。"上述之风痫，乃"心气不足，胸中蓄热"，或"将养失宜"，复又风邪因入而作。《濒湖脉学》所云之风痫，乃寒邪所致，似与上述不合。所以，风痫，当为风与痫二证。所谓风，乃寒邪引发之刚痉；痫，乃寒邪引发之阴痫。

痉乃筋之病也。筋之柔，赖阳气之温煦、阴血之濡润，二者缺一不可。阳气衰或阴血虚，皆可致筋失温煦濡润而拘挛为痉，此乃虚痉。若邪阻经脉，气血不达，筋失温煦濡养而为痉者，此为实痉。刚痉，乃寒客经脉，阻滞气血而发，故以葛根汤发散风寒。寒去脉畅而筋自柔，痉自止。

阴痫，乃阳虚阴盛，水泛为痰。痰动则痹塞神明而昏厥时作，筋失温煦而搐搦。

### （三）浮紧表寒须发散，沉紧温散自然安

浮紧当分虚实。若浮紧而按之有力者，属寒邪束表，治当辛温散寒。若脉虽浮紧，但按之不实者，则为里之虚寒，当予扶阳；即使兼有恶寒、无汗、头身痛等表寒证，亦当以阳虚外受寒邪看待，予扶正祛邪，扶阳温经佐以散寒，不可径予辛散，防其大汗亡阳。

脉沉紧者，亦当分虚实。沉紧按之有力，伴恶寒、无汗、头身痛者，乃寒袭于表，气机闭郁，气血不得外达而脉沉紧。虽沉，仍属表寒，不以里寒看待，当予辛温散寒。若沉紧有力，伴腹痛、吐利等症，而无恶寒、无汗、头身痛等表实证，乃寒客于里，当温散在里之寒邪。若沉紧无力，则为里虚寒，皆缘阳虚所致，当温热扶阳，不可误为表实证而辛散之。

### （四）寸紧人迎气口分

所谓“人迎气口分”一是指人迎紧盛伤于寒，气口紧盛伤于食。其实伤寒，非独人迎紧盛，气口亦紧，而且非独寸脉紧，关尺亦紧。如《伤寒论》第3条曰：“脉阴阳俱紧者，名为伤寒。”即左右、寸关尺俱紧。

伤食者，因宿食阻遏气机，经脉失于温煦濡养，致拘急而紧。《金匮要略·腹满寒疝宿食病脉证》曰：“脉紧如转索无常者，宿食也。”“脉紧，头痛风寒，腹中宿食不化也。”若气机被宿食阻隔重者，气血行泣，脉亦可为涩。如《金匮要略·腹满寒疝宿食病脉证》曰：“人病有宿食，何以别之？师曰，寸口脉浮而大，按之反强，尺中亦微而强，故知有宿食，大承气汤主之。”宿食脉紧，亦非必限于右寸气口，亦可左右、寸关尺皆紧。至于哪部脉紧，要看宿食阻滞的部位和程度。

### （五）当关心腹痛沉沉

心，指心下。关脉紧，见于中焦寒盛，阳虚，邪阻，阴阳不得升降，不通而痛。亦可因阳气不升，阴浊上踞清旷之野而胸痛。

### （六）尺中有紧为阴冷，定是奔豚与疝痛

下焦阳虚或阴盛，厥气上逆而发奔豚；筋脉拘急而腹痛寒疝。疝字从山，言腹痛而起包块，如山状突起，如石之硬也，可见于阴股，也可见于小腹、大腹。

## 十四、缓脉

**【原文】**

**缓（阴）**

缓脉，去来小快于迟。（《脉经》）一息四至。（戴氏）如丝在经，不卷其轴，应指和缓，往来甚匀。（张太素）如初春杨柳舞风之象。（扬玄操）如微风轻飐柳梢。（滑伯仁）缓脉在卦为坤，在时为四季，在人为脾。阳寸、阴尺，上下同等，浮大而软，无有偏盛者，平脉也。若非其时，即为有病。缓而和匀，不浮、不沉、不疾、不徐、不微、不弱者，即为胃气。故杜光庭云：欲知死期何以取，古贤推定五般土。阳土须知不遇阴，阴土遇阴当细数。详《玉函经》。

［体状诗］

缓脉阿阿四至通，柳梢袅袅飐轻风。欲从脉里求神气，只在从容和缓中。

［相类诗］

见迟脉。

［主病诗］

缓脉营衰卫有余，或风或湿或脾虚。上为项强下痿痹，分别浮沉大小区。

寸缓风邪项背拘，关为风眩胃家虚。神门濡泄或风秘，或是蹒跚足力迂。

浮缓为风，沉缓为湿，缓大风虚，缓细湿痹，缓涩脾薄，缓弱风虚。《脉诀》言：缓主脾热口臭、反胃、齿痛、梦鬼诸病。出自杜撰，与缓无关。

**【解索】**

［体状诗］

**（一）缓脉阿阿四至通，柳梢袅袅飐轻风**

缓脉来去徐缓，状如轻风吹拂柳梢，轻舒摇曳。

缓脉之象，当不浮不沉、不大不小、不疾不徐、不强不弱、悠悠扬扬、往来均匀。缓脉尤重在脉象，而不可呆板凭至数论。即使至数稍快或稍慢，其势轻舒和缓，即以缓论。若从容之象已失，纵然四至，亦非缓脉

**（二）欲从脉里求神气，只在从容和缓中**

脉见雍容和缓之象，即脉有神、有胃气的表现。平人见之，为阴阳和调，正气充盛；即使病人，欲知正气的盛衰，亦当于脉中察其有无从容和缓之象。脉虽病，和缓之象仍在，谓胃气尚存、神气尚在；若和缓之象已失，则胃气已亡，神气已去。

［主病诗］

**（一）缓脉营虚卫有余**

伤寒中风脉缓，为风伤卫，卫强而营弱，营卫不和。

**（二）或风或湿或脾虚**

缓主风。风有内风外风之分。感受外风何以脉缓？因风为阳邪，阳盛则令经脉弛纵，故脉缓。其缓也，因气血受阳邪之鼓动而外趋，缓当兼浮。内风，可因脾虚气弱而作，即东垣所说的“正气自虚”，其缓当沉取无力。

缓主湿。湿性濡，易阻气机，气血运行徐缓，致脉缓。湿亦有内外之分，湿以脾胃为重心。外受湿邪，必有内湿相合。外湿内湿虽然有别，然又密切相关。湿盛则脉缓且濡软，脾虚之缓，缓而无力。缓亦主热，热则经脉弛纵，故令脉缓，其缓兼长大。缓脉主湿、主脾虚、主风，人皆晓之，然缓主热，人所罕知，以脾虚治之误矣。

**（三）上为项强下痿痹**

项强，可因风所致，亦可因湿所致。项为太阳经所过，风邪客于太阳经，经脉不利，故项背强几几。湿阻经络，经气不利，亦可项强。《素问·至真要大论》曰：“诸痉项强，皆属于湿。”

湿气下注，阻滞经络，经脉不通而为痹。此为湿痹、着痹。若因湿气下注，筋脉弛纵，则发为痿，轻者足软无力，步履蹒跚。《素问·生气通天论》曰“因于湿，首如裹，湿热不攘，大筋软短，小筋弛长，软短为拘，弛长为痿。”

**（四）分别浮沉大小区**

浮缓为风，沉缓为湿，缓大为虚，亦主热，细缓为湿邪痹阻。

**（五）寸缓风邪项背拘**

风邪客于太阳经脉而项背拘急。

**（六）关为风眩胃家虚**

风眩，当分看。风指风证，眩指眩晕。

风有内风外风之分。外风所客，关脉可缓，为太阳中风。内风关缓，可因肝气虚、肝血虚、肝阳虚、脾气虚、脾阳虚，或水湿痰饮痹阻清阳，或热邪蒸蒸而作，当参照其并发症状来判定。

眩属风，是风证的症状之一。致眩之因颇多，内伤外感皆可致眩。关脉缓而出现眩晕者，可见于外风所客，亦可因内风而发。

胃家虚，是指脾胃虚弱而脉缓，当缓而无力。

**（七）神门濡泄或风秘**

肾司二阴。尺缓为肾虚不固，则大便濡溏或泄泻。

风秘，是便秘的一种。因风邪客肺下传大肠而便秘；或因虚便秘而兼有风证者，皆称风秘。若将风秘分看，则为风证及便秘。分看则内容更广。

尺脉缓而见内风萌动者，可因肾气虚、肾阳虚、肾精虚而作，此即河间所说的“将养失宜”。

便秘，可因肾精亏，不能滋润大肠而便秘，亦可因于肾阳虚、肾气虚，推荡无力而便秘，尺脉皆可见缓。

**（八）或是蹒跚足力迂**

下肢无力，行走蹒跚而尺缓者，可因湿气下注，筋脉弛纵所致；亦可因肾虚，骨痿不立而足软蹒跚，甚则脊以代头，尻以代踵。

## 十五、芤脉

**【原文】**

**芤（阳中阴）**

芤脉，浮大而软，按之中央空，两边实。(《脉经》)中空外实，状如慈葱。

芤，慈葱也。《素问》无芤名。刘三点云：芤脉何似，绝类慈葱，指下成窟，有边无中。戴同父云：营行脉中，脉以血为形，芤脉中空，脱血之象也。《脉经》云：三部脉芤，长病得之生，卒病得之死。《脉诀》言，两头有，中间无，是脉断截矣。又言主淋沥，气入小肠。与失血之候相反，误世不小。

［体状诗］

芤形浮大软如葱，边实须知内已空。火犯阳经血上溢，热侵阴络下流红。

［相类诗］

中空旁实乃为芤，浮大而迟虚脉呼。芤更带弦名曰革，芤为失血革血虚。

［主病诗］

寸芤积血在于胸，关里逢芤肠胃痈。尺部见之多下血，赤淋红痢漏崩中。

**【解索】**

［体状诗］

**（一）芤形浮大软如葱，边实须知内已空**

芤脉之状，浮而大软，按之两边有而中间空，宛如指按慈葱。

“边实”，是指上下两边，还是左右两边？《脉理求真》《四诊抉微》《脉诀汇辨》等，皆引张路玉语：“芤则如指着葱，浮取得上面之葱皮，却显得弦大；中取减小空中，按之又着下面之葱皮而有根据。”这是指上下两边。脉当中取时，已然中空无力；再按至沉候，只能更加无力，何以沉取反倒有力，这是不可能的。再者，脉的下边，贴近筋骨，按之较硬，根本无法在沉按较硬的感觉中，分出哪个是脉的底边，哪个是筋骨。试以葱管置于桌上，轻按触知葱管上部，重按至桌，扳硬之感中，已分不出葱管底部及桌面。

所以，两边，不是指脉的上下两边，而是脉的左右两边。边实中空，是指中取时的感觉，此时上部脉管已按下，搏指之力已减，现中空之感，而左右两边之脉管抗指之力尚强，显现“边实中空”的芤脉。

**（二）火犯阳经血上溢，热侵阴络下流红**

芤主火热迫血妄行之出血。火犯于上，则衄血、呕血、咯血；热犯于下则便血、溲血、崩漏等。血亡，脉道失充，故中空；气失依恋而浮越，故脉浮大，乃成芤脉。

出血有缓急之分，量有多寡之别。小量缓慢的反复出血，多呈细数、微细之脉，亦可见洪大、虚大的脉象。大量急性出血，多见洪大、虚大及革脉。笔者曾多次着意于大失血后，即刻诊病人的脉，未诊得典型的芤脉，倒多见数大或细数之脉。

［相类诗］

**（一）中空旁实乃为芤**

芤脉中空旁实。“旁”，就是指左右两旁。若上下两侧称上下两边犹可，但绝无称上旁下旁的。依此亦可知“两边”指左右两边。

**（二）浮大而迟虚脉呼**

芤、虚皆可浮大。虚脉浮大而无力之状，甚于芤脉，芤之浮大不及虚脉，且按之中空边实。

**（三）芤更带弦名曰革**

革乃弦芤相合的复合脉。轻取弦大有力，按之中空，形如鼓皮，中空外急。芤脉虽亦浮大，但按之软，无革脉绷急之感。

**（四）芤为失血革血虚**

芤与革皆主失血，故皆中空，气无依附而外越，故皆浮大。若亡血气亦伤，则鼓荡之力减，按之浮大而软，成芤脉；若虽亡血，但气尚盛，鼓荡有力，则浮大有力，成革脉。二脉意义相似，可归并为一种脉，亦未尝不可。

［主病诗］

**（一）寸芤积血在于胸**

积血，乃指瘀血。《脉诀》首先提出芤脉主瘀血，赞同者寥寥无几，多数医家持否定态度，甚至斥为“邪讹”。李士材对李时珍从“伪诀”之言，遗憾地说：“以李时珍博洽明通，亦祖述其言为主病之歌，岂非千虑之一失乎。”

究竟芤脉是否主积血，笔者是倾向于肯定的。临床曾诊治过多例确诊为冠心病而属中医瘀血型者，两寸出现动脉，其中约半数独左寸动。症见心前区闷痛，常于夜间憋醒，以血府逐瘀汤加减获效。虽脉动非芤，但二者病理意义相通。芤为亡血气浮，动为阴虚阳搏。这种寸动可主瘀血，寸芤当亦可主瘀血。

血脱气浮而脉芤，易于理解。至于血瘀脉当涩，何以见芤？盖一则因瘀血不去，新血不生，新血不生而血虚，气失所依而浮越。再者，血瘀既久则化热，热动而气浮，故可造成脉芤。笔者虽未见到胸中积血而出现典型芤脉，但依动脉而据理推断，芤主积血不无道理，难怪有些医家亦持有肯定的态度。遽斥为“邪讹”恐有偏颇之嫌。

**（二）关里逢芤肠胃痈**

关芤，为中焦失血。左关脉芤为肝血不藏，右关脉芤为脾血不摄。当然，亦依临床表现而断。

关芤主肠胃痈。气血为热所腐败而为痈脓，致血伤气无所依，且气为热邪逼迫而外浮，故成芤脉。尤其痈疡破溃后，气血大伤而气浮，乃呈关芤。

**（三）尺部见之多下血，赤淋红痢漏崩中**

尺芤，为阴虚阳搏，迫血妄行，故多下血，或为赤淋溲血，或为红痢便血，或为崩中。

## 十六、弦脉

**【原文】**

**弦（阳中阴）**

弦脉，端直以长。（《素问》）如张弓弦。（《脉经》）按之不移，绰绰如按琴瑟弦。（巢氏）状若筝弦。（《脉诀》）从中直过，挺然指下。（刊误）

弦脉在卦为震，在时为春，在人为肝。轻虚以滑者平，实滑如循长竿者病，劲急如新张弓弦者死。池氏曰：弦紧而数劲为太过，弦紧而细为不及。戴同父曰：弦而软，其病轻。弦而硬，其病重。《脉诀》言，时时带数，又言脉紧状绳牵，皆非弦象，今削之。

［体状诗］

弦脉迢迢端直长，肝经木王土应伤，怒气满胸常欲叫，翳蒙瞳子泪淋浪。

［相类诗］

弦来端直似丝弦，紧则如绳左右弹。紧言其力弦言象，牢脉弦长沉伏间。（又见长脉）

［主病诗］

弦应东方肝胆经，饮痰寒热疟缠身。浮沉迟数须分别，大小单双有重轻。

寸弦头痛膈多痰，寒热癥瘕察左关。关右胃寒心腹痛，尺小阴疝脚拘挛。

弦为木盛之病，浮弦支饮外溢。沉弦悬饮内痛。疟脉自弦，弦数多热，弦迟多寒，弦大主虚，弦细拘急。阳弦头痛。阴弦腹痛。单弦饮澼，双弦寒痼。若不食者，木来克土，必难治。

【解索】

［体状诗］

**（一）弦脉迢迢端直长，肝经木旺土应伤**

弦脉端直以长，气来轻虚而滑，宛如揭长竿之末梢，长而悠扬，弦而舒缓。

肝属木，木之升发、舒启、条达，必赖肾水之滋涵、肾阳之温煦、脾胃水谷精华之濡养。木旺土伤，可见四种情况：一是木亢乘土；二是土虚木乘；三是土郁导致木郁，五行中称为土侮木，四是胃气败，肝失冲和之象，弦劲搏指，如循刀刃之真脏脉。

**（二）怒气满胸常欲叫，翳蒙瞳子泪淋浪**

肝气亢逆，经脉不利而胸胁满，易怒叫詈。肝开窍于目，肝气郁而化火，上炎于目而生翳，蒙于瞳仁；或化生风火，迎风流泪等目疾。

［相类诗］

**（一）弦来端直似丝弦**

此言病脉之弦，脉来端直不柔，似绷直之丝弦，已失其冲和之象。

**（二）紧来如绳左右弹**

紧脉亦端直以长，且有左右弹指之感。

**（三）紧言其力弦言象**

紧脉如绷紧转动之绳索，脉来有力。弦脉重在挺然指下之形象。

**（四）牢脉弦长沉伏间**

牢脉弦长，脉位深伏。弦脉浮中沉皆可。

［主病诗］

**（一）弦应东方肝胆经**

肝胆在五行属木，应春，主春生之气，其政舒启，其德敷和。肝胆平脉为弦，四季中春脉弦。平脉之弦，弦而舒缓，如揭长竿之末梢。

**（二）饮痰寒热疟缠身**

病脉弦，为肝胆气血不和，失其冲和条达之象。肝胆气血不和，可分太过与不及两类。

太过者，脉弦而劲。可因情志怫郁，肝气亢逆而弦；邪客肝胆，邪盛气逆而弦；肝肾阴虚，肝木失涵，本虚标实，阳亢气升而弦；衃血留止，气血互结，或成癥瘕，气机逆乱而弦。

不及者，可因脾胃虚及肾虚所致。脾胃虚者，生化不足，肝木失却饮食精华之濡养，出现肝气虚或肝血虚两种类型。肝气虚者，弦而无力；肝血虚者，弦细而无力。

肾阳虚，不能温煦于肝而肝寒者，脉当弦而沉紧，不任重按。肾水亏而肝木失涵者，脉当弦细而数，或出现本虚标实之弦大而劲的脉象。

痰饮何以脉弦？痰饮的产生，可因脾虚不能运化水湿而生；或因三焦气化不利，津液停蓄而成；或因阳虚水泛为痰饮等。痰饮阻滞，气机逆乱，脾胃不得淫精于肝，致使肝失冲和条达之性，经脉拘急而为弦。

寒热往来一症，原因固多，其脉弦者，可责之于胆，或责之于肝。胆主枢，乃阴阳出入之枢。伤寒之少阳证，皆云为半表半里证。所谓半表半里，不是个部位概念，而是个病理概念，为半阴半阳证。三阳为表，三阴为里。少阳证介于三阳与三阴之间。所以仲景六经排列顺序为太阳、阳明、少阳、太阴、少阴、厥阴。若把少阳证理解为部位概念，则太阳为表，阳明为里，少阳半表半里，应介于太阳、阳明之间，六经排列顺序应改为太阳、少阳、阳明。这无疑否定了《伤寒论》。再者，少阳证已有正气虚弱，将入三阴的一面，正如《伤寒论》第97条所云："血弱气尽，腠理开，邪气因入。"故小柴胡汤中用人参与姜草枣，扶正以祛邪，复加半夏和其阴阳。其汗解的方式亦"蒸蒸而振"，属战汗之轻者。少阳证为什么出现往来寒热？仲景云："邪正分争，往来寒热，休作有时。"正气已虚，无力与邪相争则寒，此即正邪之"分"；正气虽虚而未甚，蓄积而强，奋与邪争而热，此即正邪之"争"。争而未胜，未能驱邪外出，正气馁却，又出现正邪相分之寒象。交作不休，往来寒热。

少阳证何以脉弦？仲景曰："弦则为减。"所谓减，乃不足之意。少阳证出现弦脉，恰为正气不足，胆失饮食精微之濡养，经脉拘急而为弦。

肝虚亦可致寒热往来，对此张锡纯论述很精辟。肝为阴尽阳生之脏，肝虚，阳升不及，阴寒未尽，阴阳往复，寒热交作。肝虚而脉弦，因真气不足，经脉拘急而弦。其弦，当按之无力或兼迟。肝虚而作寒热，于更年期尤为多见，可参照乌梅丸方治之。乌梅丸乃治肝虚要方，惜皆以其为驱蛔之主方，乃小视其用也。

疟之往来寒热，因邪伏脊膂之内，阻隔表里之气，阳郁不能温煦于表而寒，阳郁而伸为热，致寒热交作。

**（三）浮沉迟数须分别**

诸家皆云"浮弦支饮，沉弦悬饮。"盖因饮为阴邪，阴盛则阳微，阳运不及，致经脉拘急敛束脉乃弦。支饮聚于心下，居于阳位，其位高，故尔浮弦；悬饮结在胁下，居于阴位，其位卑，故尔沉弦。验之临床，浮弦、沉弦的病理意义，远不限于支饮、悬饮。

弦乃拘敛之象，“弦为减”，为阳中伏阴之象，总由中气无权，阳运不及所致。所以，张路玉云：“属邪盛而见弦者，十常二三；属正虚而见弦者，十常六七……但以弦多弦少，以证胃气之强弱；弦实弦虚，以证邪气之虚实。”

弦而兼浮者，约有三种情况：一是邪束于表，邪正相搏于外而脉浮，邪束经脉而为弦。二是见于温病中伏热外达少阳，里热外淫而脉浮；邪外达少阳，枢机不利而脉弦。三是正虚，正虚气浮而脉浮；阳运不及，经脉敛束而见弦，虽浮弦当按之无力。

弦而兼沉者，不外虚实两类原因。实者，邪阻气郁，气血不得外达而脉沉；经脉不畅脉为之弦。虚者，中气无权或阳运不及，无力推荡气血而脉沉，脉失温养，致拘敛而弦。

弦而兼迟者，亦可分虚实两类。正虚者，阳气不能温煦鼓荡故脉迟，经脉拘敛脉乃弦。实者，皆云“弦迟多寒”，寒性收引凝泣，故脉弦迟，理诚然也。但邪阻、气滞、热壅亦可致脉弦迟，皆因气机不利使然。

弦数者固多热，但因正虚而弦数者亦不乏例，凡阴阳气血虚者皆可致数，正气已然虚衰，则经脉失于濡润温养，脉弦乃理势然也。

弦脉为减，当着意领悟。临床尝见有些肝炎患者，头昏倦怠、胁胀脘满、食少脉弦，经年不愈，服药盈车，或疏肝理气，或清热解毒。当知肝主春生之气，阳气始萌而未盛，阳中伏阴，脉乃弦。肝之清阳欲升发条达，必赖脾胃水谷精微以濡养，肾阳以温煦，肾水以滋涵。妄予行气克伐，更损脾胃之气，寒凉清热，戕伤肝肾之阳，肝气何以升发，肝阳何以萌生。当温煦脾肾以补肝之阳、益肝之气，令其升发条达，诸症自除。

**（四）大小单双有重轻**

弦大，当察沉取有力无力，以别虚实。弦大按之有力者为实，多见肝气上逆；或本虚标实，肝阴不足而肝阳鸱张；或脾肾不足，冲气上犯。弦大而沉取无力为虚，为正气外浮。

脉弦而小，按之有力者，为气郁或邪阻，气机不畅，气血不达而弦小。脉弦小按之无力者为正虚不能充盈鼓荡。

脉有单弦、双弦。多数医家认为“单弦饮癖，双弦寒痼”。其实，饮与寒之分，不在脉单弦或双弦。饮与寒，皆为阴邪，悉因阳运不及而脉弦。是故，单弦亦主寒，双弦亦主饮。

弦之重轻，以分胃气盛衰，邪气之多寡。虽弦而不失和缓之象者，胃气尚强，邪气未甚。弦劲不柔者，胃气已衰，邪气恣肆。

**（五）寸弦头痛膈多痰**

寸弦，或为肝气上逆，上扰清空而头痛；或为正虚、邪阻，阳运不及，经脉拘束而头痛。胸膈属寸脉所主，痰饮为阴邪，阻遏气机，可使阳运不及而寸弦。

**（六）寒热癥瘕察左关**

左关主肝胆。邪入少阳，枢机不利而寒热；肝虚，阴阳胜复，亦寒热往来。癥瘕，乃气血夹痰，互相搏结而成，阻碍气机，阳运不及，故脉可弦。

**（七）关右胃寒心腹痛**

右关脾胃。弦见右关，乃木踞土位，为木克土。弦而有力者，为肝气横逆，克侮脾土；弦而不实者，为土虚木乘。脾虚，木陷土中，则疏泄失司，气机不畅而疼痛，或胸痛、心下痛，或腹中痛。

**（八）尺中阴疝脚拘挛**

尺弦为下焦阳虚不运，或邪阻、饮蓄。阴寒盛，发为寒疝，或拘挛转筋。

## 十七、革脉

**【原文】**

**革（阴）**

革脉，弦而芤。（仲景）如按鼓皮。（丹溪）

仲景曰：弦则为寒，芤则为虚，虚寒相搏，此名曰革。男子亡血失精，妇人半产漏下。《脉经》曰：三部脉革，长病得之死，卒病得之生。

时珍曰：此即芤弦二脉相合，故均主失血之候。诸家脉书，皆以为牢脉，故或有革无牢，有牢无革，混淆不辨。不知革浮牢沉，革虚牢实，形证皆异也。又按《针灸甲乙经》曰：浑浑革革，至如涌泉，病进而危，弊弊绰绰，其去如弦绝者死。谓脉来混浊革变，急如涌泉，出而不反也。王贶以为溢脉，与此不同。

[**体状主病诗**]

革脉形如按鼓皮，芤弦相合脉寒虚。女人半产并崩漏，男子营虚或梦遗。

[**相类诗**]

见芤、牢。

**【解索】**

[**体状主病诗**]

**（一）革脉形如按鼓皮，芤弦相合脉寒虚**

革脉之形，乃弦芤相合，轻取弦大有力，按之中空，如按鼓皮，中空外急。《金匮要略·血痹虚劳》篇曰："脉弦而大，弦则为减，大则为芤，减则为寒，芤则为虚，虚寒相搏，故名为革。"后世皆宗仲景之说。

革脉何以中空？气血虚衰所致。由于失血不能充盈于脉，脉中无物，故按之空，此是造成革脉中空的原因之一。原因之二，阳气衰之于里，无力鼓搏血脉于内，致脉按之空豁。

革脉何以外急？乃气越于外，搏击于血脉，脉乃浮。其浮兼有绷急之感，缘于阳虚，温煦不及，因而形成浮大有力、按之中空的芤脉。

气何以外浮？其因有四，乃血虚、气虚、阳虚、阴虚所致。血虚者，气无所倚而外越，故脉革；阳虚者，阴寒内盛，阳浮于外，致脉革；气虚者，无力鼓搏于内，又不能固于其位，致气浮于外而为革；阴虚者，既不能充之于脉，又不能内守，致阳气浮越而为革。许多医家把革脉的意义局限于亡血，有失片面。仲景对革脉的病理意义做了精辟的论述。《金匮要略·惊悸吐衄下血胸满瘀血病脉证治》曰："虚寒相搏，此名为革，妇人则半产漏下，男子则亡血。"明确指出革主虚寒。虚，宜包括阴阳气血之虚；寒，乃指阳气虚所生之内寒。又指出革主亡血。亡血，亦当广义来看，包括亡阴、亡血、亡精及亡津液。所以把革脉局限于亡血，就过于狭窄。

**（二）女人半产并崩漏，男子营虚或梦遗**

阳虚不摄，气虚不固，阴血下脱而崩漏，梦遗。营血虚不能养胎，或气虚、肾虚而不能固胎，则为半产。

## 十八、牢脉

**【原文】**

**牢（阴中阳）**

牢脉，似沉似伏，实大而长，微弦。（《脉经》）

扁鹊曰：牢而长者肝也。仲景曰：寒则牢坚。有牢固之象。沈氏曰：似沉似伏，牢之位也。实大弦长，牢之体也。《脉诀》不言形状，但云寻之则无，按之则有。云脉入皮肤辨息难，又以牢为死脉，皆孟浪谬误。

**［体状相类诗］**

弦长实大脉牢坚，牢位常居沉伏间。革脉芤弦自浮起，革虚牢实要详看。

**［主病诗］**

寒则牢坚里有余，腹心寒病木乘脾。疝㿗癥瘕何愁也，失血阴虚却忌之。

牢主寒实之病，木实则为痛。扁鹊云：软为虚，牢为实。失血者，脉宜沉细，反浮大而牢者死，虚病见实脉也。《脉诀》言，骨间疼痛，气居于表。池氏以为肾传于脾，皆谬妄不经。

**【解索】**

**［体状相类诗］**

**（一）弦长实大脉牢坚，牢位常居沉伏间**

牢脉位居沉伏之间，其象为弦长实大而坚挺。

**（二）革脉芤弦自浮起，革虚牢实要详看**

革脉居于浮位，乃芤弦二脉相合，浮取大而有力，按之即感空豁，与牢脉之沉而弦长实大有别。

革脉主虚寒、亡血；牢脉主实，为有余之脉。

［主病诗］

**（一）寒则牢坚里有余**

诸医家论牢脉，皆云主寒实之病。《诊家正眼》曰：“以其在沉分也，故悉属阴寒，以其形弦实也，故成为坚积。”若以其位沉而悉属阴寒，伏脉较牢位更沉，何以得主火郁？

阴寒内盛，固可脉牢，以寒性敛凝；坚积亦可致牢，以闭阻气机使然。牢脉的形成，不外气血不能畅达，故尔脉沉伏。又因其按之有力，故多属邪实。

除阴寒坚积之外，亦主气塞、积热、顽痰、食积、瘀血等。只要是邪实闭塞气机，皆可出现牢脉。临床确有一些哮喘、冠心病、动脉硬化病者见牢脉，并非皆属阴寒之证。《四诊抉微》就提出了与诸家不同的看法，曰：“牢为气结，为痈疽，为劳伤痿极，为痰实气促，牢而数为积热，牢而迟为痼冷。”这很有见解，不是人云亦云。

**（二）腹心寒痛木乘脾**

牢主心腹痛。因牢脉为邪实闭塞气机，不通则痛。不仅腹心可痛，胸胁肢体亦可痛。闭塞气机的原因，可因于寒，此即“腹心寒痛”；亦可因于气结，如扁鹊曰：“牢而长者肝也”，是指肝气的结滞、横恣，克侮脾土。《脉经》亦云：“关脉牢，脾胃气塞。”气塞，就非必属寒，其他如食积、热结、瘀血、痰饮等，亦可造成气塞而腹心痛。

**（三）疝癞癥瘕何愁也**

疝癞，即癞疝，为疝之一种，多因寒而发，癥瘕阻遏气机，故脉牢。

**（四）失血阴虚却忌之**

牢不仅主实证，亦可见于极虚证。《诊家枢要》云：“大抵其脉近乎无胃气者，故诸家皆以为危殆之脉。”当坚牢如石，按之如弹石，乃胃气败，为肾之真脏脉。

牢主邪实，失血阴虚之人见之，为正不胜邪，此与“脉大则病进”同义，故堪忧愁。

## 十九、濡脉

**【原文】**

**濡（阴）即软字**

濡脉，极软而浮细，如帛在水中，轻手相得，按之无有。（《脉经》）如水上浮沤。

帛浮水中，重手按之，随手而没之象。《脉诀》言，按之似有举还无，是微脉，非濡也。

［体状诗］

濡形浮细按须轻，水面浮绵力不禁。病后产中犹有药，平人若见是无根。

［相类诗］

浮而柔细知为濡，沉细而柔作弱持。微则浮微如欲绝，细来沉细近于微。

浮细如绵曰濡，沉细如绵曰弱，浮而极细如绝曰微，沉而极细不断曰细。

[主病诗]

濡为亡血阴虚病，髓海丹田暗已亏。汗雨夜来蒸入骨，血山崩倒湿侵脾。

寸濡阳虚自汗多，关中其奈气虚何。尺伤精血虚寒甚，温补真阴可起疴。

濡主血虚之病，又为伤湿。

【解索】

[体状诗]

**（一）濡形浮细按须轻，水面浮绵力不禁**

濡脉脉象，浮细而软，不任重按，如水上之浮绵，柔软无力。

**（二）病后产中犹有药**

病后见濡，为邪气已退，正虚未复；产后见濡，乃气血耗损。虽正虚脉濡，犹可以药调理，末至危殆。

**（三）平人若见是无根**

脉之根有二说：一以尺为根，因尺主肾，肾乃生气之源，生命之本；一以沉为根，因沉以候肾、元气所系。平人，是指自觉无病之人。濡脉乃浮而柔细，按之即无，是长期暗耗，根本已衰，真气浮游于外，脉乃濡。枝叶虽茂，根本已离，无资生之源，恐不久于人世。

[相类诗]

**（一）浮而柔细知为濡**

濡脉，浮细而柔软，按之无力。

**（二）沉细而柔作弱持**

弱脉亦细而柔软无力，但位居沉候，浮取不见。

**（三）微则浮微如欲绝**

微脉亦浮细而软，较濡则更细、更无力，按之欲绝。

**（四）细来沉细近于微**

细脉的主要特征是脉体细，至于脉位、脉力没有严格要求。

[主病诗]

**（一）濡为亡血阴虚病**

濡脉为阴脉，极虚之脉。阴阳气血虚衰皆可濡。

血虚何以致濡？血虚不能充盈于脉，故脉细；血虚气失依恋而浮，故脉浮。气血皆已虚衰，故浮细而无力。

阳虚、气虚何以为濡？阳气虚衰，无力鼓荡血脉，故脉细而无力；阳虚而浮，气虚不得固于其位而外越，致脉细无力而浮，此即濡脉。

阴虚何以致濡？阴虚者，当包括血虚、津液虚、肾精虚等。阴虚血脉失充而脉细，阳气浮越而脉浮。阴损及阳，阴阳皆虚，故脉浮细而无力，濡脉乃成。《脉经》曰："寸口脉濡，阳气弱，自汗出，是虚损病。”《古今医统大全》曰：“濡为气虚之候。”《医宗金鉴》曰：“濡，阳虚病。”所以，濡不仅主阴血虚，亦主阳虚、气虚。

**（二）髓海丹田暗已亏**

精血枯，髓海空。真气衰，丹田亏。

**（三）汗雨夜来蒸入骨**

阴虚阳动，蒸迫津液外泄而为盗汗，阴虚阳旺，乃骨蒸潮热。

**（四）血山崩倒湿侵脾**

脉濡血崩，可因阴虚阳搏，迫血妄行；亦可因气血不固，阳虚不摄而崩。湿侵脾，湿性濡滞而脉濡。湿盛，多因脾虚而生，故濡主脾虚、主湿。

**（五）寸濡阳微自汗多**

寸濡主上焦气虚，气虚不固而汗，或阴虚阳浮而汗。

**（六）关中其奈气虚何**

中焦脉濡，中气亏虚，或肝气虚。

**（七）尺伤精血虚寒甚，温补真阴可起疴**

尺脉濡，下焦精血亏耗或阳气虚衰，当温补阳气补真阴，沉疴方起。

关于濡与微的区分，按脉书的描述，都是浮细柔软，按之即无。二者的区别，只是说微比濡更细、更无力，这在临床上，是难以区分的，二者径可视为一脉。

濡即软也。软脉的特点是脉体柔软，可浮可沉、可大可小、可数或慢。软主湿盛、脾虚、阳虚、气血虚，但软不主阴虚。为了将软与浮而柔细之濡脉相区分，这种以柔软为特征的脉象，可以直称为“软脉”。

## 二十、弱脉

**【原文】**

**弱（阴）**

弱脉，极软而沉细，按之乃得，举手无有。(《脉经》)

弱乃濡之沉者。《脉诀》言，轻手乃得。黎氏譬如浮沤，皆是濡脉，非弱也。《素问》曰：“脉弱以滑是有胃气。脉弱以涩，是谓久病。病后老弱见之顺，平人少年见之逆。”

**[体状诗]**

弱来无力按之柔，柔细而沉不见浮。阳陷入阴精血弱，白头犹可少年愁。

**[相类诗]**

见濡脉。

**[主病诗]**

弱脉阴虚阳气衰，恶寒发热骨筋痿。多惊多汗精神减，益气调营及早医。

寸弱阳虚病可知，关为胃弱与脾衰。欲求阳陷阴虚病，须把神门两部推。

弱主气虚之病。仲景曰：阳陷入阴，故恶寒发热。又云：弱主筋，沉主骨，阳浮阴弱，血虚筋急。柳氏曰：气虚则脉弱，寸弱阳虚，尺弱阴虚，关弱胃虚。

【解索】

［体状诗］

**（一）弱来无力按之柔，柔细而沉不见浮**

弱脉居于沉位，按之细软无力。

**（二）阳陷入阴精血弱**

阳虚、气虚不能升举，内陷入阴，故脉沉；鼓荡无力故脉弱；精血亏虚，不能充盈血脉，故脉细小。所以，弱脉当沉而细小无力。

**（三）白头犹可少年愁**

老人肾气已亏，气血已衰，脉弱犹可，少年阳气正旺，血气方刚，脉当盛壮，反见弱脉，为虚损之脉，内里已亏，故堪愁忧。

［主病诗］

**（一）弱脉阴虚阳气衰**

弱主气虚、阳衰，是肯定的。精亏、血虚脉亦可弱。精与血，虽皆属阴，但临床都伴有一定阳虚、气虚的表现。精亏者，尚伴有肾气虚衰之象。故精血虚者可见弱脉。

弱脉是否主阴虚？狭义的阴虚，伴有阴虚内热之表现，见骨蒸潮热、五心烦热、颧红盗汗等症，其脉可细数而浮，不当见弱脉。

**（二）恶寒发热骨筋痿**

恶寒，确切地说，当为畏寒或畏风。因弱脉主阳虚、气虚。阳虚不能温煦而畏寒，气虚腠理不固而畏风。恶寒，一般是寒邪束表的症状，其脉当紧，不应见弱脉，除非阳虚外感之人脉可弱。

发热：关于热的概念，常有人与西医发热的概念混同，认为发热就是体温高。实则，二者有同有异，西医所说的发热，是以体温升高为据；中医所说的发热，是指一系列特异的临床表现，体温可高、可不高。而体温高者，可称热，亦可称寒。不要一见体温高辄称有热而用寒凉药。

中医所称之发热，分外感内伤两大类。外感实证发热，一般都有体温升高，而内伤发热体温可不高，亦有高达40℃以上者。

脉弱而见发热者，可见于虚人外感，或阳虚发热、气虚发热、血虚发热。而阴虚骨蒸潮热者，脉多见细数或浮大，少有脉弱者。

骨筋痿：精亏不能充养于骨而骨痿不立；血虚不能养筋而筋痿不用；阳气者，柔则养筋，阳气虚衰，亦可使筋痿不用，凡此，皆可见弱脉。

**（三）多惊多汗精神减**

正气虚，神无所倚而惊怵，精神委顿。阳气虚，汗液外泄。

**（四）益气调营及早医**

弱脉所主，皆为不足之证，无太过之实证。故凡见弱脉，皆当补之，或扶阳益气，或养血填精。所谓调营，不是桂枝汤之调和营卫，而是补益营血之意。

**（五）寸弱阳虚病可知**

寸脉弱，主上焦阳气虚衰诸病证。或中下二焦阳气虚衰，不能上达而寸弱。

**（六）关为胃弱与脾衰**

关主中焦，或为脾胃气虚、阳虚，或为肝气虚、肝阳虚、肝血虚。

**（七）欲求阳陷阴虚病，须把神门两部推**

神门指尺部，为人身元阴、元阳所居。尺弱为肾阳、肾气或肾精虚，一般不主肾阴虚。

## 二十一、散脉

**【原文】**

**散（阴）**

散脉，大而散。有表无里。(《脉经》) 涣漫不收（崔氏）无统纪，无拘束，至数不齐。或来多去少，或去多来少。涣散不收，如杨花散漫之象。(柳氏)

戴同父曰：心脉浮大而散，肺脉短涩而散，平脉也。心脉软散，怔忡；肺脉软散，汗出；肝脉软散，溢饮；脾脉软散，胻肿，病脉也。肾脉软散，诸病脉代散，死脉也。《难经》曰：散脉独见则危。柳氏曰：散为气血俱虚，根本脱离之脉，产妇得之生，孕妇得之堕。

**[体状诗]**

散似扬花散漫飞，去来无定至难齐。产为生兆胎为堕，久病逢之不必医。

**[相类诗]**

散脉无拘散漫然，濡来浮细水中绵。浮而迟大为虚脉，芤脉中空有两边。

**[主病诗]**

左寸怔忡右寸汗，溢饮左关应软散。右关软散胻胕肿，散居两尺魂应断。

**【解索】**

[体状诗]

**（一）散似杨花散漫飞，去来无定至难齐**

散脉有病脉、常脉之分。《内经》称心之常脉为“浮大而散”，肺之常脉为“短涩而散”。此散，当为舒缓轻柔之意，为有胃气、有神的表现，这与病脉之散不同。

病脉之散，举之浮大，涣漫不收，至数不齐，按之则无，漫无根蒂，有表无里。状如杨絮之飘落，飘飘悠悠，踪迹散漫而轻虚。

**（二）产为生兆胎为堕**

将产之时，百脉解而脉散。孕妇见散，乃气血虚甚涣散不收，无力养胎乃胎为堕。

**（三）久病逢之不必医**

久病脉散乃元气耗竭，离散于外之象，为必死之脉，故不必医。若急病脉散，虽危尚不在必死之例。如热邪伤津耗气，津气欲脱而脉散者，可急敛其浮散之真气。

［**相类诗**］

**（一）散脉无拘散漫然**

其意同上。

**（二）濡来浮细水中绵**

濡亦浮而轻，譬如水中浮绵，但脉体细，不似散脉之散漫无际。

**（三）浮而迟大虚脉呼**

虚脉虽亦浮大而无力，但不像散脉涣散，按之即无。

**（四）芤脉中空有两边**

芤脉亦浮大按之空，但其脉虽大，并不散漫，脉之边际清晰，轻按时，较虚脉脉力大，按之中空有两边。芤脉脉律尚齐。

［**主病诗**］

**（一）左寸怔忡右寸汗**

心气散乱不收，神无所倚而怔忡。右寸主肺，肺气耗伤，皮毛不固而汗泄。

**（二）溢饮左关应软散**

溢饮，仲景云："饮水流行，归于四肢，当汗出而不汗出，身体疼重，谓之溢饮。"治以大小青龙汤。

大小青龙汤皆可外解风寒，而左关软散，主肝之阳气虚衰。肝之阳气虚衰，不能疏利三焦，通调水道，虽亦可浮肿，或肢肿，或水臌，但此肿不能称为溢饮。因溢饮已属专用名词，有明确的界定和治则，不能随意外延。而且肝阳虚或肝气虚所形成的肿，亦非大小青龙汤所宜，所以，左关软散之肿称为溢饮，概念不准确。

**（三）右关软散胻胕肿**

胻为足胫，胕为足背。右关软散而下肢肿，缘于脾胃阳气虚衰，不能运化水湿所致。重者，可全身浮肿。

关脉软散所引起的浮肿，总关脾胃阳气虚衰，不必胶柱于溢饮或胻胕肿，治当扶阳健脾，温化水饮。

**（四）散居两尺魂应断**

散见于尺，为元气离散。尺为根，根本已散，故当命亡魂断。

## 二十二、细脉

**【原文】**

**细（阴）**

细脉，小于微而常有，细直而软，若丝线之应指。(《脉经》)

《素问》谓之小。王启玄言：如莠蓬，状其柔细也。《脉诀》言：往来极微，是微反大于细矣，与经相背。

［体状诗］

细来累累细如丝，应指沉沉无绝期。春夏少年俱不利，秋冬老弱却相宜。

［相类诗］

见微、濡。

［主病诗］

细脉萦萦血气衰，诸虚劳损七情乖。若非湿气侵腰肾，即是伤精汗泄来。

寸细应知呕吐频，入关腹胀胃虚形。尺逢定是丹田冷，泄痢遗精号脱阴。

《脉经》曰：细为血少气衰。有此证则顺，否则逆。故吐衄得沉细者生。忧劳过度者，脉亦细。

**【解索】**

［体状诗］

**（一）细来累累细如丝，应指沉沉无绝期**

细脉细如蛛丝，按之虽细，然不绝于指。细脉的主要特征就是脉体细，至于脉位、脉率、脉力，均无特异要求。

**（二）春夏少年俱不利，秋冬老弱却相宜**

春夏乃阳盛之时，少年气血方盛，脉俱当盛。当盛反细，与时令、形质、年龄相违，故不利。秋冬阴气盛，阳气敛藏，脉当细。老弱之人气血衰，脉亦当细，此与时令、形质、年龄相符，故相宜。

［主病诗］

**（一）细脉萦萦血气衰**

萦萦：缠绕不绝。细脉为细而不绝。血气衰之细脉，当按之无力。

**（二）诸虚劳损七情乖**

气血虚衰而劳损，脉当细而无力。

七情乖戾，气机怫郁，气血不得畅达而脉细者，必按之有力，且愈沉愈觉力增。气血被缚，不肯宁静，故细中又伴有拘急奔冲之感。

七情伤于气机脉可细，其他凡有邪气阻隔、壅塞气机而气血不得畅达者，亦皆可脉细且按之有力。治当祛其壅塞，展布气机，令气血畅达，脉细自除。

**（三）若非湿气侵腰肾**

湿盛则阻气伤阳，气血不能畅达充盈于脉，又失阳气之温煦鼓荡，致见细脉。此细当兼软。

**（四）即是伤精汗泄来**

精，既指肾中之精，又泛指人体气血等精华之物质。精伤则脉细当无力，不能固摄津液而汗泄。若阴虚，脉当细而数，偏亢之阳蒸迫津液外泄而为汗。

**（五）寸细应知呕吐频**

寸脉为阳位。寸细，当分有力无力。寸细而无力，为上焦阳气虚衰，肺失制节之权，胃气不降而上逆，致呕吐频频。若寸细有力，当为邪踞阳位，肺失宣降，制节失司，胃气因逆而呕吐。

**（六）入关腹胀胃虚形**

关细，亦分有力无力。细而有力为邪郁，气失宣达而腹胀。细而无力为脾胃虚，乃腹胀，或肝之阳虚、气虚、血虚，无力疏土而腹胀。

**（七）尺逢定是丹田冷，泄痢遗精号脱阴**

丹田冷，即下焦阳虚，尺细当无力，或细而弦紧拘急。阳虚，肾失封藏则遗精。肾虚不能司二阴，则为泄痢。若尺细数，为肾水亏，甚则脱阴。

## 二十三、伏脉

**【原文】**

**伏（阴）**

伏脉，重按著骨，指下裁动。（《脉经》）脉行筋下。（刊误）

《脉诀》言，寻之似有，定息全无。殊为舛谬。

［体状诗］

伏脉推筋著骨寻，指间裁动隐然深。伤寒欲汗阳将解，厥逆脐疼证属阴。

［相类诗］

见沉脉。

［主病诗］

伏为霍乱吐频频，腹痛多缘宿食停。蓄饮老痰成积聚，散寒温里莫因循。

食郁胸中双寸伏，欲吐不吐常兀兀。当关腹痛困沉沉，关后疝疼还破腹。

《伤寒论》以一手脉伏曰单伏，两手脉伏曰双伏，不可以阳证见阴为诊。乃火邪内郁，不得发越，阳极似阴，故脉伏，必有大汗而解。正如久旱将雨，六合阴晦，雨后庶物皆苏之义。又有夹阴伤寒，先有伏阴在内，外复感寒，阴盛阳衰，四肢厥逆，六脉沉伏，须投姜附及灸关元，脉乃复出也。若太溪、冲阳皆无脉者，必死。《脉诀》言，徐徐发汗。洁古以麻黄附子细辛汤主之，皆非也。刘元宾曰：伏脉不可发汗。

**【解索】**

［体状诗］

**（一）伏脉推筋著骨寻，指间裁动隐然深**

伏脉位居沉位之下，隐藏极深，须重按至骨方能觅得。

**（二）伤寒欲汗阳将解**

伤寒，当理解为广义伤寒。战汗欲作，先懔懔寒战，唇甲青紫，肢冷脉伏。此伏，为阳郁不达之象。待阳气郁极而伸，则身热而汗，此即战汗。欲作战汗，脉可单伏或双伏，不可误为亡阳。

**（三）厥逆脐痛证属阴**

伏脉属阴，当有虚实两类。一类是阳气虚衰，无力推荡气血外达，致脉伏。此伏，当细而无力。阳气虚甚，不得温煦，致肢厥脐痛，此为虚寒证。一类是寒实证，寒盛则气血凝泣，气机闭郁，气血不得外达而脉伏。其伏，当兼弦紧拘急之象。阴寒盛，致肢冷脐痛。

伏脉亦主火热亢极、火极似水之证。火热深伏，气机闭塞，气血不得外达，故脉伏。此伏，当兼奔冲躁急之象。阳郁不达而肢厥，此热深厥亦深也。气机滞塞而脐痛。《冷庐医话》云："如极微之脉，久久寻而得之于指，至骨愈坚牢者，不可认作虚寒，阳匿于下，亢之极矣。"

除正虚、寒盛、热极、战汗可致脉伏外，其他邪气闭阻，亦可致伏。如食积、痰饮、瘀血、糟粕等。不可见伏辄言寒，当仔细辨析。

伏脉只不过较沉脉更沉而已，与沉脉病理意义是相同的，所以医家多沉伏并称，二者合为一脉，亦未尝不可。

［主病诗］

**（一）伏为霍乱吐频频**

霍乱之初，因秽浊之气闭塞气机而脉伏。继则吐泻瞀闷，正气被挥霍撩乱而耗竭，脉亦伏。脉虽皆伏，但病程阶段不同，虚实有异。

**（二）腹痛多缘宿食停**

宿食停滞，阻隔气机，致腹痛脉伏。

**（三）蓄饮老痰成积聚，散寒温里莫因循**

痰饮、积聚阻滞气机，亦致脉伏。寒凝、停饮、顽痰、积聚皆阴邪为祟，法当温散。

**（四）食郁胸中双寸伏，欲吐不吐常兀兀**

胃主纳，食郁胃中，阻塞中焦，阳气不升，胸阳闭阻而寸伏，胃气不降，欲吐不宁。

紧、伏、滑皆主食，邪气同而脉异，皆因阻滞程度有轻重之别，对气血运行的影响不同，因而呈现不同脉象。轻者可滑，重则紧，再重则脉沉、脉伏，乃至厥。

**（五）当关腹痛困沉沉**

关伏，中焦不通，故腹痛沉困。

**（六）关后疝痛还破腹**

尺伏，下焦阴寒盛，致为寒疝，腹痛如破。

## 二十四、动脉

【原文】

**动（阳）**

动乃数脉，见于关上下，无头尾，如豆大，厥厥动摇。

仲景曰：阴阳相搏名曰动，阳动则汗出，阴动则发热，形冷恶寒，此三焦伤也。成无己曰：阴阳相搏，则虚者动，故阳虚则阳动，阴虚则阴动。庞安常曰：关前三分为阳，后三分为阴，关位半阴半阳，故动随虚见。《脉诀》言，寻之似有，举之还无，不离其处，不往不来，三关沉沉。含糊谬妄，殊非动脉。詹氏言其形鼓动如钩，如毛者，尤谬。

［体状诗］

动脉摇摇数在关，无头无尾豆形团。其原本是阴阳搏，虚者摇兮胜者安。

［主病诗］

动脉专司痛与惊，汗因阳动热因阴。或为泄痢拘挛病，男子亡精女子崩。

仲景曰：动则为痛为惊。《素问》曰：阴虚阳搏，谓之崩。又曰：妇人手少阴脉动甚者，妊子也。

【解索】

［体状诗］

**（一）动脉摇摇数在关，无头无尾豆形团**

动脉之形独见某一部脉，凸起如豆，无头无尾，滑数躁动，其位在关。据临床经验，动脉在寸者多于在关者，在尺者亦不乏其例。

**（二）其原本是阴阳搏**

动脉形成的机理是由于气血涌盛脉方动。妇人手少阴脉动甚者，妊子也，此动即为气血盛貌。病理情况下，由于阴虚阳搏，或阳亢搏阴，都可出现动脉。阴虚不能制阳，阳动而搏击于脉，故脉凸起如豆；阳亢者，搏于阴分，激荡气血外涌而为豆，二者一虚一实。除此而外，常见有邪阻而脉动者，盖邪阻，正邪相争，气血激荡而脉动。

**（三）虚者摇兮胜者安**

动而按之无力为虚，乃阳气浮越，根本动摇之象。动而按之有力为实，为阳热亢盛而动，泻之则安。

［主病诗］

**（一）动脉专司痛与惊**

不通则痛。邪阻经脉，气血奋与搏击，波澜激起而脉动。惊则气乱，气血妄动，脉亦动。前言邪阻，可脉滑、弦、紧、沉、涩、迟等，此又言邪阻而动，同一邪阻竟出现诸般不同脉象，何也？一则因邪阻程度不同，一则因所阻之邪气不同，故脉有诸多变化。

**（二）汗因阳动热因阴**

动脉因热盛者，可迫津外泄而为汗；阴虚阳亢者，亦可迫津外泄而为汗。“热因阴”，指阴虚之虚热。

**（三）或为泄痢拘挛病，男子亡精女子崩**

热盛脉动。热入于胃肠，成协热下利，或热盛下利而阴伤，成阴虚阳搏之证。拘挛乃筋之病，阴虚不能濡润筋脉，筋脉失柔而拘挛。阴虚阳搏，肝疏太过，肾失封闭，血不藏而为崩，精室不固为亡精。

## 二十五、促脉

**【原文】**

**促（阳）**

促脉，来去数，时一止复来。(《脉经》) 如蹶之趣，徐疾不常。（黎氏）

《脉经》但言数而止为促，《脉诀》乃云：并居寸口，不言时止者，谬矣。数止为促，缓止为结，何独寸口哉！

**［体状诗］**

促脉数而时一止，此为阳极欲亡阴。三焦郁火炎炎盛，进必无生退可生。

**［相类诗］**

见代脉。

**［主病诗］**

促脉惟将火病医，其因有五细推之。时时喘咳皆痰积，或发狂斑与毒疽。

促主阳盛之病。促，结之因，皆有病气、血、痰、饮、食五者之别。一有留滞，则脉必见止也。

**【解索】**

**［体状诗］**

**（一）促脉数而时一止**

促脉脉象，数中时一止。

**（二）此为阳极欲亡阴**

脉何以止？无非两类原因，一类是气血虚，无力相继而见止。愈虚愈数，愈数愈虚。此促，必数而无力时一止。一类原因是邪阻，一有留滞，脉必见止也。其邪，不仅包括气、血、痰、饮、食五者，火热亦可留滞经脉，阻滞气血，使脉行不畅而见止，此促当按之有力。由上述可知，阳极欲亡阴，仅促脉之一端，正如《诊家正眼》所云：“促脉之故，得于脏气乖违者，十之六七。得于真元衰惫者，十之二三。或因气滞，或因血凝，或因痰停，或因食壅，或外因六气，或内因七情，皆能阻遏其运行之机，故虽当往来急数之时，忽见一止耳。”

**（三）三焦郁火炎炎盛**

促主火热燔灼于三焦。

**（四）进必无生退可生**

进与退，指脉数的频率，还是脉歇止的频率？因所论为促脉，此进退，当指歇止的频率。歇止愈来愈频，若属虚者，标志气血亏虚更甚，脉来更难相继；若属实者，反映邪气更盛，脉行频被遏止，邪盛病进，深传，故“进必无生”。当然“无生”要活看。若进退指脉数的频率，“进必无生退可生”也适用。若数而虚者，则愈数愈虚；若数而实者，乃邪进病进，正气何堪。

［主病诗］

**（一）促脉惟将火病医**

见促尚须详辨其因，确因火热郁伏者，方可医火。

**（二）其因有五细推之**

致促之因有五，系指气、血、痰、饮、食五者，五者皆邪也。邪留经脉，壅遏气血，致脉行不畅而歇止，蓄久化火而令脉数，临证当审因论治，祛除壅塞，血脉畅达，歇止自除。

**（三）时时喘咳皆痰积**

痰积于肺而喘咳，脉促亦因痰阻。

**（四）或发狂斑与毒疽。**

火热亢盛，扰乱神明则狂；迫血外溢肌肤而为斑；煎烁气血为火毒、痈疽。见此证而脉促，皆火热所致。

## 二十六、结脉

**【原文】**

**结（阴）**

结脉，往来缓，时一止复来。（《脉经》）

《脉诀》言，或来或去，聚而却还。与结无关。仲景有累累如循长竿曰阴结。蔼蔼如车盖曰阳结。《脉经》又有如麻子动摇，旋引旋收，聚散不常者曰结，主死。此三脉，名同实异也。

［**体状诗**］

结脉缓而时一止，浊阴偏盛欲亡阳。浮为气滞沉为积，汗下分明在主张。

［**相类诗**］

见代脉。

［**主病诗**］

结脉皆因气血凝，老痰结滞苦沉吟。内生积聚外痈肿，疝瘕为殃病属阴。

结主阴盛之病。越人曰：结甚则积甚，结微则积微，浮结外有痛积，伏结内有积聚。

**【解索】**

**［体状诗］**

**（一）结脉缓而时一止**

结脉脉象，缓中时一止复来。

**（二）浊阴偏盛欲亡阳**

结脉之止亦分两类，一类是气血虚，无力相继而见止，此结必缓而无力。一类是邪阻，气血被遏，不能相继而见止，虽结当缓而有力。其邪也，亦当包括气、血、痰、饮、食五者，以及寒邪、湿浊等。若缓大而纵兼止，亦可见于热盛者。

**（三）浮为气滞沉为积，汗下分明在主张**

浮结为邪阻肌表，当汗而解之；沉结为邪积于内，当下而逐之。

**［主病诗］**

**（一）结脉皆因气血凝**

气血运行之机不利而见停。虚实寒热诸因皆可致结。因寒而气血凝泣致结，仅结之一端。

**（二）老痰结滞苦沉吟**

老痰结滞，阻遏气机，痛苦呻吟且脉结。

**（三）内生积聚外痈肿**

邪结于内，与气血搏结而为积聚；邪结于外，气血聚而为肿为痛，发为痈肿。

**（四）疝瘕为殃病属阴**

寒凝于血，发为癥瘕，或为寒疝，证属阴邪为患，此亦指结主阴盛之一端。

促与结，虽有缓数之异，然皆有歇止，造成歇止的原因有虚实二类，机理是相同的，当全面分析，不可囿于促为阳、结为阴，而以偏概全。

## 二十七、代脉

**【原文】**

**代脉（阴）**

代脉，动而中止，不能自还，因而复动。（仲景）脉至还入尺，良久方来。（吴氏）

脉一息五至，肺、心、肝、脾、肾五脏之气，皆足五十动而一息，合大衍之数，谓之平脉。反此则止乃见焉，肾气不能至，则四十动一止。盖一脏之气衰，而他脏之气代至也。经曰：代则气衰。滑伯仁曰：若无病，羸瘦脉代者，危脉也。有病而气血乍损，气不能续者，只为病脉。伤寒心悸脉代者，复脉汤主之；妊娠脉代者，其胎百日。代之生死，不可不辨。

[体状诗]

动而中止不能还，复动因而作代看。病者得之犹可疗，平人却与寿相关。

[相类诗]

数而时止名为促，缓止须将结脉呼。止不能回方是代，结生代死自殊途。

促，结之止无常数，或二动、三动，一止即来。代脉之止有常数，必依数而止，还入尺中，良久方来也。

[主病诗]

代脉元因脏气衰，腹疼泄痢下元亏。或为吐泻中宫病，女子怀胎三月兮。

《脉经》曰：代散者死，主泄及便脓血。

五十不止身无病，数内有止皆知定。四十一止一脏绝，四年之后多亡命。三十一止即三年，二十一止二年应。十动一止一年殂，更观气色兼形证。

两动一止三四日，三四动止应六七。五六一止七八朝，次第推之自无失。

戴同父曰：脉必满五十动，出自《难经》，而《脉诀》五脏歌，皆以四十五动为准，乖于经旨。柳东阳曰：古以动数候脉，是吃紧语。须候五十动，乃知五脏缺失。今人指到腕臂，即云见了。夫五十动，岂弹指间事耶？故学者当诊脉、问证、听声、观色，斯备四诊而无失。

【解索】

[体状诗]

**（一）动而中止不能还，复动因而作代看**

代脉脉象，皆云动而中止，止有定数，对此笔者不敢苟同。

代脉的病理意义，除孕及暴病等特殊情况外，皆认为代为脏气衰败，主死脉。可是临床见止有定数之脉，即使是二联律、三联律，亦未必死，而且很多都可经治疗消除。所以，代脉即主脏气衰败，就绝非止有定数之脉。

何谓代脉？代，乃更代之意，是指不同的脉象互相代替更换，交错出现。其脉象乍疏乍数，乍强乍弱，乍动乍止。《灵枢·根结》曰："五十动而不一代者，以为常也，以知五脏之期，予之短期者，乍数乍疏也。"《伤寒论》第178条曰："脉来动而中止，不能自还，因而复动者，名曰代脉也。"这是说，脉不仅有更替，还有歇止。假设原为脾之缓脉，在缓脉的脉律中发现歇止，止后"不能自还"，是指间歇之后再次恢复搏动，不能继续恢复缓脉脉律，因脾已衰，无力自还，必须他脏之脉代之而动，出现"更来小数"脉象，继之又转换为缓脉脉律，这就是"因而复动"，亦即缓脉因"更来小数"之脉的带动，才继续恢复缓脉的脉律。由缓至停，由停至小数，由小数至缓，这就出现了三种脉象的交替。《脉诀汇辨》曰："若脉均匀，而忽强忽弱者，乃形体之代。"又曰："脉无定候，更变不常，则均为之代。"景岳云："凡见忽大忽小，乍迟乍数，倏而变更不常者均为之代。自王叔和云，代脉来数中止不能自还，脉代者死，自后以此相传，遂失代之真义。"为了说明问题，稍引用一点西医知识。心房纤颤、多源性室性早搏等，脉象可见乍强乍弱、乍疏乍数的现象，若因自主神经功能紊乱或电解质紊乱，这种房颤、室早不至于危殆。曾见一名篮球队员房颤，自己并无感觉，只是体检时才发现。若在器质病变基础上出现房颤、室早，就要引起足够重视。这就说明为什么有些病见代不是死脉，有些病见代却是死脉。

通过上述分析，得出如下结论。以止有定数描述代脉不确切。代脉当为脉无定候，更变不常，出现疏数、强弱、歇止交替出现的脉象。

代脉的出现，一是由于暴病气血虚，一时不能相继而代。一是由于久病脏气衰败，无力推荡气血搏击于脉，故脉由强渐弱，由快渐慢，以至于停歇。然又虚以自救，奋力而搏，脉又复起，更来小数，出现疏数、强弱、歇止交替出现的脉象。

**（二）病者得之犹可疗**

代脉可分为生代、病代、死代三类。第一种属于生理性代脉，春弦、夏钩、秋毛、冬石，此四时之代，《素问·宣明五气篇》曰："脾脏代者，谓胃气随时而更，此四时之代也。"《灵枢·根结篇》："五十动而不一代者，以为常也，以知五脏之期。"此至数之更代。再者，孕脉三月而代，此皆属生理之代脉。第二种属于因病而脉代，当指暴病而言，气血乍损，一时不能相继而出现的代脉，就可治疗而愈。《脉诀汇辨》曰："滑伯仁曰：'无病而羸瘦脉代者，危候也；有病而气血乍损，祗为病脉'。"第三种为元气衰败而代，《素问·平人气象论》曰："但代无胃，曰死。"此为死代。

**（三）平人却与寿相关**

平人虽尚无不适之感觉，但已出现代脉，为脏气已衰，其寿不长，此代当无胃气。

**[相类诗]**

**（一）数而时止名为促，缓止须将结脉呼，止不能回方是代**

促、结、代皆有歇止，促为数而一止；结为缓而一止；代为止不能还，因他脉之动而复动。

**（二）结生代死自殊途**

结、促虽有停歇，尚未关及性命，故可生；有些代脉主脏气衰败，病情危笃，与性命攸关，主死。虽皆有歇止，生死两途。

**[主病诗]**

**（一）代脉元因脏气衰**

代脉主脏气衰败。

**（二）腹疼泄痢下元亏**

泄痢腹痛，气血骤损，不能相继而代者，乃暴病之代，可生。下元亏，精血衰败，气血不能相继者，乃久病而代，可危。

**（三）或为吐泻中宫病**

此为暴吐泻，损伤中气，气血不得相继而代，非脏气衰败，虽代无讶。《四言举要》："霍乱之候，脉代无讶"，即属此类。

**（四）女子怀胎三月兮**

女子怀胎三月，胎元增长迅速，气血聚以养胎，生化不及，一时血脉空虚，气血不能相继而脉代。此为喜脉，非病脉，更非死脉。

**（五）五十不止身无病**

五十动无一止，五脏之气相继，气血旺盛，故无病。

**（六）数内有止皆知定**

此言代脉止有定数，已述之于前。

**（七）四十一止一脏绝，四年之后多亡命；三十一止即三年，二十一止二年应，十动一止一年殂，更观气色兼形证。**

以动止之数判定死期，失之胶柱。《脉诀汇辨》曰："夫人岂有一脏既绝，尚活四年！"诚然，以脉代而判其死生之期，当结合气色形证，综合分析，不能仅据动止之数。

**（八）两动一止三四日，三四动止应六七。五六一止七八朝，次第推之自无失**

歇止更代越频，反映病情愈重，死期越近，至于日期当活看，并非定数。

## 附:《四言举要》解索

依句解索，不可分者，并为一处，为求清晰，标以序号。

1. 脉乃血脉

脉即血行的川流。

2. 气血之先

气帅血行，故气为血之先导。

3. 血之隧道

脉即营血通行的隧道。

4. 气息应焉

脉的搏动，与气息相应。

5. 其象法地

脉之通于周身，犹百川流经大地。

6. 血之府也

脉乃血居之处，故为血府。

7. 心之合也

心主血，其合在脉，故云血脉内合于心。

8. 皮之部也

血脉外布于肌肤。

9. 资始于肾

人有生以来，饮食未进之时，血脉之循行，全赖肾中元气以主宰其机，后天脾胃化生气血，充盈鼓荡血脉，亦必赖肾中之真阳以启动，故曰资始于肾。

10. 资生于胃

人之气血由脾胃所化生，注之于脉，血脉乃充，气乃贯通。

11. 阳中之阴，本于营卫

经云：“营卫者，精气也。”营卫，皆为脾胃所化生的精微之气。又云：“血之与气，异名同类焉。”气为阳，营卫既然称为气，当属阳；然营卫之气又与血异名同类，而血属阴，故营卫统而言之，性属阳中之阴。

12. 营者阴血

若进一步区分营与卫二者的阴阳属性，则营属阴，与血行于脉中，常营血并称，故曰营者阴血。

13. 卫者阳气

卫出下焦，属人身阳气的一部分，起温煦的作用，故曰卫者阳气。

14. 营行脉中

营属阴，其性柔，“故独得行于经隧，命曰营气。”

15. 卫行脉外

卫为阳，剽悍滑疾，不为脉所约束，行于脉外。

16. 脉不自行

血脉属阴，阴主静，不能自己循行。

17. 随气而至

血脉由气帅行而至。

18. 气动脉应

气帅血行，鼓荡血脉，气动而脉随之搏动。

19. 阴阳之义

血不自行，随气而动，因而血属阴主静，气属阳主动，此乃阴阳特性所决定的。

20. 气如橐籥

橐籥乃风箱之活塞，气鼓荡血脉宛如橐籥一样。

21. 血如波澜

血受气之鼓荡而搏击，宛如涌起之波澜。

22. 血脉气息，上下循环

血脉随气息而动，周身上下循环不已。

23. 十二经中，皆有动脉。惟手太阴，寸口取决

十二经各有动脉，独取手太阴之动脉寸口以决断。

24. 此经属肺，上系吭嗌

寸口属肺经，上循喉咙。

25. 脉之大会，息之出入

肺主气司呼吸，气息出入，皆肺所司。诸经之经气，皆上归于肺，肺朝百脉。《难经》云：“寸口者，脉之大会，手太阴之动脉也。”故以寸口候五脏六腑气之盛衰。

26. 一呼一吸，四至为息，日夜一万，三千五百，一呼一吸，脉行六寸，日夜八百，十丈为准

一呼一吸兼一息，脉当五至为常，一昼夜共呼吸13500次。一呼一吸脉行6寸，一昼夜运行810丈。

27. 初持脉时，令仰其掌，掌后高骨，是谓关上，关前为阳，关后为阴，阳寸阴尺，先后推寻

持脉令病家仰掌，先定掌后高骨，对准高骨之脉谓关脉。关前为寸，属阳位；关后为尺，属阴位。诊脉当仔细推敲寻求。

28. 心肝居左，肺脾居右，肾与命门，居两尺部

脏腑在寸口的分布，左寸主心，左关主肝，左尺主肾；右寸主肺，右关主脾，右尺主命门。

29. 魂魄谷神，皆见寸口

肝主魂，肺主魄，脾胃主水谷之气，心主神，四者皆脏腑功能活动之表现，神魂魄及胃气的变化，皆可反映于寸口。

30. 左主司官，右主司腑

五脏六腑，合称十一官，左右皆有脏，亦皆有腑，硬释为左主脏、右主腑则失于呆板。"司官"与"司腑"当活看，即诊寸口以察五脏六腑之变化。

31. 左大顺男，右大顺女，本命扶命，男左女右

左为阳，右为阴。男子属阳，故左大为顺；女子属阴，故右大为顺。"本命扶命"不知作何解。孕脉左大为男，右大为女，此说有一定意义，但不绝对。

32. 关前一分，人命之主

关前一分为寸，为阳，心肺所居，人命攸关。

33. 左为人迎，右为气口

王叔和分左为人迎，右为气口，医家多有非议。

34. 神门决断，两在关后，人无二脉，病死不愈

关后两尺，以候肾，《脉经》称为神门。肾藏元气，生命之根。若尺脉已无，乃根本已绝，定死不愈。

35. 男女脉同，惟尺则异，阳弱阴盛，反此病至

男女之脉相同，但尺脉有别。尺为阴，女属阴，故女子当尺脉略盛；男为阳，故男子当尺脉稍弱，此生理之殊，反之为病。

36. 脉有七诊，曰浮中沉，上下左右，消息求寻

七诊，指浮、中、沉、上、下、左、右。浮以候表，沉以候里，中以候胃气。上下，即寸与尺，寸以候上、候阳，尺以候下、候阴。左右，即左右两手之脉。左以候血，右以候气，左右二脉，诊五脏六腑。诊脉当七诊相参，仔细求索推寻。

37. 又有九候，举按轻重，三部浮沉，各候五动

三部九候，即寸关尺，三部各有浮中沉三候，合为三部九候，"各候五动"，当为

左右脉各候五十动，以候五脏之气。

38. 寸候胸上，关候膈下，尺候于脐，下至跟踝

左脉候左，右脉候右，病随所在，不病者否。寸脉候上焦，胸膈以上；关脉候中焦，膈以下；尺以候下焦，由脐至足。

39. 浮为心肺，沉为肾肝。脾胃中州，浮沉之间

上焦阳位，心肺所居。浮取为阳，故浮以候心肺，中以候脾胃；下焦阴位，肝肾所居，故沉以候肝肾。笔者认为，虽然有“浮以候心肺，沉以候肝肾”之说，但临床并无多大实用价值，脏腑的定性，还是依寸关尺分候三焦来定。

40. 心脉之浮，浮大而散。肺脉之浮，浮涩而短。肝脉之沉，沉而弦长。肾脉之沉，沉实而濡。脾胃属土，脉宜和缓

此言五脏平脉。心属火，于时为夏，万物盛长，气隆盛于外，故脉浮大而散。其散，当为体阔势软之意。肺属金，于时为秋，万物收成，气由盛大而初敛，故脉浮已是短涩。肾主水，于时为冬，万物含藏，其气收降，故脉沉实而濡。肝属木，于时为春，万物始生，其气由伏藏而初升，故脉沉而弦张。脾属土，于时为长夏，万物繁实，其气冲融，故脉和缓。再者，脾为孤脏，以灌四旁，应于四时，弦钩毛石诸脉中和缓之象，即脾之脉也。以上所言为五脏之平脉。

41. 命为相火，左寸同断

相火寄于肝肾，肝肾同居下焦，故相火的变化当于右尺察之。然心包属厥阴，亦寄相火，与心同居左寸，欲察相火，尚须诊其左寸。

42. 春弦夏洪，秋毛冬石。四季和缓，是谓平脉

此言四时之平脉。人与天应，脏与时应，时有升降盛衰之变，脉有弦钩毛石之应。脉顺应于时，故为平脉。

43. 太过实强，病生于外。不及虚微，病生于内

太过为邪气盛，多因外邪所客，不及为正气衰，多因七情所伤。

44. 春得秋脉，死在金日，五脏准此，推之不失

春脉当弦反毛，为金克木。时值春生气行，肝得时令之助当强，而反见秋脉，是木虚金乘太甚。若至金日，肺得时令之助更加肆疟，肝木何堪，不死何待。余脉皆仿此，可推知死期。

45. 四时百病，胃气为本。脉贵有神，不可不审

土为万物之母，人以胃气为本，土旺四末，以灌四旁，故四时之脉，虽然有弦钩毛石之异，亦必和缓之象于中，方为平脉。百病脉虽变化万端，倘中有和缓之象，胃气尚存，虽重当无大碍。脉贵有神，其神也，即雍容和缓之象，乃有胃气之征，诊脉必察胃气之存亡，正气之盛衰。

46. 调停自气，呼吸定息。四至五至，平和之则

诊者当调匀呼吸，以定气息。一息脉四至五至，为平和脉之准则。

47. 三至为迟，迟则为冷。六至为数，数即热证。转迟转冷，转数转热

此以至数定迟数。愚意迟数之分，当以脉来去徐疾为别。迟冷数热，此言其常，须知迟亦主热、主邪实气滞；数尚主寒、主虚（参《濒湖脉学解索》迟、数脉）。

48. 迟数既明，浮沉当别。浮沉迟数，辨内外因。外因于天，内因于人。天有阴阳，风雨晦冥。人喜怒忧，思悲恐惊

迟数当分浮沉，一般来说，六淫外感多浮，七情内伤多沉，但沉亦主表，浮亦主里，不可不知。

49. 外因之浮，则为表证。沉里迟阴，数则阳盛

感受外邪而脉浮者，属表证。沉脉主里，迟主阴盛，数为阳盛。

50. 内因之浮，虚风所为。沉气迟冷，数热何疑

内伤亦可脉浮，正虚，虚风内动脉因浮。沉主气滞，迟主阴冷。数脉为热，何庸置疑。

51. 浮数表热，沉数里热。浮迟表虚，沉迟冷结

浮数为表热，沉数为里热。浮迟表阳虚，沉迟为阴寒搏结于里。

52. 表里阴阳，风气冷热。辨内外因，脉证参别

一般而言，表证脉浮，里证脉沉，阴冷脉迟，阳热脉数，外因脉浮，内因脉沉，但亦须脉证相参，方不致误。

53. 脉理浩繁，总括于四。既得提纲，引申触类

脉象多变，脉理纷繁，然掌握浮沉迟数四纲脉，便可纲举目张，触类旁通。

54. 浮脉法天，轻手可得。泛泛在上，如水漂木

浮脉如天之在上，属阳，轻按即得。犹如水中之木，举之有余，按之不足。

55. 有力洪大，来盛去悠。无力虚大，迟而且柔。虚甚则散，涣漫不收。有边无中，其名曰芤。浮小为濡，绵浮水面。濡甚则微，不任寻按

洪、虚、散、芤、濡、微，皆浮位可见，洪脉浮大有力，如洪波涌起，来盛去衰。虚脉浮大无力，至数兼迟。散脉浮大，边际涣散不甚清晰，按之更加无力。芤脉浮大，按之虽有两边，然脉中空豁。濡则浮细而软，如水中浮绵。微则较濡更加细软，按之欲无。

56. 沉脉法地，近于筋骨

沉犹地之在下，属阴，凝重敛藏，重按近于筋骨方得。举之不足，按之有余。

57. 深深在下，沉极为伏。有力为牢，实大弦长。牢甚则实，愊愊而强。无力为弱，柔小如绵。弱甚则细，如蛛丝然

伏、牢、弱皆沉。伏则深深在下，居于筋骨之间，较沉脉更沉。牢脉沉而实大弦长。弱则沉细无力，如指触绵。细脉特征在于细如蛛丝，其位不定，沉者有之，非必皆沉，且脉力亦非皆弱。

58. 迟脉属阴，一息三至，小快于迟，缓不及四。二损一败，病不可治，两息夺精，脉已无气

此言至数少的诸脉。迟为阴脉，一息三至，缓脉稍快于迟，一息四至。一息二至

为虚损脉，一息一至为败脉。脉若损败，正气衰极，病多不治。若两息一动，为精气劫夺，胃气已亡。

59. 浮大虚散，或见芤革。浮小濡微，沉小细弱。迟细为涩，往来极难。易散一止，止而复还，结则来缓，止而复来。代则来缓，止不能回

虚散芤革，皆见浮大之象，虚则浮大而按之无力；散则涣漫不收，较虚更为无力，芤则按之两边有而中间空；革则浮大有力，按之空豁，形如鼓皮。濡微皆浮小，濡则浮细而软，微则较濡更细而无力，按之如无。细弱皆沉小，弱则沉细无力，细则惟细，非必沉而无力。散结代皆有歇止，数乃参差；结有歇止，止而复还，亦必兼缓；代脉之止，不能自还，复因他脉，更代而还。

60. 数脉属阳，六至一息。七疾八极，九至为脱

此言至数快的诸脉。数为阳脉，一息六至，七至为疾，阳胜阴病；八至为极，乃火热亢极，阴液耗极；九至为脱，阴竭阳脱。

61. 浮大者洪，沉大牢实

此言脉大属实者诸脉。洪为浮大，牢为沉大有力，实为浮中沉皆大而有力。

62. 往来流利，是谓之滑。有力为紧，弹如转索。数见寸口，有止为促。数见关中，动脉可候。厥厥动摇，犹如小豆

滑脉往来流利，如珠滚动替替然。紧脉有力，左右弹指如转索。数而一止为促。关脉数而凸起如豆，厥厥动摇者为动脉。位于寸或尺者，亦以动脉相称。

63. 长则气治，过于本位。长而端直，弦脉应指。短则气病，不能满部。不见于关，惟尺寸候

长脉过于本位，迢迢自若，此非病脉，壮者为气昌。若长而太过，为阳盛有余。长而端直，挺然指下者为弦脉。短则气病不能前导，致两头缩，不能满部。两头缩，乃指寸尺不及，与关无涉。

64. 一脉一形，各有主病。数脉相兼，则见诸证

一种脉有一种脉的形象，各有各的主病，互不相同。若数脉兼见，则各脉所主之病证亦兼见。

65. 浮脉主表，里必不足。有力风热，无力血弱。浮迟风虚，浮数风热。浮紧风寒，浮缓风湿。浮虚伤暑，浮芤失血。浮洪虚火，浮微劳极。浮濡阴虚，浮散虚剧。浮弦痰饮，浮滑痰热

此言浮脉及其兼脉所主病证。浮脉主表，亦主里虚。浮而有力多属风热，无力而浮可见于血虚气弱或阴虚阳衰。浮而迟者，阳虚夹风。浮而数者多外感风热；浮紧者为外感风寒；浮而缓者，风湿外袭；浮虚为暑热伤气；浮芤为失血气越；浮洪无力，为脾伤阴火内炽；浮微为极虚劳损；浮而濡者，阴血不足，虚阳外浮；浮而散者，正气虚甚而散越于外。弦脉主痰饮，又兼浮而在外，当属痰饮中之溢饮。浮滑主痰热。

66. 沉脉主里，主寒主积。有力痰食，无力气郁。沉迟虚寒，沉数热伏。沉紧冷痛，沉缓水蓄。沉牢痼冷，沉实热极。沉弱阴虚，沉细痹湿。沉弦饮痛，沉滑宿食。

沉伏吐利，阴毒聚积

此言沉脉及其兼脉之主病。沉主里证，主里寒及邪气积聚在里，然沉亦主表，不可不知。沉而有力为实，如痰饮食滞搏结于里等证。无力而沉为虚，不论浮中取其脉何象，凡沉取无力者，皆为虚。至于气郁，本属实证，脉固可沉，但非无力之脉。“无力气郁”不确。沉迟主寒，亦主热结。沉迟无力方为虚寒。热伏于内，阻遏气机，热不得外达，脉固可沉数，然当是躁急之象。沉紧为冷，为痛。沉缓为水蓄、痰、饮、湿等皆水之类，故沉缓亦主痰、饮、湿蓄或脾虚。沉牢为沉寒痼冷。沉实，多数为实证，或为热极，或为气滞，或为痰饮等。若沉实搏指如弹石，反为无胃气的极虚之证。沉弱主虚，阴阳气血虚者，皆可脉见沉弱，非必阴虚。若把阴虚理解为精虚、血虚尚可，若阴虚而阳亢内热者，其脉并不沉弱。沉细痹湿，痹湿当分看，痹可指痹证，亦包括邪气闭阻血脉之痹，湿只是闭阻血脉的邪气的一种，或合看为“湿痹”。邪阻而痹，脉沉细者，当沉细而弦紧拘急或兼软、涩等，若沉细无力主虚。沉弦主饮、主痛。沉滑为痰、为食、为热。沉伏吐利，阴寒积聚，或阳郁战汗。

67. 迟脉主脏，阳气伏潜。有力为痛，无力虚寒

此言迟及兼脉主病。脏为阴，腑为阳，迟为阴，数为阳，故迟主脏，数主腑。迟为火郁或热结，则迟当兼沉。迟而有力为邪实，阻滞气机而痛。迟而无力为虚寒。

68. 数脉主腑，主吐主狂。有力为热，无力为疮

此言数及兼脉主病。数为阳主腑。热则气逆而吐，热扰心神，重阳则狂。数而有力为实热，数而无力主虚。若主疮，当为疮疡已溃，气血已伤之时，当予托补。若热毒成疮邪盛之时，脉应数实。

69. 滑脉主痰，或伤于食。下为蓄血，上为吐逆

此言滑脉主病。滑主痰、主食阻隔气机而吐逆，妊娠聚血以养胎，血盛而滑。

70. 涩脉少血，或中寒湿。反胃结肠，自汗厥逆

此言涩脉主病。涩主血少伤精，或津液枯，胃燥而反胃，肠燥而便结。或寒湿、瘀血、气滞阻遏血脉而脉涩。或邪阻阳郁而厥逆，或阴亏阳浮而自汗。

71. 弦脉主饮，病属肝胆。弦数多热，弦迟多寒。浮弦支饮，沉弦悬饮。阳弦头痛，阴弦腹痛

此言弦脉及其兼脉主病。弦主饮，饮为阴邪，经脉拘急而弦。弦主肝胆失于疏泄，弦数肝胆有热，弦迟为寒邪收引之象。支饮病位高，故脉浮弦；悬饮病位下，故脉沉弦。阳脉弦即寸弦，邪干于上而头痛；阴弦即尺弦，阴盛于下故腹痛。

72. 紧脉主寒，又主诸痛。浮紧表寒，沉紧里痛

此言紧脉及其兼脉主病。寒则收引故脉紧，经脉拘急而为痛。浮紧主寒邪袭表，沉紧主里寒冷痛。

73. 长脉气平，短脉气病。细则气少，大则病进。浮长风痫，沉短宿食。血虚脉虚，气实脉实。洪脉为热，其阴则虚。细脉为湿，其血则虚

此论脉之长短大小主病。脉长气平，当长而和缓，为正强气昌之象。短以气不足

以前导，故脉两头缩缩不及本位。细乃阴血不足，不能充盛血脉。若细主气少，其细必兼无力。大则邪盛，故病进。风痫为一病名，风火相搏而痫生，脉当浮长。宿食滞碍气机致脉沉短。血虚气浮故脉虚。气实当为邪气盛，搏击气血而脉实。洪脉为热，热盛则阴液消耗，其阴则虚。阴虚不足，不能充盈血脉而脉细。细又主湿，以湿为阴邪，易伤阳气，易阻气机，气血遏阻则脉细，其细当细而软。

74. 缓大者风，缓细者湿。缓涩血少，缓滑内热

风伤卫，脉浮缓；风为阳，卫强阳盛致脉大。缓为脾虚，细为湿阻。缓为气虚，涩为血少，气血不足而缓涩。热则纵，故脉缓，其缓当缓大而纵。滑脉为阳，主热盛，故缓滑主内热。

75. 濡小阴虚，弱小阳竭。阳竭恶寒，阴虚发热

濡乃浮而柔细，又兼短小，皆不足之象，阴血不足者有之，阳气虚弱者亦有之。弱乃沉细无力，又兼短小，阳虚无疑。阳虚则寒，阴虚则热。

76. 阳微恶寒，阴微发热。男微虚损，女微泻血

寸为阳，微脉见于寸故阳虚而恶寒。尺以候肾，微脉见于尺多主阳虚；尺为阴，阴虚而尺当细数，阴虚则内热。尺微属阳虚，抑或阴虚，当结合舌色、症状来判定。男子脉微为虚损，精血亏耗，阳气虚衰；女子脉微亦虚极。泻血，缘于阳气衰，不能统血、摄血所致。

77. 阳动汗出，阴动发热。为痛为惊，崩中失血

阴虚阳搏而为动，阴虚则内热。阳盛迫津外溢而为汗，迫血妄行而为崩中失血。惊则气乱而脉动，痛则气血乖戾而脉动。

78. 虚寒相搏，其名为革。男子失精，女子失血

革居浮位，其象弦大而绷急，按之空豁，主虚寒。虚寒当分看。虚，包括阴阳气血虚；寒乃阳虚阴盛而言，皆可令气浮而革。正虚不固而为失精，血失固而为亡血。

79. 阳盛则促，肺痈阳毒。阴盛则结，疝瘕积郁

促为数而一止，阳盛而有留滞，故数而一止。气血壅遏，蒸腐而为痈。痈发于肺而为肺痈，发于他处而为其他痈。热亢而为阳毒，或咽痛溃烂，或身痛发斑，或目赤如鸠，或疖肿疮疡等。结为阴盛而有留滞，气血凝滞，而为疝瘕积郁。

80. 代则气衰，或泄脓血。伤寒心悸，女胎三月

代脉缘于气血不能相继；或脏气衰败而不得相继；或疮疡溃败，气血耗伤而不相继；或伤寒邪伤正气而不相继；或血聚以养胎，经脉之中一时气血少而不相继，致脉有歇止，相互更代。

81. 脉之主病，有宜不宜。阴阳顺逆，凶吉可推

脉是阴阳气血邪正盛衰之外现，因而脉可反映疾病的性质、病位、程度以及转归、预后，判断其吉凶顺逆。

82. 中风浮缓，急实则忌。浮滑中痰，沉迟中气。尸厥沉滑，卒不知人。入脏身

冷，入腑身温

诸症皆有昏厥表现。中风有真中、类中之分，可由正虚渐积而成。浮缓风虚，脉证相应为顺，急实正不胜邪，当忌。中痰缘痰痹心窍而昏厥风动，脉见浮滑，邪实证实，为顺。中气，乃因情志怫逆，气闭而昏厥，气血不畅，故脉沉迟。尸厥，乃神昏肢厥，其状如尸。脉沉而滑，乃气血并菀，痰气交阻，属实证，为顺。元气衰乃入脏，故身寒；正气尚强，邪不能深入而在腑，故身温。

83. 风伤于卫，浮缓有汗。寒伤于营，浮紧无汗

风为阳邪，伤于卫而卫强，腠理不固而汗泄，此即太阳表虚证。寒为阴邪，伤人营阴，营血敛泣而无汗。

84. 暑伤于气，脉虚身热

暑为天行火热之邪，其性酷烈。“壮火食气”，气为热伤而脉虚，热盛而身热。

85. 湿伤于血，脉缓细涩

湿可伤阳阻气，阳气伤而血行不畅，脉缓细涩，并非血枯之涩，乃因邪阻所致。

86. 伤寒热病，脉喜浮洪。沉微涩小，证反必凶

伤寒热病，当为广义伤寒。邪已化热，热盛而脉浮洪。若按之脉有躁急之象，虽沉微涩小，乃热邪郁伏所致，未必凶恶。若沉微涩小无力，为邪盛正气已衰，阳证见阴脉，脉证相反，故凶。

87. 汗后脉静，身凉则安；汗后脉躁，热甚必难

汗后脉静身凉为邪已退，病愈。汗后身热脉躁，邪不为汗衰，正不胜邪，此为阴阳交，阴阳交者死。

88. 阳病见阴，病必危殆；阴病见阳，虽困无害

阳病见阴脉，首先要辨别是真阴脉还是假阴脉。若脉虽沉迟涩细短小，按之有力且有躁急之感，皆邪气闭郁气机，非真阴脉；若按之无力、无神，方为真阴脉，为正气已衰，脉证相违，病当危殆。阴病见阳脉，首先分析是真阳脉还是假阳脉。若脉浮大滑数，中有和缓之象，此是正气来复之象，虽困无害。若脉虽浮大洪数，按之强劲搏指，无柔和之象，亦非真阳脉，乃真气外泄，胃气已败，为逆，为困。

89. 上不至关，阴气已绝，下不至关，阳气已竭

寸为阳、为上，尺为阴、为下。阴升阳降，阴阳相交。关为阴阳升降之关隘，为枢。阴升上不及关，阴绝可知。阳降下不及关，阳竭已昭。

90. 代脉止歇，脏绝倾危。散脉无根，形损难医

代脉动而中止，乃脏气已绝，不能自还，更代而复动，故危殆见于俄顷。散脉涣漫无根，真气离散，破䐃脱肉形已坏，难免沉疴。

91. 饮食内伤，气口急滑

饮食所伤，食积不化，搏击气血而激扬波澜，故脉滑。右寸为气口，属肺，主气。气被遏而激荡，故滑见寸口。伤食亦可滑见三部。

92. 劳倦内伤，脾脏大弱

劳倦伤脾，脾伤而生化竭乏，气虚而脉弱，阴火内炽而脉大。有似外感，实则内伤。

93. 欲知是气，下手脉沉，沉极则伏，涩弱久深

气血不得外达故脉沉。沉而涩弱乃气血无力外达，为病久正虚而脉深。沉而有力，乃气滞不畅，气血不得外达。伏则脉较沉更加深藏，推筋至骨乃得。

94. 火郁多沉

气郁而化火，因其气郁，故脉沉。外感化热，热邪亦可阻闭气机而为郁热，脉见沉。痰食、瘀血蕴久化热，亦可阻闭气机而脉沉。其沉，或兼数实，或兼迟涩，依其气机闭郁程度而异，然中必有一种似数非数、躁急不宁之感。

95. 滑痰紧食

痰、食，皆有形之邪。食积可致滑脉、紧脉、伏脉，《脉诀》中已有述及。为什么同一食积出现不同脉象？主要因阻滞程度不同，阻滞轻的，搏击气血而为滑；重者，阳气不能敷布，经脉失于温煦而拘急为紧；再重，则气机阻闭，脉则伏，甚至厥。痰可滑，其实痰亦可出现紧脉，对此，脉学中尚无明确记述。饮脉弦，这是明确的。痰与饮同为阴邪，弦与紧同为经脉拘急收引之象，故痰可紧，临床亦确有因痰而弦紧者。

96. 气涩血芤

气滞不行，血亦不畅，故脉涩。血脱气浮故脉浮大中空而为芤。

97. 数火细湿

数当分虚实，数而有力为火热，无力为虚。湿遏气机而脉细兼软。

98. 滑主多痰，弦主留饮。热则滑数，寒则弦紧，浮滑兼风，沉滑兼气，食伤短疾，湿留濡细

此言滑脉及其兼脉主病，滑主痰，弦主饮。滑数为痰热，寒痰则弦紧，浮滑痰兼风，伤食滑而短疾，湿盛濡细。

99. 疟脉自弦，弦数者热，弦迟者寒，代散者折

疟脉当弦，为疟之正脉。弦数有热，弦迟有寒。疟见代散之脉，脏气竭乏而散越，当然夭折。

100. 泄泻下痢，沉小滑弱，实大浮洪，发热则恶

泄痢，脉喜见沉小滑弱，正虽虚而邪已退。实大浮洪且身热，邪盛病进，故恶。

101. 呕吐反胃，浮滑者昌，弦数紧涩，结肠者亡

人以胃气为本，禀水谷精华以养。呕吐胃气尚强，可鼓荡血脉而浮滑。若化源告溃，经脉失濡，弦紧拘急，枯涩而数，柔和之象已失，大肠失濡而肠结不通，故亡。

102. 霍乱之候，脉代无讶；厥逆迟微，是则可怕

霍乱吐泻，“吐下之余，定无完气”，气暴耗，津暴伤，血脉一时不续而脉代，此病脉而非死脉，故无讶。若四肢厥逆而脉微迟，乃阳气已亡，故可怕。

103. 咳嗽多浮，聚肺关胃，沉紧小危，浮濡易治

肺为华盖，视为娇脏，其气通于天，外邪袭人多伤于肺，致肺失宣降而咳，其脉多浮。脾为生痰之源，肺为贮痰之器。脾胃不足，津液不布，聚而为痰，上干于肺，致肺气逆而为咳。痰聚阳位，脉当浮。肺之平脉本浮，肺虽受邪，脉尚得浮，示肺气尚强，易愈，若沉紧小，见诸阴脉，说明肺气已被耗损，故危。浮濡虽肺气已伤，然邪已退，故易治。

104. 喘急息肩，浮滑者顺。沉涩肢寒，散脉逆证

喘急有虚实之分。邪迫于肺而喘急，脉浮滑为阳脉，正气尚强，故为顺；沉涩肢寒，正气已衰，气短难续而喘，为逆；若脉散而喘急肩息，肺气已然散越，危。

105. 病热有火，洪数可医；沉微无火，无根者危

火热为阳邪，洪数为阳脉，脉证相合为顺，可医。若脉洪数，沉取细微无力，乃阴盛格阳，无根之火浮游于外，故危。

106. 骨蒸劳热，脉数而虚；热而涩小，必殒其躯

阴虚骨蒸发热，脉当细数，或虚数，若脉涩小，阴虚已甚，不能制阳，故殒其躯。

107. 劳极诸虚，浮软微弱。土败双弦，火炎急数

证虚脉当虚。然浮软微弱，正已虚甚。脉双弦，强劲不柔，为胃气已败。火炎急数，独阳无阴。

108. 诸病失血，脉必见芤，缓小可喜，数大可忧

血失气越而脉浮大，血不充盈而中空。数大而实为邪热盛，血不得宁，势将继续出血；数大而虚为气脱，正气不敛，故可忧。缓小为邪退，血得静而失血止，或为浮越之气已敛，故可喜。

109. 瘀血内蓄，却宜牢大。沉小涩微，反成其害

瘀血内蓄，脉牢大，为脉实正强，脉证相合为宜。然牢大太过，邪气太盛，亦非所宜。沉小涩而微，为正气衰，久则成劳，为其所害；若虽沉小涩，按之有力，为气血阻滞，势在必然，尚未足虑。

110. 遗精白浊，微涩而弱。火盛阴虚，芤濡洪数

肾虚不固，遗精白浊，当现微涩而弱不足之脉；若芤濡洪数，乃阴竭阳越，为逆。

111. 三消之脉，浮大者生，细小微涩，形脱可惊

三消总因燥热太盛，脉宜浮大；若细小微涩，阴液枯竭，更兼形销骨立，多致不救。

112. 小便淋闭，鼻头色黄，涩小无血，数大何妨。

小便淋闭，鼻头黄，脉见数大，为湿热困阻三焦，气化不利，虽淋涩殊甚亦无妨。清热利湿，气化得行，小便自畅。若小便淋闭，湿热蕴阻，反见涩小之脉，阴血枯涸，为邪未去而正已伤，利之伤阴，柔之碍湿，两相掣肘，治之殊难。

113. 大便燥结，须分气血，阳数而实，阴迟而涩

大肠得以传导，必阳气之推荡，精血之滋润。若气分邪阻不能推荡，或气虚无力

推荡，可致大便燥结，此属气分。若精血亏耗，不能濡润，属血分。阳数而实，乃热结阳明之腑实证。阴脉迟涩为津液、精血亏，大肠失润而燥结。

114. 癫乃重阴，狂乃重阳。浮洪吉兆，沉急凶殃

狂证属阳，脉见浮洪，脉证相合，为吉。癫证属阴，若见浮洪，阳复之征，亦为吉。沉急，为强急不柔，胃气亡，为凶殃。

115. 痫脉宜虚，实急者恶，浮阳沉阴，滑痰数热

痫本因痰，脉见虚缓，邪势不甚，为宜；实急不柔，邪盛而胃气已伤，为恶。脉浮属阳痫，脉沉为阴痫，滑数为痰热盛。

116. 喉痹之脉，数热迟寒，缠喉走马，微伏则难

喉痹，即喉闭，表现为咽喉红肿疼痛、声哑、吞咽不利等。可因内有积热，阴虚内热，内热所客，或内外合邪而发。"缠喉""走马"，皆为喉科急症，缠喉风除咽喉内外红肿疼痛之外，主要特征为呼吸困难甚则喘憋窒息。喉风以其来势迅猛，而曰走马喉风，多因热毒所致，故脉数。脉伏乃热毒闭伏，脉迟为火被寒郁。若脉微，或迟而无力，可因阴寒内盛，虚阳浮越，上灼于喉而发。

117. 诸风眩运，有火有痰，左涩死血，右大虚看

诸风掉眩，固多属肝，然因火上扰，痰饮水湿上犯，瘀血阻遏清阳，正虚阳气不升，阴血不荣，以及外邪所客等，皆可生风晕眩。有火者，脉当弦数；有痰者，脉当弦滑。左脉主血，涩为血瘀；右脉主气，大而无力为虚。

118. 头痛多弦，浮风紧寒，热洪湿细，缓滑厥痰，气虚弦软，血虚微涩，肾厥弦坚，真痛短涩

弦为拘急收引、气血不得鼓畅之象。邪气遏阳，经脉失于温煦而弦；或阳虚不能温煦，亦可脉弦。经脉拘紧不畅，头痛乃作。脉浮弦者，头痛多因风客；脉弦紧者，头痛多因寒袭；脉弦洪者，因热而作；脉弦细软者，因湿而发。痰厥阻痹清阳而头痛，脉多弦缓滑。气虚头痛脉多弦软；血虚者脉弦涩，或弦细涩。肾阳虚，厥气上逆，脉弦而坚。真头痛，气血阻甚，经脉滞塞而短涩。

119. 心腹之痛，其类有九。细迟从吉，浮大延久

九类心腹痛，《金匮要略心典》于九痛丸下云："九痛者，一虫、二注、三风、四悸、五食、六饮、七冷、八热、九去来痛是也……因于积冷结气所致者多耶。"细迟乃积冷结气阻遏气血，不通而痛，以其脉证相合故言吉。阴盛于内而浮大者，有力者为邪盛；无力者为虚阳浮越，或邪实，或正虚，皆难收捷效。

120. 疝气弦急，积聚在里，牢急者生，弱急者死

疝为肝寒之疾，肝病脉当弦。寒积于里，脉牢急，正气尚强，故生。弱急者，弱为正气已衰，急为邪气尚盛，故性命堪虞。

121. 腰痛之脉，多沉而弦，兼浮者风，兼紧者寒，弦滑痰饮，濡细肾著，大乃肾虚，沉实闪肭

腰为肾之府，膀胱经所循行，腰痛多关及于肾和膀胱，实者在经，虚者在肾。沉

而弦者寒，沉弦兼紧者寒。若沉弦紧按之无力为肾阳虚。沉脉何以兼浮？失之斟酌。弦滑痰饮阻于经络。濡细为湿气下流于肾，名肾著。肾虚腰痛脉大者必按之虚。脉沉实而腰痛，当属实证。或因闪挫，气血不行，或因邪实，阻塞经络。

122. 脚气有四，迟寒数热，浮滑者风，濡细者湿

脚气分干脚气、湿脚气。足胫肿大，软弱麻木者为湿脚气；不肿但麻软为干脚气。有偏风、偏寒、偏湿、偏热之别，热数、寒迟，风浮、湿濡。

123. 痿病肺虚，脉多微缓，或涩或紧，或细或濡

痿即肢体痿废，《内经》责之“肺热叶焦”，水谷精微不得布散，四末失于濡养发为痿。因于肺虚，脉多微缓。痿亦可发于阳明、肝肾、湿气下注等。涩乃血枯不荣而痿。紧为寒或阳衰，筋脉拘急而痿。濡细为湿气下注，筋脉弛长而痿。

124. 风寒湿气，合而为痹，浮涩而紧，三脉乃备

痹乃肢体关节疼痛，酸沉肿胀为主要表现。多因正气不足，复因风寒湿三气杂至合而为痹。风浮，寒紧，正虚邪阻而涩。

125. 五疸实热，脉必洪数，涩微属虚，切忌发渴

五疸，《金匮要略》分为黄疸、谷疸、酒疸、女劳疸、黑疸，后世分阳黄、阴黄两类。阳黄因湿热熏蒸而黄。湿蕴热盛，脉宜洪数。湿郁气阻，汗溺不通，更因热盛湿阻而渴饮，水湿不运，湿蕴更著，热不透达，湿遏热伏，热蒸湿横，交互恣疟，故恶。若湿热伤阴而渴，湿热未去，阴已伤，滋之助湿，利之伤阴，寒之碍湿劫阴，治颇棘手，亦恶。涩微者，正气衰，精血涸，黑疸、女劳疸者是。

126. 脉得诸沉，责其有水，浮气与风，沉石或里，沉数为阳，沉迟为阴，浮大出厄，虚小可惊

水病，水阻气机而脉沉。浮则风水相搏，为风水。沉则为正水、石水。无水虚胀者为气，风气相击，身体浮肿，故脉浮。沉数为水与热合，为阳水，沉迟为水与寒搏，为阴水。《金匮要略》云：“水病脉出者死。”水为阴，脉当沉，反浮大者，真气反外出于水之上，根本脱离，而病气独盛，故厄。虚小为水盛正衰，故可惊。

127. 胀满脉弦，土制于木，湿热数洪，阴寒迟弱，浮为虚满，紧则中实，浮大可治，虚小危极

胸腹胀满，因于木克土者，脉当弦；因于湿热蒸迫，脉当洪数；若因阳气虚衰不运而胀者，脉当迟弱；浮而按之无力者，为正虚升降失司而痞满；食积、寒饮等遏阻气机而胀，邪实脉实。胀为有余之证，浮大有力为正强，可治；虚小为正衰，故危。

128. 五脏为积，六腑为聚，实强者生，沉细者死

积聚指腹内肿块而言，积为有物可征，在血在脏；聚为聚散无常，按之无物，属气属腑。血瘀当破，气聚当疏。实强者，正气强，堪任攻伐；沉细者正气虚，治之棘手，预后不良。

129. 中恶腹胀，紧细者生，脉若浮大，邪气已深

中恶，即痧胀，感受秽浊之气，阻痹神明，滞塞气机，昏瞀烦乱，胸腹窒闷，气

机逆乱，吐泻不得。脉见紧细，乃秽浊闭阻气机。浮大者，邪气太盛，耗散正气，正气散泄而浮大，致虚邪更深入，治之颇难。

130. 痈疽浮散，恶寒发热，若有痛处，痈疽所发，脉数发热，而痛者阳，不数不热，不疼阴疮，未溃痈疽，不怕洪大，已溃痈疽，洪大可怕

当痈疽散漫尚未成形时，亦恶寒发热脉数，有似外感。外感之痛，头身骨节痛，不集一处；痈疽之痛，止于一处。此即《伤寒论·辨脉法》云："诸脉浮数，当发热而洒淅恶寒，苦有痛处，饮食如常者，蓄积有脓。"痈疽痛热脉数为阳，不热、不痛、不数为阴疮。痈疽未溃，热邪郁蓄，鼓涌气血而脉洪大，与证相宜，不必惧怕。痈疽已溃，脓血出而邪宜衰。若溃而不衰，热毒太盛，脉大病进，故可虑。

131. 肺痈已成，寸数而实。肺痿之形，数而无力，肺痈色白，脉宜短涩，不宜浮大，唾糊呕血

肺痈，因热灼于肺，伤其血脉，蓄结痈脓，故寸脉实滑数，症见胸痛寒热、口干喘满等症，初唾脓痰如米粥，痈溃则咳唾脓血。若肺痈面色白者，当属阴寒凝结于肺而成，故脉宜短涩，可宗阳和汤治之；若脉浮大无力，乃为气越；若浮大洪数有力，为火来克金，均非所宜。肺痿即肺叶萎弱不用，因热灼津伤所致，以咳唾涎沫为主症，证属虚热，故脉数无力。但肺痿亦有虚寒者，当予甘草干姜汤温之。

132. 肠痈实热，滑数可知，数而不热，关脉芤虚，微涩而紧，未脓当下，紧数脓成，切不可下

肠痈，即肠生痈，少腹肿痞皮急，按之痛，发寒热。因于胃肠蕴热所致，故脉滑数。若脉虽数，以手掩肿上而不波动者，为无脓。痈溃气血伤者，关脉芤虚。若脉微涩而紧者，邪暴遏而荣未变，未成脓时当逐其邪，以邪在肠，因势利导，下而逐之。热盛气血被腐，脓已成。"不可下"，当观证情而定，不可拘泥。

133. 妇人之脉，以血为本，血旺易胎，气旺难孕，少阴动甚，谓之有子，尺脉滑利，妊娠可喜，滑疾不散，胎必三月，但疾不散，五月可别，左疾为男，右疾为女，女腹如箕，男腹如釜

妇人以血为本，阴脉当旺。血以养胎，血旺易受孕成胎。血少气旺胎难成。心主血，手少阴脉动甚者，即心脉滑利。心主血，血聚以养胎而心脉动，知有子。尺主肾，胞胎所系。尺滑利，阴血盛，知已妊娠。"滑疾不散"，散，非散脉，乃孕三月，胎已成形，脉体见敛，阴血聚结之象。五月胎已长，血转化而为形体，脉之血已不似前之盛，故脉但疾而不滑散。男胎左疾，疾者胜之意，左为阳，以男为阳居左，胎气钟于阳，故左胜；女胎右疾，右为阴，以女为阴居右，胎气钟于阴，故右胜。这种脉象有一定参考意义，但非定如此。女胎面母腹，足肢抵腹，故形如箕；男胎面母背，腰脊抵腹，故形圆如釜。

134. 欲产之脉，其至离经，水下乃产，未下勿惊

临产之时，胞胎迸裂，气血动荡，脉象与妊娠期忽异，此即离经之脉。胎水先下，胎儿始娩；若胎水未下，宜静候勿惊。

135. 新产之脉，缓滑为吉，实大弦牢，有症则逆

新产之妇，气血两虚，脉尚缓滑者，知血未枯，气未夺，故为吉。若实大弦牢，无柔和之象，乃气血衰，胃气散，真气外泄，皆与新产之脉相悖，若外症随起，凶危立见。

136. 小儿之脉，七至为平，更察色症，与虎口纹

小儿稚阳，脉较成人为数，一息七至为平。小儿气血未充，身短脉小，察脉也只能知其大略，当进而察其指纹、色症综合分析判断。

137. 奇经八脉，其诊又别，直上直下，浮则为督，牢则为冲，紧则任脉，寸左右弹，阳跷可决，尺左右弹，阴跷可别，关左右弹，带脉当诀。尺外斜上，至寸阴维，尺内斜上，至寸阳维

此言奇经八脉之脉象。奇经无脏腑与之相配，故曰奇。脏腑之脉，寸关尺有定部，弦钩毛石有定象，奇经则形状固异，隧道亦殊，病证不同，故诊治自与十二正经有别。督脉浮弦，冲脉牢，任脉弦紧，阳跷寸紧，阴跷尺紧，带脉关紧。阴维由尺外斜上至寸，阳维由尺内斜上至寸。

138. 督脉为病，脊强癫痫。任脉为病，七疝瘕坚。冲脉为病，逆气里急。带主带下，脐痛精失。阳维寒热，目眩僵仆。阴维心痛，胸胁刺筑。阳跷为病，阳缓阴急。阴跷为病，阴缓阳急。病痛瘛疭，寒热恍惚，八脉脉症，各有所属

此言奇经八脉之主病。督脉为病，脊强反折，癫痫。任脉为病，疝瘕。冲脉为病，逆气里急。带脉为病，腹满腰重，带下。阳维为病苦寒热。阴维为病苦心痛。阳跷为病，则阴缓而阳急。阴跷为病，则阳缓而阴急。八脉脉象不同，主病各异。

139. 平人无脉，移于外络，兄位弟乘，阳溪列缺

此言斜飞脉或反关脉。

140. 病脉既明，吉凶当别。经脉之外，又有真脉。肝绝之脉，循刃责责。心绝之脉，转豆躁疾。脾则雀啄，如屋之漏，如水之流，如杯之覆。肺绝如毛，无根萧索，麻子动摇，浮波之合。肾脉将绝，至如省客，来如弹石，去如解索。命脉将绝，虾游鱼翔，至如涌泉，绝在膀胱。真脉既形，胃已无气。参察脉症，断之以臆

此言真脏脉。肝之真脏脉，弦细坚搏，如循刀刃，主肝绝。心之真脏脉，短实坚强，如循薏苡子累累然，即为转豆，主心绝。脾之真脏脉如鸟喙之坚；如屋漏之良久一至，不能接续；如水流不返；如杯覆不收；主脾绝。肺之真脏脉，飘浮无根，如风吹毛，如毛羽之中人肤，脉如麻子动摇，如微波叠合，主肺绝。肾之真脏脉，如客之访，来去无常，来如弹石之坚，去如解索之散，主肾绝。命门之绝脉，如虾游，静中一跳；如鱼翔，潜中一跃；或如泉涌浮泛于外，有出无入，主肾绝，膀胱之气亦绝。若真脏脉形已现，胃气已绝，再察色症，参照推断。

# “溯本求源　平脉辨证”脉案

在本篇中将通过临床实例，阐明吾对中医辨证论治体系的理解和实际运用。全部医案将分成五个部分，各举十例。一是以脉诊为中心的辨证方法的案例举隅；二是恒动观的案例举隅；三是胸有全局案例举隅；四是脉舌相左的案例举隅；五是对跟师学习人员病历的批改案例举隅。

部分病例曾于拙著刊载，此次复用，则着重从脉诊角度来说明我的思辨方法。

## 一、以脉诊为中心辨证论治案例举隅

以脉诊为中心的辨证论治方法，其实各案皆有体现，此处列专题论述，意在强调以脉为主的这一辨治方法

**例 1**：阴竭阳越

尹某，女，67 岁。1977 年 5 月 16 日初诊。

于 1977 年 5 月 12 日患急性心梗并发心源性休克，心电图示后侧壁广泛心梗，经西医全力抢救 3 日，血压仍在 20 ~ 40/0 ~ 20mmHg。为保证液体及药物输入的静脉通路，两侧踝静脉先后剖开，均有血栓形成而且粘连。因静脉给药困难，抢救难以继续，仅间断肌肉注射中枢兴奋剂。家属亦觉无望，亲人齐聚，寿衣备于床头，以待时日，此时请中医会诊。病者喘促，气难接续，倚被端坐，张口抬肩，大汗淋漓，头面如洗。

脉：阳浮大而尺无根。舌光绛无苔且干敛。面赤如妆，浮艳无根。

辨证：阴竭于下，阳越于上。

治法：收敛元气以救脱。

处方：张锡纯用山茱萸法。

山茱萸 45g，去核，浓煎频服。

下午 3 点开始进药，当日晚 9 点，血压升至 90/40mmHg，喘势见敛。连续两日，共进山萸肉 150g，阳脉见敛，尺脉略复，喘促大减，血压 110/70mmHg。至第 5 日，两关脉转弦劲而数，并发胸水、心包积液，胸脘疼痛憋气，改用瓜蒌薤白汤加丹参、赤芍，化痰化瘀宣痹，至第 8 日拍胸片，诊为心包积液并胸水。两寸脉弦，中医诊为饮邪犯肺，上方加葶苈子 10g、大枣 7 枚。一剂胸中豁然，再剂症消。后用养阴佐以化瘀之品，调理月余，病情平稳。两踝剖开处溃烂，骨膜暴露，转外科治疗 4 个月方愈。出院时心电图仅留有病理性 Q 波。

【按】阳脉浮大而阴脉细欲绝，此即阴竭阳越之脉。阳脉之大，可三四倍于阴脉，此为关格之脉。

阳旺阴弱之脉，可见于八种情况：

一是阳旺数实有力，尺脉细数，此水亏火旺，当泻南补北，代表方剂为黄连阿胶鸡子黄汤。

二是阳脉洪大，尺细数，此水亏而势盛于上焦气分，当滋下清上，代表方剂为玉女煎。

三是阳脉大然按之无力，尺细数者，此阴竭阳越，阴虚不能内守，虚阳浮越于上，法当滋阴潜阳，代表方为三甲复脉汤。

四是阳脉旺然按之无力，尺脉微细者，此阴盛格阳，虚阳浮越而成格阳、戴阳，法当引火归原，使浮游之火下归宅窟，代表方剂为白通加猪胆汁汤、通脉四逆汤等。

五是阳脉虚大，尺细数按之不足者，乃肾之阴阳两虚，虚阳浮越于上，法当双补肾之阴阳合以潜镇浮阳，代表方为三甲复脉汤合右归丸加减。

六是阳脉旺而有力，尺脉沉细躁数者，此郁火上攻，法当清透郁火，代表方为升降散。

若脉尚难遽断，可进而察舌，阴亏者，舌当光绛无苔；阳虚者舌当淡嫩，或淡嫩而暗；火郁者，舌当红或绛，苔黄干。

七是阳脉数实有力，尺脉沉弦紧者，此为上热下寒，治法清上热散下寒，代表方为泻心汤合麻黄附子细辛汤。

八是阳脉数实有力，尺脉沉细无力，此为上热而下虚寒，法当清上温下，代表方为泻心汤合右归丸或金匮肾气丸加减。

本案脉阳旺阴弱，阳脉大于阴脉三四倍，已成关格之脉，阴竭于下，阳越于上，致面红如妆，脱汗如洗，喘促端坐，张口抬肩，心中憺憺大动，血压几无，生命悬于一线。法当急敛浮越之真气，仿张锡纯法，重用山茱萸以救脱。

**例2：**亡阳

靳某，男，6岁。1964年2月18日初诊。

吐泻5日，身冷如冰，呼之不应，呼吸微弱，肛门如洞，断续暗红色粪水渗出。全家围于床前，号啕大哭，呼天抢地。

脉寸口已无，趺阳脉微。面色如土。

辨证：亡阳，一丝胃气尚存。

治法：急救回阳。

处方：参附汤加减。

红参15g　　炮附子10g　　干姜5g

浓煎，不断地一滴一滴抿入口中。经半日，两煎服尽，阳气竟回，身温目睁，肢体亦可移动。寸口脉虽微弱，然已可触知。继予上方加赤石脂10g，回阳救逆，固涩下元。1剂后洞泄亦止。三诊又加山茱萸15g，2剂。阴阳两兼，药尽而愈。

【按】吐泻，寸口脉已绝，且身如冰，神识已昧，呼吸微弱，洞泄不止，面色如土，显系亡阳。当寸口脉已绝时，必查趺阳，趺阳脉尚在，知胃气尚存，仍有救治的希望。急予参附汤，回阳救逆。

此例何不加人尿、猪胆汁或山茱萸等反佐之品？因辨证亡阳，纯属阳气衰竭，并无面赤如妆、阳脉浮大等虚阳浮越之征，不是阳越而是阳亡，故以回阳为急务，不加反佐，以免牵扯回阳之力。景岳云："善补阳者，必于阴中求阳"，此案回阳，何不加养阴之品助其阳生？因此乃一派阴寒，当以救阳为急务，非比久病阴阳两虚者。景岳进而明确指出："以精气分阴阳，则阴阳不可离；以寒热分阴阳，则阴阳不可混……故凡阳虚多寒者，宜补以甘温，而清润之品非所宜；阴虚多热者宜补以甘凉，而辛燥之类不可用。"此案一派阴寒，不宜清润阴柔之品，不仅不能生化无穷，反而掣碍回阳之务。

皆云亡阳有脱汗，此例即无。亡阳者，当虚阳浮越之时，方伴脱汗，若无阳越则无脱汗。

**例3：大气下陷**

尚某，男，40岁，工人。1965年2月12日初诊。

咳喘气短三年余，至冬则重。十几日前，因抬重物而喘剧，胸痛窒闷，时感恶寒，不欲饮食，口中流涎如涌泉，动辄气短心悸，呼吸浅促甚急，犹跑百米之后状。脉弦细无力，舌尖稍红苔白。余以恶寒无汗而喘急，为外寒引发伏饮，予小青龙汤2剂，病有增无减，反喘急欲脱，脉沉细而弱。忆张锡纯先生升陷汤，治大气下陷，脉虚胸窒，喘促气短难续，颇似此症。

辨证：大气下陷。

治法：升举大气。

处方：升陷汤加减。

人参6g　生黄芪15g　知母6g　桔梗6g　升麻6g
柴胡6g　当归9g　甘草6g

2剂，水煎服。

2月17日三诊：昨夜服药后，寒战烦躁，盖被出汗后，顿觉胸中豁然，气短显著减轻，继予升陷汤3剂而安。因遗有胸痛，舌苔黄腻，改用升阳益胃汤加减，方中有陈皮、川厚朴，又觉气短难续似喘，知其大气未复，不耐行气破散，又改从前方6剂，诸症皆除。

【按】此案素有哮喘夙根，元气本衰，兼以抬重物努责伤气，致大气下陷，气短难续，气不摄津而涎如泉。小青龙汤证为外寒内饮，喘憋胸闷，呼吸困难，脉当弦紧，大气下陷者脉当虚。本已气虚而陷，复用小青龙汤散之，其气更虚，故病转剧。

服升陷汤后，战而后汗者，乃战汗也。战汗多见于温病，谓温病解之以战，而内伤杂病见战汗者，实属罕见。余学识浅薄，读过的医书、医案中未曾见过。战汗亦有虚实两类：邪伏募原，阻隔表里之气，而且寒热头身痛者，溃其伏邪，表里之气通，奋而驱邪外出，可战而汗解；正虚者，待正气来复，奋与邪战，亦多可战汗。小柴胡汤之汗出，乃蒸蒸而振，此乃战汗之轻者。小柴胡证本为半阴半阳证，出则三阳，入则三阴。本已正虚，无力驱邪，邪正交争而寒热往来。服小柴胡汤，人参、姜、草、枣益胃气，扶正以袪邪，正气奋与邪争乃蒸蒸而振。此案服升陷汤而战汗者，当为大气复，表里气通，奋与邪争而作战汗。

三诊因苔腻加陈皮、厚朴行气化浊，因大气始复未盛，不堪行散，故又气短。健壮之人，橘皮尚且泡水饮，而正气馁弱之人，虽陈皮之平亦足以伤气。吁，重病之人，用药必丝丝入扣，来不得半点差池。

**例 4：真寒假热**

刘某，男，79 岁。退休工人。1982 年 1 月 3 日初诊。

两个月前，因高热 39℃以上，持续不退而住院。初以为外感，治疗未效；继之胸片发现肺部阴影，以肺炎治疗未效；又经 9 次查痰，7 次发现癌细胞，并经气管镜检查确诊为肺癌（当时无 CT），因治疗无望而转回家中。诊时仍高热 39.3℃～39.8℃，身热而畏寒肢冷，蜷卧，口中干热如开水烫，渴喜冷饮，且一次食冰糕两支，觉得心中舒服，面色黧黑而两颧浮红，咳嗽痰多，呕吐，胸闷气短，大便干结，神识尚清。

脉数大按之虚，舌淡暗无苔且润。

辨证：阴盛格阳，真寒假热。

治法：温阳救逆，引火归原。

处方：参附汤加减。

红参 10g　　炮附子 12g　　干姜 5g　　白术 10g　　山茱萸 15g

另用吴茱萸面，醋调敷足心。

1 月 5 日二诊：服上方 2 剂，身热竟退，尚肢冷畏寒蜷卧，口已不热，且畏食冰糕；仍咳嗽多痰，便干。两颧红色已消，脉尚数已不大，按之无力。此浮阳已敛，虚寒本象显露。仍予温阳救逆，引火归原。

红参 10g　　炮附子 12g　　肉桂 6g　　干姜 6g　　山茱萸 15g

肉苁蓉 15g　　炙甘草 6g

此方进退连服 15 剂，春节后已可背上马扎，自行到大街上晒太阳。

**【按】**真寒假热，乃阴阳行将离决，缘于阳气虚衰，阴寒内盛，虚阳不能固于其位而浮越。浮于外者谓之格阳，浮于上者谓之戴阳。其临床特点为外呈一派热象，内显一派寒象。景岳曾细致描述其临床特征，谓“假热亦发热，其证则亦为面赤躁烦，亦为大便不通小便赤涩，或为气促咽喉肿痛，或为发热脉见紧数等证”。“其内证则口虽干渴必不喜冷，即喜冷者饮亦不多……或气短懒言，或色黯神倦，或起倒如狂而禁之则止，自与登高骂詈者不同，此虚狂也”“凡假热之脉，必沉细迟弱，或虽浮大紧数而无力无神”。此热，自觉躁热殊甚，欲卧泥地，欲入井中。经此案，始知假热体温亦可高。

寒热真假，务在辨清孰真孰假。辨别关键在于脉，正如景岳所云：“察此之法，当专以脉之虚实强弱为主。”脉之强弱，以沉候为准，虽身热如火，脉洪大数疾，若沉取无力，即为假热。虽身冷肢厥，昏愦息微，脉沉小细迟紧，若沉取有力而见躁者，即为假寒。若脉症尚难判明，则当进而察舌。舌淡胖嫩滑，必是阳虚阴盛，真寒假热；舌红绛苍老坚敛、干燥少津，必是热结于内，真热假寒。然亦有阴寒盛而舌红者，此阳虚寒凝，血运不畅，致血凝泣而舌红，此红多兼嫩暗，必不干敛、苍老。此乃吃紧之处，医者望留意于此。

本案以参附汤益气回阳。阳越于外，施之辛热，防其阳未复而浮越之阳更形脱越，故加山茱萸敛其耗散之真气，且固其本元。吴茱萸敷足心者，引热下行之意。

**例 5：真寒假热**

赵某，男，17 个月。1965 年 2 月 4 日初诊。

发热 3 日，体温高达 41.7℃，喘促肢冷，烦躁哭闹不得稍安，麻疹淡稀隐隐。体胖面青白。

脉数疾无力，舌淡苔滑。

辨证：阳虚不能托疹。

治法：温阳托疹。

处方：参附汤加减。

炮附子 6g　　人参 6g　　鹿茸 4.5g　　当归 6g

3 剂，浓煎频服。

药尽，面色由青白转红，肢冷亦除，麻疹 1 日即布满全身，热亦降。

**【按】**余 1963 年至 1971 年，8 年多任大庆油田总院儿科专职中医师，负责儿科全科会诊。8 年里，全部看的是急症、危症。当时大庆油田几十万人会战，地处北大荒，自然条件恶劣，生活条件也非常艰苦，儿科发病率甚高。当时尚无麻疹疫苗，每至冬春麻疹流行，儿科 180 张病床爆满，常走廊、大厅都加满了床，仅儿科患儿每年病死者达 500 余名。有一类白胖的患儿，都是高热 41℃以上，面色㿠白，舌淡肢冷，麻疹出不来，喘憋，呼吸困难，脉搏可达 200 次 / 分以上，但按之无力。余初不识此证，套用通常表疹方法，7 例皆亡。后读《中医杂志》的一篇报道，始知此为阳虚之体，当予温补回阳以托疹，余仿效之，之后 11 例皆活。此案乃其中一例耳。

高热 41℃以上，因儿科大夫都知道不能用物理降温及退烧药，否则麻疹立刻收敛，造成疹毒内攻，故都仰仗中医表疹。此类患儿诊为阳虚，以其面色㿠白，舌淡，脉疾无力，故予回阳托疹。由此可见，阳虚发热，照样可高达 40℃以上，不可见体温升高辄云热盛，妄用寒凉。属阳虚寒盛者有之，莫重蹈余之覆辙。前车之鉴，当谨记。

**例 6：真热假寒**

杨某，女，23 岁。1987 年 7 月 23 日初诊。

时值暑伏，酷热难耐，余正袒胸读书，汗流浃背，突来一农妇，身着花布棉衣裤，头裹头巾，裤腿怕透风以绳系之，俨然一身冬装。诉产后患痢，周身寒彻肢冷，厚衣不解，虽汗出亦不敢减衣。面垢，腹满不食，恶心呕吐，溲涩少，便垢不爽。曾服多种抗生素，输液打针，中药曾予补益气血、健脾止泻、温补脾肾、温阳固涩等剂，终未见效，恙已一月半矣，此湿热郁遏，气机不畅，热伏于内而腹满、呕吐、便垢不爽；阳郁不达而肢厥身冷。

脉沉滑数，舌红苔黄厚腻。

辨证：湿热郁遏，气机不畅。

治法：清透郁热。

处方：升降散合葛根芩连汤加减。

僵蚕 12g　　姜黄 9g　　大黄 4g　　葛根 12g　　黄芩 10g
黄连 10g　　茵陈 15g　　菖蒲 8g　　藿香 12g　　苍术 12g
川厚朴 9g　　半夏 9g

3 剂，水煎服。

7 月 27 日二诊：服上药 1 剂即脱棉衣，又 2 剂腹胀、呕吐皆止。尚觉倦怠，纳谷不馨。予清化和胃之剂善后而愈。

【按】涩痢留邪，湿热蕴阻，阳气被遏而身寒肢冷。沉脉主气，气血被郁而脉沉，沉而有力。脉沉滑数为热郁，且苔黄腻舌红，据舌脉不难诊断为湿热蕴阻、阳遏不达之证。清化湿热，宣畅气机，透热外达，恶寒随之而解。

肢冷、腹冷、周身冷等，乃临床常见之症。阴盛或阳虚固可冷，然阳郁而冷者亦不少见。若脉沉而躁数舌红者，不论何处冷，甚至冷如冰，皆为阳郁所致，不可误用热药温阳。若脉虽沉数，然按之无力，当属虚寒。凡脉沉而无力者皆虚，且愈虚愈数，愈数愈虚，当予温补，不可误作火郁，犯虚虚实实戒。

**例 7：**寒热错杂

张某，女，47 岁。

1976 年 11 月 3 日初诊。

寒热交作，日数十次，热则欲入水中，寒则覆衾亦不解，已十余年。头昏痛，自汗，项强，胃脘痞满，嗳气，寐差，一昼夜睡眠不足 1 小时，时轻时重，浮肿。

脉沉弦细软，两尺弱。舌可苔白。

辨证：肝虚，寒热错杂。

治法：温肝，调其寒热。

处方：乌梅丸加减。

乌梅 6g　　黄连 8g　　川椒 6g　　炮附子 9g　　干姜 7g
细辛 4g　　党参 12g　　桂枝 9g　　当归 10g　　黄柏 4g

3 剂。

二诊：服乌梅汤 3 剂，寒热著减，浮肿亦消，心下尚满，嗳气，头昏，心悸，寐差。此升降失司，痰饮内阻，阴阳不交而为痞，心肾不交而不寐，予子龙丹 4 粒（每粒 0.3g），每服 2 粒，得快利止后服；未利，24 小时后再服 2 粒。利后，继服下方：上方加茯苓 30g、半夏 45g、旋覆花 15g，3 剂。

三诊：服子龙丹2粒，即泻6次，隔日开始服汤药3剂，痞满、嗳气除，寐亦转安。

【按】寒热交作，意同厥阴病之寒热胜负。胃脘痞塞嗳气，头痛项强，皆冲气上干所致。不寐，乃阴阳不交、肝虚魂不安乃作。何以知为肝阳虚馁？弦主肝，细为肝体不足，软而无力乃肝用馁弱；沉乃肝用不足，不能舒启鼓荡血脉而沉；尺弱为肾虚惫，不能温养于肝，母病及子，故诊为肝虚。肝阳虚而为寒，相火内郁而为热，致寒热错杂，往来寒热。八脉皆附隶肝肾，肝肾虚，不能制冲，冲气上逆，干于胃则痞塞，胃气不降而嗳，上干头项而头痛项强。中焦痞塞，水火不交而不寐。方予乌梅丸，益肝之阳，补肝之体，调其寒热，复肝之舒启敷和之性，阴阳调，寒热自除。

二诊寒热著减，仍心下满且嗳气、心悸头昏，乃痰饮内阻，阴阳不交，升降悖逆而痞塞不除。予子龙丹逐其痰饮，以缓标急。饮去转用健脾化饮乃安。

**例8：**嗜睡

尹某，男，44岁，北京人。2005年4月12日初诊。

6个月前车祸，颈椎受伤，出现嗜睡，终日睡不醒，每日睡16小时尚觉困，疲惫不堪，主持开会，讲一会儿就睡着了，项痛且响。

脉弦濡，阳脉稍差。舌嫩红。

辨证：肝阳馁弱，清阳不升。

治法：温肝升清。

处方：乌梅丸加减。

| | | | | |
|---|---|---|---|---|
| 乌梅7g | 炮附子12g | 桂枝10g | 干姜5g | 细辛5g |
| 川椒5g | 当归15g | 党参12g | 黄连9g | 黄柏4g |
| 生黄芪12g | 川芎8g | 葛根18g | 水红花子18g | |

14剂，水煎服。

5月6日二诊：嗜睡已轻，每日约睡10小时，乏力亦减，饮食增。颈尚不适，转动时响。

阳脉按之减，舌可。

上方加巴戟天12g。14剂，水煎服。

另：

| | | | | |
|---|---|---|---|---|
| 自然铜10g | 血竭10g | 土元10g | 乳香10g | 樟脑2g |
| 冰片1g | 没药10g | | | |

共轧细面，酒调敷颈。

8月5日三诊：上方共服28剂，日睡8小时，精力如昔，颈亦不痛，尚响。

原方继服15剂，以固疗效。

【按】阳气者，精则养神，头为诸阳之会，赖清阳上达以充养。脉弦减寸弱，乃肝虚清阳不升，头失清阳之奉养，故神萎而嗜睡；阳气不运而懈怠。乌梅丸加葛根以升清，且舒颈俞；加生黄芪益气升清；加川芎、水红花子以活血通经。外敷之面药，活血化瘀止痛，疗颈外伤。一阳升，生机勃发，故精力恢复。

**例9**：阳虚误汗

贾某，女，22岁，本校学生。1996年4月12日初诊。

洗澡后受风寒，当夜即寒战发热至39.3℃，头痛，周身痛，无汗、咳嗽。到校医务室诊为感冒，予安乃近、输液后周身大汗，热降，恶寒除。次日又寒战，面色紧滞，发热，头身痛，无汗，登门来诊。时已暖，尚身裹棉大衣，仍觉恶寒。

脉沉紧，舌可苔白。

余见恶寒无汗，发热头身痛，当属太阳伤寒，予麻黄汤2剂，令温覆取汗。药后大汗出，恶寒、发热、头痛、身痛不解，更增四肢冷，气短胸闷，脉沉细紧无力。

辨证：汗后阳虚，寒邪未解。

治法：温阳散寒。

处方：麻黄附子细辛汤加减。

麻黄5g　　细辛6g　　炮附子15g　　红参12g

2剂，水煎服。

4月15日二诊：药后遍体微微汗出，寒解热退而愈。

【按】该生平日较孱，素体孱弱，浴后感受风寒，本当予桂枝汤调和营卫，或人参败毒散扶正祛邪，然服安乃近，大汗出，邪未解而阳已伤。大汗后，不应再予麻黄汤发其汗，余以恶寒无汗、发热、头身痛，乃太阳表实，忽略了脉紧已按之不足，又予麻黄汤大汗伤阳，症不解，更增肢冷、胸闷、短气。阳虚，表未解，故改麻黄附子细辛汤，更增红参温阳扶正以祛邪，阳复邪退，终得遍身微微汗出乃愈。

经此例可知，体弱感寒，服安乃近等解热镇痛药，亦可大汗伤阳。余未考虑已服西药的变化，又忽略脉之虚象，自以为辨证表实，余曾屡用麻黄汤治疗此等病证，觉颇有把握，故未细辨，径予麻黄汤发汗。虚其虚，阳更伤，转增肢冷、短气、胸闷，已转少阴经证，故改用麻黄附子细辛汤而愈。自此，临床必须分析西药的影响，以及脉象的变化，不可仅据症以施治。

**例10**：阳明腑实

张某，男，53岁，干部。1977年4月22日初诊。

高热40℃，入院后又持续高热10天。曾做了各种检查，未明确诊断，仍是高热待查，用过多种高级抗生素，热依然不退，请余会诊。患者灼热无汗，头痛肢凉，口舌干燥，腹胀满疼痛拒按，大便已7日未解。

舌红苔燥黄，脉沉实数。

此典型的阳明腑实，予调胃承气汤加减。

生大黄12g　　芒硝30g　　玄参30g　　生甘草6g

2剂，6小时服1煎。

下午开始服药，仅服1剂便解，初为便硬，后为溏便，共便3次。腹胀痛顿轻，周身微微汗出，身热渐降。至夜半体温已降至正常，翌晨病若失。嘱余剂停服，糜粥调养，勿油腻厚味，恐食复。

**【按】**阳明热结，身热燔灼，必逐其热结。腑气通，气机畅，津液乃布。后见津津汗出，此乃正汗，标志里解表和，故身热渐退。热退之后，疲乏无力，乃壮火食气所致。此时切忌厚味滋补，恐为食复。

## 二、恒动观案例举隅

中医认为事物是不断运动变化的，疾病同样是不断运动变化的，所以治疗亦应随之而变。无论变与不变都要谨守病机，而把握病机的关键在于脉。脉变则证变治亦变；脉不变则证不变，治亦不变。有些病例证治三变、四变，看似东一榔头西一棒槌，实则皆据脉为转归。

**例1：**郁热内扰，证凡三变

芦某，女，32岁。2005年1月10日初诊。

2004年患心肌炎。近两月，每日数十次突然心慌、心动过速，肩背沉、后头沉，睡眠差，或整夜不眠，经量多。

脉沉弦滑数，舌红苔少。

辨证：郁热内扰。

治法：清透郁热。

处方：新加升降散加减。

僵蚕12g　蝉蜕5g　姜黄9g　大黄4g　栀子9g

豆豉12g　连翘12g　生甘草7g

1月21日二诊：上方服7剂，心慌、睡眠好转，头尚痛，脉转弦细滑，舌红少苔。热见退，阴已伤，百合地黄汤加减。

炙百合15g　干地黄12g　麦冬10g　沙参15g　玉竹15g

山药15g　柏子仁15g　生甘草7g　炒枣仁30g

1月31日三诊：上方服10剂，近心悸未作，睡眠尚差，食少，便溏，日二三次。脉转细缓，寸弱。舌可。

辨证：脾虚，中气不足。

治法：健脾益气。

处方：归脾汤加减。

生黄芪12g　党参12g　茯苓15g　白术9g　山药15g

川芎7g　当归12g　龙眼肉12g　远志9g　炒枣仁30g

升麻4g　柴胡6g

20剂，水煎服。

**【按】**此案脉三变，证亦三变。初诊时脉沉弦滑数，沉主气，弦主郁，数主热，乃气机郁滞，热伏于内。郁热内扰，心神不安，则心悸、不眠，上扰则头沉。方取新加升降散，即升降散合栀子豉汤透散郁热。连翘入心经，散心经热结。此方较升降散力胜，故吾称其为新加升降散，有郁热者，吾屡用之。此方详解见拙著《温病求索》。

热盛则阴伤。郁热日久，必伤其阴液，故二诊时脉转细，热退而阴伤之象显露，转而以百合地黄汤合沙参麦冬汤益阴安神。

三诊脉转细滑寸弱，舌红亦退，证变为脾虚气弱，故改归脾汤益心脾。

疾病是不断运动变化的。所以，如何谨守病机，固当综合判断，然其中主要的判断特征当为脉诊，可见脉诊在中医临证中占有极为重要的地位。作为中医工作者，脉诊应作为基本功，深入摸索、掌握。

**例2**：阳盛阴虚

李某，女，76岁。2004年11月2日初诊。

胸闷，心慌乱，动辄喘，呵欠频频，下肢浮肿（+～++）。心电图：T波广泛低平、倒置。

脉滑洪大，尺减，舌暗红。

辨证：阳盛阴虚。

治法：清热养阴、潜阳。

处方：玉女煎加减。

生石膏30g　知母6g　炙甘草6g　生地15g　元参15g
怀牛膝9g　丹参18g　太子参15g　生龙骨30g　生牡蛎30g
炙鳖甲30g　败龟板30g

11月16日二诊：上方共服14剂，上症明显减轻，但觉腹胀。

脉转弦滑而数，舌偏暗红。

辨证：痰热夹瘀而生风。

治法：涤痰活血，平肝息风。

方药：

生龙骨30g　生牡蛎30g　炙鳖甲30g　败龟板30g　怀牛膝10g
天竺黄12g　姜黄10g　枳实9g　竹茹7g　胆南星9g
半夏10g　桃仁12g　红花12g　丹参18g　生蒲黄10g
葶苈子15g

12月14日三诊：上方加减共服28剂，诸症已平，心电图大致正常，脉转缓滑，舌已可。再予上方加减14剂，继服，后未再诊。

**【按】**脉阳洪大而尺减，乃热盛于上，阴亏于下，本应泻南补北，代表方剂为黄连阿胶鸡子黄汤。此例何不用黄连阿胶鸡子黄汤而用玉女煎法？因脉洪大，乃气分无形热盛，热迫于肺则胸闷而喘；热扰于心则心悸慌乱；热上灼于脑，清阳不上，而呵欠频频，以引伸阳气。气分无形热盛，法当以白虎汤清气分热。若阳脉数实，则用芩、连、栀苦寒降泄。尺减，乃水亏于下，故以生地、元参滋之，合之则为清上滋下，与玉女煎法相吻合。

何以又加三甲潜降？因阳旺阴弱，阳旺按之有力者，乃实热，当清；若阳旺按之无力者，乃阳浮，当滋阴潜阳。此例之阳旺，当两个因素都有，一是热盛于上，故清之；一是阴不制阳而浮于上，故以三甲潜降之。

再诊脉转弦滑而数，滑数为痰热，弦主风，故诊为痰热风动；何以判夹瘀？因舌暗红，所以诊为痰热夹瘀而化风。

病机既明，则治法依证而立，予涤痰活血平肝息风法。虽无成方可依，但治则明确，则方亦易立，由涤痰、活血、平肝息风三组药物组成该方，幸获显效。

**例3**：寒凝血瘀，郁热内伏

王某，女，41岁。2002年7月30日初诊。

阵心慌，头晕，寐差，喜冷饮。心电图：T、Ⅱ、Ⅲ、aVF、$V_{3\sim5}$倒置。

脉弦而拘紧兼数，舌暗红有瘀斑。

辨证：寒凝血瘀，郁热内伏。

治法：温阳散寒，活血清热。

处方：桂枝芍药知母汤加减。

炮附子18g　桂枝12g　麻黄5g　细辛5g　制川乌12g
干姜5g　知母7g　赤芍12g　白芍12g　丹参30g
生蒲黄9g　五灵脂12g　桃仁12g　红花12g

8月30日二诊：上方服21剂，仅前日上午一阵心慌、头昏，其他时间症已不著。脉转沉滑数，拘紧之象已除，舌暗红。

改活血涤痰清热。

处方：血府逐瘀汤合黄连温胆汤加减。

川芎8g　归尾12g　桃仁12g　红花12g　丹参18g
泽兰12g　五灵脂12g　生蒲黄10g　元胡10g　黄连9g
半夏12g　茯苓15g　石菖蒲9g　瓜蒌15g　水蛭8g

11月29日三诊：上方加减共服药65剂，已无任何不适，10月11日心电图大致正常。于11月26日感冒、寒战，病情又有反复，心慌、头晕又重，且心电图亦不如10月好。脉转沉弦小紧，舌暗。证为寒凝血瘀，依7月30日方，继服。

2003年2月28四诊：上方服14剂，春节期间停药，节后来诊：左胁时痛，寐差。

脉弦细小紧数，舌暗红。

辨证：痰瘀互结，气机不畅。

治法：涤痰活血行气。

处方：瓜蒌薤白桂枝汤合血府逐瘀汤加减。

瓜蒌18g　桂枝10g　桃仁12g　红花12g　怀牛膝9g
薤白12g　桔梗10g　丹参18g　柴胡8g　枳实9g

7剂，水煎服。

**【按】**初诊脉弦而拘紧兼数，舌暗红主瘀热，弦而拘紧乃阴凝之脉，法当温散；兼数者，乃寒束热伏，故温阳兼清热，寒热兼用，并行不悖；因其舌暗，佐以活血，故成温阳活血清热之法。

至8月30日，脉转沉滑数，拘紧之象已除，知寒凝已解。滑数为痰热，沉主气郁，且舌暗当兼瘀血，故治法改为涤痰、活血、清热。

病情本已向愈，然11月26日外感，脉转沉弦小紧，又现阴凝之脉，知为乍复之阳被戕，证又转阴，故复予首方温阳活血。

春节之后，脉又转弦细小紧数，且舌暗红胁痛，乃痰瘀互结，气机不舒，伏热未靖。法易为涤痰活血，宜畅气机，透达郁热。处方瓜蒌薤白桂枝汤合血府逐瘀汤加减。

一证四变，皆依脉为据，脉变证变，治法方药随之而变。意在谨守病机，各司其属。

**例4**：寒湿痹阻，热郁于内

靳某，女，59岁。2005年1月10日初诊。

于5日前，突心慌、大汗出，急诊入省二院，诊为窦性心动过速。现胸憋闷，心慌，右胁胀，寐则憋醒。服卡托普利、美托洛尔、尼群地平等药。

脉沉而紧数，舌苔厚腻。

辨证：寒湿痹阻，热郁于内。

处方：五积散合栀子豉汤双解之。

| | | | | |
|---|---|---|---|---|
| 麻黄6g | 川芎8g | 川厚朴9g | 栀子9g | 苍术12g |
| 桔梗9g | 茯苓12g | 豆豉12g | 赤芍12g | 桂枝9g |
| 陈皮9g | 僵蚕12g | 当归12g | 生姜6片 | 半夏10g |
| 蝉蜕6g | 姜黄9g | 葱白1茎 | | |

2剂，2小时服1煎，啜粥温覆令汗，汗出停后服。

1月14日二诊：药后头及胸部汗多，下肢无汗，胸已不闷，胁胀已轻，项筋紧。乃汗出不彻，仍予上方加葛根15g，3剂，服如前法。

1月17日三诊：药后畅汗。胸未闷，心未慌，胁尚胀，感口干苦、无力、气短。脉弦细濡数，舌偏暗红，苔白厚而干，脉之紧象除，寒已解。弦细濡数，苔厚而干，乃气机不畅，湿热郁伏。

予：甘露消毒饮加减。

| | | | | |
|---|---|---|---|---|
| 茵陈18g | 连翘12g | 栀子9g | 桂枝9g | 滑石12g |
| 黄芩9g | 豆豉12g | 丹参18g | 菖蒲8g | 柴胡7g |
| 枳实9g | 泽兰15g | | | |

3月21日四诊：上方共服30剂，胸闷、气短、心慌诸症尚偶现，耳鸣，腿沉，脉转滑数，舌稍红，苔薄腻。气机渐畅，脉由细濡而转滑数。

证转痰热蕴阻，方改黄连温胆汤加减。

| | | | | |
|---|---|---|---|---|
| 黄连10g | 天竺黄12g | 竹茹7g | 菖蒲9g | 半夏10g |
| 枳实8g | 栀子12g | 夏枯草18g | 瓜蒌18g | |

上方共服28剂，诸症渐除，心律正常。

【**按**】此例虽心动过速，但其脉沉而紧数苔腻，为寒凝湿热内蕴。虽无表证，亦可汗法解之。一诊虽汗未透，再诊继汗。汗透紧除，知寒凝已解。脉转弦细濡数，细濡乃湿阻，数为热，弦乃气机不畅，且苔厚而干，故诊为湿热郁伏，气机不畅，予清热化湿之剂。苔厚而干者，因湿热阻遏，津液不能上承而干，非湿未化而津已伤，未予养阴生津，仍予清热化湿法治之。三诊脉转滑数，因湿去热得透达，故脉起。数为热，滑为痰，故改清热化痰之剂治之。

痰湿本同源，但湿属阴邪，其性弥漫，易阻气机，当苦燥、芳香、淡渗、风药辛散升阳之品以治之。痰无处不到，内则脏腑，外则经络皮肤；痰且多变，有寒痰、热痰、湿痰、燥痰、风痰、顽痰、食痰等，致病广泛，有“百病皆生于痰”“无痰不作祟”“怪病多痰”之说，所以祛痰法应用亦广。

**例 5：**心阳馁弱，饮邪上干

袁某，女，53 岁，内蒙古集宁人。2004 年 4 月 23 日初诊。

心绞痛频发一年半，心中如啖蒜状，轻微活动后憋气，寐差。心电图：ST–T 普遍降低。

脉沉弦缓无力，舌偏淡暗。

辨证：心阳虚，饮邪上干。

治法：温阳化饮，佐以活血通脉。

炮附子 12g　干姜 5g　当归 12g　炙甘草 7g　制川乌 10g
茯苓 12g　生蒲黄 10g　川芎 8g　桂枝 10g　白术 10g
姜黄 10g　丹参 18g　红参 10g

5 月 7 日二诊：上症减，心中尚颤动，口糜，腹胀。脉弦按之减，左关浮弦，不任重按。舌淡嫩红，少苔。上方加干地黄 15g。

5 月 14 日三诊：上周心绞痛仅发作 1 次，已可慢行 1.5 小时。头晕，耳鸣，口干，寐差。血压 120/70mmHg，脉力增，转阳盛阴弱，舌嫩红。

证转阴虚阳亢，治当滋阴潜阳，宗三甲复脉汤加减。

生龙骨 30g　生牡蛎 30g　败龟板 30g　黄连 9g　生地 15g
生石决明 30g　山茱萸 15g　阿胶 15g　怀牛膝 12g　炙鳖甲 30g
丹皮 10g　丹参 18g　白芍 12g

患者病情好转，偶有心中热，头晕，耳鸣，牙痛，溲热。心电图已基本正常。阳脉芤，尺弦数。舌嫩红少苔。阴虚阳浮，上方 30 剂，后未再就诊。

**【按】**初诊因脉弦缓无力，断为阳虚饮邪上干，予温阳化饮，佐以活血。再诊左关浮弦，已露肝阳浮动之象，虽加干地黄，不足以制其阳刚，致三诊转阳旺阴弱，阳气进一步浮动，头晕、耳鸣、牙痛、溲热等阳浮之症亦起，故转而滋阴潜阳。

阳盛有实热、虚热之分，尺脉弱有阴虚、阳虚之别，临证当仔细分辨。若于脉尚难遽断者，当结合舌症，综合分析。阳虚者，当有寒象，或真寒假热之象，舌当淡，或舌暗；阴虚者，舌当红，伴虚热之象。

**例 6：**肝阳馁弱

辛某，女，62 岁。2002 年 8 月 24 日初诊。

头晕痛，胸闷痛憋气，心空悬，背冷身冷，连续吐大量白痰，疲倦无力，目不喜睁，流泪，常突汗出，寐差，下肢肿，大便干。血压：160/80mmHg。心电图：广泛 ST-T 改变。

脉弦而拘紧，舌暗红。

辨证：肝寒而痉，饮泛血瘀。

治法：温肝，解痉。

处方：乌梅丸加减。

乌梅 6g　细辛 4g　黄连 9g　水蛭 7g　炮附子 12g
川椒 5g　蜈蚣 20 条　乳香 9g　桂枝 10g　当归 12g
全蝎 10g　半夏 12g　干姜 5g　党参 12g　地龙 15g
茯苓 15g

10 月 9 日二诊：上方服 27 剂，头晕痛已平，他症亦减，痰尚多，心中偶有短暂闷感，目泪已少，近二日曾睡中出汗。

脉弦按之有力，寸旺。

辨证：肝热上扰。

治法：清热泻肝。

处方：龙胆泻肝汤加减。

龙胆草 4g　干地黄 12g　黄连 10g　夏枯草 15g　栀子 9g
白芍 12g　桑叶 9g　生龙骨 20g　生牡蛎 20g　黄芩 9g
丹皮 10g　菊花 7g

12 月 14 日三诊：上方共服 37 剂，症已不著，心电图正常，血压 140/80mmHg。脉弦略细数，改养阴柔肝平肝之剂善后。

生龙骨 18g　生牡蛎 18g　夏枯草 15g　当归 12g　生蒲黄 10g
龟板 18g　赤芍 12g　白芍 12g　炙百合 15g　丹参 15g
怀牛膝 9g　干地黄 12g

15 剂，水煎服。

2005 年 1 月 24 日四诊：心中空悬，气短，背沉，膝软无力，偶晨起突然浑身汗出，不敢移动。情绪易激动，好哭，易怒，恶与人言，思绪纷乱，寐时好时差。目畏光，强视之则目努张。食可，便调。血压 140/80mmHg。心电图：T、$V_4$ 低平。

脉弦而涌，舌绛红少苔。

辨证：肝肾阴虚，肝风内旋。

处方：三甲复脉汤加减。

生龙骨 30g　生牡蛎 30g　怀牛膝 10g　丹皮 12g　白芍 15g
生石决明 30g　乌梅 6g　山茱萸 18g　珍珠粉 2g（分冲）

炙鳖甲 30g　　败龟板 30g　　干地黄 15g

1 月 31 日五诊：上方 7 剂，诸症皆减，心悬、好哭、畏光等已不著。尚背冷，冷则心中难受。

脉弦，涌势已除，寸稍旺。

辨证：肝肾阴阳两虚，虚风内旋。

处方：三甲复脉汤合河间地黄饮子加减。

上方加炮附子 7g、肉桂 5g、巴戟天 12g、肉苁蓉 12g。

因近春节，予 20 剂，水煎服。节后未再诊。

**【按】**此案亦多变，一变肝寒，二变肝热，三变肝肾阴虚，虚风上扰，四变阴阳两虚，虚风内旋。

一诊脉弦而拘紧，此脉痉也，弦主肝，拘紧为寒。肝开窍于目，经络布胸胁，上达于颠。肝经寒逆而头晕痛，胸闷痛憋气且空悬，目不喜睁，畏寒身冷。肝与心乃母子相生，俗皆知木火扰心，鲜云木寒扰心。肝寒亦可扰心，其他如肝血虚导致心血虚、肝气虚导致心气虚、肝阳虚导致心阳虚、肝阴虚导致心阴虚、肝风内旋走窜于心、肝热导致心热等，皆为母病及子、肝病传心者也。

乌梅丸补肝之阳，益肝之体，故予乌梅丸主之。然头晕痛较甚，且脉拘紧而痉，故于方中加蜈蚣、全蝎等息风解痉之品，服后头之晕痛即止。

二诊由肝寒一变而为肝热，缘何迥异耶？盖肝为阴尽阳生之脏，内寄相火。若肝寒，则相火内伏，此即“积阴之下必有伏阳”。伏阳郁而化火，乃成寒热错杂之证。厥阴寒热错杂，既可从阳化热，亦可从阴寒化。寒热进退之判断，可从多视角观察，如从厥阴篇中四肢厥几日、热几日以判寒热之进退；亦可从咽痛、饮食、吐利、小便色泽、躁烦、脉象等判断阴阳之进退。

此二诊而为肝热者，即厥阴热化，因脉弦有力且寸旺，乃肝热上灼，故予龙胆泻肝汤清其肝热。

三诊，肝热清，阴虚阳亢化风之象又起。何以知为肝阴虚？脉弦细数也。弦属肝脉，细数乃阴虚阳亢之脉，故予养阴柔肝之剂治之。

四诊，间隔两年，脉弦而涌者，乃阴不制阳而上涌，阴虚阳亢，内风已成。风阳扰心而心空悬，惕惕不安；神志不宁而好哭、恚怒；肝阳扰窍而目畏光。宗三甲复脉汤滋阴潜阳，平肝息风。

五诊，虽涌象已敛，但寸尚旺，知阳亢未靖；然背又冷，知阳亦不足，故仿地黄饮子之意，阳生阴长，引火下归水中。起伏跌宕，病机多变，皆以脉为主，判断病情之转换，若守效不更方，岂不误人。

**例 7：心阳不振**

杨某，男，24 岁。2006 年 6 月 2 日初诊。

胸闷、心悸（早搏）。

脉弦缓，两寸弱。舌嫩红少苔。

辨证：心阳不振。

治法：温通心阳。

处方：桂枝甘草汤加减。

桂枝 12g　　炙甘草 9g　　党参 12g

6 月 16 日二诊：上方共服 14 剂，胸闷、早搏已除。脉弦滑，两寸沉，舌嫩红，苔白少。

桂枝 12g　　炙甘草 9g　　半夏 12g

6 月 23 日三诊：上方共服 7 剂，云第二方不如第一方效佳，又偶有胸闷、心悸。脉弦数而略涌，两寸仍沉。

桂枝 12g　　炙甘草 10g　　党参 12g　　生黄芪 12g　　山茱萸 15g

7 月 7 日四诊：上方又服 14 剂，胸闷心悸除，寸脉已起，涌势已平，上方继服 14 剂。

**【按】**首诊以寸弱且胸闷心悸而诊为心阳不振。寸为阳，主上焦，为清阳所居，寸弱，知为上焦阳气不振。何以不言肺气虚而言心阳不振？依脏腑辨证，并无咳喘的肺经症状，故不诊为肺气虚，而心悸属心经症状，故诊为心阳不振。予桂枝甘草汤辛甘化阳，温通心阳；加党参者，益心气。方药对证，效果较佳。

二诊脉滑，滑脉为阳，本应视为阳气来复之象，反断为痰，方中去党参加半夏。半夏味辛，能走能散，本为心气不足之虚证，反予走散之半夏，仍虚其虚，故效不如前方。脉转而有涌动之象者，乃虚阳易动，半夏之走散，扰动虚阳，故尔脉略涌，改加山茱萸以敛其浮动之阳；因寸脉仍不足，故仍予首方，更增黄芪以升补，继服一月而安。因是本校学生，知情况稳定。

此案本非大病、重病，但体现了以脉诊为中心的这一学术思想，故录之。

**例 8：**寒凝血瘀

葛某，男，40 岁。2002 年 6 月 26 日初诊。

诊为冠心病，心电图广泛 ST-T 改变，高血压 13 年，血压 160/100mmHg，服卡托普利、美托洛尔，维持在 120/60mmHg。胸痛憋闷，于活动、烟酒、饭后痛，安静时不痛，疼痛发作时，始天突窒塞疼痛，继之胸骨、左胸乃至左臂皆痛。面色晦暗。

脉弦而紧滞。舌尚可，有瘀斑。

辨证：寒凝血瘀。

治法：温阳散寒，活血化瘀。

处方：桂甘姜枣麻辛附汤加减。

麻黄 6g　　干姜 6g　　地龙 15g　　姜黄 10g　　炮附子 18g

川椒 5g　　水蛭 10g　　元胡 10g　　制川乌 15g　　川芎 8g

蜈蚣 6 条　　桂枝 12g　　细辛 6g　　桃仁 12g　　全蝎 10g

嘱停服西药。

8 月 31 日二诊：上方共服 24 剂，蜈蚣加至 30 条，又服 14 剂。惟饭后微痛，其他已不痛，上五楼亦未痛。血压120/85mmHg，心电图好转，面之晦暗渐退，脉转弦滑。舌可，瘀斑已见消退。

辨证：痰瘀气滞。

治法：涤痰活血行气。

处方：瓜蒌薤白桂枝汤加减。

瓜蒌 18g　　薤白 12g　　枳实 9g　　桂枝 12g　　半夏 12g
茯苓 15g　　菖蒲 9g　　郁金 10g　　桃仁 12g　　丹参 18g
蒲黄 10g　　全蝎 10g　　蜈蚣 10 条

12月18日三诊：上方共服32剂，症状消除，心电图大致正常。但上周感冒后，又有胸闷痛。

脉滑数兼弦。

辨证：外感之后，伏热未净。

治法：宣透郁热。

处方：新加升降散加减。

僵蚕 12g　　蝉蜕 6g　　姜黄 9g　　大黄 3g　　栀子 9g
豆豉 12g　　连翘 12g　　薄荷 4g

3剂，水煎服。

3剂后，可继服感冒前所剩之药。

12月28日四诊：症已不著，脉弱缓，血压120/80mmHg。依8月31日方去全蝎、蜈蚣，继服7剂，停药。

**【按】**此案四变。初诊时，脉弦而紧滞，乃脉痉也，为寒邪敛涩之象，故温阳散寒，方取桂甘姜枣麻辛附汤。该方治水气病在气分，“心下坚，大如盘，边如旋盘”，乃寒水结于心下。此症颇类心衰而心下胀满之状。缘于阳虚阴盛，水液不行而结聚。温阳散寒，阳气得行，大气一转阴凝自散。

血压高者，亦因阴寒凝敛，血脉收引所致。虽血压高，麻桂附姜不忌，此恰为阴凝涩敛者所需。况又有蜈蚣、全蝎之息风解痉，料不至血压陡高，故断然嘱停西药。

8月31日诊：迭经温阳散寒，脉之紧滞已除，转为弦滑之脉，此寒去阳复之征，故改温阳散寒之剂为涤痰活血行气之法，方取瓜蒌薤白桂枝汤加减。

12月18日，因外感后脉呈滑数兼弦，知为外感伏热未尽，故予新加升降散透达郁热。

2002年12月28日，脉转弦缓，知热已清，正气复，脉贵和缓，且血压稳定，心电图大致正常，知恙已无大碍。

**例9：**邪伏募原

贾某，男，71岁。2003年3月5日初诊。

发热已14个月，体温波动在38.5℃～40℃之间，约十几日发作1次。先寒战，继而发热，发热可持续数小时，热后汗出，热渐退，热高时服退热药，每次发作可持续

2～5日。热时头痛身痛，胸脘满闷，不欲食，恶心未呕，口干饮少，无力，大便可，溲频数。先后住院6次，做过很多检查，未能确诊，都是高热待查。面色萎黄，即刻体温39.2℃。

脉滑大有力。舌淡嫩黯，苔厚腻微黄。

辨证：湿热阻遏募原。

治法：化湿清热，开达募原。

处方：达原饮加减。

厚朴10g　常山8g　草果8g　槟榔10g　石菖蒲9g
黄芩9g　知母7g　青皮10g　柴胡12g　半夏12g
党参12g　苍术12g　青蒿18g

3剂，水煎服，日3次。

3月8日二诊：药后未热，小腹有向内抽紧的感觉，但不难受。脉滑濡稍大。舌质如上，苔退大半。虑其久病，正气已虚，不耐寒凉，故上方去黄芩、知母。4剂，每日1剂。

3月15日三诊：昨又发热38.2℃，未恶寒，服感冒胶囊2粒，汗多不止，热退。不欲食，无力，便干结。脉濡滑，舌淡黯，苔白，厚苔已退。面萎黄。以其脉濡、舌淡、面萎黄，服感冒胶囊后汗出不止，乃湿热退，阳气不足之象显露，方改益气温阳化湿。

生黄芪12g　党参12g　白术10g　柴胡8g　升麻5g
当归15g　陈皮9g　半夏10g　炮附子12g　干姜6g

4剂，水煎服。

3月19日四诊：烧退。昨日呕吐4次，为黏涎夹食。现头晕、心烦、无力、胸脘满，得嗳则舒，便已下。

脉濡滑，舌淡嫩稍黯，苔白润。

辨证：饮蓄于胃。

治法：温阳化饮。

处方：苓桂术甘汤合附子理中汤加减。

桂枝12g　茯苓15g　白术12g　干姜7g　炮附子12g
红参12g　半夏12g　陈皮8g

4月9日五诊：上方共服21剂。断续尚有发热，一般在38℃以下，发热时间较短，约半日自行缓解。精神、体力较前增，胸脘已不闷，仍不欲食，频欲便。素咳多痰，自服药后已瘥。脉弦数而虚，舌淡红，苔少。唇淡，面黄。

继予上方加升麻6g、生黄芪12g、肉桂6g。

5月8日六诊：上方共服28剂。已半月未热，症除，精力已复，食增。脉缓滑，面已不晦。

嘱服人参养荣丸1月，善后。

**【按】**湿热遏伏募原，发热年余未愈，可谓病势缠绵。初诊，脉滑大有力，乃邪盛之脉。脉实证实，故予达原饮开达募原，以祛邪为主，虑其久病正虚，加党参以兼顾正气。二诊，湿热见退，随之虚象显露，小腹抽紧，乃寒之收引所致。本当转而温补，又恐“炉烟虽息，灰中有火也”，故仍予达原饮去黄芩、知母。三诊改益气温阳化湿。四诊呕吐痰涎，乃素有痰饮，改从温阳化饮。

湿热已去，何以仍断续发热？此正虚，乃阳气易动而热。同为热，初诊脉实，为邪盛而热，祛邪退热；邪退仍断续发热，因脉已虚，乃正虚发热，故温补之。不可囿于效不更方，当谨守病机。

**例10：**虚风内旋

宋某，男，14岁。2005年9月30日初诊。

肢体频繁抖动，挤眉弄眼，口鼻搐动，虽能强迫控制不动，但不动就觉难受，已3年。曾诊为多动症，屡服镇静药未愈，他可。

脉弦按之减，舌可。

辨证：气虚风动。

治法：益气息风。

处方：可保立苏汤。

生黄芪60g　破故纸6g　炒枣仁30g　白术9g　当归10g
白芍12g　党参12g　茯苓15g　炙甘草8g　山茱萸15g
枸杞12g　巴戟天10g　桃仁10g　红花10g　蜈蚣5条
全蝎7g

2006年1月3日二诊：上方黄芪渐加至150g，共服药约90剂，诸症已平，继服14剂，春节后未再诊。

2007年7月27日三诊：一年多来，一直稳定，近因升学复习考试紧张，又有搐目咂嘴现象，其他可。

脉弦细数。舌红绛，苔白少。

辨证：肝肾阴虚，虚风内动。

治法：滋肝肾，平肝息风。

处方：三甲复脉汤加减。

炙鳖甲18g　龟甲18g　生龙骨18g　生牡蛎18g　干地黄15g
麦冬12g　山茱萸15g　白芍15g　牡丹皮12g　五味子6g
阿胶15g　地龙15g　天麻15g　全蝎9g　蜈蚣5条
夏枯草15g

8月25日四诊：上方共服28剂，症已除，脉弦略数，舌偏红。上方继服14剂。

**【按】**可保立苏汤为王清任治久病气虚而风动者，肢体抖动，咂嘴挤眼等，皆筋之病也，筋绌急伸缩而肢体口眼随之而动。吴鞠通曰：“知痉为筋之病，则思过半矣。”

筋之柔，赖气以煦之，血以濡之，二者缺一不可，筋失柔则为拘。筋失柔，或阳气阴血不足而拘，此为虚风；或邪阻气机不畅，气血不得温煦濡养而筋失柔，此为实风。

本案初诊脉弦按之减，则此风动，乃气失温煦所致，故予可保立苏汤益气扶正以息风。历4个月治疗，风气渐息。相隔一年半，风又萌动，然脉转为弦细数，当属肝肾阴虚而风动，故予三甲复脉汤滋肝肾以息风。虽皆为虚风，但一为气虚，一为阴虚，治法迥异。

可保立苏汤，析其方义，乃益气养血、健脾补肾之方，故对气虚为主且脾肾皆虚之证，均可用之，不限慢脾风一证，所以该方临床应用较多，主要针对脾肾两虚之证。

## 三、胸有全局案例举隅

关于辨证论治，我强调要胸有全局，全面分析、思辨，不能只窥一斑，不见全豹，犯片面性的错误。至于如何才能做到胸有全局，首先要从经典及历代名家论述中求索，才能全面了解每种疾病的各种病因病机。理论上明白了，也未必会用、敢用，还要通过长期临床实践的验证，把理论知识转化为自己的实践能力，不断体悟，不断总结，从理论到实践，不断深化，方能逐渐做到胸有全局。

以下，吾以冠心病心绞痛为例，谈胸有全局的思辨方法。

### （一）我对冠心病心绞痛的总体思路

冠心病心绞痛是西医病名，如何与中医的辨证挂钩呢？因这类病人常见的主症为心前区疼痛、胸闷、喘憋、心悸、短气等，我就是根据这些症状，结合脉、舌、神、色进行辨证论治，其中尤以脉诊为重。

心绞痛的根本原因是气血不通，即“通则不痛，不通则痛”。

心绞痛从性质上来分，可分虚实两大类，即邪阻与正虚。邪气阻遏，气血不通而痛；正气虚馁，无力运行，亦可致气血不通而痛。

阻遏气血运行之邪，包括六淫、七情及内生五邪。正虚，包括阴阳气血之虚衰。尚有虚实相兼者，既有正虚，又有邪实。

心绞痛从病位来分，有心本身的虚实病变而引发；又有其他脏腑、经络的病变干于心者，此称厥心痛。

无论是心本身的虚实病变，还是五脏相干的虚实病变，皆可相兼夹，因而导致冠心病心绞痛的病机纷纭繁杂，必须胸有全局，全面分析，快速排除，才能最终确定其病机，若认为该病就是瘀血一端，那显然是受西医病理的影响而学术异化的表现，临床不可避免地犯只见一斑的片面性错误。

### （二）案例举隅

**例1：**痰热阻肺，迫血妄行

苏某，男，66岁。2002年8月28日初诊。

于1991年1月9日心梗，经抢救好转，但房颤、心衰未控制。胸闷痛，咳痰多，夹粉红色痰，常咯血。寐时只能右侧卧，重时不能平卧，安静时亦感呼吸困难，频吸氧。

脉沉滑有力，参伍不调。舌苔白厚，唇暗。

此痰阻胸肺，予涤痰汤合四子调中汤加减。

陈皮 10g　半夏 12g　茯苓 15g　胆南星 10g
枳实 9g　瓜蒌 20g　郁金 15g　菖蒲 9g　葶苈子 15g
苏子 10g　白芥子 9g　炒莱菔子 12g　海浮石 20g　炙桑皮 15g

9月11日二诊：上方共服14剂，痰减，胸闷轻，然仍有粉红色痰。脉转沉滑而大，舌苔退。脉大乃热盛，于上方加生石膏30g、知母6g、芦根30g。停地高辛、卡托普利等西药。

10月12日三诊：上方服30剂，粉红色痰已无，痰已明显减少，尚咽痒、咳、轻微心慌，可自己骑车来门诊（约10千米路程）。

至11月份，自己将150千克冬贮白菜搬至四楼，累后又吐血，动辄喘。仍宗上方治之。

至1月份，血痰止，惟房颤仍在，他症已不著，到1月25日春节中断治疗。后听说春节过劳、饮酒，病故。

**【按】**一诊因脉沉滑有力，胸闷咳痰、咯血，断为痰实壅肺，肺气上逆。气帅血行，气逆则血逆，故尔咯血。脉参伍不调，若按之无力，乃气血虚，不能相继；若按之有力，乃邪阻脉道，气血不畅，而参伍不调。本案脉有力，乃邪实，故一诊重在涤痰降气。

二诊痰热挫，热转盛，脉转大，故予前方增石膏、知母清热之品。连服30剂，粉红色血痰方止，在停地高辛的情况下，Ⅱ度心衰得以缓解，心功能得以明显改善，说明中药有效，但顽固房颤未能纠正。

心衰，很多人主张以参附救之，或主张以生脉饮为主。诚然，参附、生脉皆为有效之佳方，但必须对证方可，不可当成固定套路来用，否则就失去了名方的应有卓效。此例心衰，以痰热为主，因脉实而大，始终以清热涤痰之剂，未因喘促气短难续而予补益，此乃脉实证实也。分清虚实，乃是辨证的关键，否则，难免实其实，虚其虚。

方中加桑白皮者，因气帅血行，肺气上逆则血亦逆，故尔咯血。桑白皮入肺，降肺气，气降则血降，气降则火亦消，故此案用之以泻肺止血。

**例2**：水热互结

周某，男，65岁。2004年5月7日初诊。

喘促端坐，心中慌乱，面唇及手臂色如紫茄，下肢肿（+++），整日吸氧。西医诊为冠心病心衰，每日服速尿。

脉沉滑数实大，舌暗红。

辨证：水热互结。

治法：清热逐水。

处方：木防己汤加减。

木防己 12g　　生石膏 30g　　葶苈子 18g　　椒目 10g　　桂枝 12g

红参 12g　　泽兰 15g　　生蒲黄 12g

9月17日二诊：上方加减，共服76剂，已无不适，吸氧及西药早已停，可上三楼，料理家务，伺候老伴。

脉大见和缓，面手肤色已正常。停药调养。

**【按】**《金匮要略·痰饮咳嗽》篇曰："膈间支饮，其人喘满，心下痞坚，面色黧黑，其脉沉紧，得之数十日，医吐下之不愈，木防己汤主之。"心下痞坚、喘满、面黑，皆与心衰之状相符。此例除上症具备外，尚有严重水肿，不得卧，脉沉滑数实大，乃水热互结之实证，故予木防己汤合己椒苈黄丸治之，清热泻水，诸症渐平。重者，亦可予大陷胸汤逐其水饮，以缓其急。因病笃且年高，恐峻泻正脱，故未予大陷胸汤，改予木防己汤合己椒苈黄丸加减。

心衰一证，虚实寒热均有，热盛而心衰者并不罕见，并非皆用参附回阳。中医重在辨证，治则治法是在辨证之后，因证而立法处方，岂能未经辨证就得出亡阳的结论，而妄予温热回阳？这种通病，俯拾皆是，如冠心病、高血压、痴呆等，许多老年病都称其为正虚邪实，或本虚标实，因老年正气已衰，故云本虚。实则老年病属邪实者屡见不鲜，岂可把活泼的辨证当成僵死的教条，贻误后人。

**例3**：寒痹心脉

胡某，男，50岁，连云港市人。2004年4月19日初诊。

10个月前突感胸痛、胸闷、短气、怵惕、惊悸、无力、畏寒、下肢凉。心电图：T波广泛低平，$V_{5\sim6}$倒置。血压：170/105mmHg。

脉沉而拘紧，按之有力。舌尚可。

诊为寒痹心脉，主以小青龙汤，嘱停西药。

麻黄 4g　　桂枝 9g　　细辛 4g　　干姜 4g　　半夏 9g

白芍 10g　　五味子 4g　　茯苓 15g　　炮附子 12g　　红参 12g

炙甘草 6g

该方加减，共服药110剂，至8月9日来诊，症状消失。心电图正常，血压130/80mmHg。

10月4日又来诊一次，一直无任何不适，劳作如常人。心电图正常，血压稳定于120/80mmHg。

**【按】**为何诊为寒痹心脉？因脉沉而拘紧。沉主气，邪实者，阻遏气机，气血不能畅达以充盈鼓荡血脉，脉可沉，然必沉而有力。阳虚者，无力鼓荡血脉，脉亦可沉，然必沉而无力。该患脉沉而有力，当属实证，且沉而拘紧，乃寒主收引凝泣，致拘紧，故断为寒痹心脉。若脉沉实如弹石，毫无和缓之象者，却非实脉，乃肾之真脏脉，为无胃气也，乃大虚之脉，此亦至虚有盛候。

何以断为病位在心？此依据脏腑、经络辨证。因胸闷痛且怵惕惊恐，乃神志之症，心主神、主血脉，故断为病位在心。

小青龙汤主“伤寒表不解，心下有水气”。若寒邪束表，麻、桂自可解散表邪，但须“覆取微似汗，不须啜粥，余如桂枝法将息”。

桂枝汤将息法，是温覆、啜热粥，以助药力。其最佳药效标准是“遍身漐漐，微似有汗者益佳，不可令如水流漓，病必不除”。太阳中风本有自汗，服桂枝汤复求其汗，二汗有何不同？太阳中风之汗乃邪汗，是因风伤卫，营弱卫强，腠理不固而自汗。而桂枝汤所求者乃正汗，正汗标准有四：微微汗出，遍身皆见，持续不断，随汗出而身凉脉缓。邪汗恰与此相对。

正汗的出现，必须阳敷阴布，此即“阳加于阴谓之汗”。据此汗，则可推知阴阳已然调和，臻于和平，此即测汗法。

欲以小青龙汤解其表寒，化其内饮，亦必见此正汗，此即仲景所云“覆取微似汗”之意。

服法，亦宜遵桂枝汤法，“若不汗，更服依前法，又不汗，后服小促其间，半日许令三服尽。若病重者，一日一夜服，周时观之。服一剂尽，病证犹在者，更作服。若汗不出，乃服至二三剂。”若按惯常服法，一日一剂，早晚分服，则难达此正汗。

若无表证，小青龙汤尚可用否？俗皆以麻、桂等为辛温解表发汗之品，谓之解表剂，似无表本不当用。然寒凝于里，虽无表证，麻、桂照用。因麻黄解寒凝，发越阳气；桂枝振心阳，通血脉，对寒凝于里者，仍当用之，故本例虽无表证，亦用之。经云“肾合三焦膀胱，三焦膀胱者，腠理毫毛其应。”三焦乃原气之别使，主通行三气。腠为元真通行之处，理乃脏腑肌肉之纹理。肾之阳气，通过三焦、腠理，充斥周身，上下内外，阳气无处不在，犹天运朗朗，邪无可遁，何病之有，此即“天运当以日光明”。

若阳虚而阴凝者，麻、桂可用否？阳气者，卫外而为固。当阳虚时，虚阳易动，本不当再用麻、桂升散，宜以附子、干姜辛热回阳。阳虚者，回阳固当，然阴寒凝泣，又应以麻、桂以助之，解阴凝，发越阳气。此犹“黄芪得防风，其力更雄”，亦可云附子得麻、桂，其功更彰。仲景之麻黄附子细辛汤，深寓此意。

麻黄附子细辛汤治“少阴病，始得之，反发热，脉沉者”。此方阳虚外寒者用之，阳虚寒袭经络而痹痛者用之，或阳虚寒邪直中少阴者亦用之。以附子温阳，细辛散寒，启肾阳，且引领麻黄入肾，提取下陷之寒邪，亦符逆流挽舟之意。细辛辛烈走窜，麻黄辛温发散，已然少阴阳虚，麻、辛宁不惧乎？仲景非但不忌，且屡用之，意在鼓荡阳气之升达，恰可助附子之辛热回阳。若阳虚，脉虚浮涌动者，乃虚阳浮越之象，此时不可再用麻、桂、细辛，反宜附子伍以山茱萸，防阳暴越，脉暴起，成阴阳离决，格阳、戴阳。

若阴虚者，麻、桂本禁用，但阴虚兼有寒凝者，在补阴剂中，亦可伍以麻、桂，散寒凝而不伤阴，如阳和汤之麻黄配熟地、鹿角胶。

血压高时，麻桂剂可用否？俗谓麻黄升压，视为禁忌。当脉沉而拘滞，此乃寒邪凝泣之象，以麻桂剂发其汗，寒去脉可起，血压反恢复至正常且稳定。

麻黄可提高心率，故心率快时，麻黄禁忌。当脉拘紧而数时，乃寒凝阳郁，不散寒，则郁热不得透发，此时麻、桂仍可应用。因寒散热透，心率反可降下来。以脉象言，拘紧而数者，数脉从紧，麻、桂不仅不忌，反而必用。

由此可见，汗法应用甚广，不仅限于外感表实证。

**例 4：**寒痹胸阳

韩某，男，64 岁。2002 年 2 月 26 日初诊。

心梗已 8 年。心电图：Ⅰ、aVL、$V_{4\sim6}$、ST–T 改变。胸闷，胸痛牵背，心慌气短，疲劳困倦，腰痛，口干。曾服异山梨酯、活心丹、丹参滴丸等。

脉弦紧而结。

辨证：寒痹胸阳。

治法：温阳散寒。

处方：乌头赤石脂丸加减。

| | | | | |
|---|---|---|---|---|
| 制川乌 15g | 炮附子 15g | 桂枝 12g | 干姜 6g | 川椒 6g |
| 细辛 6g | 茯苓 15g | 白术 10g | 半夏 12g | 元胡 12g |
| 五味子 4g | | | | |

3 月 19 日二诊：上方加减，共服 21 剂，附子加至 30g，胸痛、憋气、心悸、气短已著减。脉转弦缓，舌苔白厚。

上方加菖蒲 10g、苍术 12g、川厚朴 9g、红参 12g。

4 月 16 日三诊：上方加减，共服 28 剂，症已除，心电图大致正常，脉转弦缓，舌可。继予苓桂术甘汤加味善后。

**【按】**脉弦紧属阴脉，乃寒凝收引之象，故此胸背闷痛，断为寒痹所致。其结者，乃阴寒干格血脉，致气血阻遏而结。方取乌头赤石脂丸，振阳气而逐阴寒，增细辛、桂枝通阳，加茯苓、白术、半夏以降厥寒之逆，增五味反佐，防大队辛热耗散真气。

再诊脉已转弦缓，知寒凝之象已缓，然舌苔白厚，乃湿浊内生，加菖蒲、苍术、厚朴以化浊，加红参以扶正。

累计服药 50 剂，寒解湿化而症除，继予苓桂术甘汤健脾化饮通阳以善后，终获显效。

原方为丸，一丸日三服，不知再服。本案改丸为汤剂，其力更雄，直破阴凝，尤宜于寒凝重者。

**例 5：**肝肾阴虚，阳亢化风

张某，男，74 岁。2006 年 3 月 11 日初诊。

于 1 年前后下壁心梗，抢救缓解。心电图：T、$V_{5\sim9}$ 倒置，ST、$V_{4\sim6}$ 降低。糖尿病，空腹血糖 10.3mmol/L。现胸痛频发，慢走几步即胸痛，但不憋气，头晕。

脉弦劲且盛，舌嫩红少苔。

辨证：肝肾阴虚，阳亢化风。

治法：滋肝肾，平肝息风。

处方：三甲复脉汤加减。

生龙骨 18g　生牡蛎 18g　炙鳖甲 8g　败龟板 18g　生石决明 18g
干地黄 15g　生白芍 15g　山茱萸 15g　丹皮 12g　怀牛膝 15g
丹参 18g　阿胶 15g　炙甘草 9g

上方加减，共服 54 剂，诸症已不著，可慢行 1 千米。心电图大致正常。脉转弦缓滑。后未再诊。

**【按】**脉弦劲且盛，其意义同于革脉。革脉乃弦芤相合之脉，中空外急，浮取弦大有力，如按鼓皮，沉取则豁然中空。《金匮要略·血痹虚劳》篇曰："脉弦而大，弦则为减，大则为芤，减则为寒，芤则为虚，虚寒相搏，此名为革，妇人则半产漏下，男子则亡血失精。"

革脉何以中空？乃阴血不足，血脉失充。革脉何以外急？乃血虚不能内守，阳气奔越于外，搏击血脉，脉乃浮大而绷急。

气越的原因，包括：血虚、气虚、阳虚、阴虚四类；血虚者，气无所倚而浮越成革；气虚者，不能固于其位，浮越于外而为革。阳虚，阴寒内盛，格阳于外，搏击血脉而为革；阴虚不能内守，阳浮于外亦为革。这四种革脉的原因，仲景已然阐明："虚寒相搏，此名为革"，指阳虚而寒；"亡血失精"，指阴血亏虚。《诊家枢要》云："革，气血虚寒。"《脉确》云："主阴虚失血。"

此例脉弦劲且盛，并无中空之感，何言其意同革？脉弦劲盛者乃肝阳亢盛之脉。肝阳何以亢盛？当从阳求阴，因阴虚不制阳，乃阳亢化风。风阳窜扰，故尔胸痛，故此脉视同于革。治当滋水涵木为本，平肝潜阳息风为标，处方三甲复脉汤，风阳渐平，冠心病亦随之缓解。此案亦可归于肝厥心痛类。

**例 6：**阳虚饮凌

曹某，男，54 岁。2004 年 4 月 16 日初诊。

曾诊为心肌缺血，心电图：ST–T 改变，血压 160/100mmHg。胸间痛，日寐约 6 小时，多汗，下肢无力，左足跟凉，其他可。

脉弦稍硬，舌淡胖苔白。

辨证：阳虚饮凌。

治法：温阳化饮。

处方：苓桂术甘汤加减。

炮附子 15g　茯苓 15g　薤白 12g　制川乌 12g　白术 10g
生蒲黄 12g　桂枝 10g　炙甘草 7g

8 月 13 日二诊：上方附子渐加至 30g，曾加用生黄芪 15g、仙茅 12g、仙灵脾 10g、浮小麦 30g，共服 90 剂。诸症消失，血压 120/80mmHg，心电图于 5 月 21 日即已恢复正常。脉转弦缓，停药观察。

**【按】**弦本阳中之阴脉，乃阳之温煦不及。脉拘而弦硬，或弦拘而劲，此脉老年病多见，可由多种原因而发，脉弦劲而大者，乃肝风陡涨，此肝风，可由热盛生风，或痰热生风，或痰瘀化热生风，当清热平肝息风，或清热涤痰息风，或清热涤痰活血息风。若脉弦细数而劲者，乃阴不制阳，阳亢化风，当滋阴潜阳，平肝息风。若脉弦劲按之虚者，状类革脉，乃真气虚，虚风内动，当益气养血填精。若拘而弦劲者，乃寒邪凝泣收引，当温阳散寒。当然，判断弦劲脉之机理，亦须四诊合参，不可一见弦劲之脉，就予镇肝息风之类潜降，尚须分辨。此例之弦而硬，兼舌淡胖，且无热象，故断为阳虚温煦不及，脉拘所致，予温阳化饮，解其寒凝。经连续4个月的治疗，阳渐复，寒凝解，脉之弦硬亦转缓，血压、心电图亦随之好转。若误为弦乃气郁，妄予开破，则失之远矣。

**例7：**痰热痹阻

杜某，男，69岁，晋州人。2004年9月7日初诊。

诊为冠心病心绞痛，陈旧心梗，心导管查有3处狭窄须安支架，因太细无法安，血压145/80mmHg。现服维拉帕米、美托洛尔、丽珠欣乐等药。劳则胸痛牵背，憋气，步行约100米即痛，上3楼须每层皆歇，重时不能平卧，腿沉无力。

脉弦滑盛，舌可。苔黄腻，唇暗面暗。

辨证：痰热蕴阻。

治法：清化痰热，宣畅气机。

处方：黄连温胆汤加减。

黄连9g　瓜蒌18g　半夏12g　薤白12g　枳实9g
菖蒲9g　郁金9g　竹茹7g　胆南星9g　茯苓15g
蒲黄10g　茵陈18g

嘱：西药每半月减1/3。

2005年2月25日二诊，上方加减，共服125剂，西药已停，可走三四千米，上三楼已不需歇，症状消失，脉缓滑，唇已不暗。

**【按】**因无心导管复查，尚缺冠脉改善的直接依据，但从临床症状判断，有明显好转，脉亦见缓。

弦主郁，滑数且盛，主痰热壅盛；且苔黄腻，亦为湿热秽浊之象，故诊为痰热蕴阻。治法清化痰热，宣畅气机。然舌暗、唇暗，乃痰热阻痹，血行不畅，故予清化痰热之时，佐以活血之品。

方中之连、夏、蒌，乃小陷胸汤。冠心病属痰热者，与结胸相类，《伤寒论》第134条："短气躁烦，心中懊憹，阳气内陷，心下因硬，则为结胸。"《伤寒论》第137条："从心下至少腹硬满而痛，不可近者，大陷胸汤主之。"仲景对结胸的论述，为我们临床治疗冠心病揭示了一重要门径，或逐其水热，或清热涤痰宽胸，皆为痰热型冠心病的重要治则。据其法以扩充之，后世衍生出许多有效方剂，足资借鉴。本案用黄连温胆汤治冠心病，其理论渊源，皆本于结胸诸法。悟透仲景的一个法，就可灵活变通，随证化裁，扩展出一大片，确有柳暗花明又一村之感。

**例 8：** 痰热生风

苏某，男，52 岁，行唐人。2006 年 5 月 15 日初诊。

西医诊为冠心病心绞痛，高血压。心电图：ST、aVF、$V_{4\sim6}$降低。T、Ⅰ、aVL、$V_{5\sim6}$低平。血压 160 ~ 180/100 ~ 110mmHg。服用异山梨酯、美托洛尔、尼群地平、卡托普利等药。自咽沿食道至胃皆阵痛、憋闷、气短，脱衣、慢走皆痛。

脉弦滑而盛。舌尚可，苔白。

辨证：痰热壅盛。

治法：清热化痰。

处方：黄连温胆汤加减。

| | | | | |
|---|---|---|---|---|
| 陈皮 9g | 生半夏 12g | 胆南星 10g | 天竺黄 12g | 竹茹 7g |
| 菖蒲 9g | 郁金 10g | 黄连 12g | 枳实 9g | 生蒲黄 12g |
| 丹参 18g | 元胡 15g | | | |

7 月 14 日二诊：上方共服 42 剂，西药已全停半月，异山梨酯偶服。血压 150/100mmHg，心电图：T、aVL 平，其他导联已正常。现已无明显不适，可行走 10 余里，但上二楼尚觉气短。脉弦滑且盛。舌嫩红齿痕，少苔。仍属痰热化风。上方加生石决明 30g、地龙 15g、僵蚕 15g。

9 月 4 日三诊：上方又服 42 剂，心电图已恢复正常，血压 150/100mmHg，已无明显不适。脉舌同上。

虽已好转，但痰热未除，仍宜前法治之。

上方 14 剂，另加蜈蚣 30 条、全蝎 30g、水蛭 30g，共为散剂，分 28 次服。

未再来诊。

**【按】**脉弦滑且盛，故诊为痰热生风。风痰走窜包络，致胸痛憋闷，治法清热涤痰息风。因虑其经济不裕，未用蜈蚣、全蝎，但血压始终较高，内风尚盛，故后加蜈蚣、全蝎息风解痉。共计 100 余剂，虽效，然脉未缓，难免复作。

**例 9：** 肾阴虚，相火动

张某，男，60 岁。2004 年 4 月 16 日初诊。

诊为冠心病、哮喘，曾两次急诊入院抢救。心电图广泛 ST–T 改变，血压 180/80mmHg。胸憋胸痛，哮喘痰鸣，动辄喘甚，不能平卧，后背热，头旋。

脉弦硬左尺浮旺。

辨证：肾虚相火动，风阳内旋，肾不纳气。

治法：滋阴潜阳，补肾纳气。

处方：济生肾气加减。

| | | | | |
|---|---|---|---|---|
| 怀牛膝 10g | 干地黄 15g | 山茱萸 18g | 山药 15g | 龟板 30g |
| 丹皮 12g | 泽泻 12g | 盐知母 5g | 盐黄柏 5g | 五味子 5g |

5 月 7 日二诊：上方共服 21 剂，喘减逾半，已可平卧，胸憋闷亦轻，血压 160/90mmHg。脉趋弦缓，硬度减，尺已平，寸脉沉。舌可。因相火已敛，肝风渐平，

脉趋缓且寸无力，阳虚之象渐显，治法改为阴阳双补。

上方去知、柏，加葶苈子12g、红参12g。另：蛤蚧2对，研细，每服1.5g，日2次。

9月13日三诊：上方共服近百剂，已无明显不适，可步行二三千米也不喘，惟上楼还微喘。于8月16日查心电图大致正常，血压140/90mmHg，脉弦缓。

后又继服35剂，基本平稳，停药。

**【按】**脉弦且硬，乃肝失柔而脉劲张，风阳内旋。尺浮旺，乃相火动，缘于阴不制阳。阴亏而风阳动，风阳上窜心肺，迫于肺而喘，不得卧；窜于心而胸痛；淫于背而背热；达于颠而头旋。方以济生肾气加减，滋肾潜阳，共服21剂，相火渐敛，风阳渐平，喘减逾半。

继之，尺虽平而寸不足。寸为阳位，寸不足乃上焦阳气不足，然相火乍敛，不可骤予桂、附，故加参以益气，加蛤蚧以益肾纳气。继服百余剂，诸症渐平。

**例10：**阳气虚衰，精血不足

谢某，女，55岁。2004年10月11日初诊。

诊为冠心病、室性早搏。心电图：T波广泛低平或倒置，频发室性早搏。既往卵巢早衰。心慌空悬、心烦意乱，看报只能看个题目，再看就心中烦乱难受。气短无力，失眠，彻夜不寐，头晕口干，饮不解渴。食不知味，尚能食。腰背凉，膝下如冰，项筋强，腰酸疼痛，大便干，小便频数。服慢心率已5年，少吃1次就心慌得很。

脉沉细涩无力，舌尚可。

辨证：阳气虚衰，精血不足。

治法：温阳益精血。

处方：真武汤合右归丸加减。

| | | | | |
|---|---|---|---|---|
| 炮附子15g | 桂枝10g | 炙甘草7g | 茯苓15g | 白术10g |
| 当归12g | 巴戟天12g | 肉苁蓉18 | 仙灵脾10g | 山茱萸15g |
| 熟地15g | 炒枣仁40g | 红参12g | | |

12月6日二诊：上方加减，共服56剂，诸症皆减，心电图亦有好转。T、aVL倒置，Ⅰ、$V_5$低平，其他导联已正常，慢心率已停。

4月11日三诊：上方加减，又服105剂。其中一次因生气，一次因春节客人多，两度病情反复，但坚持服药，渐又好转，已无明显不适，心电图大致正常。脉缓滑，舌正常。继服14剂，以固疗效。

**【按】**此例脉沉细涩无力，正气虚衰较重，而且症状颇多。历经半年调治，正气渐复，诸症渐消。若非坚持，恐难奏效。

心烦意乱一症，多以火论，但阳虚阴盛者亦恒有之，如：

《伤寒论》第29条："吐逆烦躁者，作甘草干姜汤与之，以复其阳。"

《伤寒论》第61条："昼日烦躁不得眠……干姜附子汤主之。"

《伤寒论》第69条："烦躁者，茯苓四逆汤主之。"

《伤寒论》第269条："其人躁烦者，此阳去入阴故也。"

《伤寒论》第300条："少阴病……复烦躁不得卧寐者，死。"

《伤寒论》《金匮要略》论述阳虚而烦的条文约20余见，可见烦非必因火。心烦之因颇多，邪扰于心可烦，正虚心无所倚亦可烦，凡阴阳气血之虚，皆可烦。欲辨其因，当以脉为重。

此案，烦而彻夜不寐，且口干饮不解渴，颇似阴虚火旺，但脉沉细涩无力，乃少阴脉也，故诊为阳虚所致，予温阳益精血而渐安。

## 四、舌证不符的医案举隅

舌诊，是望诊中的一项重要内容，望舌可洞观五脏六腑，且较直观、客观，故尔舌诊为后世医家所重。余临证前十多年，辨证以舌为重。但临证既久，发现一些舌证不符的患者，渐渐动摇了我以舌诊为主的辨证论治方法，转而倚重脉诊，逐渐形成了以脉诊为中心的辨证论治方法。

舌诊虽古已有之，但言而不详，《内经》《伤寒论》《金匮要略》中，仅寥寥数条提到舌苔、舌质。舌诊成熟于温病学，尤以叶天士贡献为大。温病的特点是热盛阴伤，有卫气营血不同传变阶段，舌诊是重要的辨证论治依据。我毕业后分配到大庆油田总院儿科，所治的全部是温病的急症、危症，所以对舌诊在温病中的重要价值深有体会。舌证符合率粗估在90%以上。

内伤杂病，则范围广泛得多，亦复杂得多，径直将温病中的舌诊用之于杂病中，舌证符合率则大大降低。凭我近50年的临证经验粗估，舌证符合率大约在30%～40%之间。因而舌诊在杂病中，只能作为参考，而不足以作为辨证论治的主要依据。

或问，余以何为标准来判断舌与证的符或不符？吾以脉诊为中心进行辨证论治，以脉定证，依证立法处方。舌诊与之相符者，则作为辨证的一项依据；若不符者，则以脉解舌，以脉定证治。

或问，舌证不符者，舍舌否？余曰不舍。俗皆云脉证不符者，有舍症从脉、舍脉从症之论，尚未闻有舍舌从症或舍症从舌之论。吾认为脉、舌、症的出现，皆有其必然的生理、病理基础，都不存在假的问题，只存在如何认识的问题。只有正确认识、理解杂病中舌诊的机理，才能准确判断舌诊在辨证论治中的价值。

我之所以专门讨论舌诊与辨证论治的关系，因辨证论治是中医的核心特色、精髓，能否正确辨证论治，不仅关系到患者的疾苦及身家性命，也直接关系着中医学的继承、发展与未来，余故论之。

以下，吾将以临床实例来辨明以舌诊为主的辨证论治方法之不足。

**例1：**阳虚血凝

倪某，男，36岁，烟台人。2004年8月9日初诊。

北京安贞医院诊断：冠心病稳定型心绞痛Ⅲ～Ⅳ级。高血压Ⅲ级。心脏搭桥2个，安支架3个，仍心绞痛频作，尚须再安4个支架，须分两批安放。ECG：T波广泛低平倒置。现心绞痛频作，室内厕所不能去，动则胸痛憋气，夜间常憋醒。胃不适，便热。

脉弦细，舌光绛而裂。

阴虚血瘀，予养阴活血通络。

炙鳖甲 30g　赤芍 12g　丹参 18g　桃仁 12g　红花 12g
败龟板 30g　生蒲黄 12g　生地 15g　泽兰 18g　生牡蛎 30g
丹皮 12g　白芍 15g　元胡 12g　水蛭 10g　炙甘草 7g

10 月 18 日二诊：上方共服 60 剂，虽憋闷稍减，然改善不著。背冷，脐右侧撑结，脉弦按之减，两寸沉无力，舌光绛而裂。

因脉按之无力，当属阳虚；因舌光绛，当兼顾其阴，改方如下：

桂枝 15g　茯苓 15g　生蒲黄 10g　炮附子 15g　炙甘草 8g
水蛭 10g　红参 12g　丹参 18g　炙百合 15g

注：如无不适，炮附子每周递加 3g，加至 30g 为止。

2005 年 4 月 22 日三诊：附子已加至 30g，共服约 120 剂，可平路走一千米，感觉胸隐痛、气短，右侧脘腹有滞碍感，精力渐好。脉弦涩按之不足，舌光绛而裂。

上方附子递加。

7 月 17 日四诊：上方附子已加至 60g。上六楼后觉胸闷痛，休息两分钟可缓解，左肩及上臂觉痛，小腿时胀，他可。脉弦减舌嫩绛，裂减轻，有少量舌苔。心电图：（2005 年 7 月 15 日）：T、aVF、$V_{4\sim6}$ 低平，其他导联正常。

2006 年 4 月 10 日五诊：炮附子渐加至 90g，服药约 200 剂，已可一步两蹬上六楼而不引发胸痛。有些头晕，胃不和，快走时，胸部尚有不适。血压：130/105mmHg。

炮附子 60g　红参 12g　桃仁 12g　红花 12g　僵蚕 12g
制川乌 15g　生黄芪 40g　水蛭 10g　蜈蚣 15 条　炙甘草 9g
赤芍 12g　白芍 12g　地龙 15g　全蝎 12g　土元 12g
元胡 12g

2006 年 8 月电告，情况稳定，未再来诊。

**【按】**本例舌光绛而裂，是典型的肝肾阴虚之舌，法当滋养肝肾之阴。但其脉沉而无力，乃少阴阳虚之脉，则证当属阳虚之证，以大剂附子温阳活血通脉，经两年多的治疗，获得显效。从临床治疗结果来看，辨证论治是基本正确的。以此脉、此证来解舌，则知光绛而裂之舌，并非肝肾阴虚，而是因阳虚血行凝泣所致，故舌色红暗呈绛色。何以舌光无苔？乃阳虚气化不利，津液不布而光裂。大量、长期用附子，舌象反有改善，绛色渐淡，裂纹渐浅，苔渐布。通过此例可说明，在内伤杂病中，以舌象作为辨证论治的主要指征，是有相当大的局限性的；再者，舌无假，只存在如何认识的问题，当以脉解舌。

**例 2：**热入血分

赵某，男，22 岁，大学生。1989 年 11 月 18 日初诊。

患再障住院已半年，鼻衄、齿衄、斑疹，屡发高热。每周须输血1～2次，家中告债累累。由我校在该院实习生介绍请余诊治。鼻衄不止，以药棉充填压迫，鼻如蒜头，血从后鼻腔溢于口中，高热39℃左右，躯干四肢斑疹甚多，口渴，面色㿠白，舌淡，脉洪大躁数。检前方，除西药外，中药多为温补，或清热凉血杂以温补，化验血红蛋白3～4g/dl，红细胞100万/$mm^3$，白细胞2000/$mm^3$，血小板2万/$mm^3$。此血热炽盛，迫血妄行，予清瘟败毒饮加减。

生石膏40g　知母9g　黄连10g　黄芩10g　栀子12g
大青叶10g　元参15g　生地黄15g　牡丹皮12g　赤芍12g
槐花30g　紫草30g　小蓟30g　蒲公英30g　水牛角30g（先煎）

1990年1月23日二诊：上方加减共服60余剂，已不须输血，鼻衄止，牙龈萎缩，刷牙时有出血，未再发热。四肢尚有散在之小出血点，腰酸。脉已见敛，尚滑数，按之较软。血红蛋白12.5g/dl，白细胞3900/$mm^3$，中性52%，淋巴48%，血小板5.3万/$mm^3$，红细胞380万/$mm^3$，此血热未靖，虚象初露。

生石膏30g　知母6g　黄连9g　黄芩9g　栀子9g
大青叶10g　元参15g　生地黄15g　牡丹皮12g　赤芍12g
槐花30g　紫草30g　小蓟30g　山茱萸12g　狗脊15g
水牛角30g（先煎）

6月2日三诊：上方加减服约4个月，脉舌正常，面亦红润，无任何症状，长跑六七百米后觉腿酸，检查其他均已正常，惟血小板较低，6.5万/$mm^3$。

生石膏30g　知母6g　牡丹皮10g　赤芍10g　紫草30g
槐花30g　太子参12g　山茱萸12g　熟地黄12g　山药12g
枸杞10g　鹿角胶15g　狗脊18g　川续断15g

8月28日四诊：血红蛋白12.1g/dl，红细胞470万/$mm^3$，白细胞4700/$mm^3$，血小板12万/$mm^3$，骨髓报告正常，停药。大学毕业后分配至本市某厂工作，至今正常。已成婚生一子，其子已上小学，健康。

**【按】**此案舌淡，面色㿠白，唇甲色淡，依此舌色，当诊为或阳虚、或气虚、或血虚，应予温阳、益气、养血。可是脉洪大躁数，乃阳热亢盛之脉，吾以脉为主，断为气血两燔。典型的气血两燔之舌当绛红苔干黄，此舌淡，显然脉舌相背，如何解析？叶天士论温病血分证曰："入血，就恐耗血动血。"耗血，是阳盛伤阴，阴血被耗。阴血被耗则血不荣，致舌淡；动血，是热迫血妄行，致血分证，可广泛出血，血亡则不华，致舌淡。此舌淡，不仅不作阳气虚看，反是耗血动血的必然结果。若不据脉以断，仅凭舌淡，必然诊为阳气虚，妄予温补，则误矣。

**例3：懈怠**

李某，女，学生。2002年6月14日初诊。

疲乏，腰痛。

脉弦细无力，舌红苔稍黄。

此肝体不足，肝用不及。予乌梅丸加减：

乌梅 5g　桂枝 9g　炮附子 10g　干姜 5g　细辛 4g
当归 12g　党参 12g　黄连 9g　黄柏 5g　生黄芪 12g
白芍 10g　丹参 15g

予 4 剂，水煎服。

6 月 18 日二诊：乏力懈怠已除，腰尚痛，脉力增。上方加菟丝子 15g、川续断 18g，4 剂，水煎服。

**【按】**舌红苔微黄，主热盛，当热者寒之。但脉弦细无力，弦主肝，细为肝体不足；无力为肝阳馁弱，肝用不及。肝为罢极之本，肝虚则懈怠喜卧，此状与疲劳综合征相符。予乌梅丸补肝用，益肝体，调其阴阳。加黄芪者，益肝气，强肝之用；加白芍、丹参者，补肝之体，阴生阳长，肝复而愈。若据舌诊而寒之，则肝阳更馁，一阳不升，万物萧索，何期生机焕发。

**例 4：**咽痛

封某，女，27 岁，教师。1996 年 5 月 7 日初诊。

咽干、咽痛、咽塞 2 周。

脉弦细紧，舌红齿痕。

此阴寒内盛，痹结于咽喉。予苓甘五味姜辛半夏汤加减。

炮附子 8g　桂枝 8g　细辛 4g　干姜 4g　五味子 4g
茯苓 10g　半夏 9g

2 剂。

数日后相遇，云药后，咽痛、干、塞已除。

**【按】**咽痛咽干之症乃常见病，多以火热或阴虚火旺论之，然屡服西药抗菌消炎、中药清热解毒利咽之剂不效者，亦非罕见。咽痛火热者固多，然阴寒者亦不乏其例。《伤寒论》咽痛者，以少阴篇居多。《伤寒论》第 283 条："病人脉阴阳俱紧，反汗出者，亡阳也，此属少阴，法当咽痛而复吐利。"《伤寒论》第 317 条通脉四逆汤之咽痛，及《伤寒论》第 313 条之半夏散证等，皆阴盛所致。此案以其脉弦细紧，乃为阴脉，故予辛温通阳开痹治咽痛。其舌红者，亦因寒凝泣而红，不以热看。余在临床诊治时，脉诊权重高于舌诊。若脉舌不一致时，舌从脉解。

**例 5：**热郁胸膈转痰阻阳痹

胡某，女，51 岁。2003 年 9 月 23 日初诊。

心烦胸闷，常卧寐中憋醒，阵烘热汗出。心电图：T 波、Ⅲ、aVF、$V_5$ 倒置。

脉沉滑数，舌可。

辨证：热郁胸膈。

治法：清透胸膈郁热。

处方：栀子豉汤合升降散加减。

栀子 12g　豆豉 12g　枳实 9g　僵蚕 12g　蝉蜕 5g

姜黄 10g　　连翘 15g　　丹参 12g　　生蒲黄 10g

9 月 30 日二诊：上方服 7 剂。烦热、胸憋未作，觉左胁下支结。

脉转沉滞而滑。

辨证：痰郁气滞。

治法：豁痰行气通阳。

处方：瓜蒌薤白桂枝汤加减。

瓜蒌 12g　　薤白 12g　　枳实 9g　　桂枝 12g　　丹参 18g

10 月 28 日三诊：上方加减，共服 28 剂。诸症消失。心电图大致正常。脉缓滑。上方加半夏，继予 14 剂，停药。

**【按】**脉沉滑数，沉主气，滑为阳，数主热。沉而数者，乃郁热不得透达，处方栀子豉汤合升降散治之。火郁本当舌红，此案舌何以不红，反见正常之舌？郁火虽可上灼、下迫、内窜，然并非必然上下内诸症并见，可仅见于上、仅见于下、仅见于内。此案郁火内窜心经，见心烦胸闷等症，若未上灼至舌，舌可不红。若据舌以断，舌诊正常，将断为何证？临床已然病证较明显或较重，舌依然正常者，并不鲜见。所以，据舌诊以辨证论治者，有较大局限性。

**例 6：**痰热内蕴

张某，女，67 岁。2004 年 4 月 16 日初诊。

心肌缺血，2003 年 9 月枕部脑梗，心电图：T、Ⅲ、$V_{3\sim6}$倒置。胸闷痛，心慌，头晕，胁胀痛，疲乏嗜睡，每日睡 15 个小时以上，睡后仍觉困倦。大便二三日一解，不干，然不畅。

脉沉滑躁数，舌淡红苔白。

辨证：痰热内蕴，气机郁滞。

治法：涤痰清热，疏达气机。

处方：升降散合小陷胸汤加减。

僵蚕 12g　　大黄 4g　　枳实 9g　　茯苓 15g　　蝉蜕 5g

黄连 10g　　菖蒲 9g　　天麻 15g　　姜黄 9g　　陈皮 9g

半夏 12g　　紫金锭 2 粒（分冲）　　栀子 10g　　豆豉 12g

5 月 7 日二诊：上方共服 21 剂，胸闷痛、头昏、胁痛已不著，睡眠已减至 9 个小时。脉之躁数已除。上方加人工牛黄 2g（分服），10 剂，水煎服。

后未再来诊。

**【按】**舌淡红苔白，当属气血两虚之舌象，治法气血双补。然脉沉滑躁数，此痰热内蕴之脉，火热内伏而躁数，治法涤痰行气，清透郁热。据舌当温补，据脉当清透，何以是从？吾以脉为重，故以升降散合小陷胸汤治之。这一辨治对否？当然最终还要临床实践的检验。药后症减，说明这一诊治基本正确。然何以舌脉不符？缘于痰热闭阻，阳气不敷，气血不畅，舌失荣华而淡红，此舌非假，关键在于如何认识，但若据舌以断，必谬。

**例 7**：阳虚阴盛

周某，男，54 岁，元氏人。2006 年 6 月 30 日初诊。

2005 年 6 月 13 日出院小结："冠脉造影：前降支中段管状狭窄达 80%（血管直径 2.0mm），诊为冠心病，不稳定型心绞痛。心电图：T、Ⅱ、aVF 低平。类风湿性关节炎，高血压Ⅰ级，血压 130/80mmHg"。服异山梨酯、卡托普利、辛伐他丁等。胸胁憋闷，腹部抽紧痛甚，时嗳气，右半身无力。

脉弦迟无力，舌尚可。

辨证：阳虚阴盛。

治法：温阳散寒。

处方：乌头赤石脂丸加减。

炮附子 60g　制川乌 18g　细辛 8g　川椒 6g　干姜 7g

红参 12g　吴茱萸 8g　炙甘草 9g

7 月 14 日二诊：上方共服 10 剂，诸症皆减，右半身仍无力（3 岁时从房上摔下所致）。脉舌同上。上方改：

炮附子 90g　干姜 9g　生黄芪 120g　桃仁 15g　红花 15g

当归 15g　赤芍 15g　川芎 8g　地龙 15g　桂枝 15g

8 月 11 日三诊：上方共服 21 剂，胸胁憋痛、腹抽痛、嗳气除，半身无力减轻，尚觉气短。

上方继服 14 剂，未再来诊。

**【按】**此案五脏之阳皆虚，心肺阳虚则胸憋闷疼痛，肝阳虚则胁痛，脾肾阳虚则全腹抽痛，厥气逆而嗳。乌头赤石脂丸乃破阴凝之重剂，呕不能饮食，腹中满，上冲皮起，出见有头足，上下痛而不可触近者，大建中汤主之。本案与此颇似，皆阳虚寒凝所致。若据舌以断，舌可，并非胖淡嫩滑，则看不出阳虚阴盛之象，可见舌诊在杂病中，有较大局限性。

**例 8**：湿热熏蒸

侯某，女，67 岁，藁城市人。2004 年 5 月 28 日初诊。

头晕旋，心中迷糊，胸闷，便溏，其他说不清。心电图：ST 广泛低垂。

脉弦濡滑数，寸偏旺，尺稍差。舌嫩绛少苔。

辨证：湿热熏蒸。

治法：清热化浊。

处方：菖蒲郁金汤加减。

菖蒲 9g　丹皮 9g　竹叶 7g　连翘 12g　郁金 9g

黄连 8g　菊花 7g　滑石 15g　生龙骨 18g　生牡蛎 18g

山茱萸 15g　天竺黄 10g

6 月 21 日二诊：上方加天麻 5g、僵蚕 12g，共服 24 剂，已无不适，寸脉已平。心电图正常。停药。

**【按】**舌嫩绛少苔，并无湿热熏蒸之黄腻苔，何以诊为湿热证？当然，湿热证应有黄腻苔，而且黄腻苔也是诊断湿热证重要且最直观的一个指征。但当湿热化热化燥后，可无舌苔；若湿热尚未化燥，阻隔气机，胃气不能上蒸时，亦可无黄腻之苔。此案虽无黄腻苔，依然诊为湿热证，乃据脉而断。

**例 9**：再生障碍性贫血

蒋某，女，28 岁，石油工人。1970 年 9 月 15 日初诊。

患再生障碍性贫血已 4 年，每周皆须输血。症见头晕、心慌、气短、无力，精力萎靡，全身散在斑疹，下肢尤多，鼻衄，齿衄。面色晦暗苍白，唇甲苍白，手指如蜡状，下肢满布褐斑。

脉躁数而涌动，舌淡胖。

以舌淡胖，且一派虚证，余屡予补气、养血、填精，病情毫无起色。当时辨证以舌诊为重，略于脉。认为此舌属虚无疑，然屡补无效，逐渐动摇了我以舌诊为重的辨证方法，渐转而倚重脉诊。

**例 10**：急性多发性神经根炎

某女，24 岁。

诊为急性多发性神经根炎。呼吸已停 5 日，心跳尚存，靠人工呼吸维持生命。于 1992 年 7 月 13 日会诊。面赤，舌红，苔干黄起刺，脉洪大，腹软。此属阳明热盛，予白虎加人参汤鼻饲，共 3 剂。脉症依然如上，原方加安宫牛黄丸 1 丸。至 18 日亡。

**【按】**脉洪、面赤、舌红、苔干黄起刺，予人参白虎汤尚属对症。此人是大学刚毕业分来我院的计算机老师，未能救活，感到心中非常愧疚、惋惜，曾反复考虑当如何辨证。后悟及，面赤乃大量使用激素所致；脉洪大乃血管活性药物的反应；舌红苔黄因昏迷，不能饮水，且数日人工呼吸而口干起芒刺。设若无西药，或现一派亡阳之象，当非人参白虎汤所宜。所以中医辨证时，尚须考虑因用西药所产生的影响。

## 五、对跟师学习人员病历的批改

在跟师学习的人员中，有国家级及省级优秀中医人才，有全国名老中医经验继承人。在跟师过程中，第一阶段大约半年多，随师诊治抄方，待基本熟悉师傅的辨证论治方法后，即进入第二阶段。凡初诊病人，皆由跟师人员独立诊治，写出医案，师傅修改把关。其中大部分病历与师傅的意思相符，径直签字付予病人；一部分稍事加减修改。个别与吾辨证不符者，多是在脉诊上有误，使整个病机、方证皆变。此时要讲清我的分析、认识，并手把手地教他体会脉象，以及如何以脉解症、解舌、定证、立法、处方等。我主张学术民主，教学相长，应形成一种学术沙龙的氛围。对不同见解应切磋、讨论，畅所欲言，以求弄明白。因这些学员都有二十年左右的医龄，都是科主任或正副高职，都有相当理论基础和实践经验，所以一起出诊，也是我学习的好机会。我的修改正确与否，还要经实践检验，每次都是对我真真切切的考试，病人服药后的信息反馈，俨然是每次考试的打分。所以，这种修改，我是特别认真的。通过这些修改的病例，有个正误的鉴别比较，可充分体现我的思辨方法和应用，故举数则。

**例 1**：沈某，男，39 岁，石家庄市人。

[**学员病例**] 2009 年 10 月 23 日初诊：近两年来，腰酸痛，头晕，神疲，乏力，手心热出汗，小便时有尿频、尿急，并有阴囊潮湿，夜尿 4 ~ 5 次，饮食、睡眠可，便调。

脉沉弦滑，舌淡苔白。

处方：

黄芩 9g　生地 15g　龙胆草 6g　车前子 15g　当归 15g
薏苡仁 30g　枳实 9g　木通 9g　柴胡 6g　甘草 6g
泽泻 15g

[**师傅修改**] 症如上。脉沉滞徐减，舌淡胖苔白。

辨证：阳虚，气化不利。

治法：温阳化饮。

处方：五苓散加附子。

桂枝 12g　茯苓 15g　白术 10g　泽泻 15g　猪苓 12g
炮附子 12g　炙甘草 9g

7 剂，水煎服。

11 月 2 日二诊：药后腰酸痛、头晕、神疲乏力、手心热，出汗已缓解，仍有尿频、尿急，阴湿。脉沉缓滑减。舌淡胖、苔白。

上方加益智仁 10g、蛇床子 15g。

【**按**】原方予龙胆泻肝汤主之，可能着眼于尿频急、手心热、汗出、阴湿等症，似湿热下注，故予龙胆泻肝汤。由此可见，仅据症状，难以准确判断其证。然脉沉滞徐减，且舌淡胖苔白，显系阳虚，气化不利。

脉沉主气。邪阻气滞，气血不能充盈、鼓荡于血脉则脉沉，此沉当沉而有力，为实。若阳气虚，无力帅血充盈鼓荡于血脉，亦脉沉，此沉当按之无力。沉而有力为实，沉而无力为虚。脉滞，指脉之振幅搏起小，其意同沉，以沉而有力、无力分虚实。徐，即脉来去皆徐。何以称徐而不称缓？因缓脉亦来去徐缓，但缓脉却从容和缓，不似该脉之沉滞而减；至数虽徐，却无缓脉之从容和缓之象，故以徐称。脉减，乃介于脉力正常与无力之间，故曰减。减乃不足之脉。此脉沉滞徐减，乃阳气虚馁所致。阳虚，即为该患者的病机、证，此即以脉定证。既为阳虚，用龙胆泻肝汤清利湿热，乃犯虚其虚、实其实之误。

脉既明，则进而在中医理论指导下解其诸症。何以腰酸痛？腰为肾之府，肾阳虚，故腰酸痛。何以头晕？头为诸阳之会，必清阳以充，肾精以养，今肾阳虚，头失阳之充养，故尔晕。何以神疲乏力？阳气者，精则养神，阳虚神无所倚，故神疲乏力。何以溲频急？肾司二阴，阳主固摄，阳虚不固而溲频急。何以手心汗出？手心为手少阴心经所过，肾阳既虚，上乘于心，心气不足而手心多汗。何以手心热？俗皆以手足心热为阴虚痨热解。固然，阴虚者有之，但湿热、瘀血、火郁、疳积、脾虚、阳虚肝郁、肝阳亢等皆可导致五心烦热。阳虚者当手足寒，何以手心热？乃积阴之下必有伏阳所致。阳气者，当游行于周身，以温煦激发各脏腑组织的功能。若阳已虚，虽然已虚，然阳未亡、未尽，尚有余阳，则此已馁之阳无力敷布，必聚而化热、化火，此火走窜阴经，即可于阳虚诸症中见手心热，此即积阴之下必有伏阳。从手心热这一症来看，必须胸有全局，知道手心热的各种原因和病机，才能全面分析判断；也体现了，必须在中医理论指导下，才能正确辨证论治；也体现了辨证论治的主要依据是脉诊，脉异则证异，脉变则证变，此即平脉辨证。

此案证治对否？尚须实践检验。复诊时，症状缓解，且手心热、汗除，说明辨治基本正确。溲尚频急者，乃肾虚未复，加益智仁温肾固涩，蛇床子益肾祛湿。

**例 2**：邵某，女，39 岁。

［**学员病历**］2009 年 10 月 16 日初诊：腰痛、腿痛、腿凉、腿软一年，近加重。自幼先天性双髋关节脱位。出生时发烧后，小脑受损，遗留语言不清，面痉头摇，手足抽动，跛行。经期血块多，经前乳胀。食可，便干。

脉沉弦滑细数，舌绛红少苔。

辨证：郁火伤阴，宗升降散合薛生白 4 号方加减。

僵蚕 12g　蝉蜕 7g　姜黄 12g　大黄 4g　地龙 10g
滑石 10g　威灵仙 15g　秦艽 10g　炒苍耳子 15g　丝瓜络 15g
海风藤 15g　黄连 10g　怀牛膝 15g　川芎 9g　独活 9g
生地 12g

［**师傅修改**］上症。脉沉弦细数减。

辨证：肝肾阴虚，虚风内动。

治法：滋养肝肾，平肝息风。

处方：三甲复脉汤加减。

生龟板 15g　生鳖甲 15g　生龙骨 15g　生牡蛎 15g　干地黄 12g
赤芍 12g　白芍 12g　麦冬 10g　五味子 6g　山茱萸 12g
石斛 10g　川续断 10g　地龙 10g　蜈蚣 5 条

7 剂，水煎服。

10 月 30 日二诊：因说话不利，患者自己打了个病情报告："喝了几天药，腿疼好多了，腰也不太难受了，但用劲或上楼，大腿根还是疼痛没劲，膝盖发软发凉。前几天突然右侧腰疼得直不起来，现在坐久了疼、难受。两三年了，到冬天腰就不舒服，后背疼，几个月来一直不好。喝药前几天大便不成形，现在好了，不便秘了。谢谢大夫。"

脉弦细数，舌绛少苔。上方加熟地 12g、鹿角霜 15g，7 剂，水煎服。

【**按**】学员以脉沉弦滑细数且舌绛，诊为郁火伤阴。沉主气，弦主郁，滑数为热，细乃阴不足。若依此脉，诊为郁火伤阴，予升降散透达郁热是正确的。但合薛生白

《湿热篇》第4条之方，欠当。该方治湿热浸淫经络脉隧而引起的痉证，此案既诊为郁火伤阴，再用化湿通经之品欠当。

吾审阅时，舌症如上，惟脉有别，为沉弦细数减。此一减字，使该案的理法方药皆变。减为虚，此证当属肝肾阴虚，虚风内动。若无减字，则本案当属实证，诊为郁火伤阴是正确的，用升降散亦对证。一字之别，虚实判然，这就是脉变则证变，证变则理法方药皆变。可见，脉诊在辨证中的重要价值。

吾辨证之法乃首分虚实。虚实之要，重在沉取有力无力以别之。本案沉取为减，则属虚证无疑。然何者虚？脉细数而减，乃阴虚使然。脉何以沉？乃脉失阴血充盈而为沉。脉何以弦？脉之柔缓，当气以煦之，血以濡之。今阴虚，则脉失濡而不柔，致脉弦。弦主风，故诊为肝肾阴虚，虚风内动。此即以脉定证。

证既明，则进而以脉解症，以脉解舌。言謇、面痉、头摇、肢搐，皆振掉之风证。风从何来？脉弦细数减，乃肝肾阴虚，筋脉失濡而拘，虚风内旋，走窜肢体筋脉则肢搐，窜于面部阳明经脉而面痉，窜于舌本而言謇。腿凉，非因阳虚，因脉为细数之脉，阴血失充，经脉不利，气血运行亦泣，阳不通则寒，阴不通则痛、则挛。故此腿凉，不用扶阳辛热之药治之，重在滋阴血，阴血足，血脉畅，阳气可运，其凉自除。舌绛红者，乃肝肾阴虚之象，此舌与脉一致。这番对脉舌症的解释，皆依中医理论而解，体现了吾以脉为中心的辨证思维特点。

证既明，则法应滋肝肾，平肝息风，故方取三甲复脉汤加减。加地龙、蜈蚣，意在息风、解痉、通络，与法相符。再诊加熟地滋阴，加鹿角霜补督脉，与法不悖。

**例3：**徐某，女，44岁。

［**学员病历**］2009年11月20日初诊：头痛、头晕半年，两太阳穴胀痛明显，情绪波动时加重。右臂时酸胀痛，右手指麻、舌不利已月余。其他可。MRI检测正常，血压130/85mmHg。

脉沉弦滑。舌淡红，苔白。

辨证：痰阻，清阳不升。

处方：

| | | | | |
|---|---|---|---|---|
| 半夏12g | 瓜蒌12g | 陈皮6g | 菖蒲9g | 白术12g |
| 黄连8g | 葛根12g | 蔓荆子8g | 天麻12g | 羌活6g |
| 丝瓜络12g | 忍冬藤12g | | | |

［**师傅修改**］脉沉涩无力。

辨证：气血两虚，虚风内旋。

治法：补益气血，息风解痉。

处方：可保立苏汤加减。

| | | | | |
|---|---|---|---|---|
| 川芎8g | 当归12g | 白芍12g | 熟地12g | 生黄芪12g |
| 党参12g | 白术10g | 茯苓15g | 巴戟天12g | 肉苁蓉12g |
| 防风8g | 蔓荆子10g | 天麻15g | 蜈蚣10条 | 全蝎10g |

僵蚕 12g

7 剂，水煎服。

11 月 30 日二诊：药后头晕痛、舌僵、肢麻皆减。左耳道疱疹引发左颊部阵痛，已 3 年，月经量少。

脉寸旺，阴脉沉涩无力。舌淡红，苔白。

辨证：肾精血虚，虚阳浮动。

治法：益精血，潜阳息风。

处方：三甲复脉汤加减。

生龙骨 20g　　生牡蛎 20g　　生鳖甲 20g　　生龟板 20g　　熟地 15g
山茱萸 15g　　当归 15g　　白芍 15g　　五味子 6g　　肉苁蓉 15g
巴戟天 12g　　蜈蚣 10 条　　全蝎 10g　　僵蚕 15g

12 月 14 日三诊：上方共服 14 剂，头胀痛、舌强、肢麻等症已不著，然脉未复。继予 7 剂，后未再诊。

**【按】**此案若脉沉弦滑，诊为痰阻气滞风动，予半夏白术天麻汤，辨证论治皆恰当。然再诊其脉，脉沉涩无力，则整个方证皆变。脉沉无力乃属虚证；涩而无力，乃阳气精血皆虚。头晕、肢麻、舌强，皆虚风萌动之象，当防其中风昏倒，故予补益精血、息风之剂治之。半夏白术天麻汤乃治风痰之属实者，用之于虚风，则犯虚其虚之戒。

吾辨证特点之一是首分虚实。经云："百病之生，皆有虚实"，"其虚实也，以气口知之。"景岳云："欲察虚实，无逾脉息。"所以，虚实之分，首重于脉。脉诊虽纷纭繁杂，然首重沉取有力与无力，有力为实，无力为虚，此即脉诊之纲要。当然，典型的沉取有力无力好辨，若不典型者，则须仔细思忖，以免误判。此案首诊之误，全在沉取有力无力之误，以致误将虚证断为实证。

二诊药后症状减轻，可认为辨治基本与病情相符。然脉突转为寸旺，阴脉沉涩无力，当与首诊方药有关。虽气血两虚，当予益气，然精血亏者，阳易浮动，再予芎、归、参、芪、防风等，温而升浮之品，阴柔不足，阳刚有余，致阳浮而寸旺，故转用滋潜之品以治之，防其阴阳离绝。切不可囿于效不更方，继予首方服之。方证之变，体现了中医的恒动观。能准确、及时地把握病情的变化就要谨守病机。而病机之变，主要依据脉象之变，脉变则证变，治法方药亦随之而变。

**例 4：**赵某，男，72 岁。

［**学员病历**］2009 年 11 月 6 日初诊：发作性心悸、头晕、气短已两年。近半年来咳嗽，痰少，纳少，寐易醒，二便可，下肢无浮肿。曾于 2007 年两次住院，诊为老年性瓣膜病、房颤、心力衰竭。2008 年诊为肾癌，右肾切除。即刻血压 100/30mmHg。

脉弦无力，寸著，参伍不调。舌红，苔腻。

辨证：气虚痰阻。

治法：益气化痰通阳。

处方：补中益气汤合二陈汤加减。

| | | | | |
|---|---|---|---|---|
| 人参 10g | 炙黄芪 15g | 白术 12g | 当归 12g | 陈皮 10g |
| 炙甘草 6g | 升麻 6g | 柴胡 6g | 炒枣仁 20g | 远志 10g |
| 半夏 15g | 茯苓 15g | 竹茹 6g | | |

**［师傅修改］**脉舌症如上，然尺脉旺。予原方中加熟地 15g、龟板 20g、知母 6g、黄柏 6g、丹皮 10g，7 剂，水煎服。

11 月 16 日二诊：上症稍减。脉如上，尺旺按之减，舌已不红。腻苔退，舌根苔未净。

上方去丹皮、知母、黄柏，加山茱萸 15g、五味子 6g、巴戟天 15g，7 剂，水煎服。

12 月 14 日三诊：药后曾出汗 1 次，上症已不著。脉转弦濡缓，寸弱，尺已平。根苔已退。依上方去熟地、龟板、竹茹，改陈皮 6g。14 剂，水煎服。

**【按】**头晕、心悸、气短，可因多种原因而引发，仅凭上症，其病机难以遽断。若依舌诊来断，舌红苔腻，当为湿阻热伏所致，法当化湿清热。然脉弦无力寸著，且参伍不调，当属气虚痰阻，清阳不升，故头晕、心悸、气短。其咳者，乃土不生金，脾肺气虚且痰阻，肺失肃降而咳。法当益气升清化痰，予补中益气汤合二陈汤，方证相应，尚属恰当。

余审之，脉舌证如上述，惟增尺旺，按之并不虚，此相火旺之脉，故予原方增大补阴丸以制相火。

尺脉何以旺？皆知土克水。五行与五脏相配，心火、肺金、脾土、肝木、肾水。土能克水之水，乃指肾而言。肾乃水火之脏，真阴真阳所居，乃人身阳阳之根。土能克水，皆知土可制水饮上泛，但言土尚能制相火者鲜，致对东垣以甘温除大热、主以补中益气汤者，多困惑不解，或曰阳虚，或曰阴虚，或曰湿阻，皆因对土能克水理解片面。

东垣于《脾胃论》中，解释甘温除大热用补中益气汤之机理时曰："脾胃气虚，则下流于肾，阴火得以乘其土位。"何为阴火？曰："阴火者，起于下焦"，"相火，下焦包络之火，元气之贼也。火与元气不两立，一胜则一负。"这明确指出是由于脾胃气虚，导致相火动。所以土克水，不仅制水饮上泛，亦制肾中相火妄动。

本案之尺脉旺，亦因脾肺之虚，上虚不能制下，因而相火妄动。如何治之？按东垣所云，当径予益气升清即可制相火之妄动，但余却把握不好。土虚固宜健脾益气升阳，但相火妄动之时，升阳恐助其相火之升动，两相掣碍，故余健脾益气升阳之时，恒加大补阴丸，防其相火更加升动。此即本案加大补阴丸之考虑。若尺虽旺，按之无力者，则非大补阴丸所宜，当予引火归原。此种脉象虽少，但并不罕见，当进一步求索。所幸者，服之症渐轻，且尺已平，可认为证治与病情尚符，可谓临证之一得乎？

三诊时，曾云汗出，这值得引起注意。此汗，当为不汗而汗之正汗，张锡纯云："发汗原无定法，当视其阴阳所虚之处而调补之，或因其病机而利导之，皆能出汗，非必发汗之药始能汗也。"何以为汗？经云："阳加于阴谓之汗。"必阴阳充，气机畅方能阳施阴布以为汗。据此汗，可推知阴阳已然调和，故症减尺平，此乃测汗法。

苔腻，乃湿气重，何以加大补阴丸，不虑其碍湿乎？吴鞠通于湿温篇中曾明确指出，有湿浊者，“润之则病深不解。”且曰：“湿气弥漫，本无形质，以重浊厚味之药治之，愈治愈坏。”湿禁养阴，亦不可一概而论。仲景之白头翁汤加阿胶法，开湿热加养阴之法门。龙胆泻肝汤治肝胆湿热，反加生地；局方甘露饮治胃中湿热，反用天冬、麦冬、生地、熟地与石斛，可见湿热盛者，养阴之品未必皆禁。何时加养阴之品？一是苔厚而干，湿未化而津已伤，当加养阴生津之品，湿方得化。二是白苔绛底者，乃湿未化，而热伏入阴者，当加清营养阴之品，以防窍闭。路志正老师提出“湿盛则燥”这一论点，真乃卓见。皆知湿与燥相互对立，而湿盛则燥则无人论及。何也？湿乃津液停蓄而化。水湿痰饮一类，皆津液停蓄所化。津液停蓄，既已化为水湿痰饮，则正常之津液必亏，津亏则燥化，此即“邪水盛一分，正水少一分”之理。湿既盛，津必亏，故化湿之时，佐以养阴生津之品，不仅不禁，反切合医理。此案苔腻反加大补阴丸，不仅未碍，腻苔反化，此即湿盛燥生之佐证。陆老这一卓见，独具慧眼，实为发皇古义出新说之典范，吾辈之楷模。

**例 5：**贾某，女，31 岁，定州人。

**［学员病历］**2009 年 11 月 30 日初诊：头痛半年，以头顶痛为主。因中枢脑瘤，行切除术后 50 天。其他无不适。

脉沉弦数，舌可。

僵蚕 12g　蝉蜕 6g　姜黄 9g　大黄 2g　连翘 12g
柴胡 6g　龙胆草 6g　栀子 9g

**［师傅修改］**脉沉弦细数，右寸旺。舌可。

辨证：肝阴不足，风阳上扰。

治法：滋水涵木，平肝息风。

处方：镇肝息风汤加减。

生龙骨 20g　生牡蛎 20g　代赭石 18g　怀牛膝 12g　生白芍 18g
干地黄 15g　赤芍 12g　丹皮 12g　川楝子 9g　僵蚕 15g
蜈蚣 10 条　全虫 10g　水蛭 10g　土鳖虫 10g

7 剂，水煎服。

12 月 7 日二诊：头痛减轻，右头项略麻。服药 3 剂后经至，腰痛，大便色黑。脉沉弦数，右寸已平，尺略差。上方去水蛭，加炒杜仲 12g、巴戟天 12g、肉苁蓉 12g。

14 剂，水煎服。

**【按】**脉沉弦数，为肝热，予升降散加清泄肝热之龙胆草、栀子甚妥。然审阅时诊其脉，沉弦细数，右寸旺，细乃阴不足，寸旺乃风阳上扰，故予镇肝息风汤加减。

二诊：头痛虽轻，然脉尚弦细数，右寸已平，为肝阳已敛。尺略差且腰痛，乃肾脉略虚，故守上方加杜仲、巴戟天、肉苁蓉，以壮腰肾。据西医诊断，此病预后差，所治之十数例，无愈者。此案仅从辨证角度论之。

**例 6**：赵某，男，57 岁，平山人。

［**学员病历**］2009 年 11 月 23 日初诊：心慌、气喘 5 年，喘甚则俯跪于床，痰凉，寐少，每日约 2～3 小时，口渴欲饮，舌两侧溃疡痛。小便不畅，眼不肿。

既往：慢性支气管炎、肺气肿、肺心病、心脏左室扩张、主动脉瓣反流。心电图：低电压，肺形 P 波，顺钟向转位。

脉：左反关，右弦滑数急。舌红少苔，舌下瘀点。

辨证：肝火犯肺，夹痰夹瘀。

方药：

| | | | | |
|---|---|---|---|---|
| 龙胆草 5g | 栀子 10g | 黄芩 10g | 知母 5g | 黄连 10g |
| 丹皮 12g | 赤芍 12g | 枳实 10g | 茯苓 15g | 竹茹 10g |
| 炙甘草 10g | | | | |

［**师傅修改**］上方加苏子 10g、葶苈子 12g、皂角 8g，共 7 剂，水煎服。

［学员病历］12 月 21 日二诊：喘已轻，寐改善，痰已不凉，不能闻异味。脉弦滑数，尺弦细。舌红，尖溃疡。上方加白芍 15g、生龙骨 15g、生牡蛎 15g、白术 10g。

［**师傅修改**］脉弦细减。

证转：肝肾阴虚，肾不纳气。

治法：补肝肾纳气。

处方：济生肾气丸加减。

| | | | | |
|---|---|---|---|---|
| 熟地 15g | 山茱萸 15g | 山药 12g | 白芍 15g | 云苓 15g |
| 泽泻 10g | 车前子 10g | 怀牛膝 10g | 丹皮 12g | 五味子 6g |
| 葶苈子 10g | 肉桂 4g | 磁石 15g | | |

7 剂，水煎服。

另：蛤蚧 3 对，研粉，每服 2g，日 2 次。

**【按】**一诊，脉弦滑数急。弦而数急者，肝热盛也。《伤寒论》曰："脉数急者为传也。"滑主痰。舌下瘀点为夹瘀。诊为肝火犯肺，夹痰夹瘀。方用龙胆泻肝汤泻肝火，加活血化痰之品，尚合病机。余加三子，降气涤痰，以畅利肺气。

二诊，药后虽减，仍予原方加减则误。因迭经清汗泻火涤痰后，脉之数急之象已除，知肝火已清；滑象亦无，知痰气已蠲。脉转弦细减，乃邪实去，虚象露，转而补肝肾，纳气归原，予济生肾气丸加减。

中医辨证论治是恒动观，病机变，则治亦变，这就要求一个成熟的大夫要守得住，变得活。守得住，即病机未变，虽一时未效，仍要坚持原法治之，药力达到后，自然可效。吾常喻之为蒸馒头，馒头未熟，非方法不对，乃火候未到，火候到了，馒头自然熟了。但缺乏经验的大夫，往往二三诊不效，心里就发毛，改弦更张，另换方子，换来换去，转去转远，心里没底，只能瞎碰，根子在于识证不真。然已经取效者，又易囿于效不更方的俗套。若虽效，病机已变，亦要随机而变。守得住与变得活，这是一个大夫逐渐成熟的表现。变与不变，皆当谨守病机，病机未变则治不变，病机已变则治亦变。

该案二诊时，虽已效，然而病机变，未能谨守病机，仍守原方，犯虚虚之戒。

**例 7：** 高某，男，65 岁。

［**学员病历**］2009 年 12 月 14 日初诊：气短、胸部不适、善太息半年，天冷及活动后加重。夜间平卧时咽痒、咳嗽，侧卧缓解。时腹胀、腹痛。他可。

心电图：Ⅱ、Ⅲ、aVF 呈 qR 型，T 波、Ⅰ、aVL 低平。

胃镜：浅表性胃炎。

肝囊肿，HBsAg（+）。

脉沉弦滑略数。舌暗红，有瘀斑。

辨证：痰瘀互阻。

黄连 9g　半夏 12g　瓜蒌 20g　枳实 9g　竹茹 10g
陈皮 7g　茯苓 15g　胆星 12g　菖蒲 12g　郁金 10g
丹参 15g　炙甘草 6g

［**师傅修改**］上症。脉沉弦而拘，此寒痹胸阳。法当散寒宣肺。

处方：小青龙汤加减。

麻黄 9g　桂枝 12g　细辛 7g　干姜 7g　半夏 12g
白芍 12g　五味子 7g　炙甘草 7g　生姜 10g

3 剂，水煎服。3 小时服 1 煎，啜粥温覆取汗，汗透停后服。

［**学员病历**］12 月 18 日二诊：服药后汗透，胸不适减半，胃亦未胀。尚活动后气短，进食后胃痛。偶有持物手颤，已两年。脉沉弦滑数略有涌动且劲。舌暗红，有瘀斑。血压 126/82mmHg。未予处方。

［**师傅修改**］脉弦滑数较有力。

辨证：痰瘀互结，化热生风。

治法：清热活血，涤痰息风。

处方：黄连温胆汤加减。

黄连 12g　半夏 12g　瓜蒌 20g　竹茹 10g　枳实 9g
茯苓 15g　胆南星 10g　陈皮 7g　菖蒲 10g　炙甘草 6g
桃仁 12g　红花 12g　当归 15g　郁金 12g　薤白 12g
赤芍 15g　川牛膝 10g　蜈蚣 10 条

7 剂，水煎服。

［**学员病历**］12 月 25 日三诊：胸闷、气短症状明显减轻，已能平卧，未出现腹胀腹痛，进食、睡眠可。有轻微头晕，晨起大便 3 次，为成形软便，小便正常。

脉沉弦滑数略动。舌暗红，有瘀斑。

上方因便次多，去川牛膝、当归，加天麻 15g、钩藤 15g，7 剂，水煎服。

【**按**】发汗法，是中医治病的大法之一。发汗法，当有广义与狭义之分。

广义的发汗法，涵盖范围甚广，包括八法之汗、吐、下、温、清、补、和、消，凡能使阴阳调和而汗出者，皆可称为广义的发汗法。《素问·评热病论》曰：“人之所以汗出者，皆生于谷，谷生于精。”王冰诠曰：“精气胜，乃为汗。”张锡纯云：“人身之有汗，如天地之有雨，天地阴阳和而后雨，人身亦阴阳和而后汗。”又曰：“发汗原无定法，当视其阴阳所虚之处而调补之，或因其病机而利导之，皆能出汗，非必发汗之药始能汗也。”曰“白虎汤与白虎加人参汤，皆非解表之药，而用之恰当，虽在下后，犹可须臾汗出。”“不但此也，即承气汤，亦可为汗解之药，亦视其用之何如耳。”“寒温之证，原忌用黏腻滋阴，而用之以为发汗之助，则转能逐邪外出，是药在人用耳。”这就是“调剂阴阳，听其自汗，非强发其汗”。张锡纯先生对汗法论述透彻，且深合经旨。这种法无定法的汗法，可称之为广义汗法。

狭义的汗法，是指确有客邪所犯，用辛温发散之品，令其发汗，使邪随汗出而解者。客邪，包括寒、风、湿、燥、火、暑。这个先后排列顺序是依汗法应用的价值排列的。汗法主要针对风寒，其次是湿邪。当然，彼此多有相兼。

狭义的汗法，主要治疗两大类疾病，一类是邪犯肌表、经络者，当汗而解之，如麻桂剂、葛根汤剂、青龙汤剂、麻杏苡甘汤类，或羌活胜湿汤、升阳除湿汤、九味羌活汤等。一类是邪陷于里之沉寒痼冷证。如寒邪客于三阴，可引起三阴的广泛病变，如现代医学的脑中风、高血压、冠心病、肾脏病、肺系病、肠胃病等，皆可施以汗法，非必局限于邪在肌表者，其应用范围远远比传统的汗法要广。

掌握汗法的应用指征，这是很关键的。关键的一点是脉痉。寒主收引、凝泣，反映在脉象的特征，就是弦紧拘滞，这种脉象，余称之为痉脉。这种脉象，可浮可沉。若邪客于表者，亦可脉沉。见这种寒痉之脉，若出现心绞痛，则解为寒痹心脉；若出现高血压之头晕头痛，则解为血脉痉而血压高，并见头晕头痛等；若见憋气、呼吸不利，则解为寒伏于肺；若见消化系统症状，则解为寒犯胃肠；若见水肿、小便不利，则解为寒伏三焦等等。凡此皆可汗而解之。至于舌诊，可正常，可舌淡胖，可舌红暗绛紫，此等红暗绛紫之舌，皆寒凝血瘀所致，不以热看。

服辛散之药，余皆加用辅汗三法，即连续服药，二三小时服一煎，使药力相继；二是啜热粥；三是温覆，以助药力。服后务求汗透。汗透的标准是遍身漐漐微似汗出，当持续汗出三四个小时。若局部出汗，或阵汗，皆非汗透。不予辅汗三法，虽服麻、桂，亦未必汗出。

汗之出，并非简单的水液渗出于肌肤，而是一个非常复杂的机制。经云：“阳加于阴谓之汗”，必阴阳充盛，且输布通畅，方能阳气蒸腾，阴液敷布而为汗。阳气之生，根于先天，生于后天。阴精之生，亦根于先天，生之于后天。阴阳的敷布，赖肾水之升，脾之运化，肺之宣降，肝之疏泄，三焦之通畅，各脏腑组织之升降出入正常，方可阳加于阴汗乃出。经云：“肾合三焦膀胱，三焦膀胱者，腠理毫毛其应。”三焦乃水液之通道，原气之别使；理者，脏腑肌肉之纹理也。这种纹理乃密密麻麻布满全身，且至细至微，致肉眼不可见，从脏腑，直至外的肌肤毫毛，皆须阳气充塞，阴精敷布，此即阴阳调和。据此汗出，则可推知已然阴阳调和矣，此即测汗法。

此案，既有冠心病的表现，又有消化系统、呼吸系统的症状，然脉沉弦而拘，此即寒凉所致，并无表证，寒伏于里者，照样可用汗法。复诊云汗透，胸胃之症顿减，说明汗法对证。

汗后之变，当“观其脉证，知犯何逆，随证治之”。本案二诊，脉转弦滑数且有力，乃寒除热起，转而清热活血，涤痰息风。药后诸症皆已不著，然脉尚欠和缓，乃邪未尽，故予上方继服。

**例 8**：刘某，男，4 岁。

［**学员病历**］2009 年 11 月 11 日初诊：两周前，外感发热，烧退咳不止，经输液效差，食可，便调。

脉弦滑数稍减，舌可。

辨证：气虚痰热。

处方：六君子汤合银翘散加减。

金银花 10g　连翘 6g　荆芥 6g　牛蒡子 6g　竹叶 6g
薄荷 6g　太子参 10g　半夏 9g　茯苓 12g　白术 6g
陈皮 6g　炙甘草 6g　鱼腥草 15g　紫菀 12g

［**师傅修改**］脉滑数。此外感后，余热蕴伏肺胃。

治法：清肃肺胃。

处方：竹叶石膏汤加减。

生石膏 15g　知母 4g　半夏 6g　麦冬 12g　党参 10g
竹叶 6g　鱼腥草 12g　紫菀 10g　茯苓 9g

水煎服，7 剂。

12 月 18 日二诊：咳止，尚有痰，脉滑数，热未靖。上方加大贝 9g，4 剂，水煎服。

【**按**】脉滑数，乃痰热内蕴，若脉减，则为虚证，诊为气虚痰热，当无大疵。然审阅时，见脉滑数不减，则非虚证，亦非虚实相兼，故诊为外感余热蕴伏肺胃，予竹叶石膏汤治之。药后咳止，然脉尚滑数，知痰热未清，故予原方继服。可见，虚实之判，重在脉之有力无力，但能准确判断，亦非易事。

**例 9**：田某，男，32 岁。

［**学员病历**］2009 年 12 月 18 日初诊：头懵如裹半年，下午明显。因工作关系睡眠较晚，他可。

脉弦拘，舌可。

辨证：寒痹血脉。

方以麻黄汤加减。

麻黄 10g　桂枝 12g　杏仁 10g　炙甘草 6g　细辛 5g
苍术 10g　羌活 5g　僵蚕 10g

[**师傅修改**]症如上。脉弦拘减，舌淡嫩红齿痕，苔薄白少。

辨证：阳虚寒痹经脉。

治法：温阳散寒。

处方：麻黄附子细辛汤加减。

上方加炮附子12g、川芎8g。

3剂，水煎报，配辅汗三法，取汗。

[**学员病历**]2009年12月21日二诊：药后汗已透，头懵未作，现口干，血压130/90mmHg。脉弦，拘象已除，舌淡红。

桂枝12g　白芍12g　炙甘草8g　生姜2片　大枣6枚

柴胡7g

[**师傅修改**]脉弦缓，为脾虚肝郁，清阳不升。

处方：逍遥散合川芎茶调散加减。

柴胡8g　当归10g　白芍10g　茯苓12g　白术10g

生黄芪10g　薄荷5g　川芎7g　防风7g　羌活7g

炙甘草7g

7剂，水煎服。

12月28日三诊：已无任何不适。脉弦数。上方去黄芪，加黄芩9g，7剂，水煎服。

【**按**】患者主要症状为头懵如裹，俗皆以伤于湿解此证。湿脉当濡，即软也，然此脉弦拘，乃寒主收引凝涩之脉，故诊为寒痹血脉，予麻黄汤主之。余审阅时，诊其脉弦拘且减，弦拘为寒，减则阳虚，故此证当为阳虚寒痹，法当温阳散寒，处方麻黄附子细辛汤加减。

麻黄附子细辛汤乃温阳散寒之祖方，有重大临床价值，且由此方衍生出众多温阳散寒之方。此方的使用有三种情况：

一是少阴病初起，太少两感者，此方主之。内则温少阴之阳，外则散太阳之寒，故为太少两感之主方。

二是无太阳表寒证，寒邪已然传入少阴或因阳虚而寒邪直入少阴者，此方亦主之，以附子温少阴之阳，细辛入少阴经，引领麻黄入少阴，散少阴在里之寒。此亦有逆流挽舟之意。

三是纯为阳虚者，因阳虚而阴寒内盛，出现收引凝涩诸症者，此方亦可用。此时方义已变，附子温少阴之阳；细辛入肾经而启肾阳；麻黄因细辛之引领而入肾经；此时麻黄的功用已非散客寒，而是发越阳气，鼓舞少阴的阳气升腾；另一作用就是解少阴阳虚之阴凝。有据否？试观桂甘姜枣麻辛附汤，即是由桂枝汤去芍药，治下后阳虚而脉促胸满者；合麻黄附子细辛汤乃治少阴阳虚阴盛而寒凝者。此方不在散寒，意在鼓荡手足少阴之阳气，使“大气一转，其气乃散”。大气乃人身之阳气，阳气得以转环，犹离照当空，阴霾自散。据此可知，少阴病纯为阳虚而无客寒者，麻附辛汤仍然可用，只是此时用麻黄细辛量应少。

阳虚阴盛之时，虚阳易动，而为格阳戴阳，此时再用细辛麻黄之辛散之品，不虑其阳脱乎？这要视其情况而定，若脉微细欲绝，纯为阳气馁弱不起者，此时可用麻黄细辛；若脉微细，已有浮动之象，或两颧微泛浮艳之色，身有微热者，此时不宜再用，恐助阳升。若欲用之，须加龙骨、牡蛎、山茱萸以潜敛之，防阳脱于外。

此案弦拘而减，乃阳虚寒痹，属虚寒证。此寒，并非客寒凝痹，乃因阳虚，阴相对偏盛之寒，此时用麻黄附子细辛汤就属于上述的第三种情况。目的在于鼓荡阳气解寒凝，使阳气升腾，大气一转，离照当空，阴霾乃散之意。

何以还用辅汗三法以发汗呢？此法是使阳气蒸腾敷布，充塞周身脏腑内外，直达毫毛孔窍，达自然汗出之正汗。临床实践证实，方证尚符。

二诊脉由弦拘而转弦缓，此邪去正复之象。予逍遥散加川芎茶调散，实是在益气血的基础上，升发清阳。风药入通于肝，肝用不及以辛补之；肝体不足以酸补之。当归、白芍补肝体，黄芪益肝气，柴胡、防风助肝之升发舒启，乃补肝之用。

药后已无不适，然脉见数象，恐肝热起，故去黄芪之温补，加黄芩以清肝。前后三变，皆依脉为转归，脉变则证变，治亦变。学习中医，不在于知道几个方子，重在掌握思辨方法。

**例 10：**耿某，男，40 岁。

［**学员病历**］2009 年 12 月 14 日初诊：多汗，动辄汗出，腰痛，无恶风寒，便溏，他可。

脉弦细无力，舌晦。

辨证：阳虚不固，营血不足。

处方：玉屏风散合四神丸加补肾之品。

| | | | | |
|---|---|---|---|---|
| 破故纸 6g | 吴茱萸 6g | 熟地 12g | 黄芪 15g | 防风 10g |
| 白术 12g | 桂枝 10g | 白芍 10g | 五味子 10g | 浮小麦 30g |
| 肉苁蓉 12g | 巴戟天 12g | 炙甘草 6g | 生姜 5 片 | 大枣 5 枚 |

［**师傅修改**］脉弦细缓无力。此阳虚不固而汗。

处方：桂枝加附子汤加减。

| | | | | |
|---|---|---|---|---|
| 桂枝 12g | 白芍 12g | 党参 12g | 炮附子 15g | 炙甘草 6g |
| 大枣 5 枚 | | | | |

7 剂，水煎服。

［**学员病历**］12 月 21 日二诊：药后汗止，腰痛减，便已不溏。食后嗳气，略恶心，泛酸十余日。近 4 天入睡难，约 2 小时方能入睡。

上方加减继服 7 剂。

【**按**】脉弦细无力，乃阳虚。营卫不足之脉。虽已隆冬，依然汗出，乃阳虚不固使然。桂枝加附子汤，正是为发汗太过，阳虚不固而汗漏不止者设。

玉屏风散益气固表止汗，宜于脾肺气虚而汗出者。方中防风，多云散风，实则非也。黄芪得防风，其力更雄。何也？风药入通于肝，补肝之用。肝之一阳升，脾之清阳亦升，佐黄芪之益气固表，佐白术之健脾。原方防风、黄芪等量，余意防风量应少。桂枝汤治自汗，意在调和营卫；桂枝加附子汤，则一改而为温阳固表。三方虽皆治自汗，然病机有别。

李士懋田淑霄
—— 医学全集 ——
上 卷

# 李士懋教授论阴阳脉诊

主　　编　杨　阳
副主编　王　玥　梁　宁
编　　委　吴宝利　李　敏　郭虹君

学术指导　李士懋

# 序

以脉诊为中心的辨证论治方法——平脉辨证，是国医大师李士懋先生最具代表性的学术特色。

自从迈入大学的1986年起，我就成了李士懋先生的学生。毕业20余年来，一直利用一切可以争取的机会随先生侍诊，得到了先生悉心的指教。我结合自己的实践，认真研读先生的脉学著作《脉学心悟》《濒湖脉学解索》，越来越深刻地认识到，先生力主的首先以脉象沉取有力无力辨别证候虚实的方法，的确可起到执简驭繁的作用。近年先生在《汗法临证发微》中又提出了“痉”脉（汗法应用的主脉），以及具有独特诊断意义的“拘”脉、“涌”脉、“劲”脉等新的脉象，进一步拓宽了平脉辨证体系。

先生以脉位为主(关脉远端为阳脉，关脉近端为阴脉)结合脉象确立了狭义阴阳脉的概念，临床上突破自《脉经》以来据寸、关、尺各部出现的局部病理脉象推断病证的惯性思维的束缚，特别强调中医整体观念，将出现在阴位和阳位的具有密切关系的不同病理脉象相关联，并应用中医脉学理论全面分析脏腑相关的病因病机，指导辨证论治。阴阳脉法进一步完善了先生以脉定证、以脉学为核心的辨证论治学术思想，填补了中医脉学理论的空白。

先生的传承博士后杨阳博士主编的《李士懋教授论阴阳脉诊》全面总结了先生阴阳脉诊理论体系，全书将阴阳脉诊方法重点分为两大部分：①阴位脉弱（包括阴位阴虚、阳虚和阴阳两虚）和阴位脉实对阳位脉虚、实的影响；②阳位脉虚、阳位脉实对阴位脉的影响。并附以阴阳位脉象互不影响的内容作为参照。该书系统展现了先生阴阳脉法临床应用概貌，秉承了李士懋先生以脉诊虚实为纲要的临证方法，体现了先生的平脉辨证的中医思辨思想。

书中还列举了历代名家和李士懋先生的77个典型病案，并加以按语，翔实地展示了阴阳脉诊理论指导下的动态辨证论治全程，并全面论述了三甲复脉汤、理阴煎、半夏泻心汤、麻黄附子细辛汤等经典方药的应用体会，对于传承李士懋先生的学术思想和经验具有较好的借鉴作用。

王玉光
首都医科大学附属北京中医医院

# 前　言

阴阳脉诊是李士懋老师平脉辨证思辨体系的组成部分。我们在随师应诊的过程中，屡见老师用阴阳脉诊的思辨方法来指导临床，故萌生了总结李老师阴阳脉诊见解的念头。

阴阳脉诊内容甚是宽泛，所有的脉诊内容，都可以阴阳脉诊来概括之。本书并非阴阳脉诊之全书，其范围小很多，只限于李士懋老师对于阴阳脉诊的论述和应用，并附医案以证之，故冠以“李士懋教授论阴阳脉诊”。

中医的整体观有两点内容，一是天人相应，一是人是一整体，脏腑、组织、器官在生理上相生相克，病理上相互影响传变。这些影响和传变，在历代医论中，与脉象的关系，仅限于某脏某腑的孤立病变，如“寸数咽喉口舌疮，吐红咳嗽肺生疡”，而脏腑之间阴阳相互影响传变在脉诊上的体现，如尺数对于关脉有何影响，对于寸脉有何影响，言之甚少。而阴阳脉诊是把脉之三部九候作为一个整体来看待，分辨诸脏腑之间的相互影响、传变。如脉阴弱阳弦，则主阳虚水泛，水饮上凌而脉弦；阴弱而阳浮大，是阴盛格阳而虚阳浮越；阳脉数而尺细数，乃热盛伤阴；阳浮大而虚尺细数，乃阴虚阳浮等，把脉的变动看成一个整体，而不是某脏某腑的孤立病变。此乃整体观念在脉上的体现，这对于脉学的发展有重要意义。

此书在编写过程中，得到了李老师的悉心指导。初稿完成后交给李老师审阅，李老师提出了许多宝贵意见，并肯定了此书能真实反映其阴阳脉诊的见解，谨此表示感谢。

本书编写组<br>于河北中医学院<br>2015年2月28日

# 第一章　李士懋教授论阴阳脉诊的范围

论脉之阴阳，可分两类：一是以脉象论阴阳，一是以脉位论阴阳。

## 一、以脉象论阴阳

脉象纷纭繁杂，难于把握，因而从经典到历代名家，都以阴阳为总纲，列出两种、四种、八种、十种纲脉，如以阴阳为总纲，以浮沉迟数为纲，以浮沉迟数虚实滑涩为纲，或以大浮数动滑、沉涩弱弦微为纲。多寡不同，目的在于以纲脉统诸脉，以便纲举目张，把握全部脉象。

## 二、以脉位分阴阳

以脉位分阴阳者，又分为三种：

一是以左右手分阴阳。左血主阴，右气主阳。

二是以浮沉分阴阳，浮为阳，沉为阴。

三是以寸尺分阴阳，寸为阳，尺为阴。

寸尺诊，古已有之，但寸尺诊，又有两种：

一种寸尺诊，“阴得尺内一寸，阳得寸内九分”。关只是阴阳升降的关隘，没有长度和宽度。

一种是寸关尺三部诊法。《难经》创立了这种三部诊法，关脉是占一定的长度和宽度的，就不仅仅是一条线了。那么，关脉算阳位还是算阴位？关脉可于本位有其独立病变，如右关弦，为木克土；左关弦，为木郁；左关弱，为肝胆虚；右关弱，为脾胃虚。若以寸尺阴阳脉诊论之，关脉与阳脉脉象一致时，关归于阳位；关脉与阴脉脉象一致时，关归于阴位。此时，关脉就不作为独立脉位来看待了。

## 三、本书所论阴阳脉诊

本书所论阴阳脉诊是指脉位与脉象相结合的阴阳脉诊。脉位指寸尺，脉象指阴阳诸脉。

对于狭义阴阳脉来说，阴阳脉位定义为关前为阳，关后为阴，以关为界而无长度。“尺寸参差，或短或长，上下乖错，或存或亡”（《伤寒论・平脉法》）更加简洁明了地反映出人体上下气血阴阳的周流升降。

而广义的阴阳脉，在部位上，则将关部作为脉诊的一部分。“问曰：脉有三部，阴阳相乘……师曰：子之所问，道之根源。脉有三部，尺寸及关。荣卫流行，不失衡铨。”中焦作为气机升降的枢轴，在气血变动的过程中，或参与病变，或受到累及而出现中焦病变以及关部病脉，则在诊脉治疗时不可只察寸关所异而将其忽略。此时若关部病脉病机脉象与寸脉一致，则视为阳位，反之亦然。所以，以脉位上来分，有时不能拘于寸与尺的部位，若寸脉之变迁至关，或尺脉之变迁至关，则应谨察脉证而定病因病机以及治法。

在脉象上，由于关部的参与，三部脉的差异更为细微。若此时在阴脉阳脉俱为病脉的基础上，阴脉或阳脉的脉象相对有突出表现，也属于广义阴阳病脉的范畴。

# 第二章 阴阳脉诊的起源与发展

中医脉诊学是中医学产生和发展过程中的重要组成部分，其中的阴阳脉诊肇端于先秦时期的《黄帝内经》《难经》，经过历代医家不断完善和发展，去粗取精，去伪存真，渐臻完善。

阴阳脉诊内涵极为丰富，有的按脉象的沉迟滑数等属性分阴阳，有的按脉位的浮沉深浅分阴阳，有的按寸关尺三部分阴阳，种类繁多。本书仅论述李士懋教授临床应用的阴阳脉诊，即按照寸口脉的寸关尺前后部位划分阴阳脉与阐述不同脉位、脉象之间的相互关系。下文依此范围对阴阳脉诊的起源与发展进行梳理和阐释。

## 一、《黄帝内经》中的阴阳脉诊

《黄帝内经》非一人一时所作，约成书于秦汉时期。该书没有明确提出阴阳脉部位的划分。惟有相关的“阴搏阳别”一词，显示了阴阳脉诊起源之肇始。

“阴搏阳别”出现在《素问·阴阳别论》中。历代医家对此观点不一，有人把此处阴阳释为尺寸，即寸口脉的尺部和寸部。如王冰在注释该词时曰：“阴，谓尺中也；搏，谓搏触于手也；尺脉搏击，与寸口殊别，阳气挺然，则有妊之兆。”依此，我们可以认为《素问》中的“阴搏阳别”为按寸口脉的前后部位划分阴阳脉的肇始。

## 二、《难经》中的阴阳脉诊

《难经》开阴阳脉诊之先河，首次论述了阴阳脉部位的划分、生理脉象、病理脉象及所主疾病，在诊疗过程中更加重视阴脉的有无。

1. 首次确立寸口脉寸关尺三部分位法，并在此基础之上确立了阴阳脉的部位划分

首先，《难经·十八难》云：“三部者，寸关尺也”，即是将寸口脉分为寸、关、尺三部。又借助五行的火上、水下、土中的特性和相生关系确定了“寸关尺”所主的脏腑。如“手太阴、阳明金也，足少阴、太阳水也。金生水，水流下行而不能上，故在下部也。足厥阴、少阳木也，生手太阳、少阴火，火炎上行而不能下，故为上部。手心主少阳火，生足太阴、阳明土，土主中宫，故在中部也”，即指出寸主心、肺，关主肝、脾，尺主肾，但未详细指明左右手之所主。

其次，《难经·二难》首次明确提出阴阳脉在部位上的划分，即关至尺为阴脉，关至鱼际为阳脉。如《二难》所云：“尺寸者，脉之大要会也。从关至尺，是尺内，阴之

所治也；从关至鱼际，是寸内，阳之所治也。”

2. 阴阳脉的生理病理所主

从生理上来说，《难经·三难》指出“关之前者，阳之动也，脉当见九分而浮……关以后者，阴之动也，脉当见一寸而沉”。从病理上来说，《难经·十八难》指出三部脉所主之不同部位疾病，即“上部法天，主胸以上至头之有疾也；中部法人，主膈以下至脐之有疾也；下部法地，主脐以下至足之有疾也”。

3. 根据阴阳脉判断病位、病性、病势，且在诊疗过程中更加重视阴脉的有无

《难经·五十八难》论述了广义伤寒（包括中风、伤寒、湿温、热病、温病）的不同阴阳脉象表现。如“湿温之脉，阳浮而弱，阴小而急”，即指出湿温病的脉象当为寸脉濡弱，尺脉小急。

《难经·十难》以心脉为例，指出由脏腑之间病变的相互影响而产生的脉象变化，如“心脉急甚者，肝邪干心也；心脉微急者，胆邪干小肠也”。

《难经》通过阴阳脉象来判断病情病势的轻重缓急，且在诊疗过程中更加重视阴脉的有无。如《难经·十四难》云：“上部有脉，下部无脉，其人当吐，不吐者死……上部无脉，下部有脉，虽困无能为害。”下文又指出“所以然者，譬如人之有尺，树之有根，枝叶虽枯槁，根本将自生。脉有根本，人有元气，故知不死”。尺部有脉，肾气尚存，脉有根本，则预后较好。

4. 指出男女阴阳脉的差异

《难经·十九难》指出，在生理方面“男脉在关上，女脉在关下，是以男子尺脉恒弱，女子尺脉恒盛”；在病理方面，“男得女脉，女得男脉”的病理表现为“男得女脉为不足，病在内，左得之，病在左，右得之，病在右，随脉言之也。女得男脉为太过，病在四肢，左得之，病在左，右得之，病在右，随脉言之，此之谓也”。

## 三、《伤寒杂病论》中的阴阳脉诊

张仲景撰《伤寒杂病论》，重视阴阳脉诊。在阴阳脉的划分过程中，或按关前为阳、关后为阴的二分法划分，或按寸关尺的三分法划分。

1. 关前为阳，关后为阴的阴阳脉诊法较为常用

（1）根据阴阳脉辨病因。如《伤寒论·辨脉法》云：“寸口脉阴阳俱紧者，法当清邪中于上焦，浊邪中于下焦。”指出了当阴阳脉均现紧象时，阳脉紧为清邪所中，位在上焦；阴脉紧为浊邪所中，位在下焦。

（2）根据阴阳脉辨病性。如《伤寒论·辨太阳病脉证并治中》云：“风温为病，脉阴阳俱浮，自汗出，身重，多眠睡，鼻息必鼾，语言难出。”论述了风温病的阴阳脉象。又如《伤寒论·平脉法》云：“寸脉下不至关为阳绝，尺脉上不至关为阴绝。”明确指出“阳绝脉”和“阴绝脉”的脉象分别表现为寸、尺脉的短小，达不到关位。

（3）根据阴阳脉辨病位。如《金匮要略·脏腑经络先后病脉证》云：“病人脉浮者在前，其病在表；浮者在后，其病在里。”此之前后或指病之前后，初病脉即浮者为表证，

久病脉乃浮者，为真气外浮。或解为关前脉浮，多见外感表证；关后脉浮，多见里证。

（4）根据阴阳脉判断病机，尤其注重阳脉与阴脉之间的相互关系。如《金匮要略·胸痹心痛短气病脉证治》云："夫脉当取太过不及，阳微阴弦，即胸痹而痛，所以然者，责其极虚也。今阳虚知在上焦，所以胸痹、心痛者，以其阴弦故也。"脉之阳微，乃上焦阳虚；脉之阴弦，乃心阳虚无以温煦肾水，而致下焦阴寒内盛。

（5）根据阴阳脉立法选方。如《伤寒论·辨太阳病脉证并治》中"伤寒，阳脉涩，阴脉弦，法当腹中急痛，先与小建中汤"以及《金匮要略·痰饮咳嗽病脉证并治》中"青龙汤下已，多唾口燥，寸脉沉，尺脉微，手足厥逆，气从小腹上冲胸咽……与茯苓桂枝五味甘草汤，治其气冲"。

（6）根据阴阳脉判断预后。如《伤寒论·辨少阴病脉证并治》中"少阴中风，脉阳微阴浮者，为欲愈"。

2. 将寸口脉细分为寸关尺三部来论述

如《伤寒论·平脉法》云："假令下利，寸口、关上、尺中，悉不见脉，然尺中时一小见，脉再举头者，肾气也。"此言下利一病，尺脉的"小见"和"不见"对于辨别肾气有无具有重要意义。

《伤寒论·辨阳明病脉证并治》曰："太阳病，寸缓、关浮、尺弱，其人发热汗出，复恶寒，不呕，但心下痞者，此以医下之也。"仲景分述太阳病寸关尺三部脉的不同脉象，寸缓为上焦之气馁弱，卫气不固，汗自出；关浮，因医生误用下法而脾胃阴虚阳浮，胃脘痞塞不通；尺弱为下焦肾气不足。

## 四、《脉经》中的阴阳脉诊

西晋王叔和著《脉经》一书，继承和发展了阴阳脉诊。

1. 对阴阳脉做了更为详细的部位划分

《脉经·两手六脉所主五脏六腑阴阳逆顺第七》称引用《脉法赞》条文"肝、心出左，脾、肺出右，肾与命门，俱出尺部"，即指出左手心、肝、肾，右手肺、脾、命门的划分方法。之后又详细论述了阴阳脉诊的浮沉与寸关尺辨证。如《脉经·平人迎神门气口前后脉第二》中列举三十六条病证，均以左右手寸、关、尺的阴阳虚实来反映脏腑病变。其中有单一脏腑的病变，如"左手寸口人迎以前脉阴实者"，为心实证；亦有相表里脏腑的病变，如"左手寸口人迎以前脉阴阳俱实者"，为心、小肠俱实证。其中的阴阳分别指沉取和浮取。

2. 根据阴阳脉诊辨杂病

《脉经》通过参考《金匮要略》等著述，总结了多种疾病的阴阳脉象。如在《脉经·平血痹虚劳脉证第六》中引用《金匮要略·血痹虚劳病脉证并治第六》条文，指出血痹证见"阴阳俱微，寸口关上微，尺中小紧"。

3. 根据阴阳脉诊确立治法

如《脉经·平妊娠胎动血分水分吐下腹痛证第二》云："寸口脉微迟，尺微于寸，寸迟为寒，在上焦，但当吐耳。”即是运用阴阳脉诊指导吐法的应用。

4. 根据阴阳脉诊判断疾病预后

如《脉经·诊损至脉第五》云：“掌上相击，坚如弹石，为上脉虚尽，下脉尚有，是为有胃气。上下脉皆尽者，死。”

《脉经·诊百病死生诀第七》中记述了近三十种判断生死的证候要诀，如“老人脉微，阳羸阴强者，生。脉焱大加息者，死。阴弱阳强，脉至而代，奇月而死”，即是利用阴阳脉诊来判断老人的病情及预后。

5. 根据阴阳脉诊选方用药

如《脉经·平郁冒五崩漏下经闭不利腹中诸病证第五》中引用《金匮要略·妇人杂病脉证并治第二十二》条文“寸口脉弦而大，弦则为减，大则为芤，减则为寒，芤则为虚，寒虚相搏，此则曰革，妇人则半产漏下，旋覆花汤主之”。

6. 根据阴阳脉诊判断胎儿的性别

如《脉经·平妊娠分别男女将产诸证第一》云：“尺脉左偏大为男，右偏大为女，左右俱大产二子，大者如实状。”

## 五、《濒湖脉学》中的阴阳脉诊

明代李时珍在《濒湖脉学·四言举要》中对阴阳脉的脉位及生理、病理所主进行了详细论述。

1. 论述了阴阳脉的定位

如《濒湖脉学·四言举要》云：“初持脉时，令仰其掌。掌后高骨，是谓关上。关前为阳，关后为阴。阳寸阴尺，先后推寻。”

2. 区分了左右手阴阳脉的命名和预后

《濒湖脉学·四言举要》中提出：“关前一分，人命之主，左为人迎，右为气口。神门决断，两在关后，人无二脉，病死不愈。”关前一分的寸脉，左寸主心，心主血，为生之本，为“人迎”；右寸主气，为气之本，为“气口”，故称为“人命之主”。左右两手的尺脉为诊察肾阴、肾阳盛衰的主要部位，为一身阴阳之根本，故称“神门”。神门之脉无，则主不愈。

3. 列举单部脉象的病机及主病

如“寸沉痰郁水停胸”，寸脉沉多主痰、湿、水饮停于胸中，阻遏气机，导致气血不能外达；“关主中寒痛不通”，关部脉沉多主中焦有寒；“尺部浊遗并泄痢”，尺部脉沉可见尿浊、遗精、遗尿、泄泻等下焦病证。

4. 论述奇经八脉的阴阳脉象

如“阳跻为病，阳缓而阴急；阴跻为病，阴缓而阳急。癫痫瘛疭，寒热恍惚”。后又在《奇经八脉考·气口九道脉》中提到：“前部左右弹者，阳跻也。动苦腰背痛，又为癫痫，僵仆羊鸣”“后部左右弹者，阴跻也。动苦癫痫寒热，皮肤强痹，少腹痛，里急，腰胯相连痛”，明确指出了阴阳脉诊与奇经八脉病变的关系，详细地论述了奇经八脉的脉象和主病。

## 六、《景岳全书》中的阴阳脉诊

明代张景岳的《景岳全书》，论述了阴阳脉所主的部位与病证，且在诊疗过程中尤其重视阴阳脉之间的联系。

1. 划分阴阳脉所主的部位

如《景岳全书·脉神章》云："寸为阳，为上部，主头项以下至心胸之分也；关为阴阳之中，为中部，主脐腹胠胁之分也；尺为阴，为下部，主腰足胫股之分也。"

2. 阴阳脉的主病描述

如《景岳全书·脉神章》云："至如尺内，洪大则阴虚可凭，或微或涩，便浊遗精。"阐述了尺脉的洪大可由阴虚所致，尺脉或微或涩，症可表现为便浊遗精。另外，"两寸滑数兮，呕逆上奔"则指出两寸滑数时，可见呕逆上奔之症。

3. 重视阴阳脉之间的相互影响

如《景岳全书·脉神章》云："淋遗一证耳，病本在下，尺中所主也。若气有不摄，病在右寸矣；神有不固，病在左寸矣。"淋遗这一病证表现在下焦，但亦可反映于寸脉。气虚不摄之淋遗，多为肺气虚，反映于右寸脉；血虚所致之淋遗，多为心血虚，神失所养，反映于左寸脉。阴阳脉之间的相互影响，查其根本病机还须凭阴阳之脉辨证。

## 七、《诊家正眼》中的阴阳脉诊

明代李中梓的《诊家正眼》在《难经》的基础上，完善了诊脉独取寸口及寸口脉所主之脏腑的理论，并且进一步完善了阴阳脉诊在男女生理、病理方面的应用。

1. 继承和发展了《难经》寸口脉的脏腑定位，借助五行关系，强调心肝脾肺各有一候，只有肾分两尺之候

如《诊家正眼·卷上·寸关尺之义》云："上下者，以尺与寸相比度也。阳生于阴者左尺水，生左关木；左关木，生左寸心火也。右尺火，生右关土；右关土，生右寸肺金也。阴生于阳者，右寸肺金，生左尺肾水；左寸君火，分权于右尺相火也。"即借助五行的相生关系确定了"寸关尺"所主之脏腑。

2. 男女阴阳脉象差异

李中梓肯定医家吴崑的"男子阳为主，两寸常旺于尺，女子阴为主，两尺常旺于寸，乃其常也，反之则病"的理论，认为男子阳气为主，阳旺于上焦，故寸脉旺于尺脉；女子阴血为主，阴血盛于下焦，故尺脉旺于寸脉，这是男女正常的阴阳脉象。

综上所述，《黄帝内经》对于纷繁复杂的脉象做了从博到约的整理，记述了包含三部九候、尺肤诊的若干种诊法，但是没有明确按照部位对阴阳脉进行划分；《难经》首次明确提出了寸口脉的寸关尺三部划分法，并在此基础上，提出了阴阳脉诊的部位划分；《伤寒杂病论》较为成熟地运用阴阳脉诊诊治疾病；《脉经》《濒湖脉学·四言举要》《诊家正眼》对阴阳脉诊进行了各方面的补充、完善和发展。

# 第三章　阴阳脉诊类型及其意义

阴阳脉诊类型繁多，为清晰起见，分三类分别论述：

1. 因阴脉之改变，而导致阳脉变化者；
2. 因阳脉之改变，而导致阴脉变化者；
3. 阴脉和阳脉独自产生变化，无相互因果关系者。

## 一、阴致阳失和

对于阴阳病脉来说，阴致阳病，是下部病影响致上部出现症状，在脉上是阴位脉影响阳位脉或整体脉象。临床常常出现因虚致虚，使整体脉象相似的情况，如肾阳虚时的寸口脉沉而迟，肾阴虚时的整体脉弦细。而若此时阴脉和阳脉表现出截然不同脉象，或是阳旺阴弱，或是阳弱阴旺，则是阴阳气血病理性攻冲或是阻滞的结果。

阴阳气血病理性攻冲于上，阳脉则旺。“旺”乃浮取有余之象，类似仲景以脉象定阴阳中阐释的“阳脉”：“凡脉大、浮、数、动、滑，此名阳也。”张仲景提出脉诊纲要曰：“脉当取太过与不及。”同时《医宗金鉴》指出：“三因百病之脉，不论阴阳浮沉迟数滑涩大小，凡有力皆为实，无力皆为虚。”李老以沉取定虚实，认为：即使临床表现为一派阳证，浮取脉亦为洪数的阳脉，但只要按之指下无力，就是阴证、虚证。即使临床表现为一派阴证，脉见沉迟细涩等阴脉，但只要按之有力便是阳证、实证。

故“旺”则有虚有实，例如下焦不敛而阳气浮越，则阳脉当旺而按之不足；若实邪、气机攻冲于上则寸脉按之有力。

阴阳气血病理性阻滞，阳脉则弱。“弱”乃浮沉皆不足之象，应虚候。寸脉按之不足，临床多见为虚证，有肺气虚、心气虚、心阳虚等上焦本证。心阳虚者以桂枝甘草汤温振心阳；心气虚者多用桂枝新加汤等补气养心；肺气虚者，多加黄芪、党参等。

而临床亦多见阳位心肺无碍而阴位有恙致寸弱者，称为“清阳不升”。若中焦、下焦邪气郁滞或气机痹阻而清阳不升，则阴阳脉象显有差异。清阳不升则寸不足，介于正常脉象和无力之间稍有不足李老称为“减”，不足甚则为沉弱。

### （一）阴位弱影响阳脉

1. 阴位阴虚

阴虚则热，其脉为数，亦为虚数。虚数者，数而不任重按也。此必因虚致数，不可妄以寒凉药投之。阴虚甚则不能奉养及收纳，或正气浮越而搏击于脉，或经脉张皇鼓搏自救而现虚性亢进，越虚越数，越数越虚。若正气尚可守其位，则可见沉数无力；若正气外浮，则见浮数或浮大之脉，或浮于本位或浮于上部。不论浮沉，皆按之无力。

（1）阴位阴虚在本位的变化

肾阴虚不制阳，相火妄动可致尺脉数，常见细数、动数或浮数。阴虚不能充盈血脉而见细；阴虚不敛阳则见浮；阴虚不制阳，阳搏击于脉而为动。虽本质同源于阴虚，但脉象不同，故其隐藏的机理也不同。

①细数。此为肾阴虚，不能充盈血脉而阴脉细；阴虚阳偏盛，致脉细而数。症见腰酸腿软、头晕耳鸣、眼睛干涩、心烦不寐、虚热盗汗、遗精早泄等。此时虽脉数及有全身热象，也必当以滋阴为主，如六味地黄丸。热甚可少佐知母、黄柏清热，却不宜见热则用大量清火之品清泄之，而犯虚虚之戒。

若肾虚真阴不足而兼见腰酸腿软、遗精滑泄、头晕眼花耳聋之症，可以左归丸滋阴填精补肾。

②尺脉动数。仲景曰“阴虚阳搏谓之动”，此为肾阴虚，阳亢搏击气血而动数。除见肾阴虚之诸症外，尚可见头晕目眩、心动悸、心绪不宁、崩漏淋漓等。阴虚者补之，相火亢盛者泻之。若动数显有力者，李老常用大补阴丸，取知母、黄柏清泻相火之用。若热盛，可用生地易熟地（或同用）以滋阴且助清火。若尺动数而按之力不足者，是肾阴虚为主，相火不甚，可用知柏地黄丸或大补阴丸合地黄丸即可。对于补阴与泻火，当结合脉象症状程度以定主次，加减用量。

③尺脉虚大而浮。此为水亏而阳浮动于本位，尚未浮越于上，是阴虚不潜阳而阳气浮越之故，此虽浮而虚大但也不任重按。除见肾阴虚之诸症外，尚可见腰腹或阴部、足心虚热，溲淋红，阴道出血，斑疹等。法当滋阴潜敛，方选大补阴丸加龙骨、牡蛎、鳖甲、山茱萸、五味子等。

三种肾阴虚之脉象并非单独出现，有时亦可相兼。如尺脉浮大动数、尺脉细而动数等等，然亦有章可循：浮而敛之，无力而补之，实而泄之。以脉为主，四诊合参。

（2）阴位阴虚影响阳脉的变化

阴位阴虚，则尺脉或细数、动数、浮数，皆为按之无力。若阴不敛阳，阳气上浮或阴不制阳，阳亢于上，则阳位脉受影响而出现“旺”象，然其阴虚为本，阳位旺是标。

①阳旺且按之有力。此水亏不能上济心火，心火独亢，水火不济。症见腰酸、腿软、心烦不寐、神昏舌蹇等。法当泻南补北，宗黄连阿胶汤。

②阳浮大按之虚。此水亏虚阳上浮，症见头晕目眩、耳鸣耳聋、心中憺憺大动、身热肢厥、腰酸腿软、心烦不寐、身热面赤、舌绛无苔等，法当滋水潜阳，方宗三甲复脉汤。

阴亏阳浮于上常兼见阳脉浮大虚数，或不一定明显表现为阳脉浮，一些上焦症状如面赤、面热、鲜红色痤疮、口疮等亦能提示阳气浮越，二者病机相同，均用滋阴潜阳类斟酌加之，效果显著。

如果阳脉大于阴脉三到四倍，已成为关格之脉，阴竭于下，阳越于上，致面红如妆，脱汗如洗，喘促端坐，张口抬肩，心中憺憺大动，血压几无，当急敛浮越之真气，仿张锡纯法重用山茱萸以救脱。

③阳脉弦细劲者。此水亏阳亢化风之象，症状除上症外，可见痉厥，宜滋阴潜阳息风，方宗三甲复脉汤合羚羊角散、钩藤散或止痉散、大定风珠等。

④阳弦滑者。此水亏而邪水上泛。水亏则阳无以化生，气化无力则正水化为邪水；再者，阴虚则水不涵木，厥气上逆牵引湿痰上攻。症是腰酸腿软、下肢水肿、胸闷痛、咳、悸、头眩等，水饮上干于颠而眩晕，泛于肺则咳喘，凌于心则动悸，法当滋阴化饮，方宗济生肾气丸合苓桂术甘汤。

**【脉证详解】三甲复脉汤浅谈**

《温病条辨·下焦》风温温热第14条："下焦温病，热深厥甚，脉细促，心中憺憺大动，甚则心中痛者，三甲复脉汤主之"；《温病条辨·下焦》秋燥第78条："燥久伤及肝肾之阴，上盛下虚，昼凉夜热，或干咳，或不咳，甚则痉厥者，三甲复脉汤主之。"而三甲复脉汤实由炙甘草汤去人参、桂枝、生姜、大枣、酒，加阿胶、牡蛎、龟板、鳖甲而成。

然而在临床中遇到的因热病后期肝肾阴亏者少，多为杂病中的肝肾阴虚的病人。在临床中凡发热、中风、冠心病、高血压、失眠、神志不宁、心动悸等只要符合肝肾阴亏者，均酌而用之。

李老用该方脉象有三种：①脉细数而虚；②尺脉旺，此阴不制阳，而相火旺；③阳脉浮大而虚，尺脉细数，阴亏阳浮。虽然有三种脉象，然三种脉象提示三种病机，第一种是肝肾阴亏略带一点阳气上浮，第二种是相火妄动，第三种是阴不制阳，导致阳浮越。而最基本的病机就是肝肾阴亏。

第一种脉细数，一般就提示为阴亏，而虚脉则提示有气浮于外，即阴虚兼有阳气外浮。方中生地、龟板、鳖甲可养阴清热，李老常把方中生地换成熟地，或二地并用。

第二种尺脉旺，此阴不制阳，相火旺。要说明这个问题，先要阐明君火相火问题。君火乃生理之火，由心所主，君火犹如天上的红日。相火亦即人身之少火，相火伴君火游行全身，辅君火以行事。金元以前，皆曰君火一，相之火二。君火即心之火。相火二指肾中相火，曰龙火，又曰水中之火，肝中相火曰雷火，合之称为龙雷之火。金元以后，相火范围扩大，胆、三焦、心包皆有相火，但在这里提到的相火一般指寄于肝肾之相火，当水亏不能制阳而相火旺，则会出现尺脉旺。在症状上就比单纯的肝肾阴虚症状更广。因为相火辅君行事，会周游全身，而当相火妄动之时也可以使全身任意地方出现问题。如当相火上冲到肺会出现咳喘，到头面可能造成头晕、面赤、口疮等，向外可能是傍晚时自觉发热，向下窜到前后二阴，会出现尿道灼痛等症状。所以三甲复脉汤应用很广泛。应该平脉辨证，辨清病机。临床可见以下几种情况：脉弦数而涌，两尺沉弦细急，舌淡暗，面色红暗者，此乃阳浮肾亏于下，方用三甲复脉汤合地黄饮子。兼有怕冷者可用肉桂、附子，一可阳生阴长，化源不竭；一可引浮游之火下归宅窟，火归水中，水生木，阳潜风宁。寸细数，阴脉亦细数且劲者，此水亏阳亢化风之象，症见腰酸腿软、心烦动悸、头眩耳鸣、癫眩、痉厥，宜滋阴潜阳息风，方宗三甲复脉汤合止痉散。脉象阳脉浮大而虚，尺细数者，此乃阴亏阳浮越，这比上两种阴亏更严重。阴不能制阳导致阳浮越。此乃肾阴阳两虚，虚阳浮越于上。法当双补肾之阴阳合以潜镇浮越，代表方剂为三甲复脉汤合右归丸。

方中药物补肝肾之体而泻肝亢。根据肝亢程度不同李老常加上山茱萸、五味子、芡实等收敛之品，对于其兼证则加减用药。

（1）如果出现头晕、心中悬摇惊怵等心脑部位病证，需要加潜阳药物，常用生石决明30g，白蒺藜25～30g，珍珠粉25～30g，磁石25～30g等，多伍怀牛膝引血下行。

（2）如果出现痉挛、动摇、震颤等阴虚风动之象，需要加息风药物，如全蝎、蜈蚣、僵蚕、地龙、天麻等。

（3）如果出现腰酸腿软等症，脉见尺弱、尺细无力等肾阳虚症状，加巴戟天、肉苁蓉、仙茅、锁阳、鹿角胶、鹿茸、紫河车，若兼有怕冷等寒象，可加肉桂、附子。

（4）如果出现气短、乏力等症，阳脉弱或阳脉减等气虚之症，可加补中益气汤或以四君子汤加减。

（5）如果出现舌红、脉弦数、眼睛红痛等热象，配以清热平肝药，如钩藤、夏枯草、桑叶、菊花等。

2. 阴位阳虚

（1）阴位阳虚在本位的变化

①尺脉沉无力。此肾阳虚，不能鼓荡血脉而尺无力。症见腰酸、少腹冷痛、小便不利而下肢肿、倦怠畏寒、精力不济、下利等。法宜温肾，方取金匮肾气丸、四逆汤、右归丸等。

②尺脉弦紧。此寒邪直中少阴，寒邪收引凝泣而弦紧。症见小腹寒痛，阴器抽紧冷痛甚至束缩、小便不利等。法当温散少阴之寒，方宗麻黄附子细辛汤或桂甘姜枣麻辛附汤。

③尺沉弦紧而减。此下焦阳虚阴盛，阴寒收引凝泣而脉紧。除肾阳虚证外，尚可见少腹冷痛、阴器缩痛或阳痿、转筋等。法宜温阳散寒，方取麻黄附子细辛汤合右归丸等。

（2）阴位阳虚影响阳脉的变化

①尺无力而阳弱。此时若见虚劳、泄泻、水肿、纳差、腹冷、形寒肢冷等症状，则为火不生土，当健脾益气，补火生土。方以附子理中汤加减，常加肉桂助之。

②阳脉浮大按之无力，尺脉微细。此为阳虚阴盛格阳，虚阳浮越而成格阳戴阳。法当引火归原，使浮游之火下归宅窟，轻者用肾气丸，甚者如格阳戴阳，则用白通加猪胆汁汤、通脉四逆汤。

③尺沉弦紧阳脉弱。此为阳虚寒凝于下，症见腹冷筋缩、身体骨节疼痛、手足不温等，麻黄附子细辛汤加减。李老常于方中加山茱萸、生龙骨、生牡蛎，取张锡纯来复汤之意，防其格拒，阳暴脱。

④尺弱阳弦拘紧。此为阳虚寒凝于上，症见咳嗽、喘促、胸痛、面色青白、形寒肢冷、心悸不宁、胸痛牵背、胸闷憋气、动辄喘促等。亦当温阳散寒，辨证使用麻黄附子细辛汤或小青龙汤，合振奋胸阳之品。

⑤尺弱阳弦。此为下焦阳虚不化水，上焦阳虚，坐镇无权，故寒水上泛。寒水上凌于心则发为悸，射于肺则喘，攻于胃则呕，冒于清窍而眩，外溢则肿。方以真武汤加减，若心肾阳虚，常合桂枝甘草汤。若阴寒于下而未上冲，尺脉亦弦，真武汤亦主之。

**【脉证详解】温阳利水与温阳散寒**

1. 温阳利水析

李老认为：“饮为阴邪，阴盛则阳微，阳运不及，致经脉拘急敛束而脉乃弦”，故阳弱阴弦脉而病水饮如心下逆满、气上冲胸、头眩、心下悸、小便不利等症状者，非仅仅为下焦阳气虚衰失于气化而致水饮内生，再有心阳虚坐镇无权且不能下制肾水，或脾土虚不能制水运水，则水饮上泛。寒水上凌于心则发为悸，射于肺则喘，攻于胃则呕，上干清窍而眩，外溢则肿。

心阳居上，如太阳普照，温煦中、下焦，正所谓“离照当空，阴霾自散”。肾阳居下，寄于肾阴之中，为一身阳气之根本。两者共同作用，温煦全身脏腑、四肢百骸，以维持人体的正常生理功能。若心阳不足，不能温煦中、下焦，则“阴霾”自生；若肾阳不足，则下焦阳不制阴，寒水上泛，凌心射肺，损伤心阳。总之，心阳虚可导致肾阳虚，肾阳虚又会加重心阳虚，如此相互影响，则寒愈盛，阳愈微。

《伤寒论》第65条云：“发汗过多，其人叉手自冒心，心下悸，欲得按者，桂枝甘草汤主之。”第330条云：“少阴病，二三日不已，至四五日，腹痛，小便不利，四肢沉重疼痛，自下利者，此为有水气，其人或咳，或小便利，或下利，或呕者，真武汤主之。”心肾阳虚的患者，阴阳脉象多有寒象，如沉、弱（减）弦等，临床上可见阳弱（减）阴弦、阳弦阴弱（减）等。从伴随症状来看，上部心阳受损，心失阳气庇护，空虚无主，可见心中悸动而又喜按。另外，心阳不足，胸中阴寒凝滞，亦可见心胸憋闷不适的证候。肾阳虚，下焦寒凝，可见下焦虚寒之象，如小便不利、腰腿寒凉等。同时，下焦寒水上泛，凌心射肺，亦可见咳喘、心悸、呕逆等。

在临床上，对于心肾阳虚，李老多用真武汤合桂枝甘草汤治疗。桂枝甘草汤由桂枝、甘草组成，桂枝辛甘以补心阳，甘草甘温以滋心液。二药相合，辛甘以化阳，心阳得充，则心悸自安；“离照当空”则心胸阴浊消散，胸痹满闷自减。另外，桂枝甘草温助心阳使心阳充足，心阳充足则可下温肾阳。真武汤主要治下焦。方中附子补肾阳，配生姜散阴寒；茯苓利小便；白术健脾治水；然芍药之妙者，李老师认为其用主要在于益阴，所谓“邪水盛一分，则真水少一分”，津液不化而为水湿痰饮，则正水益少，“湿盛则燥”，故当化湿之时佐以护阴之品以固正水。寒水之气可留于肾，又可上泛凌心，从而有不同的表现，但其病机一致，皆可用真武汤治疗。以附子、生姜治寒，茯苓、白术培土以制水。肾阳得充，水寒得治，则无以凌心。同时，肾阳与心阳互资互助。总之，上温心阳，下温肾阳，心肾相济则阴寒自散。

肾阳虚惫者，肾之精气亦弱，故于久病阴阳两虚且缓者，温阳之时，加巴戟天、肉苁蓉、仙灵脾等温肾益精之品。察阳脉心阳虚，水逆甚者，常加桂枝温通心阳，平冲降逆；脾肾阳虚多加附子、干姜、肉桂；气虚甚者合补中益气汤；有寒束肌表者，合麻黄附子细辛汤发散之；肺饮不化则以细辛温肺蠲饮，随证治之而效验。

2. 温阳散寒析

《金匮要略·胸痹心痛短气病》篇中：“师曰：夫脉当取太过不及，阳微阴弦，即胸痹而痛，所以然者，责其极虚也。今阳虚知在上焦，所以胸痹、心痛者，以其阴弦故也。”故知若阳气不足，则机体失于温煦推动，阴寒凝滞，诸痛诸痹而作。临床常有阳弱阴弦脉或阳弦阴弱脉，皆表示阳气虚而阴寒作，若寒凝或寒束明显，则弦中有拘紧之象。李老临床以温阳散寒法治之，颇有效验。然温阳与散寒并非可一概而论，其分别针对阳虚与寒凝。《伤寒论》亦有“少阴病，脉微，不可发汗”“若其人脉浮紧，桂枝不中予之也”等，二者作用不同，各有适应特点，临床必当明辨。

主法温阳，脉弦时多兼沉迟无力。无力为阳虚，阳虚不能温煦鼓搏则脉弦而沉迟。肾虚寒证，是肾阳不足，命门火衰，症见腰膝酸软、畏寒肢冷，多以肾气丸、右归丸主之，以温补肾阳。肾主一身阳气，若肾阳虚表现为一身阳气虚，见四肢厥冷、大汗出、恶寒、但欲寐等，则多以肉桂、附子、干姜等四逆及参附辈，大法温补阳气。对于阳气虚极，李老常说“宜刚而不宜柔”，用参附辈峻补阳气，此时则不取水中生火等柔补法。

而主法散寒，多见脉有拘紧之象。拘紧是寒性收引凝泣所致，则寒可分阳弱寒乘之客寒，阳弱阴生之内寒。阳弱阴生主以阳虚，脉为弦紧而按之无力，则主法温阳如上；但寒凝已现，脉有凝滞之象，只温阳恐散凝不足，故可稍加温散之药。阳弱阴进之客寒中之，则变为寒束或寒凝，表现为身痛、恶寒无汗、腹冷筋挛缩等，此时阳虚兼有寒邪，尺脉可能按之弦而有力，是寒盛故也。若单纯治本以温阳，一则可能散凝不足，二则又恐寒闭阳郁，阳郁则躁动不安而见尺脉沉弦拘紧而急，其补不得法反而害之。而若单纯散寒，则寒解而阳益虚，甚则亡阳。故当尺部有拘紧之象或脉弱而有寒凝者，当以温散之品解其寒，温补之品振其阳，阳复而寒退，其病向愈。主法：麻黄附子细辛汤。李老认为此方其用有三：

一是阳虚寒束肌表者，二是阳虚寒邪直中少阴而见里寒证者。此两类是阳虚与寒邪相兼为病，附子温阳，麻黄散寒束，细辛启肾阳，同时可引麻黄入少阴散寒凝。根据正邪程度的不同，各类药的用量与君主地位各异，亦可佐辅汗三法助之。三是纯阳虚阴寒凝泣者。麻黄之用非散客寒，而是鼓舞、发越阳气，解寒凝，再加细辛启肾阳。

但此时则以补虚为主，故用附子为君大补肾阳，而麻黄和细辛用量则应少，且不可妄加汗法。

若寒痹经脉而见凝泣不通之如头痛、肢麻、心悸、绌急等症，可于此方基础上加全蝎、蜈蚣、僵蚕、蝉蜕以解痉，亦可用于寒邪凝痹血脉之高血压病；阳虚甚者，加重附子、干姜、肉桂的用量；若兼肾虚精亏之腰膝酸痛、耳鸣早泄或经少者，可用巴戟天、锁阳、肉苁蓉、仙茅、仙灵脾或右归丸等温阳益精；若兼有肝胃虚寒，可加吴茱萸、干姜等温肝暖土；若兼脾阳虚者，可以桂甘姜枣麻辛附汤加减；若少腹寒凝血瘀者，可用少腹逐瘀汤加减；若冷痛甚可加制川乌等。

3. 阴位阴阳两虚

（1）阴位阴阳两虚在本位的变化

①尺细无力。此肾阴阳两虚，阴虚则细，阳虚则沉而无力。偏于阳虚者，可用右归丸；偏于阴虚者，可用六味地黄丸加桂附；若肾虚喑痱，可用地黄饮子。

②尺弦细而劲。此肾阴阳两亏，经脉失于温煦濡养而拘急如刃。症见发热、吐利、腹满痛等，法当温补真阴，方宗理阴煎等。

若阴弦细数或硬或如刃，兼有阳脉无力者，则为肾阴亏，上焦阳气虚之象。脾肾阳虚明显者，理阴煎滋阴以配阳，以熟地大补阴血治本，干姜、肉桂温脾壮命火以使阳生阴长、化源不竭；气虚明显者，可用理阴煎合补中益气汤加减。

（2）阴位阴阳两虚影响阳脉的变化

阳脉浮大按之无力，尺细无力。

此乃肾阴阳两虚，虚阳浮越于上。法当双补肾之阴阳合以潜镇浮越，代表方剂为右归丸合三甲复脉汤；若喑痱者，以地黄饮子为主，虚阳上浮者可合三甲复脉汤，若虚风甚者，可合止痉散。

**【脉证详解】理阴煎浅析**

理阴煎出自《景岳全书》，原文："此理中汤之变方也。凡脾肾中虚等证，宜刚燥者，当用理中、六君之类；宜温润者，当用理阴、大营之类；欲知调补，当先察此。此方通治真阴虚弱、胀满呕哕、痰饮恶心、吐泻腹痛、妇人经迟血滞等证。又凡真阴不足，或素多劳倦之辈，因而忽感寒邪，不能解散，或发热，或头身疼痛，或面赤舌焦，或虽渴而不喜冷饮，或背心肢体畏寒，但脉见无力者，悉是假热之证。若用寒凉攻之必死，宜速用此汤，然后加减以温补阴分，托散表邪，连进数服，使阴气渐充，则汗从阴达，而寒邪不攻自散，此最切于时用者也，神效不可尽述。"景岳大家也，竟以"神效"称赞此方，决非妄言。而李老对于该方在治疗阴虚发热和阴虚外感两方面的应用具有独到见解，且在临床上取得了很好的效果。临床应用上主要用于阴虚发热如肺癌、肺结核，阴虚外感等，也灵活应用于其他疾病中。

李老认为本方之功效为温补真阴，以阴虚为主，兼有脾肾阳虚者。方中熟地重用三五钱至一二两，意在大补真阴滋肾水；当归二三钱或五七钱，用以补血。熟地滋腻，而当归血中气药，二药相伍，则熟地滋而不腻，当归则养血而不助热，相得益彰，大补阴血以治本。干姜温脾阳，使化源不竭；肉桂壮命火，使阳生阴长，且引火归原；甘草则既可培中，又可调和诸药。

李老根据脉象来应用本方，在临床应用上主要以尺脉旺为主。阴脉浮大动数而减，阳脉数而减者，此方用之。阴脉浮大动数，乃水亏不能制阳而相火动，此方滋阴以配阳；减者，兼阳气虚也，稍加干姜、肉桂，景岳云："善补阴者，必于阳中求阴，则阴得阳升而泉源不竭。"用肉桂可阳生阴长。此热，可为虚热，亦可为客热不甚者。这里所说的热不甚，是脉不数实，不等于体温不高。

另一种情况是阳脉浮大数，而阴脉沉细数，此阴亏阳浮于上，用此方时，恒加山茱萸、龙骨、牡蛎、龟板等。若阴脉浮大动数，而阳脉弱，恒于本方加人参、黄芪或补中益气汤等，滋阴益气。若阴脉浮大动数有力者，则本方去干姜、肉桂，加知母、黄柏以泻相火。若尺旺而阳脉弦劲化风者，与三甲复脉汤合用；若尺脉弦如刃者，加大熟地比重，务在滋阴濡养为要。

1. 临床上阴虚发热者，常见病有肺癌、肺结核等。阴不制阳，阴虚发热之虚热，滋阴以配阳，虚热则消。同时仍有实热和阴虚相兼，或热陷阴分者。以病位而言，热有在表、在五体、在五脏六腑之分。阴虚有津亏、液亏、血亏、真阴亏之分，其病位有五脏六腑之别。其程度有热重而阴亏轻、热与阴亏并重、热轻阴亏重之别。且热邪尚有互夹，阴虚亦有相兼，能准确辨识这繁杂的诸证，亦非易事。李老寻出一条捷径，通过脉象结合他诊，应用理阴煎与他方的合方，临床往往取得很好效果。

2. 阴虚外感脉象多见阳脉弱而阴脉旺，症状一般有阴虚导致的发热；土不生金，脾肺气虚导致肺失肃降而致的咳嗽，李老一般选用补中益气汤合理阴煎。

阴虚外感治以养阴散邪，一般以《通俗伤寒论》之加减葳蕤汤加减化裁，其中养阴药仅葳蕤二三钱，而景岳治疗高热不退，用一二两熟地温补阴分，滋阴托邪，他认为大量熟地有补精血以振奋阳气、祛邪外出之作用。《杂症谟·非风》谓"夫人生于阳而根于阴，根本衰则人必病，根本败则人必危，所谓根本者真阴也。"《治形论》又曰："善治病者，可不先治其形，以为兴复之基乎？虽治形之法非只一端，形以阴言，实惟精血二字足以尽之，所以欲去外邪，非从精血不能利而达，欲固中气非从精血不能蓄而强……脾为五脏之本，肾为五脏之后源，不从精血，何以支之灌溉。"此方和补中益气汤加减，补益先天及后天，达到温补阴分、振奋阳气、祛邪外出作用。用此种方法治疗阴虚外感可谓一创新。

李老在治疗其他内科疾病时，亦秉持脉证相参指导用药，临床效果显著。

**（二）阴脉实影响阳脉**

1. 中焦气机痹阻致阳脉弱

寸脉沉取按之不足，临床多见为虚证，上焦本证如肺气虚、心气虚、心阳虚等，中焦虚则清阳不升。心阳虚者以桂枝甘草汤温振心阳；心气虚者多用归脾汤等补气养心；肺气虚者，多加黄芪、党参或蛤蚧补肺纳气。中虚清阳不升多表现为头部疾患如眩晕、头痛、头蒙、清窍不利等，常以补中益气汤或益气聪明汤予之，兼见脾虚有湿者可用升阳益胃汤。辨证准确，则用之可效。

临床常见中焦实邪痹阻而致上焦虚寸弱者，不可不察。此时脉当阴旺阳弱，当谨察病机，知犯何逆而治之，此时应当四诊合参，不可但见寸弱而一味补虚，犯实实之戒。

（1）中焦湿邪阻滞

中焦湿邪阻滞亦可致清阳不升而寸脉弱，如痰湿、湿热、寒湿、食积等。

脾虚湿阻重者关尺偏濡滑，可用实脾饮；痰湿气滞者，脉见弦滑，以二陈汤、香砂六君子汤加减；若有寒湿阻滞，脉兼沉迟之象，则加草豆蔻、木香、干姜等温阳化湿；有湿热阻滞者，脉有濡数之象，李老常用甘露消毒丹合柴胡、半夏、防风等助木疏土、化痰升清；若辨为食积则消导之。

“至颠之上，惟风可到”。临床见寸弱者李老常取升麻、柴胡、葛根、防风等升清之品灵活而用。用桔梗升举肺气；白芷、川芎、羌活等不仅可以引药入经，还可上达头目而止痛；若有头晕目眩等风象，外风可加防风、蔓荆子之品，而内外风亦皆可用天麻。

升麻、葛根、柴胡是升清之佳品，其升清之时反助降浊，故无论何种原因导致的清阳不升，李老常加之。然李老提醒我们应当注意：此乃上升之风药，若非清阳不升而是阳亢化风、阴虚风动或精亏血少导致的头目晕眩等，则此等风药非所宜也。

（2）中焦气机郁滞

有气机郁滞者，则多为中焦脾胃斡旋不运，肝气郁结不疏或火郁气滞等。

中焦寒热错杂，升降失司，则气机不通而痹阻于中，关脉当滑实有力。故以辛开苦降法如半夏泻心汤类使之得运。以人参、炙甘草、大枣健脾，黄芩、黄连苦寒清热，干姜辛热祛寒，半夏交通阴阳，共奏辛开苦降之功，以复升降运化之职。

肝气郁结则关脉弦，其疏泄无力，亦不能升清降浊，故可以逍遥散或四逆散疏之。

火热为郁，亦可痹阻气机，关脉弦滑或数或躁动，而清阳不得上达见寸沉，则当清泄透达郁热为妙。

2. 邪气上攻致阳脉旺

对于病性，阳旺提示热盛，虽然有热盛还可以兼他邪，可以根据兼症来辨证。而对于病位，寸脉主上焦心肺。造成寸脉旺的原因，在病位上无外乎寸脉所主的脏腑心肺热盛。在阴阳脉皆为病脉的基础上，则是有其他脏腑热盛上冲，下焦阳气浮越等，而在病性上是邪气造成的气机逆乱。对于病势和程度要结合其他部脉以及症状来分析。

热盛类的脉象一般为滑、实、涌等脉。此类脉沉取必定有力。邪气阻遏，气血欲行而与邪搏击，故激扬气血而脉滑，犹如河中有石，水流经时，则与石搏击激起波澜。

（1）脏腑热盛上冲

此类肝火上冲和胃火上冲比较多见。

肝火上冲，关脉弦数，伴口苦、目赤肿痛、两胁胀痛等症状，用泻青丸。方中龙胆草大苦大寒，上泻肝胆实火，下清下焦湿热，泻火除湿；栀子、大黄苦寒，泻火解毒，清三焦之热。肝为藏血之脏，肝经有热本易耗伤阴血，方中苦燥之品又会损伤阴液，故用当归、川芎滋阴养血以顾肝体，使邪袪而不伤正，为佐药；羌活气雄，防风善散，故能搜肝风，而散肝火，同时也从其性而升之于上。

若辨为胃火上冲，关脉洪大而数，症有口臭、牙龈出血等，以玉女煎或清胃散辨证使用。对于热邪较重的可以加黄芩、栀子之类。也可用大黄，给热邪多一个出路，使之从大便排出。

有时还会出现一种情况提示欲化风，此种情况脉象多为弦，兼劲、数等脉。当脉弦劲时会有头蒙、视物模糊等症状，此时加天麻、钩藤、僵蚕平抑肝阳，甚者可用羚羊角，视物模糊可加桑叶、菊花来清肝明目。当寸弦略有数时则表明热郁阴伤阳浮动，酌加生龙骨、生牡蛎、生龟板、白芍，不用柴胡等风药，防止阳浮动更甚。如果风更甚则加止痉散。

（2）气机上攻

对于病性而言，寸旺多提示热盛，或热邪与他邪夹杂。可从以下七个方面来论述。

①郁火上冲。若脉沉躁数，按之有躁动不宁之势，则为郁火。

人体贵在阴阳升降出入，气血流通，倘升降失司，气血运行乖戾，即可成郁，所以凡是能造成气机郁遏的因素均可造成郁火。郁火在体内可上冲、下迫、内窜。郁火上冲可见寸旺，上冲心脉，则可见心悸、怔忡、心烦不眠；心主血脉，血脉失常，或迫血妄行，出现动血、耗血。上冲肺则肺失宣降，治节无权，出现胸闷、胸痛、咳喘。

治当“火郁发之”，用升降散来清透郁热。其中僵蚕、蝉蜕透热；姜黄行气血而调畅气机，以利热外达；大黄降泄，使热下趋，热盛则加栀子、豆豉、连翘、薄荷，名为新加升降散。

②纯热无他邪

脉弦数兼身热微渴，心中懊侬，辨为热郁胸膈，用栀子豉汤加竹叶、连翘等轻清宣散之品。

脉洪大有力兼大渴、大汗、大热等症辨为阳明气分热盛，用白虎汤加减。

脉弦数兼身热口渴、烦躁不安、口苦咽干、小便短赤，辨为邪热内蕴，用黄连解毒汤加减。若火毒内蕴成结，李老则在清热泻火的同时加散结消肿之品如夏枯草等。

脉洪大兼吐利、身热，可用黄芩汤加减。

干咳少痰无痰，口干咽燥，干呕不能食，辨为热伤肺胃津液，方用沙参麦冬汤加减。

若脉弦细数伴有口渴、身无力，辨为气阴两伤，用生脉饮加减。

壮热口渴，烦扰不寐，可知气营两伤，用玉女煎加减。

当出现身热躁甚，心烦，时有谵语，斑疹隐隐，舌红绛，则辨为热入营分，用清营汤加减。

当出现烦热躁扰，斑疹密布，昏狂谵妄，各种出血者，辨为热入营血，用犀角地黄汤加减。

当脉弦数兼有斑疹、紫癜、崩漏、衄血等一些症状，此为热入血分，用清瘟败毒饮加减，同时加上紫草。

热陷心包而烦躁、谵语、昏狂，用凉开三宝，如安宫牛黄丸等。

③与宿食相结。此类脉象为滑数，或沉实兼有大便不通，呕恶，苔黄腻，可用枳实导滞丸加减，或用承气类下之。

④湿热。脉象为濡数。根据脉濡数判断为湿热，还要参考其他症状来判断病位，选方用药。

如果有肢体酸痛，麻木，舌红，苔白腻，或白腻而黄，则辨为湿阻于经络四肢，用薛雪的四号方来加减。

如果有苔腻，胸闷，食欲不振，便黏等湿热内蕴之象，可用甘露消毒丹化裁。

如果有口苦，下焦黄带，分泌物有异味等肝胆湿热兼下焦湿热之象，选龙胆泻肝汤化裁。

如果有高热不退、苔粉腻等邪伏膜原之象，用达原饮。

如果兼下利症状可用葛根黄芩黄连汤。

如果单纯有呕吐，可用连苏饮小剂量代茶饮。湿热亦为郁热，故在原来辨证的基础上可加上升降散来清透郁热。

李老认为的濡脉与一般意义上的濡脉不同。濡即软也，软脉就是濡脉。软脉的特点就是脉来柔软，仿佛水中之棉。所谓软脉，就是脉力逊于平脉，但是又强于弱脉。对脉位的浮沉、至数的疾徐、脉体的长短阔窄，都无特定的要求。软脉的形成是由于气血鼓荡力弱而脉软。何以鼓荡力弱？可因于气血虚、脾虚、阳虚、湿盛所致。湿为阴邪，其性濡。湿盛者，大筋软短，血脉亦软，按之软。再者，湿阻气机，气机不畅，气血不能鼓荡血脉，亦是湿脉软的一个因素。

⑤水热互结。脉象一般是弦数，弦主饮，数主热，这时会伴有水肿，以木防己汤化裁。

⑥痰热郁于胸中。此时脉象为弦滑数、寸旺，予黄连温胆汤。黄连清心火；半夏为君，燥湿化痰，和胃止呕；竹茹为臣，清热化痰，除烦止呕；茯苓健脾利湿，以杜生痰之源。心神不宁虚烦不眠甚者，可重用茯苓，加远志。如果痰热严重者合小陷胸汤。

## 二、阳致阴失和

临床多见下部病变影响上部脉证者，然亦有上部病变或阻滞不通、或传变损耗、或制约不足，而导致尺部病脉症的情况。

### （一）阳实致阴弱

#### 1. 阳位邪气阻滞

关脉或独有滑实或其脉如豆，而有尺不足者，提示中焦邪气阻滞，气血不通，长时间阴精生化无源，而致虚损。若见虚即补，则反助邪盛。当开达中焦，通调气血，宜半夏泻心汤类辛开苦降。

2. 阳位痰湿伤水

“邪水盛一分则真水少一分”，其一，痰浊困脾，脾失健运，不足以资先天而肾虚；其二，若脾胃不能健运，则水谷精微不能奉养周身而化为痰浊，久之则养肾乏源而致肾虚尺弱。故当健脾化痰利湿，以恢复其资养先天的功能，可用六君子汤加金匮肾气丸。

3. 阳位热盛伤阴

脉阳数有力而尺弱，伴头晕、失眠、口苦口渴等症状，可以新加升降散透达郁热，阴虚者补之，相火亢盛者泻之。

中上焦有热，热为阳邪，易伤阴液，损伤下焦阴液易导致阴伤阳浮动。则以泄热为主，滋阴为辅，故需合滋阴补肾水泻相火之药，李老常用大补阴丸或玉女煎。若阴虚著者，尺脉可动数而按之不足，则升降散合大补阴丸；相火不旺者，可去知母、黄柏；若脉阳旺洪大，阴脉细数，亦可能水亏上热，因阳脉洪大，乃热在气分，属无形之热，位在肺胃，亦当滋胃阴清热，方宗玉女煎法，以石膏、知母清肺胃之热，以麦冬、生地金水相生滋阴水。

**【脉证详解】小议半夏泻心汤**

脾胃位于中焦，为阴阳升降之枢机，脾气运化正常，中焦道路通畅，则阴升阳降，水火既济。若中焦脾虚不运，或他邪阻滞，则脾气不能斡旋中焦，阴阳不相交，此时可以出现心下痞，即病人所说的胃脘胀满。何为心下痞？心下按之濡者为痞，痞即痞塞不通。何以痞？“痞”通“否”也，卦云，阴阳相交谓之泰，阴阳不交谓之痞，是阴阳气机隔绝不通之意。

中焦是人身之枢纽，停滞则不能上通下达。当降不能降，当升不能升，则或现阴精化而无源之尺弱、清阳不得上升之寸沉的虚象，或阳不降，积于上而为热，脉象为寸旺；阴不升，积于下而为寒，脉关尺沉减。李老喜用半夏泻心汤斡旋中焦气机，平调寒热。阳不降所生之热，此为郁热，不同于东垣所言之脾虚阴火上冲之热，故当用黄芩、黄连苦寒清热，阴不升则阴寒盛于下，故用干姜辛热祛寒，半夏交通阴阳，共奏辛开苦降之功，以复升降运化之职。临床当活用半夏泻心汤。脾虚重者，增加健脾之比重；湿浊重者，可加大温化的力量；热邪重者，益其苦泄之权重；有兼夹者，则相兼而治。半夏泻心汤的应用指征还有舌苔黄腻、疼痛、呕恶不食、肠鸣下利等。

**（二）阳虚致阴旺**

阳虚导致阴旺，是指由于中上焦的虚证，而引起下焦病变，从而导致阴脉病理性亢进浮动的一种情况。阴旺而无力者，亦兼有肾虚无力奉养、收纳或是正气浮越于外所致，此当滋补真阴或者温补真阳。此时若阴旺且有力者，是因虚致实，下焦实邪甚也。正气奋与邪搏，激荡气血，故见旺而有力之脉，则加大祛邪力度。

1. 中虚，湿浊下注

若尺脉独旺而濡，为湿热下注于肾，相火壅塞其间，症见腰沉、腹胀坠、溲淋浑浊、便黏不爽、腿酸沉肿胀，法宜清利下焦湿热，方用萆薢分清饮、四妙散等。

临床常见阳脉虚而阴脉滑，伴有气虚、乏力、带多、淋浊等症状，则辨为脾虚湿浊下注，治当健脾清利下焦湿浊，以补中益气汤加味，于健脾之中，加入清利湿热之品，如三仁汤、八正散、二妙丸、四妙丸、完带汤等方，或以滑石、车前子、黄柏、茵陈之类予之，颇有效验。

肝郁疏泄无力者，可合逍遥散助肝疏泄清利。

必诊其尺脉有力，乃可以寒凉药攻之，同时根据阳脉弱的情况，亦当固其脾胃，防止过寒戕伐。

2.中虚，下焦相火妄动

若尺脉独旺而有力，症见烦热、口秽、腹胀痛、大便黏滞或结、溲赤浊等，方宗枳实导滞汤、调胃承气汤等。

而若阳脉虚，尺脉动数，伴气虚、乏力、身热、眩晕等症者，为脾虚不制相火之证。当以补中益气汤为主，相火过亢者，兼以大补阴丸泻之。

**【脉证详解】土不制水新解**

中上焦阳气虚，何以致尺脉旺？皆知土克水，五行与五脏相配，心火、肺金、脾土、肝木、肾水。土能克水，乃指肾而言，肾乃水火之脏，真阴真阳所居，乃人身阴阳之根。土能克水，皆知土可制水饮上泛，但言土尚能制相火者鲜，以致对东垣以甘温除大热主以补中益气汤者多困惑不解，或曰阳虚，或曰阴虚，或曰湿阻，皆因对土能克水理解片面。

东垣于《脾胃论》中解释甘温除大热用补中益气汤之机理时曰：“脾胃气虚，则下流于肾，阴火得以乘其土位。”何为阴火？曰：“阴火者，起于下焦……相火，下焦包络之火，元气之贼也。火与元气不两立，一胜则一负。”这明确指出是由于脾胃气虚，导致相火动。所以土克水，不仅制水饮上泛，亦制肾中相火妄动。故尺脉旺，亦因脾肺气虚，上虚不能制下，因而相火妄动。如何治之？按东垣所云，予益气升清即可制相火之妄动。土虚固宜健脾益气升阳，但相火妄动之时，升阳恐助其相火之升动，两相掣碍，健脾益气升阳之时，恒加大补阴丸，防其相火更加升动。尺旺，必按之有力，乃相火妄动之脉。若尺虽旺，按之无力者，则非大补阴丸所宜，当予引火归原。此种脉象虽少，但并不罕见。

## 三、阴阳互不影响选析

临证病机错杂者很多，当需分辨有无病因病机相联系。相联则主治其本，联系不紧密者，可分而论治，在治疗时秉持着上病治上、下病治下的原则来辨证选方用药。然阴脉阳脉各部之脉象微妙，其病机病理各不相同，临床当须明辨。试选几例分析如下。

**（一）尺细数，阳脉不足**

1. 尺细数，而阳脉细数减或动数而减

此水亏上焦气阴两亏，症见心悸、气短等，法当滋肾水养心阴益心气，方宗六味地黄丸合生脉饮或炙甘草汤、百合地黄汤加减。

2. 尺细数而阳脉减者

此水亏且上焦气虚，症见腰腿酸软、气短而喘、胸闷、心悸、头晕、无力等，法当滋水益气，方宗六味地黄汤合补中益气汤或用养阴益气汤。

**（二）尺弱，阳脉旺**

1. 尺细数，阳脉洪滑数大者

此水亏而上焦气分无形热盛，症见腰腿酸软、烦热、口渴欲饮、面赤、多汗或斑疹、衄血、头痛牙痛等，法当滋水清上焦气分之热，方宗玉女煎或玉女煎去牛膝、熟地加细生地、玄参方（《温病条辨》）加减。

2. 尺沉弱，阳脉浮数有力者

此心火亢而肾阳虚，水火不济，心肾不交。症见心烦、不寐、口舌生疮、怔忡等，法当直降心火，引火归原，同时蒸水上济于心，方用交泰丸。

**【脉证详解】玉女煎、心肾不交**

1. 小议玉女煎

玉女煎首创于明代张景岳，出自《景岳全书·新方八阵·寒阵》，其原文为："治水亏火盛，六脉浮洪滑大，少阴不足，阳明有余，烦热干渴，头痛牙疼，失血等症如神。若大便溏泄者，乃非所宜。"原方由熟地、石膏、知母、牛膝、麦冬组成。其清热与滋阴同用，既可清阳明气分火热，又能治少阴阴精不足。景岳并未言熟地与石膏孰是君药，因此在临床实践中要根据具体病情具体分析，灵活掌握药量，阳明火热盛者，则石膏用量加大；少阴阴亏者，当加重熟地的使用比例。《景岳全书》中记载："熟地，资培肾水，填骨髓，益真阴，专补肾中元气"。"其味甘，土之味也"。"熟者性平，禀至阴之德，气味纯净，故能补五脏之真阴"。故玉女煎中用大量熟地，大补真阴，以益少阴之亏损，以防阴不敛阳，虚阳浮越于上。且熟地性平，滋阴之时又可补益中土。熟地与石膏相配，寓补于清，既使邪气得以出路，又给正气以培补。石膏甘辛大寒，张景岳言其"善去肺胃三焦之火，而尤为阳明经之要药"，且石膏与知母相须为用，含白虎汤之义，清泻阳明火热，且知母又可滋阴。麦冬养阴清肺，其与熟地配伍，取其金水相生、虚则补母之义，且麦冬又可降肺胃，胃气以降为顺，肺胃之气通降，则周身之气莫不顺从而行。牛膝补肝肾，引热下行，入络通经，交通中下。张景岳曾提出"奇经八脉，隶于肝肾，皆属阳明总司"，故用牛膝调和气血，联系先天与后天。

李老使用玉女煎，亦多用于上焦气分热盛、阴亏于下的情况。其脉多为阳脉洪滑数大，一派阳明气分热盛之象；阴脉细数，乃下焦阴亏。石膏、知母清阳明之热；麦冬、熟地滋肺肾之阴，金水相生，虚则补母。牛膝引热下行，滋补肝肾。若阳明火热甚，或恐其滋腻，可将熟地换为生地，滋阴养液并可清热凉血。若阴亏者，李老多加山茱萸、鳖甲、龟板养阴；虚火浮动者，加生龙骨、生牡蛎潜敛相火。气阴亏虚者，亦常加太子参益气养阴。气分火盛灼伤阴精，李老照顾胃阴，常配伍粳米养胃阴。上焦火盛者，加玄参、丹皮清热凉血，透热外达。若外有寒束且咳喘多痰者，可与麻杏石甘汤合用。下焦阴亏甚且相火妄动者，又可与三甲复脉汤合用。

2. 心肾不交解析

在人体生理状态下，心主火在上，肾主水在下，肾水上济心火使心火不亢，心火下温肾水使肾水不寒，水火相交而维持人体的阴阳平衡。所谓水火不济就是心火和肾水不能正常地上下相交，则可从心、肾各自的病变以及相交的道路问题来考虑心肾不交的原因。

（1）心不交于肾

由于思虑过多，暗耗心神，易致心阴血虚，心阴不足，则不能引心火下交，心火亢于上，常见心悸失眠，虚烦神疲，口舌生疮，舌红少苔，尤以寸脉细数。此非实火，当滋补心之阴血为主，可用天王补心丹。

伤寒过汗伤阳，或病久易致心阳虚。心阳虚则心无所主，“心下悸，欲得按”，寸脉沉迟无力，首用桂枝甘草汤；若虚甚，心神浮越而“烦躁”者，见寸脉浮而无力，再加牡蛎、龙骨以潜镇；若心阳虚不能下温肾水，肾水则寒，脉可见寸尺皆沉，甚则寒水上凌、冲心射肺等，或“气从少腹上冲心”而心悸、咳喘、神疲，脉当阳弦阴弱。此非上济心火之正水，而是病理之邪水，故用桂枝加桂汤温通心阳，下温肾水，平冲降逆。

若心火亢盛，见寸脉浮数有力者，当以苦寒直折为宜。心火亢盛而不寐者，可用朱砂安神丸。

（2）肾不交于心

妄加作劳、热病后期或久病损伤易致肾阴虚，肾阴不足，则无源以蒸化，无水以济心，心阳制约不足则偏亢，在上则见口苦咽干、心烦失眠、耳鸣耳聋，在下则见潮热盗汗、腰膝酸痛等症状，脉见阳脉浮而按之有力，尺脉细数。用黄连阿胶鸡子黄汤苦寒清火、滋阴益肾。若肾阴虚而阳浮于上，见尺细数而阳脉浮按之无力，亦可见腰酸腿软、心烦失眠、口苦咽干等症，则是阴虚阳浮，而非心肾不交之证，可以三甲复脉汤。

素体阳虚或老年命门火衰易致肾阳虚。肾阳不足则不能蒸腾肾水上济心火，心火偏亢。在下见水肿、小便不利、便溏、腰膝冷痛，在上则见吐红生疮、心烦失眠，其脉为尺沉弱而阳旺按之有力。可用交泰丸，上清心火，下暖肾阳而温水。

（3）阴阳升降道路受阻

“左右者，阴阳之道路也”，《四圣心源·天人解》中有：“枢轴运动，清气左旋，升而化火，浊气右转，降而化水。化火则热，化水则寒。方其半升，未成火也，名之曰木。木之气温，升而不已，积温成热，而化火矣。方其半降，未成水也，名之曰金。金之气凉，降而不已，积凉成寒，而化水矣。”人体左升右降，所谓左右，则是肝左升肺右降，脾左升胃右降。凡人体阴阳升降不利，则心肾亦难以相交。

肝主疏泄，肝郁则人体之阴阳气血不畅达。“地气上为云”，若肝气虚馁，则不能携肾水上升，故当疏肝或补肝气升提为要；肺为阳中之阴脏，以引“天气降为雨”，故肺若壅实、浊气不降，则亦不能交心火于肾，故肺以降为顺。

《黄帝内经》曰:“胃不和则卧不安”，若中焦邪气郁闭困阻，则升降化运失常。《灵枢·邪客》中用半夏秫米汤以交通心肾，主治由湿痰内盛导致的失眠，以“决壅塞，经络下通，阴阳和得者也”,《灵枢》言其“新发病者，覆杯则卧，汗出而愈”，“久病者，三次饮服而愈”，可见疗效卓著。寒热错杂、痞塞中焦等，可用半夏泻心汤辛开苦降；湿热、寒湿、瘀血等阻滞，则辨证清利；中虚而不运化，则补益健运为主……务在恢复脾胃升降之机，通利阴阳升降之道路。

# 第四章　阴阳脉诊病例

## 一、阴致阳失和

### （一）阴脉弱影响阳脉变化

1. 阴位阴虚

**例1：阴虚相火妄动**

金某，女，10岁。

2004年12月7日初诊：头晕，头痛，伴恶心已有5年，大便干。

脉弦数按之减，右尺旺。舌略红，苔白糙。

证属：阴虚，相火旺。

法宜：滋阴，平肝泻相火。

方药：三甲复脉汤合大补阴丸加减。

干地黄12g　元参12g　白芍12g　丹皮8g　生龙骨15g（先煎）
知母4g　黄柏5g　怀牛膝8g　山茱萸12g　生牡蛎15g（先煎）
制鳖甲15g（先煎）　制龟板15g（先煎）　代赭石15g（先煎）

14剂，水煎服。

2005年1月4日二诊：脉弦细数按之减，右尺已不旺。便不干，头晕痛已轻。上方加天麻10g、桑叶9g、菊花7g。

14剂，水煎服。（李老门诊病例）

**【按】**脉右尺旺，且伴有头晕、头痛、大便干，此乃肾阴亏，相火妄动；脉弦数，乃火盛之脉。故在治疗时当以平肝泻相火治其标，滋敛肝肾之阴治其本，标本兼顾。李老平时善用三甲及龙骨滋阴潜阳。张锡纯曰："代赭石压力最雄，能镇胃气、冲气上逆，开胸膈，坠痰涎，止呕吐，通燥结。"故李老加之潜镇、止呕、通便。右尺旺，此旺必按之有力，故加知母、黄柏清泻相火；怀牛膝补肝肾，并引上逆之相火下行；地黄、元参、白芍、山茱萸滋补肝肾之阴，同时山茱萸还有固摄镇脱之功效。

二诊诸症皆减，虚象显露，脉弦细数乃肝肾阴虚，当继服上方补肝之体；尺已不旺，妄动之相火已平，服药后头晕痛虽减，但尚未痊愈，恐潜镇太过碍肝之疏泄，故可加天麻、桑叶、菊花疏肝以升发清阳。

风药能行、能散，可疏风、除湿、散寒，又可升发清阳。凡风、寒、湿上犯于头而引起头痛昏沉者，皆可用之。若风热上扰者，则取辛凉散邪，如菊花、桑叶、薄荷等。若无外邪，清阳不能上达者，风药亦可用之，因风药能鼓舞清阳上达于至颠，所以治头痛，风药恒多。若气并于上、肝热上冲、阴虚阳浮者，则风药不宜，恐助其升逆。

**例 2：阴虚发热**

张某，男，22 岁，学生。

2005 年 5 月 20 日初诊：昨日发热，体温 37.5℃，恶风，自汗，头晕，不欲食，大便干，小便正常。

脉寸弱，关数软，尺盛。舌略红绛，少苔。

证属：上焦气虚，腠理不固，风入化热，相火妄动。

法宜：益气固表，滋阴泻相火。

方药：黄芪桂枝五物汤合知柏地黄丸加减。

生黄芪 15g　桂枝 10g　白芍 10g　炙甘草 7g　大枣 6 枚
生姜 5 片　知母 6g　黄柏 6g　熟地 12g　山茱萸 12g
丹皮 12g　山药 12g　茯苓 12g　泽泻 10g　五味子 5g
生龙骨 18g（先煎）　生牡蛎 18g（先煎）

4 剂，水煎服，日 3 服。

5 月 23 日二诊：药后发热、恶风解，尚头晕，胸闷，无力。

脉阳弱阴旺。舌可。乃气虚未复，相火未敛。

嘱服补中益气丸、知柏地黄丸，早晚各 1 丸，连服 2 周。

**【按】**外感初起，相火旺者少见，此例即尺旺相火动。缘于平素肾水亏，又兼风邪内入，扰动相火而作。

寸为阳位，寸弱乃上焦气虚，致腠理不固，风邪易入。治当益气升阳，调和营卫，固其腠理，故予黄芪桂枝五物汤。

阴虚，相火易动者，本应滋水泻相火，使水中之火敛潜；然上焦气虚，又当益气升提。下焦潜降，上焦升提，并用之，确实互碍。本不当同用，但二者病机又确实共存，无奈之际，不得不共用。为防相火升腾，故予方中加五味子以敛，加龙骨牡蛎以潜。此种病机，在诊治其他病时，亦曾遇到数次，不得不升潜并用，此亦为偶之剂也。(《火郁发之》)

**例 3：瘀久化热伤阴**

杜某，男，63 岁。

2001 年 5 月 8 日初诊：数度患疟，巨脾。每日下午低热，伴恶寒，已半年余。气短难续，心慌无力，体位变动时尤甚。虚羸消瘦，食欲不振。

脉阳弦数，尺沉弦劲而细数。舌淡红，有瘀斑。面色晦暗。

证属：瘀久化热伤阴，阳亢风动。

法宜：活血软坚，滋阴潜阳，平肝息风。

方药：鳖甲煎丸加减。

海藻 15g　丹皮 12g　银柴胡 9g　赤芍 12g　制鳖甲 30g（先煎）
白芍 12g　黄芩 9g　干地黄 15g　山茱萸 15g　制龟板 30g（先煎）
夏枯草 15g　土鳖虫 12g　水蛭 10g　桃仁 12g　生牡蛎 30g（先煎）
红花 12g　姜黄 10g　西洋参 15g

7 剂，水煎服。

5 月 15 日二诊：脉弦稍数，寸偏旺，尺已不弦劲。舌已不淡，呈暗红，有瘀斑。近二日未见寒热，他症亦减。上方加昆布 15g，继服。

6 月 13 日三诊：上方共服 28 剂，一直未见寒热，食增，心慌气短渐轻。以此方 10 剂，轧面服。

**【按】**此为疟母。脉弦数，乃瘀血久羁化热；脉沉细劲数，乃肾水已亏，水亏不濡，阳亢化风，故脉弦劲。瘀血导致阴虚阳亢而午后发热，状若阴虚，故活血化瘀治其本，养阴退蒸治其标，历月余而热除。由此可知，瘀血久羁亦可致热。(《火郁发之》)

**例 4：水亏火旺，心肾不交（失眠）**

王某，男，19 岁。

2005 年 9 月 20 日初诊：寐少，入睡难，每夜仅睡 5 个小时左右，虽寐亦不实。烦躁，心绪不宁，精神不能集中，学习成绩明显下降，已半年余。因读高三，冲刺阶段，倍加焦急，寐更差。服安眠药，白天困，昏昏沉沉，头脑更不灵光。

脉沉弦滑数。舌略红，苔薄白。

证属：气滞，痰热内扰。

法宜：疏肝理气，清热涤痰。

方药：四逆散合升降散佐以涤痰之品。

柴胡 7g　枳实 9g　白芍 10g　炙甘草 6g　僵蚕 12g
蝉蜕 5g　姜黄 10g　大黄 3g　栀子 10g　黄连 10g
半夏 15g　瓜蒌 18g　竹茹 8g　天竺黄 12g　琥珀粉 2g（分冲）

10 月 18 日二诊：上方共服 28 剂，睡眠已可，尚欠实，精力尚不够集中。脉阳旺阴弱。舌嫩绛，少苔。

证属：水亏火旺，心肾不交。

法宜：泻南补北。

方药：黄连阿胶汤加减。

黄连 12g　黄芩 9g　生白芍 12g　干地黄 15g　阿胶 15g（烊化）
鸡子黄 1 枚（冲入）　生龙齿 15g（先煎）

11 月 9 日三诊：上方共服 21 剂，寐已可，精力振作。脉已平，转缓滑。嘱服天王补心丹 1 个月，以固疗效。（《火郁发之》）

**【按】**一诊脉沉弦滑数，沉弦主气滞，滑数主痰热内郁，故法宜疏肝理气，清热涤痰。二诊邪退而正虚之象显露，阳旺阴弱乃水亏火旺之象，加之舌嫩绛少苔，心主血脉，心火亢盛可出现舌绛，舌嫩而少苔为阴虚，水亏火旺，故转用泻南补北法，黄连阿胶汤主之。

心肾相交，是人体内水火既济的具体表现方式，在维持人体阴阳协调方面发挥着重要的作用。心肾相交的理论渊源于《灵枢》《素问》。后孙思邈明确提出："夫心者，火也；肾者，水也，心肾相交，水火相济。"因此，心火、肾水虽然一上一下，但是水火之间必须相互沟通，即心火必须下交于肾，以助肾阳，共同温煦肾水，使肾水不寒；而肾阴必须上济于心，以滋心阴，共同涵养心阳，防止心阳过亢。

师按：初诊本已见效，何以二诊又更方？此即中医之恒动观，病是不断运动的，每诊都要谨守病机，把握病势，随证更方。

**例 5：水亏火旺（失眠）**

薛某，女，38 岁。

2007 年 4 月 2 日初诊：失眠已十年余，寐浅易醒，一夜醒十多次，睡眠不足 4 小时，头昏沉，精力不济，昼则困，打不起精神，好忘善怒，易哭，经涩少。

脉沉涩数。舌偏红暗。

证属：瘀热互结。

法宜：活血化瘀，清透郁热。

方药：栀子豉汤合血府逐瘀汤加减。

栀子 10g　淡豆豉 12g　桔梗 9g　柴胡 9g　桃仁 12g
红花 12g　赤芍 12g　丹参 18g　生地 15g　川芎 8g
炙甘草 7g

4 月 23 日二诊：上方加减，共服 21 剂。一夜约可睡六七个小时，尚醒二三次，精力增，情绪亦渐平和。脉寸旺尺弱，关沉小滑数。舌可，苔薄黄。

证属：水亏火旺。

法宜：泻南补北。

方药：黄连阿胶汤加减。

黄连 12g　黄芩 9g　白芍 15g　生地 15g　半夏 12g
丹参 18g　阿胶 15g（烊化）

14 剂，水煎服。

**【按】**脉沉涩且舌略暗，经涩少，此血瘀也；脉沉数且舌稍红，此热也。故诊为瘀热互结。瘀热内扰，致夜寐不安，心绪烦乱。栀子豉汤清透郁热，血府逐瘀汤活血化瘀，二方相合，恰合病机。

何以二诊转为阳旺阴弱？盖瘀血去，遏伏之热得以透达而上冲，故寸旺。久病阴耗故水亏，转为水亏火旺之证。法当泻南补北，此证非黄连阿胶汤莫属。加生地者，滋肾水；加半夏者，交通心肾。(《火郁发之》)

**例 6：水亏火旺（冠心病）**

焦某，女，43 岁。

1992 年 8 月 22 日初诊：诊为冠心病，房颤。心中慌乱不支，不得平卧，胸及心下皆痛，按之痛，头晕，咽中窒塞，干痛，嗳气，背冷。

脉沉涩无力，寸脉动，参伍不调。舌淡嫩而暗，有齿痕，苔少。

证属：肾水不足，心阳独亢。

法宜：泻南补北。

方药：黄连阿胶汤加减。

黄连 9g　白芍 12g　麦冬 10g　生地 12g　阿胶 12g（烊化）
山茱萸 12g　肉桂 5g　生龙骨 15g（先煎）　生牡蛎 15g（先煎）

7 剂，水煎服。

8 月 29 日二诊：症如上，寸动已平。上方去黄连、阿胶，加茯苓 15g、红参 10g、五味子 5g。

11 月 14 日三诊：上方连服 70 剂，诸症皆减，自行停服。

1994 年 3 月 1 日再诊：上症又作，脉细数无力，参伍不调。舌嫩红，有齿痕，无苔。

证属：气阴两虚。

法宜：益气养阴。

方药：炙甘草汤加减。

炙甘草 10g　党参 10g　桂枝 9g　麦冬 10g　生地 15g
大枣 5 枚　当归 10g　沙参 12g　阿胶 12g（烊化）
生龙骨 18g（先煎）　生牡蛎 18g（先煎）

1994 年 5 月 12 日诊：上方共服 56 剂，症除，脉转滑，心律已整，停药。

**【按】**初诊阳旺阴弱，故泻南补北，方用黄连阿胶汤。因阴脉涩而无力，为阴阳两虚，故方中加肉桂阴阳双补，亦取阳中求阴之意。1994 年 3 月再诊，脉细数无力，乃气阴两虚，故取炙甘草汤养阴益气。坚持数月，正气渐充，房颤竟除。毕竟房颤易反复，尚须善加调养，以防再发。(《冠心病中医辨证求真》)

**例 7：水亏气逆**

叶太史古渠，在上江学幕中，患吐证久不愈。凡学使按临之郡，必召其名医延医，两年余更医十数，病日甚。岁暮旋里，或与二陈加左金，吴萸、川连俱用五六分，服下少顷，吐血碗许。脉之不数，第两寸俱上鱼际，左尺微不应指。彼欲言病源及所服方药，余曰：悉知之矣。第服余方，五十剂乃得痊，计熟地当用三斤许。乃讶然莫喻，问所患究何病？曰：彼上江名医，不过谓病痰饮耳，所用方不过用四君、六君已耳。遂拍案笑曰：一皆如言。但非痰饮，何以多酸苦涎沫？今饮食日减，何以反重用熟地？曰：此证由于肾虚，肝失其养，木燥生火，上逆胃络，肺金亦衰。饮食入胃，不能散布通调，致津液停蓄脘中，遇火上冲，则饮食必吐而出也。四君、二陈、香、砂类皆香燥之品，以之为治，犹抱薪救火，反助之燃。必滋水生木，润肺养金，庶可获效。第阴药性缓，病既久，非多剂不瘳也，用熟地、杞子、沙参、麦冬、石斛等出入加减，初服吐自若，十剂外吐降序，食渐增，果至五十剂而愈。(《续名医类案》)

**【按】**患者两寸俱上鱼际，左尺微不应指。脉症合参可知，左尺微乃肾水不足之象；肾水不足，无以涵木，木燥生火，上逆胃络，为呕为吐，脉之则见两寸俱上鱼际。故以熟地、枸杞子、沙参、麦冬、石斛等滋阴之品壮水之主，滋水涵木。肾水足，木得涵，风阳息，逆气降，呕自止矣。

二陈汤、左金丸为治疗呕吐的常用方剂，但在临床上，必须方证相对，才可运用。患者初诊时，众医忽视脉诊，但见其呕吐酸苦涎沫，就以香燥化痰之品投之，反致病重。而后者从脉入手，根据脉象诊为水不涵木，治以益肾滋阴，方证相应，效果显著。由此可见，诊治疾病不可拘于常法，必须四诊合参，辨证准确。后医利用阴阳脉诊，准确辨证，施以方药，故效佳。

**例8：阴虚烘热**

贾某，女，53岁。

2006年11月6日初诊：烘热汗出，约1小时1次，已三四年。烘热时，头面及周身皆热，汗后不畏寒。伴心慌，头胀，耳鸣，肢软，足底痛，食眠可，二便调。

脉右阳旺阴弱，左沉弦数。舌淡红，有齿痕，苔少。

证属：阴虚阳浮，肝经火郁。

法宜：滋阴潜阳，清透肝经郁火。

方药：三甲复脉汤合一贯煎加减。

沙参15g　生地15g　生白芍15g　山茱萸15g　生龙骨18g（先煎）
五味子5g　麦冬15g　丹皮12g　川楝子10g　生牡蛎18g（先煎）
栀子10g　制鳖甲18g（先煎）　制龟板18g（先煎）

7剂，水煎服。

12月11日二诊：服上方后，症本已轻，自行停药，又作如故。上方加龙胆草6g。

12月25日三诊：上方共服14剂，烘热息，汗亦止，他症亦著减。脉弦略数，舌可。嘱：晚服六味地黄丸，晨服丹栀逍遥丸，连服1月。

**【按】**因脉阳浮阴弱，故诊为阴虚阳浮；左脉沉弦数，沉主气，左为肝，弦亦主肝、主气滞，数为热，故诊为肝经火郁。故此案病机为阴虚阳浮，肝经火郁。病机明，则诸症皆依此病机解之。烘热汗出、头身热、耳鸣等，皆阳浮所致，亦与肝经郁火相关。

此证既有阴虚，又有火郁，乃虚实相兼。方以三甲复脉汤滋阴潜阳，以一贯煎解肝之郁火，并行不悖。(《火郁发之》)

**例9：阴虚化风（皮肤瘙痒）**

王某，女，82岁。

2012年11月10日初诊：初起周身瘙痒，无皮疹，有抓痕，数月后周身瘙痒加重，尤以夜间痒甚，以致不能安眠，遍身抓痕累累，多次求诊无明显疗效。高血压40年，长期服降压药治疗，无糖尿病史。

脉弦硬而涌，按之尺细数。舌可。

证属：阴虚阳亢，阳亢生风。

法宜：滋阴潜阳。

方药：三甲复脉汤加减。

白芍12g　生地15g　火麻仁15g　炙甘草8g　生龟板30g（先煎）
麦冬12g　生何首乌15g　阿胶12g（烊化）　生龙骨30g（先煎）
生牡蛎30g（先煎）　生鳖甲30g（先煎）

11月17日二诊：痒感稍轻，脉同前，上方继服。(李老门诊病例)

【按】初服15剂始见效，脉稍见敛，守方而服38剂收功。2013年12月20日电话随访，未见复发。

常理而言，肝肾阴亏，舌应红绛干敛少苔。然此患者舌稍暗，苔薄白，看不出丝毫阴亏之象。李老认为，舌象兴盛于温病，且温病中舌象往往能够反映温病热盛阴伤之规律。而杂病则不然，杂病中舌证不符者多见，因此舌象的意义大打折扣。此即"温病重舌，杂病重脉"。此患者脉浮取弦硬而涌，按之尺细数。脉以沉为本，以沉为根，尺细数为下焦阴亏之象，弦硬而涌乃阴虚不能制阳而阳亢化风。以此解症，皮肤发痒为风窜肌肤，肌肤失荣的表现。

**例10：阴虚咯血**

一人形瘦而苍，年逾二十，忽病咳嗽咯血，兼吐黑痰。医用参、术之剂，病愈甚。汪诊之，两手寸关浮软，两尺独洪而滑。此肾虚火旺而然也。遂以四物汤加黄柏、知母、白术、陈皮、麦冬之类。治之月余，尺脉稍平，肾热亦减。根据前方再加人参一钱，兼服枳术丸加人参、山栀以助其脾，六味地黄丸加黄柏以滋其肾，半年而愈。(《古今医案选》)

【按】患者脉寸关浮软，两尺洪而滑。脉症相参可知，尺洪而滑，乃肾水不足，阴不制阳，相火妄动；阴不制阳，虚阳浮越，故见寸关浮软。相火妄动，灼伤血络，则见咳嗽咯血，兼吐黑痰。故以四物汤加知母、黄柏滋阴泻相火，治尺之洪滑；以白术配麦冬滋阴益气，治寸关之浮软，且无助火之虞；另加陈皮行气，使补而不滞。此时，患者肾水不足，相火妄动，若以人参等温燥之品投之，恐有耗水助火之虞，故不用之。

二诊尺脉稍平，水亏火旺之势已减，故可用人参补其体虚。另外，兼服枳术丸（由枳实、白术组成）加人参、山栀。人参、白术益气健脾；栀子、枳实泻火降胃，亦助脾升。再用六味地黄丸加黄柏以滋肾水，泻相火。

**例11：阴虚夹痰上攻（自主神经功能紊乱）**

张某，女，70岁。

2005年4月18日初诊：身软无力，于室内稍走动，即觉身烘热，腹背皆热，汗出，心慌肢软，气短喘促，须休息半日方渐缓。食、眠尚可，二便调。曾住院检查，诊为自主神经功能紊乱。

脉弦细数，左寸偏旺。舌暗，苔薄腻，唇暗紫起皮。

证属：肝肾阴虚，虚阳易动，夹湿夹瘀。

法宜：滋肝肾，平肝潜阳，佐以化湿祛瘀。

方药：三甲复脉汤加减。

干地黄12g　元参12g　山茱萸15g　赤芍15g　生龙骨18g（先煎）
白芍15g　牡丹皮12g　地骨皮15g　白薇12g　生牡蛎18g（先煎）
茵陈15g　滑石12g（包煎）　制鳖甲18g（先煎）
败龟板18g（先煎）

6月3日二诊：上方加减，共服31剂，症已不著，力增，可下四楼绕上两圈，未再烘热汗出。脉弦数按之不实。舌暗红，腻苔退。唇暗。上方7剂。因天热回张家口市。

9月2日三诊：天气渐凉，由张家口返石家庄，中断治疗3个月。现静如常人，动辄背尚热，但热已轻，汗已少。体力增，手微颤，其他可。脉弦细劲数。舌暗，少苔。

证属：阴虚阳亢而风动。

法宜：滋阴潜阳，平肝息风。

前方去滑石、茵陈，加乌梅6g、阿胶15g、泽兰15g，继服。

10月24日四诊：上方加减共服42剂，诸症已平。脉转弦缓滑。舌略暗红。

**【按】**脉弦细数，乃肝阴虚阳偏亢，肝失柔之象；左寸偏旺，乃肝阳升浮之兆。阳气者，烦劳则张，稍有劳，则扰其虚阳，虚阳动则烘热，腹背皆热；阳动而汗泄；正气虚而心慌、肢软、气短喘促。法当滋肝肾、平肝潜阳，取三甲复脉汤加减。诊其夹湿者，因舌苔薄腻。有湿当化，又有阴虚当滋，湿本忌滋腻，两相掣碍，但治时又须相兼，故选既能化湿清热，又不伤阴之茵陈、滑石，兼顾其湿。治湿是否一概禁忌滋润之品？吴鞠通于《温病条辨》卷一第43条告诫曰："润之则病深不解。"其实未必尽然。有几种情况，化湿必须加生津养阴之品：

一是舌苔白厚而干，乃湿未化而津已伤，故化湿之时，须加生津之品，如石斛、花粉、芦根，或麦冬、生地、元参等，津复湿反易化。二是白苔绛底者，湿未化而热已深，虽清热化湿而黄腻之苔不退，此时宜酌加甘寒、咸寒生津养阴之品，如生地、元参等。例如龙胆泻肝汤，清利肝胆湿热之时，方中加生地一味；局方甘露饮，治胃中湿热，方中尚有二地、二冬、石斛，清而兼补。三是素有阴虚而兼湿者，滋阴之时，须加化湿之品，两相兼顾，本例即是。四是邪水盛一分，真水少一分，利水去湿，必兼养阴，如猪苓汤。

诊其夹瘀者，因舌暗、唇暗且起皮，唇舌暗，皆为瘀血之指征，但唇干揭皮亦为瘀血之指征，此知之者少。《金匮要略·妇人杂病脉证并治》曰："曾经半产，瘀血在少腹不去。何以知之？其证唇口干燥，故知之。"唇口干燥，乃瘀血内蓄，不荣于外也，故唇干起皮且暗亦为瘀血之指征。本证病机为肝肾阴虚，虚阳浮动，故主以三甲复脉汤，滋阴平肝潜阳，夹湿加茵陈、滑石，夹瘀加丹皮、赤芍。再诊加乌梅者，乃补肝之体，泄肝之用也。(《火郁发之》)

**例12：阴虚阳亢化风夹瘀**

母某，女，79岁，河北省石家庄市人。

2013年10月12日初诊：脘腹部胀满20年，按之痛。夜间睡眠后常因胀痛而醒，至早晨五六点时起床活动后方可减轻。喜揉按，矢气多，口干不喜饮，时头懵，平素畏寒，手脚凉。高血压病史10年，即刻血压145/70mmHg，服降压药控制。

脉寸关浮弦硬而涌，尺略沉弦。舌暗，苔薄白。

证属：阴虚阳亢化风，夹瘀。

法宜：滋阴潜阳息风，化瘀。

方药：三甲复脉汤加减。

| | | | | |
|---|---|---|---|---|
| 生地12g | 熟地12g | 五味子6g | 丹皮12g | 生龟板30g（先煎） |
| 赤芍12g | 蜈蚣10条 | 全虫10g | 地龙15g | 生牡蛎30g（先煎） |
| 生白芍15g | 山茱萸12g | 生龙骨30g（先煎） | | 生鳖甲30g（先煎） |
| 阿胶12g（烊化） | | | | |

10月19日二诊：药后腹胀减轻大半，大便日1次，偏稀。仍畏寒，手足凉。上方加山药15g、炙甘草8g。

12月12日电话回访：脘腹胀气已愈，现已无明显不适，患者非常高兴。（李老门诊病例）

**【按】**本案中，脉寸关浮弦硬而涌，尺略沉弦，为阴阳脉诊之阳旺阴弱脉。阴弱者，肝肾阴亏也；阳旺者，虚阳上越也。水亏而无以涵木，风木过亢，克伐脾土，脾失健运，故见脘腹胀痛，因其为虚证，故喜按；夜晚阳入于阴，风阳更亢，克伐益甚，故脘腹胀痛加重；舌暗，口干不喜饮，均为阴虚血瘀所致；"阳气者，精则养神，柔则养筋"，瘀血阻滞，血脉不畅，阳失布运，故见头懵，畏寒肢冷。故以三甲复脉汤配山茱萸、五味子滋阴潜阳，平肝息风；丹皮、赤芍活血化瘀；地龙、全虫、蜈蚣息风止痉。

二诊症减，然大便偏稀，脾虚之象已显，故加山药、甘草健脾止泻。

**例 13：肝肾虚，阳亢化风**

陈某，女，44 岁。

2014 年 4 月 5 日初诊：经常左侧头痛，甚则牵及眼，已 20 余年，因情绪变化及休息差加重。心慌，烦躁，焦急，颈、腰不适，经常情绪波动。纳可，寐一般，大便干，三四日一行，小便可，月经量少。诊为抑郁症，已停西药，即刻血压：170/120mmHg。

脉沉弦细涩无力，舌稍暗。

证属：阳虚，血虚。

法宜：温阳补血。

方药：当归四逆汤加减。

当归 12g　桂枝 12g　赤芍 12g　白芍 12g　炙甘草 8g
细辛 7g　川芎 8g　葛根 12g　党参 12g　肉苁蓉 15g
干姜 8g　生黄芪 12g　桃仁 12g　红花 12g　白芷 8g
全虫 10g　蜈蚣 10 条　炮附子 15g（先煎）

7 剂，水煎服。

4 月 14 日二诊：头痛未发作，但头胀不适，大便 5 天未行，腰凉，后背出冷汗，即刻血压：160/120mmHg，头晕，寐浅，恶心。脉右阳弦稍劲，尺减，左弦无力。舌可。

证属：肝肾虚，阳亢化风。

法宜：滋肝肾，平肝息风。

方药：三甲复脉汤加减。

怀牛膝 15g　熟地 30g　山茱萸 18g　白芍 18g　生龟板 30g（先煎）
五味子 7g　地龙 15g　蜈蚣 10 条　全虫 10g　生鳖甲 30g（先煎）
肉苁蓉 18g　生龙骨 30g（先煎）　生牡蛎 30g（先煎）

7 剂，水煎服。（李老门诊病历）

**【按】**患者初诊时，脉沉弦细涩无力。脉症相参，可知弦脉在此主寒，正如《金匮要略》云：“弦则为减，减则为寒。”综合判断，诊为阳虚、血虚。阳虚清阳不得上达于头，故头痛；肝从左升，肝阳虚馁，升清失司，故头痛表现在左侧；阳虚温煦不及，血虚失于濡养，故大便干、经量少。治以当归四逆汤，并佐以益气温阳、息风止痉之品。

复诊时头痛未作，足见用药得当。然仍有大便不畅、血压高等症状，不可因上方有效继服之。因脉变证亦变，方亦变，这是李老诊治疾病时的重要思辨思路。二诊时脉转为右阳弦稍劲，尺减，左弦无力，阳弦稍劲为肝风内动之脉，尺减为肾虚，左脉候肝，左弦无力为肝虚，故有肝肾虚。处方以三甲复脉汤合滋阴息风之品滋补肝肾，平肝息风。

**例 14：肾阴虚水泛**

李士材治蒋少宰，头痛如破，昏重不宁。风药血药，痰血久治无功。脉之，尺微寸滑，肾虚水泛为痰也。地黄四钱，山药、丹皮、泽泻各一钱，茯苓三钱，沉香八分，日服四剂，两日辄减六七。更以七味丸、人参汤送，五日其痛若失。（近日上盛之病最多，观此可悟一切少阴病）（《续名医类案》）

【按】中医认为头痛或因诸邪上扰脑络，或因诸虚导致脑络失养。其邪有风、寒、热、湿、郁、痰、瘀之分，其虚有气、血、阴、阳之别，其病位在脑络，多与肝、脾、肾及六经有关。

此病例平脉辨证，尺微寸滑，辨为肾虚水泛为痰。何为水泛为痰？该说法首次见于《景岳全书》“阴虚水泛为痰者，六味丸、八味丸酌而用之”的记载。可以用阴阳互根互用的理论解释。“阳生阴长”，“阳化气，阴成形”。譬如煤油灯，灯火属火为阳，煤油属水为阴，油足则灯亮，油少则灯暗；亦譬如行舟，舟有形为阳，水为阴，如果水多则舟行，水少则舟停。人身以阳气为重，阴亦很重要。《灵枢·本脏》曰：“肾合三焦、膀胱，三焦膀胱者，腠理毫毛其应也。”《灵枢·本输》云：“肾上连肺。”三焦者，决渎之官；膀胱者，州都之官；肾主水，皆可以影响水液的运行。当阳气充足，则可推动水液正常运行而濡养全身。阴不足，影响阳气化生，阳气失去其气化功能，则水液不能正常运行而泛滥为痰，上犯到头而头痛。再者，肾阴虚而不能涵木，厥气夹痰上逆则痰厥风动而头痛。

故用六味丸治疗，熟地黄可以滋阴补肾；牡丹皮可以泄阴虚而致的虚热；山药可以清虚热于肺脾，补脾固肾；茯苓可以健脾利水，利用五行中土克水来治疗水邪；泽泻可以利水，将邪从小便排出；山茱萸可以补肝肾。本例中用六味地黄丸去山茱萸，加沉香，山茱萸酸敛，易敛邪，故去之，沉香可以行气止痛，使地黄补而不腻，亦可缓解头部疼痛，性温，入肾经可以温肾壮阳。从病本上治疗，未用治标之药，效果显著，后以七味丸（六味丸加附子）和人参来继续补肾作为后续治疗。该病例提示我们治病必求于本。李老常说：“治病不能纯按经验去治病，经验可以治某些病，但并非所有病。”溯本求源，平脉辨证，治病时会得心应手。

2. 阴位阳虚

**例 1：阳虚，火不生土**

马某，女，20 岁，河北唐山人。

2007 年 3 月 26 日初诊：脘腹胀痛，脐两侧刺痛。寐差，每日约睡四五个小时，精力不济。

脉弦紧，左寸及右尺均不足。舌嫩红，苔白。

证属：君相二火俱虚，阴寒内盛于中。

法宜：温振中阳。

方药：大建中汤加减。

干姜 6g　　川椒 5g　　吴茱萸 6g　　肉桂 6g　　红参 12g

炙甘草 6g　　半夏 12g　　饴糖 30mL（烊化）

4月9日二诊：上方共服10剂，脘脐疼痛已除，胃尚欠和。由寐少转而为多寐，整日困乏欲睡。脉转沉滑。舌淡嫩红，苔薄少。上方加白术9g，7剂，水煎服。

**【按】**寸尺不足，乃君相火虚。火不生土，中焦阴寒，脉绌急为痛。

阳虚者，不能养神，精神委顿，当呈但欲寐状，何以反见不寐？因阴气盛，阳被格于外，阴阳不得相交，故不寐。

君相火衰不得眠，何以取大建中汤治之？君火在上，相火在下，上下火衰，中焦阴寒，诸不足者，取之于中。脾阳健，可斡旋阴阳水火之升降；中土健，以运四旁，故取大建中汤温振中阳。加肉桂，补命门，补火生土；加吴茱萸，温肝散寒，肝阳升，脾阳亦升，此亦木达土疏；加半夏者，交通阴阳，取半夏秫米汤之意。

二诊脉转滑，示阳气来复。阳复本当精神振作，昼精夜瞑，何以反多寐？概“阳气者，精则养神”，阳初来复充，养神不及故多寐，仍宗原方治之。

不寐温振中阳，多寐亦温振中阳，表现不同，实病机一也。(《中医临证一得集》)

**例2：阳虚阳浮**

柴屿青治吴颖庵少廷尉甥闵，年三十，口舌生疮，下部泄泻，脉尺弱而无力，寸关豁大。此阴盛于下，逼阳于上。若用凉药清火，则有碍于脾；用燥药治脾，则有碍于舌。惟有引火归原之法，竟用附子理中汤冷冻饮料，送八味丸三钱，两服顿愈。(《续名医类案》)

**【按】**患者之脉尺弱而无力，寸关豁大。脉症相参可知，尺弱乃命门火衰；命门火衰，虚阳不得安伏于下，浮越于上，故见寸关豁大。命门火衰，火不暖土，则见泄泻；虚阳上浮，则见口舌生疮。辨为命门火衰，虚阳浮越。故以附子理中汤合八味丸温补命门，益火之源，治下寒。肾阳充足，龙火归原，则上热自消。

附子理中汤冷冻饮料，乃附子理中汤凉服之意，是为反佐。此患者阴盛于下，若直接用大辛大热之品，易成阴阳格拒之势，故附子理中汤宜凉服，以防患者出现呕吐等症。

**例3：阳虚痰饮上攻**

冯楚瞻治司文选，素患痰喘，发则饮食不进，旦夕不寐，调治数月不效。脉之，两寸少洪，余皆沉弱，其右关尺微细更甚。乃命门之火衰极无根，虚阳上浮，且服克削，脾元亏损，致痰涎益甚，虚气愈逆。以炒黄白术八钱，固中气为君。炒燥麦冬三钱，清肺引气降下为臣。炮姜二钱，温中导火；牛膝二钱，下趋接引；五味子一钱，敛纳收藏，并以为佐。制附子一钱五分，承上药力，直达丹田为使。如是数剂，痰退喘止，食进神强，久服八味丸不再发。(冯氏治病，大半皆是此种药，真景岳、立斋嫡派，而其用药更狠。尝见一酒客病喘，医以此法施之，大喘而死。误补与误攻，厥罪固维均也)(《续名医类案》)

【按】脉为两寸少洪，余皆沉弱，其右关尺微细更甚。关尺沉弱，尤右关尺微细更甚，是脾肾阳虚，阳气不能温煦鼓荡血脉；两寸少洪，乃阳虚阴寒内盛，虚阳浮越。脾肾阳虚气化无权，故生痰浊；肾乃水火之脏，真阴真阳所居，乃人身阴阳之根。土能克水，不仅能制水饮上泛，亦可制相火之妄动，故中焦脾虚可导致下焦相火妄动，且脾愈虚，气愈逆。炮姜、白术温阳健脾固中以制相火；制附子补火壮阳，牛膝补肝肾，并引火下行。平素李老用药，此案当加肉桂。虽附子、肉桂皆可补火助阳，但是肉桂守而不走，偏于温补，而附子走而不守，散的力度较大，肉桂温肾阳，附子温散阴寒，道路通畅，浮游之火自可下归宅窟。“邪水盛一分，则真水少一分”，若水谷精微化成水饮，则真水必少，故加麦冬、五味子滋阴润肺，喘久真气有欲脱之虑，故加五味子收敛真气。若阳虚甚者，虽真水少李老亦不加芍药、五味子，防其阴柔有碍于温阳。

**例4：阴位阳虚，虚阳上浮（失眠）**

王某，女，65岁。

1995年11月21日初诊：失眠20余年，每日或二三个小时，或五六个小时，或连续数日彻夜不眠。每日皆须服安眠药，初服安定，后改服舒乐安定、阿普唑仑，服用药量逐渐增加，效果渐差，副反应渐大。昏沉，烦躁，焦虑，心慌，食欲差，多汗，无力，腰酸肢软，下肢冷。

脉阴弱阳脉虚大。舌嫩红，少苔。

证属：下焦阴盛，虚阳上浮。

法宜：益肾温阳，引火归原。

方药：金匮肾气丸加减。

肉桂4g　熟地12g　茯苓15g　山茱萸12g　炮附子8g（先煎）
丹皮9g　泽泻10g　山药15g　远志9g　半夏9g
炒枣仁40g　生龙骨18g（先煎）　磁石15g（先煎）

1996年1月18日二诊：上方加减，共服52剂。诸症皆减，睡眠明显好转，每夜约可安寐六七个小时，可不服安眠药，精力较前明显好转。脉三部皆平，转弦缓。舌偏暗红，苔少。上方继服14剂，以固疗效。

患者家住承德，因女儿在石家庄工作，每年冬天常来女儿家小住。2006年冬来石时，因他病来诊，云几年来身体情况良好，睡眠一直正常，脉色亦佳。

【按】心肾相交，通常指水火既济。心主火，肾主水，心火下交于肾而肾水不寒，水精四布，滋润濡养腑脏、官窍、肌肤毫毛。肾水上承，心火不亢，心神乃昌，昼精夜瞑。此层关系，亦称水火既济，坎离既济。

若肾水亏，不能上济心火，则心火独亢。心火亢可见心烦不寐，或烦躁心悸，甚则躁狂；肾水亏可见腰酸膝软、头晕耳鸣目花、躁热骨蒸、遗精滑泄等，其脉当为阳盛阴弱。法当泻南补北，代表方剂为黄连阿胶鸡子黄汤。

须知，水亏火旺只是心肾不交的一种表现，除此而外，尚有许多其他原因导致心肾不交，包括邪阻、正虚两大类。此案，阴脉弱，为下焦阳虚阴盛；阳脉虚大，是虚阳上浮，致心肾不交而失眠。腰酸膝软，下肢冷，疲乏无力，乃下元亏所致；不寐心慌，烦躁焦虑，乃虚阳上扰所致。故法宜益肾温阳，引火归原，予肾气丸。坚持服药两个多月，终获脉三部皆平而愈。(《中医临证一得集》)

**例 5：肾阳虚，虚热上浮（咽痛）**

芦某，女，21 岁，学生。

1995 年 10 月 16 日初诊：咽痛半年，心烦有痰，后头及两侧头痛。

阳脉数，不任重按，尺脉弱。

此肾虚阳浮于上，宗济生肾气丸加减。

肉桂 5g　山茱萸 12g　干地黄 12g　茯苓 12g　炮附子 9g（先煎）
泽泻 10g　丹皮 10g　怀牛膝 9g　五味子 6g

7 剂，水煎服。

10 月 24 日二诊：上方共服 4 剂，咽痛头痛皆缓。以其尺脉尚弱，于上方加巴戟天 10g、肉苁蓉 10g，再服 4 剂而愈。（李老门诊病例）

**【按】**肾之经脉循咽喉。肾阳虚，虚阳循经上浮而咽痛。阳脉虽数，然不任重按，知为虚火而非实热，故当以济生肾气丸补其下元，引火下行。阳旺阴弱之脉，大致有三种：一是阳脉数大有力，尺脉细数，此为肾水不足，心火独亢，当予泻南补北，黄连阿胶鸡子黄汤之类主之；二是阳旺按之减，尺脉细数且舌光绛者，此为阴不制阳，水亏阳浮，当滋阴潜阳，方如三甲复脉汤；三是阳旺不任重按，尺沉弱且舌淡者，此阴盛格阳，当温补下元，引火归原，方如济生肾气丸、右归饮之类。此例虽咽痛心烦、寸数，然尺弱，知为下焦阴盛，虚阳上浮，故予济生肾气丸引火归原。此种阳浮，赵养葵称之为龙雷之火，此火不可水灭，不可直折，必以热药引火归原。

**例 6：阳虚外感**

付某，女，21 岁，学生。

2003 年 12 月 29 日初诊：平素身体虚弱，外感后，恶寒无汗，发热，体温 37.9℃，周身痛，腰痛，足冷，胃中嘈杂胀满。

脉沉无力，寸独大，按之虚。舌淡灰。

证属：阳虚外感。

法宜：温阳散寒。

方药：再造散加减。

生黄芪 12g　党参 12g　炙甘草 6g　桂枝 9g　干姜 6g
羌活 6g　荆芥 5g　麻黄 3g　川芎 7g　炮附子 15g（先煎）
白芍 12g　细辛 4g　大枣 6 枚　肉桂 5g

2剂，水煎服，日3服。

12月30日二诊：药后微汗，热已退。尚恶风，身酸楚，腰痛，足冷。服药后咽痛。脉舌同上，继予引火归原。

生黄芪12g　党参12g　白术9g　炙甘草6g　肉桂5g
干姜5g　半夏10g　山茱萸15g　炮附子12g（先煎）

2剂，水煎服。

2006年5月22日再诊：相隔3年多。外感4天，因为工作，不敢请假，自己吃了点成药，拖延至今。已但热不寒，且有微汗，尚头晕恶心，咽痛，身痛，懈怠无力，膝下冷，体温37.6℃。

脉沉弦细拘滞。舌淡胖，苔白润。

证属：阳虚寒凝。

法宜：温阳散寒。

方药：桂枝加附子汤加减。

桂枝10g　白芍10g　炙甘草7g　生姜5片　大枣6枚
党参12g　炮附子12g（先煎）

2剂，水煎服，日3服。

数日后来告已愈。嘱：早服人参归脾丸，晚服金匮肾气丸，坚持服1～2月。

**【按】**发热、恶寒、无汗、身痛、腰痛，当属太阳表实证，予麻黄汤。然脉沉无力，寸独大按之虚，知为阳虚阴盛，虚阳升浮，又兼感外寒，故予再造散，益气温阳散寒。

脉沉无力乃阳气虚；寸脉虚大，乃阴寒内盛，虚阳浮越于上。法当温暖下元，引火归原。故方中加肉桂，与附子、干姜相伍，以使浮游之火下归宅窟。白芍之酸收，升散之中有收，防其阳越。

二诊服再造散后，热虽退，然增咽痛。此咽痛，非为热盛，乃虚阳所致。引火归原，虽可温暖下元，使浮游之火下归宅窟，但毕竟所用之药药性皆辛热，温下之时，亦可格拒，反使阳浮，故尔咽痛。仲景白通汤加人尿、猪胆汁反佐之，以防格拒。余遵仲景法，加山茱萸合白芍，酸收以敛浮阳，防其格拒。

脉若难以遽断，当进而查舌，阳虚者，舌当淡胖；阴虚者，舌当红绛，再结合神色、症，不难分辨。(《火郁发之》)

**例7：阳虚阴盛**

张某，女，56岁。

2008年4月11日初诊：颠顶痛30余年，恶心呕吐，他可。每日服脑宁片、卡托普利、硝苯地平，血压150～160/105mmHg。

脉沉弦稍滑，舌可。

证属：肝胃虚寒。

法宜：温肝暖胃。

方药：吴茱萸汤加减。

吴茱萸 8g　　生姜 10g　　党参 12g　　半夏 10g

7 剂，水煎服。

5 月 2 日二诊：血压 140/98mmHg，服上药后头痛减轻，头痛时脸热，他尚可。脉阳浮大按之弱，阴拘。舌可。

证属：下焦阴盛，虚阳上浮。

法宜：温阳散寒，潜摄浮阳。

细辛 5g　　麻黄 5g　　山茱萸 18g　　吴茱萸 7g　　炮附子 12g（先煎）

生龙骨 30g（先煎）　　生牡蛎 30g（先煎）

7 剂，水煎服。

5 月 9 日三诊：血压 130/90mmHg，颠顶已不痛，尚沉，他可。脉沉弦细迟无力。舌暗，苔可。上方加干姜 6g、生晒参 12g。7 剂，水煎服。（李老门诊病例）

【按】初诊时，脉沉弦稍滑。脉症相参可知，沉弦主寒，滑主痰。综合判断，诊为肝胃虚寒，以吴茱萸汤加减治之。

二诊阳脉浮大按之弱，阴脉拘。《素问·举痛论》云："寒气客于脉外则脉寒，脉寒则缩蜷，缩蜷则脉绌急。"寒主收引，客于脉外则致筋脉拘紧。同理，阴脉拘，则为下焦寒盛。下焦寒盛，格阳于外，虚阳上越，故见阳脉浮大，然此为虚阳，故沉取无力。从症状来看，面部发热，亦为虚阳上越之象。故以炮附子温肾益火，治阳虚；以麻黄、细辛发散阴寒，治阴盛；山茱萸、生龙骨、生牡蛎收敛浮阳，治阳浮。肾阳足，阴寒散，浮阳收敛，病自愈矣。

三诊症大减，且阳浮阴拘之象已无，足见辨证准确，方药得当。然脉象沉弦细迟无力，可见寒象未除，并有气阴两虚之势。故原方继服，且加干姜以助温阳散寒，加生晒参益气养阴。

**例 8：气虚于上，寒盛于下**

刘某，女，65 岁。

2014 年 8 月 3 日初诊：腰痛，劳累时加重数月。身上窜痛，主要集中在关节，小关节著，脚趾关节变形，3 年余。右上臂痛，有心肌炎病史，现无症状，纳、便、寐均可，走路多脚踝痛。

脉弦稍硬，按之阳弱尺弦紧。舌略红。

证属：气虚于上，下焦阴寒盛。

法宜：益气，温阳，散寒。

方药：黄芪桂枝五物汤合麻黄附子细辛汤加减。

黄芪 30g　　茯苓 15g　　麻黄 5g　　杜仲 18g　　桂枝 15g

党参 12g　　白芍 10g　　白术 10g　　全虫 10g　　白花蛇舌草 15g

| 细辛 7g | 蜈蚣 10 条 | 大枣 5 枚 | 炙甘草 6g | 制川乌 12g（先煎） |
|---|---|---|---|---|
| 菟丝子 15g | 熟地 15g | 山茱萸 15g | 川断 18g | 炮附子 15g（先煎） |

7 剂，水煎服。

8 月 10 日二诊：8 月 1 日体检：类风湿因子偏高，血沉偏高，总蛋白偏低，甘油三酯偏高，右肺中叶及下叶基底段多发阴影，考虑炎症，三尖瓣少量反流，铁蛋白增高，糖化血红蛋白增高，甲状腺结节，左小脑半球钙化密度影。服药后未见腰痛、关节痛，右上臂、脚踝亦未痛，身体较原来舒服。大便每日 5～6 次，便溏，无腹痛，吃药 2～3 天后，牙痛连及脸部，吃三黄片后已愈。

脉舌同上。上方加肉桂 5g，改黄芪为 15g。

7 剂，水煎服。（李老门诊病例）

【按】脉阳弱，腰痛，劳累时加重，由此可断为上焦气虚，故用黄芪、党参补气，茯苓、白术健脾以助生化之源。人身之血脉无外乎气血，气以温之，血以濡之，此人脉弦稍硬，为不柔之象；源于血之不濡，故方中加白芍、熟地、山茱萸阴柔之药以濡润血脉、筋骨、肌肉。尺弦紧，弦紧则为阳虚寒邪收引凝泣之象，腰痛，身上窜痛，右上臂痛，走路多脚踝痛皆为阳虚寒邪闭阻经脉，故用麻黄附子细辛汤温阳散寒。麻黄附子细辛汤为温阳散寒的祖方。《本草汇言》谓附子为"乃命门之要药""服之有起死回生之功"，故附子温阳化气；麻黄能够发越阳气，解寒凝；李老认为细辛能够启肾阳，散沉寒，引麻黄直达于肾，提取下陷之寒邪，亦符合逆流挽舟之意。《神农本草经》中细辛主"百节拘挛"，因其性善走窜，能到全身极细极微之处，故能够助肾阳的布散，并将凝闭于里、于细微处的寒邪消散。加川乌、杜仲、菟丝子温肾助阳，加强温阳的力度。桂枝、甘草辛甘化阳，温通经脉。积阴之下必有伏阳，阳虚不能敷布全身，郁而化热，故舌红，加白花蛇舌草清热。

阳虚阴盛之时，虚阳易动，而为格阳、戴阳，此时依然用麻黄、细辛，难免有阳脱之虑，故视情况而定。若阳微细欲绝，纯为阳气馁弱不起者，此时可用；若脉微细，已有浮动之象，或两颧微泛浮艳之色，身有微热者，此时不宜再用，恐助阳升。若欲用之，须加龙骨、牡蛎、山茱萸以潜敛之，防阳脱于外。

二诊以上诸症除，为阳渐复之象，然脉依然同上，便溏，说明阳气依然不足，故继服。

牙痛连及脸部，此当是虚阳浮越之象，故减黄芪的用量，并加肉桂引火归原。

**例 9：土虚，阴寒上攻**

张某，男，48 岁，石家庄市人。

2013 年 6 月 28 日初诊：咽痛五六日，食热则咽痒而致咳，夜咳致不寐，输液两日未见好转，平素腰痛。

脉阳减无力，尺弦紧。舌可，苔黄。

证属：土虚，下焦阴寒上攻。

法宜：培土，以制下焦阴寒。

方药：麻黄附子细辛汤合四君子汤加减。

麻黄 7g　党参 12g　茯苓 12g　细辛 7g　炮附子 12g（先煎）
生黄芪 12g　白术 10g　炙甘草 7g

7剂，水煎服。

7月1日二诊：咽痛、咳均减半，尚咽痒，咽部肿胀不舒，吸热气则咽难受。腰痛如前。脉阳减，尺弦紧减。舌可，苔略黄。上方加炒杜仲 15g、干姜 7g。7剂，水煎服。（李老门诊病例）

**【按】**此案患者为男性，急性起病，主要症状是咽痛，咳嗽，夜间咳嗽加重，经输液治疗未见好转。从症状上分析只有咽痛、咳嗽，未见发热，恶寒等外感证。寒、热、痰、瘀血、阴阳两虚等都能引起咽痛。此案从脉象来看，阳脉无力，而两尺脉见弦紧之象。《金匮要略》云："阳微阴弦，即胸痹而痛。所以然者，责其极虚也。今阳虚知在上焦，所以胸痹、心痛者，以其阴弦故也。"虽是以此脉解胸痹，然其理一也。皆因上焦虚，上不制下，阴寒上乘，循经而作痹。土虚不能制水，水可上泛，同样肾中的阴寒亦能上冲，痹阻于咽喉则咽痛。且足少阴肾经"其直者，从肾上贯肝膈，入肺中，循喉咙，挟舌本"。所以下焦阴寒循经上冲痹于喉而咽痛。遂培土，以制下焦阴寒，方用四君子汤合麻黄附子细辛汤，温肾散下焦阴寒。患者平素腰痛，夜间咳嗽加重证明阳气不足，阴寒较重。舌苔黄可作阳气虚后虚阳上越解。3剂药后，咽痛、咳均减半，脉象阳减，尺弦紧减，脉症均向愈。二诊加入炒杜仲温肾阳，强腰膝，并取四逆汤之意，加入干姜 7g，加强温中之效。这样温里散寒之效大增。7剂药后电话随访，咽痛、咳嗽皆除，腰痛大减。

**例 10：气虚寒凝（冠心病）**

车某，男，63岁。

2013年9月9日初诊：活动后胸闷、心慌、短气3年。1月前于河北省第二人民医院住院治疗，住院期间患急性心梗，继则心衰。现症：静息短气，活动后胸闷、心慌，餐后不能平卧，纳差，夜尿2次。

西医诊断：冠心病，急性广泛前壁心梗。

现服阿司匹林 100mg，1次/日，硫酸氢氯吡格雷 75mg，1次/日，单硝酸异山梨醇 120mg，2次/日，盐酸曲美他嗪 20mg，3次/日，半拖拉唑钠肠溶片 20mg，1次/日，琥珀酸美托洛尔，47.5mg，1次/日，氢氯噻嗪 25mg，2次/日，辛伐他丁 10mg，1次/晚，朴达秀2片/次，3次/日。

脉滑数慌大，沉取阳减尺弦拘数。舌嫩红有齿痕，苔白。

证属：上焦气虚，下焦寒痹。

法宜：补中，温阳散寒。

方药：补中益气合麻黄附子细辛汤加减。

生黄芪 15g　白术 12g　麻黄 8g　红参 12g　升麻 7g
细辛 7g　茯苓 15g　柴胡 9g
炮附子 15g（先煎）

4剂，水煎服。

停全部西药，必要时服山梨醇酯。

9月13日二诊：患者服用4剂后气短较前好转，但仍频繁发作，胸憋气短，活动则诱发或加剧，夜间休息状态仍有发作，平素烦躁易怒。脉滑数实大，两寸沉。舌淡暗，苔白。

证属：痰热痹阻。

法宜：清热化痰。

黄连 12g　胆南星 12g　竹茹 10g　桃仁 12g　红花 12g
半夏 12g　菖蒲 10g　皂角子 7g　赤芍 12g　瓜蒌 30g
枳实 10g　白芥子 10g　桔梗 12g

7剂，水煎服。

9月20日三诊：患者自诉服上剂后夜间没有再发病，惟活动后诱发胸闷，服用硝酸甘油、消心痛后，症状缓解。脉两寸沉滑数。舌红苔白，舌前侧少苔。上方加减继服42剂。（李老门诊病例）

**【按】**脉以沉取有力无力定虚实，沉取阳减且见短气、胸闷诸症者，上焦气虚也；尺弦拘数，肾阳虚衰，下焦寒凝也。《灵枢·邪客》云："五谷入于胃也，其糟粕、津液、宗气分为三隧，故宗气积于胸中，出于喉咙，以贯心肺，而行呼吸焉。"故宗气化生于中焦脾胃。宗气为呼吸之枢机，贯心脉而行气血。其兼理心肺，总行气血，是心肺相联系、相协调的纽带。患者阳减且纳呆者，辨为脾虚，宗气不足也。其诸症见者，宗气不足故也。故重用黄芪，因其善补气又善升气也，与胸中大气有同气相求之妙用；白术、茯苓健脾祛湿，恢复脾胃生化气血之功能；升麻、柴胡引气上行。然宗气的产生以肾中原气为根本。其尺弦拘数，为肾阳虚，寒邪蕴于下也。肾阳虚，阳虚不能气化津液而为夜尿。故用麻黄附子细辛汤温肾阳以驱寒邪。加红参以振心阳。二诊，因其脉滑数实大，诊为痰热内蕴，予黄连温胆汤清热化痰后，症状缓解。

**例11：寒湿痹阻经络（风湿病）**

韩某，女，40岁。

2013年7月26日初诊：患风湿病已1年余，现关节疼痛，活动、遇寒加重。手僵，腕关节活动受限，面部肌肉麻木，牙咬物无力，自觉舌尖及牙龈发凉，手足凉。

脉弦细拘减，沉取阳弱阴弦。舌可。

证属：寒湿痹阻经络。

法宜：温阳散寒通络。

方药：独活寄生汤加减。

独活 8g　桑寄生 18g　杜仲 15g　牛膝 10g　细辛 6g
秦艽 10g　茯苓 15g　桂枝 10g　防风 8g　川芎 8g
党参 12g　甘草 7g　赤芍 12g　熟地黄 15g　当归 15g
生黄芪 15g　蜈蚣 10 条　全虫 10g　炮附子 12g（先煎）
白花蛇 1 盘　制川乌 12g（先煎）

14 剂，水煎服。

8 月 10 日二诊：患者服用上药后关节肿胀减轻，全身微汗出，上唇麻木减轻，排气通畅。脉弦细，尺无力。舌淡苔白。

自诉药贵难以负担，调整如下：

独活 8g　桑寄生 18g　杜仲 15g　牛膝 10g　细辛 6g
秦艽 10g　茯苓 15g　桂枝 10g　防风 8g　川芎 8g
党参 12g　甘草 7g　赤芍 12g　熟地 15g　当归 15g
生黄芪 15g　乌梢蛇 15g　地龙 15g　炮附子 12g（先煎）
土鳖虫 10g　制川乌 12g（先煎）

14 剂，水煎服。（李老门诊病例）

**【按】**初诊时，患者脉弦细拘减，沉取阳弱阴弦。脉症相参可知，脉拘、阴弦为下焦阳虚寒凝；阳虚于下，则无以温上，上焦阳气不足，故见阳脉弱。《素问·生气通天论》云："阳气者，精则养神，柔则养筋。"阳气不足，寒凝经络，血脉不通，故见关节疼痛、手足寒凉、肌肉麻木等症；脉细减，可知患者亦有气血亏虚之象。法当祛风除湿，散寒通络，补气养血。故以独活祛风除湿；以炮附子、制川乌、桑寄生、杜仲等温阳散寒；以秦艽、乌梢蛇等通经活络；当归、黄芪之类，取八珍汤之意，补气养血。二诊时，脉转弦细，尺无力且寒象大减，可见辨证准确，方药得当。然寒未尽除，故原方稍作改动，继服。

**例 12：寒痹心脉**

张某，女，60 岁。

2013 年 4 月 5 日初诊：胸痛、胸闷 10 年余，心中发紧，心悸，头痛，寐差，每日可睡 4 ~ 5 小时，食、便可。西医诊断：冠心病、高血压。口服西药：辛伐他丁、卡托普利、尼群地平、倍他乐克、硝苯地平、地奥心血康、阿司匹林。

脉右弦迟无力，寸弦拘，左沉迟涩无力，寸弦。舌可。

证属：阳虚寒痹心脉。

法宜：温阳散寒。

方药：桂甘姜枣麻辛附汤加减。

细辛 6g　炙甘草 6g　仙茅 12g　麻黄 6g　炮附子 12g（先煎）
桂枝 12g　干姜 8g　仙灵脾 12g　白术 12g　茯苓 15g

7 剂，水煎服。

4月12日二诊：脉沉弦拘减。舌可。上方加制川乌12g（先煎）、桃仁12g、红花12g。7剂，水煎服。

4月19日三诊：脉同前。舌可。服上方后未通，有时胸闷，头痛，寐好转，血压下降。上方加川芎8g、羌活9g。14剂，水煎服。（李老门诊病例）

【按】桂甘姜枣麻辛附汤出自《金匮要略·水气病脉证并治》："气分，心下坚，大如盘，边如旋杯，水饮所作，桂枝去芍药加麻辛附子汤主之。"为桂枝去芍药汤加麻黄附子细辛汤组成。温振心阳、卫阳再加以温振肾阳，解散寒凝，鼓舞阳气蒸腾敷布，则阴阳调和而畅达。

患者寸脉弦拘，乃寒凝于上之象，整体脉象沉迟涩无力，是阳气不通，气机痹阻的表现。阳虚而胸闷、胸痛、心悸、寐差，乃少阴之证。"阳气者，精则养神，柔则养筋"，阳气不精，故寐差；阳虚不能鼓荡心脉，振发心阳，心脉无力相继而心悸；阳气不足，阴寒凝滞，故心中发紧而头痛，寸脉拘。

"大气一转，其气乃散"，李老曰："此大气者，乃人身之阳气也，犹天空之一轮红日，红日当空，阳运周环，天运朗朗，邪无可避，阴霾自散。阳运而神昌，诸症渐轻。"方取桂甘姜枣麻辛附汤，扶阳气解阴凝。阳气复，大气转，离照当空，阴霾自散，则胸痹、心悸、头痛随之而解。

血压高是阴寒凝敛，血脉收引所致。虽血压高，然寒客血脉，亦可温散，可用麻黄、细辛、附子、干姜等，温散阴凝涩敛。阳气复、寒凝散，血脉得以舒展畅达，血压自然得降。甚者可加蜈蚣、全虫如寒痉汤等息风通络解痉，功效亦著。

本案中李老通过加仙茅、仙灵脾温助肾精，补益真阳来鼓舞阳气振发；加川乌、羌活助其温散；考虑寒凝则血脉痹阻致瘀，故用桃仁、红花通其血脉。

**例13：寒饮停肺**

徐某，女，61岁。

2014年6月8日初诊：近3年近冬3个月咳，今夏咳，痰清，易困，痰不多，走十几步即喘，需停步休息得缓，他可。

脉沉滑缓，寸弦紧尺缓。舌暗苔花剥。

证属：寒饮停肺。

法宜：温化寒饮。

方药：小青龙汤加减。

炙麻黄8g　清半夏10g　陈皮8g　苏子6g　桂枝10g
白芍10g　茯苓15g　干姜10g　五味子10g　炒莱菔子10g
白芥子10g　细辛6g　炙甘草10g　杏仁10g

7剂，水煎服。

服药后诸症皆除，不再喘，可走长路，随访两个月未再发。（李老门诊病例）

【按】《伤寒论》在论述伤寒表不解之症时，见"心下有水气，干呕发热而咳，或渴，或利，或噎，或小便不利、少腹满，或喘者，小青龙汤主之”以及“伤寒心下有水气，咳而微喘，发热不渴。服汤已渴者，此寒去欲解也。小青龙汤主之”。本案病人以喘咳为主症，咳痰清稀。观其脉证，脉象沉滑缓是气虚痰浊壅阻气机的征象，按之寸弦因寒饮上泛，尺缓乃肾气不足，又“肾为生痰之根”。故痰清不多，步行不远。知其脉为阳弦尺缓，则知犯何逆，故随证治之，选用具温化肺中寒饮之功的小青龙汤加味。

正如《重订通俗伤寒论》言本方“君以麻、桂辛温泄卫，即佐以芍、草酸甘护营；妙在干姜与五味拌捣为臣，一温肺阳而化饮，一收肺气以定喘；又以半夏之辛滑降痰，细辛之辛润行水，则痰饮悉化为水气，自然津津汗出而解”。病人咳喘3年，有久痰顽痰。故加三子以降气化痰，二陈为祛痰基础方，加之助化痰。平脉辨证，效如桴鼓。病人服药1剂后即觉咳大减，遂精神大好，继服余药，7剂而3年之顽疾得除。

**例14：阳虚饮泛（哮喘）**

信某，女，60岁。

2014年7月12日初诊：哮喘20年，张口抬肩，遇冷空气、雾霾则加重，胸憋著，喘时则头晕、流水样白涕，痰少，腿稍肿，腿沉，乏力，心里烦，右胸胁肋部针刺样疼痛，寐、纳可，平素口苦，口干。血糖12点多，吃药维持血糖可。

脉弦滑，寸旺按之减。舌淡红，苔白腻。

证属：心脾阳虚，痰饮上泛，津液不化。

法宜：温补脾阳，化痰化饮。

方药：小青龙汤加杏仁、厚朴。

细辛6g　炙甘草6g　麻黄7g　厚朴7g　半夏12g
干姜7g　白芍10g　五味子8g　桂枝10g　杏仁7g

7剂，水煎服。

7月19日二诊：药后已无水样白涕，腿沉减轻，口苦，口干减轻，咳喘无变化，药后感觉食管处有烧灼感，晨起喘。脉弦滑紧数。舌暗，苔稍腻。上方加石膏18g。

7月25日三诊：喘稍轻，不流涕，痰少，晨起喘甚，得食则减，口苦加重，口干减轻，药后食管处仍有烧灼感，腿无力，入冬晨起易足、腿抽筋，时心烦，便溏易解。脉弦滑数。舌暗。

证属：肝火犯肺致喘。

法宜：清肺肝之火，降肺肝之逆。

方药：黛蛤散合桑丹汤加减。

桑白皮10g　桑叶10g　丹皮12g　郁金8g　旋覆花15g（包煎）
桃仁10g　龙胆草10g　苦参8g　代赭石15g（先煎）
青黛3g（分冲）　海蛤粉12g（包煎）

7剂，水煎服。

8月1日四诊：喘较前加重，胸憋闷，仍口苦，口干减，食管后已无烧灼感，仍有心中懊恼，腿无力，便溏易解。脉弦滑数。舌可。上方加栀子10g、香附8g、生蒲黄12g（包煎）、地龙15g。

8月18日五诊：喘减，身较前有力，痰少，口苦减。脉弦滑数寸弱。舌可。

| | | | | |
|---|---|---|---|---|
| 麻黄7g | 细辛6g | 白芍12g | 柴胡9g | 桂枝12g |
| 干姜6g | 五味子6g | 生黄芪12g | 半夏10g | 生石膏18g（先煎） |

7剂，水煎服。

**【按】**弦为阳中之阴脉，滑主痰饮。寸旺按之减者，为阳虚痰饮上犯。舌淡红，苔白腻，为阳虚生痰饮也。症见张口抬肩、胸闷、喘、右胸胁部针刺样疼痛者，皆是痰饮痹郁，胸阳被遏，气机不畅使然。邪扰于心，君主不宁故心里烦。脾主四肢，脾阳虚，水饮泛溢于肌肤，故而腿肿、腿沉。邪水盛一分，真水少一分，阳虚，气化无力，邪水占据上焦清阳之位，津液反不能濡养，故出现口干。小青龙汤温阳散寒蠲饮，因其外无表证，故用麻黄、桂枝激发阳气，麻黄发越阳气，桂枝通阳令阳气振奋通达。细辛启肾气，温阳散寒。干姜配半夏温化寒饮，甘草守中扶正，此三者，培土以治水饮。芍药、五味子护阴，温散而不伤正。加杏仁、厚朴者，降逆气，平喘咳。

二诊，脉转弦滑紧数，寒凝之象未解，故仍宗前方散寒温阳，然增食管灼伤之感，考虑为前药太过温燥，伤阴化火，故加石膏清肺胃之热。三诊脉转为弦滑数，脉变证亦变，弦主肝，滑主痰饮，数主热，故辨证为肝热犯肺，予黛蛤散合桑丹汤，清肝肺之火，加旋覆花、代赭石降逆气。何以前诊加石膏而食管灼热不见也？反思之，该患者一直有口苦的表现，而之前并未着意于此，一直以温阳散寒为主。口苦乃是肝热之象，故后来用了清肝火之品，食管灼热感减，后又服十余剂，口苦之象亦减轻。四诊，喘较前加重，分析之，许是前方清热化痰力度不够，故加栀子清三焦之火，香附为“气中之血药”，疏肝行气而不伤阴，其舌暗，为血瘀之象，故予生蒲黄、地龙活血化瘀通络。五诊，诸症见轻，然寸脉转弱，邪去阳虚之象已现，故仍宗小青龙汤加减治疗，扶正以祛邪。

**例15：寒痰痹阻**

赵某，女，80岁。

2005年2月28日初诊：胸憋闷疼痛牵背，一日数发，屡服速效救心丸。发作时两臂筋痛，右手筋痛明显。两下肢冰冷，口干苦。

2004年12月29日出院小结：①冠心病、不稳定心型绞痛。ECG：心率快，结早。T：V-2.5 ST降低>3mV。②高血压Ⅲ级（极高危）③青光眼术后：服寿比山、博异定、地奥、速效救心丸、倍他乐克等。

脉沉迟滑，右寸弦紧。舌尚可。

证属：寒痰痹阻，寒饮束肺。

法宜：温阳化饮宣肺。

方药：小青龙汤合真武汤加减。

| | | | |
|---|---|---|---|
| 麻黄 5g | 干姜 5g | 白芍 10g | 半夏 9g |
| 桂枝 9g | 五味子 4g | 杏仁 10g | 茯苓 12g |
| 细辛 4g | 白术 10g | 炮附子 15g（先煎） | |

3 月 29 日二诊：前方共服 28 剂，白天心绞痛发作减少且轻，手筋痛亦减，夜间胸痛发作如前，可憋醒。晨口干、苦，眼胀。

脉沉而动，两寸旺。舌可。

证属：阴虚阳搏，阳浮于上。

法宜：滋阴潜阳。

方药：三甲复脉汤加减。

| | | | | |
|---|---|---|---|---|
| 山茱萸 18g | 元参 15g | 草决明 15g | 干地黄 15g | 制鳖甲 18g（先煎） |
| 赤芍 10g | 怀牛膝 10g | 丹皮 10g | 姜黄 10g | 制龟板 18g（先煎） |
| 白芍 15g | 五味子 5g | 生龙骨 18g（先煎） | | 生石决明 18g(先煎） |
| 生牡蛎 18g（先煎） | | 蒲黄 10g（包煎） | | |

4 月 18 日三诊：上方共服 14 剂，症状已消除。血压 140/90mmHg。心电图大致正常。因去北京居住，上方加天麻 15g、僵蚕 12g、枸杞子 12g、谷精草 12g、白蒺藜 12g、菊花 7g。10 剂为 1 料，共为细面，早晚各 1 匙，淡盐汤送下。

**【按】**本例治疗，可分两个阶段：第一阶段温阳化饮，第二阶段滋阴潜阳。

前后迥然相异，何也？理论上，阴阳、表里、寒热、虚实可以相互转化；实践中，八纲证之间也确实可以相互转化，这是中医恒动观决定的。因而，治疗中，必须谨守病机，灵活变化，没有终生服药不变者。

欲谨守病机，把握病情的动态变化，关键在于把握脉象的变化，望闻问切四诊之中，脉象变化最灵敏，常可先于自觉症状变化而改变，此在《伤寒论》《金匮要略》中不胜枚举。如《伤寒论》第 4 条："脉若静者为不传，脉数急者为传也。"病势的向愈还是恶化、传变，脉为重要判断指标。《金匮要略·血痹虚劳病脉证并治》曰："夫男子平人，脉大为劳，脉极虚亦为劳。"所谓平人，是尚无自觉不适或神、色、声之改变，然已见虚劳之脉，证属虚劳。可见脉象变化之灵敏。故欲谨守病机，当注重脉的变化。

第一阶段脉迟滑而右寸弦紧，迟滑为寒痰内伏；右寸为肺，其弦紧者，乃寒饮束肺，故予温阳化饮宣肺。二诊时，又转为阴虚阳亢，乃少阴阳复后转而热化。若从临床症状来看，仍是胸闷、胸痛、筋痛等症，看不出有什么质的改变，但脉动寸旺，知为阴虚阳搏，阳浮于上，改从滋阴潜阳治之。

动脉，此非指厥厥动摇如豆之动，乃指脉有涌动之感。涌动乃阳脉，乃阴不制阳也。寸旺者，寸为阳位，乃阴不制阳，虚阳升浮于上也。同为寸旺，亦当别其有力无力，有力者，乃上焦实热，治当泻火；无力者，乃虚阳上浮。若阴虚而虚阳上浮者，法当滋阴潜阳；若阴寒内盛格阳者，当引火归原。此案脉动而寸旺，当属阴虚阳亢无疑，故予滋阴潜阳。此即据脉以断。

或问，本为阳虚饮泛而又转为阴虚阳亢，是否温阳太过，致耗伤阴液而阳旺？我认为不排除温阳太过之可能。欲避免治疗中的偏弊，还是要谨守病机，见微知著，把握病势，未雨绸缪，以治未病，先安其未受邪之地。但也有另一种可能，由于阴阳互根互用，又可互损，阳虚者，阴必损。在阳虚阴盛为主阶段，主要表现为阳虚之象，而阴虚之象未露。待阳气已复之后，则阴虚之象方彰显，此时当转而救阴，不可囿于效不更方，而蛮温到底，鲜不偾事者。仲景书中亦不乏此类先例，如脚挛急，用干姜甘草汤温阳，阳复又予芍药甘草汤以复阴，与此案之先阳后阴颇似。总之，不论是哪种原因使病机由阳虚转为阴虚，都要谨守病机，以防偏颇。(《冠心病中医辨治求真》)

**例16：阳虚饮泛（高血压）**

赵某，女，59岁。

2002年12月13日初诊：胸闷痛及背，憋气，短气，心悸，腰凉，下肢冷，干咳，尿频。ST：$V_{4-5}$降低，血压150/90mmHg。

脉阳弦阴弱。舌稍暗，苔白薄腻。

证属：阳虚饮泛。

法宜：温阳化饮。

方药：苓桂术甘汤合真武汤加减。

桂枝12g　炙甘草7g　茯苓15g　白芍10g　炮附子18g（先煎）
白术12g　干姜5g　制川乌12g（先煎）

2003年5月13日二诊：于服至第3剂时，即觉背部冰冷减轻，胸闷随之缓解。服至64剂时，症状明显减轻，可行走五六里路，心电图已恢复正常。上方先后加活血之丹参、蒲黄，益肾之巴戟天、肉苁蓉、仙灵脾等，共服105剂，诸症消失后停药。

**【按】**仲景论胸痹之脉，为“阳微阴弦，即胸痹而痛”。此案为阳弦阴微，与仲景所言相反，实乃同耳。阳微阴弦者，乃上焦阳虚，下焦阴寒，厥气上逆，痹阻胸阳，即胸痹而痛。本案阴弱，亦下焦阴寒，阳虚不能制水，水饮上泛干于胸阳，故胸痹而痛。弦乃阳中之阴脉，弦为减，弦亦主饮，饮亦阴类，故曰本案之脉与仲景所论者，实乃同耳。

见此等脉象者，真武汤乃必用之方。加干姜者，温振脾阳，培土以制水，乃取肾着汤之法。饮干于上，当以温药和之，非苓桂术甘汤莫属。苓桂术甘汤中含桂枝甘草汤，治发汗过多之心阳虚，症见“其人叉手自冒心，心下悸欲得按”。桂枝甘草辛甘化阳，温振心阳。

肾阳虚惫者，不仅阳虚，肾之精气亦弱，故于温阳之时，加巴戟天、肉苁蓉、仙灵脾等温肾益精之品益佳。山西李可老中医常予肾四味，其法可师。

至于附子用量，殊难划一，很难制定一个量化的标准。我用量大约在5g～100g左右，大量应用时，一般都是渐增，当视病情、病人反应及每位医生的把握程度而定。自古以来，擅用附子之名医不乏其人，北京余伯龄先生用附子常以斤论，虽屡起沉疴，但亦有致死而打官司者。用附子，久煎、配伍非常重要，姜、草、蜜皆可减缓毒性。固然，附子可救人危亡，起沉疴，确为良将，非他药可代，但对每个病人来说，最佳用量是多少，要仔细摸索。我临床应诊，大约70％的病人用附子，深知附子之卓效，但亦难确定每位病人的最佳用量，也都是在摸着石头过河。有人说中医之秘，秘在用量上，此言不妄，就是一些常用药，也很难确定最佳用量，中医界历来剂量大小悬殊，目前只能以疗效判断，难论短长优劣。(《冠心病中医辨治求真》)

**例17：肾虚饮泛**

郝某，女，69岁。

2001年12月21日初诊：咳喘多痰已20余年，近两日咳喘加重。不得卧，背部烘热，头亦时热，腰冷，身瞤动，如卧舟楫，如地震之摇晃。

脉沉细数无力，右寸弦。舌暗，苔中后部较厚。

证属：肾虚饮泛，虚阳浮越。

法宜：温肾制水，引火归原。

方药：真武汤加减。

茯苓15g　干姜7g　白术10g　山茱萸15g　炮附子12g（先煎）
肉桂5g　五味子6g　生龙骨18g（先煎）　生牡蛎18g（先煎）

2002年1月25日二诊：上方共服32剂，咳喘已轻，烘热亦减，身瞤除。脉弦缓减。舌略暗，苔薄。方改健脾益肾之剂。

党参12g　茯苓18g　白术9g　橘红9g　半夏10g
巴戟天12g　山茱萸12g　肉桂4g　生龙骨18g（先煎）
生牡蛎18g（先煎）　炮附子10g（先煎）

10剂，水煎服。(李老门诊病例)

**【按】**脉沉细数无力，同于微细之少阴脉。其咳喘痰涌、腰冷，乃肾阳虚惫，水泛为痰，当以真武汤温阳制水。其头热、背热、身动如卧舟楫，皆阳浮动所致。阳何以动？因脉乃阴脉，知此烘热乃阴盛格阳而虚阳浮动，故以肉桂、附子温阳，引火归原，以山茱萸、五味子收敛浮阳。生龙骨、生牡蛎潜阳敛阴以治标。若阴虚不能制阳而阳浮动者，亦可头热、背热、身瞤，脉当细数，法当滋阴潜阳。阴虚可热，阳虚者亦可热，二者之别在于脉沉细数之中，有力无力，以此别之。细数无力者为阳虚；细数力尚可者，则为阴虚。当然，于脉尚不足以分辨时，当进而察舌，阴虚者舌绛，阳虚者舌淡。可是本案舌暗，阳虚血运不畅可暗，阴虚血泣亦可暗，此例从舌不足以辨，可见本案辨证关键就在于脉之有力无力。而且舌象受诸多因素的影响，尤其是在医院输液后舌象已不能反映疾病的本质，故临床还当以脉为准。身瞤动，如地震之摇晃，因阳虚不能温煦筋脉，筋脉绌急而手颤，此亦属虚风。真武汤中本当用芍药，其因有三：一者白芍利尿，《神农本草经》言芍药“利小便”；二者，监附子之刚燥；三者养阴，因邪水盛一分，真水少一分，饮食精微化为水饮，正水必少，故以芍药养阴。然李老在阴寒盛时却不用芍药，原因在于芍药阴柔有碍于温阳。

二诊阳复水潜，诸症转安，继予培脾肾，以固本原。

人体有两个“太阳”——心阳和肾阳，分布于人体上下。生理上，心阳居上，如太阳普照大地一般，温煦中、下焦，正所谓“离照当空，阴霾自散”；肾阳居下，寄于肾阴之中，为一身阳气之根本。两者共同作用，温煦全身脏腑、四肢百骸，以维持人体的正常生理功能。病理上，若心阳不足，不能温煦中、下焦，则“阴霾”自生，为水为寒；若肾阳不足，则下焦阳不制阴，寒水上泛，凌心射肺，损伤心阳。总之，肾阳虚会加重心阳虚，心阳虚亦可导致肾阳虚，如此相互影响，则寒愈盛，阳愈微。临床上可见阳弱（减）阴弦脉、阳弦阴弱（减）脉等。从伴随症状来看，上部心阳受损，心失阳气庇护，空虚无主，可见心中悸动而又喜按。另外，心阳不足，胸中阴寒凝滞，亦可见心胸憋闷不适。肾阳虚，下焦寒凝，可见下焦虚寒之象，如小便不利、腰腿寒凉等。同时，下焦寒水上泛，凌心射肺，亦可见咳喘、心悸、呕逆等。对于心肾阳虚，李老多用真武汤合桂枝甘草汤治疗。桂枝甘草汤由桂枝、甘草组成，桂枝辛甘以补心阳，甘草甘温以滋心液。二药相合，辛甘以化阳，心阳得充，则心悸自安；“离照当空”则心胸阴浊消散，胸痹满闷自减。另外，桂枝甘草温助心阳使心阳充足，心阳充足则可下温肾阳。

**例 18：阳虚于上，阴寒于下**

张某，男，42 岁。

2012 年 6 月 11 日初诊：尿频，尿痛，尿后痛 3 个月，小便黄。

脉弦缓沉，阳弱阴弦。舌可。

证属：阳虚于上，下焦阴寒。

法宜：温阳散寒。

方药：真武汤合桂枝甘草汤加减。

桂枝 10g　茯苓 15g　炙甘草 8g　白术 10g　炮附子 12g（先煎）
白芍 10g　生黄芪 12g　党参 12g

7 剂，水煎服。

6 月 18 日二诊：尿后痛自昨天减轻，小便黄，牙龈痛，咬东西则加重，排尿次数正常。脉弦缓，沉取阳微阴弦。舌淡嫩伴齿痕，口唇暗。上方改生黄芪 30g。

7 月 9 日三诊：尿痛已去，小便黄，牙酸软，不欲咬东西，性功能低下，他可。脉弦缓，沉取阳微阴弦。舌淡嫩伴齿痕。上方加山茱萸 12g、枸杞子 12g、仙茅 10g、仙灵脾 15g、肉苁蓉 15g。7 剂，水煎服。（李老门诊病例）

**【按】**脉弦缓沉，阳弱阴弦，乃阳虚阴盛之脉，阳弱乃上焦心阳不足也，弦则主减，故下焦肾阳不足，经脉不得温煦而拘挛为阴弦，心阳虚导致肾阳虚，肾阳虚导致心阳虚，两者相互影响，则阴愈盛，阳愈微。

小便淋痛频数，多从小肠有火或湿热下注论治。然阳虚阴盛，气化不利者，亦可见小便淋痛频数之象。阳虚气化无权，水液不摄，小便数；寒则气不通而痛，尿后痛乃气随津脱，阳气虚之证明也。淋痛属热、属寒当据脉以断。李老善用真武汤合桂枝甘草汤温阳散寒治疗阳虚淋痛。脉缓当有脾虚，故加生黄芪、党参补气健脾。

然阳虚阴盛何以出现小便黄、牙龈痛？此乃阴寒内盛，虚阳外浮之兆，此时不该用苦寒之黄芩、黄连清热，而是应该用大量温阳药温阳散寒，使浮游于外、上之真火下归宅窟，又因三诊时，牙酸软，不欲咬东西，性功能低下，此乃一派肾阳虚的表现，故李老加仙茅、仙灵脾、肉苁蓉温肾壮阳，枸杞子补肝肾，山茱萸振摄固脱。

3. 阴位阴阳两虚

**例 1：肝肾不足，虚风内动（帕金森病）**

刘某，女，66 岁。

2008 年 7 月 14 日初诊：患者诉右手及双下肢震颤近 10 年，下颌震颤半个月，震颤在肢体处于静止状态时显著，头晕，多于体位变动时发生。既往有高血压病、冠心病、糖尿病病史。

脉弦细，尺减。舌嫩红，苔白驳。

证属：肝肾虚而虚风动。

法宜：补肝肾，息风。

方药：地黄饮子加减。

熟地 15g　山茱萸 15g　麦冬 12g　五味子 6g　远志 9g
茯苓 15g　肉苁蓉 12g　巴戟天 12g　天麻 15g　全蝎 9g
肉桂 5g　蜈蚣 6 条　炮附子 7g（先煎）　制龟板 18g（先煎）

7 剂，水煎服。

7 月 24 日二诊：症状同上，脉弦细无力，阳稍旺，尺弱。舌同上。上方加生黄芪 30g、僵蚕 15g，改蜈蚣为 12 条。7 剂，水煎服。

8 月 1 日三诊：上方共服 14 剂，患者症状无明显减轻。脉弦尺无力。舌嫩红，苔白少。

证属：脾肾虚，虚风内动。

法宜：补脾肾，息风。

熟地 15g　山茱萸 18g　麦冬 12g　五味子 6g　茯苓 15g
肉苁蓉 12g　巴戟天 12g　肉桂 6g　天麻 15g　僵蚕 15g
当归 12g　白芍 15g　全蝎 10g　生黄芪 60g　炮附子 9g（先煎）
蜈蚣 20 条

7 剂，水煎服，日 3 服。

12 月 5 日四诊：上方渐加生黄芪 120g、炮附子 15g（先煎），共服药 4 个月，颤止，他症除。脉弦细无力。舌偏淡。上方继服 10 剂，以固疗效。

**【按】**患者主因肢体震颤、头晕而就诊，此患者为老年女性，肾气渐衰，肢体震颤，头晕，初诊脉弦细而尺减，此脉为无力之脉，为肝肾不足之象。肝在体为筋，筋脉须阴血的濡养、阳气的温煦方能功能正常。肝肾阴阳两虚，筋脉失养，虚风内动而出现肢体震颤；肝肾不足，脑失所养而头晕。给予地黄饮子加减。方中熟地滋养肝肾之阴；山茱萸补益肝肾，既能益精，又可助阳；肉苁蓉、巴戟天温壮肾阳，配伍附子、肉桂等温养下元，摄纳浮阳，引火归原；麦冬、五味子滋养肺肾，金水相生，壮水济火；龟板填补精髓，滋阴养血；天麻息风止痉，祛风通络，平抑肝阳；蜈蚣、全蝎等息风；远志、茯苓开窍化痰。诸药合用共奏补益肝肾而息风的作用。

患者三诊、四诊、五诊等出现脉弦尺无力或兼弦细之象，考虑脾肾不足，虚风内动，在原方基础上加用黄芪、党参等药，黄芪用量曾达120g，取得良效，盖黄芪补气之功最优，且能助血上行以养脑髓，并托蜈蚣等直达颠顶而息风。此患者前后就诊15次，肢体震颤、下颌颤、头晕等症状基本缓解。(《平脉辨证经方时方案解》)

**例2：虚性哮喘**

苗某，男，65岁。

2013年6月24日初诊：咳嗽、气喘伴咳痰、气短20余年，每到冬季加重。现痰色白、质黏，有泡沫，难以咳出，口苦，饮水多，食欲不振，睡眠可，二便无明显异常。

脉弦，按之阳弱尺弦急。舌淡红。

证属：肺脾虚，肾水亏。

法宜：补脾肺，滋肾水。

方药：金水六君煎加减。

| | | | | |
|---|---|---|---|---|
| 熟地18g | 麦冬15g | 党参12g | 升麻6g | 山茱萸18g |
| 生黄芪12g | 紫菀15g | 五味子6g | 白术10g | 制龟板30g（先煎） |

14剂，水煎服。另蛤蚧4对，轧细粉，每日1次，每次2g。

9月3日二诊：患者服用上药后咳喘、咳痰明显好转，纳食可。脉弦按之阳弱尺弦。舌淡苔白。上方加知母6g、黄柏6g。14剂，水煎服。（李老门诊病例）

**【按】**弦，为阳中之阴脉。按之阳弱尺弦急，阳弱且伴有咳喘、咳痰、气短者乃肺气虚衰也；食欲不振者为脾虚也；尺弦急者，肾水亏虚也。方仿金水六君煎。景岳创金水六君煎者，主治肺肾虚寒，水泛为痰或年迈阴虚，血气不足，外受风寒，咳嗽恶呕，多痰喘急之症。其主要病机：一是肺肾阴虚，血气不足，痰湿内阻；二是肾阴不足，水泛为痰。肾阴不足，水不涵木，肝木夹痰上泛。用熟地滋肾之精血，麦冬滋肺胃之阴，两者相配，有金水相生之意。山茱萸、龟板滋肝肾之阴，滋水涵木也。五味子敛肺气治喘，紫菀降肺化痰。党参、黄芪、白术者补脾肺气也，升麻入脾升清阳，治理生痰之源也。全方补气滋阴，金水相生，燥湿祛痰，肺治节得行，升降出入之机方复，故见效也。

**例3：阳虚于上，阴虚于下**

谷某，男，65岁。

2014年1月4日初诊：大便干如球，无便意，全身牛皮癣，痒甚，双手、双足干裂，双手带橡胶手套以缓不适。足冷，小便可。

脉弦细劲，按之阳减两尺如刃。舌淡苔白。

证属：气虚于上，肾阴亏虚。

法宜：滋阴温阳化气。

方药：理阴煎加减。

熟地黄50g　干姜10g　肉桂6g　当归15g　炙甘草9g

山茱萸18g

3剂，水煎服。

1月8日二诊：药后大便得下，稍干。昨日大便畅下尺余。癣仍痒甚。脉右同上，左尺浮弦。舌同上。上方加生黄芪15g、五味子7g。4剂，水煎服。

1月12日三诊：大便可，近两日大便稍干硬。脚已不冷。上肢牛皮癣开始脱落，底色由红转浅变成正常肤色。痒如前。脉右阳减尺刃，左弦细劲，尺浮弦。舌淡红少苔。上方加生白芍30g。4剂，水煎服。

1月16日四诊：癣好转，痒减半。足癣已愈。大便尚可，偶干。每日1行，只有1次两日1行。脉阳减阴弦，右刃象除，左尺浮弦。舌可。上方加减60多剂，现痒未作。肩背部癣已脱，腰背部癣亦落，完全进入消退期，目仍不适。（李老门诊病例）

**【按】**本案中病人脉弦细劲，按之阳减，尺如刃。《素问·玉机真脏论》曰："真肝脉至，中外急，如循刀刃，责责然，如按琴瑟弦。"脉弦劲不柔，失冲和之象，乃胃气已衰败，是阴虚失柔之脉。沉取阳脉减则上焦阳气虚，尺如刃是肾阴亏及根。大便干如球，全身牛皮癣，是内有"燥结"致大便干，外有"燥结"致干癣，内外一身燥象。无便意乃是阳气虚无力推动，痒甚是阴虚不能濡润肌表之燥而化风做痒。"阳化气，阴成形"，现在上焦阳气虚不能气化温煦濡养上焦，故出现双手双足干裂，双手带橡胶手套以缓不适的症状。下焦肾阴亏及根，阴液严重不足，故肺无津液以宣发肃降，所以出现全身的燥象，大便干，全身牛皮癣。平脉辨证，此案是阴虚，阳不足，津液不能气化，本是化源不足，只需温补为宜。故选方用理阴煎，方中熟地50g意在大补真阴滋肾水，当归用以补血。熟地滋腻，而当归为血中气药，二药相伍，则熟地滋而不腻，当归则养血而不助热，相得益彰，大补阴血以治本。干姜温脾阳，使化源不竭；肉桂壮命火，使阳生阴长，且引火归原。甘草则既可培中，又可调和诸药。加山茱萸以补肝肾。

二诊得效后，左尺脉浮弦，故加入五味子以收敛其真气，阳脉有不足之象，故又合入黄芪以补脾气。三诊左脉有劲象，此劲乃是阴血亏虚而致脉失和柔，故上方中又取芍药甘草汤之意加白芍以缓其急。

**例4：气虚肾亏（肺结核）**

杨某，男，56岁。

2014年4月14日初诊：现头晕欲仆，天旋地转，乏力，咳嗽吐痰。2012年查出患有肺结核，2014年4月11日CT示两肺感染，两侧轻度支气管扩张，纵隔右肺门有钙化斑。

脉弦略细数，沉取阳减尺弦。舌可。

证属：气虚肾亏。

法宜：益气滋肾。

方药：补中益气汤合理阴煎加减。

生黄芪12g　党参12g　白术9g　茯苓15g　炙甘草8g
川芎8g　当归12g　柴胡8g　升麻6g　熟地30g
山茱萸15g　肉桂5g

7剂，水煎服。

4月21日二诊：患者上述症状均改善，偶有头晕。脉舌同上。上方加天麻15g。7剂，水煎服。

【按】脉诊当以沉取为本，以沉取为根，脉沉取阳减尺弦，“阳”是指寸、关脉，“阳减”为上焦阳气不足之意，气虚清阳不升，脑窍失养，故头晕欲仆，用补中益气汤，方中生黄芪、党参补气，茯苓、白术健脾，柴胡、升麻用以升清阳；尺弦为肾亏，子盗母气兼脾肺气虚之土不生金，故咳嗽吐痰，以黄芪、党参补肺脾之气，加肉桂取补火生土之意，理阴煎滋养肾阴以治疗咳嗽。二诊时症状减轻，说明药已对证，继服上方，因头晕加天麻以治标。

**例5：阴虚外感**

刘某，男，38岁。

2011年1月28日初诊：发热微恶寒2日，体温在39℃±，服退热药后缓。周身酸痛，纳呆，偶咳痰少。

脉浮弦数，沉取寸弱尺躁动。舌红苔白。

证属：肺气虚，水亏相火动。

法宜：温补真阴，益肺气。

方药：理阴煎加黄芪。

熟地50g　山茱萸30g　当归12g　肉桂4g　炮姜4g
生黄芪12g

2剂，水煎服，日3服。

1月29日二诊：药后汗出，今晨体温37.2℃，未服退热药。未见腹胀。脉浮弦数按之无力，尺躁动已轻。舌偏暗，苔灰厚。

熟地30g　山茱萸20g　当归12g　肉桂4g　炮姜4g

生黄芪 12g　　党参 12g　　白术 10g　　茯苓 15g

2 剂，水煎服，日 3 服。

2 月 19 日三诊：春节假后来诊，上药服后汗出热退。

**【按】**患者年方 38 岁，并非年老久病之人，且寒热仅两日，原非重症，仅寻常感冒发烧而已，何以初诊即取理阴煎，大剂温补真阴，熟地竟用至 50g，不虑其恋邪滋腻乎？虽非重症，然脉见寸弱而尺躁动。寸弱乃上焦气虚；尺躁动乃肾水亏，相火妄动之象。水既亏，重用熟地、山茱萸，补真阴且敛浮火；加炮姜、肉桂者，取阳生阴长之意；寸弱乃脾肺气虚，佐黄芪益脾肺之气。此温补真阴以托散表邪之法，补仲景之未逮。(《平脉辨证经方时方案解》)

**例 6：长期发热**

殷某，男，12 岁。

2011 年 4 月 29 日初诊：反复发热 1 个月余，伴腹胀、腹痛，体温高时达 40.3℃。脐周疼痛，恶心，呕吐，四肢酸痛，恶寒。曾于河北省第二人民医院、河北省人民医院等住院。查抗链 O<200，伤寒 H、O（–），副伤寒甲（–），副伤寒乙 1∶80，斑疹伤寒（–），血常规、血沉、胸片（–），彩超示腹部淋巴结大，肺支原体抗体（–），SAT（–），巨细胞病毒 DNA<200，一直无明确诊断。曾静点头孢类、阿奇霉素等，已花数万元未愈，仍有反复高热、腹痛、腹胀、呕吐、便秘。

脉弦数，沉取阳弱尺旺。舌可。

证属：气虚于上，相火妄动于下。

法宜：益气升阳，滋阴降火。

方药：补中益气汤合理阴煎加减。

生黄芪 10g　　党参 10g　　白术 8g　　当归 15g　　柴胡 8g

升麻 5g　　熟地 30g　　干姜 5g　　肉桂 4g　　山茱萸 15g

肉苁蓉 15g

5 月 14 日二诊：上方加减，共服 14 剂，体温恢复正常，腹痛、腹胀、呕吐、便秘等症均除，脉亦和缓。舌可。再服上方 7 剂，以固疗效。随访 1 个月，未再出现发热等症。

**【按】**补中益气汤乃东垣名方，治饮食劳倦，内伤元气，虚热内生，状类伤寒者。遵《内经》“劳者温之”“损者益之”之旨，以甘温之补中益气汤，健脾益气以制阴火。

理阴煎出自《景岳全书》，曰“此方通治真阴虚弱，胀满呕哕，痰饮恶心，吐泻腹痛，妇人经迟血滞等证。又凡真阴不足，或素多劳倦之辈，因而忽感寒邪，不能解散，或发热，或头身疼痛，或面赤舌焦，或虽渴而不喜冷饮，或背心肢体畏寒，但脉见无力者，悉属假热之证。若用寒凉攻之必死，宜速用此汤，然后加减以温补阴分，托散表邪，速进数服，使阴气渐充，则汗从阴达，而寒邪不攻自散，此最切于时用者也，神效不可尽述。”

本案阳脉弱，乃脾肺气虚，故以补中益气汤补之；尺脉旺，乃相火动，故予理阴煎温补真阴。药后寒热、腹胀痛、恶心、呕吐均除。

初用理阴煎时，虽知阴虚外感当滋阴解表，惯用加减葳蕤汤等方，而理阴煎重用熟地三五七钱或一二两，恐恋邪且窒碍气机，多年来，从不敢用。后因见外感寒热而尺脉旺者，此为水亏相火旺，试用此方，果然见效。使用渐多，心里有点底了，也就敢用了。我使用此方所把握的指征，主要是尺脉旺。若尺脉动数有力者，取大补阴丸，不用干姜肉桂，而用知母、黄柏、龟板；若尺旺按之偏虚者，用此方；若尺旺而阳脉弦劲化风者，与三甲复脉汤合用；若尺细数或动数而寸大者，取玉女煎，皆以脉为凭，灵活化裁。《平脉辨证经方时方案解》)

**例7：气虚水亏高热**

潘某，女，56岁，石家庄新乐人。

2013年11月4日初诊：高烧37℃～42℃波动，用抗生素后起皮疹，持续1个月，颈部淋巴结肿大，在省二院住院17天，皮疹痒，夜寐差，稍头晕，口苦。先寒战，亦战，持续1个小时，即高热3小时，每日反复两三次。

脉弦濡，两尺弦细劲，左尺略刃。舌嫩红绛裂纹无苔。

证属：气虚水亏。

法宜：益气滋阴。

方药：理阴煎合补中益气汤加减。

熟地40g　肉桂6g　炮姜6g　当归12g　山茱萸30g

党参15g　生黄芪15g　升麻8g

6剂，水煎服，日3服。

11月8日二诊：服药后未发热，身上痒减轻，红点减少，稍头晕，口不苦，汗出身凉。脉弦细略濡，尺弦细，已和缓，刃象除。舌嫩红，有绛裂，无苔。上方6剂，水煎服，日3服。

11月11日三诊：未发热，身痒稍减，头晕怕风。脉弦减，右尺弦细。舌嫩红，有裂纹，无苔。

证属：气阴两虚。

法宜：调和营卫。

方药：黄芪桂枝五物汤加减。

生黄芪15g　炙甘草7g　桂枝10g　大枣7枚　白芍10g

生姜7片

上方7剂，水煎服。(李老门诊病例)

【按】脉濡为脾虚，弦为肝木见于土位，肝木克脾土也。脾虚不能伏火，阴火上冲而为高烧；火泛于肌表则起皮疹；脾虚湿阻，阴阳不交则失眠。故用补中益气汤，补气健脾。两尺弦细劲，左尺略刃，此乃真阴不足经脉失养，欲成真脏脉，故用理阴煎温补收敛真阴，临床上李老善用大剂量山茱萸固脱。甘温补益中气以退虚热，滋肾水以平相火，气阴足则高热退。

三诊脉弦减，可诊为虚，身痒乃不能温煦濡养也，故用黄芪桂枝五物汤补气养血，调和营卫。故方取黄芪建中，调阴阳、益营卫而补虚。李老临床善于大量用黄芪治气虚之风动，然必脉有虚象者始宜，实肝风及阴虚阳亢，本虚标实之风，则非所宜。

**例 8：肾虚阳浮（高血压）**

赵某，男，60 岁。

2005 年 4 月 26 日初诊：头晕耳鸣，鼻中如火，盗汗如洗，腰痛，足冷如冰，下肢肿（++），手如针刺，寐差，纳可。即刻血压 214/126mmHg，服多种西药。

脉弦数而涌，两尺沉弦细急。舌淡暗，面色红暗。

证属：肾虚阳浮。

法宜：补肾敛阳，引火归原。

方药：地黄饮子合三甲复脉汤加减。

怀牛膝 15g　石斛 15g　麦冬 15g　干地黄 15g　生龙骨 30g（先煎）
五味子 6g　山茱萸 30g　肉苁蓉 12g　巴戟天 12g　生牡蛎 30g（先煎）
石菖蒲 7g　远志 9g　茯苓 15g　肉桂 6g　制鳖甲 30g（先煎）
炮附子 6g（先煎）　败龟板 30g（先煎）

嘱停全部西药。

7 月 8 日二诊：上方加减，共服 62 剂。头木，目昏花，腰时痛，牙龈肿，刷牙时出血，耳鸣，他症除。血压 110/65mmHg。脉弦滑数，尚有涌动之势。舌可。上方加白芍 18g、磁石 18g（先煎）。继服 28 剂，血压稳定于 120/80mmHg，停药。

**【按】**脉弦数而涌，乃阳亢之脉。阳何以亢？从阳求阴，乃阴虚不制也。阳浮于上，则头晕耳鸣、盗汗如洗、鼻中如火。尺沉弦细急，乃肾亏于下，致腰痛、足冷、下肢肿，呈上热下寒之势。阳既已浮，予三甲复脉汤滋潜之；肾既已亏，宗河间地黄饮子益肾。用肉桂、附子者，一可阳生阴长，化源不竭；一可引浮游之火下归宅窟，火归水中，水生木，阳潜风宁。（《中医临证一得集》）

**例 9：肾虚格阳**

钱国宾治榆林张参戎，体伟力大，素善骑射，壮时纵欲，腰胯如折，其脉寸关浮大，两尺若有若无，不可以揖，非人扶不起，已三年，筋骨皆冷，以六味丸加河车膏、龟鹿胶、参、归、桂、附，补其真元肾命，年余方能步，又五年卒。（《续名医类案》）

**【按】**脉寸关浮大，两尺若有若无。脉症相参可知，尺微为肾阴阳两虚之象；肾阴阳两虚，水亏而不能藏火，火衰亦不安伏于下，故虚火上浮，而见寸关浮大。“腰者肾之府”，命门水亏火衰，故见腰胯如折，不可以揖，筋骨皆冷。而患者平素纵欲无度，亦为耗阴伤阳之病因也。故以六味丸等壮水滋阴，治水亏；以河车膏、龟鹿胶等益火之源，治火衰；加肉桂引火归原，敛浮阳。肾水足，肾阳充，龙火归原，病乃得愈。

**例 10：肾虚夹痰生风**

李某，男，36 岁。

2007 年 10 月 19 日初诊：头懵，腿软无力，面色少华。

脉弦滑，右寸旺尺弦数。舌可苔白。

证属：肾虚夹痰生风。

法宜：益肾化痰息风。

破故纸 6g　肉苁蓉 15g　菟丝子 15g　怀牛膝 12g　巴戟天 12g
熟地 15g　山茱萸 15g　半夏 12g　茯苓 15g　天麻 15g
生龙骨 18g（先煎）　生牡蛎 18g（先煎）　生龟板 18g（先煎）

7 剂，水煎服。

10 月 26 日二诊：舌脉同上。腿无力，头懵减，他可。上方 7 剂，水煎服。

12 月 14 日三诊：脉弦略减，舌尚可。上方连服 1 个月，症除，有痰。予逍遥丸 1 盒。

【按】李老看病，首重脉诊。于此案可见一斑。病人主诉仅是头懵，腿软，并无其他不适。在这种情况下，惟能依靠脉。

脉左弦滑，是痰饮为病。李老临床时，此弦滑脉亦多主痰。诊其右脉，右寸旺而尺弦细，但沉取之却软而无力。无力者，阳气虚也。寸为阳，尺为阴，寸虽旺却按之无力，乃是虚阳浮越之表现。尺弦细无力，面色少华，主肾阴、阳两虚。

故得出其基本病机乃是肾亏，虚阳夹痰，浮越于上，再有水不涵木，而风木上亢蒙痹清窍。法当标本兼顾，由于肾亏为本，方中已有大量补肾之品，以补其虚。但因为肾阴阳俱虚，所以补肾之品当阴阳双补。故李老取三甲复脉汤合地黄饮子，破故纸、肉苁蓉、菟丝子、巴戟天温肾壮阳，填补肾精；熟地主以滋阴，合补肾阳之品有水中生火之意；阴阳皆虚，恐有欲脱之虑，故加山茱萸以敛之，张锡纯曰："人之元气将脱者，恒因肝脏疏泄太过，重用萸肉以收敛之，则其疏泄之机关使之顿停，即元气可以不脱。"用山茱萸固脱乃李老常用之法。

虚阳与风木浮于上，当用生龙骨、生牡蛎、龟板潜镇息风。怀牛膝可引血下行。用之，一则补肾，二则也可息风于上。肾虚，不能蒸化水液。水液聚而化痰，痰乃为标，故用茯苓、半夏以化痰。风引痰厥，故用半夏、天麻治风痰证。全方主次有序，标本兼治。服用 7 剂后，果效。后有效不更方。诸症基本痊愈，惟留一痰证。万病以脉为宗，脉弦略减，弦主气滞，减主虚，当补虚行气，治用逍遥丸。

**例 11：肾虚，痰饮上攻**

王某，女，72 岁，石家庄市人。

2013 年 11 月 8 日初诊：心下悸，几秒即过，不上冲，无胸闷，气短，已有两天，共发作两次，既往心律失常病史多年（具体病种不详），经李老治疗已无症状，近两日又作，故来诊。现在眼干、鼻干不畅，耳鸣如蝉，胃中堵，嗳气，偶烧心，无反酸，夜多梦，左膝酸，有冒风感，活动则痛，腰痛，有腰椎滑脱病史多年。

脉沉迟细微，右寸滑数。舌可。

证属：阳虚，寒饮夹痰上攻。

法宜：温阳散寒，化痰饮。

方药：真武汤加减。

白芍 8g　炒白术 10g　茯苓 15g　肉桂 7g　炮附子 15g（先煎）

干姜 8g　清半夏 10g　仙茅 10g　仙灵脾 10g　山茱萸 18g

生龙骨 30g（先煎）　生牡蛎 30g（先煎）

7 剂，水煎服。

11 月 16 日二诊：药后已无心下悸、胃中堵，嗳气、眼干、鼻干均无，膝酸腰痛，耳鸣减轻，补述右手拇指关节就诊前疼痛未缓解，查类风湿因子阳性。脉舌同上。上方加炒杜仲 15g、川断 18g。7 剂，水煎服。

2014 年 1 月 24 日三诊：诸症减，心悸偶作，双腿痛，左盛且酸，咽堵。脉沉弦无力，右寸如豆。舌可。上方加黄连 8g、蒲黄 12g（包煎）、五灵脂 12g（包煎）。

10 剂，水煎服。（李老门诊病例）

**【按】**沉迟细微，乃阴阳两虚之脉，肾主骨，生髓，开窍于耳，由左膝酸、冒风感、活动则痛、腰痛、耳鸣如蝉，可以诊断出病位在肾；肾阳虚不能气化，水饮上犯，凌于心则发为悸，夜多梦，攻于胃则胃中堵，嗳气，偶烧心，在脉则为寸滑数。脉何以现数？乃肾阴阳两虚，虚阳浮越于上，越虚越数，越数越虚，故有眼干、鼻干不畅。李老加生龙骨、生牡蛎滋阴潜阳，使浮游之虚阳下归宅窟，合山茱萸固摄镇脱。半夏燥湿化痰，交通阴阳，取半夏秫米汤之意。因阳虚较重，故加仙茅和仙灵脾温肾壮阳。二诊诸症减，然右手拇指关节就诊前疼痛未缓解，加杜仲、川断补肝肾，强筋骨。三诊右寸如豆，李老加黄连，取交泰丸之意。心肾不交，言水亏火旺者多，言心火旺而命火衰者鲜。心火旺者上热也，命火衰者下寒也，亦可心肾不交，交泰丸清上温下，黄连清心火，肉桂温肾阳蒸腾肾水以上济于心。李老加失笑散，是对于胃病久不愈者，存活血化瘀之意。

**例 12：阴盛格阳**

孙某，男，57 岁，工程师。

1985 年 5 月 13 日初诊：肝癌术后，胁部留一引流管，终日流黄绿色液体，云绿脓杆菌感染，高热 39℃～40℃，持续 1 月不退，已用多种进口抗生素，高热不减。人已瘦弱不堪，备受折磨，痛不欲生，遂请中医诊治。

脉阳大按之虚，尺脉沉细拘紧而涩。舌可。

证属：阴盛格阳。

法宜：引火归原。

方药：桂附八味丸加减。

肉桂 6g　熟地 12g　山茱萸 12g　山药 12g　炮附子 12g（先煎）
泽泻 10g　丹皮 10g　茯苓 12g

上方共服 6 剂，热退身凉，阳脉敛而阴脉复。

**【按】**阴盛格阳者，赵献可《医贯》称龙雷火动，此火得湿则焫，遇水则燔。每当浓云骤雨之时，火焰愈炽。不可水灭，不可直折，当引火归原，惟八味丸可予，肉桂、附子与相火同气，直入肾水，据其宅窟而招之，同气相求，相火安得不引之而归原。

龙雷火动之真寒假热证，其脉之特点为阳脉大而尺脉沉细。此种阳强阴弱之脉，可见于以下情况：

一是心火旺而肾水亏，水亏不能上济心火，心火独亢而不下交，呈现水火不济、心肾不交。其阳脉之大也，必按之有力；其尺脉之细也，按之必细数。治之当泻南补北，代表方为黄连阿胶鸡子黄汤。

一是阴虚不能制阳，阳浮而大按之虚，其阴脉当细数躁急。治当滋阴潜阳，方如三甲复脉汤之类。

一是阴盛格阳，由于阳气虚衰，阴寒内盛，虚阳浮越于外，成为格阳、戴阳。尺脉当沉细无力，或沉细拘紧无力；阳脉浮大按之虚。治当引火归原，使浮游于外之阳得以下归宅窟。方如白通汤、白通加猪胆汁汤、桂附八味丸之类。

此三者脉象，皆阳旺而阴弱，然病机、治则迥异，差之毫厘，谬之千里。若脉象难以遽断，当进而察舌。水亏火旺者，舌红而坚敛苍老；阴虚阳浮者，舌当嫩而光绛无苔；阴盛格阳者，舌当淡嫩而润，或淡嫩而黯。(《相濡医集》)

**例 13：脱症**

尹某，女，67 岁。

1977 年 5 月 12 日患心肌梗死并心源性休克，心电图示后侧壁广泛心肌梗死，经西医全力抢救 3 日，血压仍在 20～40/0～20mmHg 之间。为保证液体及药物输入的静脉通路，两侧踝静脉先后剖开，均有血栓形成而且粘连。因静脉给药困难，抢救难以继续，仅间断肌注中枢兴奋剂，家属亦觉无望，亲人齐聚，寿衣备于床头，以待时日。此时请中医会诊：病者喘促气难接续，倚被端坐，张口抬肩，大汗淋漓，头面如洗，面赤如妆浮艳无根，阳脉虚大而尺欲绝，舌光绛无苔且干敛，此乃阴竭于下阳越于上。急用山茱萸 45g，捡净核，浓煎频服。下午 3 点开始进药，当日晚 9 点，血压升至 90/40mmHg，喘势见敛。连续两日，共进山茱萸 150g，阳脉见敛，尺脉略复，喘促大减，血压 110/70mmHg。至第 5 日，两关脉转弦劲而数，并发胸水、心包积液，胸脘疼痛憋气，改用瓜蒌薤白汤加丹参、赤芍、白芍，化瘀宣痹。至第 8 日拍胸片，诊为心包积液并胸水。两寸脉弦，中医诊为饮邪犯肺，上方加葶苈子 10g、大枣 7 枚。1 剂胸中豁然，再剂症消。后用养阴佐以化瘀之品，调理月余，病情平稳。两踝剖开处溃烂，骨膜暴露，转外科治疗 4 个月方愈。出院时心电图仅留有病理性 Q 波。

**【按】**脱症乃真气虚极而脱越于外，乃危笃之症。张锡纯认为："凡人元气之脱，皆脱在肝"，"因人虚极者，其肝风必先动。肝风动，即元气欲脱之兆也。"症多表现为大汗不止，寒热往来，甚则目睛上窜，怔忡，或气短不足以吸，或兼喘促，脉微细或欲绝等。对脱症的治疗，张氏主张从肝论治，运用酸敛补肝之法，重用山茱萸，肝虚极而元气将脱者，服之最效。张氏曰："人之元气将脱者，恒因肝脏疏泄太过，重用萸肉以收敛之，则其疏泄之机关使之顿停，即元气可以不脱，此愚从临床实验而得，知山萸肉救脱之力十倍于参芪也。"肝主脱，是张氏首倡，也是张氏对中医理论的发展。于《医学衷中参西录》一书中，附列大量山茱萸救脱的验例，对我颇有启迪。临床按张氏理论，用山茱萸救脱，确有卓效。(《冠心病中医辨治求真》)

**（二）阴脉实影响阳脉变化**

1. 气机闭阻致阳脉弱

**例 1：肝郁清阳不升**

王某，女，50 岁。

2013 年 11 月 25 日初诊：每年天冷即咽痒咳嗽，后背一凉即咳，纳寐可，便干，4～7 天一行。

脉阳弱略弦滑，寸沉无力。舌可。

证属：肝郁清阳不升。

法宜：升发清阳。

方药：逍遥散加减。

柴胡 9g　　茯苓 15g　　炙甘草 8g　　当归 12g　　白术 10g

升麻 7g　　白芍 12g　　生黄芪 12g　　紫菀 15g

7 剂，水煎服。

12 月 2 日二诊：脉弱，尺略滑。舌可。咳减 90%，背已不怕凉，便仍干，2～3 日一行，略感疲惫。

上方 7 剂，水煎服。(李老门诊病例)

**【按】**本案患者以咳为主症，从病位来讲，《素问·咳论》云："五脏六腑皆令人咳，非独肺也。"从病因上来讲，亦是外感内伤皆令人咳。详析本案，"冷"是最为明显的诱因，便干也可因寒闭。若审因论治，该是按照风寒犯肺，选用麻黄、青龙类方。然据李老"平脉辨证"思辨体系之审证论治，要观其脉证，随证治之。病人脉弱多因气血虚弱。脉之略滑是痰阻所致。寸沉无力是清阳不升之象。是何种病机导致了气弱、痰阻、清阳不升?

因咽痒而咳，痒为风症，"风气通于肝"，同时，脉弦为肝气之象，可知，肝气郁阻，升清之力弱而咳。肝肺互相影响之病理常谓"木火刑金"，即肝火犯肺。却少有论述肝之其他病理导致肺病。如肝气疏泄太过，可以导致肺气上逆而咳喘，则脉弦；如肝血不足，肝失所养，气机郁滞，可令肝郁，肺宣发力弱。

本案乃因肝郁而致咳。肝郁，津液不布亦是导致便干、多日一行的病机。故立法为“疏肝升清，兼以止咳”。方以逍遥散为主合益气升清、止咳之品。柴胡、升麻均是风药，升发肝气，黄芪、茯苓、白术、甘草补益脾胃，扶助正气，亦是培土以生金之意。当归、芍药养肝血，益肝阳，“补肝体以助肝用”。佐以紫菀宣肺化痰止咳。药后肝气得疏，津液阳气得布，故咳止，背暖。诚见“平脉辨证”圆机活法之妙。

**例 2：痰阻清阳不升**

耿某，男，32 岁。

2011 年 5 月 6 日初诊：心下微满，不知饥十余天。寐安便可，略头懵。

脉弦滑，寸略沉。舌可。

证属：痰阻，清阳不升。

法宜：健脾化痰升清。

方药：升阳益胃汤加减。

生黄芪 12g　党参 12g　白术 10g　茯苓 15g　半夏 12g
陈皮 6g　羌活 5g　柴胡 7g　防风 7g　焦三仙（各）10g

7 剂，水煎服。

5 月 23 日二诊：药后症除，因故停药，上症又作，坐车易头晕，恶心。脉弦滑减，寸沉。舌红，苔白。上方 7 剂，继服。

6 月 3 日三诊：症除。脉弦滑减，寸沉，右尺弦。舌红，苔根白。上方加炮附子 12g（先煎），7 剂继服。（李老门诊病例）

**【按】**初诊时，患者脉弦滑，寸略沉。脉症相参可知，弦滑为痰饮阻滞；中焦痰阻，清阳不升，上焦失养，则见寸脉沉。痰阻于中，故见心下微满，不知饥饿；清阳不升，故见头懵。故以党参、白术等健脾益气；以半夏、陈皮等燥湿化痰；以生黄芪、防风等升举清阳；焦三仙消食导滞，降胃以助脾升。二诊、三诊时，症状明显减轻，但脉证未变，故原方稍作加减继服。

在临床中，疾病久治无效是否须要换方？疾病减轻是否继用原方？这两个问题一直困扰着众多医者。然李老平脉辨证，认为脉变则方变，脉静则方守，拨云见日，为中医辨证开辟了一条新思路。

**例 3：痰热痹阻胸阳（冠心病）**

王某，男，60 岁。

2006 年 3 月 11 日初诊：胸闷胸痛，憋气，喜太息。口干，饮水反干，小便不利。诊为冠心病、心绞痛，前列腺肥大术后。心电图：T：I、$V_{4\sim6}$倒置。ST：Ⅱ、Ⅲ、$V_{4\sim6}$降低。

脉滑略大，两寸沉无力。舌可。

证属：痰热内蕴，胸阳不振。

法宜：清化痰热，温振胸阳。

方药：附子泻心汤合瓜蒌薤白桂枝汤加减。

桂枝 12g　　枳实 9g　　黄芩 9g　　炮附子 15g（先煎）

瓜蒌 18g　　黄连 9g　　薤白 12g　　蒲黄 10g（包煎）

4月15日二诊：上方加减，共服32剂，症状著减，偶感胸闷，太息，胸已不痛，口干除。ECG：倒置的T波已直立，尚低，下降的ST已恢复正常。脉转弦缓寸沉。舌可。

证属：痰热已除，阳虚未复。

法宜：温振心阳。

方药：小青龙汤加减。

麻黄 6g　　桂枝 10g　　干姜 5g　　细辛 5g　　生蒲黄 12g（包煎）

半夏 10g　　炙甘草 7g　　五味子 5g　　炮附子 12g（先煎）

5月27日三诊：上方加减共服42剂，症状消除，心电图恢复正常，又继服一个半月，病情稳定，脉缓，寸已起，停止服药。

【按】初诊何以诊为胸阳不振，痰热内蕴？因脉滑数，故诊为痰热内蕴。寸脉沉者，寸为阳位，乃清阳所居。若寸沉按之有力者，为邪气闭郁，阳郁不通，不能鼓搏于脉而脉沉。若寸沉无力者，为上焦阳虚，无力鼓搏而脉沉。此案寸沉无力，以附子温振少阴之阳，黄芩、黄连清热，成寒热并用之剂。合瓜蒌薤白桂枝汤者，豁痰通阳，二方相合，颇符病机。

口干饮水反渴者，因痰热蕴阻，津液不布而口干；饮水反渴者，因痰饮停蓄中焦，饮入之水不能化为津液，反助痰饮之势，痰饮越盛，则津愈不化，此聚水以从其类，口反更渴。

再诊，脉缓，知痰热已除；寸仍沉无力者，为胸阳未复，故改用小青龙汤加附子，方中附子、干姜、桂桂皆温通胸阳之品，方中麻黄、细辛，鼓荡阳气之运行，故方义为温阳化饮解阴凝，终获全功。(《冠心病中医辨证求真》)

**例4：湿热阻滞，清阳不升**

卢某，男，18岁。

2013年5月20日初诊：头晕，恶心，偶发热，37℃～38℃，晨起身体重，已3年。

脉沉濡数，两寸减。舌红，苔白。

证属：湿热中阻，清阳不升。

法宜：清热利湿，升举清阳。

方药：甘露消毒丹加减。

白蔻仁 6g　　茵陈 9g　　川木通 7g　　黄芩 7g　　薄荷 5g（后下）

藿香 7g　　石菖蒲 9g　　连翘 9g　　茯苓 15g　　滑石 12g（包煎）

半夏 10g　羌活 8g　防风 8g　川芎 8g　天麻 15g

7 剂，水煎服。

5 月 28 日二诊：头晕、恶心感减轻，上方继服。（李老门诊病例）

【按】脉濡数，诊为湿热蕴阻；胃为湿热壅塞而上逆故呕吐；脾主升清，脾胃被湿热所困，清阳不升，故两寸减；清阳不升，邪踞空窍而头晕；湿阻气机，易致气郁化火而发热；脾主肌肉，中焦湿热浸淫肌肉则身重。故用甘露消毒丹清热化湿。

半夏辛燥，适于痰湿蕴阻而胃不和，斡旋失司，故用半夏燥湿化痰，交通阴阳。茯苓健脾渗湿。湿热可阻滞气血运行，故川芎亦取活血行气之意。湿蕴体内，可用风以散之，故羌活燥湿，防风助木疏土以祛湿，同时可引清阳上升，寸脉则浮起。头晕提示有风动之象，故加防风、天麻。天麻甘润，内风外风皆可用之，效行于头部。然应注意：上升之风药，若非清阳不足而是阳亢化风、阴虚风动或精亏血少导致的头目晕眩等，用之则伤阴更甚。

**例 5：热盛阻遏清阳**

杨某，男，42 岁。

2002 年 10 月 18 日初诊：头痛 20 余年，反复发作，发作时痛欲撞墙，伴呕吐，目痛，寐差。现已发作半月，服药未效。

脉弦滑数稍大，两寸沉。舌尚可。

证属：热盛阻遏清阳。

法宜：清热升清。

方药：泻青丸加减。

龙胆草 6g　栀子 12g　黄连 10g　黄芩 10g　大黄 5g（后下）

川芎 8g　防风 8g　羌活 8g　僵蚕 12g　蔓荆子 12g

10 月 29 日二诊：上方共服 10 剂，头痛止，他症亦除。脉滑已不大，两寸脉已起。上方减量，继予 7 剂。

12 月 16 日三诊：相隔一个半月，因寐差来诊，称其头痛未作。脉弦滑，两寸无力。舌可。

证属：痰蕴于中，清阳不升。

法宜：补中，化痰，升清。

方药：升阳益胃汤加减。

党参 10g　白术 10g　生黄芪 10g　茯苓 15g　半夏 12g

当归 12g　川芎 7g　防风 6g　羌活 6g　柴胡 7g

白芍 10g　柏子仁 15g　夜交藤 18g　桂枝 8g　炙甘草 7g

共服 21 剂，寐已可。（《火郁发之》）

【按】郁火上扰而头痛，寸脉当盛；若火郁化风上扰，寸当弦劲；但火郁而寸沉者亦有之。火热乃邪气，亦可痹阻气机，清阳不得上达而寸沉，治当升散。此例一诊时，脉滑数且大，乃郁热盛，故以龙胆草、栀子、黄芩、黄连、大黄清泻之；寸沉，以羌活、防风、川芎、僵蚕、蔓荆子升散之。

俗云："至颠之上，惟风可到。"所以治头痛、晕眩的头疾，多用风药。然亦当具体分析，不可当成普遍原则而一概用之。头为诸阳之会，清净之府，靠清阳之气以充；脑为髓海，靠肾精以养。凡头部疾患，亦分虚实两大类，虚者，清阳不充，肾精不养，皆可致头疾；实者，邪气阻隔，清阳、肾精不能上奉，邪反窃踞清净之府，亦发头疾。而宜于风药治者，一为风寒湿邪蒙痹于上者，一为清阳不得上达者，若阳亢化风上扰，或精血亏虚不能上奉者，则非风药所宜。

**例 6：木郁清阳不升**

缪仲淳曰：包海亭夫人患腹痛，连少腹上支心，日夜靡间。百药不效。余诊其脉，两寸关俱伏，独两尺实大，按之愈甚。询知其起自暴怒，风木郁于地中。投以川芎（上）、柴胡（中）、升麻（下），下咽，嗳气数十声，痛立已。已而作喘。余知升之太骤也。以四磨饮与之。遂平。

震按风木郁于地中，宜用逍遥散。去白术，加香附、郁金为正治。或参入川楝、半夏、橘红、牡蛎等药。兹因两尺实大，按之愈甚，故用三样升提药。然已升之太骤而作喘。四磨饮降得恰好。(《古今医案按》)

**【按】**寸脉按之不足，临床多见为心肺虚证，而临床亦多见阳位心肺无碍而阴位有恙影响阳脉不足。加中焦、下焦邪气郁滞或气机痹阻而清阳不升，则阴阳脉象显有差异。两尺实大，按之愈甚，乃气滞于下；两寸关俱伏，非虚也，乃气滞于下，清阳不升；不通则痛，故患腹痛，连少腹上支心。肝郁气滞当用逍遥散，因气滞重而虚不显，故去白术，加香附、郁金；升麻升举清阳；头为至颠，至颠之上惟风可到，故方中加川芎等风药。盖升之太过，故作喘，故用四磨饮子平之则痊愈。

2. 邪气上攻致阳脉旺

（1）脏腑热盛上冲

**例 1：木火刑金**

赵某，女，65 岁。

2014 年 2 月 17 日初诊：胸闷，咳喘，吐白痰 1 年余。失眠，自觉气管部不适，西医诊断为支气管炎。

脉弦数，右寸旺。舌可。

证属：肝火犯肺。

法宜：泻肺清热，滋阴。

方药：旋覆代赭汤合泻白散加减。

| | | | | |
|---|---|---|---|---|
| 地骨皮 15g | 麦冬 15g | 炙百合 15g | 干地黄 15g | 代赭石 18g（先煎） |
| 川贝母 12g | 紫菀 15g | 炙桑白皮 15g | | 旋覆花 15g（包煎） |

14 剂，水煎服。

4月16日二诊：胸闷、失眠好转，咳嗽减轻，仍吐白痰且咳吐不畅，遇事易紧张，二便可。脉浮弦数，右寸旺。舌可，苔中厚，右歪。上方加清半夏12g、陈皮10g，14剂继服。（李老门诊病例）

【按】初诊患者脉弦数，右寸旺。脉症相参可知，弦数主肝火旺；木火刑金，致肺热壅盛，肺失宣肃故见右寸旺。故以代赭石清肝泄热，镇降逆气；旋覆花消痰下气；炙桑皮、地骨皮泻肺气；麦冬、炙百合、干地黄清肺热，养肺阴；川贝、紫菀润肺化痰。二诊患者痰症未减，他症好转，故配半夏、陈皮以加强化痰之力。

《素问·宣明五气》云："五气所病……肺为咳。"《素问·咳论》亦云："五脏六腑皆令人咳，非独肺也。"五脏六腑通过影响肺之宣肃，均可致咳。所以，治咳莫忘调肺，而明确致咳的根本病机亦颇为重要。《素问·咳论》云："肝咳之状，咳则两胁下痛，甚则不可以转，转则两胁下满。"本患者虽无上述症状，然脉象弦数，右寸旺，故仍可辨为肝火犯肺而致咳。患者虽吐白痰，然脉有热象，故仍以寒凉之药治之，即舍症从脉，亦可由脉推测，不久痰将变黄稠。患者服药后，症状明显减轻，可见辨证准确，处方得当。由此可见阴阳脉诊的辨证精准性和预见性，这也是李老平脉辨证、以脉解症、必要时舍症从脉的根本依据。

**例2：肝阳化风**

付某，女，37岁。

2007年11月16日初诊：于今年4月份被车撞后，一直头痛、头晕、呕吐，不能转头、低头，目不能上视、转目，转目则地亦转，视物模糊。

脉弦数，右寸弦劲。舌暗红，有齿痕。

证属：肝经瘀热，肝阳化风。

法宜：清肝活血，平肝息风。

方药：泻青丸合血府逐瘀汤加减。

龙胆草6g　栀子10g　黄芩10g　柴胡8g　干地黄12g
赤芍12g　白芍12g　桃仁12g　红花12g　丹皮12g
地龙15g　僵蚕15g　全蝎9g　蜈蚣6条　天麻15g
生牡蛎30g（先煎）

4剂，水煎服。

11月20日二诊：药后头痛已轻，未恶心呕吐，目已可上视，视物已清。脉弦细数，右寸已平。上方加当归12g、山茱萸15g、川牛膝10g。3剂，水煎服。

11月23日三诊：上症已除，曾鼻衄1次。脉寸弦尺弱。改滋肝肾，平肝息风。

白芍15g　山茱萸15　五味子6g　熟地15g　生龙骨18g（先煎）
川牛膝10g　地龙12g　全蝎10g　蜈蚣6条　生牡蛎18g（先煎）
僵蚕12g　制鳖甲18g（先煎）　制龟板18g（先煎）

3剂，水煎服。

【按】外伤之后，损伤血络，衃血留止，头痛晕，恶心呕吐，头不能摇，目不能转。脉弦数，乃肝热盛；右寸弦劲，乃肝风上扰；舌暗红，血瘀所致，故诊为肝经瘀热，肝阳化风，予清肝活血，平肝息风。仅服7剂，诸症竟平，事出所料。三诊脉转寸弦尺弱，乃肾水亏于下，肝风扰于上，故改滋水涵木，平肝息风。(《火郁发之》)

**例3：胃火上冲**

钱国宾治荆州李山人，年四十余。凡饮食头上汗多，气如烟雾，必频抹乃止。寸关浮洪，两尺沉实，胃脉倍盛而数。此胃热蒸笼头也。饮食入胃，遇热上蒸心肺，心主汗液，火性上腾，肺主皮毛，腠理不密，故头汗出若蒸笼之气，因煎迫而如烟雾也。以三黄石膏汤，数剂清胃热愈。(文田按：此脉真合用白虎汤矣)(《续名医类案》)

【按】患者寸关浮洪，且胃脉倍盛而数，提示阳明胃火旺盛，冲击于上而导致寸脉浮洪，实乃脏腑热盛上冲也。胃足阳明之脉循行头面，郁火冲于上，蒸迫津液外出，故汗多不止。李老治疗火郁的主要法则为赵绍琴提出的："去其壅塞，展布气机"，通过去其壅塞，达到展布气机的目的。三黄石膏汤主药中以三黄清泄中上焦郁热，三黄苦寒降下，使火热之邪从下而解，取石膏者，白虎汤之义，清气分大热。且有山栀和淡豆豉辛开苦降，解表除烦清热，既清且透，从而气机得以畅达，脉象得以平和。

（2）气机上攻

**例1：郁热扰心**

孙某，女，58岁，退休干部。

1998年11月8日初诊：心烦意乱，恶与人言，每日服4片舒乐安定，只能睡2～4个小时，头痛、健忘，已半载有余。

脉沉而躁数，两寸盛。舌红，唇暗红。

证属：郁热扰心，心神不宁。

法宜：清透郁热。

方药：新加升降散加减。

僵蚕9g　蝉蜕4g　姜黄6g　大黄3g　豆豉10g

焦栀子8g　连翘7g　生甘草6g

6剂后，已可不服舒乐安定睡5～6小时，心烦大减。上方去大黄，加柏子仁15g、麦冬9g、丹参15g。又服8剂，症除，脉已静。嘱服天王补心丹善后，1年后相遇告曰，睡眠正常。

【按】脉沉躁数而寸盛，心烦不寐者，显系郁火上扰所致。心烦不寐而有热者，必先泻心火，火除心自安宁。清心火时，当加透泄之品，使热有出路。若火未清而骤予安神宁心之品，则火更郁伏难愈。

栀子豉汤为辛开苦降之祖方，该方治火扰于心的心烦懊侬不得眠，剧则反复颠倒。更伍以升降散者，升清降浊；加连翘者，清心散其热结，诸药相合清透之力更雄。(《火郁发之》)

**例 2：湿遏热伏化风**

王某，男，65 岁。

1996 年 5 月 20 日初诊：40 天前患肺炎，住院治疗，基本痊愈，现仍咳嗽、多痰、胸闷，食欲不振。右头颊反复剧烈跳痛已 3 年，诊为三叉神经痛。

脉沉滑数而躁，两寸弦。舌绛红，苔黄腻且厚。

证属：湿遏热伏，火郁化风。

法宜：化湿透热息风。

方药：达原饮合升降散加减。

僵蚕 12g　　蝉蜕 7g　　姜黄 9g　　大黄 4g　　栀子 9g
青蒿 15g　　川朴 9g　　草果 7g　　常山 7g　　槟榔 12g
菖蒲 9g　　黄芩 9g　　蜈蚣 6 条　　全蝎 10g　　水红花子 10g
杏仁 12g

6 月 29 日二诊：上方加减，共服 35 剂。痛止，咳痰胸闷已除。脉转濡滑。舌稍红，苔已薄微黄。继予上方 10 剂，以固疗效。

**【按】**脉沉乃气滞，滑数而躁乃火热郁伏，郁火化风上扰而两寸弦。气何以滞？苔黄腻，为湿热遏伏，致气滞火郁，热不得透达而上攻。达原饮溃其秽浊遏伏，升降散透达郁火，止痉散息风解痉。迭经月余治疗，湿蠲热透，痛止症除，脉亦转濡滑，余邪未靖，继予 10 剂，以固疗效。

郁火可兼湿、寒、瘀、虚等，必除其兼邪，火热势孤，其热易透达而解。(《火郁发之》)

**例 3：肝经郁火扰上**

王某，女，51 岁。

2009 年 10 月 5 日初诊：5 个月前因右颊淋巴纤维组织增生（1cm×1cm）行摘除术，右侧面颊及眼睑浮肿，之后逐渐减轻，半个月后又延及左侧面部，并出现喷嚏、流涕、鼻塞、流泪、耳鸣、口干苦、寐差等。1 个月前出现双下颌淋巴结肿大，B 超：双下颌淋巴结弥漫性病变。

脉右寸旺，左关弦数，尺沉细。舌淡暗，苔薄白。

证属：肾水亏，肝经郁火扰上。

法宜：滋肾水，清透心肝郁火。

方药：新加升降散合一贯煎加减。

僵蚕 12g　　蝉蜕 7g　　姜黄 10g　　连翘 15g　　栀子 10g
豆豉 12g　　黄芩 9g　　干地黄 15g　　麦冬 12g　　川楝子 9g
丹皮 10g　　皂刺 7g

11 月 30 日二诊：上方加减，共服 42 剂，肿大之淋巴结已变小、变软，无胀痛感。其间因外感发热，淋巴结一度又有增大，服数贴感冒药后，继服前方加减，淋巴结渐消。

【**按**】淋巴结肿大，阴证、阳证皆有。此脉尺沉细，乃肾水亏；左关弦数，乃肝经郁火，弦主郁，数主热，且左关为肝位，故诊为肝经郁火；右寸旺，乃木火刑金。则此淋巴结肿大，当属火结阳证。伴见喷嚏、流涕、鼻塞者，亦木火刑金使然，鼻为肺之窍也。其流泪者，乃肝火上扰，目为肝之窍也。故方宗新加升降散合一贯煎，滋水清肝，透达郁热，渐见收效。(《火郁发之》)

**例 4：痰瘀熏蒸**

李某，女，59 岁。

2004 年 4 月 16 日初诊：胸痛胸闷，走路稍快则发作，头晕，眼黑，耳鸣，两膝痛。曾诊为冠心病、高血压。血压 160～170/100mmHg。服多种治疗高血压病及冠心病药物。

脉滑略盛，左寸弦。舌偏暗红。

证属：痰热夹瘀，熏蒸于上。

法宜：清热化痰活血。

方药：黄连温胆汤加减。

| | | | | |
|---|---|---|---|---|
| 黄连 10g | 枳实 9g | 僵蚕 12g | 龙胆草 4g | 胆南星 9g |
| 菖蒲 8g | 地龙 15g | 夏枯草 15g | 半夏 10g | 赤芍 12g |
| 蜈蚣 30 条 | 瓜蒌 15g | 丹参 15g | 全虫 10g | |

14 剂，水煎服，嘱西药全停。

4 月 30 日二诊：左脉缓滑，右兼弦，舌同上。症已着减，晨起散步时偶胸闷、心悬、耳鸣。血压 140/80mmHg，ECG（–）。脉弦缓滑，舌偏绛。上方加磁石 30g（先煎），再服 14 剂后停药。

至 6 月 25 日上方加减，共服 54 剂，仅耳鸣未已，他症已除。

【**按**】脉滑且盛，诊为痰热；右寸弦者，乃痰热化风上扰。痰热内郁，气血不通，阻滞于上则胸痛胸闷，阻滞于下则两膝疼痛；痰热化风上扰，故见头晕、眼黑、耳鸣诸症；痰热痹阻，血脉瘀滞，故见舌体暗红。综合判断，诊为痰热夹瘀化风，予黄连温胆汤治之。

方中之黄连、半夏、瓜蒌，乃小陷胸汤。冠心病属痰热者，与结胸病相类。《伤寒论》辨太阳病脉证并治下第七云："短气躁烦，心中懊侬，阳气内陷，心下因硬，则为结胸，大陷胸汤主之。"亦云："小结胸病，正在心下，按之则痛，脉浮滑者，小陷胸汤主之。"故冠心病属痰热者，法当清热化痰，宽胸理气，以黄连温胆汤治之。痰热化风上扰，以全虫、蜈蚣等息风止痉；痰热夹瘀，以丹参、赤芍等凉血散瘀。

二诊症减且脉转缓，可见用药得当，因耳鸣未除，故原方加磁石潜阳。(《冠心病中医辨治求真》)

**例5：痰热中阻，肝胆火盛**

孙东宿治孙如亭令正，年过四十，眼偶赤肿，两太阳疼痛，大便不行者三日，平时泛期一月仅两日，今行四日未止。眼科余云谷医治逾候，肿赤不消，而右眼内突生一白泡，垂与鼻齐，大二寸余。余见而骇走，以为奇疾，莫能措剂。又见其呕吐、眩运。伏于枕上，略不敢动。稍动则眩愈极，吐愈急，辞不治。孙诊之。两寸关脉俱滑大有力，两尺沉微。孙曰：此中焦有痰，肝胆有火，必为怒气所触而然。《内经》云：诸风掉眩，皆属于肝；诸逆冲上，皆属于火。盖无痰不能运也，眼白泡，乃火性急速，怒气加之，气乘于络，上而不行，故直胀出眼外也。古壮士一怒而目裂，与白泡胀出外理同，肝为血海，故血亦来不止。治当抑其肝木，清镇痰火。则诸症自瘳。先用姜汁益元丸压其痰火，以止呕吐，再以二陈汤加酒连、酒芩、天麻、滑石、吴茱萸、竹茹、枳实。一帖眩吐俱定。头稍能动，改用二陈加芩、连、谷精草、夏枯草、香附、吴茱萸、苡仁。四剂目疾痊愈，血海亦净。震按：此案现证甚怪，治法甚稳，因知医病。只要明理。毋庸立异也。(《古今医案按》)

**【按】**两寸关脉滑大有力，滑者主痰，大者主热，脉按之有力实证也，综合论之，乃是痰热中阻，肝胆火盛。肝主升，火性炎上，更助肝木上犯，且肝木携痰上行，故而眼赤肿，两太阳穴处疼痛，眩晕，此也是白泡形成的原因。肝火亢盛，乘其脾胃，导致胃气不降，所以呕吐、大便不行。肝主藏血，肝火急迫，迫血妄行，故经行不止。所以，姜汁益元丸中黄柏、海浮石、南星等化痰清热，待呕吐稍止，则主方选用二陈汤燥湿化痰利气，用酒连、酒芩清上焦之火，天麻化痰息风以止眩晕，竹茹化痰且降肺胃之气，故能止呕。枳实理气宽中，吴茱萸下气，且其味辛，能行能散，展布气机，配在苦寒药中是为反佐，可防止苦寒伤中与冰伏痰热之邪。滑石、薏苡仁引热下行，使热邪从小便而出。待其眩晕、呕吐止后，仍遵前清热化痰之法，加谷精草、夏枯草清肝火以明目，香附疏肝行气，4剂而愈。

**例6：气虚痰蕴化风（高血压、冠心病）**

李某，男，53岁。

1993年2月19日初诊：头晕胀大，胸痛胸闷、心悸，常阵发呼吸困难。寐不实，醒时眼冒黑星。西医诊为冠心病、高血压。高血压已10年，每日服尼群地平，血压维持在135/100mmHg。冠心病，心电图提示：完全性右束支传导阻滞，广泛ST-T改变。

脉沉濡滑寸弦。舌淡暗，苔白。

证属：气虚痰蕴化风。

法宜：益气化痰息风。

生黄芪30g　蜈蚣20条　全虫10g　僵蚕12g　天麻15g
钩藤15g　水蛭8g　怀牛膝20g　赤芍12g　桃仁12g
红花12g　乳香10g　郁金9g　夏枯草30g　生龙骨30g（先煎）
生牡蛎30g（先煎）　珍珠母30g（先煎）

嘱停服西药。

3月23日二诊：上方共服23剂，日2服。ECG已恢复正常，完全性右束支传导阻滞如故。血压维持在150/100mmHg。服头两剂药时出现晕眩，约1小时后自行缓解。以后再服无此现象。头晕、胸闷痛、憋气、手麻均已明显减轻。胸尚偶有短暂疼痛。脉沉濡滑，寸已不弦，舌淡红少苔。上方改生黄芪为120g、蜈蚣为60条，加知母9g。

4月13日三诊：上方共服10剂，夜寐易醒，醒时瞬间眼冒黑星，其他症状除。心电图各导联ST-T波正常，完全性左束支传导阻滞未复。血压138/98mmHg。上方7剂，水煎服，未再来诊。

**【按】**讨论三个问题：

1. 为何诊为气虚痰蕴化风

诊为气虚的依据是脉濡，濡即软也。《脉经》“软一作濡”，《濒湖脉学》“濡即软也”。脉来柔软，即为濡脉，或可称软脉，以与浮而柔细的濡脉相区别。脉何以柔软鼓荡无力？脉赖血以充盈，气以鼓荡，气虚鼓荡无力，则脉来柔软，或湿蕴伤脾而软。因其脉濡，故诊为气虚。何以诊为风？因寸弦也，弦主风，此风乃气虚痰蕴所生。

2. 为何用大量黄芪、蜈蚣

此学之于余冠吾先生。余伯龄先生乃吾父之友，原北大文学教授，日寇侵占北平后，愤然辞职，闭门学医，光复后悬壶前门外。因其用药奇特，擅起沉疴，蜈蚣可用至数百条，附子用至斤许，黄芪亦常用半斤至一斤，遂有余疯子之绰号。其弟冠吾先生，亦吾父之友，从其兄习医，然技不如伯龄先生。1959年为吾母治疗高血压，方为蜈蚣40条、全蝎10g、乳香9g、赤芍12g、防风9g、桃仁12g、红花12g、生黄芪60g，共服4剂，血压数十年来一直平稳，其效令人惊叹。余临床数十年来，亦仿而用之，确实效佳。用黄芪者，冠吾先生曰，可托药达于颠顶，且黄芪息大风，量少升压，量大降压。1984年我曾用于一人，黄芪120g，服后头痛欲裂，心跳欲蹦出，血压升至220/120mmHg，自此不敢再用大量黄芪。后逐渐摸索，若脉弱气虚而风动者，大量黄芪确有息风之功。此案因断为气虚风动，故用大量黄芪而效。

3. 用大量蜈蚣问题

余之管见，蜈蚣用治高血压，量应大，息风解痉，一般20～60条。《医学衷中参西录》云蜈蚣“走窜之力最速，内而脏腑，外而经络，凡气血凝聚之处皆能开之”“其性尤善搜风”。关于蜈蚣毒性问题：我临床屡用至60条，未见毒性反应。我曾一次吞服10条蜈蚣粉，未觉不适，且头脑甚清爽。我用蜈蚣，择其大者，全虫入药，不去头足。(《冠心病中医辨证求真》)

**例7：湿热遏伏膜原**

王某，女，67岁。

2002年9月4日初诊：发热寒战，体温在40.8℃～42℃之间，已1个月。寒战时，虽盖3床被仍恶寒。住院经服药、输液未效。头昏沉，胸脘痞闷，恶心不食，尿频急，腰痛，便日二三次，不稀。血压140～200/90～100mmHg。尿蛋白（+++）。住院考虑肾病，拒绝肾穿出院。

脉沉数有力，寸旺。舌红，苔黄腻。

证属：湿热遏伏募原。

法宜：溃其伏邪，开达募原。

方药：达原饮加减。

川厚朴9g　常山7g　草果8g　槟榔10g　青蒿30g
菖蒲9g　青皮9g　知母7g　黄芩12g　藿香12g

3剂，水煎服，日3服。

9月7日二诊：药后汗出，近未发热。脉仍沉伏而数，舌苔仍黄厚。湿热遏伏未解，恐其复热，上方4剂，继服。

9月11日三诊：未发热。尿蛋白（++），血压140/90mmHg。脉沉数，两寸浮大，大于关尺三倍，舌红苔黄厚，面潮红。

证属：湿遏热伏，郁热上冲。上方加大黄5g、栀子12g、石膏30g（先煎）。

9月26日四诊：上方加减，共服15剂。未再热，已无任何不适。尿蛋白±，血压140/90mmHg。脉沉滑数。舌可，中尚有黄腻苔。仍予清利湿热。方药：甘露消毒丹加减。

茵陈18g　白蔻仁6g　藿香12g　川木通7g　滑石15g（包煎）
菖蒲9g　连翘12g　白茅根15g　金钱草15g　坤草15g
苍术9g　黄柏6g　栀子10g

上方共服14剂，未再热，停药。

**【按】**湿热相搏，"身热不扬"，此话多解为身热不高，此乃衍文敷义。湿热相搏者，照样可高热，而且可高热稽留，此案即是。身热不扬，当作热象不甚张扬解。如热盛当脉数、烦躁、口渴引饮、面赤、便干、溲赤等；而湿热相搏者，相对脉缓，表情呆滞，渴不喜饮，面垢，便溏，溲浊等，此即身热不扬。因热为阳邪，而湿为阴邪，湿热搏结，互相掣碍，又相互为疟，湿遏热伏，热蒸湿横，难解难分。此案寒热，乃湿热搏结，阻隔募原。募原外近肌肉，内近胃腑，表里不通，经久不愈。必溃其募原之伏邪，使表里通达，热透乃愈。而溃其伏邪者，非达原之燥烈莫属。三仁汤等方，虽亦清化湿热，但力薄难溃募原伏邪。吴鞠通谓达原饮过于燥烈，实未识此方之妙。服达原饮后，湿热挫，伏热得透，勃然上冲，致阳脉浮大，甚于关尺三倍，呈关格之势。阳虽大，按之有力，非阳上脱，故不足虑。乃湿缚乍松，湿热虽稍挫，仍然遏邪，伏热不得外达而上冲。法当清其上冲之热，折其势，予原方加石膏、栀子清泄，加大黄泄热下行。三诊热退，寸脉平，然湿热未靖，继予甘露消毒丹清利湿热。（《火郁发之》）

**例 8：湿热熏蒸**

侯某，女，67 岁，藁城市人。

2004 年 5 月 28 日初诊：头晕旋，心中迷糊，胸闷、便溏。ECG：ST 广泛低垂。

脉弦濡滑数，寸偏旺，尺稍差。舌嫩绛，少苔。

证属：湿热熏蒸。

法宜：清热化浊。

方药：菖蒲郁金汤加减。

| | | | | |
|---|---|---|---|---|
| 菖蒲 9g | 丹皮 9g | 竹叶 7g | 连翘 12g | 郁金 9g |
| 黄连 8g | 菊花 7g | 山茱萸 15g | 天竺黄 10g | 滑石 15g（包煎） |
| 生龙骨 18g（先煎） | | 生牡蛎 18g（先煎） | | |

6 月 21 日二诊：上方增加天麻、僵蚕，共服 24 剂，已无不适，寸脉已平。ECG：(-)。停药。

**【按】**舌嫩绛少苔，并无湿热熏蒸之黄腻苔，何以诊为湿热证？当然，湿热证应有黄腻苔；而且黄腻苔也是诊断湿热证重要且最直观的一个指征。但当湿热化热化燥后，可无舌苔；若湿热尚未化燥，阻隔气机，胃气不能上蒸时，亦可无黄腻之苔。此案虽无黄腻苔，依然诊为湿热证，乃据脉而断。脉濡数，濡主湿，数主热，故断为湿热。濡脉，非指浮而柔细之脉，乃濡即软也。

吾以脉解舌，以脉解症。脉濡滑数，即湿热之脉。舌无苔者，乃湿热阻隔使然。诸症如何以脉解？湿热阻遏，清阳不能上达而头晕旋；痹阻胸阳而胸闷，痹阻心包而心中迷糊；湿热下趋而便溏。方予菖蒲郁金汤，清热化湿，开窍醒神。为何加山茱萸？因尺差而寸旺。这个寸旺，除湿热上蒸这一因素外，尚有肾虚，虚阳上浮的因素，因尺减寸旺，故知之。山茱萸收敛浮越之阳，故加之。不虑山茱萸酸敛碍湿乎？《神农本草经》云山茱萸利小便，张锡纯云："山萸敛真气而不敛邪。"故加之。竟获突兀之疗效，不仅症状消除，脉象已平，且心电图亦恢复正常。有的病人累年服药，心电图亦难获改善，而此例治疗尚不足 1 个月，心电图竟恢复正常，足证辨证论治的神奇。(《冠心病中医辨证求真》)

**例 9：寒热错杂**

梁某，女，34 岁。

2009 年 3 月 16 日初诊：食后胃胀十几日，自诉夙有胃火。

脉关尺沉减，寸旺。舌淡。

证属：寒热错杂。

法宜：清上补下。

方药：半夏泻心汤加减。

| | | | | |
|---|---|---|---|---|
| 半夏 12g | 党参 15g | 黄连 9g | 炙甘草 8g | 大枣 7 枚 |
| 干姜 6g | 肉桂 5g | 白术 9g | 茯苓 15g | |

7剂，水煎服。

3月27日二诊：胃已安，经前小腹不舒。舌淡，脉弦细无力。上方加吴茱萸5g，10剂。

4月6日三诊：食甜食时胃酸，他可。舌稍淡红，少苔，脉弦滑欠实。上方加乌贼骨20g，7剂。

【按】患者脉象为寸旺于阳而关尺沉减，寸旺于阳知有上热，关尺沉减知为脾胃虚而下寒。盖脾胃斡旋一身之气机，使阴升阳降，水火既济。脾胃虚弱，斡旋失司，阳不降，积于上而为热；阴不升，积于下而为寒，于是阴阳不交，寒热错杂，中焦痞塞而出现胃胀。故此患者当属寒热错杂之证。方取半夏泻心汤加减以寒热平调，消痞散结。以半夏为君，即取其交通阴阳以消痞。亦以人参、甘草、大枣扶正培中，白术、茯苓健脾去湿，干姜、肉桂温阳，黄连清热。用药7剂胃胀症状缓解。(《平脉辨证经方时方案解》)

**例10：寒热错杂，厥气上冲**

冀某，女，54岁，工人。

1993年9月17日初诊：寒热往来五年余，昼则如冰水浸，自心中冷，寒慄不能禁；夜则周身如焚，虽隆冬亦必裸卧，盗汗如洗。情志稍有不遂，则心下起包块如球，痞塞不通，胸中憋闷，头痛，左胁下及背痛。能食，便可。年初经绝。曾住院11次，或诊为绝经期综合征，或诊为内分泌失调，或诊为自主神经功能紊乱、神经症等。曾服中药数百剂，罔效。

脉沉弦寸滑，舌可。

证属：寒热错杂，厥气上冲。

法宜：温肝阳，平冲降逆。

方药：乌梅丸加减。

乌梅6g　细辛4g　干姜5g　川椒5g　黄连10g
黄柏6g　党参12g　当归12g　桂枝10g　炮附子15g（先煎）

2剂，寒热除，汗顿止，心下痞结大减，4剂而愈。5年后得知生活正常，未再发作。

【按】厥阴篇，是由于肝虚而形成的寒热错杂证，以厥热胜复判断阴阳进退、寒热之多寡。此案昼夜寒热往复，同于厥阴病之手足寒热胜复。心下痞者，乃厥气上逆；汗泄者，以阳弱不能固护其外，致津泄为汗。脉弦者，以弦则为减，乃阳弱不能温煦，经脉失柔而脉弦。寸滑者，伏阳化热上逆，致上热下寒，寒热错杂。张锡纯曾论肝虚证见寒热往来。乌梅丸用肉桂、细辛、附子、川椒、干姜温煦肝阳，当归补肝体，人参益肝气，黄连、黄柏折其伏热。乌梅敛肺益肝，敛肝虚耗散之真气。方与病机相合，疗效显著。(《火郁发之》)

## 二、阳致阴失和

### （一）阳实致阴弱

**例 1：痰久损肾**

陈觉宇丈，常山县人也。年四十有三，体肥患痰火，十年多矣。每月必一发，或劳心过度则二发，吐痰身热，吼喘，饮食不进，不能倒头而睡，合目则乱语，面赤头痛，遍身痰气走动，牵扯作痛，必俟吐出痰后则耳始不鸣，目始不泪。素服风痰药南星、半夏之类不效，后服参也仅止四五个月。诊其脉两寸洪滑，两尺沉微，殆上盛下虚之候，法当清上补下。以橘红、贝母、茯苓、甘草、桔梗、杏仁、前胡、钩藤、天麻、酒芩、枳壳水煎服之，夜进七制化痰丸，再以八味丸加人参、麦门冬、五味子。空心服之，半年而瘳。(《孙文垣医案》)

**【按】**该患者体肥，患痰火十多年，每月仅发作一次或者两次，说明平时机体正气相对充盛，即使痰火郁于体内亦不会显出病态。然患者每月发作一次，正如月亮每月内有圆缺变化，天人相应，人体应该也有“圆”“缺”的变化，“圆”对应人体正气相对较盛的时候，“缺”对应人体正气相对亏虚的时候，故每当一月中人体正气相对亏虚的时候，正不胜邪，则会出现病态，劳心过度亦会造成正气的亏损，故痰火趁此为病。痰火郁于肺，影响肺的宣发肃降，则出现吐痰，吼喘；郁于胃影响胃的受纳，故见饮食不进；痰火郁于上焦，影响清窍的濡养，故出现耳鸣、目泪等症，亦会造成阳不入于阴，不能倒头而睡，影响神志则合目而乱语；痰气走动全身，阻碍气机，不通则痛，出现全身牵涉作痛，必俟邪实去后症状才会缓解。但是为何之前用风痰药南星、半夏类无效，后服参也仅止四五个月，而孙氏七制化痰丸亦有半夏、南星等风痰药，八味丸亦加了参类，却将其治愈？前人只看到了该患者表现出的痰火的实证，故只化痰来治疗，所以无效，后又纯用甘味的参来补，亦不能达到很好的效果。孙氏通过脉象辨为上盛下虚，清上补下，上下同治才将其治愈。以贝母、前胡、橘红、枳壳化痰行气；茯苓健脾，桔梗、杏仁一升一降调畅气机；酒芩清热；天麻、钩藤平肝阳；晚上服用七制化痰丸来加强化痰力度，再以八味丸加人参、麦冬、五味子来补虚以治本。

因为该患者先前重在化痰，但未治本，故无效。然尺沉微从何而来？一者，热伤阴，痰热长期郁积于体内会耗损肾阴；二者，“邪水多一分则真水少一分”，运化失调，水谷精微化为痰浊而不能奉养肾水肾精，长期则导致肾虚。亦可以从五行来解释，痰属于土邪，土克水，则出现肾阴不足。根据本病例可以看出，不应只看症状，应该平脉辨证，抓住疾病本质，治疗疾病。

**例 2：痰食中阻**

吴九宜每早晨腹痛泄泻半年，粪色青，腹膨。人皆认为脾肾泄也，为灸关元三十壮，服补脾肾之药，皆不效。自亦知医，谓其尺寸俱无脉，惟两关沉滑。大以为忧，恐泻久而六脉将绝也。东宿诊之，曰君无忧，此中焦食积痰泄也。积胶于中，故尺寸脉隐伏不见。法当下去其积，诸公用补，谬矣。渠谓敢下耶？孙曰："何伤？《素问》云'有故无殒，亦无殒也'。若不乘时，久则元气愈弱，再下难矣。"以丹溪保和丸二钱，加备急丸三粒，五更服之。巳刻下稠积半桶，胀痛随愈。次日六脉齐见，再以东垣木香化滞丸调理而安。(《古今医案按》)

**【按】**《素问·太阴阳明论》云："脾者土也，治中央，常以四时长四脏。"生理上，脾居于人体中央，斡旋全身之阴阳气血，为上下阴阳之枢纽。病理上，脾之斡旋失当，则会影响上下二焦，进而影响全身之阴阳气血。从脉象来看，此患者两关沉滑，寸尺俱无。两关沉滑，乃中焦痰食积滞；中焦阻滞，斡旋失当，上下不通，故见寸尺俱无。故以保和丸合备急丸消食导滞，以交通上下。

巳刻下稠积半桶，中焦积滞得消，斡旋之功恢复，上下交通，六脉齐见，病自愈矣。

对同一患者，前后二医，为何治法悬殊，疗效迥异？脉也。在疾病的诊疗过程中，特别是面对病机复杂的疾病，通过脉诊，可了解疾病之本质，进而准确用药，治愈疾病。

**例3：湿热壅滞，痹阻气机**

高果哉治丁清惠公，予告在籍，患痢，里急后重，白积兼鲜血，昼夜十余次，饮食减少，两尺脉似有似无，两寸关弦数，小便短少，众医皆以望八高龄，当凭尺脉而投温补，高独谓禀赋素浓，宜从寸关而用清理，遂进黄芩、白芍、浓朴、槟榔、陈皮、甘草、阿胶、滑石、槐花、木香。四五剂痊愈。(《古今医案按》)

**【按】**其患痢，里急后重，且两尺脉似有似无，此为湿热下注大肠，湿热毒邪壅滞，影响大肠的肃降功能，热邪甚，则闭阻大肠气机，其秽浊之物欲急去而去不得，故本证里急后重较为明显。两寸关弦数，弦主肝胆，数主热，故为肝胆湿热。《伤寒论》第177条云："太阳与少阳合病，自下利者，予黄芩汤。"即少阳热邪不解，内迫阳明，逼液下驱，大肠传导失司，故为下利。方中黄芩、白芍、甘草即黄芩汤之义，方中重用苦寒之黄芩为君药，清热燥湿解毒；白芍敛阴和营，缓急止痛；甘草和中，调和诸药。选用槟榔者，辛散苦泄，消食导滞，下气除满。木香辛行苦降，行气止痛，此暗含芍药汤之义。刘完素云："泻而便脓血，知气行而血止也，行血则便脓自愈，调气则后重自除。"被后世视为治痢的要言。陈皮、厚朴行气宽中。此即为"调气则后重自除"。阿胶养血止血，槐花凉血止血，清热凉血活血，此即"行血则便脓自愈"，气用气药，血用血药，故四五剂即愈。

**（二）阳虚致阴旺**

**例1：中气不足，脾气下流**

刘某，女，42岁。

2011年8月8日初诊：间断性小腹憋胀半年，加重1周。小便频，量少，无力，躺下明显，身乏力，腰痛，纳可，寐不解乏，二便可，喜长出气，易烦。

脉弦减，沉取尺滑旺。舌嫩红绛。

证属：中气不足，脾气下流。

法宜：补中益气，升阳举陷。

方药：补中益气汤加减。

生黄芪 12g　陈皮 8g　柴胡 9g　白术 10g　当归 12g
升麻 6g　茯苓 15g　党参 12g　防风 7g

7 剂，水煎服。

8 月 22 日二诊：诸症减三成左右。脉弦减，沉取阳脉无力尺旺。舌嫩。上方改生黄芪为 15g。

8 月 29 日三诊：诸症减半。脉弦滑减，尺已不旺。舌可。上方 7 剂，水煎服。

【按】诊患者之脉，弦减，沉取尺滑旺，即阴阳脉诊之阳弱尺旺脉。阳弱，乃中府不足，脾失运化，无以化生精微奉养周身，乃见身体乏力，寐不解乏等气虚之象。脾气不足，易为湿困，土木失和，气机失畅，乃见喜长出气等欲展气机之症；尺滑数，即下焦湿浊郁阻。本因脾虚失运而湿浊下注，郁而不发，湿浊郁阻下焦，影响膀胱之气化，故见小便频、量少、无力、小腹憋胀等。故处以东垣补中益气汤加减，以方中人参、黄芪、白术、陈皮等健脾助运，升麻、柴胡等风药升其清阳，更助除湿。此人病机虽属脾虚湿气下注，但其下焦湿象表现并不甚明显，故利其湿者，茯苓、白术足矣，若用大量淡渗利湿之品反而戕伐脾阳，加重病情。前后皆以脉诊之阴阳所现为主，紧扣中土本虚之病机，以除下焦之湿。脉证相参，方药对证，乃奏期效。

**例 2：肝郁脾虚，湿热下注**

肖某，女，34 岁。

2013 年 5 月 10 日初诊：2012 年 7 月孕 50 天后胎停育，欲孕调理。近 3 个月胸闷，畏寒，气短，憋气，喜太息，手足易凉。带黄，量多。大便不成形，二三日一次，受凉后易腹痛，便溏。月经 28 日一行，色先黑后红，量少，第 1 天痛经。

右脉沉弦滑数，左脉阳减尺滑。舌红，少苔。

证属：肝郁脾虚，湿热下注，瘀结胞宫。

法宜：疏肝健脾，清利湿热，活血化瘀。

方药：丹栀逍遥散加减。

丹皮 9g　栀子 9g　柴胡 7g　当归 12g　赤芍 12g
茯苓 12g　苍术 10g　白术 10g　党参 12g　陈皮 7g
黄柏 6g　败酱草 30g　桃仁 12g　红花 12g　车前子 10g（包煎）

7 剂，水煎服。

5 月 17 日二诊：胸闷，气短，憋气，太息减轻，带下减少。5 月 10 日行经，小腹仍有胀痛。脉沉弦滑数，舌红，少苔。上方去黄柏，加黄连 10g。

【按】本案中，患者既有畏寒、手足凉等寒象，又有带黄、量多等热象。病机复杂，从何入手？当从脉象判断。右脉滑数主湿热，左脉阳减，乃中上焦气虚；木不疏土，土壅失运，浊阴下注而积于下焦，故见尺滑。肝郁气滞，故见胸闷气短、憋气、善太息；土壅失运，故见食凉后腹痛、便溏；浊阴下注而积于下焦，郁而化热，故见带黄、量多；痛经、经量少、色黑，则为瘀热结于胞宫；肝郁气滞，湿热内郁，阳气不得布达于外，则见畏寒、肢凉。综合判断，诊为肝郁疏泄无力，土失运化，湿热下注。故以丹栀逍遥散合苍术、陈皮、党参疏肝运土，清热燥湿，治阳弱；以黄柏、车前子清利湿热，桃仁、红花活血化瘀，治尺滑。败酱草辛、苦，微寒，既能清热祛瘀，又能通经止痛，对本案这位瘀热结于胞宫而痛经的患者，尤为适宜。

二诊症状明显减轻，足见用方得当，然小腹仍有胀痛，故原方去黄柏，加黄连以降胃气。

**例3：脾虚，阴火上冲**

陈某，男，71岁。

2010年9月6日初诊：自觉全身躁热，面热，双手躁热尤著，双足冬天冷夏天热，已一年余。咽部不适，咳嗽，吐白痰，耳鸣，听力减退，他无不适。既往乙肝小三阳史20余年，脂肪肝、高血压史10余年。血压160/80mmHg，服美托洛尔、尼群地平，血压维持在130～140/80mmHg。体检提示：主动脉硬化，小脑轻度萎缩。

脉弦缓略滑，寸关无力，尺脉旺。舌稍红，有齿痕，苔薄白。

证属：脾虚，阴火上冲，肾水亏而相火妄。

法宜：培土以制阴火，滋阴以制相火。

方药：补中益气汤合大补阴丸加减。

| | | | | |
|---|---|---|---|---|
| 生黄芪 12g | 党参 12g | 白术 10g | 茯苓 15g | 龟板 30g（先煎） |
| 当归 12g | 柴胡 6g | 升麻 6g | 葛根 12g | 熟地 15g |
| 知母 6g | 黄柏 6g | 丹皮 12g | 山茱萸 15g | 炙甘草 6g |

9月20日二诊：上方共服14剂，全身躁热减半，手尚热，耳鸣如前，血压100/60mmHg。脉寸关弦缓无力，尺略旺。舌同前。前方7剂，继服。

【按】本例身、面、手、足躁热，因阳脉弱，故断为气虚发热；尺脉旺，又断为肾阴虚而相火亢。这两个病机，都可引起上述热症。究竟此热是一个因素，还是二者并存？

单一脾虚者，因土虚不能制火，阴火上冲，即可引起上述热象。脾虚发热者，其脉虚可浮大而虚，可数而无力，或缓而无力，或弱，不论是否兼浮大数滑，其脉必按之无力，虚轻者亦当减。但气虚者尺脉旺否？当旺，因东垣所说的阴火“起于下焦”“心不主令，相火代之”“阴火得以乘其土位”，都是讲的下焦相火，即肾中之火。既然肾中相火上冲，则尺脉当旺，此时之治疗，只需培土即可，无须再滋阴泻相火，何以本案于补中益气培土之时，复加大补阴丸以滋水泻相火呢？因虑其尺旺，乃阴不制阳，单用补中益气、健脾且升阳，恐助相火之升动，故加大补阴丸以制之。此法古亦有之。《景岳全书·新方八阵·补阵》之“补阴益气煎”，即健脾滋水并用之方。方用人参、当归、山药、炙甘草、升麻、陈皮健脾升清，以熟地3钱～2两，以滋肾水。又如金水六君煎，健脾化痰方中加熟地；益气补肾汤，健脾益气方中加山茱萸；黄芪益损汤中，健脾益气方中加四物、金匮肾气丸同用。可见，余之用补中益气汤合大补阴丸，亦非杜撰。(《火郁发之》)

**例4：气虚痰阻，水亏火旺**

赵某，男，72岁。

2009年11月6日初诊：发作性心悸、气短，已两年。近半年来，咳嗽痰少，纳差，寐易醒，二便可，下肢无水肿。曾于2007年两次住院，诊为老年性瓣膜病，房颤，心力衰竭。2008年西医诊为肾癌，右肾切除。即刻血压100/60mmHg。

脉弦拘无力，寸著，尺脉旺。舌红，苔腻。

证属：气虚痰阻，水亏相火旺。

法宜：益气化痰，滋水泻相火。

方药：补中益气汤合二陈汤、大补阴丸加减。

红参10g　　炙黄芪15g　　白术12g　　当归12g　　陈皮10g
炙甘草6g　　升麻6g　　柴胡6g　　炒枣仁20g　　远志10g
半夏15g　　茯苓15g　　竹茹6g　　熟地15g　　丹皮10g
知母6g　　黄柏6g　　制龟板20g（先煎）

7剂，水煎服。

11月16日二诊：上症稍减。脉如上，尺旺按之减。舌已不红，腻苔退，舌根苔未净。上方去丹皮、知母、黄柏，加山茱萸15g、五味子6g、巴戟天15g。7剂，水煎服。

12月14日三诊：药后曾出汗1次，上症已不著。脉转弦濡缓，寸弱，尺已平。根苔已退。依上方去熟地、龟板、竹茹，改陈皮为6g。14剂，水煎服。

**【按】**头晕、心悸、气短，可因多种原因而引发。仅凭上症，其病机难以遽断。若依舌诊来断，舌红苔腻，当为湿阻热伏所致，法当化湿清热。然脉弦拘无力寸著，且参伍不调，当属气虚痰阻，清阳不升，故头晕、心悸、气短。其咳者，乃土不生金，脾肺气虚且痰阻，肺失肃降而咳。法当益气升清化痰，予补中益气汤合二陈汤，方证相应，尚属恰当。

余审之，脉舌症如上述，惟增尺旺，按之并不虚，此相火旺之脉，故予原方增大补阴丸以制相火。

尺脉何以旺？皆知土克水。五行与五脏相配，心火、肺金、脾土、肝木、肾水。土能克水，乃指肾而言。肾乃水火之脏，真阴真阳所居，乃人身阴阳之根。土能克水，皆知土可制水饮上泛，但言土尚能制相火者鲜，致对东垣以甘温除大热主以补中益气汤者，多困惑不解，或曰阳虚，或曰阴虚，或曰湿阻，皆因对土能克水理解片面。

东垣于《脾胃论》中解释甘温除大热用补中益气汤之机理时曰：“脾胃气虚，则下流于肾，阴火得以乘其土位。”何为阴火？曰：“阴火者，起于下焦……相火，下焦包络之火，元气之贼也。火与元气不两立，一胜则一负。”这明确指出是由于脾胃气虚，导致相火动。所以土克水，不仅制水饮上泛，亦制肾中相火妄动。

本案之尺脉旺，亦因脾肺气虚，上虚不能制下，因而相火妄动。如何治之？按东垣所云，当径予益气升清即可制相火之妄动，但余却把握不好。土虚固宜健脾益气升阳，但相火妄动之时，升阳恐助其相火之升动，两相掣碍，故余健脾益气升阳之时，恒加大补阴丸，防其相火更加升动。此即本案加大补阴丸之考虑。若尺虽旺，按之无力者，则非大补阴丸所宜，当予引火归原。此种脉象虽少，但并不罕见，当进一步求索。所幸者服之症渐轻，且尺已平，证治与病情尚符，可谓临证之一得乎。

三诊时，曾云汗出，这值得引起注意。此汗，当为不汗而汗之正汗。张锡纯云：“发汗原无定法，当视其阴阳所虚之处而调补之，或因其病机而利导之，皆能出汗，非必发汗之药始能汗也。”何以为汗，经云：“阳加于阴谓之汗。”必阴阳充，气机畅方能阳施阴布以为汗。据此汗，可推知阴阳已然调和，故症减尺平。此乃测汗法。

苔腻，乃湿气重，何以加大补阴丸，不虑其碍湿乎？吴鞠通于湿温篇中曾明确指出，有湿浊者，“润之则病深不解”，且曰：“湿气弥漫，本无形质，以重浊滋味之药治之，愈治愈坏。”湿禁养阴，亦不可一概而论。仲景之白头翁加阿胶法，开湿热加养阴之法门；龙胆泻肝汤治肝胆湿热，反加生地；局方甘露饮治胃中湿热，反用二冬、二地与石斛。可见湿热盛者，养阴之品未必皆禁。何时加养阴之品？一是苔厚而干，湿未化而津已伤，当加养阴生津之品，湿方得化。二是白苔绛底者，乃湿未化，而热伏入阴者，当加清营养阴之品，以防窍闭。路志正老师提出“湿盛则燥”这一论点，真乃卓见。皆知湿与燥相互对立，而湿盛则燥无人论及。何也？湿乃津液停蓄而化。水湿痰饮一类，皆津液停蓄所化。津液停蓄，既已化为水湿痰饮，则正常之津液必亏，津亏则燥化，此即“邪水盛一分，正水则亏一分”之理。湿既盛，津必亏，故化湿之时，佐以养阴生津之品，不仅不禁，反切合医理。此案苔腻反加大补阴丸，因其尺旺，乃阴不制阳，用之不仅未碍，腻苔反化，此即湿盛燥生之佐证。陆老这一卓见，独具慧眼，实为发皇古义出新说之典范，吾辈之楷模。(《汗法临证发微》)

**例 5：脾气虚，阴火旺**

李某，女，42 岁。

2013 年 5 月 31 日初诊：手足心热，四肢凉，夜重，易疲乏，头晕纳呆，偶有恶心。乙肝小三阳 20 余年，病毒复制，3 月至今复查肝功能，ATL30 ~ 64（0 ~ 40），病人未带化验单。低血压，发作时头晕，目不清亮。

脉弦数，按之阳减尺弦，左力逊于右。舌嫩红少苔。

证属：脾虚湿浊下注，少阳枢机不利，相火内窜。

法宜：健脾升提，和少阳枢机，滋阴清相火。

方药：小柴胡汤合补中益气汤、大补阴丸加减。

| 生黄芪 12g | 白术 10g | 升麻 7g | 党参 12g | 炙甘草 8g |
| --- | --- | --- | --- | --- |
| 柴胡 9g | 黄芩 7g | 生姜 3 片 | 大枣 5 枚 | 肉苁蓉 12g |
| 熟地 15g | 巴戟天 12g | 制龟板 20g（先煎） | | 炮附子 9g（先煎） |

14 剂，水煎服。

6 月 17 日二诊：症状同上，变化不明显，手足心热，以晚上为重，握凉物方可入睡。脉沉弦细减，舌嫩。

证属：气阴两虚。

法宜：益气养阴。

上方去附子，加肉桂 4g。

14 剂，水煎服。

7 月 8 日三诊：手足心热减轻二成，夜睡时手需握凉物。劳累后手足心热加重。疲乏、头晕、纳呆均好转。脉弦略数，按之阳弱尺弦。舌淡暗。

证属：气虚，火不生土。

法宜：补中，补火生土。

方药：补中益气汤加桂附。

| 生黄芪 12g | 白术 10g | 柴胡 7g | 党参 12g | 炮附子 6g（先煎） |
| --- | --- | --- | --- | --- |
| 炙甘草 6g | 升麻 5g | 茯苓 15g | 当归 10g | 肉桂 4g |

7 剂，水煎服。

7 月 15 日四诊：手足心热已减大半，身疲乏，咽堵有痰，有口气。脉弦稍数兼拘，按之减。舌暗，少苔。上方加干姜 6g。7 剂，水煎服。

8 月 23 日五诊：症状较上次减轻。脉弦细拘紧力减。舌暗少苔。上方 7 剂，继服。

9 月 7 日六诊：手足心热已除，劳累后加重，疲乏减轻，咽堵有痰。脉濡滑减，尺弦。舌可。上方加桂枝 9g、生半夏 12g。7 剂，水煎服。

**【按】**补中益气汤乃东垣之名方，李老在临床中亦常用之。东垣谓此方可治阴火，惜其解释未明，致后人对阴火不甚理解，李老在长期临证过程中，发现阴火之产生乃是脾虚所致，脾虚不能制水，水中相火亦失其制约，冲逆于上，为病种种，此即所谓阴火。

此患者脉虽弦数，却按之阳减，减主虚，可知此热乃虚热，非实热。观其症状疲乏、头晕、纳呆，偶有恶心，可知为脾气虚，气不升清之证，手足心热等是肾中相火妄动所致，同时李老认为只要脉弦按之无力，无论兼何脉，且有柴胡八症中任何一症就可以使用小柴胡汤和解少阳枢机。合大补阴丸乃是李老多年运用补中益气汤之经验，脾土虚衰，肾中相火无制，冲逆于上，法须用健脾升清，但恐升提之品更引相火上逆，故取大补阴丸中之熟地、龟板，潜藏相火，以免亢逆之害。或问为何不使用原方，而仅取此二味？因此患者四肢凉，夜晚加重，尺脉弦，此由肾中阳气不足，火不生土所致，大补阴丸中知母、黄柏于证不符，故去之，加巴戟天、炮附子，温肾助阳。

二诊之时，症状减轻不显，又问之手足心热，晚上加重，脉沉弦细减，细而减主阴血虚，故去大辛大热之附子，以防其伤阴，而加肉桂引火归原。一加一减又成益气养阴之方也。

三诊诸症均有好转，然劳累后手足心热加重，虽有弦数之象按之却阳弱尺弦，乃是脾气亏虚，肾阳馁弱，火不生土之象也，故以补中益气汤加桂附，7剂后，脉变弦数减拘按之减，阳虚之象明，加干姜亦助温阳之力，再服7剂后，诸症减轻，效不更方，据症略作加减而已。

此案虽表现出一派热象，常法不过是滋阴清热，然李老坚持以脉辨虚实，脉虽数却按之无力，诊得此证乃气虚发热也，用之果效，可见李老以脉辨虚实的可行性与准确性，值得后辈学习。

**例6：气虚，阴火上乘**

冯楚瞻治李工部，一日忽发热，牙床肿烂，舌起大泡，白胎甚浓，疼痛难忍。或用清解之药，口舌肿烂益甚，数夜不寐，精神恍惚，狼狈不堪。其脉两关尺甚微，惟两寸稍洪耳。曰：龙雷之火，亦能焚草木，岂必实热，方使口舌生疮乎？盖脾元中气衰弱，不能按纳下焦，阴火得以上乘，奔溃肿烂。若清胃，中气愈衰，阴火愈炽。急为温中下二焦，使火有所接引而退舍矣。乃用白术八钱，炮姜三钱，温中为君；炒麦冬三钱，清上为臣；牛膝三钱，五味一钱，下降敛纳为佐；附子一钱五分，直暖丹田为使。如是数剂，精神渐复，肿者消而溃者愈矣。(《续名医类案》)

**【按】**两寸稍洪且兼牙床、口舌肿烂，而用清解之药屡不见效者，查其两关尺甚微，乃是脾肾不足之象，两寸稍洪者为阴火上乘，而非实火。《脾胃论》曰："脾胃气衰，元气不足，而心火独盛，心火者，阴火也。起于下焦。"李老认为阴火是由于中焦脾虚，运化水谷无力而酿生湿浊，脾虚无力升清，湿性趋下，湿浊下流于肾间，郁闭下焦相火，阴霾秽浊伤肾中元气，相火不藏，飞腾暴疟，此即起于下焦之阴火。若清胃者，苦寒之药戕伐脾胃元气。元气愈虚，阴火愈盛，故曰"火与元气不两立"。"劳者温之""损者益之"，以甘温之品补脾益气，故用白术、炮姜温脾阳、益脾气，"土厚则阴火自伏"，麦冬滋肺胃之阴，以清虚火。因其两关尺甚微，故用牛膝、五味子滋肝肾之阴，附子补肾阳。且牛膝引火下行，五味子敛摄浮阳。附子直暖丹田，引火归原。元气复，阴火自然潜敛。

## 三、阴阳互不影响

**例1：心火旺，命火衰**

周某，女，21岁。

1996年11月26日初诊：寐少，日约4~5小时，心烦，已2月余。

脉沉滑数，尺涩无力。舌尚可。

证属：心火旺，命火衰。

法宜：清心温下，交通心肾。

方药：交泰丸加减。

黄连 9g　　官桂 5g　　半夏 12g

7 剂，水煎服，日 2 次。

12 月 3 日二诊：上方服后，已能安寐，脉滑，尺尚弱，继予上方 7 剂。

【按】交泰丸出自《韩氏医通·药性裁成》，曰："火分之病，黄连为主。生用为君，佐官桂少许，煎百沸，入蜜，空心服，能使心肾交于顷刻。"

此案，阳脉滑数，乃痰热盛于上；尺涩无力，乃命火衰于下，致心肾不交而寐少。心肾不交，言水亏火旺者多，言心火旺而命火衰者鲜。心火旺者上热也，命火衰者下寒也，亦可心肾不交，交泰丸清上温下，切合病机。加半夏者，一者阳滑数，乃痰热扰心，故予黄连泻火，半夏化痰；一者半夏亦交通阴阳，使心肾相交。(《中医临证一得集》)

**例 2：阳明热盛，肾水亏虚**

周某，女，24 岁，学生。

2004 年 1 月 2 日初诊：发热 4 日，始恶寒，半日后即但热不寒，头痛烦躁，口渴自汗，恶心不食，经未行，便尚可，输液 3 日仍烧，即刻体温 39.1℃。

脉洪数尺细。舌红而干，无苔。

证属：阳明热盛，肾水已亏。

法宜：清阳明，滋肾水。

方药：玉女煎加减。

知母 7g　　生甘草 8g　　粳米 1 把　　生石膏 40g（先煎）

生地 18g　　麦冬 15g

2 剂，水煎服，日 3 服。

药后热退，欣喜来告。(《火郁发之》)

【按】玉女煎出自《景岳全书·新方八阵·寒阵》，乃景岳创制的一首著名的方剂。全文为："治水亏火盛，六脉浮洪滑大，少阴不足，阳明有余，烦热干渴，头痛牙疼，失血等症如神。若大便溏泄者，乃非所宜。"原方由熟地、石膏、知母、牛膝、麦冬组成。察其文得知玉女煎乃为阳明气分热盛、少阴阴精不足者所设。景岳在立方时并未规定生石膏或者熟地孰是君药，可以看出阳明火热与少阴不足是两个独立的病机，在诊病过程中，要具体情况具体分析，根据不同的病机，选用不同的药物，阳明气分热盛时，生石膏的用量当加大；少阴阴精亏虚时，熟地理应加大量。但是既然本方剂放在《寒阵》中，说明尚以清热为主要目的。石膏与熟地同用，寓含了景岳清中有补的思想，倘若下焦肾水亏甚，不能潜敛，以至相火妄动于上，则上焦津亏、火盛之势更甚，故以熟地大补真阴，滋水潜阳。且石膏甘辛大寒，景岳言其"善去肺胃三焦之火，而尤为阳明经之要药"，且石膏与知母相须为用，实含白虎汤之方义，以清阳明经之火热，知母不仅可清热，又善滋阴。所选之麦冬养阴清肺，与熟地相合，乃金水相生之理。牛膝补肝肾，张景岳曾提出“奇经八脉，隶于肝肾，皆属阳明总司”，后世唐宗海亦认为“胞宫冲脉，上属阳明，平人则阳明中宫化汁变血，随冲脉下输胞宫”，不仅丰富了景岳之胃与肾命以奇经八脉相联系的理论，并且用牛膝引血下行，平冲降逆。且王清任之血府逐瘀汤中牛膝的使用亦同此理。温病大家叶天士亦曾提及牛膝有交合上下、引火归原之义。故本方使用活血通经之牛膝调和气血，联系先天与后天。

此患者脉洪数，为阳明气分热盛。尺细，舌红而干，无苔，正是肾水亏虚的体现。其症状开始恶寒，说明尚有表证存在，半日后但热不寒，说明已入里化热，无表证的存在。头痛乃火热上冲，热盛伤阴并伴有下焦真阴亏损，热盛蒸迫津液外泄故有口渴自汗之象。阳明火盛本当消谷善积，然胃主受纳，火热之邪犯心扰胃，亦会导致烦躁而恶心、纳差。且脾为胃行其津液，脾秉气于胃，今胃既病，脾无所禀，故脾虚而不食。脾病不能为胃行其津液，亦会导致口干渴。故用大量石膏、知母清气分之热，并合知母、粳米养胃阴。生甘草性凉，用之清热解毒。所用乃生地而非熟地，考虑熟地太过滋腻碍脾，故用生地，既可滋肾阴，又善清内热，其与麦冬相配，金水相生，肺气畅，三焦水道自通，口干自除。

**例3：阴虚，气分热盛**

刘某，女，58岁。

2007年1月12日初诊：心慌如颤，已两月余，心中难受即通身汗出，汗后身如瘫软。失眠，每日约睡4小时，时好时差，虽寐亦不实。心电图正常。

脉滑大。舌红，少苔。

证属：气分热盛，迫津外泄。

法宜：清热生津。

方药：竹叶石膏汤加减。

知母6g　半夏10g　党参12g　麦冬15g　生石膏30g（先煎）
生地15g　生甘草7g　竹叶6g

3剂，水煎服。

1月15日二诊：上症皆减，汗已明显减少。脉转阳旺阴弱，舌红少苔。

证属：阴虚阳旺

法宜：清上滋下。

方药：玉女煎加减。

知母6g　麦冬15g　生地15g　怀牛膝9g　生石膏20g（先煎）
山茱萸15g　丹皮10g

4剂，水煎服。

1月26日三诊：上方加减，共服11剂。汗已止，心不颤，寐亦安，惟觉身无力。脉滑数，舌可。

证属：痰热内扰。

法宜：清热化痰。

方药：小陷胸汤加减。

黄连 9g　　半夏 10g　　瓜蒌 15g

7 剂，水煎服。

【按】汗证原因颇多，即使诊为热盛汗泄，亦有实热虚热之分，何以此例用竹叶石膏汤？因脉滑大，乃阳盛之脉，且其热弥漫，尚未成实，即阳明经热。气分热盛，本当用白虎汤，然汗出既久，且年近花甲，心慌如颤，气阴亦伤。故予竹叶石膏汤，既能清热，又能益气阴，于证相符。

二诊脉转阳旺阴弱，法当清上滋下。何以用玉女煎而不用黄连阿胶汤泻心火补肾水？此案阳脉大，仍属无形之热，故以石膏、知母清其上；熟地滋肾阴，麦冬清金益水之上源，金水相生；牛膝引热下行。若阳脉数实不大，且尺不足者，当用黄连阿胶汤。

三诊汗已止，心不颤，仍觉乏力。依症状看，颇似气虚无力，乃因壮火食气所致，当予益气善后。然其脉滑数，知非气虚，乃痰热痹阻气机，阳气不运，致身重乏力，取小陷胸汤涤痰清热。壅塞除，气机展布，乏力自除。(《火郁发之》)

**例 4：阴虚阳亢，气分热盛**

张某，女，60 岁。

2004 年 7 月 2 日初诊：左头痛已 5 年，牵及牙痛，舌热辣，口干，寐差，耳鸣，从咽至脘支结，若物阻塞，便干。

脉阳洪大，阴细数。舌干绛，无苔。

证属：阴虚阳亢，上焦气分热盛。

法宜：滋阴潜阳，清上焦热。

方药：玉女煎加减。

知母 6g　　炙甘草 7g　　生地 15g　　元参 15g　　生石膏 30g（先煎）

怀牛膝 9g　　丹皮 10g　　山茱萸 15g

9 月 17 日二诊：上方加三甲、阿胶等断续共服 54 剂，头未痛，他症除。寸已不旺，尺脉尚略细，阴液未充。嘱服六味地黄丸 1 月，以善其后。

【按】阴脉细数乃阴亏，阳脉浮大而虚者，为阴虚阳浮，当滋阴潜阳，以三甲复脉汤主之。若阴脉细数，寸数实者，乃阴亏于下，火旺于上，当泻南补北，方宗黄连阿胶汤，以黄芩、黄连泻上焦实火。若阴虚而阳脉洪大有力者，乃上焦气分热盛，当宗玉女煎，石膏、知母清肺胃气分之热。本案阴脉细数，乃阴亏于下；两寸洪大，乃肺胃气分之热盛于上，故予玉女煎。断续服药 50 余剂，增加三甲以潜之，终得寸平热消。但尺仍细，乃阴未复，故予六味地黄丸善其后。(《中医临证一得集》)

# 主要参考书目

[1] 李士懋，田淑霄 . 火郁发之 . 北京：中国中医药出版社，2012.
[2] 李士懋，田淑霄 . 相濡医集——李士懋、田淑霄临床经验集 . 北京：人民军医出版社，2005.
[3] 李士懋，田淑霄 . 中医临证一得集 . 北京：人民卫生出版社，2008.
[4] 李士懋，田淑霄 . 冠心病中医辨治求真 . 北京：人民卫生出版社，2008.
[5] 李士懋，田淑霄 . 平脉辨证经方时方案解 . 北京：中国中医药出版社，2012.
[6] 汉 · 张仲景 . 钱超尘等整理 . 伤寒论 . 北京：人民卫生出版社，2005.
[7] 汉 · 张仲景 . 何任等整理 . 金匮要略 . 北京：人民卫生出版社，2005.
[8] 晋 · 王叔和 . 贾君等整理 . 脉经 . 北京：人民卫生出版社，2007.
[9] 田代华整理 . 黄帝内经素问 . 北京：人民卫生出版社，2005.
[10] 明 · 李时珍 . 濒湖脉学奇经八脉考 . 北京：中国中医药出版社，2007.
[11] 明 · 张介宾 . 李继明等整理 . 景岳全书 . 北京：人民卫生出版社，2007.
[12] 明 · 李中梓 . 诊家正眼 . 北京：中国中医药出版社，2008.